5th Edition

ORTHOSIS & PROSTHETICS

보조기 의지학

저자명단 보조기 의지학 편찬위원회

정진우 경동대학교(전)
오경환 신구대학교(전)
강정일 세한대학교
고태성 대원대학교
권미지 광주보건대학교
권유정 동의과학대학교
김경태 제주한라대학교
김동훈 김천대학교
김명권 대구대학교
김세훈 동신대학교
김수한 가야대학교
김순화 동남보건대학교
김희수 한림성심대학교
남형천 경북대학교
박재영 경운대학교
박정서 대전과학기술대학교
배주한 구미대학교
이대희 영동대학교
이병준 경복대학교
이수경 동의대학교
이유빈 안산대학교
임상완 포항대학교
조현래 마산대학교
조현설 광양보건대학교
최진호 대구한의대학교

ORTHOSIS & PROSTHETICS

의학용어의 한글화 작업이 시작되면서 많은 부분이 우리말화되어 일반적으로 어려운 의학용어가 매우 이해하기 쉽게 되었다. 예를 들어 늑골을 갈비뼈로, 쇄골은 빗장뼈로, 경골은 정강뼈로, 비골은 종아리뼈로 바뀌어 처음에는 이상해 보였지만 한자세대가 아닌 사람들에게는 학습하기가 훨씬 쉬워졌고, 일반인이 들어도 알기 쉽게 되어 좋은 점이 많아졌다. 좀 더 복잡한 이름으로 들어가는 발가락의 무지신전근(拇指伸展筋)을 예를 들면 한글로 써 놓은 무지신전근은 무엇을 의미하는지 알 수가 없다. 그것은 엄지발가락을 의미하는 무지와 손가락을 펴는 신전이라는 동작이 합성해 이루어진 것이고 이것은 한자세대에서는 한자를 보며 그 속뜻을 새기면서 이해하기 때문에 그나마 이해하기 쉬웠겠지만 한글세대는 실상 무엇을 의미하는지 잘 알 수가 없을 것이다. 그러나 한글용어로는 엄지발가락 폄근이라고 한다. 읽으면서 그 근육의 이름은 물론 그 근육의 작용까지 바로 이해할 수 있게 되어 있다. 한글은 이렇듯 뜻글이 아니고 풀이 글이어서 누구라도 쉽게 알 수 있다는 장점이 있다. 그러나 오랜 세월 동안 우리는 한자에 익숙해져 있어서 이를 바로 잡지 못하고 있던 차에 의학계에서 해부학 용어를 한글로 개정하기에 이르렀고, 많은 부분이 수정되어 편리하게 되었다고 할 수 있다.

그러나 그 와중에 오류도 없지 않았다. 이 보조기 책에서의 오류는 valgus(외반)와 varus(내반)가 그 중 하나이며, 이 책 내용 중 헛갈리게 되어 다시 정정하기로 했다.

외반 내반은 바깥외(外) 안쪽내(內)라는 뜻이어서 외반은 밖굽이 내반은 안굽이로 제정했으면 되었을 터인데 무릎의 경우 무릎을 중심으로 무릎이 안으로 들어 온 변형(이것이 외반(genu valgus 또는 genu valgum)을 안굽이 무릎으로 했다가 다시 밖굽이 무릎으로 교정하는 바람에 외반은 안굽이로, 내반을 밖굽이로 고쳐서 한글화 작업을 하였다 따라서 이 책에서도 이 부분을 그렇게 교정하였으나(2008년도) 대한의학협회에서 제정한 의학용어 사전(2011년도)을 보면 다시 이것이 무릎이하의 다리가 밖으로 향한 것을 외반(밖굽이), 안으로 향한 것은 내반(안굽이)으로 정정하게 되었다. 따라서 원래의 한자 뜻대로 외반은 하퇴가 밖으로 변형되었다는 의미의 밖굽이로, 내반은 하퇴가 안으로 변형되었다는 의미로 안굽이라고 교정하게 되어 책 내용 중 이러한 내용을 모두 2011년도에 교정하게 되었다.

그 밖에도 몇 가지 글자의 오류와 영자의 오류 등을 교정하였다. 그래도 혹시 독자분들이 공부하는 중에 오류를 발견하게 되면 지체없이 대학서림으로 연락해 주기를 바라는 바이다.

끝으로 이 책으로 공부하는 학생 여러분께 진심으로 감사를 드리며 이 책을 출간해 주신 대학서림 윤진영 회장님과 임직원 여러분께 감사를 드리는 바이다.

2022년 7월 19일 보조기 의지학 편찬위원회

보조기 의지학의 한글판 개정을 하면서

모든 의학용어의 한글화 작업으로 인하여 보조기, 의지학도 그에 발맞추어 나아가지 않을 수 없는 상황이 되었고, 서둘러 개정의 필요성을 느꼈으나 차일피일하고 있다가 지난 학기부터 본격적인 작업에 들어가게 되었습니다.

상완을 위팔로 전완을 아래팔로 흉골은 복장뼈로, 대립은 맞섬으로 상완이두근이 위팔두갈래근으로 장모지신근은 긴엄지폄근으로 … 이렇게 용어가 모두 순수한 우리 글로 바뀌게 되어 좋은 점도 많습니다. 그러나 외반(valgus), 내반(varus)은 가쪽휨, 안쪽휨으로 바꾸었다가 다시 사전을 찾아보니 아직 한글화 작업이 되어 있지 않았고 조금은 어색해 보여 다시 그대로 외반 내반으로 사용하기로 하였습니다. 그러나 발의 변형인 외반모(무)지는 "엄지발가락 가쪽휨증"으로 사전에 나와 있어서 그대로 사용하였습니다. 엉덩관절에도 팔꿉관절과 발목관절에도 외반과 내반이 있는데 사전에는 한글용어가 본 뜻과는 일치되지 않아서 외반, 내반으로 사용하게 되었습니다. 무릎관절에서는 외반슬(genu valgus)이나 내반슬(genu varus)을 안굽이무릎, 밖굽이무릎으로 제정되어 있어서 얼핏보면 한자의 외(外)와 안굽이가 바뀐 듯이 생각이 들기도 합니다. 외반슬은 무릎자체가 안으로 굽었기 때문에 안굽이, 내반슬은 무릎이 밖으로 굽었기 때문에 밖굽이무릎으로 된 것이라고 생각됩니다. 이 밖에도 많은 용어들의 한글화 작업에는 어려움이 있었고 아직 확정되지 않은 용어는 그대로 옛 용어를 사용하였으며 어떤 것은 영어 자체의 발음대로 사용하기도 하였습니다.

이제 마무리를 하고 나서 다시 보아도 어쩐지 어떠한 용어는 어색하기 짝이 없는 것 같고 읽기가 수월하지 않음을 느끼기도 합니다. 아마 옛것에 대한 익숙함을 아직 벗어던지지 못한 구태의연함이 박혀 있기 때문인 것 같기도 합니다. 독자 여러분들도 처음에는 어색하고 이상하겠지만 차츰 익숙해지고 나면 오히려 더 이해하기 쉬워지지 않을까 생각합니다.

혹시 좋은 용어라고 생각되는 것이나 잘못된 용어와 내용이 있다면 출판사로 연락해 주시기 바랍니다.

끝으로 여러 교수님들 특히 오경환 교수님의 교열에 감사하며, 개정판을 일일이 작업해 주신 대학서림 김량희 팀장님께 감사드립니다.

2008년 8월 5일 저자대표 정 진 우

초판 머리말

장애환자를 위한 재활은 여러 전문가들의 팀워크로 이루어진다. 환자가 그 중심에 있고 의사의 올바른 진단과 처방, 재활간호사의 병실 및 외래에서의 간호, 물리치료사의 대운동 관리와 보행훈련, 작업치료사의 섬세한 팔 운동기능과 정신 재활치료, 의지 보조기사의 처방에 따른 정확한 의지와 보조기의 맞춤, 언어치료사의 읽고, 쓰고, 듣고, 말하기의 트레이닝, 사회사업가의 상담과 재정적 지원과 후원회의 결성, 장애인과 그 가족의 심리상태를 점검하는 심리치료사, 보호자나 도움이의 적극적인 참여, 환자 스스로의 노력 등이 재활의 완성을 앞당기게 될 것이다.

이 중에서 의지와 보조기는 더욱 팀워크의 작업을 요구한다. 의사는 환자에 따라 올바른 진단을 해야 하며, 보조기나 의지 또는 보조장구가 필요하다면 어떠한 종류의 것이 필요한지를 결정해야 하고 그에 대한 적합한 처방을 내려야 할 것이고 제작된 의지의 검수와 재평가 및 재처방에 대한 결정을 확실히 해야 할 것이다. 의지보조기 기사는 의사의 처방에 의한 보조기나 의지를 처방에 따라 적합하게 제작을 해야 하며, 물리치료사와 작업치료사는 제작된 의지나 보조기를 환자에게 착용시킨 후 적합하게 사용할 수 있도록 지도해 주고 가르쳐 주어야 할 것이다. 따라서 보조기와 의지에 대해서 가장 관심을 갖고 친숙해야 할 사람들은 의사와 의지보조기사, 그리고 물리치료사와 작업치료사로 축소해 볼 수 있을 것이다.

여기 소개하고자 하는 보조기학과 의지학은 주로 치료사를 대상으로 작성된 것으로서 제작의 원리와 제작과정 등은 가능한 한 이 책의 내용에서 배제하였다. 왜냐하면 그것은 너무 광범위하기 때문이며 치료사에게 있어서는 제작의 원리와 제작과정은 특별히 요구되지 않기 때문이다. 그러한 부분이 필요하다면 그것은 별도로 의지, 보조기의 제작 전문가인 의지 보조기사들을 위한 서적에서 찾아보면 되리라고 생각한다.

이 책의 내용은 1부는 보조기에 대한 것으로 다리 보조기, 팔 보조기, 척추 보조기로 대별했으며, 각 보조기의 명칭과 종류, 적용 및 착용이유 들을 나열해 놓았고, 어떠한 장애에 적합한 것인가에 대하여 질병과 함께 다루었다. 2부는 의지에 관한 것으로 절단과 팔의지, 다리의지로 대별하였고, 절단의 종류와 의지의 구별, 다리 의지의 보행트레이닝과 팔의지의 일상생활에서의 트레이닝을 주로 다루었다. 3부는 보조기나 의지 착용자에게 필요한 보조장구로 구별하여 케인, 크랏취, 보행기, 휠체어 등에 대하여 다루었다.

보조기와 의지는 너무나 많은 종류들이 있고, 제작회사에 따라서 같은 보조기라고 하더라도 서로 다른 명칭으로 불리어지고 있기도 하기 때문에 때로는 혼란스럽기도 하고 명칭을 이해하기도 쉽지 않은 경우도 있었다. 이러한 것을 한글로 다시 작업하기에는 용어상 한계도 있었고, 말을 단지 단어에 맞추어 만들어 넣기도 했고, 때로는 조어를 만든 것도 없지 않다. 앞으로 많은 독자들의 충고를 부탁하며, 부족한 부분은 이해해 주기를 바라는 바이다. 끝으로 이 책이 출간되기까지 애써주신 대학서림 직원여러분과 윤진영 회장님께 진심으로 감사의 마음을 전하고 싶다.

편저자 대표 정 진 우

차례 CONTENTS

Ⅰ. 보조기학

Ⅲ. 보조장비

I ORTHOTICS 보조기학

1. 보조기학과 의지학
2. 보행
3. 구두와 발의 질환
4. 다리 보조기
5. 팔 보조기
6. 척추 보조기

01 보조기학과 의지학
(Orthotics and Prosthetics)

보조기학과 의지학은 정형외과, 신경외과, 재활의학과의 한 부분을 차지하는 학문으로서 환자에게 정확한 보조기와 의지를 맞추어 주려면 그에 대한 충분한 기초적인 해부학, 기능학, 신경근 계통의 생리학 및 병리학을 잘 알고 있어야 하며 팀웍을 이루어 나아가야 할 것이다. 즉, 의사의 올바른 처방, 보조기 및 의지 제작자의 훌륭한 솜씨, 물리치료사나 작업치료사의 과학적인 트레이닝의 3박자가 하모니를 이루어야 한 사람의 장애를 극복하는 데 있어 재활의 꽃을 피우게 되리라 믿는다.

문화문명이 발달되고 산업화됨에 따라 교통사고와 산업사고가 날로 급증하고 있고 또한 의학의 발달로 생명이 연장됨에 따라 신체장애자는 늘어나고 있는 실정이다. 따라서 재활의 필요성은 사회적으로 더욱 절실히 요구되고 있다. 이에 부응하여 환자 개개인의 장애요인에 따른 보조기와 의지의 필요성도 점점 높아져 가고 있으며, 기술상의 문제, 재료의 다양화, 임상적용에 대한 발전도 놀라울 정도로 나날이 향상되어 가고 있다.

보조기는 골절, 말초신경 마비, 중추신경 마비, 선천적 기형 등으로 인한 신체기능의 불능이나 장애가 있을 때 사용되며, 의지는 신체의 일부가 절단되었을 때 그 기능을 대치하기 위하여 사용된다. 그러나 그 기본 목적은 장애요인을 최소화하여 정상에 가깝게 또는 정상적으로 불구의 기능이나 잔여기능을 극대화하여 사용할 수 있도록 하는데 있다고 하겠다.

1973년 보조기 및 의지 교육자위원회(Committee on Prosthetics and Orthotics Educator)에서 보조기는 관절의 체중부하를 감소시키거나 운동을 제한하기 위하여 또는 운동을 향상시키기 위하여 신체의 외부에 적용하는 장치라고 하였으며 brace라는 용어보다는 orthosis라는 용어가 함축성 있다고 하였다.

보조기는 보조기가 감싸고 있는 관절의 해부학적 명칭에 따라 다음과 같이 기술한다.

1. AFO - Ankle Foot Orthosis : Short Leg Brace
2. KAFO - Knee Ankle Foot Orthosis : Long Leg Brace
3. HKAFO - Hip Knee Ankle Foot Orthosis : Long Leg Brace with Pelvic Band
4. WHO - Wrist Hand Orthosis : Wrist and Hand Splint
5. HO - Hand Orthosis : Finger Splint
6. LSO - Lumbo Sacral Orthosis : Back Brace
7. TLSO - Thoraco Lumbo Sacral Orthosis : Taylor Brace

8. CTLSO - Cervico Thoraco Lumbo Sacral Orthosis : Milwaukee Brace

보조기를 뜻하는 orthosis의 ortho는 그리이스의 orthoas에서 파생된 말로서 똑바르고(直), 참되고 변하지 않으며(眞), 바르게(正)란 의미를 지니고 있으며 tics는 계통적으로 추적한다는 학구적인 의미를 가지고 있다. 따라서 orthotics는 장애로 인한·변형을 진실로 바르게 만들어 주는 학문이라는 뜻의 보조기학을 의미하는 것이다.

Otrhosis는 한 개의 보조기, 즉 단수를 의미하며, orthoses는 여러 보조기, 즉 복수를 의미한다.

또한 orthotist는 orthosis를 전문적으로 디자인하고 제작하는 전문가(보조기 기사)를 말한다.

보조기는 신체구분에 따라 팔 보조기(upper limb orthosis), 다리 보조기(lower limb orthosis), 척추 보조기(spinal orthosis)로 나눈다.

의지를 뜻하는 prosthetics의 접두어인 pros는 그리이스의 pros에서 파생된 말로 "in addition to"(덧댄다, 부가한다)의 의미를 가지고 있으며 the는 tithenai에서 파생된 말로써 "to put"(놓다, 붙인다)라는 뜻이며 tics는 계통적으로 추적한다는 말로서 prosthetics는 "systematic pursuit of to put in addition to"를 의미한다. 즉, prosthetics란 신체에 인공적인 장치를 적용시키거나 부가하는 것을 취급하는 학문을 말하며 prosthesis는 없어진 팔다리(치과에서는 치아도 포함됨)를 부분적으로 대치하는 것을 말한다. Prosthetist는 prosthesis를 전문적으로 설계하고 제작하는 전문가를 말한다. Prosthesis는 단수, prostheses는 복수를 의미한다. Prosthesis는 신체의 부위에 따라 팔의지(upper limb prosthesis)와 다리의지(lower limb prosthesis)로 나뉘며 일반적으로 팔의지를 의수로, 다리의지는 의족이라고 말한다.

팔의지는 다시 위팔의지(팔꿉관절 상부의지, Above Elbow prosthesis, AE pro-sthesis)와 앞팔의지(팔꿉관절 하부의지, Below Elbow prosthesis, BE prosthesis)로 구분하며 다리의지는 넙다리의지(무릎관절 상부의지, Above Knee prosthesis, AK prosthesis)와 종아리의지(무릎관절 하부의지, Below Knee prosthesis, BK prosthesis)로 나눈다.

인체공학과 컴퓨터의 발달, 자재의 발달로 인하여 보조기와 의지는 상당히 빠른 속도로 발전되어 나아가고 있다. 보조기는 재질이 금속류에서 점차 다양한 플라스틱 재질로 변모해 가고 있고, 보조기의 관절도 상당히 발전되어 가내공업이나 수공업으로 제작하던 시대에서 완전히 기업화되어 조립식 형태로 되어 있으며, 플라스틱과 금속의 장점을 서로 살려 동적이면서도 편안한 보조기를 만들어 내고 있다.

의지는 더욱 발전되어 양다리의 넙다리의지를 착용하고도 별로 불편 없이 보행이 가능해졌으며, 엉덩관절은 물론 무릎관절까지도 자유자재로 움직여서 양반다리도 할 수 있고, 의자에 앉아서 자연스럽게 한 다리를 반대쪽 다리 위에 걸쳐 놓을 수도 있게 되었다. 뿐만 아니라 스케이트, 스키, 자전거 달리기, 댄스 등 각종 스포츠에서도 별로 불편함 없이 정상적인 다리처럼 활동하고 있다. 팔의지 역시 많은 인체의 다이나믹한 운동을 개선 보완하여 상당히 기능적으로 활용되고 있다. 다만 이러한 것들이 대부분 아직은 가격이 비싸서 일반인, 특히 장애를 가지고 있는 사람들에게는 경제적 여건이 허락하지 않기 때문에 재래식 보조기나 의지를 착용하는 경우도 있어서 학술적으로도 재래식 보조기나 의지를 아직은 병용하고 있다. 그러나 중요한 것은 어떠한 방법이라고 하더라도 결국은 인체의 기능에 어떻게 적합하고 편리하게 적용시키느냐 라고 하는 것이 관건이 될 것이다. 따라서 인체의 기본적인 운동과 각 관절의 기능 그리고 장애의 정도와 형태에 대하여 잘 이해를 하고 있어야 할 것이고 항상 정적인 문제와 동적인 문제 그리고 중심선에 잘 맞도록 배열하는 것이 중요한 관점이 될 것이며, 일상생활을 하는데 있어서 편리함을 주어야 할 것이다.

1 보조기 및 의지의 역사

보조기와 보조기 사용에 대한 역사는 길고 그 발달과정을 살펴보면 다음과 같다.

보조기를 최초로 적용한 것은 골절되었을 때 부목을 사용한 것으로 여겨진다.

인류에게 가장 최초로 알려진 인간의 골격은 골절되었던 사실을 입증해 주고 있으며 골절이 비교적 똑바로 치유되었다는 것을 보여주고 있다. 그러한 예는 네안데르탈인의 골격에서 찾아 볼 수 있다. 이집트의 누비안 사막(Nubian desert)에서 발굴된 BC 2750년 2625년경으로 추정되는 나일강 유역의 고대왕국인 누비안 왕국의 제 5 왕조 때 미이라의 골격에서 골절을 치유하기 위한 보조기가 최초로 발견되었으며 부목과 부목을 둘러 싼 헝겊이 그대로 보존되어 있었다.

히포크라테스(Hippocrates)가 사망하기 직전인 BC 370년에 히포크라테스에 의하여 이미 정복술과 부목술이 자세히 기록되어 있었으며 그 내용에는 넙다리뼈골절에 대한 완전한 고정을 역설하였고 무릎관절과 엉덩관절 스플린트가 포함되어 있었다. 더욱이 스플린트의 압박점은 뼈가 돌출된 부위에는 하지 않았다는 것도 찾아볼 수 있었다.

Galen(131-201 AD)은 척주옆굽음증과 척주뒤굽음증에 대한 동적 보조기(dynamic brace)를 처음 사용하였다. 또한 호흡운동과 큰소리로 노래 부르기, 가슴 확장운동 등도 함께 시도하였다. 그는 가슴확장(chest expansion) 방향을 조절하기 위한 가슴재킷(chest jacket)도 사용하였다. 이것이 오늘날 사용되는 척주옆굽음증을 치료하기 위한 방법으로 가슴을 확장시킬 목적으로 이용되는 코트렐 석고붕대(Cotrel cast)의 최초의 형태라고 볼 수 있다. 이후 1000년 동안 스플린트와 보조기는 무겁고 보기 흉하고 비효율적인 것들 뿐이었다.

12세기에 들어서서 이탈리아 북부 도시인 볼로그마(Bologma)에 있는 의과대학이 세계의 의학계를 주도하게 되었고, 보조기의 적용도 의학의 중요한 한 분야로 인식하기에 이르렀다. 여기에서 제작된 보조기는 표준화되었으며, 가볍고 단순하고 실질적인 모델이 만들어지게 되었다. 이때에는 척추와 사지에 대한 보조기의 제작으로 나무와 금속이 사용되었다.

16세기에 이르러 불란서의 외과의사인 Ambroise Paré(1510~1590)는 보조기와 의지 그리고 보조장구에 대한 책을 집필하였다. 이 책의 내용에는 spinal corset과 fracture brace 그리고 엉덩관절 질환에 대한 체중부하를 덜기 위한 장치 등이 기술되어 있었다. 또한 club foot에 대한 special shoe modification에 대한 것도 언급하고 있었다.

17세기에 와서 영국 남동부에 있는 캠브리지대학의 의과대학 교수인 Gelsson(1597~ 1677)은 구루병(rickets)에 관한 논문에서 안굽이무릎 기형(활형기형, bow leg deformity)을 똑바로 하기 위한 보조기에 대하여 기술하였다.

1970년 Geneva의 Venel은 처음으로 근골격계 질환에 대한 전문병원을 설립했고 그의 저서에서 척주옆굽음증과 만곡족 보조기(clubfoot brace)를 특히 강조했다. 그와 때를 같이하여 Levacher와 Portal은 독자적으로 척추결함이 있는 환자에게 머리를 매다는 장치(head suspension system)를 개발하여 현재의 하로캐스트(halo cast)의 선구자적인 역할을 하게 되었다. 17세기 중엽의 프랑스 파리대학의 의과대학 교수인 Nicholas Andry를 빼놓고는 보조기의 역사를 논할 수 없을 것이다. 그는 골절에 대해서는 깊이 관여하지 않았으나 기형을 예방하는 것을 주력해 왔고 모든 형태의 기형에는 보조기를 사용하였다. 만일 척추가 S자 모양으로 구부러져 있다면 고래뼈로 된 코르셋을 착용하여 척추를 개선하는 것이 최상의 방법이라고 하였으며 적어도 3개월마다 한번씩 새로운 고래뼈로 된 코르셋을 다시 맞추어 돌출된 부위를 계속 압박하여 교정해야 한다고 주장하였다. 또한 그는 척추앞굽음증에 대한 동적인 장치도 사용하였다.

19세기에 들어와서 정골사(bone setter)와 보조기 제작자(brace maker)는 서로 긴밀한 관계가 되었고 보조기 제작자는 모든 정형외과 병원의 일원이 되어 일하게 되었다. 골절에 대한 토마스 스플린트로 오늘날에도 잘 알려져 있는 Hugh Owen Thomas도 그러한 관계를 유지하고 있었으며 그와 그의 보조기 제작자는 거의 모든 관절에 보조기를 사용했었다. 그의 고안품인 long hip joint는 현재 사용되고 있는 ischial weight bearing orthosis와 별로 다를 바가 없다.

세계 제 2 차대전 이후 의지학(prosthetics)은 놀랄만큼 발전되었다. 새로운 맞춤기술, 새로운 소재, 새로운 디자인의 개념 등은 모든 절단자에게 큰 도움이 되었다. 그러나 보조기학(orthotics)은 별로 큰 변화없이 구태의연한 방법으로 이어져 왔다. 1970년대 초와 마찬가지로 보조기는 거의 개인적으로 발전되어 왔으며 정형외과나 재활의학 분야에서 국소적인 부분으로 발전되어 왔다. 질병에 이용되었던 수백개의 보조기 중에서 겨우 몇 개만이 공동으로 사용되었다. 그리하여 보조기는 국소적인 이름이 붙여졌으며 서로 유사한 두 개의 보조기가 서로 이름을 달리하고 있었다. 이러한 이유 때문에 처방하는 사람들조차도 충분히 이해하고 있지 못한 실정이었다. 따라서 학생들이나 전공의들은 보조기의 이론과 전반적인 지식을 습득할 수가 없었으며, 단지 기계적인 암기를 통하여 그들의 선배들의 눈치를 살피며 처방하는 것이 고작이었다. 만일 이들이 새로운 지역으로 자리를 옮기면 모두 다시 배워야만 할 정도였다.

의학과 공학이 서로 긴밀한 협조 체제를 이루기 시작해서야 비로소 보조기학이 발전되기 시작하였다. 이러한 발전적인 생각으로부터 보조기는 의사와 보조기 제작자의 주목을 끌기 시작했으며 질병 자체보다는 환자의 생역학적인 결함에 초점을 맞추게 되었다. 따라서 특별한 장애를 가지고 있는 환자에게 가장 알맞는 보조기를 위하여 생역학적인 분석계통도 발전하게 되었다. 비록 그와 같은 형태가 보조기를 다루는 제작자의 직관적인 지식에서 얻어졌다 하더라도 그것은 임상의에게 큰 도움이 되었다.

보조기와 보조기 제작자들에 대한 명칭은 Nicholas Andry 시대부터 유동적이었다. Nicholoas Andry

시대에는 보조기를 stay라고 불렀으며 그것을 제작하는 사람을 stay maker라고 하였다.

19세기에 들어서서 영국에서는 보조기를 iron이라고 하였으며 그 제작자를 iron monger라고 불렀다. 20세기에 들어와서 비로소 미국에서 brace라고 불렀고 이것을 제작하는 사람을 brace maker라고 하였다. 그러나 1970년부터는 orthosis라는 용어를 사용하고 있으며 이것을 디자인하고 생산하는 사람을 의지 및 보조기 기사(orthotist)라고 한다.

우리나라에서는 공식적으로 1964년 원호처 국립직업 재활원에 보철구 공장을 수원에 처음 창설하여 보조기와 의지의 제작이 가능하게 되었고, 1970년 국립원호병원 소속으로 서울 의지창으로 개칭하였으며 1981년 한국보훈복지공단 한국보훈병원 의지창으로 개편되었다. 1985년에는 부산, 1987년도에는 광주, 1989년에는 대구, 대전 보훈병원 내에 의지분창이 개설되었고 1991년 서울 보훈병원 내에 의지창을 새로 신축하였다. 2001년 2월에는 의지창을 보장구 센터로 명칭을 변경하여 오늘에 이르고 있다.

세브란스병원 내 재활원, 전주예수병원, 부산 메리놀병원 등에는 일찍부터 보조기 및 의지 제작소가 설치되어 있었으며, 가톨릭의대 성모병원, 한양대학병원 등에도 한시적으로 보조기 및 의지 제작소가 개설되었으나 경영상의 어려움으로 폐쇄가 된 바 있다.

보조기는 처음에는 브레이스(brace)라는 용어가 일반화되어 사용되었으며, 현재도 그처럼 부르기도 한다. 처음에는 보조기 및 의지를 제작하는 사람들의 공식적인 명칭이 부여되어 있지 않아서 일반적으로 보조기 제작자라고 하였다.

도제 제도에 의해서 전수되어 오던 기술이 이제는 명실공히 전문대학 및 학부에 교육기관이 개설되어 현재에는 한서대학교, 나사렛대학교, 국립재활대학교, 서울보건대학 등에 학과 개설이 되어 운영되고 있다.

그러나 1967년 그 이전부터 서울 서대문구 충정로, 종로구 연건동 등에는 보장구 업소가 있어 왔으며, 대구, 전주, 광주 대전 등의 지방에도 곳곳에 업소들이 있었다. 대부분 열악한 환경에서의 소규모 업소로 시작을 하였고 경영상 어려운 과정도 있었으나 이들의 노력으로 현재의 보조기 및 의지 분야가 점점 사회에서 전문 직종으로서 각광받기에 이르렀다는 것은 누구도 부인할 수 없는 사실일 것이다.

드디어 2001년 7월 장애인복지법이 법령화되고 공포되어 재활보조기구의 정의, 보조기 및 의지 제작업소의 명칭, 보조기 및 의지기사 등의 법적인 기준이 마련되었으며 자격시험이 실시되어 이제는 명실공히 전문 직종으로 부상하게 되었다. 따라서 앞으로 더욱 많은 고급인력들이 양성되어 세계적인 보조기 및 의지기술 인력이 배출될 것으로 기대가 된다.

다음은 장애인 복지법 전문 중 보조기 의지에 관한 법령의 일부를 발췌한 것이다.

- **제 55조(재활보조기구)**

  "재활보조기구"라 함은 장애인이 장애의 예방과 보완 및 기능의 향상을 위하여 사용하는 의지·보조기 기타 보건복지부장관이 정하는 보장구와 일상생활의 편의증진을 위하여 사용하는 생활용품을 말한다. [시행일 2000.1.1]

- **제 60조(의지·보조기 제조업소의 개설사실통보 등)**

  ① 의지·보조기의 제조·개조·수리 또는 신체에의 장착을 업(이하 "의지·보조기 제조업"이라 한다)으로 하는 자는 그 제조업소를 개설한 후 7일 이내에 보건복지부령이 정하는 바에 의하여 시장·군수·구청장에게 제조업소의 개설 사실을 통보하여야 한다.

- **제 63조(의지·보조기 기사 자격증의 교부 등)**

  ① 보건복지부장관은 다음 각호의 1에 해당하는 자로서 제 64조의 규정에 의한 국가시험에 합격한 자(이하 "의지·보조기기사"라 한다)에게 의지·보조기기사의 자격증을 교부한다.

1972년 대한재활의학회가 창립되었으며 1983년부터는 재활의학전문의 시험제도가 실시되어 본격적으로 재활의학과 전문의가 배출되었다. 재활의학과가 비로서 의학의 한 분과로서 독립되어 활성화됨으로서 좀더 보조기와 의지의 관심이 높아지게 되었고, 보조기 및 의지의 정확한 처방이 이루어졌으며, 물리치료사와 작업치료사의 훈련을 통하여 좀더 기능적인 보조기 및 의지로서의 역할을 하게 되었다.

정확한 처방과 제작 그리고 훈련이야말로 보조기 및 의지를 착용한 장애인들에게 필수적인 요소라고 할 수 있겠다.

02 보행 (Gait)

다리 보조기와 의지의 기본적인 목적은 다리의 정렬을 바르게 하고, 잘 설 수 있게 하며 잘 걷게 하는 것이 최종 목표일 것이다. 따라서 다리 보조기와 의지를 보다 잘 이해하기 위해서는 기본적인 인체의 정상보행과 이상보행 패턴에 대해서 잘 알고 있어야 한다.

1 정상보행(normal gait)

다리는 체중 지지와 보행을 통한 이동이라는 중요한 기능을 하고 있다. 다리가 튼튼해야 여기저기 이동을 할 수 있으며, 일상생활의 모든 기능을 정상적으로 그리고 효율적으로 수행할 수 있을 것이다. 보행은 정확한 리듬을 가지고 있는 음악적이고 자동적이며 무의식적으로 이루어지고 있는 동작이다. 이것은 외부에 대한 내부의 신경근계 및 감각계의 총동원된 결과의 산출이라고 하겠다.

정상보행이란 좌우측 대칭성을 유지하는 반복적인 보행주기가 계속되고 최대의 보행 효율로 최소의 에너지 소모를 보이며, 통증이나 손상을 유발하지 않으며 보행 보조기를 필요로 하지 않는 보행이다. 이상보행이란 이러한 요소를 갖추지 못한 경우를 말한다.

보조기를 착용하거나 하지의지를 장착하는 것은 부분적인 교정의 목적도 있지만 최종적인 목적은 보행을 위한 것이기 때문에 정상에 가깝게 보행을 하도록 유도하고 개선해 주는 것은 매우 중요하다. 이렇게 하기 위해서는 인체의 역동학적인 움직임인 보행을 좀더 잘 이해해야 하는 것은 중요한 일이며, 이상보행에 대해서도 잘 이해해 두는 것은 매우 중요한 일이라 하겠다.

다리의 병변은 보행 시에 가장 뚜렷하게 나타나게 되므로 다리의 병변이 있을 때, 그 특징적인 병적인 상태, 또는 변형된 상태를 잘 파악하고 있어야 하며, 전체적인 균형과 중심점을 맞추어 주어야 하는 것은 매우 중요하다.

정상보행주기(normal walking cycle)는 발이 지면에 닿아 있는 체중부하의 시기인 입각기(stance phase)와 발이 지면에서 허공으로 올라갔다가 다시 내려오는 시기인 유각기(swing phase)가 있다. 보행을 천천히 하면 입각기가 증가하고 빨리 걷거나 뛰면 유각기가 길어진다. 보통 걷는 보행에서는 입각기가 60% 유각기가 40%를 점유한다. 양 발이 지면에 닿아있는 시기인 양하지 입각기(double stance)는 20~25%를 점유한다. 입각기와 유각기는 다시 세부적으로 다음과 같이 나누어진다(그림 2-1).

일반적으로 보행분석을 정확히 해석하기 위해서는 재활의학과에서 보행분석기를 통하여 측정해야 되겠지만 치료사가 매일 보행훈련을 담당하면서 보행을 이해하려면 육안적으로 실시할 수 있는 보행분석을 잘 이해하고 있어야 할 것이다.

최근의 보행분석상 사용되는 보행주기의 용어는 양쪽 다리가 지면에 닿아 있는지의 여부를 기준으로 보행주기를 세분한 것으로 다리가 지면에 닿는 것을 힘판(force plate)을 사용하여 정확히 그 시점을 알아내어 구분한 것이다.

현재는 이러한 보행 분류를 주로 사용하고 있지만(그림 2-2, 2-3) 아직 육안적 보행분석을 하려면 그래도 보행주기의 시점으로 평가하는 방법을 무시할 수는 없을 것 같다. 따라서 여기에서는 두 가지 보행의 용어를 서로 이해해 두는 것이 좋을 것 같아 함께 소개하고자 한다(그림 2-2, 2-3).

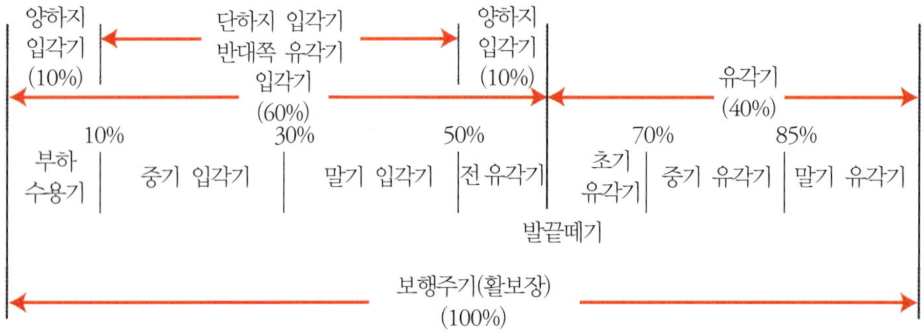

그림 2-1 보행주기의 단계와 비율

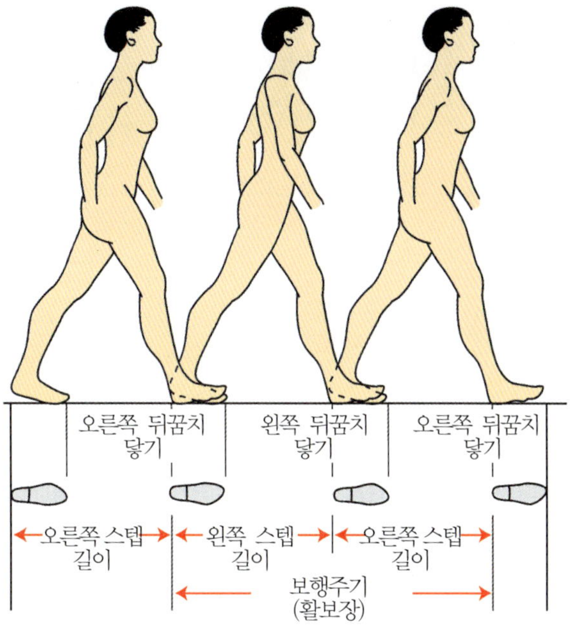

그림 2-2 보행주기의 치수(distance dimension)

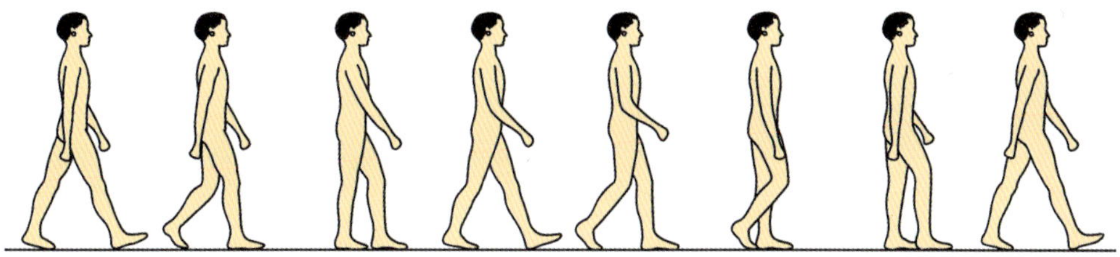

그림 2-3 보행주기의 단계를 인체의 시상 면에서의 동작으로 보여주고 있다.

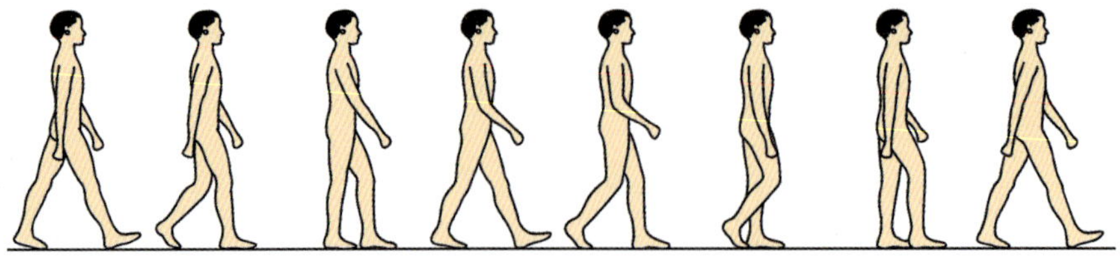

	IC	LR	Mst	Tst	Psw	Isw	Msw	Tsw
	체중접수기		한쪽다리 지지기		전진하는 유각기			
해당쪽 다리	IC	LR	Mst	Tst	Psw	Isw	Msw	Tsw
반대쪽 다리	Psw	Psw	Isw/Msw	Tsw	IC/LR	Mst	Mst	Tst
몸통	Erect							
골반	5° 앞쪽회전	5° 앞쪽회전	0°	5° 뒤쪽회전	5° 뒤쪽회전	5° 뒤쪽회전	0°	5° 앞쪽회전
엉덩관절	25° 굽힘	25° 굽힘	0°	20° 과폄	0°	15° 굽힘	25° 굽힘	25° 굽힘
무릎관절	0°	15° 굽힘	0°	0°	40° 굽힘	60° 굽힘	25° 굽힘	0°
발목관절	0°	10° 발바닥굽힘	5° 발등굽힘	10° 발등굽힘	20° 발바닥굽힘	10° 발바닥굽힘	0°	0°
발가락관절	0°	0°	0°	30°MTP 폄	60°MTP 폄	0°	0°	0°

그림 2-4 보행주기에서의 가동범위 요약

IC : Initial contact, 초기접지기
LR : Loading response, 부하수용기
Mst : Mid stance, 중기입각기
Tst : Terminal stance, 말기입각기
Psw : Preswing, 전유각기
Isw : Initial swing, 초기유각기
Msw : Mid swing, 중기유각기
Tsw : Terminal swing, 말기유각기

1) 입각기(stance phase)

(1) **초기접지기**(initial contact) : **발뒤꿈치 닿기**(heel strike)

발뒤꿈치가 지면에 닿았을 때의 입각시기의 시작

한쪽 다리가 유각기를 끝내고 발뒤꿈치가 닿기 시작한 지점에서부터 반대쪽 다리가 유각기를 시작할 때까지의 기간을 말한다. 즉 발뒤꿈치가 지면에 닿는 시점이다. 이때 다리는 엉덩관절에서 30도 굽힘, 무릎관절과 발목관절은 중립 위에서 발뒤꿈치가 닿게 되고 바로 넙다리네갈래근(quadriceps)과 발등굽힘근(ankle dorsiflexor)은 원심성 수축을 하여 무릎관절은 약간 구부리게 되고 발목관절은 발바닥 쪽으로 굽히게 되며 앞으로 점점 쏠리는 체중을 지지하고 충격을 완화하게 된다. 엉덩관절폄근과 넙다리뒷근(hamstrings)은 항중력근으로 작용하게 되고, 넙다리뒷근은 유각기 말기부터 지면으로 떨어지는 다리의 속도를 감속시켜 부하수용기 초기까지 지속된다.

(2) **부하수용기**(loading response phase) : **발바닥 닿기**(foot flat)

반대쪽 다리가 처음 발뒤꿈치가 닿을 시기에서부터 지면을 떠날 때까지의 초기 양다리지지(first double support) 시기의 부분이다.

(3) **중기입각기**(mid stance point) : **입각중기**(mid stance)

한쪽 다리로 지지하고 있는 시기로서 이것은 반대쪽 다리가 지면을 떠날 때 그리고 상체가 바로 지지하고 있는 다리 위에 놓여 있을 때이다. 즉 반대쪽 다리가 유각기로 들어가는 시점부터 힘판의 앞뒤쪽 반발력의 방향이 바뀌는 시점(중립입각 시점)까지의 기간이다. 골반의 안정성을 유지하기 위하여 엉덩관절벌림근(hip abductor)이 강력하게 작용하게 된다.

(4) **말기입각기**(terminal stance) : **발뒤꿈치 떼기**(heel off)

한쪽 다리로 지지하고 있는 마지막 시기로서 뒤꿈치가 올려지고 반대쪽 다리가 지면에 접촉할 때까지의 단계이다. 즉, 입각기의 중간 시점에서부터 반대쪽 다리가 지면에 닿게 되는 한쪽 다리만의 지지 시기의 후반기에 해당된다.

(5) **전유각기**(preswing) : **발가락떼기**(toe off)

반대쪽 다리의 초기 접지기에서부터 한쪽(해당측) 다리를 들어 올릴 때까지의 2차 양다리 지탱을 시작하는 시기이다. 즉, 반대쪽 다리가 지면에 닿기 시작하고 한쪽 다리가 유각기에 들어가는 시점까지이다. 이것은 반대쪽 다리의 부하수용기와 일치한다.

2) 유각기(swing phase)

(1) **초기유각기**(initial swing or early swing) : **가속기**(acceleration)

한쪽 다리가 지면을 떠나가면서 무릎을 최대로 구부릴 때 이 지점으로부터 스윙(swing)이 이루어지는 시기를 말한다. 즉 엉덩관절굽힘근(hip flexor)과 넙다리곧은근(rectus femoris)의 작용으로 유각기가 시작되는데 이때는 발목관절의 발등굽힘 정도보다 무릎을 구부린 정도에 따라 발이 끌리게 되는 것을 방지할 수 있는 시기이다.

(2) 중기유각기(mid swing) : 유각중기(mid swing)

한쪽 다리가 최대로 무릎을 구부린 상태에서부터 정강뼈(경골, tibia)가 수직 위에 놓일 때까지의 시기를 말한다. 즉 유각 중인 다리가 더욱 가속되는 시기이며 이때는 발이 끌리게 되는 것을 발목을 위로 올림(발등굽힘, dorsiflexion)으로서 가능해진다.

(3) 말기유각기(terminal swing) : 감속기(deceleration)

정강뼈가 수직에 이른 지점에서부터 발뒤꿈치가 초기 접지(initial contact)가 되기 바로 직전까지의 시기이다. 즉, 지면에 발뒤꿈치 닿기를 준비하기 위해서 유각 중인 다리를 감속하고 무릎관절, 발목관절을 중립 위에, 엉덩관절을 30도 굽히기 위해 넙다리뒷근(hamstrings), 발목관절 발등굽힘근, 엉덩관절폄근, 무릎관절폄근이 작용한다.

입각기 (stance phase)	유각기 (swing phase)
1. 초기접지기 – 발뒤꿈치 닿기 2. 부하수용기 – 발바닥 닿기 3. 중기입각기 – 입각중기 4. 말기입각기 – 발뒤꿈치 떼기 5. 전유각기 – 발끝 떼기	1. 초기유각기 – 가속기 2. 중기유각기 – 유각중기 3. 말기유각기 – 감속기

❷ 보행에 대한 일반적인 정보

보행 시 양 발뒤꿈치 사이의 거리는 5~10 cm 이내이다. 발을 넓게 벌리고 걷는다면 소뇌 이상, 전정계의 평형감각 이상, 발바닥감각 이상, 고유 감각기의 이상을 고려할 수 있다. 몸의 중심은 제 2 천추의 앞쪽 5 cm되는 지점에 위치하며 정상보행에서 수직선상에서 5 cm 이상 흔들리지 않는다. 그러나 이보다 증가하면 병변이 있음을 의미한다. 중심의 상하 운동을 제어하기 위해서 무릎은 발뒤꿈치 닿기(heel strike)를 제외한 입각기(stance phase)의 모든 시기에 약간 구부러지게 된다. 예를 들면 발끝떼기(toe off)에서 발목관절을 20° 발바닥굽힘(plantar flexion)했을 때 중심의 위치가 높아지기 때문에 이에 대한 균형을 맞추기 위하여 무릎관절은 약 40° 굽히게 된다. 반대로 무릎관절을 펴진 상태로 고정해 놓으면 발목관절이 지나치게 움직이게 되거나 골반을 들어 올리는 운동으로 대치하는 것으로 쉽게 알 수 있다. 보행하는 동안 무게의 중심은 가쪽으로도 약 2.5 cm 정도 이동하는데 중간볼기근이 약하면 몸통과 골반의 가쪽 이동이 두드러지게 나타나서 오리가 엉덩이를 흔들며 걷는 것처럼 과도한 흔들림을 나타내게 된다.

보폭과 보행수는 나이가 들거나 아프거나, 피로하거나, 다리의 병변이 있으면 감소한다. 유각기(swing phase)에서 골반은 앞쪽으로 4° 회전되며 반대편 다리의 엉덩관절은 회전을 하기 위한 받침점으로 작용한다. 엉덩관절이 강직되어 있거나 동통이 있는 환자는 정상적으로 골반을 회전하지 못한다.

❸ 보행주기의 각 단계에 미치는 영향

1) 입각기(stance phase)

다리나 발에 통증이 있는 경우에는 가능한 한 통증이 있는 다리에 체중부하 시간을 적게 하기 위하여 짧은 시간 딛게 된다. 그리하여 절게 되는 보행을 하게 되는데 이것을 유통성 보행(antalgic gait)이라고 한다. 이것은 잘 맞지 않는 구두, 구두바닥의 못, 안창의 찌그러진 부분 때문에도 발생된다. 발목의 염좌, 뼈가시(골극), 관절염 등으로도 이러한 보행을 할 수 있다.

발뒤꿈치 닿기(heel strike)에서는 무릎을 편 상태로 지면에 닿게 되는데 넙다리네갈래근이 약하여 무릎을 펼 수 없거나 구부러진 상태로 고정되어 있다면 무릎을 펴기 위하여 한 손으로 무릎을 누르면서 걷게 될 것이다. 특히 경사진 곳이나 계단을 올라갈 경우에 두드러지며, 무릎의 불안정성을 피할 수 없을 것이다.

종아리신경의 마비로 인하여 발목관절의 발등굽힘근이 약하면 발뒤꿈치 닿기에서 발가락 쪽이 먼저 닿게 된다. 이러한 점을 고려하여 발목관절은 뒤쪽정지 또는 크렌작 관절을 사용하여 발이 발등굽힘을 유지할 수 있게 해 준다.

편평발(rigid pes planus)이나 목말뼈밑(거골하) 관절염(subtalar arthritis)이 있을 경우에는 울퉁불퉁한 길을 걸을 때 통증이 유발될 것이다. 발 앞쪽의 가로아치(횡아치, transverse arch)가 내려앉으면 환자는 발허리뼈머리(중족골두)에 동통을 수반한 못(callus)이 발생되기 쉬우며 발가락 위에 형성된 티눈(corn)은 입각중기(mid stance)에서 발가락을 구부려 지면을 딛고 있을 때 발가락 등쪽이 구두에 마찰되기 때문에 동통을 느끼게 될 것이다.

입각중기(mid stance)에는 넙다리 네갈래근이나 넙다리뒷근이 항중력근으로 작용하기 때문에 근력이 약하면 무릎의 불안정성을 초래하게 된다. 엉덩관절에서는 체중부하 쪽으로 체중이 쏠리게 되는데 중간볼기근(gluteus medius)이 약하면 중심위치가 엉덩관절을 넘어 환측으로 기울어지게 된다. 이것을 중간볼기근 파행(gluteus medius lurch)이라고 한다. 큰볼기근(gluteus maximus)이 약하면 큰볼기근 파행이 일어나서 체중을 뒤로 쏠리며 걷게 된다.

발의 관절일부 또는 전부가 고정되어 있거나 골관절염이 있는 환자는 엄지발가락의 발허리발가락 관절을 지나치게 펼 수 없게 된다. 그리고 동통 때문에 발의 가쪽으로 발끝떼기(push off)를 시도하게 된다. 이러한 경우 구두 위의 주름을 살펴보면 정상에서는 구두의 발가락에 해당하는 부분에 일직선상으로 주름이 나타나지만 비정상에서는 발등과 발가락을 비스듬히 가로지르는 사선의 주름이 생긴다.

장딴지근(gastrocnemius), 가자미근(soleus), 긴엄지굽힘근(장모지 굴근, flexor hallucis longus)은 발끝떼기(toe off)에서 작용하는데 근육이 약하면 발뒤꿈치를 올릴 수 없기 때문에 편평발 보행(flat foot gait) 또는 뒤꿈치뼈(종골)보행(calcaneus gait)을 하게 된다.

2) 유각기(swing phase)

유각기에서는 입각기처럼 다리의 체중 지지나 하중의 부하를 받지 않기 때문에 별로 큰 문제는 없다. 그러나 엉덩관절 굽힘근(hip flexor)이 약하면 다리를 앞으로 내어 놓기가 어렵고 무릎관절 폄근(knee extensor)이 약하면 유각기 동안 무릎의 부자유스런 모습을 보일 것이다.

가속기에서는 발목관절의 발등굽힘근(dorsiflexor)은 유각기의 모든 시기에 작용한다. 이러한 작용은 발목관절을 중립 위로 유지하게 하고 다리를 단축하여 지면에서 발을 떨어지게 한다.

발끝떼기(toe off)와 유각중기(mid swing) 사이에서 무릎관절은 최대로 약 65°까지 굽혀지게 된다. 이것은 다리를 좀더 단축시켜 다리를 지면에서 떨어지기 쉽게 한다.

넙다리네갈래근(quadriceps femoris)은 발끝떼기(toe off) 바로 직전에서 수축하기 시작하여 다리를 앞으로 나아가게 하는 것을 도와준다. 넙다리네갈래근이 약하면 비정상적인 엉덩관절 돌림(hip joint rotation)을 하지 않고서는 가속할 수 없다.

유각중기(mid swing)에서 발목관절 발등굽힘근(dorsiflexor)이 작용하지 않으면 구두 앞부리를 지면에 끌며 걷는(shoe scrapes) 특징적인 보행이 된다. 이러한 것을 보상 작용하기 위하여 환자는 엉덩관절을 과도하게 굽히고 무릎을 굽혀서 지면으로부터 발을 들어올리기 쉽게 한다(닭걸음, 계상 보행, steppage gait).

감속기(deceleration)에서 넙다리뒷근(hamstrings)은 뒤꿈치 닿기(heel strike) 바로 직전에 다리를 서서히 내려놓는 제어동작으로 발뒤꿈치를 지면에 닿을 수 있게 한다. 넙다리뒷근이 약하면 이러한 제어장치가 되지 않아 과격하게 뒤꿈치 닿기가 일어나게 되어 발뒤꿈치의 피부는 두터워지게 되며 무릎은 뒤로 휘는 젖힌무릎(반장슬, 전반슬, genu recurvatum)을 나타내게 된다. 넙다리네갈래근(quadriceps femoris)의 근력이 약한 환자는 무릎관절을 펴기 위해 손을 무릎에 짚고 걷는 젖힌무릎(반장슬) 보행(hyperextension knee gait)이 된다.

④ 이상보행

1) 통증으로 인한 이상보행

발뒤꿈치 뼈가시(종골극, heel spur)가 있으면 입각기의 발뒤꿈치 닿기(heel strike)에서 동통을 호소하게 된다. 무릎관절이나 엉덩관절에 골관절염이 있는 환자는 입각기의 모든 시기에 동통을 느끼게 된다. 다리에 통증이 있으면 가능한 한 입각기를 단축하여 딛으려고 한다(antalgic gait). 강직성 굴지증(hallux rigidus)이 있으면 엄지발가락의 통증 때문에 충분히 발끝떼기(push off)를 할 수 없어서 편평발 보행(flat foot gait)이 된다.

2) 불안정성(instability)으로 인한 이상보행

안정성이 저하된 경우에는 발을 넓게 벌리며 걷게 된다. 발바닥 감각이 저하된 당뇨병, 매독, 말초신경장애가 있을 때에도 안정성을 얻기 위하여 보행 시 발을 넓게 벌리며 걷게 되고 지면과 공간 사이에 자신의 발 위치가 어디에 놓여 있는가를 알기 위하여 발을 내려다보면서 걷게 된다.

소뇌에 이상이 있는 환자는 균형을 잡기가 어렵기 때문에 발을 넓게 벌리고 걷게 된다.

무릎뼈가 탈구된 환자는 갑자기 무릎을 구부리고 주저앉게 되는 불안정한 무릎이 된다. 무릎의 반월판(meniscus)이 단열된 환자는 불안정한 무릎이 되고 주저앉게 되기 쉽다. 곁인대(collateral ligament)가 단열된 환자도 불안정한 무릎이 되어 주저앉기 쉽게 된다.

3) 구조의 변형으로 인한 이상보행

(1) **발목관절의 변형**: 첨족, 편평족, 요족, 외반족, 내반족

첨족(pes equinus)은 발이 발바닥굽힘으로 구축되어 있는 상태로서 첨족의 상태에 따라 다르기는 하지만 대체로 입각기에 발뒤꿈치를 지면에 닿을 수가 없어서 대신 무릎이 뒤로 휘고 몸이 앞으로 쏠리게 되어 다시 상체를 뒤로 젖혀 과도한 전만을 보이게 된다. 보행 시 입각기에서 발끝으로 딛게 되어 전체적으로 불안정한 균형을 나타낸다. 유각기에서는 정상보다 엉덩관절을 높이 들어 올리게 되며 유각중기에는 대체로 발이 지면에 끌리게 되거나 그러한 점을 보상하기 위하여 휘돌기보행(circumduction gait)을 하게 된다.

편평족(pes planus, flat foot)은 발의 중심이 안쪽으로 쏠려 발생되며 발이 아치가 내려앉아서 안쪽 세로아치가 거의 없거나 사라진 상태를 말하며 발의 형태는 외반족(pes valgus)의 형태를 지니게 된다.

요족(pes cavus)은 반대로 발의 세로아치나 가로아치가 정상보다 높은 상태를 말하며 대개 발가락은 갈퀴발가락을 형성하고 발가락, 발등, 발허리뼈 등에 못이 배겨있는 것이 특징이다.

내반족(pes varus)은 체중부하가 모두 가쪽으로 쏠려 있어서 발이 모음(내전), 가쪽번짐(회외)된 상태를 말한다.

이러한 모든 발의 기형상태는 보행에 영향을 미치며 보행이상을 초래하게 된다.

(2) 무릎관절의 변형

양다리의 무릎을 모아 붙였을 때 무릎은 붙고 발이 밖으로 벌어지는 모양을 무릎에서는 밖굽이무릎(외반슬, genu valgus)이라고 하며 그 반대로 발목은 모아졌는데 무릎에서 모아지지 않아서 마치 활처럼 다리가 휜 것을 안굽이무릎(내반슬, genu varus)이라고 한다.

젖힌무릎(반장슬, genu recurvatum)은 무릎이 지나치게 뒤로 휜 상태를 말한다. 무릎관절의 비틀림(torsion)은 넙다리와 종아리가 서로 배열이 비틀어진 경우를 말한다.

(3) 엉덩관절의 변형

넙다리몸통(femoral trunk)과 넙다리목(femoral neck) 사이가 이루는 각이 정상보다 적으면 안굽이엉덩관절(내반고, coxa varus)이라고 하며, 그 각이 정상보다 크면 밖굽이엉덩관절(외반고, coxa valgus)이라고 한다.

안굽이엉덩관절은 무릎에서는 밖굽이무릎(외반슬, genu valgus)을 초래하며 밖굽이엉덩관절은 안굽이 무릎(내반슬, genu varus)을 초래하게 된다.

(4) 다리 길이 차이

다리 길이는 보통 엉덩뼈(장골, ilium)의 앞위엉덩뼈가시(전상장골극, ASIS)에서 발목의 안쪽 복사뼈까지의 길이를 측정한다. 차이가 1 cm 정도라면 정상이라고 본다. 그러나 그 이상 차이가 나는 경우에는 비정상이다.

보행시 입각기에서는 반대쪽 다리의 유각기에 발이 끌리게 되기 때문에 이를 보상하기 위하여 체중을 짧은 다리 쪽으로 기울여 마치 중간볼기근절름(중둔근파행, gluteus medius lurch)처럼 걷게 된다. 그러나 3 cm 이상 다리 길이가 차이나 나면 그 다리를 벌리며 걷는 양상을 보인다.

(5) 관절고정

발목관절, 무릎관절, 엉덩관절이 고정된 환자는 보행의 모든 주기에 지장을 받는다. 한 관절만 고정되었다면 다른 관절이 대용작용을 하여 큰 장애는 없게 되지만 고정의 정도가 크면 역시 보행에 이상을 초래하게 된다. 대표적인 경우로 무릎관절을 완전히 고정해 놓으면 다리를 편 채로 골반의 상·하 움직임으로 걷게 된다.

4) 중추신경계의 질병으로 인한 이상보행

(1) 편마비보행(hemiplegic gait)

편마비 환자의 발은 다리의 폄경직(신전경직, extension spasticity)으로 첨족 또는 내반첨족(equinovarus)의 양상으로 나타난다. 따라서 입각초기에 발뒤꿈치가 닿지 못하고 발 끝이나 발바닥이 닿게 되어 무릎이 지나치게 펴지게(과신전, hyperextension)되는 모양을 보인다. 유각기에서는 폄근의 경직성이 우세해 무릎을 구부리기 힘들어, 다리 전체를 휘돌기보행(회선보행, circumduction gait)을 하게 된다.

(2) 경직성 양하지마비보행(spastic diplegic gait)

양쪽 엉덩관절모음근이 심한 경직성을 보이면 소위 가위보행(scissors gait)을 보이기도 한다. 양하지는 펴지고 발바닥굽힘(족저굴곡, plantar flexion)의 모양을 보이지만 성인이 되면 관절이 구축되어 오히려 양하지를 구부리고 걷는 모양을 나타내 보인다.

(3) 조화운동불능보행(실조성보행, ataxic gait)

소뇌성 조화운동불능보행(cerebellum ataxia)은 보폭을 넓게 하고 상체가 많이 흔들리며 마치 술에 잔뜩 취한 사람처럼 걷는 양상을 보인다. 한쪽 소뇌만 이상이 있다면 병터(병변, lesion)가 있는 쪽으로 향하게 되는 모양을 보인다.

척추성 운동실조보행은 척수로, 다발성 경화증, 아급성 감각신경병증 등에서 볼 수 있다. 위치 감각의 소실로 인하여 시각적 보상이 필요하게 되므로 지면과 발을 보면서 걷는 모양을 나타낸다. 유각기 때 발을 높이 들게 되고, 다시 지면에 내려놓을 때 정확한 착지를 하지 못하며, 도장 찍듯이 발바닥으로 지면을 강하게 딛는 양상을 보이게 된다.

(4) 가속보행(festination gait)

파킨슨씨병 또는 파킨슨씨 증후군에서 볼 수 있다. 보행을 시작하기는 쉽지 않지만 일단 보행을 시작하면 상체를 앞으로 구부려 무게 중심이 발보다 앞쪽으로 쏠리게 되어 작은 보폭의 발걸음으로 조춤조춤 빠르게 걸으며 점점 속도가 빨라지게 되고 제어하기가 힘들게 된다. 보행의 시작하기, 끝내기, 방향 전환하기가 어렵기 때문에 넘어질 가능성이 많아 보행 시에는 치료사나 보호자가 잘 관리해야 할 것이다.

(5) 행위상실증보행(실행증보행, apraxic gait)

대뇌이마엽(전두엽)에 손상 시 이마엽풀림 징후(frontal lobe release sign)로 마치 발바닥 지면을 꽉 딛게 되어 앞으로 나아가기가 힘들게 되는 보행 모양을 보인다.

5) 말초신경 마비로 인한 이상보행

(1) 넙다리신경 마비(대퇴신경 마비, femoral nerve palsy) : 엉덩관절 굽힘근 약증보행, 무릎관절 폄근 약증보행

(2) 엉덩신경 마비(둔신경마비, gluteal nerve palsy) : 큰볼기근(대둔근, gluteus maximus) 약증보행, 중간볼기근 약증보행

큰볼기근이 약하면 보행 시에 입각기에서 등의 근육을 이용하여 척추를 펴면서 엉덩관절의 체중부하는 뒤쪽으로 떨어지게 하면서 보행을 하게 된다.

중간볼기근이 약하면 다리에 체중을 싣는 입각기에서 체중을 가쪽으로 쏠리면서 걷게 된다.

(3) 정강신경 마비(경골신경 마비, tibial nerve palsy) : 종아리 세갈래근(하퇴 삼두근, triceps surae) 약증보행

(4) 종아리신경 마비(비골신경 마비, peroneal nerve palsy) : 앞정강근(전경골근, tibialis anterior) 약증보행

❺ 보행과 다리의 장애를 초래하는 질환

- 엉덩관절 : 엉덩관절 탈구(dislocation of hip joint)
  엉덩관절 이형성증(hip joint dysplasia)
  페르테스병(Legg-Calve-Perthes disease)
  넙다리골두 골단 분리증(slipped capital femoral epiphysis)
  골관절염(arthritis)
  엉덩관절 전치술(total hip displacement)

안굽이엉덩관절(내반고, coxa varus)
밖굽이엉덩관절(외반고, coxa valgus)

• 무릎관절 : 반월판 손상
윤활주머니 손상 및 윤활주머니염
안쪽 곁인대 손상(medial collateral ligament injury)
가쪽 곁인대 손상(lateral collateral ligament injury)
앞십자 인대 손상(anterior cruciate ligament injury)
뒤십자 인대 손상(posterior cruciate ligament injury)
불안정성(instability)
무릎뼈 연골 연화증(condromalacia of knee)
밖굽이무릎, 안굽이무릎, 반장슬(genu valgus, genu varus, genu recurvatum)
내부장애(internal derangement)

• 발목관절 : 정강뼈골절
가쪽 곁인대 손상(lateral collateral ligament injury)
안쪽 곁인대 손상(medial collateral ligament injury)
내반족(pes varus)
외반족(pes valgus)
첨족(pes equinus)

6 이상보행의 분석

다리에서 볼 수 있는 특징적인 이상보행은 다음과 같다.

1) 몸통 가쪽굽힘보행(체간 측방굴곡보행, trunk lateral flexion gait)
2) 엉덩관절올림보행(hip elevation gait)
3) 엉덩관절 안쪽돌림(내회전), 가쪽돌림(외회전)보행
4) 휘돌기보행(회선보행, circmduction gait)
5) 비정상적 기저면보행
6) 발의 과도한 안쪽접촉 또는 가쪽접촉보행
7) 몸통 앞굽힘보행(체간 전방굴곡보행, trunk anterior flexion gait)
8) 몸통 뒤굽힘보행(체간 후방굴곡보행, trunk posterior flexion gait)
9) 척추앞굽음보행
10) 무릎 젖힘보행(슬관절 과신전 보행, knee joint hyperextension gait)
11) 무릎 불안정성보행
12) 부적절한 발등굽힘(족배굴곡)보행

13) 불충분한 발끝떼기보행

14) 도약(vaulting)보행

15) 리듬 장애보행

16) 비정상적 팔 흔들림보행

1) 몸통 가쪽굽힘 보행 : 입각기에서 몸통을 어느 한쪽으로 쏠리면서 걷는 보행

(1) 보행단계

일차적으로 부하수용기인 발바닥 닿기(foot flat)에서부터 중간입각기(mid stance) 바로 뒤까지의 입각기

(2) 설명

입각기 : 환측에 체중부하를 줄 때 환측으로 쏠리게 된다.

트렌데렌버그 보행(Trendelenburg gait) 또는 중간볼기근 파행(gluteus medius limp)이라고도 한다.

좌우 양쪽으로 몸통이 기울어지면 비척걸음(waddling gait)이라고 한다.

유각기 : 환측을 스윙하려면 건측으로 몸통을 구부리게 된다.

(3) 관찰하는 방법

환자의 앞쪽이나 뒤쪽에서 관찰한다.

(4) 원인

① 엉덩관절벌림근(고관절 외전근)의 약증(hip abductor weakness)

② 엉덩관절탈구, 안굽이엉덩관절(내반고, coxa varus), 대퇴골두골단분리증(slipped capital femoral epiphysis)

③ 엉덩관절의 통증

④ 보조기의 넙다리밴드(proximal thigh band)가 회음부(perineum)에 닿게 되면 압박을 피하기 위하여 몸을 가쪽으로 쏠려, 보조기를 착용한 다리 쪽으로 기울이게 될 것이다.

⑤ 환측다리가 짧아져 있는 경우

(a) 엉덩관절 무릎관절굽힘 구축

(b) 엉덩관절의 통증은 굽힘(굴곡), 벌림(외전), 가쪽돌림(외회전)으로 보호하려는 자세를 취한다.

(c) 골격의 단축

다리 길이가 단축된 쪽으로 중심이 쏠리게 되어, 다리를 저는 것이 더욱 눈에 띄게 된다. 전두면(frontal plane)에서의 골반의 율동은 다리 길이 차이의 비율을 나타낸다.

⑥ 엉덩관절벌림보행(고관절외전 보행, hip abduction gait)의 보상

만일 환자가 보행기저부를 넓게 해서 걷는다면, 몸통의 가쪽굽힘(lateral flexion)은 한쪽 발의 밸런스를 취하기 위하여 지탱하는 다리의 중심에 맞추는 것은 필연적일 것이다. 보행기저부가 비정상적으로 넓은 엉덩관절벌림 보행의 원인은 다양하다. 뒤에 설명하는 "5) 정상보행의 기저면보다 넓게 하여 걷는 경우"를 참조한다.

2) 엉덩관절 올림보행(hip elevation(or hiking) gait): 정상보다 엉덩관절을 위로 들어 올리며 걷는 보행.

(1) 보행단계: 유각기

(2) 설명: 환자는 가쪽 배근(lateral abdominal muscle)의 도움과 허리네모근(요방형근, quadratus lumborum)의 작용으로 환측골반을 들어 올리게 된다.

골반을 들어 올리는 이유는 수평면에서 골반의 회전을 증가하여 환측다리를 앞으로 내보내거나 다리를 스윙하여 앞으로 내어 보내기 위한 것이다. 뒤쪽으로 몸통을 젖히게 되면 발과 지면 사이에 빈틈이 생겨 좀더 쉽게 발을 뗄 수 있어서 발을 앞으로 내어 밀기가 쉬워진다.

(3) 관찰하는 방법: 환자의 뒤쪽 또는 앞쪽

(4) 원인:

환측다리가 건측다리에 비하여 길어져 있거나. 유각기의 초기에 적절한 시간에 맞추어 다리를 구부릴 수 없을 때 골반을 위로 들어 올리게 된다.

① 반대쪽 다리 길이의 단축

(a) 엉덩관절굽힘근의 약증, 다리의 강직(ankylosing) 또는 부분적인 굽힘, 폄근 경직(extensor spasticity)이 있거나 엉덩관절의 잠금장치를 했을 때

(b) 무릎의 폄 강직 또는 부분적 굽힘, 폄근 경직, 보조기 무릎관절의 잠금장치를 했을 때

(c) 첨족(pes equinus) 또는 발등굽힘 약증(dorsiflexor weakness)이 있을 때

(d) 보조기의 발목관절을 발바닥굽힘 정지(plantar stop)를 했을 때, 또는 클렉작 관절처럼 스프링 장치를 했는데 스프링 자체가 약해졌을 때

② 같은쪽 다리의 단축

(a) 엉덩관절 또는 무릎관절굽힘 구축

(b) 골격의 단축

골반을 들어 올리게 되는 것(hip hiking)은 길어진 다리의 스윙을 쉽게 하기 위한 것이지만 발바닥굽힘(족저굴)으로 길어진 다리를 앞으로 스윙할 때 적용되는 것은 아니다.

③ 엉덩관절굽힘 경직(고관절굴곡 경직, hip flexion spasticity)

골반을 들어 올리게 되는 것은 경직성으로 펴진 다리를 스윙하여 휘돌기(회선, circumduction)하기 위한 것이다.

④ 넙다리뒷근(슬괵근, 대퇴후근, hamstrings)의 약증: 천천히 걸을 때

중력은 시기상 조기에 무릎을 펴려는 경향이 있다. 이것은 유각기에서 일어나야만 하는 정상적인 굽힘과는 반대되는 것이다. 만일 지면에서 발을 뗄 동안 넙다리뒷근이 무릎을 구부리기에 충분한 힘이 없다면 골반을 들어올리는 동작은 발을 앞으로 내어 밀기 위한 공간을 확보하기 위하여 필요한 동작이 될 것이다.

3) 엉덩관절 안쪽돌림 가쪽돌림 보행: 과도하게 엉덩관절을 안쪽돌림 또는 가쪽돌림하며 걷는 보행

(1) 보행단계: 입각기와 유각기

(2) 설명: 지나친 또는 부적절한 회전, 다리 전체의 안쪽돌림 또는 가쪽돌림

(3) 관찰: 환자의 앞 또는 뒤에서

(4) 원인:

① 안쪽돌림

(a) 넙다리두갈래근 약증(대퇴이두근, biceps femoris weakness)이 있을 경우
넙다리뒷근의 근육 불균형은 다리를 안쪽으로 돌아가게(내회전) 된다.

(b) 내반족(pes varus)이 있을 때
발의 고정된 안쪽번짐(내번, inversion)은 거골(목말뼈, talus)을 안쪽으로 돌아가게 하고, 다리 전체를 안쪽으로 돌아가게(내회전) 한다.

(c) 종아리근 약증(peroneal muscle weakness)이 있을 경우
발은 안쪽번짐(내번)되어 다리 전체가 안쪽으로 돌아가려는 경향이 있다.

(d) 경직성(spasticity)이 심할 경우
엉덩관절 안쪽돌림은 흔히 경성뇌성마비아의 폄근 공동운동(extensor synergy)으로 나타나는 것으로서 체중부하 시에 볼 수 있다.

② 가쪽돌림

(a) 넙다리네갈래근(대퇴사두근, quadriceps femoris)의 약증이 있을 경우
발뒤꿈치 닿기 바로 직후에 구부려 지려는 무릎의 경향을 감소시키기 위하여 가쪽돌림을 한다. 가쪽돌림은 안쪽인대에 스트레스를 부여하게 된다.

(b) 안쪽넙다리뒷근(반힘줄모양근 semitendinosus, 반막모양근 semimembranosus)의 약증이 있을 경우
넙다리뒷근 안쪽과 가쪽의 근불균형은 다리 전체가 가쪽으로 돌아가게 된다.

(c) 경직성(spasticity)이 있을 경우
뇌졸중 환자는 시상 면에서 밸런스를 조절을 하기 위하여 엉덩관절굽힘근 대신 모음근(내전근, adductor)을 사용하려고 다리를 가쪽돌림(외회전)시킨다.

(d) 외반족(pes valgus)
발의 고정된 가쪽번짐은 목발뼈(talus)를 가쪽으로 돌아가게 하고, 다리 전체를 가쪽으로 돌아가게 한다.

(e) 뒤정강근과 앞정강근의 약증(tibialis posterior and anterior weakness)
발은 가쪽번짐(외번, eversion)되어 다리 전체가 가쪽으로 돌아가려는 경향이 있다.

(f) 발바닥굽힘근의 약증(plantar muscle weakness)

발뒤꿈치 들기에 유리한 자세를 취하기 위하여 종아리근(비골근, peroneal muscle)으로 다리를 가쪽으로 돌아가게 한다.

③ 가쪽돌림 또는 안쪽돌림

(a) 구두 힐이 편평하지 않을 경우

(b) 정강비틀림(경골염전, tibial torsion)이나 팔자다리(toe out) 또는 두 가지 모두 조정이 불충분하게 되어 있을 경우

(c) 보조기 발목관절이 전두면에서 중앙 시상선(mid sagittal line)에 대한 정렬이 잘못되어 있을 때, 편평하지 못한 지면을 딛었을 때, 불균형한 압력 분포를 초래하여 다리 전체가 회전을 취할 경우

4) 휘돌기보행(회선보행, circumduction gait) : 유각기에서 발을 옆으로 휘돌리며 걷는 보행

(1) 보행 : 유각기

(2) 설명 : 유각기 때 다리가 가쪽(외측)으로 휘돈다.

(3) 관찰 : 환자의 뒤쪽에서 관찰한다.

(4) 원인 :

① 경직성(spasticity)

정상적인 신경학적 반응의 소실은 심한 뇌손상에서 가장 흔히 볼 수 있다. 폄근 공동운동(extensor synergy)이 우세할 때는 부분적 또는 완전히 경직된 발의 처짐에 의해서 다리가 길어지게 되어 다리휘돌기 보행을 하게 된다.

② 엉덩관절굽힘근 약증(hip flexor weakness)

유각기의 초기단계에 있어서 정상적으로 다리를 앞으로 내어 밀어야 하는 엉덩관절굽힘근이 약함으로서 그것을 대신 작용하기 위하여 다리를 휘돌게 된다.

③ 넙다리뒷근 마비(hamstrings paralysis)

천천히 걸을 때, 너무 일찍이 무릎을 펴려는 경향에 반대작용을 한다.

④ 무릎의 강직이나 보조기 무릎관절의 잠금장치는 다리를 구부리지 못하게 한다.

⑤ 발등굽힘(dorsiflexion)의 근력이 Poor(2)여서 중력을 들어 올리지 못할 정도로 약하다면 발이 처지게 되어 다리 전체가 가쪽으로 돌아가게 된다. 반대로 첨족인 경우에는 발이 발바닥굽힘(plantar flexion)된 상태가 지속되어 발 전체를 휘돌며 걷게 된다.

⑥ 보조기의 발바닥굽힘 정지(plantar stop)가 지나치게 발바닥굽힘(plantar flexion)으로 고정되어 있거나 또는 발등굽힘 스프링 보조(dorsiflexor spring assist)의 경우 스프링이 약하면 발바닥굽힘 쪽으로 보조기의 발목관절이 처지게 되어 다리 전체를 밖으로 휘돌며 걷게 된다.

5) 비정상적 기저면 보행 : 정상보행의 기저면보다 넓게 하여 걷는 경우

(1) 보행 : 입각기와 유각기

(2) 설명 : 힐 중심 사이의 거리가 정상적 거리인 2~4인치(5~10 cm)보다 넓게 벌리고 보행한다.

기저면을 넓게 하여 걷는 경우는 과장된 골반의 가쪽이동, 몸통의 가쪽굽힘 또는 두 가지 모두가 동반된 경우일 것이다. 반대로 기저면을 너무 좁게 하여 걷는 것은 때로 엉덩관절 안쪽돌림(hip joint internal rotation) 시에 그리고 무릎관절의 과도한 굽힘(knee joint hyper flexion)시에 볼 수 있다(가위 모양의 보행).

(3) 관찰 : 환자의 뒤에서 관찰한다.

(4) 원인 :

① 넓은 기저면

(a) 엉덩관절벌림근 구축(hip abductor contracture)

(b) 보조기의 엉덩관절이나 가쪽지지대가 벌어져 있을 때 나타난다.

(c) 불안정성, 공포로 인한 고유수용기의 결함이 있을 때 또는 다리의 전체적인 약증, 특히 양쪽 엉덩관절의 근육이 약할 때(both hip musculature weakness)

(d) 회음부의 통증, 보조기의 안쪽지지대가 회음부를 찌를 때, 불편함을 경감시키기 위하여 엉덩관절을 벌리게(hip abduction)된다.

(e) 밖굽이무릎(외반슬, genu valgus)

(f) 다리 길이 차이가 날 경우

② 좁은 기저면

(a) 경직성

엉덩관절모음근(hip adductor)이 경직된 상태에서 체중부하를 했을 때, 경직성 뇌성마비아(spastic cerebral palsy child)에서 흔히 볼 수 있다.

(b) 보조기 엉덩관절이 모음(hip joint adduction)되어 있을 경우

(c) 안굽이무릎(내반슬, genu varus)

6) 발의 과도한 안쪽접촉 또는 가쪽접촉 보행

(1) 보행 : 입각기

(2) 설명 : 환자는 입각기에 지나치게 발을 안쪽(또는 가쪽)으로 체중부하를 준다.

(3) 관찰 : 환자의 앞이나 뒤에서 관찰한다.

(4) 원인

① 과도한 안쪽접촉

(a) 안쪽번짐근(내반근, inversion muscle)이 약할 때

(b) 가쪽번짐근(외반근, eversion muscle)이 구축되어 있을 때

(c) 외반첨족(equinovalgus)이 있을 때

낮아진 안쪽세로아치(내측종아치)는 발의 안쪽 면을 지면에 닿게 한다.

(d) 아킬레스힘줄의 구축

목말뼈(거골, talus)가 발뒤꿈치뼈(종골, calcaneus)의 목말받침돌기(재거돌기sustentaculum tali)로부터 벗어나 발목이 외반(valgus)으로 트위스트 된다.

(e) 밖굽이무릎(외반슬, genu valgus)

② 과도한 가쪽접촉

(a) 가쪽번짐근(외반근, eversion muscle)의 약증

(b) 안쪽번짐근(내반근, inversion muscle)이 구축되어 있을 때

(c) 내반첨족(talipes equinovarus)

③ 어느 방향으로든지 과도하게 접촉된다.

(a) 구두 힐이 편평하지 않은 경우

(b) 정강비틀림(경골염전, tibial torsion), toe out, 또는 양쪽 모두에서 보조기의 불충분한 조정으로 인하여

(c) 보조기의 발목관절이 중앙 시상선(mid sagittal line)에 대한 전두면에서의 부정 정렬(malalignment)이 있을 때

7) 몸통 앞굽힘보행(체간 전방굴곡보행, trunk anterior flexion gait) : 몸통을 앞으로 구부리면서 걷는 보행

(1) 보행 : 스윙의 후기에서부터 중기 입각기(mid stance)까지

(2) 설명 : 환자는 몸통을 앞으로 기울이고 무릎을 안정시키기 위하여 넙다리 위쪽을 한 손으로 눌러 짚으면서 걷게 된다.

(3) 관찰 : 환자의 측면에서 관찰한다.

(4) 원인 :

① 큰볼기근(대둔근, gluteus maximus), 장딴지근(비복근, gastrocnemius) 또는 두 근육 모두의 약증을 수반한 넙다리네갈래근(대퇴사두근, quadriceps)의 마비

② 넙다리 보조기(AK orthosis)에 잠금장치가 없거나 부적합할 때

8) 몸통 뒤굽힘보행(체간 후방굴곡보행) : 몸통을 뒤로 젖히면서 걷는 보행

(1) 보행: 일차적으로 뒤꿈치 닿기(heel strike)에서부터 중기입각기(mid stance)까지, 유각기(swing phase) 초기까지 지속될 것이다.

(2) 설명: 환자는 몸통을 뒤로 젖힌다.

(3) 관찰: 환자의 옆쪽에서 관찰한다.

(4) 원인 :

① 엉덩관절폄근(고관절신전근, hip extensor)이 약할 때

이 움직임은 엉덩관절이 뒤쪽으로 중력선이 이동함으로서 뒤꿈치 닿기(heel strike) 시기에 엉덩관절을 구부리려는 경향에 반대작용을 하는 것이다.

② 무릎관절 강직, 경직 또는 보조기의 잠금장치

환자는 다리를 앞으로 내미는 것을 보조하기 위하여 발뒤꿈치 떼기(heel off)에서 유각기(swing phase) 동안 몸통을 뒤쪽으로 젖히게 된다.: 만일 강직, 경직 또는 보조기 무릎관절의 잠금장치가 되어 있을 때, 엉덩관절과 무릎관절의 근육을 이용하여 강하게 스윙을 할 수 없기 때문에, 특히 엉덩관절의 굽힘근이 약하거나 빨리 걷기를 원한다면 이와 같이 몸통을 뒤로 젖히는 방법을 사용하게 될 것이다.

③ 엉덩관절폄근 경직(고관절신전근 경직, hip extensor spasticity)

뇌졸중 환자는 입각기 동안 아직 폄근 공동운동(extensor synergy)이 우세하다면, 그리고 엉덩관절굽힘근(hip flexor)을 활성화 할 수 없다면 마비된 다리를 앞으로 힘 있게 내어 보내는 스윙 단계의 초기에서 몸통을 뒤쪽으로 젖히게 될 것이다.

9) 척추 앞굽음증 전만(lordosis)보행: 요부(허리)를 앞으로 휘면서 걷는 보행

(1) 보행기: 입각기 전체

(2) 설명: 환측다리에 체중부하를 하는 동안 지나치게 허리척추앞굽음증을 보인다. 또한 위 몸통은 뒤쪽으로 전위된다. 보행 시에 전만이 증가되어 있지 않고 가만히 서 있을 때 전만이 증가되는 것은 보행이상에서 고려할 사항은 아니다.

(3) 관찰: 환자의 옆에서 관찰한다.

(4) 원인:

① 엉덩관절굽힘 구축(고관절 굴곡근 구축, hip flexor contracture)

전만은 엉덩관절과 무릎관절을 펴기 어려울 경우에 일어난다. 만일 엉덩관절이 굽혀져 있다면 중심은 엉덩관절의 앞쪽에 놓이게 되어 요추를 지나치게 젖히게(hyperex- tension) 된다. 또한 발걸음의

폭을 넓게 움직일 때도 허리척추앞굽음증이 증가된다.

② 엉덩관절 폄근 또는 복부근이 약하거나 두 근육이 모두 약하면 골반은 앞쪽으로 기울어지게 된다.

③ 궁둥뼈 체중부하 보조기(ischial weight bearing orthosis)

부적절하게 맞추어진 커프 또는 좁은 궁둥뼈 고리(좌골링, ischial ring)는 앞쪽골반경사에 대한 역작용을 하기 위한 충분한 면적이 되어 있지 못하여 요추가 지나치게 전만을 나타내게 될 것이다.

10) 무릎관절 젖힘보행(knee hyperextension gait): 입각기에서 무릎을 뒤로 젖히면서 걷는 보행

(1) 보행: 뒤꿈치 닿기(heel strike)와 발뒤꿈치 떼기(heel off) 사이

(2) 설명: 정상적으로 무릎은 입각기 동안 완전히 펴지지 않는다. 그러나 일부 병리적 질환에 있어서는 무릎을 뒤로 젖히면서(hyperextension) 걷는다.

(3) 관찰: 환자의 옆에서 관찰한다.

(4) 원인:

① 넙다리네갈래근(대퇴사두근, quadriceps femoris)의 약증

만일 넙다리네갈래근이 입각기의 초기에 무릎관절 굽힘을 조절할 수 없다면 오히려 보상작용으로 무릎관절은 젖혀지게 될 것이다. 따라서 환자는 앞쪽으로 몸통을 구부리고 손으로 넙다리의 앞쪽을 짚고 뒤로 밀거나 큰볼기근을 강력하게 수축하며 넙다리를 뒤쪽으로 밀어서 무릎을 안정시키면서 걷게 될 것이다. 또한 환자는 무릎관절 축과 지면 사이의 최소 거리에 의한 지면 반응에 의한 환측의 굽힘 운동을 줄이기 위하여 발걸음(step)의 길이를 단축하려는 경향을 나타낼 것이다.

② 무릎관절 굽힘근의 약증

무릎관절 굽힘근이 약할 때 지면에 발을 딛게 되면 지면 반응에 의해서 산출된 폄 모멘트(extension moment)에 저항이 부족하게 된다. 따라서 무릎은 환측다리에 체중부하를 하는 동안 뒤로 젖혀지려는 경향이 있다.

③ 관절주머니나 인대의 이완은 무릎관절굽힘근 약증 후에 나타나게 된다.

④ 넙다리네갈래근의 경직과 아킬레스힘줄 구축이 있을 때

⑤ 장딴지근(비복근, gastrocnemius)의 위축

장딴지근은 발바닥굽힘(족저굴)시켜 발뒤꿈치를 들어 올리는 작용을 하지만, 만일 이 근육이 약하면 강력한 무릎관절 폄근은 오히려 무릎관절을 뒤로 젖혀지게 할 것이다.

⑥ 아킬레스힘줄 구축

발이 지면에 편평하게 되어 있을 때 종아리는 뒤쪽으로 힘을 받게 되어 무릎관절이 젖혀지게 된다.

⑦ 보조기 발목관절의 발바닥 정지(plantar stop) 장치로 인하여 과도하게 발목관절이 발바닥굽힘된 상태

만일 무릎의 근육이나 인대가 약하면 무릎관절은 뒤로 젖혀지게 될 것이다. 아킬레스힘줄 구축에서처럼 폄 모멘트(extension moment)는 장기간 동안 발 앞쪽(전족부, forefoot)에 체중부하를 많이 받을 때 증가될 것이다.

⑧ 반대쪽 엉덩관절과 무릎관절의 굽힘이나 골격 단축에 대한 보상작용
건측다리를 일정하게 구부려 서고, 걸을 수 있지만, 때로 무릎을 지나치게 편채 로 유지하여 굽혀진 다리나 짧아진 다리를 보상할 수 있게 될 것이다.

11) 무릎관절 불안정성 보행 : 입각기에서 무릎관절의 불안정을 보이는 보행

(1) 보행 : 입각기 동안 내내

(2) 설명 : 환자의 무릎은 뒤꿈치 닿기(heel strike)와 발바닥 닿기(foot flat) 사이에서 20° 이상 굽히면, 돌연히 중기 입각기(mid stance) 후에 다리가 구부러져 넘어질 수 있으며 그러한 현상이 양쪽 교대로 나타날 수 있다. 각 발걸음(step)의 수직 동요(vertical oscillation)는 과도한 발바닥굽힘(족저굴)으로 대신하거나 다른 동작으로 대신하지 않으면 무릎관절의 불안정은 증가될 것이다.

(3) 관찰 : 환자의 측면에서 관찰한다.

(4) 원인 :

① 무릎관절 또는 엉덩관절의 굽힘 구축(knee or hip joint flexion contracture)
무릎관절 굽힘 구축은 입각기 동안 무릎관절을 펼 수 없게 될 것이다. 무릎관절의 굽힘 구축은 몸통을 앞으로 기울어지게 하는데 이러한 몸통의 앞쪽 체위는 환측다리 위에서 몸통의 균형을 취하기 위하여 그리고 무릎관절 굽힘에 대한 무릎의 보상작용으로 필요한 동작이다.

② 무릎관절 굽힘 경직은 앞쪽으로 또는 가쪽으로 몸통을 구부리는 동작으로 대신 작용할 것이다. 과도한 굽힘은 아주 심한 뇌졸중환자로서 아직 이완성마비의 단계에 있을 때 볼 수 있다.

③ 발목관절 강직, 종골족(pes calcaneus), 보조기의 발바닥굽힘 정지 잠금장치
발바닥굽힘은 뒤꿈치 닿기(heel strike) 후에 무릎을 구부리려는 경향을 나타내는 힘의 일부를 흡수한다. 만일 발바닥굽힘이 수술이나 질병 또는 역학적으로 제한을 받게 되었다면, 회전은 무릎에서 힘의 굽힘 모멘트가 증가되어 발목관절에서 보다 발뒤꿈치에서 일어나게 될 것이다. 그러므로 무릎에서는 힘의 과도한 뒤쪽 모멘트에 대한 반응으로 보통 때보다 급하게 그리고 더욱 빨리 구부리려는 경향을 보일 것이다.

④ 발바닥굽힘의 약증(plantar flexion weakness)
발바닥굽힘근이 약할 경우 엉덩관절과 무릎관절의 강력한 굽힘 그리고 과도한 팔의 스윙은, 뒤꿈치 들기를 보조하는데 도움이 될 것이다.

⑤ 환측다리가 비교적 길다.
무릎을 구부려 다리 길이 차이를 보상하려고 한다.

⑥ 넙다리 보조기(대퇴보조기, AK orthosis)의 부적절한 정렬

⑦ 보조기의 옵셋 무릎관절(offset knee joint)이 엉덩관절 폄과 발에 의해서 안정되지 못하였을 경우 또는 지지대에 부적절한 부하를 받게 되었을 경우

12) 부적절한 발등굽힘 보행 : 발등굽힘 약증으로 인한 입각기, 유각기에서의 이상보행

(1) 보행 : 발뒤꿈치 닿기(heel strike)와 발바닥 닿기(foot flat) 사이, 유각기(swing phase) 동안

(2) 설명

① 입각기

발등굽힘(dorsiflexion)이 되어야 할 발이 조절되지 않은채로 지면으로 떨어져 입각기 초기에 발이 털썩 지면으로 떨어지게 된다.

② 유각기

발의 앞쪽이 지면에 끌리게 되어 지나치게 엉덩관절과 무릎관절을 구부려 걷게 된다(계상보행, steppage gait). 경직이 있는 환자는 엉덩관절굽힘 시에 발목관절의 발등굽힘을 촉진하게 된다.

(3) 관찰 : 환자의 측면에서 관찰한다. 또한 발이 털썩 떨어지는 소리를 듣는다.

(4) 원인 :

① 발등굽힘근의 약증이 있을 때

입각기 초기 동안 발등굽힘근의 원심성 수축에 의한 조절이 되지 않으며, 유각기 동안 중립 위에서 발을 유지하지 못한다.

② 보조기의 발바닥굽힘 정지(plantar stop)장치를 했거나 또는 배굴 스프링 보조장치(dorsiflexion spring assist)에서 스프링이 약할 경우

③ 경직성이 심할 때

만일 환자가 강력한 엉덩관절과 무릎관절 굽힘을 하지 못하면, 다리는 지면에 끌리게 되고 유각기 동안 가쪽돌림으로 휘돌게 된다.

13) 불충분한 발끝떼기보행

(1) 보행 : 발끝떼기(toe off)에서 볼 수 있다.

(2) 설명 : 체중은 일차적으로 발뒤꿈치에서 받게 된다. 발뒤꿈치떼기(heel off)에서부터 발끝 떼기까지 자연스럽게 움직이지 못하고 발 전체가 동시에 지면에 닿게 된다.

(3) 관찰 : 환자의 측면에서 관찰한다.

(4) 원인

① 발바닥굽힘근이 약하고 발의 내재근(intrinsic m.)이나 외재근(extrinsic m.)이 모두 약하면 발뒤꿈

치에서부터 발가락까지 체중의 이전은 정상 추진력을 갖기가 어렵다.

② 아킬레스힘줄의 파열 또는 종아리 세갈래근(하퇴 삼두근, triceps surae)의 파열

③ 종골족(pes calcaneus)

④ 발허리뼈(중족골)의 통증, 제 1 발허리뼈의 단축, 망치발가락

환자는 발뒤꿈치를 들고 밀고 나가는 동안 지면에 힘을 줄 수가 없다. 통증도 정상보행을 저해한다.

⑤ 내반족 또는 외반족

발의 중등도의 안쪽번짐(inversion) 또는 가쪽번짐(eversion)도 발뒤꿈치를 들고 밀고 나아가는 힘이 감소되어 보행에 이상을 초래한다.

⑥ 환측다리의 불충분한 체중부하

이것은 보통 고르지 못한 타이밍이나 짧은 스텝으로 발생된다.

⑦ 보조기 발목관절의 족저정지(plantar stop)

발바닥굽힘근(plantar flexor)의 힘이 강해도 발바닥 정지로 인하여 보행 시 발뒤꿈치 떼기를 제어받게 된다.

14) 도약보행(vaulting gait) : 입각기에서 상 하로 오르내리며 걷는 보행

(1) 보행 : 유각기

(2) 설명 : 환자는 반대쪽 발목의 과도한 발바닥굽힘에 의해서 중심의 수직전위가 증가되어 보행 시 지나치게 위아래로 오르내리면서 걷는다.

(3) 원인 :

① 환측다리가 비교적 길어져 있을 경우

엉덩관절굽힘근의 약증, 폄의 강직, 폄근의 경직, 보조기 엉덩관절의 잠금장치, 무릎관절 강직 또는 잠금장치는 특히 도약과 관련 있다.

② 천천히 보행할 경우에 넙다리뒷근(슬괵근, hamstrings)의 약증

보행 시 중력은 시기보다 이르게 무릎을 펴게 하려는 경향이 있다. 따라서 반드시 다리의 정상 단축은 유각기에서 일어나야만 한다.

15) 리듬장애보행(rhythmic disturbance gait)

(1) 보행 : 유각기와 입각기

(2) 설명 : 좌우측의 발걸음의 리듬이 같지 않거나 불규칙성을 보인다.

다리는 반대쪽 다리의 리듬과 다르게 걷거나 정상보행에서의 리듬과는 다르게 걷는다.

(3) 관찰 : 환자 뒤에서 또는 옆에서 관찰한다.

(4) 원인 :

① 통증 또는 넘어지는 데 대한 공포심이 있을 경우

환자는 통증 때문에 또는 넘어질 것에 대한 불안한 마음으로 환측다리를 짧게 딛고, 얼른 반대쪽 다리 쪽으로 빨리 발걸음을 옮기게 된다(유통성 보행, antalgic gait).

② 신경학적인 결함

파킨슨병, 운동실조증, 소뇌기능장애, 고유수용기의 결함 등으로 균형과 리듬에 영향을 주는 경직성이 있을 때

③ 다리 길이의 차이

골격의 단축, 강직, 구축, 잠겨진 엉덩관절 또는 무릎관절(locked hip joint or knee joint), 또는 발바닥굽힘된 발목관절(plantar flexed ankle joint)은 보행 시에 비대칭을 나타내게 된다.

④ 골반 또는 다리 근육의 산발적인 약증이 있을 때 보행의 리듬이 불규칙해진다.

16) 비정상적 팔 움직임 보행 : 보행 시 팔의 비정상적인 움직임을 나타내는 보행

(1) 보행 : 입각기, 유각기

다음과 같은 사례를 볼 수 있다.

① 팔에 경련(tremor)이 있을 때

② 팔의 비정상적인 활동 또는 자세

너무 과도한 팔의 흔들림, 어깨의 벌림, 팔꿈치굽힘, 손목처짐, 좌우 팔의 상호 교대적 흔들림 결여 또는 도리깨 같이 힘없는 팔

③ 머리와 목의 비정상적인 동작

보행하는 동안 머리가 지면이나 어느 한쪽을 응시하며 팔의 비대칭을 보인다.

03 구두와 발의 질병

3-1 구두

구두는 다리 보조기의 가장 기본이 되는 부분이며, 구두를 신고 다니는 발은 신체의 가장 기초가 되는 부분이므로 발을 잘 받쳐주어야 신체의 정돈선이 똑바르게 된다. 따라서 잘 맞는 구두는 발을 편안하게 해주고, 기분 좋게 걷게도 해주며 기형을 교정하고 예방도 할 수 있지만 반대로 맞지 않는 구두는 발에 못이 배기고 조여서 걸음걸이마저 불편하게 만들어 오히려 발의 기형을 초래하게 된다. 따라서 발과 구두, 구두와 보조기는 불가분의 관계이므로 여기에서 구두에 관한 것을 구체적으로 살펴보기로 한다.

❶ 구두의 역사

원시인들은 신발을 신지 않았으나, 차츰 인지(人智)가 발달함에 따라 기구들을 만들게 되었고, 추위와 열, 동물의 해독 등의 위험으로부터 발을 보호하기 위하여 생가죽과 파피루스풀잎으로 발을 감싸게 되었다. 이것이 구두의 기원이라고 할 수 있겠다. 현존하는 샌들이 고대 이집트의 B.C. 2000년경에 있었던 것을 보아, 그 전에 이미 어떤 형태의 구두가 있었을 것으로 보인다(그림 3-1). B.C. 1300년경 이집트와 메소포타미아에서 신었던 샌들은, 뾰족한 형과 둥근 형으로 나누어지고 있어 귀족용과 서민용의 구별이 있었던 것을 알 수 있다. 특히 이집트의 여왕은 나무판에 무늬를 놓은 조각제품의 샌들을 신었던 것으로 추측된다. 창세기에 이르러 가죽끈으로 망처럼 짜서 만든 샌들이 나왔으며, 로마 군인들이 신던 칼리가라는 장화도 발견된다. 칼리가는 로마의 황제 칼리큘라가 처음으로 신은 것에서 유래된 말이다.

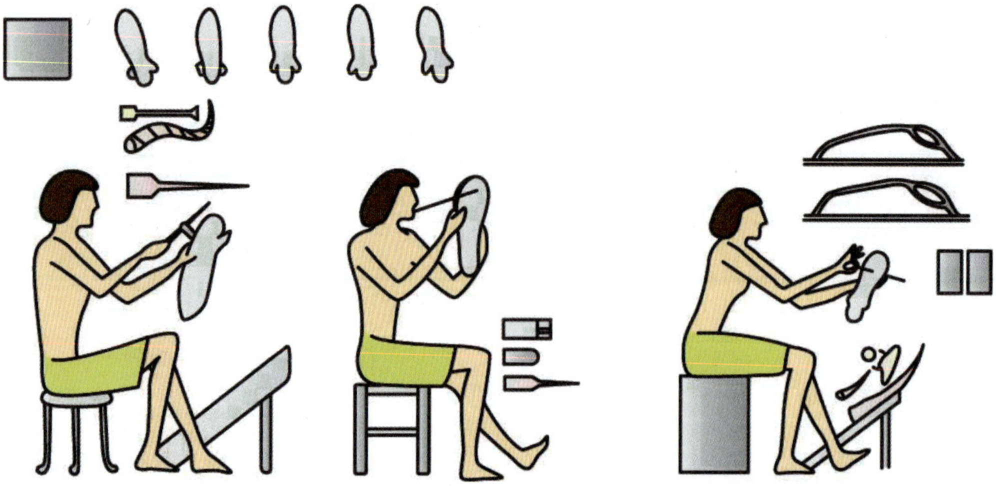

그림 3-1 테에베 왕능의 벽화에 그려진 양화점(이집트)

16세기에는 르네상스와 더불어 오른쪽과 왼쪽으로 구분된 구두가 처음으로 만들어졌으며, 당시 부녀자들이 작은 키를 커버하기 위하여 즐겨 신었던 굽이 높은 구두인 초우핀이 출현하였다.

17세기에는 신발이 모든 유행의 중심이 되었다. 여자용 구두로 굽이 가늘어진 루이 힐이 등장하였다. 루이 힐은 루이 15세의 연인이 신은 데서 유래된 이름이다.

18세기에 이르러서는 반대로 남자 구두의 굽이 높아졌다. 또 프랑스 혁명이 일어나자 굽이 도로 낮아지고 군화가 등장하기 시작하였다. 고대의 동양의 구두와 서양의 구두를 살펴보면 서구문화권의 구두가 다채로움을 알 수 있다.

1858년에는 봉제기계의 개발과 더불어 차알스 굿이어 2세가 후려진 바늘을 고안함으로써 기계화 생산을 개시하였다. 현대에 이르러서 제법별 각종 제화기계가 개발되었고, 대단위 제화공장의 설립과 더불어 기능 전문화로 생산공정이 분업화 되었다. 최근에 와서는 가죽구두의 주재료인 소가죽이 세계적으로 공급부족 현상을 나타내어 인공피혁을 개발, 사용하고 있다.

각국의 구두

- **한국** : 한국의 고유화는 왕골이나 짚으로 만든 초혜(草鞋) 이외에, 가죽신으로 당혜(唐鞋)·태사혜(太史鞋)·유혜(油鞋)·수해자(水鞋子) 등이 있다. 1919년 이전, 황실 귀족들이 외국에서 구두를 구입하여 신었다고 하나 3·1운동 이후 한국인이 일본에 건너가 기술을 습득하고 돌아와 지금의 소공동 조선호텔 부근에서 양화점을 개업한 것이 양화의 첫 도입이었다고 한다. 한국동란 이후 군화제조를 위한 제화 기계가 처음으로 도입되면서부터 새로운 유럽의 제법이 적용되었으며, 1960년대에는 네오프렌계(系)의 강력한 접착제로 바닥창을 붙이는 시멘트 제법이 시작되어 생산성을 높이게 되었다. 혁화(革靴) 수출을 위한 대단위 기계설비로 1970년 최초로 미국·일본 지역에 드레스 슈즈가 수출되었다.
- **이탈리아** : 세계에서 가장 우수한 기술로 고급제품을 생산하고 있으며 이탈리아 정부가 기간산업으로 육성시키고 있다.
- **프랑스** : 슈패션은 파리에서 결정되고 있어 전 세계 여성의 동경의 되고 있다.
- **미국** : 미국 특유의 굿이어 웰트 제법의 구두가 유럽 패션과는 관계없이 아메리칸 스타일로 위치를 지켜 나가고 있다. 그러나 혁화제조업은 일손 부족으로 사양 산업으로 타격을 받고 있다.

❷ 구두의 구성

구두는 다음과 같이 크게 네 부분으로 나누며(그림 3-2) 세부명칭은 그림 3-3과 같다.

(1) 구두창(sole), (2) 구두굽(heel), (3) 엎퍼(upper), (4) 안감과 보강재(lining and reinforcement)

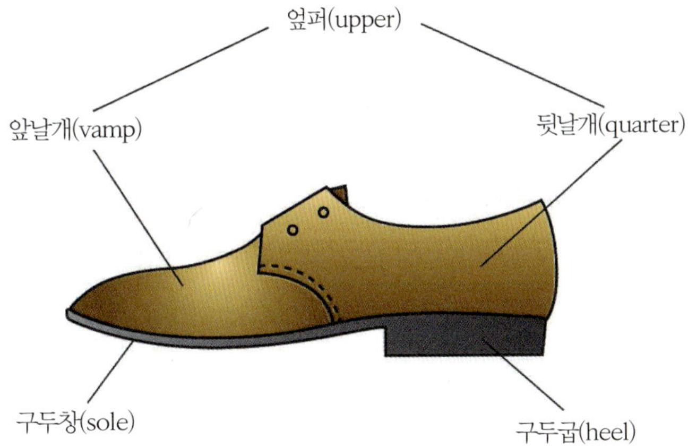

그림 3-2 구두의 기본명칭

1) 구두창 : 구두창을 세부적으로 살펴보면 다음과 같다.

(1) 본창(outer sole) : 지면과 닿는 부분이며 가죽으로 만든다.

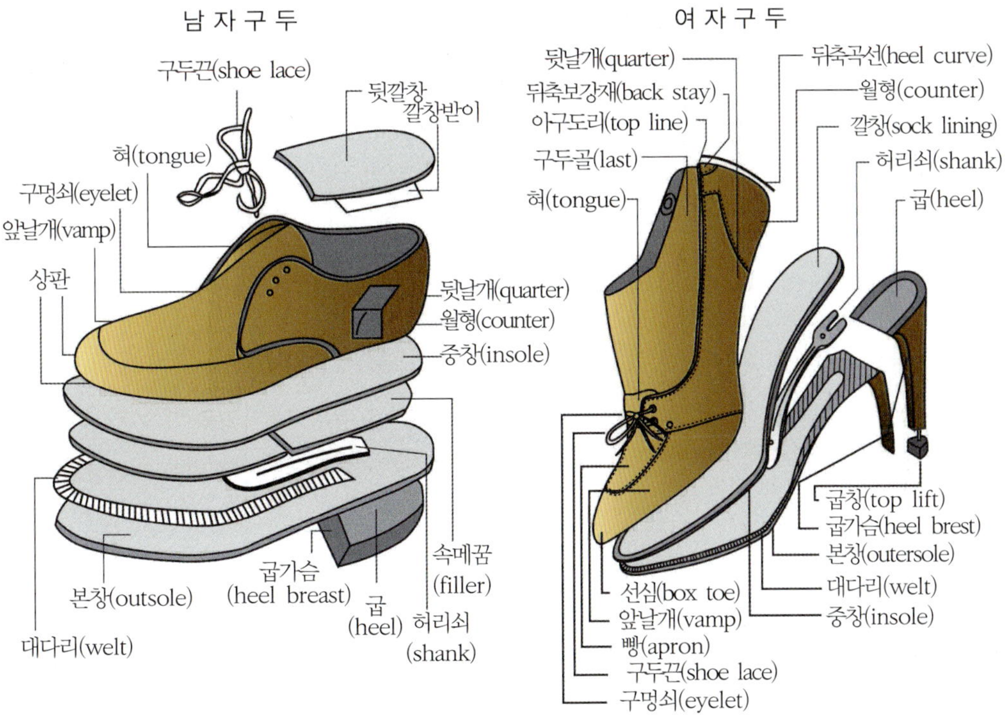

그림 3-3 구두의 세부적인 각 부분 명칭

(2) 중창(inner sole): 발바닥과 닿는 부분

(3) 속메꿈(filler): 본창과 중창 사이를 메우는 부분으로 콜크나 휄트(felt)로 만들며 발의 느낌을 부드럽고 편하게 한다.

(4) 대다리(welt): 가늘고 긴 가죽으로 구두의 가장자리를 돌려가며 중창과 얼퍼(upper)를 꿰메어 함께 고정시키는 역할을 한다.

(5) 볼(ball): 구두창의 가장 넓은 부분으로 발허리뼈(중족골, metatarsal bone)의 위치와 일치된다(그림 3-4).

(6) 구두허리(shank): 구두굽의 앞면과 볼(ball) 사이의 구두 밑부분을 말한다(그림 3-4).

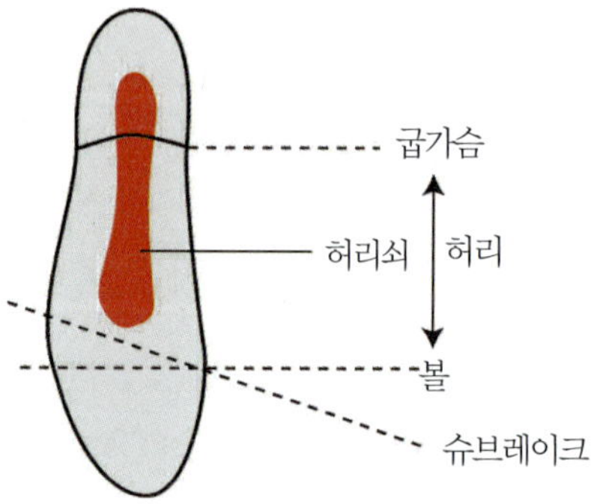

그림 3-4 구두창에서 본 명칭

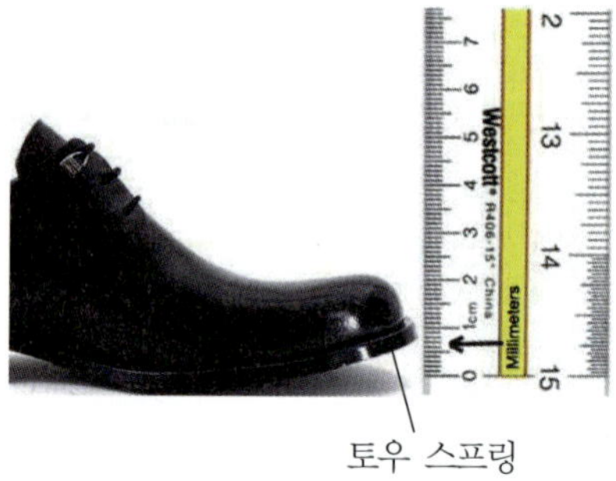

그림 3-5 토우 스프링

(7) 허리쇠(shank piece): 허리쇠는 굽의 중앙에서부터 구두의 뒤까지 구두허리를 보강 하는 6~9 mm 두께의 금속판이다. 스트랩을 달 때는 구두허리를 보강해야 한다(그림 3-4).

(8) 슈브레이크(break of shoe): 발의 발허리발가락 관절(MP joint)의 관절선과 일치된다(그림 3-4).

(9) 토우스프링(toe spring): 구두 앞쪽의 본창이 지면에서 들떠있는 부분(그림 3-5)을 말하며 보행할 때 발끝떼기(toe off)를 쉽게 할 수 있도록 흔들림의 효과(rocker effect)가 있고 구두의 앞날개(vamp)가 주름지는 것을 감소시킨다.

2) 굽(heel): 굽은 다음 두 부분으로 구성된다.

(1) 몸쪽 부분(proximal section): 굽의 윗부분으로 단단한 가죽으로 제작한다.

(2) 먼쪽 부분(distal section): 지면과 접촉하는 부분

대부분 남자구두의 굽은 부드러운 재질의 고무로 만들고 여성이나 어린아이의 굽은 단단한 고무로 만든다. 굽의 외형은 구두의 기능에 영향을 미친다. 구두 굽의 앞면을 굽 가슴(heel brest)이라고 한다(그림 3-4). 같은 모양의 두개의 굽을 비교해 볼 때, 좀더 앞쪽으로 나와 있는 굽가슴이 발을 든든히 받쳐주게 된다. 굽의 높이도 발의 기능에 큰 영향을 미친다. 굽의 높이는 본창(out sole)에서 굽의 밑바닥까지 측정한다(그림 3-6 l). 가장 낮은 구두창은 스프링 힐(spring heel)(그림 3-6 d)로서 1/8~3/16인치(3~5 mm)다. 스프링 힐은 본창 밑에 붙이며 굽 가슴은 거의 없다. 옥스포드 힐(Oxford heel)은 높이가 6/8~8/8인치(2~2.5 cm)이다. 일반적으로 구두굽이 높으면 피취(pitch)가 커지고 지면에 내려받는 체중부하의 면적은 좁아지게 된다. 피취는 수직선으로부터 굽의 뒷면 경사를 의미한다(그림 3-7). 밀리터리 힐(military heel)(그림 3-6 b)은 약 1 ¼인치(3 cm)의 높이를 갖고 있다. 보조기의 목적에 알맞는 굽은 쿠반 힐(Cuban heel)(그림 3-6 a)이며 그 높이는 1 ½인치(약 4 cm)이다. 일반적으로 맨발 상태에서는 체중이 뒤축 부분에 집중되므로 굽을 높여 주었을 때 체중은 발바닥 전면에 분산되어 평준화되므로 보행기능을 촉진시킨다. 굽 높이가 3 cm 전후가 될 때 보행기능상 가장 이상적이다. 그러나 숙녀화는 기능보다 패션이 중요시되기 때문에 12 cm의 높은 하이힐이 있으며 굽 모양도 다양해지고 있다(그림 3-6 e, f, g, h, i, j, k).

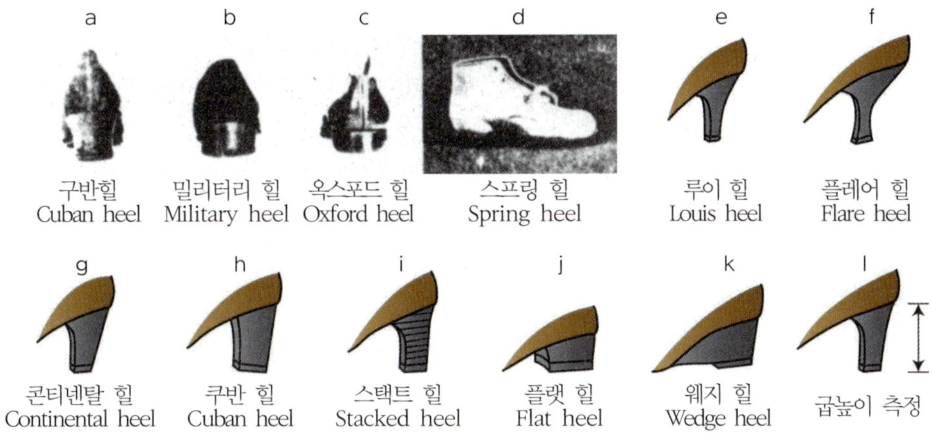

그림 3-6 여러 가지 형태의 구두굽

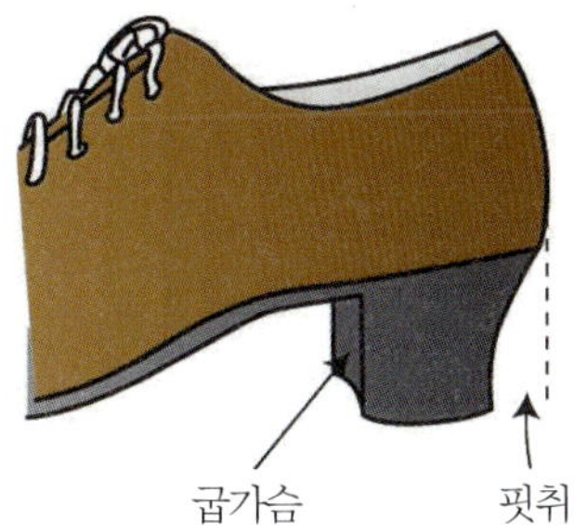

그림 3-7 구두의 핏취는 수직선으로부터 굽의 뒷면 경사를 말한다.

굽이 높을수록 보행에 미치는 영향은 크나 굽 높이가 5 cm를 넘게 되면 자세를 바로 잡고 걷는데 무리가 따르고 체중 조절에서도 발에 부담이 커서 매우 쉽게 피로를 느끼게 된다. 때문에 특별한 목적 이외에는 하이힐은 피하는 것이 좋다. 굽은 5 mm 차이의 등차로 높아진다. 위에 열거한 외에도 루이 힐, 플레어 힐, 콘티넨탈 힐, 스택트 힐, 플랫 힐, 웨지 힐 등 굽의 종류도 수없이 많다.

(3) 엎퍼(upper) : 구두의 윗부분을 엎퍼라고 하며(그림 3-8), 앞날개(vamp)와 뒷날개(quarter)로 나누어진다. 가쪽뒷날개(lateral quarter)는 종아리뼈(비골)의 가쪽복사뼈(lateral malleolus)에 문질러져서 피부가 벗겨지는 것을 피하기 위하여 안쪽뒷날개(medial quarter)보다는 약간 파여 있도록 만든다.

구두 혀(tongue)는 구두끈을 매는 곳의 아래에 있는 가죽조각을 말한다. 구두 혀의 밑부분을 구두목(throat)이라고 한다. 끈을 매기 위한 구멍쇠(eyelet)가 있는 끈자리(lace stay)는 구두의 형태에 따라 앞날개(vamp)가 될 수도 있다(그림 3-8).

(4) 안감과 보강재(lining and reinforcement) : 발에 밀착되는 모든 부분은 부드러운 천으로 만들어야만 된다. 면(cotton)은 땀을 잘 흡수한다. 구두 안과 뒷날개 안은 천이나 가죽 또는 가죽에 천을 입힌 것을 사용한다. 이것은 구두를 꿰맨자리나 가죽의 껄껄한 면에 밀착되는 양말이나 발을 보호하기 위한 것이다. 앞날개(vamp)는 선심(toe box)으로 보강한다. 그리하여 발등 위에 어떤 물건이 떨어지거나 발끝이 가구에 또는 바위 밑 또는 그밖에 어떤 물건에 끼워졌을 때 발가락을 보호해준다. 또한 선심(toe box)은 앞날개의 외형을 보존해준다. 월형(counter)은 가죽이나 섬유나 탄성질로 되어 있고 구두 뒤꿈치의 모양을 보존한다(그림 3-9).

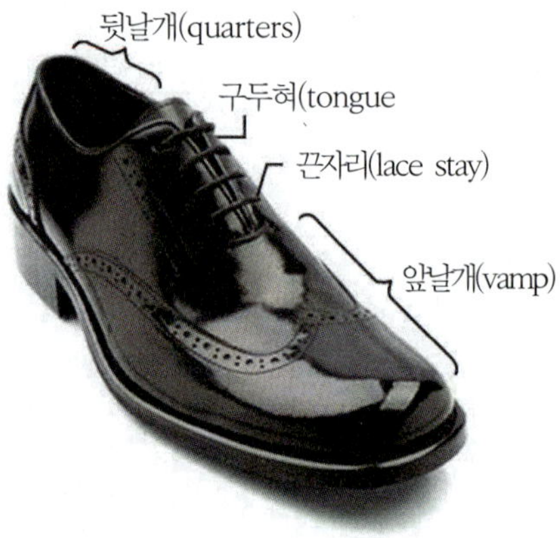

그림 3-8 구두의 엎퍼(upper)

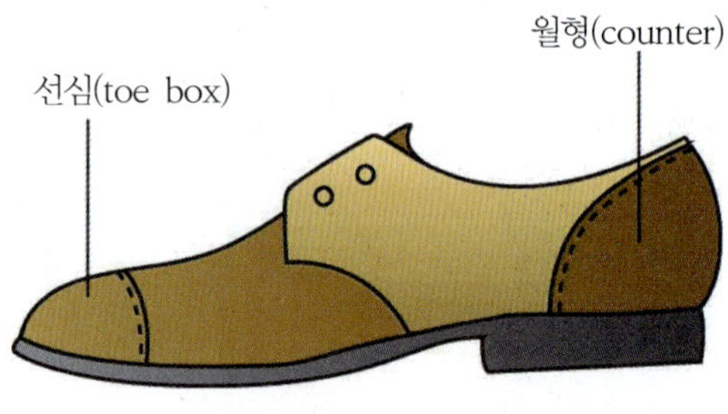

그림 3-9 구두의 안감은 면이나 가죽으로 입히고 앞날개는 선심(toe box)으로 뒷날개는 월형(counter)으로 보강해 준다.

3) 구두의 모양

구두는 뒷날개의 높이, 목의 스타일, 토우(toe) 디자인, 끈매기에 따라 여러 가지 스타일로 구분된다.

(1) 뒷날개(quarter)의 높이에 따른 구두 스타일 (그림 3-10)

① 낮은 구두(low shoe) : 낮은 구두는 발목의 복사뼈(malleolus) 바로 아래까지 뒷날개가 제작되어 있다. 구두는 미관상 보기 좋으며, 발목관절과 목말밑관절(거골하관절, subtalar joint)의 운동을 제한

하지 않는다.

② 높은 구두(high shoe) : 목이 긴 구두는 복사뼈 위까지 오도록 만들어서 구두가 헐렁헐렁하여 위아래로 움직이는 피스톤 작용을 막아주며, 뒷날개가 낮은 구두보다 발을 견고히 유지해 주고, 발이 구두 속에서 앞뒤로 미끄러지지 않도록 고정시켜 준다.

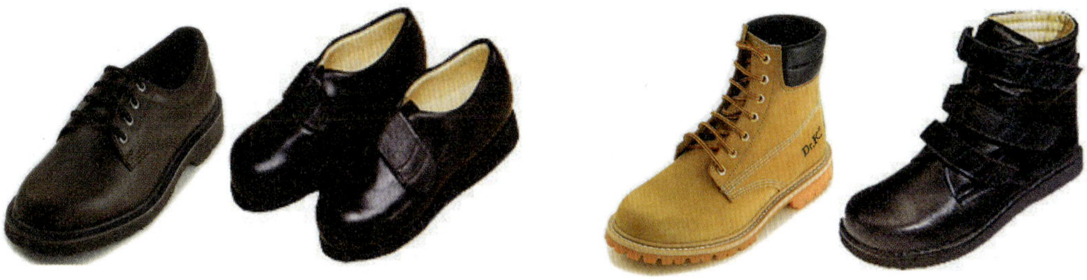

낮은 구두 높은 구두

그림 3-10 뒷날개의 높이에 따른 구두 스타일

(2) 목의 형태에 따른 구두 스타일

구두의 목(throat) 부분은 모양에 따라 구두를 신고 벗는데 관여하며, 구두를 조절할 수 있는 능력이 있다.

① 블루처 스타일(Blucher style) : 이 스타일은 구두목의 끈매는 곳을 느슨하게 하여 신고 벗기가 쉽고 발모랄 스타일보다 발을 쉽게 조절할 수가 있다. 대부분의 정형화(orthopedic shoe)는 이 스타일이 많다(그림 3-11 a).

② 발모랄 스타일(Balmoral style) : 만약 구두를 신고 벗는데 별 문제가 없다면, 끈 매는 앞쪽이 V자형으로 붙어 있는 발(bal) 또는 발모랄 스타일의 구두를 신는다. 이 스타일의 구두는 구두목이 완전히 젖혀지지 않으면 구두가 넓게 벌어지지 않는다(그림 3-11 b).

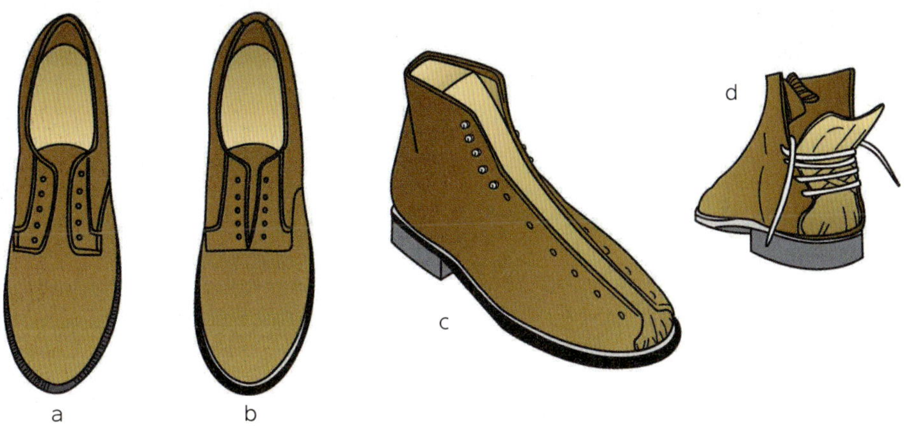

그림 3-11 구두목의 형태에 따른 구두 스타일

a. 블루처 b. 발모랄 c. 레이스 투 토우
d. 뒤끈매기(Convalescent with posterior closure)

③ 레이스 투 토우(lace to toe) : 이것은 발가락 끝까지 끈매기가 노출되어 있어서 신고 벗는 자체는 가장 편하지만 신고 벗을 때, 끈을 풀고 매는 것이 힘들고 귀찮은 경우가 있다. 어떤 환자는 끈을 발끝에서부터 발목까지 완전히 매야 될 때가 있기 때문에 이런 스타일의 구두가 필요하며 이런 형태의 구두는 발을 완전히 조여 줄 수 있기 때문에 가뜬한 느낌이 든다. 이 스타일은 때로 서지컬 부츠(surgical boots)라고 부른다. 스케이트나 스키화에서 볼 수 있다. 이런 스타일의 구두목은 높은 구두나 낮은 구두 어느 것이나 사용할 수 있다(그림 3-11 c). 발을 구두 안에 삽입하기 쉽도록 구두 뒤쪽에서 끈을 매도록 제작한 것도 있다(그림 3-11 d).

(3) 토우(toe)디자인에 따른 구두 스타일 : 구두의 앞부분의 모양에 따라 스타일이 결정 되며 다음과 같이 구분한다.

① 프레인(plain)(그림 3-12 a)
② 모카신(moccasin)(그림 3-12 b)
③ 스트레이트 팁(straight tip)(그림 3-12 c)
④ 유팁(u-tip)(그림 3-12 d)
⑤ 윙 팁(wing tip)(그림 3-12 e)

(4) 끈매기에 따른 스타일 : 구두 목과 마찬가지로 구두끈 매기의 형태에 따라 구두를 신고 벗는 것이 쉽다.

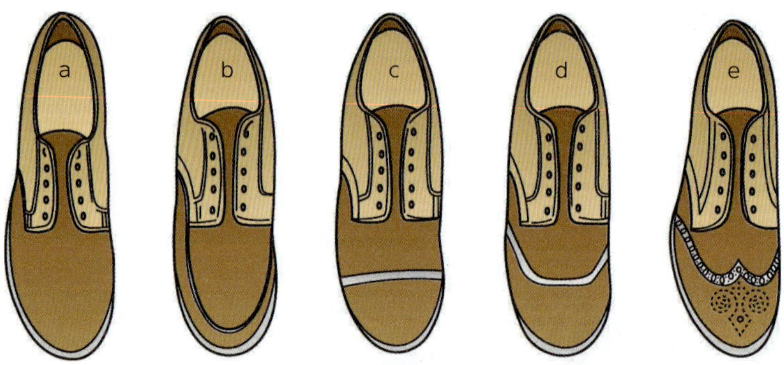

그림 3-12 토우 디자인에 따른 구두스타일
a. 플레인 b. 모카신 c. 스트레이트 팁 d. 유팁 e. 윙팁

① 구두끈 : 구두에 일반적으로 많이 사용되는 끈은 면으로 된 끈을 사용하며, 최소한 4~5개의 구멍쇠를 가지고 있다. 끈을 적당히 조절하여 일시적인 압통이나 부종을 조절해 줄 수도 있다. 만약 환자가 손이 손상되어 쓸 수 없거나 팔꿈치나 무릎이 제한되어 있으면 구두끈은 고무줄로 된 구두끈이 편리하다. 한번 매면 매 번 구두를 신고 벗을 때마다 끈을 다시 맬 필요가 없는 고무줄로 된 구두끈은 긴 구두헤라를 사용하여 신을 쉽게 신을 수 있다. 벨크로는 손의 협조운동이 잘 안되는 사람에게 사용하면 좋다.
② 지퍼, 밴드, 벨크로 : 지퍼(zipper)는 감촉이 민감하지 못한 환자에게 사용된다. 그러나 이것은 구두끈을 사용할 때처럼 마음대로 조절할 수가 없다. 구두끈 대신에 고무밴드로 연결한 구두는 신기가

쉽다. 그러나 오래 신으면 고무밴드의 탄력이 저하되어 구두가 헐렁하게 되는 경우가 많다. 끈매기가 어려운 사람은 소위 찍찍이라고 하는 벨크로(velcro)를 사용하는 것이 가장 편리하다.

3-2 구두의 수정(shoe modification)

구두의 수정은 발의 질병이나 기형 상태에 따라 구두의 구조를 변경하기 위하여 구두 안 밖을 덧대거나 특별한 부분을 높여주어서 서 있을 때나 보행할 때, 발의 균형을 유지하기 위한 것이며 또한 발의 정상 체중부하점에 체중을 받도록 하기 위한 것이다. 정상적인 발의 체중부하점은 제 1 발허리뼈머리(중족골두, 1st metatarsal head)와 제 5 발허리뼈머리 그리고 발뒤꿈치뼈(종골)의 발바닥면(족저면, plantar surface of calcaneus)이 이루는 삼각지점에 받게 되어야 한다(그림 3-13).

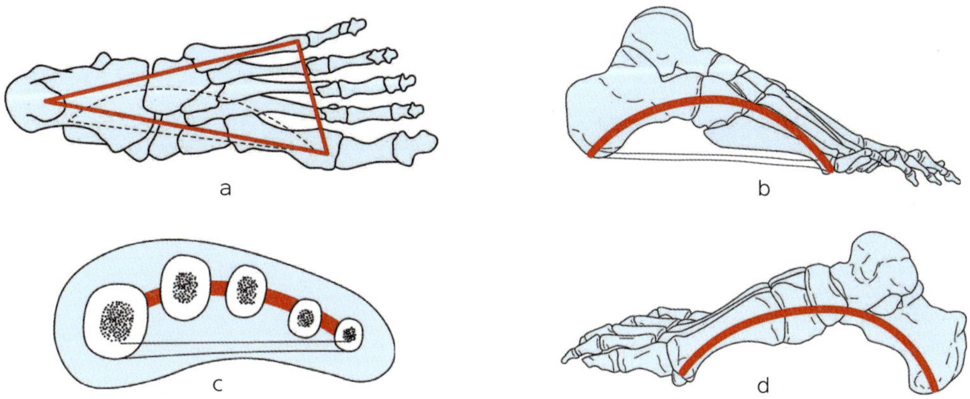

그림 3-13 정상적인 발의 체중부하
a. 제 1 발허리뼈, 제 5 발허리뼈, 발뒤꿈치뼈가 이루는 삼각형의 정상체중 부하지점
b. 가쪽세로아치 c. 가로아치 d. 안쪽세로아치

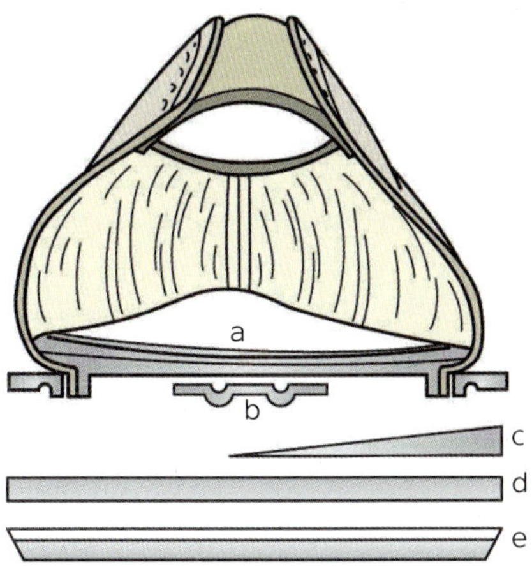

그림 3-14 구두의 수정 상태를 발허리뼈 부위에서 본 단면도
a. 발허리뼈 패드(metatarsal pad)(인서트)
b. 구두허리쇠(steel shank)(샌드위치)
c. 가쪽 창 쐐기(lateral sole wedge)(샌드위치)
d. 볼창(outsole)
e. 락카바(rocker bar)(오버레이)

구두의 수정은 구두 안에 영구적으로 붙이거나 일시적으로 덧대어 떼었다 붙였다 할 수 있는 인서트(insert)와 본창과 중창 사이에 또는 굽과 본창 사이에 삽입하는 샌드위치(sandwich)와 구두 본창에 덧대는 오버레이(overlay)로 나누어 볼 수 있다. 그러나 일반적으로 인서트는 구두 안에서 수정하는 것으로 샌드위치와 오버레이는 구두 밖에서 수정하는 것으로 구분한다(그림 3-14).

1 발의 안쪽 세로아치(medial longitudinal arch)를 받쳐서 체중을 가쪽에 받게 하는 구두의 수정방법

안쪽편평발(medial pes planus), 외반족(pes valgus)과 같은 발의 기형은 체중이 안쪽으로 쏠리기 때문에 이것을 방지하기 위하여 안쪽 세로아치를 받쳐주어 체중이 가쪽으로 쏠리도록 해야 한다. 이러한 목적을 위해서는 다음과 같은 구두의 수정이 필요하다.

1) 구두 안에서의 수정	2) 구두 밖에서의 수정
(1) 구두 허리쇠 (2) 쿠키인서트 (3) 주상 패드 (4) 안쪽 롱 카운터	(1) 토마스힐 (2) 안쪽 쐐기 (3) 안쪽 허리메꿈 (4) 외반 스트랩

1) 구두 안에서의 수정

(1) 구두 허리쇠(steel shank) : 맞춤 구두나 교정을 위한 구두는 허리쇠가 부착되어 있어서 구두의 허리를 보강하며 발의 세로아치(longitudinal arch)를 받쳐주게 된다. 허리쇠의 위치는 발뒤꿈치뼈의 발바닥 정점(calcaneus plantar apex)의 $\frac{1}{2}$인치(1.3 cm) 뒤에서부터 슈브레이크에서 발뒤꿈치뼈 쪽으로 $\frac{1}{8}$~$\frac{1}{4}$인치(0.3~0.6 cm) 떨어진 곳까지 부착되어 있어야 한다. 허리쇠의 넓이는 구두의 크기에 따라 정해진다. 값싼 구두는 대개 허리쇠가 없다. 다리 보조기를 사용할 때는 구두에 있는 본래의 허리쇠를 빼내고 대신 구두 허리를 받쳐줄 수 있는 등자로 바꾸어 부착한다. 그러나 대부분은 구두를 보강하기 위하여 허리쇠에 덧붙이게 된다(그림 3-15).

(2) 쿠키인서트(cookie insert) : 쿠키인서트는 일반적으로 딱딱한 가죽으로 세로아치를 본떠 만들며 세로아치를 받쳐주기 위한 것이다. 이것은 굽 가슴(heel breast)의 약 $1\frac{1}{4}$인치(3 cm) 뒤쪽에서 시작하여 제 1 발허리뼈머리(중족골두)의 뒤쪽 약 $\frac{1}{2}$인치(1.3 cm)까지 오도록 만든다(그림 3-16). 구두 안쪽의 월형(counter)을 정상적인 구두보다 더 길게 만들어 함께 사용하면 더욱 효과적으로 안쪽 세로아치를 받쳐 줄 수가 있다. 쿠키인서트는 여러 가지의 크기가 있으며 영구적으로 구두 안에 붙여서 사용할 수 있고 어떤 구두든지 구두 안에 끼워 넣을 수 있게 만든 것도 있다.

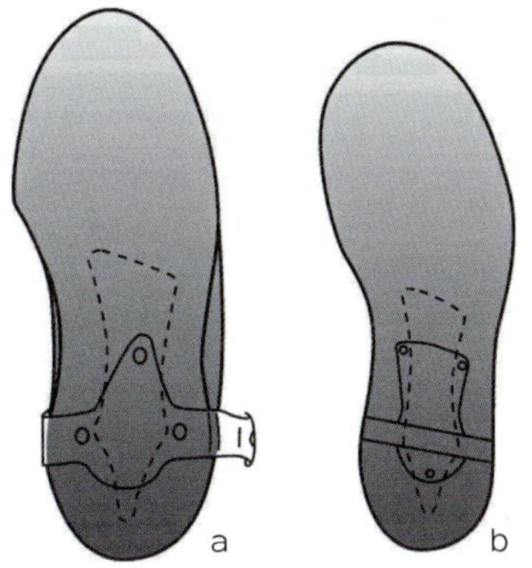

그림 3-15 a. 구두 본창에 부착된 구두 허리쇠
b. 구두 본창에 부착된 캘리퍼 박스

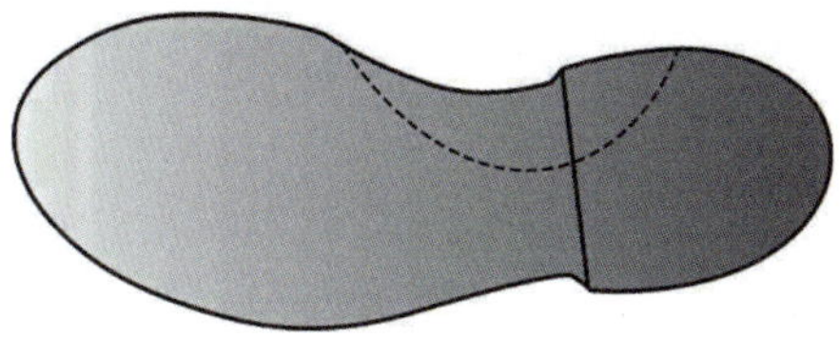

그림 3-16 쿠키인서트가 놓이는 장소

(3) 주상 패드(navicular pad, scaphoid pad) : 이것은 쿠키인서트와 같은 역할을 하며 외형도 비슷하고 놓이는 위치도 같다. 다만 쿠키인서트가 딱딱하여 불편을 느끼는 환자에게 고무 스펀지와 같이 약간 부드럽고 탄력 있는 재질을 사용하는 것이 다를 뿐이다.

(4) 안쪽 롱 카운터(medial long counter) : 구두 뒤꿈치를 싸고 있는 단단한 월형(counter)을 굽가슴선(heel-breast line)에서 $\frac{3}{8}$~$\frac{1}{2}$인치(0.9~1.3 cm) 앞으로 연장하거나 굽가슴과 슈브레이크 사이의 중간까지 연장시켜서 구두의 안쪽 가죽을 뒤꿈치처럼 단단히 보강하여 체중이 안쪽으로 쏠리는 것을 막고자 하는 것이다(그림 3-17). 안쪽 월형을 좀더 길게 잘 만들었다고 해도 쿠키인서트나 주상패드와 함께 사용해야 효과적으로 안쪽 세로아치를 받쳐줄 수가 있다.

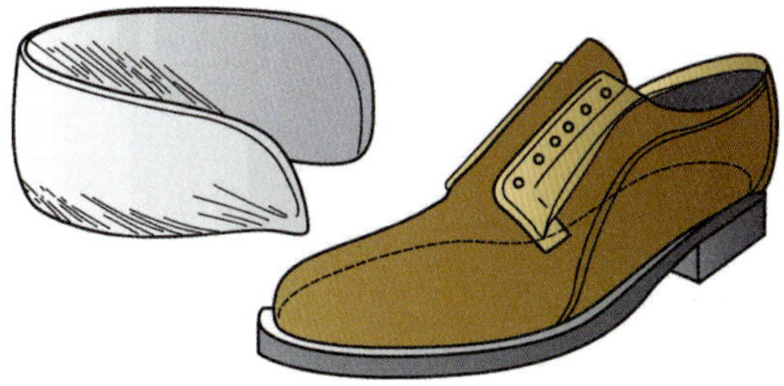

그림 3-17 안쪽 롱 카운터

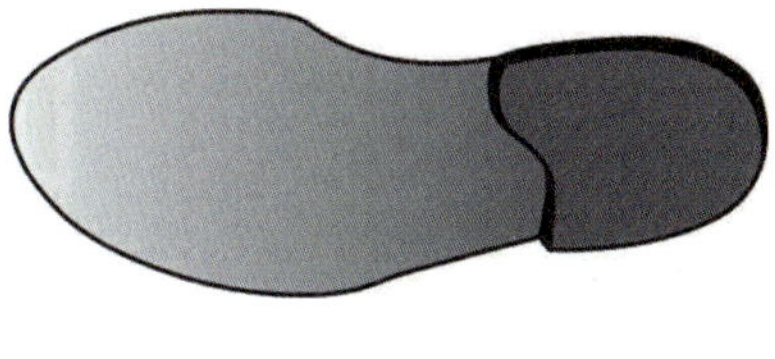

그림 3-18 토마스힐

2) 구두 밖에서의 수정

(1) 토마스힐(Thomas heel, orthopedic heel) : 토마스힐(그림 3-18)은 일반 구두굽과 외형이나 재질은 마찬가지이지만 단지 굽의 안쪽이 가쪽에 비하여 $\frac{1}{2}$인치(1.3 cm) 정도 앞으로 돌출되어 발배뼈(navicular bone) 바로 밑에 이르는 곳까지 앞으로 나와 있는 점이 다를 뿐이다. 이것은 안쪽으로 쏠리는 체중을 받쳐줄 수가 있다.

(2) 안쪽 쐐기(medial wedge) : 이것은 구두창을 쐐기 모양으로 만들어 구두의 안쪽에 끼워 넣음으로서 체중을 가쪽으로 쏠리게 할 때 사용된다. 이것은 발의 기형상태에 따라 구두굽에만 끼워 넣을 수도 있고 구두창과 구두굽에 별도로 끼워 넣을 수도 있다(그림 3-19).

(3) 안쪽 허리메꿈(medial shank filler) (그림 3-20) : 이것은 구두 허리(shank, waist)의 안쪽을 지면과 일치하도록 구두 안쪽 공간을 채워서 내려앉은 발의 안쪽 세로아치를 받쳐주어 체중을 가쪽으로 쏠리게 하기 위한 것이다.

(4) 외반 스트랩(valgus strap) : 이것은 발이 외반(valgus)되는 것을 방지하기 위한 것으로 구두의 안쪽에 스트랩을 매게 되어 있으며 발목의 안쪽 복사뼈 위의 약 4 cm되는 지점에서 복사뼈 앞뒤로 스트랩이 나누어져 발목을 감싸고 가쪽지지대에 감아서 붙들어 맨다. 외반 스트랩을 효율적으로 하기 위해서는 다음 네 곳을 내려가지 않도록 들어올려 주어야만 한다.

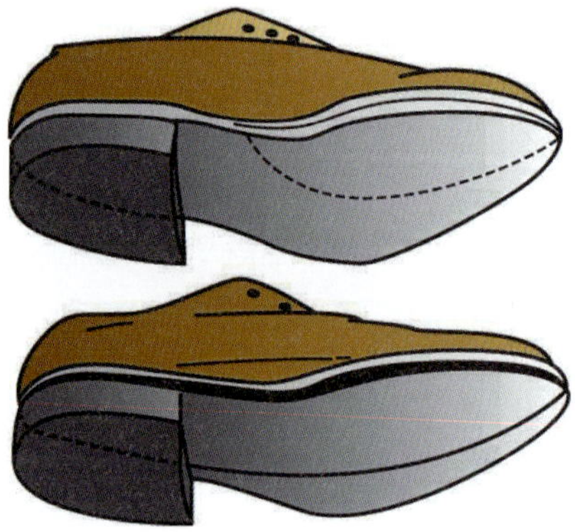

그림 3-19 안쪽 쐐기
a. 구두 본창과 구두굽의 안쪽에 각각 별도의 쐐기창을 댄 상태
b. 구두의 본창과 굽. 안쪽 절반을 쐐기창을 댄 상태

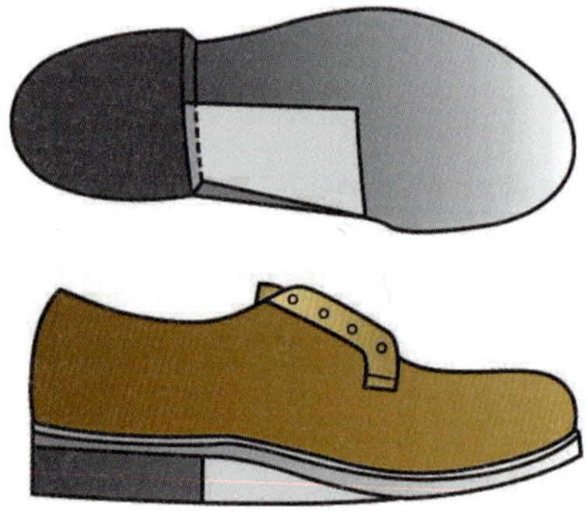

그림 3-20 안쪽 허리메꿈

① 목말발뒤꿈치관절(거종관절, talocalcaneal joint)
② 목말발배관절(거주상관절, talonavicular joint)
③ 발배제1쐐기관절(주상제1설상관절, naviculo-lst cuneiform joint)
④ 제1쐐기발허리관절(제1설상중족관절, lst cuneiform metatarsal joint)

그러므로 스트랩이 구두에 꿰매어진 부위는 안쪽 굽가슴선(medial breast line)의 앞 4 cm 지점에서 슈브레이크와 굽가슴 사이의 약 60% 지점까지 오도록 해야 한다. 그러나 미관상의 이유로 스트랩은 이보다 뒤 쪽에 놓이게 된다(그림 3-21).

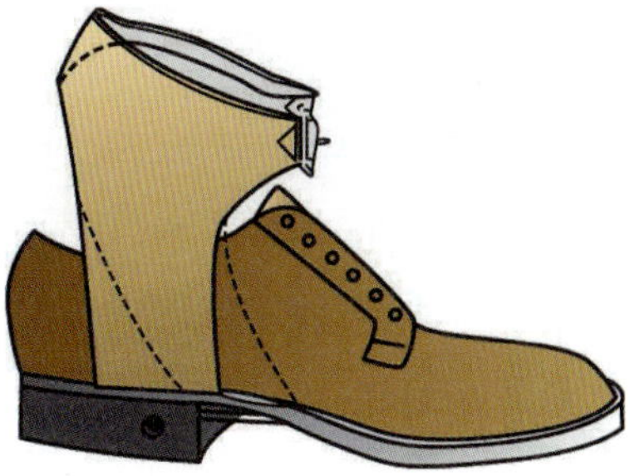

그림 3-21 외반 스트랩 : 점선부위에 달아야 더욱 효과적으로 외반족을 교정할 수 있다.

❷ 발의 가쪽 세로아치(lateral longitudinal arch)를 받쳐서 체중을 안쪽에 받게 하는 구두의 수정 방법

가쪽 편평발(lateral pes planus), 내반족(pes varus)과 같은 발의 기형은 체중이 가쪽으로 쏠리기 때문에 이것을 방지하기 위하여 가쪽 세로아치를 받쳐주어 체중이 안쪽으로 쏠리도록 해야 한다. 이러한 목적을 위하여 다음과 같은 구두의 수정 방법이 사용된다.

1) 구두 안에서의 수정	2) 구두 밖에서의 수정
(1) 가쪽 롱 카운터 (2) 가쪽 쐐기 인서트	(1) 가쪽 쐐기 (2) 역토마스힐 (3) 가쪽 허리메꿈 (4) 가쪽 플레어 (5) 내반 스트랩

1) 구두 안에서의 수정

(1) 가쪽 롱 카운터(lateral long counter) : 구두의 가쪽에 월형을 길게 대어 정상 구두보다 좀더 앞으로 길게 하고 단단하게 하여 발이 내반되지 못하도록 제한하여 줌으로서 가쪽 세로아치가 내려앉게 되는 것을 방지한다. 효율적으로 받쳐주려면 가쪽 월형을 제 5 발허리뼈머리의 바로 뒤까지 오도록 만들어야 한다.

(2) 가쪽 쐐기 인서트(lateral heel wedge insert) : 가쪽 카운터를 길게 해서 충분히 받쳐주지 못하면 체중을 좀더 안쪽으로 쏠리게 하기 위하여 구두 안의 가쪽에 힐 웨지를 발뒤꿈치뼈의 가쪽에 넣어 가쪽 세로아치를 들어올려서 체중이 발의 안쪽으로 쏠리도록 도와준다. 이것은 고무 스펀지나 콜크 또는 가죽을 씌운 플라스틱으로 만든다.

2) 구두 외부에서의 수정

(1) 가쪽 쐐기(lateral wedge) : 이것은 구두창을 쐐기 모양으로 만들어 구두의 가쪽에 덧대거나 끼워 넣음으로서 체중을 안쪽으로 쏠리게 할 때 사용된다. 이것은 발의 기형에 따라 구두굽에만 끼워 넣을 수도 있고 구두창과 구두굽에 별도로 끼워 넣을 수도 있다.

구두에 삽입하거나 덧대는 쐐기는 발의 변형에 따라 여러 가지 형태로 제작할 수 있다(그림 3-22).

(2) 역토마스힐(reverse Thomas heel, reverse orthopedic heel) : 이것은 토마스힐과 반대로 구두굽의 가쪽이 앞쪽으로 약 $\frac{1}{2}$인치(1.3 cm) 정도 돌출된 것으로 제 5 발허리뼈 바닥(5th metatarsal base)까지 오게 하여 발뒤꿈치 입방관절(종입방 관절, calcaneocuboid joint)과 제 5 발허리뼈 바닥(5th metatarsal base)을 받쳐주어 발의 내반(varus) 또는 발의 뒤침(회외, supination)의 반대작용을 하기 위한 것이다(그림 3-23).

(3) 가쪽 허리메꿈(lateral shank filler) : 이것은 안쪽 허리메꿈처럼 생겼으며 가쪽 굽가슴(lateral heel breast)의 앞면에서 제 5 발허리뼈머리까지 지면과 구두 허리(shank)의 공간을 채우는 방법으로 발의 가쪽으로 쏠리는 체중을 받쳐주려 할 때 사용한다(그림 3-24).

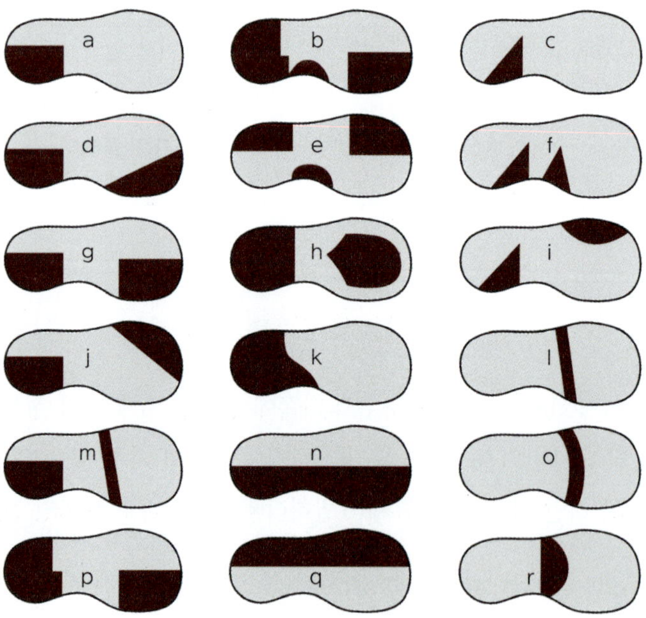

그림 3-22 구두에 대는 여러 가지 형태의 가쪽 쐐기(lateral wedge)

a. 인사이드, b. 롱 카운터 또는 쿠키, c. 세로아치의 스트레인을 경감하기 위한 삼각형웨지, d. 내향성 발가락에 힘을 주기 위한 힐 웨지와 인사이드 힐, e. 아치를 보조하기 위한 인사이드 쿠키, f. 종자골의 압력을 경감시키기 위한 트윈 웨지, g. 세로아치의 압력을 경감하기 위한 인사이드 졸과 힐 웨지, h. 네오폴리탄 탭, i. 인사이드 삼각, j. 내향성 발가락을 방지하기 위한 인너힐 웨지와 아웃 토우웨지, k. 토마스힐, l. 발허리뼈바, m. 발허리뼈머리를 들어올리기 위한 힐 웨지와 인사이드 힐 웨지, n. 전체 길이의 인사이드 웨지, o. 발허리뼈 크레센트, p. 인사이드 졸 웨지와 익스텐션힐, q. 아웃터 보델 웨지, r. 타잘라이즈

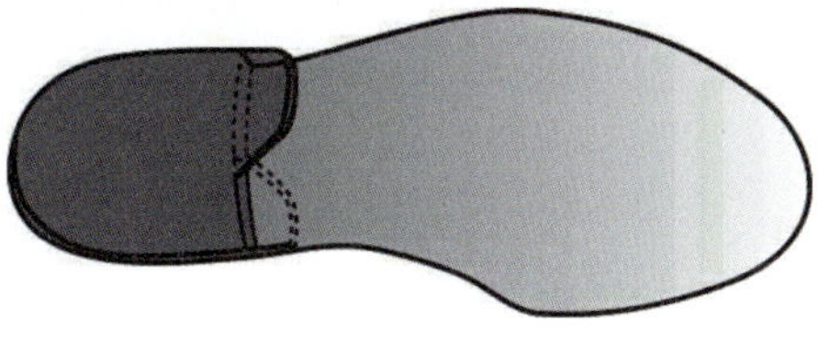

그림 3-23 역토마스힐(reverse Thomas heel)
점선은 토마스힐을 나타내는 것이다.

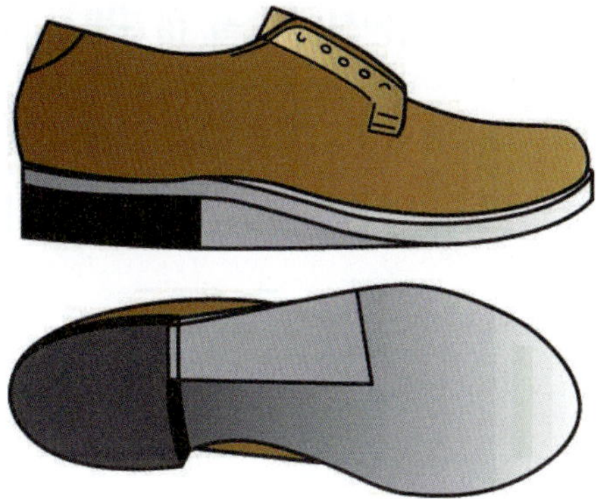

그림 3-24 가쪽 허리메꿈

(4) 가쪽 플레어(lateral flaring) : 이것은 구두창이나 구두굽을 본래 폭보다 약간 가쪽을 넓게 하여 발이 내반(varus)되는 것을 방지하기 위한 것이다. 구두굽이나 구두창에 별도로 또는 구두굽과 구두창을 동시에 넓게 할 수도 있다(그림 3-25).

(5) 내반 스트랩(varus strap) : 이것은 발이 내반(varus)되는 것을 방지하기 위한 것으로 구두의 가쪽에 스트랩이 꿰매어져 있으며 발목의 가쪽 복사뼈 위의 약 4 cm되는 지점에서 앞뒤로 스트랩이 나누어져 발목을 감싸고 안쪽 지지대에 감아서 버클로 붙들어 맨다. 내반 스트랩을 보다 효율적으로 하려면 다음과 같은 세 곳을 내려가지 않도록 들어올려 주어야만 한다(그림 3-26).

① 목말발뒤꿈치관절(거종관절, talocalcaneal joint)
② 발뒤꿈치입방관절(종입방관절, calcaneocuboid joint)
③ 제 5 발허리뼈 바닥(5th metatarsal base)

스트랩의 부착 부위는 가쪽 굽가슴선(lateral heel breast line)의 앞쪽 4 cm 위에서부터 굽가슴과 슈브레이크 사이의 약 60% 지점까지 부착해야 한다. 그러나 미관상의 이유로 스트랩은 이 위치보다 뒤쪽에 부착하게 된다.

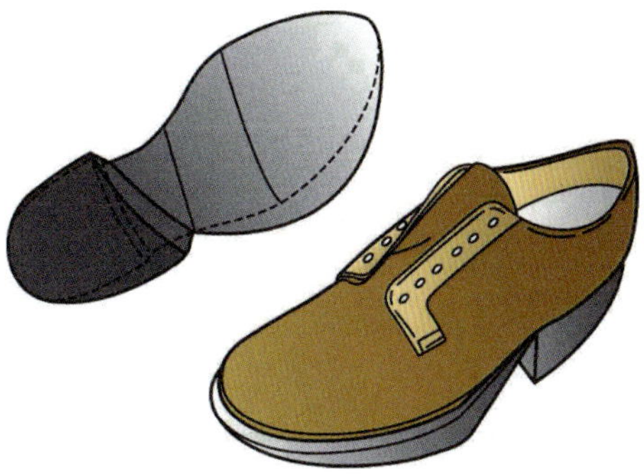

그림 3-25 가쪽 플레어

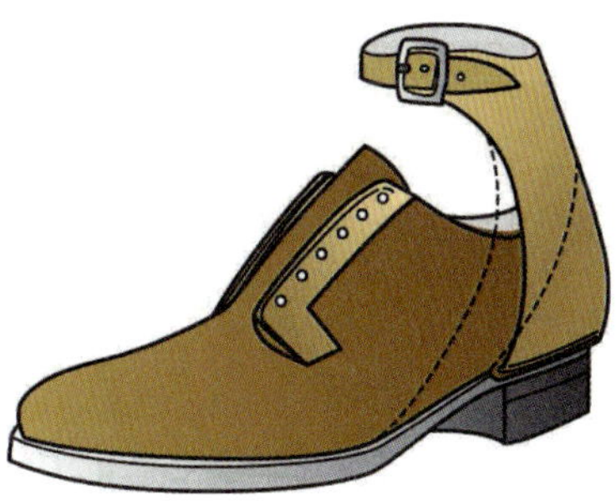

그림 3-26 내반 스트랩

❸ 발허리뼈 아치받침(중족골 아치받침, metatarsal arch support)

앞쪽 발허리뼈 아치(metatarsal arch)는 발허리뼈 머리에 의해서 만들어지고 뒤쪽 발허리뼈 아치는 발허리뼈 바닥에 의해서 만들어진다. 발허리뼈 아치에 발생되는 질병(병변, lesion)이나 기형은 다음과 같다.

1) 요족(pes cavus)
2) 골절(fracture)
3) 윤활주머니염(점액낭염, bursitis)
4) 엄지발가락 가쪽휨증(모지외반증, hallux valgus)
5) 엄지발가락 경직(hallux rigidus)
6) 몰톤의 발가락(Morton's toe)
7) 퍼진 발(splay foot)
8) 발바닥 사마귀(plantar wart)
9) 발허리뼈 통증(중족골통, metatarsalgia)

위와 같은 발의 질병이나 기형으로 인한 발허리뼈의 통증을 경감시키기 위해서는 발허리뼈 아치를 받쳐 주어서 정상적인 보행을 할 수 있도록 도와주어야 한다. 이러한 목적으로 구두 수정에 사용되는 것은 다음과 같다.

1) 구두 안에서의 수정

(1) 발허리뼈 패드(metatarsal pad), 댄서 패드(dancer pad), 발허리뼈 코르셋(meta- tarsal corset) (그림 3-27) : 이것들은 발허리뼈머리의 바로 뒤를 받쳐줌으로서 그 부위에 동통을 경감시키기 위하여 사용하는 것이다. 발허리뼈 통증(metatarsalgia)이 심할 때에는 좀더 넓고 두꺼운 패드를 사용하는 것이 좋다. 왜냐하면 패드가 넓기 때문에 개개의 발허리뼈머리 바로 뒤를 받쳐주기 때문이다.

경직성 발(rigid foot)이나 편평발(pes planus)일 때에는 압력을 줄이기 위하여 발허리뼈머리의 약간 뒷쪽에 패드를 놓게 된다. 발허리뼈 코르셋은 일반적인 패드나 댄서패드를 코르셋으로 싸서 고무줄이나 버클로 조여 매어 사용한다. 그렇기 때문에 패드를 맨 채로 구두를 바꾸어 신을 수 있다. 이것은 퍼진 발(splay foot)에 사용하면 좋다. 왜냐하면 벌어진 발허리뼈를 코르셋으로 함께 묶어 발허리뼈가 벌어지고 발허리뼈 아치가 내려앉게 되는 것을 동시에 방지할 수 있기 때문이다.

(2) 레비타입 인레이(levy-type inlay) (그림 3-285) : 이것은 엄지발가락과 둘째 발가락 사이에 쐐기 모양의 고무 스펀지 같은 것을 끼워 넣어서 엄지발가락을 정상적인 상태로 유지하여 엄지발가락가쪽휨증(모지외반증, hallux valgus)을 치료하기 위한 목적으로 사용된다. 경우에 따라서는 아치받침(arch support)을 만들어 함께 사용하기도 한다. 양말을 신을 때 엄지발가락과 둘째 발가락 사이에 양말 천이 끼이게 되는 것을 방지하기 위하여 주먹장갑 같이 생긴 양말을 신는 것이 좋다.

(3) 몰톤의 발가락 폄(Morton's toe extension) (그림 3-29) : 이것은 제 1 발허리뼈(1 st metatarsal bone)가 비정상적으로 짧아졌기 때문에 발생되는 동통을 경감시키기 위하여 사용된다. 제 1 발허리뼈와 엄지발가락 밑을 받쳐주면 발에 받는 정상 체중부하 지점에 압력을 받게 되어 발의 동통을 경감시킬 수 있다. 이것을 좀더 효과적으로 받쳐주기 위하여 발판을 발뒤꿈치에서부터 엄지발가락 끝까지 연장해 주는 것이 좋다. 이때 둘째 발가락 이하의 발가락은 받쳐주지 않도록 한다.

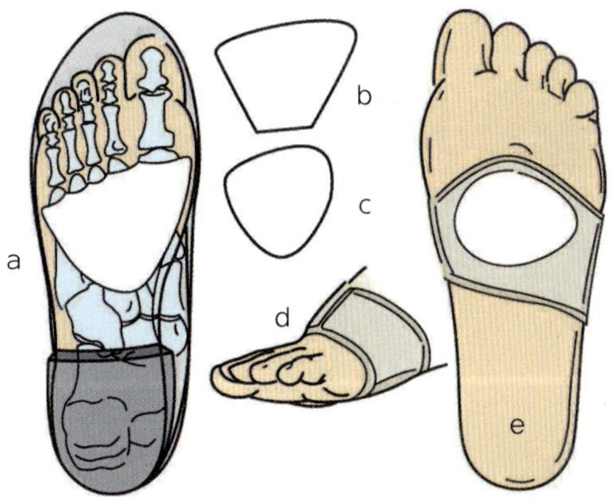

그림 3-27 발허리뼈 패드(metatarsal pad)
a. 발허리뼈머리 하나하나에 맞춘 댄서패드
b. 발허리뼈머리 전체에 맞춘 댄서패드
c. 일반적인 발허리뼈 패드
d. 발허리뼈 코르셋(가쪽에서 본 그림)
e. 발허리뼈 코르셋(바닥에서 본 그림)

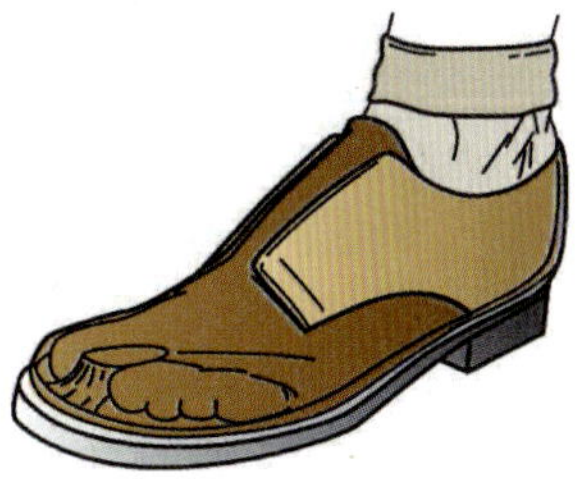

그림 3-28 레비타입 인레이(levy-type inlay)

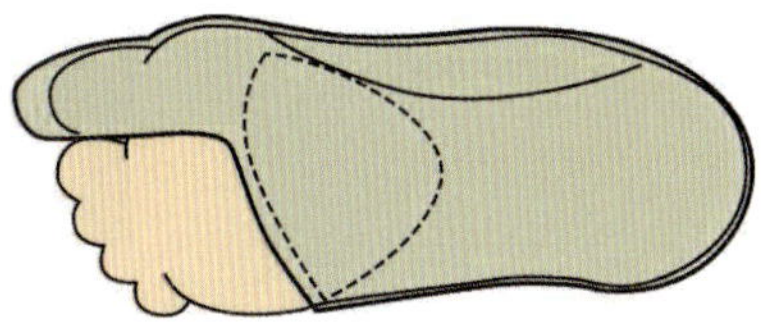

그림 3-29 몰톤의 발가락 폄(Morton's toe extension)
점선은 발허리뼈 패드를 대는 위치(압력경감을 위하여)

2) 구두 밖에서의 수정

(1) 발허리뼈바(중족골 바, metatarsal bar), 락카바(rocker bar), 덴버바(denver bar) 이러한 바들은 발허리뼈머리에 내려받는 압력을 줄이기 위하여 사용한다. 특히 발의 감각이 과민하여 구두 안에 수정을 가하거나 패드를 댈 수 없을 때 사용한다(그림 3-30). 바의 위치는 제 1 발허리뼈머리에서부터 제 5 발허리뼈머리 사이를 평행하게 가로질러 놓게 하며 바의 가장 높은 부분이 발허리뼈머리 바로 뒤에 오도록 하여 보행 시 뒤꿈치 닿기(heel strike)를 한 후에 발바닥 닿기(foot flat)에서 발끝떼기(toe off)로 넘어갈 때 발바닥이 발허리뼈머리 바로 뒷부분에 체중이 걸리도록 해야 통증을 경감시킬 수가 있다.

발허리뼈바와 락카바가 가장 널리 쓰이며 특히 발목관절, 가로발허리관절(횡중족관절, transmetatarsal joint), 발허리발가락관절(metatarsophalangeal joint), 발가락사이관절(interphalangeal joint)을 고정했을 때 정상적인 보행상태의 기능을 유지하기 위하여 사용한다. 덴버바는 가죽으로 만들어 구두의 본 창에 못으로 박거나 풀로 붙여서 사용하는 것으로 목적은 다른 것과 마찬가지다.

(2) 롱스틸 스프링과 락카바(long steel spring and rocker bar) : 이것은 발목관절이 강직되어 있거나 제한되어 있을 때, 발을 충분히 받쳐주기 위하여 구두의 안쪽과 가쪽에는 단단한 가죽으로 보강하고(그림

3-31 a, b) 구두 바닥에는 롱스틸(그림 3-31c)을 사용하며 락카바는 목말아래관절(거골하관절), 발목관절, 목말발배관절(거주상관절), 발뒤꿈치입방관절(종입방관절), 가로발허리관절(횡중족관절)의 운동을 감소시켜 발의 동통을 경감시키기 위하여 사용한다(그림 3-31e).

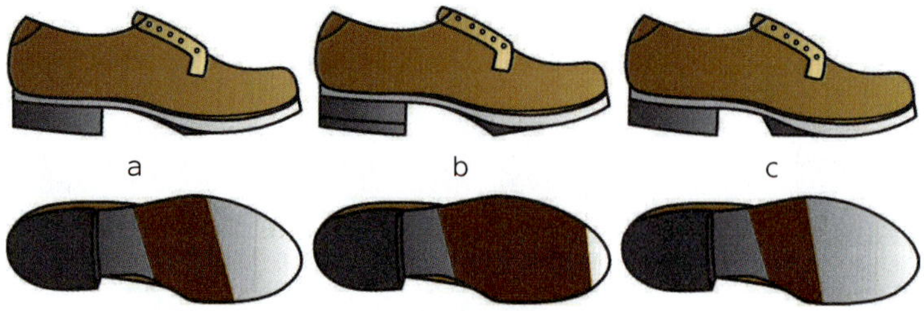

그림 3-30 a. 발허리뼈바 b. 락카바 c. 덴버바

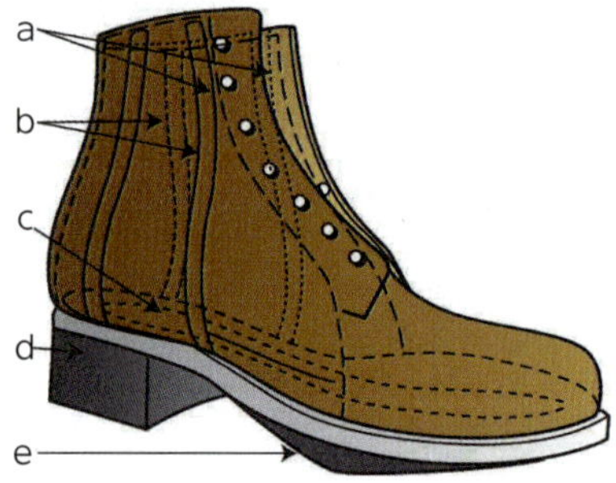

그림 3-31 동통이 심한 강직성 발목관절(ankylosing ankle)을 위한 구두의 수정

a. 월형(counter)을 발목 위까지 높인다. b. 월형을 보강하기 위한 철심
c. 구두허리를 보강하기 위한 롱스틸 스프링 d. SACH Heel
e. 락카바

(3) SACH heel: 이것은 락카바와 더불어 뒤꿈치 닿기(heel strike)에서부터 발끝떼기(push off)까지에서 좀더 자연스러운 보행을 하기 위하여 사용된다. 구두굽은 고무스펀지나 아라비아고무로 만들고 지면과 닿는 곳은 얇은 고무굽으로 하여 잘 닳지 않도록 만든다(그림 3-31d).

SACH는 solid ankle cushion heel의 첫머리 글자를 따서 만든 것으로 의족에서 발뒤꿈치에 주로 많이 사용된다. SACH heel은 구두굽이 약간 연성으로 되어 있어서 보행 시 발뒤꿈치 닿기(heel strike)때 어느 정도 뒤꿈치의 쿠션 역할로 부드럽고 자연스럽게 발바닥 닿기(foot flat)로 넘어가며 발바닥 닿기에서부터 발끝떼기를 할 수 있게 된다.

④ 아치받침(Arch support)의 측정 방법

이것의 기능은 비정상적으로 내려받는 발의 압력을 덜어주어 동통을 경감시키고 마비가 된 발이나 편평족을 받쳐주며 안쪽 또는 가쪽으로 체중을 들어올려 발에 비정상적으로 받는 압력의 방향과 각도를 변화시켜 가능한 한 정상적으로 체중을 받도록 하여 골반에서부터 발에 이르는 정렬(alignment)을 바르게 하기 위하여 사용된다.

아치받침(arch support)을 측정하기 위해서는 다음과 같은 방법들이 이용된다.

1) 상업용 아치받침의 이용방법

반쯤 미리 제작된 각종 아치받침을 환자의 발에 맞는 것을 골라 약간 수정을 해서 사용한다.

2) 페이퍼 임프레션(paper impression)방법

잉크가 묻어 있는 임프레션 페이퍼나 페놀프탈레인 페이퍼(phenolphthalein paper)를 발로 눌러서 찍혀 나오는 것으로 알 수 있다. 그러나 이러한 방법은 발의 윤곽을 상세하게 나타내지 못함으로 기형이 심한 발에는 사용하지 못한다.

3) 프레스토 캐스트(presto-cast) 또는 프레스토 폼 임프레션(presto-foam impression) 방법

이것은 발이 들어갈 만한 네모난 상자 안에 우레탄이나 석고를 넣고 발을 딛고 서 있으면 발의 형태대로 눌려진다. 마치 찰흙에 맨발로 자국을 내듯이 하여 굳혀 뜬다.

4) 석고붕대 법(plaster of paris cast)

발목 아래 부분을 발바닥부터 석고붕대를 하여 석고가 굳은 다음 떼어내고(negative cast) 그곳에 석고를 부어 발 모양을 그대로 떠낸다(positive cast). 그렇게 하면 환자의 발과 똑같은 석고로 된 발을 얻어낼 수가 있다. negative cast를 하기 전에 발의 뼈가 돌출된 부위나 못이 박혀 있는 부위 또는 과민한 부위를 잘 묻어나는 색연필로 표시 해두면 positive cast에서 그러한 부위의 위치를 정확히 알 수 있게 된다.

이러한 여러 가지 방법으로 발바닥과 발의 정확한 정보를 알아내어 그에 대한 적절한 조치를 할 수 있게 된다.

발의 안쪽과 가쪽 세로아치(medial and lateral longitudinal arch)에도 신경을 써야 할 것이다. 즉, 이완성 편평발(flaccid pes planus)일 때는 안쪽 세로아치를 받쳐주어야 되며 고정된 편평발(rigid pes planus)일 때는 구두로 교정이 되지 않기 때문에 가쪽 공간을 받쳐주어야 한다. 고정된 요족(rigid pes cavus)일 때는 구두 바닥에서부터 발바닥까지를 일치시켜 세로아치의 공간이 전혀 없도록 해주어야 하며 연성 내반족(flexible pes varus)일 때는 정상적인 발의 세로아치의 높이만큼만 받쳐주도록 해야 한다.

발뒤꿈치도 생각해야 하는데 발뒤꿈치 바닥면의 압통은 발뒤꿈치뼈가시(종골극, calcaneus spur) 때문에 오는 경우가 많으며 이때는 통증을 호소하는 발바닥 밑을 오목하게 파서 압력을 받지 않도록 만든 패드를 사용한다.

5 관절 고정(joint immobilization)

발에 기형이 있거나 질병이 생겼을 때는 한 개의 관절 또는 그 이상의 관절을 고정해야만 할 때가 있다.

예를 들어, 발가락사이관절(지절간 관절, IP joint)이나 발허리발가락관절(중족지절 관절, MP joint)에 기형이 있거나 절단이 되었다면, 보행할 때 가로발허리관절(횡중족 관절(tarsometatarsal joint)에 통증을 느끼게 될 것이다. 이렇게 아프게 될 것을 미리 피하기 위하여 보행 시, 입각기(stance phase)에서 발끝떼기(push off)와 발바닥 닫기(foot flat) 때 발뒤꿈치를 주축으로 발목과 엉덩관절을 수의적으로 밖으로 돌려 앞발(전족부, forefoot)을 벌려서(abduction)걷는다. 관절강직(ankylosis)이나 관절염으로 기형이 발생되었을 때는 환측관절은 운동제한을 받게 된다. 침범당한 관절은 움직이도록 내버려두면 관절에 계속적인 스트레스를 받게 되어 더욱 심한 통증을 느끼게 될 것이다. 따라서 이와 같은 발의 기형이나 통증을 경감시키기 위한 목적으로 해당 관절과 그 주위의 관절을 고정해야 할 때가 생기게 된다. 이렇게 관절을 고정하기 위해서는 구두 허리쇠(steel shank), 롱스틸스프링(long steel spring), 보강스틸판(steel reinforcing plate), 스틸텅(steel tongue), 새치힐과 락커바(SACH heel & rocker bar), 안쪽, 가쪽 속메꿈(medial & lateral shank filler) 등이 사용된다.

6 구두굽 높이기(heel elevation)

임상에서 흔히 다리 길이의 차이가 있는 환자를 만나게 되는데 이때는 짧은 다리의 구두창 밑에 짧은 길이만큼의 콜크나 고무를 대어 주어서 골반을 수평으로 유지하고 다리 길이를 똑같이 만들어주어야 한다(그림 3-32). 콜크를 완전히 고정시켜 붙이기 전에 임시로 테이핑하여 높이가 잘 맞는지를 검사해야 한다. 골반이 수평으로 잘 되어 있고 다리 길이가 똑같아졌다고 생각되면 콜크에 가죽을 씌워 구두에 맞추도록 해야 한다.

다리 길이의 차이는 골반의 앞위엉덩뼈가시(전상장골극, anterior superior iliac spine, ASIS)에서부터 종아리의 안쪽 복사뼈(medial malleolus)까지 측정한다. 실제로 다리 길이의 차이는 없는데 외견상 다리 길이의 차이가 있는 것은 대체로 골반의 가쪽 기울임(측방경사,lateral pelvic tilt)이 있기 때문이다. 이때는 골반을 수평으로 교정하는 운동을 실시해야 되며 구두를 높여 주어서는 안 된다. 그러나 골반의 가쪽 기울임이 아주 고정되어 있을 때는 어쩔 수 없이 구두를 높여주어야 한다. 또한 발이 말발(첨족, equinus) 상태로 고정되어 있을 때는 구두굽을 높여주고 골반을 수평으로 유지해 주어야만 한다.

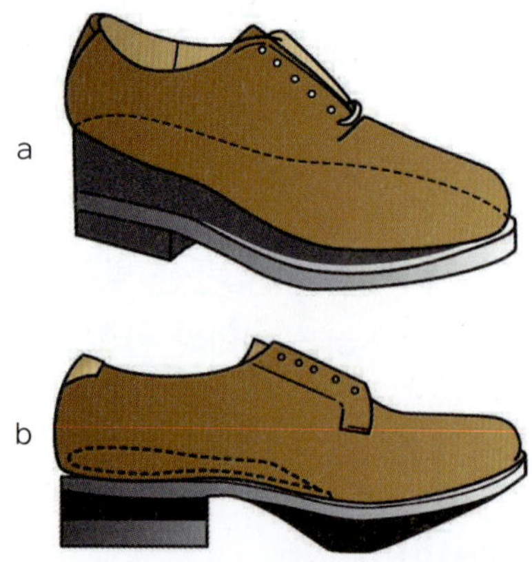

그림 3-32 굽높임(heel elevation)
a. 샌드위치 b. 인서트와 샌드위치 병합

표 3-3 발의 기형과 구두의 수정에 사용되는 부품

발의 기형과 구두의 부품			
발의 기형	인서트(insert)	샌드위치(솔리드 스틸생크에 더하여)	오버레이(overlay)
IP, MP의 절단, 강직, 관절염(리스프랑 목말발배관절과 쇼파르의 뒤꿈치입방관절		1. 롱스틸스프링 2. 옆을 보강한 하이쿼터 엎퍼 1 + 2	락카바 안쪽과 가쪽 허리메꿈 SACH힐
목말밑관절(subtalar J.)			
윤활주머니염(bursitis)	안쪽 전체의 몰드	롱스틸스프링	발허리뼈 바 또는 락카바
종골극 또는 힐의 압박	세로아치받침과 힐쿠션		SACH힐
고정첨족(fixed equinus)	힐엘레베이션	콜크힐엘레베이션 힐베이스 엘레베이션	락카바
골절, 외골극, 엄지강직, 부정유합(malunion)	안쪽 전체의 몰드	롱스틸스프링	락카바
엄지가쪽휨 (hallux valgus)	안쪽 전체의 몰드		
짧아진 다리	힐엘레베이션	콜크힐엘레베이션 힐베이스 엘레베이션	락카바
제 1 발허리뼈 단축	모지와 제 1 발허리뼈 엘리베이터 서포터		
발허리뼈 통증 (metatarsalgia)	발허리뼈 패드, 댄서 패드 발허리뼈 인솔 또는 코르셋		
벌림발허리 (metatarsus abductus)		전-안쪽 발가락과 안쪽힐 웨지	
모음발허리 (metatarsus adductus)		전-가쪽 발가락과 안쪽힐 웨지	
요족(cavus foot)	발허리뼈 패드, 댄서 패드 발허리뼈 인솔 또는 코르셋		발허리뼈 바 또는 덴버힐
가쪽평발 (lateral pes planus)	가쪽 롱 카운터 : 가쪽 힐 웨지쿠키 또는 발배뼈 패드	역토마스힐	
안쪽평발 (medial pes planus)	쿠키 또는 발배뼈 패드와 세로아치받침, 발허리뼈 패드 : 댄서 패드 또는 발허리뼈 인솔 또는 발허리뼈 코르셋 또는 안쪽 전체의 몰드	토마스힐	토마스힐 웨지
종자골염(sesamoditis)		안쪽힐과 생크트윈웨지	
외반(이완성) (valgus flaccid)	쿠키, 발배뼈 패드, 안쪽 롱 카운터		토마스힐 : 안쪽 졸과 힐 웨지
외반(valgus)			
외반 강직성 (valgus ankylosed)	가쪽 롱 카운터		졸의 가쪽 플레어, 힐 또는 졸과 힐
이완성(flaccid)	쿠키 또는 발배뼈 패드 : 가쪽의 롱 카운터 : 가쪽힐 웨지 : 세로아치와 가쪽힐서포터		가쪽 졸과 힐 웨지

3-3 발에 발생하는 병변과 구두의 수정

❶ 발바닥과 발가락에 동통을 호소하는 질환

1) 발허리뼈 통증(중족골통증, metatarsalgia)

발허리뼈 통증은 가로아치(transverse arch)가 내려앉거나 가운데 발허리뼈머리에 체중을 많이 받게 되었을 때, 발바닥 쪽의 발허리뼈머리에 동통이나 압통이 있을 때를 말한다. 발에 받는 정상적인 체중부하는 종자골(sesamoid)을 가지고 있는 제 1발허리뼈머리에 체중의 2/6 정도를 받게 되며 그 밖의 발허리뼈머리에는 1/6씩의 체중을 받게 된다(그림 3-33). 가로아치가 납작해지면 체중이 2, 3, 4 발허리뼈에 많이 받게 되며 아치를 받치고 있는 등쪽과 발바닥쪽의 뼈사이인대(골간인대, dorsal and plantar interosseous ligament)는 늘어나게 되어 발이 옆으로 벌어지게 된다(그림 3-34).

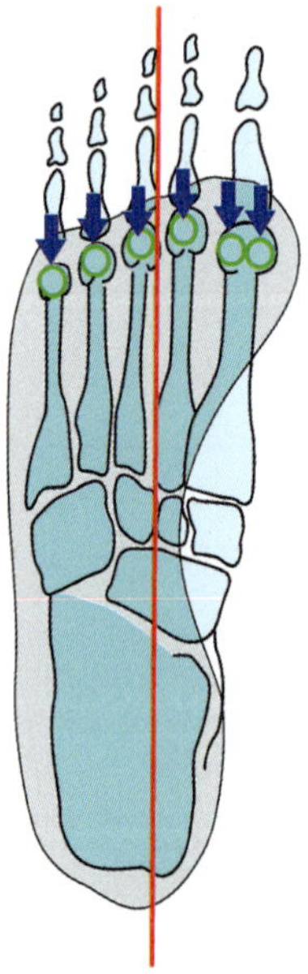

그림 3-33 발의 체중부하점
발허리뼈머리는 다섯개이지만 제 1발허리뼈머리밑에는 2개의 종자골이 있어서 체중의 2/6를 받는다.

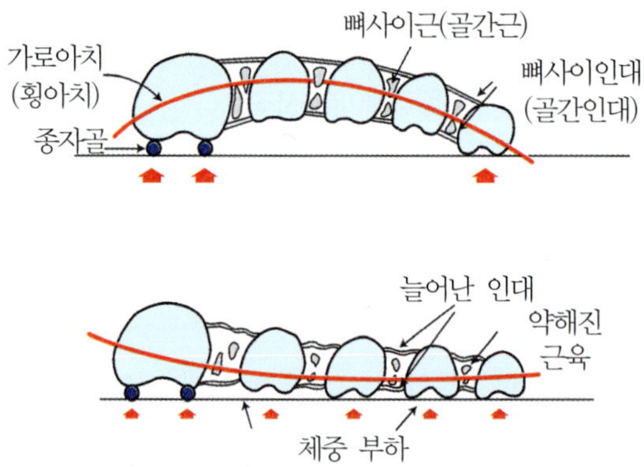

그림 3-34 퍼진 발(splay foot)
발허리뼈 사이인대(intermetatarsal ligament)와 발의 내재근(intrinsic muscle)이 마비되거나 약하게 되었을 때, 체중을 받게 되면 발이 지나치게 벌어지게 된다. 가운데 있는 발허리뼈머리에는 못이 배기고 아프게 된다.

진단

처음엔 단지 발허리뼈머리에 압통이 있을 뿐이며 마치 구두 속에 돌멩이가 들어 있어서 배기는 것 같은 동통을 호소하게 된다. 비정상적인 체중부하가 계속되면 발허리뼈머리를 보호하기 위한 못(callus)이 형성된다. 그러나 압력이 계속 증가되어 자극을 하게 되므로 더욱 악화된다. 발허리뼈 통증(metatarsalgia)은 중년기에 체중이 갑자기 늘었을 때 가장 흔하게 발생된다. 발의 내재근(intrinsic muscle)은 근육의 톤을 잃어버리게 되고 환자는 점점 앉아있는 것을 좋아하게 된다. 발은 엎침(회내, pronation)으로 되고 가쪽번짐(외번, eversion)되어 발허리뼈는 더욱 압박을 받게 된다.

치료

가로아치(transverse arch)가 내려앉아 발생한 발허리뼈 통증은 통증이 있는 발허리뼈의 압력을 피하기 위하여 아치의 중앙부를 들어올리도록 한다. 치료의 관점에서 볼 때 체중이 발의 안쪽으로 쏠린 엎쳐진 발(pronated foot)은 발의 내재근을 강화하는 운동과 아킬레스힘줄 신장운동을 하고 체중을 줄이도록 하며 구두에는 토마스힐(Thomas heel), 구두 안에 힐 웨지(inner heel wedge), 발허리뼈머리 패드(metatarsal pad)를 사용한다(그림 3-35).

발허리뼈 패드는 발허리뼈머리에 받는 압력을 피하기 위하여 발허리뼈머리 바로 뒤에 놓아야만 한다. 때로 구두 수선하는 사람이나 보조기를 제작하는 사람들이 흔히 실수하기 쉬운 점은 발허리뼈 바로 위에 패드를 놓는 경우가 있는데 이렇게 하면 상태를 더욱 악화시키게 된다(그림 3-36).

못(callus)은 더운물에 발을 담가 금강사나 돌로 문질러서 껍질을 벗겨낸다. 그러나 이런 것은 일시적인 방편에 지나지 않으며 근본적으로는 발의 비정상적인 상태를 교정해야만 한다.

퍼진 발(splay foot)은 발의 내재근과 발허리뼈 뼈사이 인대가 약해져서 발의 앞부분이 벌어지게 된 것을 말한다. 가로아치는 납작해져서 발허리뼈의 중앙 부위는 보통 때 받는 체중부하보다 더욱 체중을 받게 되며 발바닥의 발허리뼈머리에는 못이 생기게 된다(그림 3-34). 발가락의 지나치게 펴져(extension)있으면 망치발가락(hammer toe)이 되고, 발가락 등쪽에도 압통이 생기며 못이 배기게 된다. 벌어진 발은 보통 뒤침(회외)된 발을 동반하므로 그에 대한 치료를 실시한다.

2) 몰톤의 증후(Morton's syndrome : short first toe)

제 1 발허리뼈가 짧아져 있는 것을 몰톤의 증후라고 한다.

이것은 유전적이며, 제 2 발허리뼈머리에 체중을 많이 받게 된다. 몰톤의 증후는 제 1 발허리뼈가 짧아서 제 2 발허리뼈와 쐐기뼈(설상골, cuneiform)바닥이 지나치게 움직이게 된다. 종자골(sesamoid bone)이 뒤쪽으로 전위되고 제 2 발허리뼈 골체가 두꺼워진다(그림 3-37).

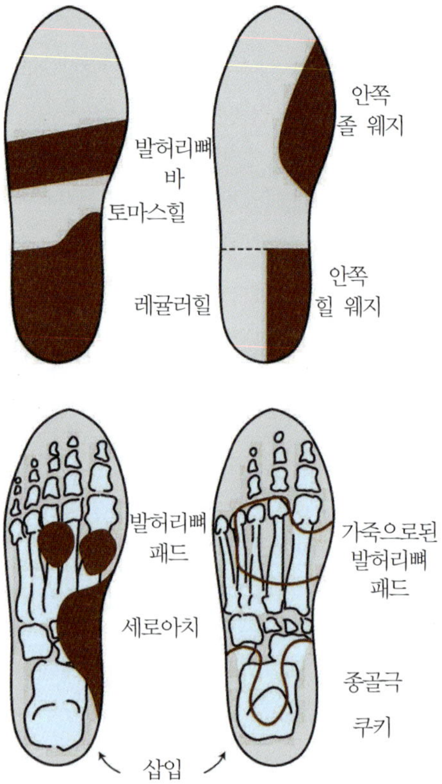

그림 3-35 발허리뼈 통증과 스트레인을 교정하기 위한 구두의 수정

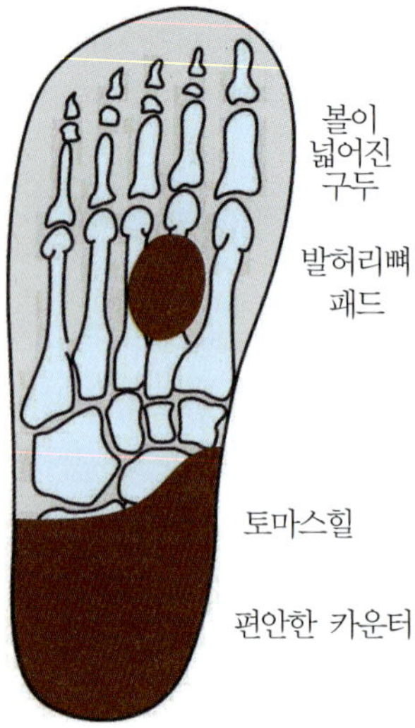

그림 3-36 발허리뼈 통증을 치료하기 위한 구두의 수정
두 번째와 세 번째 발허리뼈머리를 올려주기 위하여 발허리뼈패드를 발허리뼈머리 바로 뒤에 놓아야만 한다. 앞부분이 넓은 구두는 발을 완만하게 해주며 엎퍼가 부드러운 구두는 발가락 위쪽에 못이 생기지 않도록 해준다. 토마스힐을 사용하면 월형(counter)은 발뒤꿈치를 구두 뒤꿈치 중앙에 유지하도록 편안하게 만들어야만 한다.

진단

제 2 발허리뼈의 과도한 체중부하는 제 2 발허리뼈와 쐐기뼈(설상골, cuneiform) 바닥이 지나치게 움직이게 되기 때문에 그곳에 있는 인대, 근육, 관절주머니들이 긴장(strain)되기 쉽다. 발바닥에 생기는 못은 제 2, 제 3 발허리뼈 밑에 형성되고 가로아치(transverse arch)는 내려앉게 된다.

치료

치료는 제 2 발허리뼈에 내려받는 체중부하를 경감시키기 위하여 제 1 발허리뼈 밑에 플랫폼(platform)을 만들어 넣어 제 1 발허리뼈 쪽으로 체중이 쏠리도록 한다. 엎쳐진 발(pronated foot)에 대한 치료는 몰톤의 증후군에도 적용한다. 몰톤(Dudley Morton)의 증후군을 몰톤(Thomas G. Morton)의 발허리뼈 통증과 혼동해서는 안 된다. 몰톤의 발허리뼈 통증은 발허리뼈 사이에 생기는 신경종으로 인한 신경통이다. 이것은 3번째와 4번째 발허리뼈 사이에 자주 발생되며 발가락으로 지나가는 신경섬유가 두꺼워지는 질병이다.

3) 몰톤의 신경종(Morton's neuroma)

몰톤의 신경종은 발가락 사이의 작은 신경가지의 죄임신경병증(entrapment neuropathy)이다. 이것은 발가락 사이 신경의 약 ¾이 되는 지점에 방추상 모양의 신경종으로 생기는 통증이 심한 질병이다. 대개 셋째와 넷째 발가락 사이의 신경가지에서 발견된다(그림 3-38). 드물지만 어떤 때는 둘째와 셋째 발허리뼈 사이의 신경가지에서 발견되는 경우도 있다. 이 질환은 대개 중년부인에게 많이 걸린다. 가만히 있어도 통증이 일어나지만 나중에는 쉬고 있어도 아프게 된다. 구두를 벗고 마사지를 하고 손으로 발을 주무르는 것은 좋다.

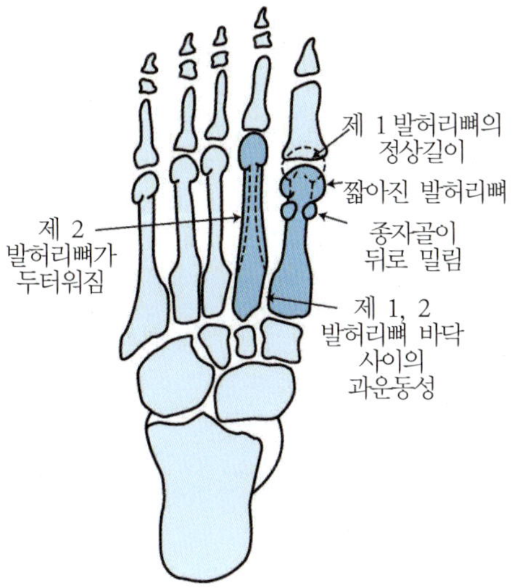

그림 3-37 몰톤의 증후(Morton's syndrome)
제 1 발허리뼈 이 정상보다 짧다.
종자골이 뒤쪽으로 전위되어 있다.
제 1 발허리뼈 기저부가 지나치게 움직이게 된다.
제 2 발허리뼈에 과중한 체중을 받기 때문에 제 2 발허리뼈 골체가 굵어진다. 동통과 압통은 제 1, 제 2 발허리뼈 기저부와 제 2 발허리뼈머리에서 느껴지게 된다.

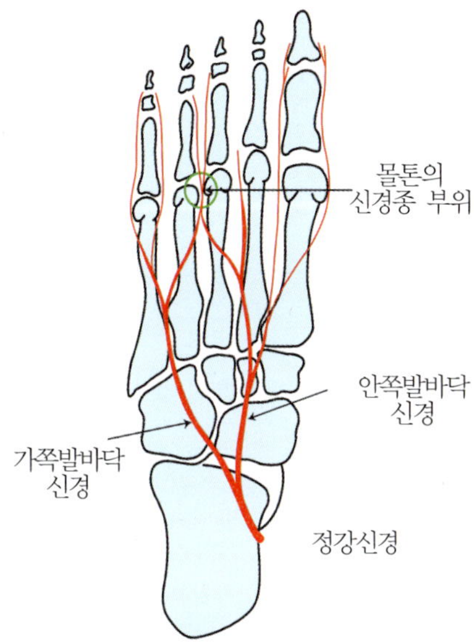

그림 3-38 몰톤의 신경종(Morton's neuroma)
이것은 발의 발가락사이 관절(I.P joint)에 발생된 신경섬유종(neuroma)이다. 호발부위는 안쪽 발바닥신경(medial plantar nerve)과 가쪽 발바닥신경(lateral plantar nerve)의 신경가지가 만나는 3과 4 발허리뼈 사이이다.

처음에는 체중을 줄 때에만 발허리뼈 근처에서부터 발가락까지 통증이 방사된다. 단지 쉬기만 해서는 통증이 가라앉게 되지는 않는다. 신경종이 있을 때에는 발허리뼈머리 사이의 압력으로 동통을 일으키는데 반하여 신경종이 없는 발허리뼈머리 통증은 단지 발허리뼈 머리에만 압통이 있게 된다. 또한 발허리뼈머리의 압박은 신경종의 동통을 일으키는 원인이 되기도 한다.

치료

1. 충분히 넓은 구두를 신고 가로아치를 받쳐준다.
2. 국소에 스테로이드 주사를 놓는다.
3. 신경종의 절제술을 실시한다.

4) 행군골절(march fracture)

행군골절은 발허리뼈의 스트레스 골절이다. 군대에서 많이 볼 수 있으며 장시간 걷고 난 다음에 동통을 호소하게 된다. 심한 상해를 받은 병력은 드물고 정확하게 원인을 알아내기가 어렵다. 압력은 둘째와 셋째 발허리뼈의 골체에 머리카락처럼 가느다란 선상골절이 보이나 골편이 전위되어 있지는 않다(그림 3-39). 처음에는 골절이 X-ray상으로 나타나지 않으나 후에 골절 주위에 명백하게 가골이 형성되어 진단을 내릴 수 있게 된다. 임상적으로는 침범된 골체의 중간을 눌러보면 압통을 호소하게 되고 발가락을 구부리거나 뒤로 젖혀보면 동통을 느끼게 된다. 이러한 통증은 쉬거나 체중을 받지 않는 상태에서는 가라앉게 되지만 움직이거나 운동을 하게 되면 다시 통증을 느끼게 된다. 계속 반복적인 체중부하는 골절 부위에 종창(swelling)과 발적(redness)이 나타나게 된다. 외상을 받았다는 병력을 찾아내지 못했거나 방사선 소견상 골절이 나타나지 않았다. 방사선 소견상 나타난 가골(callus)은 육종(sarcoma)을 의심해 볼 수가 있을 것이다.

진단

> 행군골절은 특별한 치료를 하지 않아도 자연 치유가 된다. 동통이 심하면 4주간 석고붕대를 감아놓으면 갈아앉게 된다.

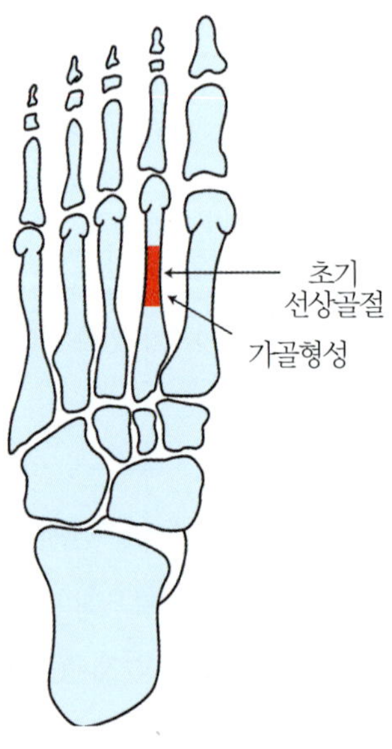

그림 3-39 제 2 발허리뼈의 행군골절
골절의 초기에는 방사선상 관찰되지 않거나 아주 가느다란 선상골절을 나타내게 된다. 동통, 종창, 압통이 감소된 다음 가골이 형성되는 것을 볼 수 있으며, 행군골절의 진단이 확실해 진다. 그러나 골편이 전위되는 일은 거의 없다.

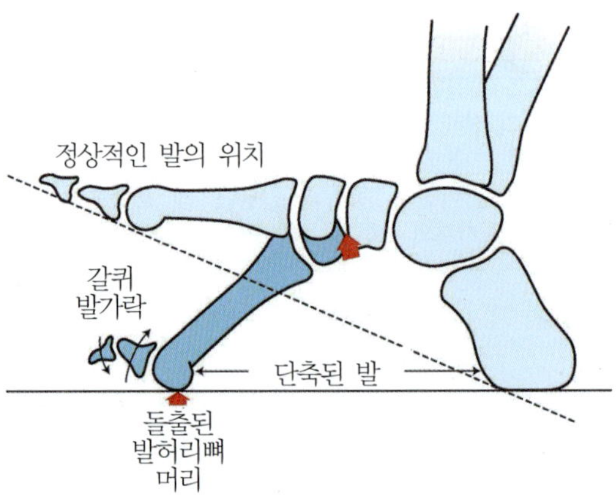

그림 3-40 요족(pes cavus)
세로아치가 높아져 있는 발을 말하며, 정상보다는 발이 짧고, 발가락이 갈퀴발가락이 되고 발허리뼈머리가 돌출된다. 갈퀴발가락이 되는 이유는 발가락폄근이 단축되기 때문이다. 점선의 그림은 지면에 수평으로 놓여진 정상 상태의 발을 표시하는 것이다.

5) 요족(pes cavus)

요족은 다른 말로 갈퀴족(clawfoot) 또는 움푹 들어간 발(hollow foot)이라고도 한다(그림 3-40). 요족은 일반적으로 아치가 높은 발을 말하는 것이며 발허리뼈머리에 압력이 증가되어 못이 생기고 못으로 인한 통증을 피하기 위하여 발을 오그리게 되어 세로아치는 올라가게 된다. 아치가 위로 올라가게 되어 발등쪽의 인대는 짧아지게 되며 몸쪽발가락뼈(근위지절골, proximal phalanges)가 발등굽힘(dorsiflexion)된다. 그리고 먼쪽발가락뼈(원위지절골, distal phalanges)는 발바닥굽힘(plantar flexion)이 되어 결국 발가락이 갈퀴 모양으로 된다. 발허리뼈머리 뿐만 아니라 발가락 등쪽에도 못이 형성되며 발허리발가락관절(중족지절관절, metatarsophalangeal joint)은 흔히 탈구되고 발 앞부분은 유연하지 못하게 된다. 아주 높은 요족은 걷거나 서 있을 때 발허리뼈에 많은 압력을 받게 되며 쉽게 피로를 느끼게 된다. 경미한 증상을 갖는 요족(pes cavus)은 낮은 굽과 발허리뼈바(metatarsal bar)를 부착한 구두를 신으면 도움이 된다. 발가락의 발허리발가락관절(중족지절관절, MP joint)의 폄근 신장운동과 발가락사이관절(지절간관절, IP joint)의 굽힘근 신장운동이 필요하다. 발바닥근막(발바닥근막) 절제술이나 힘줄옮김술과 같은 연부 조직의 수술은 대체로 성공률이 저조하며 발의 모양을 교정하려는 골절제술은 증상이 아주 심할 때에만 실시하게 된다.

6) 엄지발가락가쪽휨증(무지외반증, hallux valgus)

엄지발가락가쪽휨증은 엄지발가락에 발생하는 가장 일반적인 동통이 심한 기형이다. 이것은 제 1 발허리뼈의 첫째마디뼈(proximal phalanx)가 가쪽 빗김(외측편위, lateral deviation)된 것이다(그림 3-41, 42). 굽이 높고 발가락 쪽이 뾰족한 구두를 신으면 제 1 발허리뼈에 체중을 받게 되기 때문에 엄지발가락가쪽휨증이 생기는 경우가 많다.

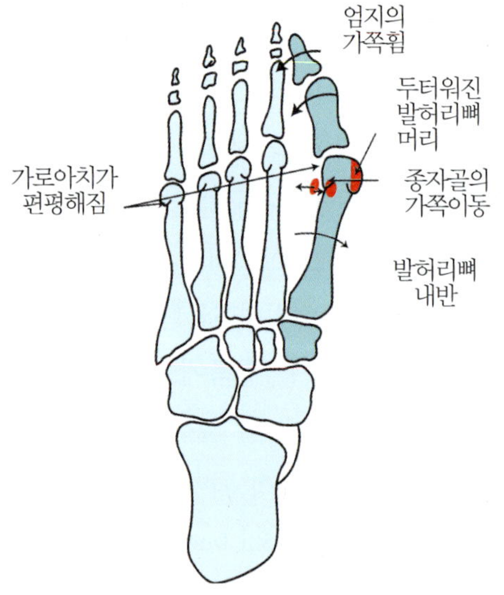

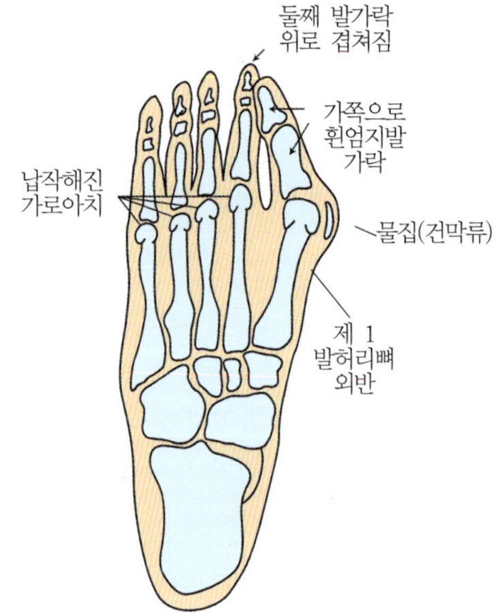

그림 3-41 엄지발가락가쪽휨증(hallux valgus)

엄지발가락의 두 개의 발가락뼈가 가쪽으로 아탈구되는 것이다. 제 1 발허리뼈는 안쪽으로 휘어지고 종자골은 가쪽으로 쏠리게 된다.

그림 3-42 엄지발가락가쪽휨증과 건막류(bunion)

엄지발가락이 가쪽으로 휜 발은 볼이 넓고, 가로아치가 내려앉게 되며, 세로아치도 편평하게 된다. 가쪽으로 휘어진 엄지발가락은 둘째 발가락 위에 얹혀있게 되고 2차적으로 망치발가락이 될 것이다. 윤활주머니는 염증이 생기게 되고 제 1 발허리뼈머리가 붓게 될 것이다.

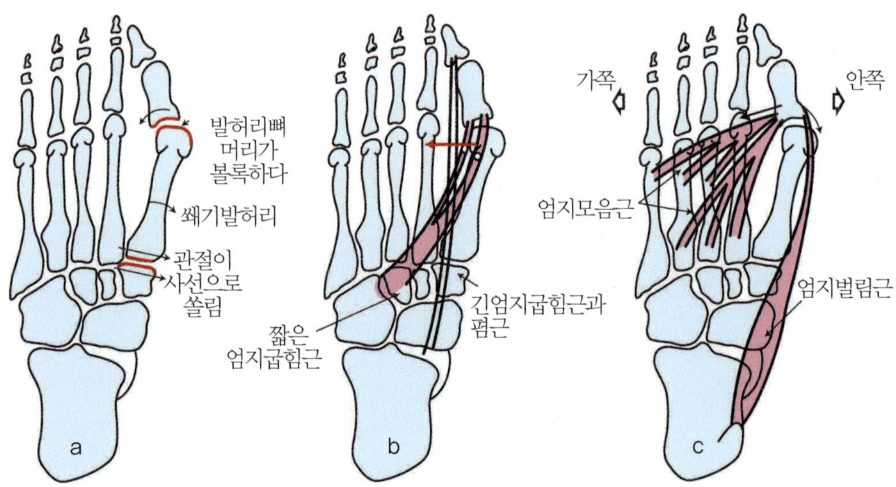

그림 3-43 엄지발가락가쪽휨증의 원인에 대한 개념

① 제 1 발허리뼈가 가쪽으로 빗겨 나가게 되어 지나치게 불룩해지고 가쪽으로 아탈구가 된다.
② 제 1 쐐기뼈의 비스듬한 관절면은 발허리모음증(내반중족골, metatarsus varus) 형태로 안쪽으로 각이 이루어지게 된다.
③ 발바닥의 짧은·긴엄지 굽힘근(flexor hallucis longus brevis)과 발등의 긴엄지폄근(extensor hallucis)의 단축도 활줄과 같은 역할을 하게 된다.
④ 내재근(intrinsic muscle)의 불균형으로 엄지모음근(adductor hallucis)은 엄지발가락을 잡아당기게 되어, 단축되며 반대로 엄지벌림근(abductor hallucis)은 지나치게 힘을 쓰게 되고 늘어나게 된다.

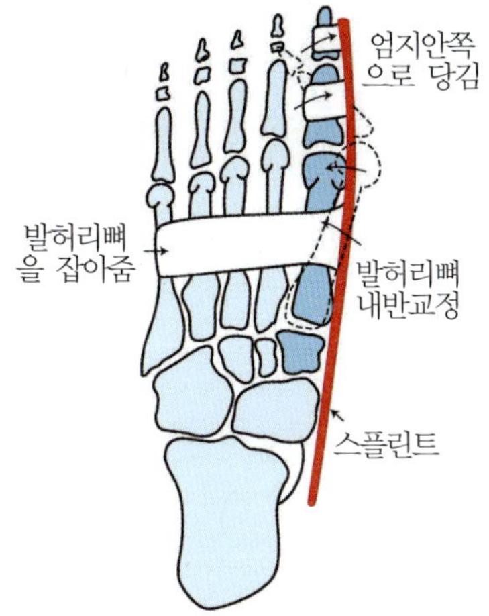

그림 3-44 유년기의 엄지발가락가쪽휨증 치료하기 위한 나이트 스플린트(night splint)

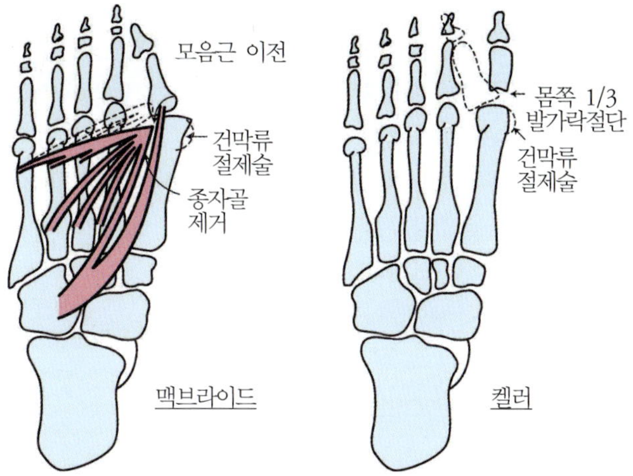

그림 3-45 맥브라이드 수술법과 켈러 수술법(McBride and Keller operation)

① 맥브라이드 수술법은 건막류를 절제해내고, 엄지발가락모음근 힘줄을 첫째마디뼈의 바닥에서 제 1 발허리뼈머리의 안쪽으로 옮겨 심는다. 모음근 그룹이 발허리뼈를 가쪽으로 당기게 되면 첫째마디뼈은 아탈구되지 않는다.

② 켈러 수술법은 건막류를 절제해내고 첫째마디뼈의 기저부를 $\frac{1}{3}$ 정도 절단한다. 첫째마디뼈에 부착된 근육은 제거한다. 종자골은 제위치로 돌아오고 엄지발가락은 짧아지게 된다.

진단

1. 엄지발가락이 둘째 발가락 쪽으로 기울어지게 된다.
2. 제 1 발허리뼈의 안쪽면이 넓어진다.
3. 제 1 발허리뼈의 안쪽면의 윤활주머니는 염증이 생기거나 벽이 두꺼워진다(그림 3-48).

이 질병은 흔히 가로아치가 내려앉고 발이 엎침되어 있는 볼이 넓은 중년부인에게 많으며 대개 엄지발가락은 둘째 발가락 위에 엊혀있게 된다(그림 3-41). 엄지발가락가쪽휨증에는 여러 가지 요인이 있다. 선천적 요인은 후에 기형이 되기 쉽다. 제 1 발허리뼈는 짧아지게 되고 엄지발가락이 가쪽으로 휘게 될 것이다. 제 1 발허리뼈가 안쪽으로 휘게 된 것은 제 1 족근 중 발목관절의 각도를 변화시키는 제 1 쐐기뼈(설상골)가 기울었기 때문이다. 제 1 발허리뼈머리는 정상보다 좀더 불룩하고 제 1 첫째마디뼈는 가쪽으로 쏠리게 된다(그림 3-42). 일차적 또는 이차적인 근육의 불균형은 제 1 첫째마디뼈를 가쪽으로 당기게 되어 엄지벌림근이 효과적으로 작용할 수 없게 된다. 굽이 높고 앞이 뾰족한 구두 안에 발을 넣었을 때 발의 내재근의 쇠약과 부가된 체중으로 발은 더욱 엎침되며 엄지발가락은 가쪽방향으로 빗나가게 된다. 엄지발가락의 굽힘근과 폄근의 긴 힘줄은 종자골을 따라 가쪽으로 잡아당기기 때문에 발가락은 더욱 가쪽으로 휘게 된다(그림 3-43).

치료

엄지발가락가쪽휨증의 치료는 개인에 따라 또는 환자의 나이, 기형의 정도, 그리고 증상의 경중도와 기간에 따라 다르게 치료해야 한다. 심한 기형을 갖고 있는 환자도 증상이 없는 경우가 있다. 만약 엄지발가락가쪽휨증이 20세도 되기 전에 발생하였다면 대부분 가족력이 있을 것이다. 이런 경우의 치료는 보존적인 치료를 하거나 편평발을 교정하기 위한 구두를 신거나 발의 운동을 하는 것이 좋다. 발을 고정해 주는 스플린트를 매일 밤 착용하는 것도 좋다(그림 3-44). 신발은 굽이 낮고 넓은 구두를 신는 것이 좋다. 만약 수술을 해야 한다면 McBride 방법이 시행된다(그림 3-45). 수술한 후에는 아주 잘 맞는 구두를 신어서 교정을 해야 한다. 나이가 든 사람의 엄지발가락가쪽휨증은 발의 돌출된 부분에 압력을 받지 않도록 발의 모양을 본떠 만든 구두를 사용하는 것이 제일 좋다. 이미 엎침위치로 고정된 발은 기형을 변경하기가 어렵기 때문에 조심해야 한다. 중년기의 엄지발가락이 가쪽으로 휜 변형은 세로아치와 가로아치가 납작해지는 퍼진 발(splay foot)도 동반하게 된다. 따라서 이들 아치의 회복은 발의 동통을 경감시킬 수 있기 때문에 아치를 높이기 위한 운동과 아치받침(arch support), 그리고 구두의 수정은 수술하기 전에 시도해 보아야 할 것이다.

7) 엄지발가락 경직(hallux rigidus)

엄지발가락 경직은 발가락의 동통을 호소하는 가장 일반적인 문제 중의 하나이다. 엄지발가락의 발허리발가락관절(MP joint)이 유연하지 못하기 때문에 엄지발가락을 위로 젖힐 수 없고 보행하는 동안 부드럽게 발을 뗄 수가 없게 된다. 정상적인 보행에 있어서는 매 걸음마다 엄지발가락의 발등굽힘이 필요하게 된다. 따라서 이 동작이 되지 않거나 제한되어 있으면 이 관절에 보행의 기능장애와 더불어 동통을 호소하는 원인이 된다. 발가락이 경직되어 있다고 해도 특별한 증상이 없을 때는 치료할 필요는 없다. 그러나 발가락이 부분적으로 경직되어 어떠한 증상을 호소하면 일단 그 관절을 고정시켜 주면 동통은 가라앉게 된다.

진단

보통 엄지발가락 경직(hallux rigidus)을 가지고 있는 환자는 엄지발가락의 움직임을 피하기 위하여 발의 가쪽 면에 체중을 주게 된다. 발은 모아지게(adduction)되고 안쪽번짐(inversion)되어 보행하는 동안 주로 다섯 번째 발허리뼈머리로 딛게 되며 그 쪽으로 발끝떼기(toe off)를 하게 된다.

치료

엄지발가락 경직은 높고 넓은 구두를 신어야 한다. 그래야 발의 앞부분을 내전하고 발 전체의 움직임을 허락한다. 발허리뼈 패드(metarsal pad)는 제 1 발허리뼈머리 밑에 놓아 발허리뼈를 들어올리고 엄지발가락이 뒤로 젖혀지는 것을 방지한다. 구두창에 락카바(rocker bar)를 부착하고 구두 안에 금속발판을 깔면 보행 시에 도움이 된다(그림 3-46).

8) 망치발가락(hammer toe)

망치발가락은 발가락사이 관절(interphalangeal joint)이 굽힘(flexion) 상태로 고정된 발가락의 기형을 말한다. 어떤 발가락이든지 망치발가락이 될 수는 있으나 특히 둘째 발가락에 잘 발생한다. 망치발가락은 발가락 첫째마디뼈(proximal phalanx)의 발등굽힘(dorsiflexion)과 끝마디뼈와 둘째마디뼈(distal and middle phalanges)는 굽힘되는 기형을 나타나게 된다(그림 3-47). 끝마디뼈는 앞쪽으로 똑바로 펴진 경우도 있으나 대부분이 아래쪽으로 구부러져 있다. 못은 발가락 끝에 배기게 되고 구부러진 발가락사이 관절의 위쪽에도 구두와 비벼지게 되기 때문에 못이 배기게 된다. 망치발가락이 아주 심하면 첫째마디 뼈는 흔히 아탈구가 된다. 구부러진 쪽의 관절주머니(capsule)와 힘줄(tendon)은 수축되는 반면에 반대 편은 늘어나게 된다. 단지 끝마디뼈에만 굽힘기형이 있는 상태를 망치발가락(mallet toe)이라고 한다.

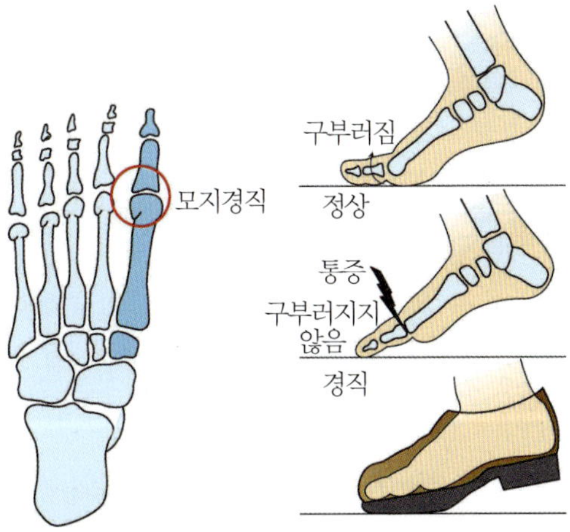

그림 3-46 엄지발가락 경직
엄지발가락의 발허리발가락관절(MP joint)의 손상으로 발가락이 경직된 것을 말한다. 보행 시, 발끝떼기(toe off)때, 발가락이 구부러지지 않기 때문에 걸음을 걸을 때마다 동통이 일어나게 된다.

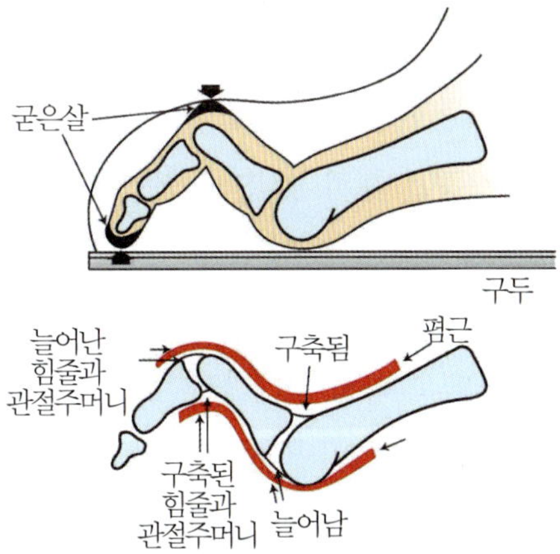

그림 3-47 망치발가락(hammer toe)
망치발가락은 관절주머니와 힘줄의 구축으로 인한 발가락사이 관절의 굽힘기형(flexion deformity)을 나타내게 된다. 첫째마디뼈는 펴지게 되고 끝마디뼈는 굽혀지게 된다. 압력과 마찰로 못이 배기게 되고 아프게 된다.

망치발가락은 때로 다른 선천적인 발의 기형을 동반하는 경우도 있다. 이런 경우는 여러 개의 발가락에 기형을 볼 수가 있다. 후천적으로 발생되는 경우는 발이 뒤침(회외)된 경우에 주로 많이 발생된다. 새로 산 구두가 약간 작아서 발가락 부분이 망치발가락이 되는 수도 있고 맞지 않고 꼭 끼는 탄력성이 강한 스타킹 때문에 망치발가락이 될 수도 있다. 엄지발가락가쪽휨증(hallux valgus)의 경우에 엄지발가락이 둘째 발가락을 위쪽으로 또는 아래쪽으로 밀게 되기 때문에 둘째 발가락이 자주 망치발가락이 된다. 아주 심하면 힘줄(tendon)을 절제하는 수술을 하게 된다.

치료

망치발가락에 대한 치료는 잘 맞는 구두를 신도록 해서 발가락이 압력을 받지 않도록 해야 한다. 관절이 돌출된 부위와 못이 생길 수 있는 부위는 구두를 잘라 내거나 또는 구두를 크게 만들거나 잘 맞는 패드를 대도록 해야 한다. 심한 기형을 가진 발은 특별히 맞춤 구두를 신어야 한다. 구부러진 발가락을 손으로 펴보려는 것은 큰 효과가 없다. 기형이 심할 때는 수술로서 발가락의 관절을 붙여 일직선으로 만들기도 한다. 젊은이일 경우에는 힘줄 이식술(tendon transplantation)을 하기도 한다. 즉 발가락의 등쪽으로 굽힘근힘줄(flexor tendon)을 옮긴다. 이 방법은 단지 중앙에 있는 세 개의 발가락에만 시행한다. 엄지발가락의 건이행술은 엄지발가락이 돌아가고 망치발가락 만큼이나 골치 아픈 기형의 결과를 초래하게 될 것이다. 발가락이 겹쳐져 있는 경우도 있는데, 특히 다섯째 발가락이 넷째 발가락 위에 얹혀있는 경우가 많다. 그러나 별로 문제되지 않으면 잘 맞는 구두나 신고 그냥 내버려 두는 것이 좋다. 때로 증상이 심하여 동통을 호소하면 힘줄 절제술(tenotomy)이나 관절주머니 절제술(capsulotomy)을 하는 것이 좋다. 다섯째 발가락을 절단하는 경우도 있는데 환자가 거절하는 경우가 많다.

❷ 뒤꿈치에 동통을 호소하는 질환

1) 발바닥근막염(plantar fasciitis)

뒤꿈치 아래의 통증은 흔히 발바닥근막염 때문에 생기는 경우가 대부분이고 발뒤꿈치뼈가시(종골극, calcaneal spur)가 있는 경우도 있고 없는 경우도 있다. 이것은 대부분 평상시에는 오래 서 있거나 많이 걷던 일이 없던 사람이 지나치게 오래 걷거나 서 있어야 하는 직업을 갖게 되었을 때 흔히 잘 발생된다. 세로아치(longitudinal arch)가 편평하게 되는 뒤침(회외)된 발에서 흔히 발생하고, 장기간 침상생활을 한 환자에서 발생하며, 남자가 좀더 잘 걸리는 편이다. 뼈의 돌출이나 뼈가시(골극, spur)는 발바닥근막이 부착되는 뒤꿈치뼈에 발생한다. 골막에 부착되어 있는 발바닥근막이 잡아당겨지게 됨으로 골화와 석회화가 생기게 되어 뼈가 돌출하게 된다. 일반적으로 통증이 없이 일어난다. 뒤꿈치 아래의 동통과 압통은 때때로 발바닥으로 방사하게 된다.

발뒤꿈치뼈(calcaneus) 앞안쪽(anterior medial portion)의 발바닥근막이 부착되는 지점에 심부 압통을 나타내게 된다(그림 3-48). 뼈가시는 아무 증상없이도 발견될 때도 있고 증상이 있는 환자에게도 뼈가시가 없을 때도 있다.

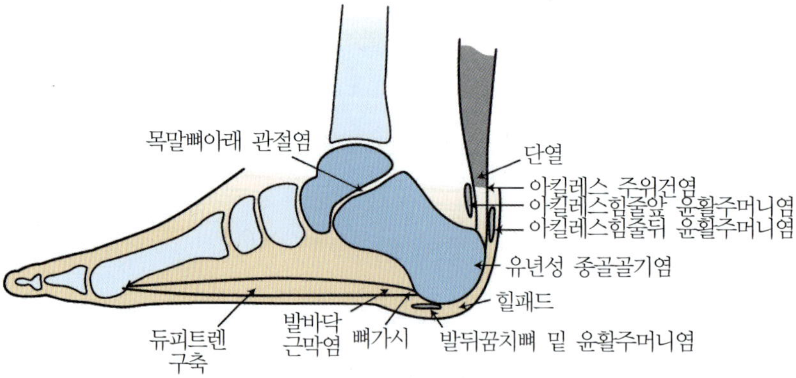

그림 3-48 뒤꿈치의 동통부위

동통은 발바닥근막 부착부 아래에 있는 윤활주머니(bursa)의 염증이나 또는 외상성 골막염이 있을 때 뼈에 부착되어 있는 조직의 파열로 동통이 파급되기도 한다. 치료 방법은 체중부하의 압력을 경감시키는 것이다. 체중부하의 압력을 이동시키려면 뒤꿈치를 들고 걷거나 또는 구두굽을 6 mm 정도 들어 올려서 발바닥근막의 긴장을 느슨하게 만든다. 뒤꿈치가 닿는 장소에 구멍을 뚫은 스펀지를 넣든가 구두의 뒤꿈치 부분에 구멍을 내고 그 위에 스펀지를 씌워서 발뒤꿈치에 압력이 적게 받도록 하거나 받지 않도록 해야 한다(그림 3-49). 동통 부위에 노보카인이나 콜티죤 주사가 효과가 있다(그림 3-50).

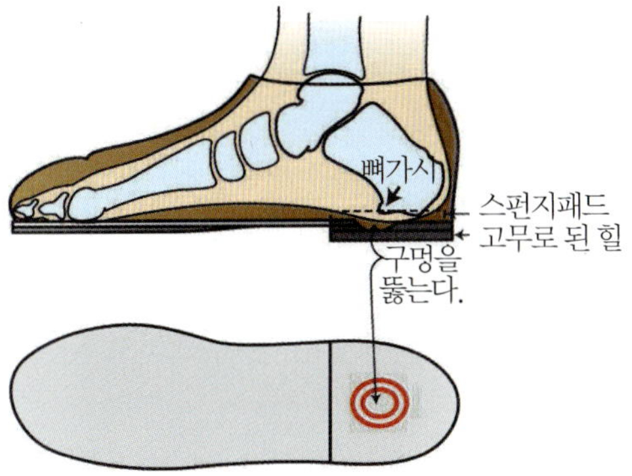

그림 3-49 발뒤꿈치뼈가시(calcaneal spur)를 치료하기 위한 구두의 수정

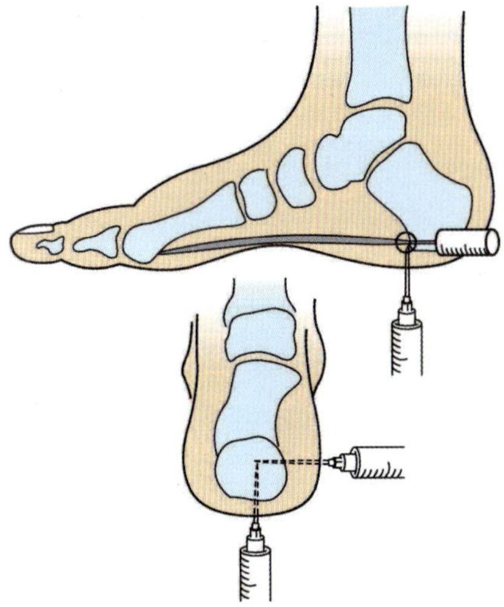

그림 3-50 발바닥근막염(plantar fasciitis)에 주사

2) 뒤꿈치의 동통(painful heel pad)

발바닥근막염처럼 국소적인 동통이 있는 것이 아니라 뒤꿈치 전반에 걸쳐 동통이 있을 때가 있다. 발뒤꿈치는 지방조직과 탄력성 섬유조직으로 둘러싸여 있으며 젊었을 때에는 쇼크를 흡수하는 작용이 있었으나 나이가 들어감에 따라 탄력성은 감소하게 된다. 따라서 발뒤꿈치는 체중을 지탱하는 역할을 충분히 해내지 못하기 때문에 뒤꿈치 전체가 아프게 된다. 이때에는 특별한 치료는 없으며 고무 스펀지로 패드를 대든가 뒤꿈치를 높여 앞쪽으로 체중을 쏠리도록 하는 것이 좋다.

3) 듀피트렌구축(Dupuytren contracture)

손바닥에서 발견되는 듀피트렌 구축과 비슷한 것으로 발바닥근막(plantar fascia)에서 일어나는 것이다. 이것은 작고 단단한 결절이 발바닥근막 내에 유착되어 나타난다. 중년기에 흔히 나타나며 간질환자에게서 흔히 발생된다. 종양은 섬유질화 되어 있고 조직검사를 해보면 섬유육종과 혼동되는 증식성 섬유아세포(fibrobrast)로 구성되어 있다. 종양은 서서히 자라게 되고 그 증상은 발바닥에 돌멩이가 있는 것 같은 느낌이 들게 된다. 치료는 침해받은 근막과 덩어리를 전부 절제해 내는 것이다. 손에서처럼 재발이 잘되지만 질병상태는 양성이다.

4) 아킬레스힘줄 주위염(Achilles paratendinitis)

아킬레스힘줄(Achilles tendon) 주위의 염증은 발뒤꿈치 후면에 동통을 호소하게 되는 원인이 된다(그림 3-48). 힘줄집염(건초염, tenosynovitis)이라는 용어는 아킬레스힘줄에는 윤활액집(synovial sheath)이 없기 때문에 이 질병에 적용되는 것은 잘못된 것이다. 염증은 힘줄 주위에서 일어난다. 외상이나 스트레스가 일반적인 원인이다. 검사자가 손가락으로 힘줄(tendon)을 꽉 꼬집어 쥐었을 때 일반적으로 압통이 있게 된다. 힘줄은 정상이지만 약간 굵게 느껴진다. 때로는 이 부위가 부어있거나 움직일 때 염발음이 발생하기도 한다. 달리거나 점프를 할 때 또는 춤을 출 때 아킬레스힘줄이 늘어나게 되면 통증을 호소하게 된다.

5) 발뒤꿈치뼈 뒷쪽면(종골후면) 윤활주머니염(posterior calcaneal bursitis)

뒤꿈치 뒷면에 동통과 압통, 특히 여성에 있어서 뒤꿈치 아래의 통증은 피부와 아킬레스힘줄 사이에 위치하고 있는 윤활주머니의 염증 때문일 것이다. 이 질환은 잘 맞지 않는 구두를 신어서 뒤꿈치가 마찰되거나 또는 굽이 높은 구두를 신은 여성에게서 많이 볼 수 있다. 시진해 보면 윤활주머니가 부어있고 염증이 있는 것을 볼 수 있다. 만성적인 자극은 윤활주머니를 두껍게 만들며 피부에 두드러져 나오게 된다.

치료

낮은 구두를 신도록 하고 구두와 마찰되는 부분에는 양가죽을 대도록 한다. 구두의 뒤꿈치를 잘라 내든가 뒤꿈치를 구두의 안으로 구부려 넣고 신는다. 외과적으로 절제하는 것은 올바른 치료방법이 아니다.

6) 발뒤꿈치뼈 골기염(calcaneal apophysitis)

이것을 또는 세이버병(Sever's disease)이라고도 한다. 사춘기에 발생하는 뒤꿈치 부위에 통증이 심한 질병이다. 8~13세의 장난꾸러기 소년들에게 흔히 볼 수 있으며 아직 유합(fusion)되지 않은 발뒤꿈치 뼈끝(calcaneal apophysis)에 아킬레스힘줄의 급만성 스트레인의 결과로 초래된다. 이것은 엉덩관절의 칼브 레그 페르테스병(Calve-Legg-Perthes disease) 또는 정강뼈거친면의 오스굿 슐라터병(Osgood Schlatter disease)과 같은 골 연골 증후군으로 분류되며 견인손상(traction injury)이라고 생각할 수 있다.

진단

10대 소년이나 소녀가 아킬레스힘줄이 부착되는 발뒤꿈치 아래가 아프다고 호소하면 골기염(apophysitis)이라고 생각해 볼 수가 있다. 대개 양쪽에 온다. 걸으면 감쪽같이 아프지가 않다. 단지 누르거나 만지면 압통을 호소하게 된다. 구두를 신으면 아프고 부종이 생기기도 한다. 통증은 발끝으로 서거나 달리거나 하면 더욱 심해진다. 통상 방사선 소견상, 진단에 도움이 되는 것은 별로 보이지 않는다.

치료

증후치료를 하지만 증상은 보통 자연히 사라진다. 증상이 사라질 때까지 어린이의 신체활동을 줄이도록 한다. 구두 뒤꿈치를 6 mm 정도 높이고 발을 아래로 내려 아킬레스힘줄의 부착 부위에서 스트레인을 적게 받도록 한다. 한쪽 발만 아플 경우에는 목발을 사용하도록 한다. 아주 심한 경우에는 무릎을 구부리고 발은 첨족 상태로 하여 무릎까지 석고붕대를 한다.

❸ 발의 피부질환

발에는 사마귀, 못, 티눈 그밖에도 여러 가지 피부질환이 있다. 이런 것들은 정상보행을 하데 있어서 발의 동작을 방해하는 요인들이 된다.

1) 못(callus)

못은 비정상적인 압력이나 마찰을 받게 되어 피부가 두꺼워지는 것이다. 특히 비정상적인 발은 못이 잘 생기게 된다. 가로아치가 내려앉은 발은 발허리뼈 머리에 체중이 받게 되어 못이 배기게 된다. 현저히 안쪽번짐(inversion)된 발에는 다섯째 발가락에 못이 배기게 될 것이다. 만약 발가락이 갈퀴처럼 되었거나 망치처럼 되었을 때 지절간 관절 위는 구두에 마찰이 되고 압력을 받아서 못이 생기게 될 것이다. 못과 사마귀를 혼동해서는 안 된다. 사마귀(wart)는 각질화된 부위에 유두선이 주행하고 있다. 못(callus)에는 이러한 유두선은 없다. 이것은 두꺼워진 피부로 된 반투명의 핵일 뿐이며 이 안에 혈관은 없다. 치료는 40%의 salicylic acid plaster를 붙이고 마찰이나 압력을 피하기 위하여 중앙을 둥글게 오려낸 스펀지 패드를 댄다. 못에 대한 최상의 치료는 정확한 교정 구두를 신어서 비정상적으로 접촉되는 지점을 피하도록 해야만 한다. 만일 비정상적인 발의 역학적인 면과 비정상적으로 받는 압력이나 마찰을 찾아내지 못한다면 치료 후에도 재발될 것이다.

2) 신경혈관성 티눈(neurovascular corn)

이것은 진단하기가 퍽 어렵다. 대개 뼈가 돌출된 부위에 나타나게 된다. 가느다란 실핏줄이 표면에 평행으로 놓이게 된다(사마귀에서는 수직으로 되어 있다). 이것은 매우 아프고 압통이 심하다. 치료는 50~100%의 silver nitrate solution에 매주마다 담그고 그 사이에는 40%의 salicylic acid plaster를 붙여 둔다.

3) 연성 티눈(soft corn)

연성 티눈은 발가락 사이에 생기는 각화증이다. 이러한 연성 티눈은 주로 넷째와 다섯째 발가락 사이에 잘 생긴다. 이것은 반대쪽 발가락의 압력으로 인하여 생기게 되며 계속적으로 습기가 있게 되면 티눈이 생기게 된다. 치료는 40%의 salicylic acid plaster를 붙여 주거나 스펀지로 된 패드나 또는 양모로 발가락 사이를 벌려둔다. 때로 외과적 절제술이 필요할 때도 있다.

4) 발바닥 사마귀(plantar wart)

사마귀는 못과 다르며 결코 돌출된 뼈에서 발견되지는 않는다. 이것은 주위의 피부로부터 명백히 둘레를 짓게 된다(그림 3-51). 정 가운데는 주위의 피부보다 검은색 모자이크의 외형을 나타내게 된다. 만약 사마귀가 점점 커지게 되면 사마귀의 피부는 갈라진 금이 생기게 된다. 사마귀는 쥐어짜면 아픈데 반하여 못은 그렇지가 않다. 못의 압통은 그 밑에 뼈가 돌출되어 있기 때문이다. 사마귀는 바이러스로 인한 간단한 유두종이다. 형태가 다른 세 개의 사마귀가 있다.

(1) 단순 타입(single type) : 못과 구별하기 어려울 정도의 간단한 사마귀

(2) 모녀 타입(mother-daughter type) : 큰 사마귀가 있고 그 주위에는 작은 사마귀들이 별처럼 산발적으로 있는 것이 특징이다.

(3) 모자이크 타입 (mosaic type) : 발허리뼈 표면 전체에 퍼져있는 모자이크 모양으로서 나타난다.

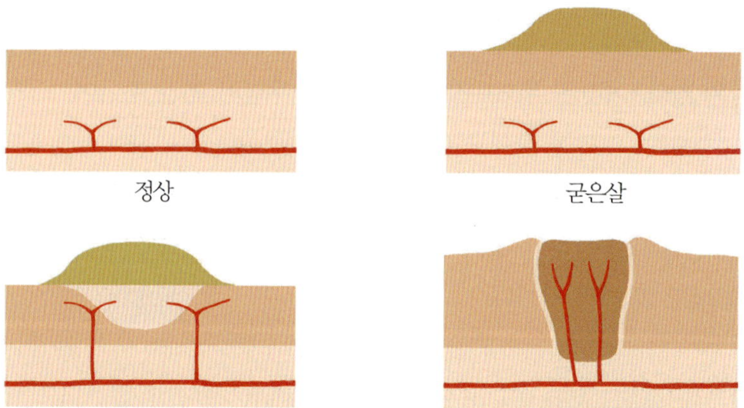

그림 3-51 발의 피부질환
못(callus)은 압력이나 마찰로 인한 순수한 각피증이다. 신경혈관성 티눈(neurovascular corn)은 무혈관성의 반투명한 각피증이며 혈관은 수평으로 놓여있다. 발바닥의 사마귀(plantar warts)는 유두종이고 원추형으로 생겼으며, 주위조직과 사마귀 사이에 틈이 벌어져 있다. 사마귀의 혈관은 수직으로 되어 있고, 껍질이 벗겨지면 혈관을 볼 수도 있다.

치료

수술은 모든 사마귀에 금기증이다. 사마귀를 떼어낸 상처는 사마귀보다 더 아프게 될 것이다. 그리고 새로운 사마귀가 상처자리를 따라 다시 자라게 될 것이다. 사마귀의 치료목적은 사마귀를 뿌리채 뽑아내야만 하는 것이다. 살리실산 테이프(salicylic acid tape)를 사마귀에 붙이고 매일 여러 번 다시 붙였다 뗀다. 그러면 수일 내로 증상은 없어지고 수주일 내로 사마귀는 없어질 것이다.

5) 다한증(hyperhidrosis)

지나치게 발에 땀이 나는 질병으로 보조기나 의지 착용 시에 특별한 관리를 요하게 된다.
25% aluminum chloride solution에 매주 밤마다 3~4번 담근다.

6) 발바닥각피증(keratodermia plantaris)

발뒤꿈치 바닥 전체가 아프고 피부가 갈라지고 두꺼워지는 경우를 발바닥각피증이라고 하며 여러 가지 원인이 있다. 대부분 건선(乾癬, psoriasis)의 한 형태이고 가족력이 있고 기후변화에도 영향을 받는다.

치료

1. 뒤꿈치를 따뜻한 물에 담가 부드럽게 한 다음 라노린 크림으로 마사지를 한다. 그래도 두꺼워져 있으면 부석으로 제거한다.
2. 깊게 갈라진 각피증은 질산은(silver nitrate)으로 치료한다.

7) 무좀(athlete's foot)

이것은 가려움을 수반하는 진균(fungus)의 감염으로 발생하며 흔히 발가락 사이가 갈라지게 된다.

치료

발을 늘 깨끗이 하고 감염된 발은 약을 바른다.

8) 연부조직의 종양(soft tissue tumor)

연부조직의 종양은 드물지만 가끔 힘줄집(건초, tendon sheath)에서 결절종(ganglion)을 볼 수 있다.

04 다리보조기

다리는 신체의 전 체중을 유지하고, 잘 지탱하여 설 수 있으며, 몸을 이동하여 우리가 원하는 곳으로 어디든지 갈 수 있는 자동차의 구실을 하고 있다. 또한 다리는 모든 체중을 지탱할 수 있을 정도의 강력한 힘을 가지고 있어야 하기 때문에 다리에 발생되는 약증이나 변형은 신체 전체에 영향을 주게 된다. 따라서 발과 발목관절, 무릎관절 및 엉덩관절에서의 문제는 국소적인 기능장애와 배열장애는 물론 신체 전체의 배열에도 문제를 일으키게 되며, 골반 및 척추에까지 그 영향을 미치게 된다.

다리 보조기를 신체에 적용시키려면 통증 및 종창의 유무, 근육의 약증 유무, 골관절의 변형 및 질병의 상황에 대해서도 잘 이해하고 있어야 한다. 그리고 그에 적합한 보조기를 제공해 주고, 적절한 트레이닝을 통하여 정상에 근접한 활동을 할 수 있도록 배려해 주어야 할 것이다. 특히 다리 보조기는 선자세에서와 보행에서의 평가에 따라 보조기의 첨삭이 필요하며, 주기적인 관찰과 통찰력이 요구되는 작업이 필요하다고 생각된다.

1 다리 보조기의 착용 목적

다리 보조기를 착용하는 이유는 무엇보다도 환자를 조기에 기동하고 이동할 수 있도록 하며, 통증을 경감시키고, 체중부하를 감소시키거나 동작을 조절하고, 변형이 진행되는 것을 최소화하기 위한 것이다. 그러나 장애요인에 따라 아래에 열거한 목적에 부합하도록 제작해야 한다. 그러므로 제작하기 전에 반드시 근력검사, 운동범위 검사, 신경학적 검사, 보행검사 등을 실시하여 정확한 장애의 정도를 판별하여야 하며, 그 기능에 맞는 보조기를 맞추어 주어야 한다.

다리 보조기의 착용 목적은 다음과 같다.

1) 체중을 받쳐주어 체중부하를 경감시킨다.
2) 관절을 똑바르게 유지시킨다.
3) 기형을 예방하고 교정한다.
4) 불수의적인 동작을 조절한다.
5) 질병이나 상해를 받은 관절을 보호하고 고정한다.
6) 약해진 근육을 도와주거나 대신한다.
7) 통증을 경감시켜준다.

또한 다리 보조기로서의 교정 및 치료할 때의 일반적인 원칙은 다음과 같다.

1) 적응증에 합당한 처방을 해야 하며, 필요한 기간에만 사용한다.

2) 관절의 운동은 가능한 한 허용하도록 한다.

3) 보행과 일상생활동작에 기능적이어야 한다.

4) 보조기의 관절 중심은 발목관절에서는 정강뼈안쪽복사뼈, 무릎관절에서는 넙다리뼈 안쪽융기에 설정하며, 엉덩관절은 90° 굽힘상태에서 편안하게 앉을 수 있는 위치에 정하도록 해야 한다.

5) 미관상 좋으며 착용감이 편안해야 한다.

2 다리 보조기의 일반적인 구성

금속으로 된 다리 보조기는 두 개의 지지대(upright)에 구두나 발판(foot plate)이 달려있고 여러 가지 보조기 부착물(brace attachment)을 달 수 있게 되어 있다. 보조기를 앞에서 보면 두 개의 지지대가 다리의 안쪽과 가쪽에 수직으로 평행하게 구성되어 있다. 금속밴드(metal band)는 반원형으로 되어 있고, 지지대의 안쪽과 가쪽에 연결되어 있다. 금속밴드의 외형은 가죽으로 씌워져 있으며, 앞쪽에는 벨트와 버클로 조이거나 벨크로로 조일 수 있게 되어 있다(그림 4-1).

보조기의 관절은 지지대와 연결되어 있고 여러 가지 형태의 자물쇠로 잠그고 풀 수 있게 되어 있다. 그러나 보조기의 관절은 인체의 관절과 해부학적으로 일치하고 있지는 못한데, 그것은 인체의 관절은 단일 축으로 이루어져 있는 기계적인 관절과는 달리 역학적으로 상당히 복잡하고 정밀하게 되어 있기 때문이다.

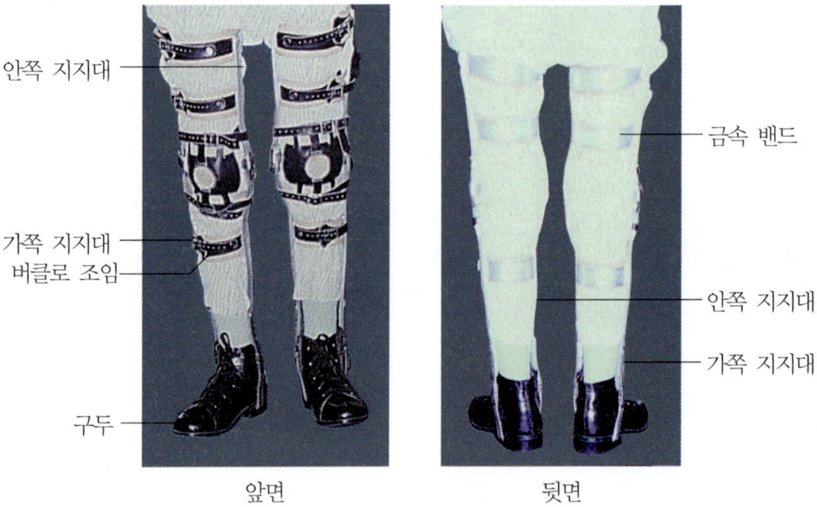

그림 4-1 다리 보조기

최근에는 무릎 이상의 보조기에는 금속과 플라스틱으로 제작된 것이 많이 있으며(그림 4-2), 무릎 이하의 보조기로서는 단지 플라스틱으로만 구성된 보조기가 주를 이루고 있다(그림 4-3). 그러나 임상에서는 성인이나 체중이 많이 나가는 환자 또는 불수의적 운동을 많이 하는 환자들에게는 아직도 금속보조기의 장점이 있기 때문에 임상에서 많이 사용하고 있다.

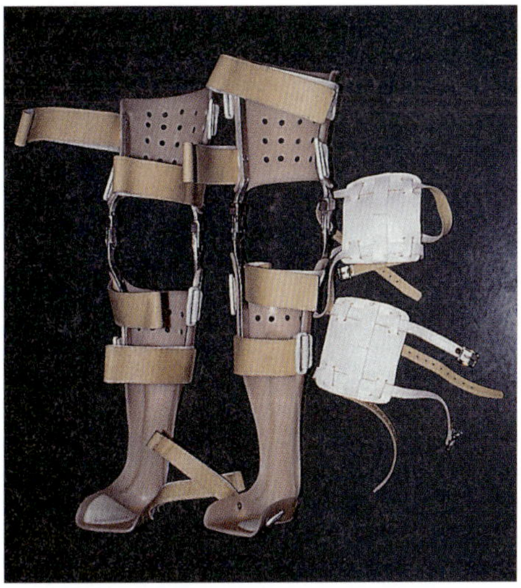

그림 4-2 금속과 플라스틱으로 만들어진 다리 보조기

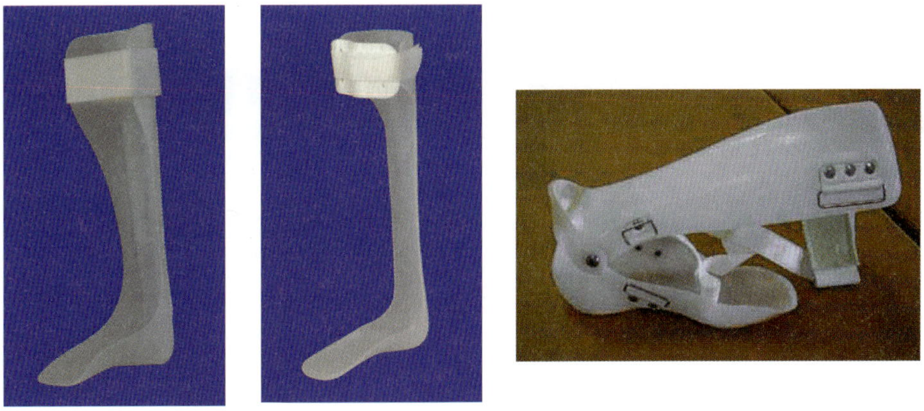

그림 4-3 플라스틱 보조기

③ 보조기의 3점압 원리(three point pressure principle)

휘어진 못을 똑바로 펴려면 두 점의 압력과 그와 반대되는 한 점의 압력이 필요하게 된다. 그와 마찬가지로 인체의 기형이 된 부분을 똑바로 펴게 하기 위해서는 두 점의 압력과 그와 반대되는 방향에서 한 점의 압력이 필요하다. 예를 들어 무릎관절의 밖굽이무릎(genu valgus)이 있을 때 넙다리와 종아리의 가쪽에 두 점의 압력과, 무릎관절 안쪽에 한 점의 압력이 필요하다(그림 4-4 a). 척주뒤굽음증(kyphosis)

에서도 두 점은 복장뼈(흉골)와 두덩뼈(치골) 부위에, 한 점은 척추후만부 위에 압력을 가해야 하며(그림 4-4 b) 척주옆굽음증(scoliosis)에서도 두 점은 겨드랑옆(액와 측부)과 엉덩뼈옆(장골 측부)에, 한점은 반대쪽 척추 측만 부위에 필요하다(그림 4-4 c). 다음은 Jordan에 의하여 묘사된 3점압 원리에 입각한 도해이다(그림 4-5).

Jordan에 의한 신체 각 부위의 3점압 원리는 다음과 같다.

A. 목뼈(경추)를 받치기 위한 보조기로서 두 점은 턱과 뒤통수뼈(후두골)에, 반대압은 중력과 머리 무게에 의하여 이루어진다.
B. 등뼈(흉추)를 고정하기 위한 과신전 보조기를 예로 들 수 있겠는데 두 점은 복장뼈와 두덩뼈에, 반대쪽 한점은 등뼈에서 앞으로 미는 힘으로 3점압이 이루어진다.
C. 골반을 고정하기 위한 보조기는 엉덩뼈(장골)와 넙다리뼈 위에서 두 점의 압력과 둔부의 궁둥뼈 부위에서 한점의 반대 압력으로 3점압이 이루어진다.
D. 무릎관절굽힘을 펴기 위한 장하지 보조기를 예로 들 수 있겠는데 두 점은 넙다리와 종아리의 밴드에 의하여 한점은 무릎뼈(슬개골) 패드에 의한 압력으로 다리를 똑바로 펼 수 있게 된다.
E. 발을 고정하기 위한 보조기는 발바닥에서 위로 미는 두 점과 체중과 중력으로 인한 한점의 반대압으로 3점압이 이루어진다.

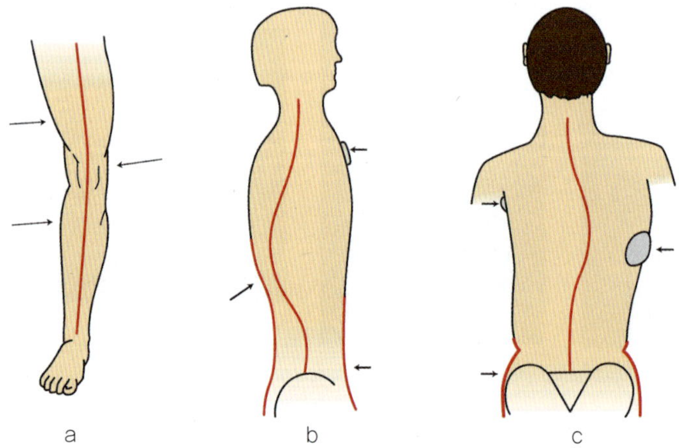

그림 4-4 a. 밖굽이무릎(genu valgus)에 대한 3점압 원리
b. 척주뒤굽음증(kyphosis)에 대한 3점압 원리
c. 척주옆굽음증(scoliosis)에 대한 3점압 원리

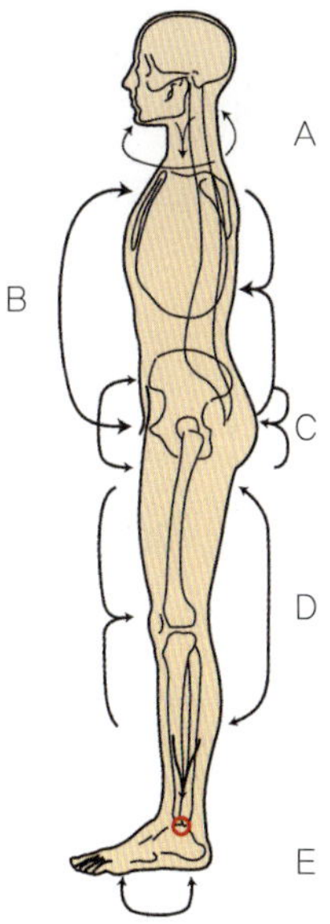

그림 4-5 Jordan에 의한 3점압 원리

④ 재료(material)

다리 보조기를 만드는 기본적인 재료는 금속과 가죽 그리고 플라스틱이다. 금속은 스테인리스가 나오기 전까지는 수술용 스틸이 주로 많이 사용되었다. 알루미늄은 스틸의 약 1/3 정도의 무게 밖에 되지 않기 때문에 스틸로 제작하는 것보다는 훨씬 가벼워서 좋지만 스틸보다는 강도가 약한 것이 결점이다. 만약 알루미늄의 강도를 강하게 하려면 두께를 두껍게 하면 된다. 그러나 스틸은 알루미늄보다는 강도면에서 강하기 때문에 만약 보조기를 알루미늄으로 제작하려고 하면 보조기 관절에는 동이나 철로된 부싱(bushing)을 반드시 사용해야만 한다(그림 4-6).

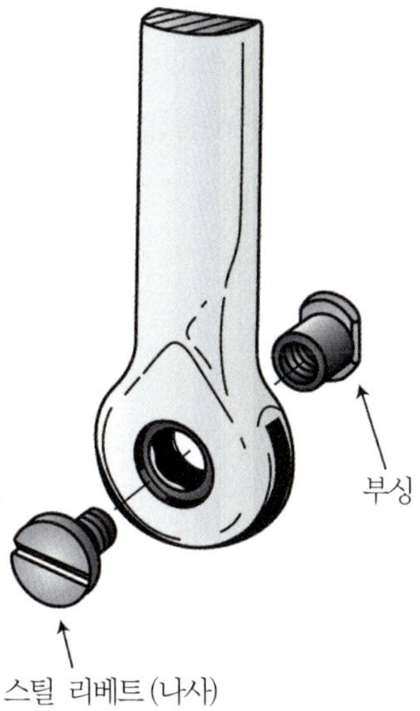

그림 4-6 보조기 관절에 사용되는 동이나 철로된 부싱

왜냐하면 보조기 관절의 중심부나 지지대를 연결하는 곳에 사용되는 못의 일종인 스틸 리베트(steel rivet)는 재질이 강하고 알루미늄은 약하기 때문에 알루미늄이 마모되기 쉽기 때문이다. 이러한 단점을 보완하기 위하여 강철의 강도와 알루미늄의 유연성의 장점을 보완한 스틸과 알루미늄의 합금인 듀랄루민을 사용한다.

보조기의 금속 밴드는 가죽으로 싸게 되는데 바깥쪽에는 잘 찢어지지 않고 마모되지 않는 소가죽을 쓰는 것이 좋고, 안쪽에는 땀을 잘 흡수할 수 있는 말가죽을 사용하는 것이 좋다. 가죽 끈으로 된 벨트를 매기가 어려운 환자에게는 벨크로를 사용한다. 그러나 벨크로를 사용할 때에는 나일론과 같은 옷감은 천이 묻어나면 옷을 못 쓰게 할 수 있기 때문에 각별히 주의를 해야 한다.

보조기를 제작하는데 있어서 최근에는 플라스틱이 많이 이용되고 있는데 가장 일반적으로 사용되는 플라스틱 제작방법은 열경화성(thermosetting)과 열가소성(thermoplastic)이 이용된다. 이것은 232쪽에 설명되었다.

보조기의 디자인과 타입 그리고 재료의 선택은 환자의 직업, 성별, 체중, 불구의 정도에 따라 다양하다. 그러나 궁극적으로 좋은 보조기란 가벼우면서도 강하고 내구성이 있어서 외력, 내력에 충분히 견딜 수 있어야 하고, 또한 정확히 잘 맞고, 편안하고, 단순하고, 효율적인 디자인으로 꾸며져 있어서 환자 자신이나 보호자가 신고 벗기가 편하도록 만들어져야 되는 것이다.

5 다리 보조기의 종류

다리 보조기(lower limb orthosis or lower extremity brace)는 다리의 관절에 따라 다음과 같이 분류한다.

1) AFO(ankle foot orthosis) : short leg brace

발목관절의 운동을 조절하는 보조기를 총칭하여 AFO라 부르며, 무릎 이하의 보조기라고 하여 below knee orthosis 또는 BK orthosis라고도 한다(그림 4-7 a, b).

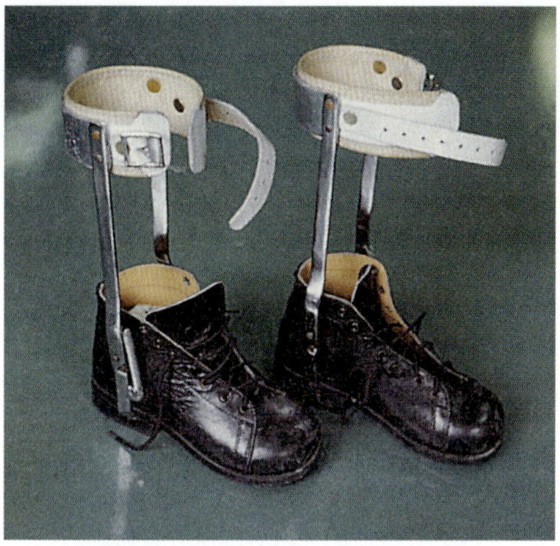

a

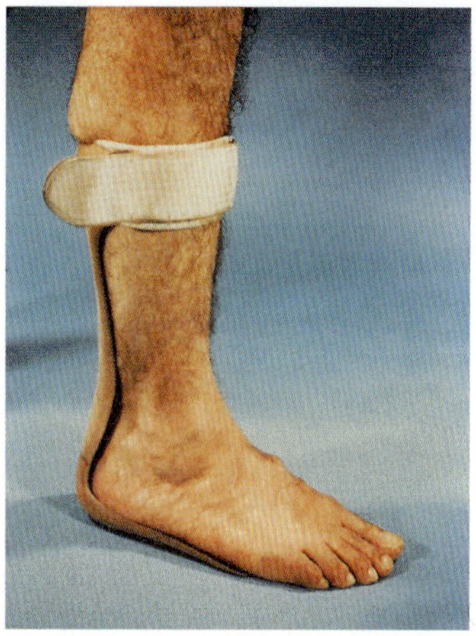

b

그림 4-7 a. 금속 재질로 된 AFO
b. 플라스틱으로 된 AFO

2) KAFO(knee ankle foot orthosis): long leg brace

무릎관절과 발목관절의 운동을 조절하는 보조기를 총칭하며 KAFO라 부르고, 무릎 이상의 보조기라 하여 above knee orthosis 또는 AK orthosis라고도 한다(그림 4-8 a, b).

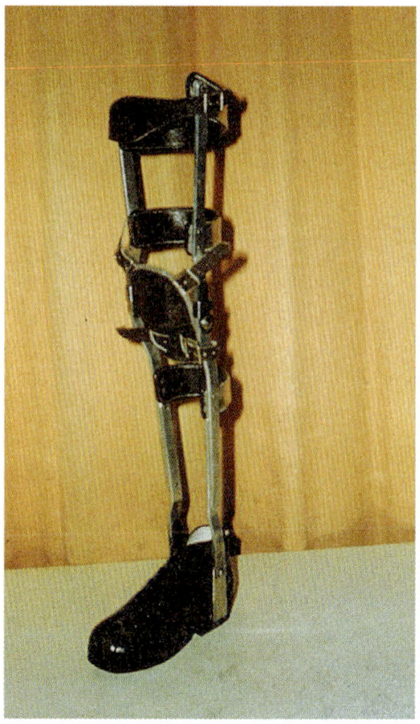

a

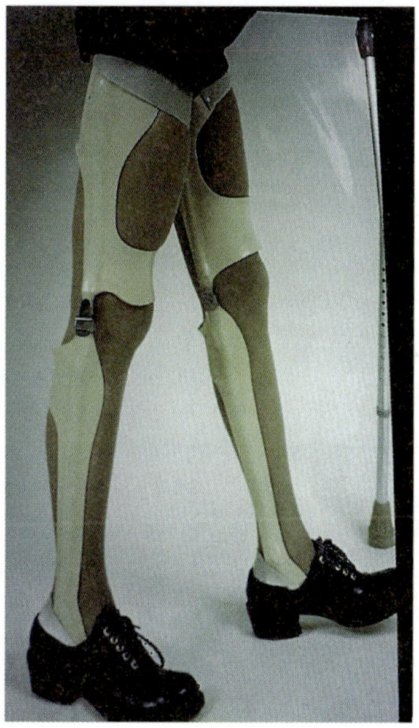

b

그림 4-8 a. AK orthosis
b. 착용한 플라스틱 KAFO

3) HKAFO(hip knee ankle foot orthosis): long leg brace with pelvic band

엉덩관절, 무릎관절, 발목관절의 모든 운동을 조절하는 보조기를 총칭하며 HKAFO라 한다(그림 4-9 a, b).

4) KO(knee orthosis)

오직 무릎관절에 이상이 있는 경우에만 착용하는 보조기로 무릎관절의 동작을 조절한다(그림 4-10 a, b, c, d).

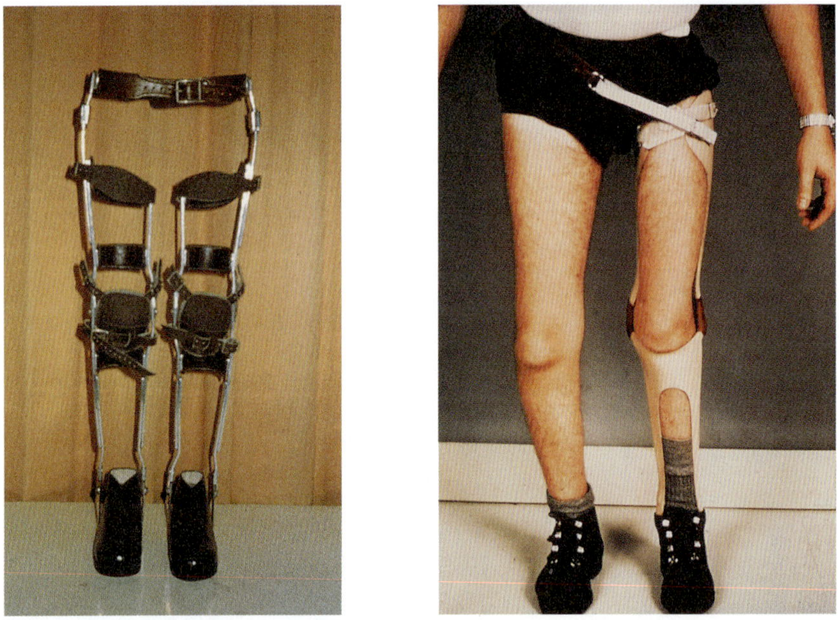

a b

그림 4-9 a. HKAFO(hip knee ankle foot orthosis)
b. HKAFO 착용모습

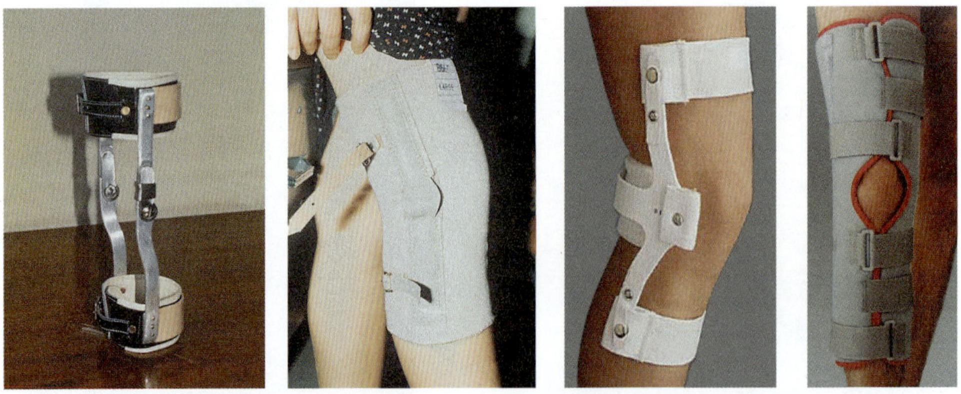

a b c d

그림 4-10 여러 가지 종류의 무릎관절 보조기

a. 금속과 가죽으로 된 무릎 보조기
b. 캔버스로 제작된 코르셋형 무릎 보조기
c. 스웨디쉬 니케이지
d. 무릎 스타빌라이저

4-1 단하지 보조기(ankle foot orthosis(AFO) or short leg brace(SLB))

단하지 보조기는 무릎아래보조기(BK orthosis)라고도 하며 발목관절이나 발의 기형을 교정하거나 예방할 때, 발목관절에 받는 체중부하를 감소하고자 할 때, 발목관절의 불수의 운동을 조절하고자 할 때 주로 이용되며 그 구성은 다음과 같다(그림 4-11).

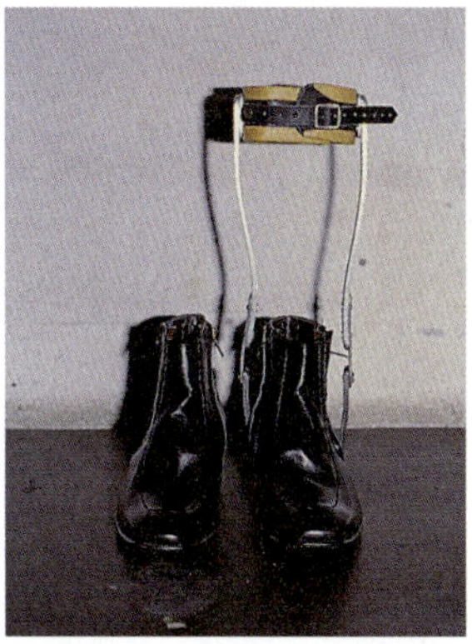

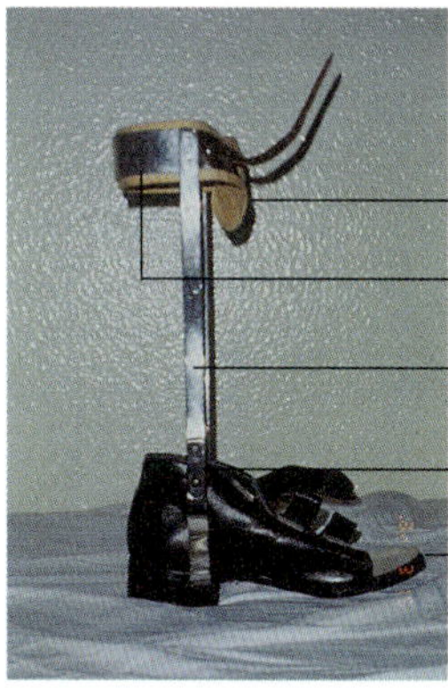

그림 4-11 단하지 보조기의 부품 명칭

① 구두

보조기를 맞출 때 구두는 제일 먼저 생각해야 할 문제로서 튼튼하고 잘 맞고 신고 벗기 편하며 발의 기형에 적합한 구두여야 한다.

구두에 대한 문제는 3장에 자세히 기술되어 있다.

② 구두의 부착물

1) 등자(stirrup)

(1) 고정형 등자(fixed stirrup, solid stirrup)

고정형 등자는 U자 모양의 말발굽처럼 생긴 구부러진 강철판으로 구두의 본창(sole)과 굽(heel) 사이에 부착한다(그림 4-12). 이것은 구두와 수직 지지대(upright)를 연결하여 구두를 견고히 고정시키는 역할을 하며 그 상단은 보조기의 발목관절(mechanical ankle joint)을 이루는 부분으로 되어 있다.

고정형 등자는 단하지 보조기에서 가장 일반적으로 사용되는 등자로서 등자가 구두에 완전히 고정되어 있어서 견고하고 내구성이 있으며 분리형 등자(split stirrup)보다는 무게가 가볍고 해부학적 발목관절과 보조기의 발목관절이 일치하고 있다는 장점이 있으나 구두를 교환할 때는 구두바닥에 고정된 쇠못을 빼내어야 한다는 단점이 있다.

(2) 분리형 등자(split stirrup)

분리형 등자는 사각형의 납작한 통로가 뚫린 금속판을 구두에 고정시키고 그 통로 안으로 등자의 양쪽을 떼었다 붙였다 할 수 있게 되어 있다(그림 4-13).

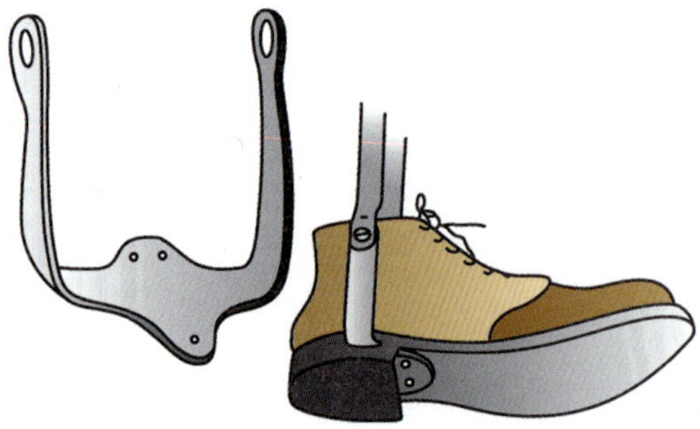

그림 4-12 고정형 등자(solid stirrup, fixed stirrup, conventional stirrup)

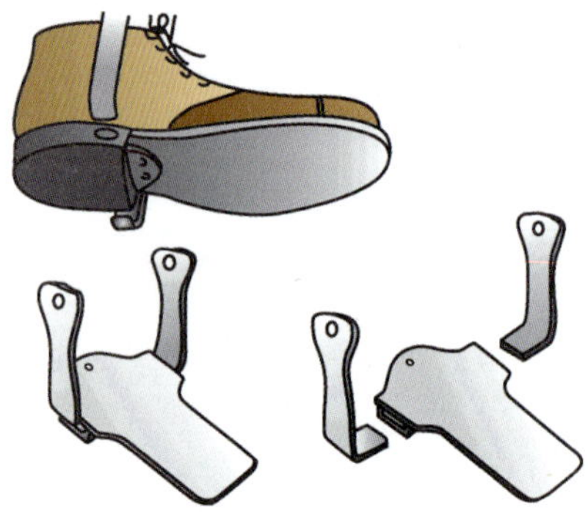

그림 4-13 분리형 등자(split stirrup)

구두를 신고 벗기가 편하고 쉽게 다른 구두로 바꾸어 신을 수 있으며 인체의 발목관절과 보조기의 발목관절의 위치가 같다는 장점이 있으나 고정형 등자보다는 구조가 복잡하여 무겁고 내구성이 적고 사각형의 금속판 안으로 등자 지지대를 넣었다 뺐다해야 하기 때문에 오랫동안 사용하면 구두와 좌우 양쪽의 지지대 사이가 벌어지기 쉽고 구두 밑에서 잡음소리가 나기 쉬운 단점이 있다.

보조기와 구두를 분리하는 또 다른 방법은 등자는 고정형 등자로 사용하고 안쪽과 가쪽지지대를 분리하여 떼어낼 수 있도록 고안된 것도 있다. 이것은 보조기 발목관절의 축(axis)에서 떼어내는 것으로 안쪽과 가쪽 등자가 듀랄루민으로 제작되어 탄성이 좋아야 한다. 경우에 따라서는 축에서 등자가 빠질 것을 대비하여 두꺼운 끈으로 발목을 묶어서 고정하는 수도 있다(그림 4-14).

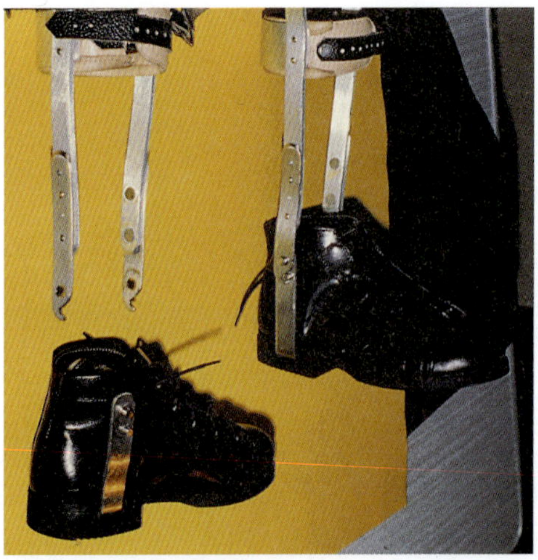

그림 4-14 보조기 발목관절 축에서 분리할 수 있음을 보여주고 있다.

(3) 캘리퍼(caliper)

캘리퍼는 구두굽 앞쪽의 본창에 구두 발바닥 넓이만큼 기다란 원통형 파이프를 용접시킨 금속판을 부착시켜서 그 파이프 안으로 둥근 캘리퍼의 지지대를 넣었다 뺐다 할 수 있게 되어 있다(그림 4-15). 이것은 구두를 쉽게 교환 할 수 있는 장점은 있으나 고정형 등자보다는 무겁고 파이프가 원통형이므로 캘리퍼가 빠지기 쉽다. 그러나 무엇보다도 큰 단점은 인체의 발목관절과 보조기의 발목관절이 전혀 일치하지 않는다는 점이다. 보조기의 발목관절이 발바닥에 위치하게 되므로 구두의 뒤축이 움직이게 되고 보조기와 다리 사이에 불균형을 초래하기가 쉽다. 이러한 형태의 캘리퍼는 현재는 거의 사용되고 있지 않다.

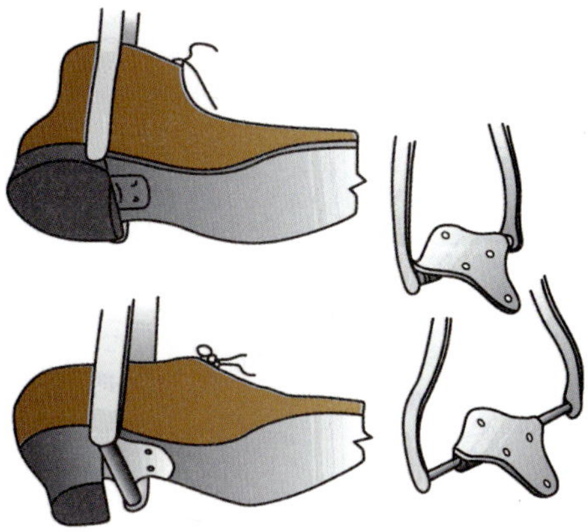

그림 4-15 캘리퍼(caliper)

(4) 슈인서트(shoe insert) : 발의 아치받침

방안으로 들어갈 때 신발을 벗어야 하는 경우에는 보조기를 풀고 벗고 하려면 불편할 것이다. 이럴 때는 보조기에 구두를 부착하는 것보다는 슈인서트(shoe insert)를 부착하는 것이 편리할 때가 있다(그림 4-16). 발의 아치를 잘 받쳐 주려면 풋플레이트(foot plate)를 사용한다(그림 4-17).

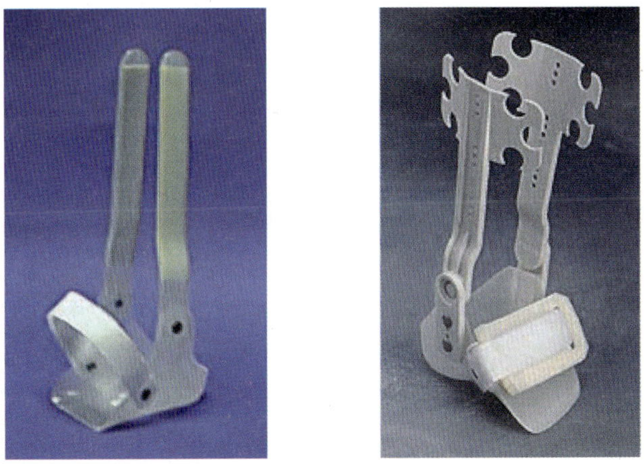

그림 4-16 플라스틱으로 제작된 슈인서트

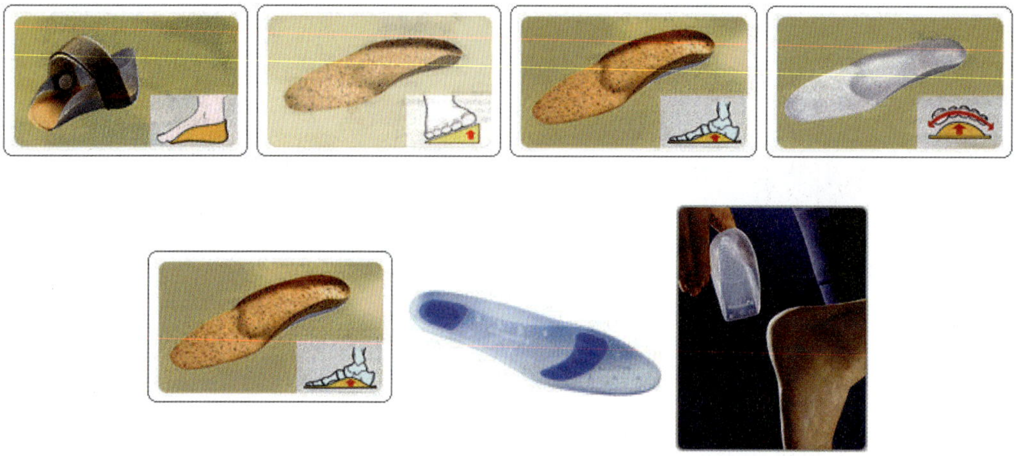

그림 4-17 발의 아치를 받쳐주기 위한 여러 가지 풋플레이트

만드는 재료로는 플라스틱이나 금속 혹은 금속에 가죽을 씌워서 사용한다. 근래에는 플라스틱이 흔히 사용되고 있다. 그것은 환자의 발의 형태를 그대로 본뜬 석고 위에 고열을 가한 한 장의 플라스틱판으로 밀착시켜 제작하면 환자의 발에 꼭 맞게 만들 수 있기 때문이다.

한쪽 발이 기형으로 작은 사람은 그 발에 슈인서트를 착용하고 구두를 신으면 양쪽 발의 크기가 같아져서 발의 기형을 조절하기도 하고 구두를 신은 발의 모양이 똑같아져서 예뻐지기도 하는 일석이조의 이득을 얻을 수도 있다. 그러나 양 발의 크기가 같은 데 이것을 신어야 할 때는 오히려 한쪽 구두를 크게 맞추어야 하는 단점도 있다. 압박으로 인한 욕창이 발생할 수 있으므로 피부감각에 이상이 있는 환자는 이것을 하지 않는 것이 좋다.

슈인서트와 비슷하게 생겼으나 발등을 가죽으로 덮어 발을 조일 수 있게 하여 고정시킨 샌들 인서트(sandal insert)(그림 4-18)도 있다. 이것은 뇌성마비처럼 장딴지근(gastro- cnemius)의 단축(shortening)으로 뒤꿈치가 잘 닿지 않을 때 발뒤꿈치가 구두 안쪽의 바닥에 잘 닿게 하기 위하여 사용한다. 최근에는 플라스틱 보조기로 이러한 역할을 대신하도록 하게 되어 있다.

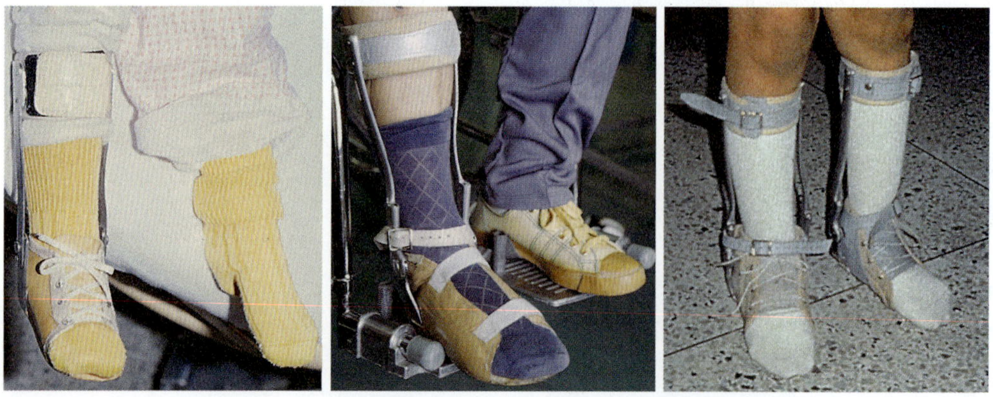

그림 4-18 샌들 인서트(sandal insert)

③ 보조기의 발목관절(mechanial ankle joint)

보조기의 발목관절은 인체의 발목관절과 일치되어야 하며 보조기의 발목관절은 피부에서 약 3~9 mm 정도 떨어져 있어야 한다. 보조기 발목관절에는 자유 발목관절(free motion ankle joint)과 제한 발목관절(limited motion ankle joint) 그리고 운동보조 발목관절(assist motion ankle joint)이 있다(그림 4-19).

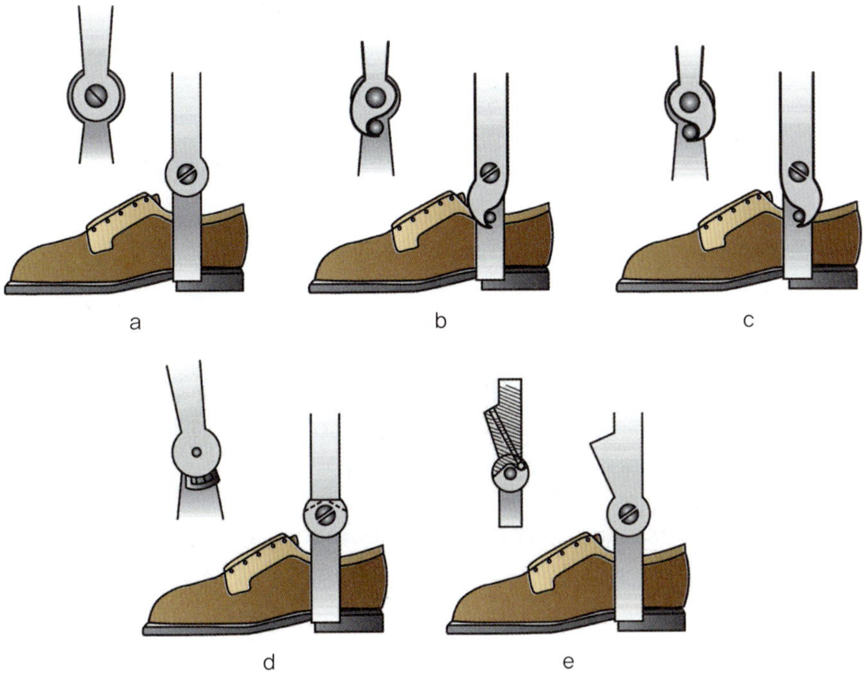

그림 4-19 보조기 발목관절의 종류

a. 자유 발목관절(free motion ankle joint)
b. 90° 전방정지 발목관절(90° anterior stop ankle joint)
c. 90° 후방정지 발목관절(90 posterior stop ankle joint)
d. 제한 발목관절(limited ankle joint)
e. 클렌작 발목관절(Klenzak ankle joint)

1) 자유 발목관절(free motion ankle joint)

자유 발목관절(그림 4-19 a)은 발목관절의 안쪽과 가쪽 안정성(mediolateral stablility)이 필요할 때(예 : 발목관절 염좌(ankle sprain)) 사용된다. 그러나 가쪽번짐(eversion)과 안쪽번짐(inversion)은 할 수 없으며 단지 발등굽힘(dorsiflexion)과 발바닥굽힘(plantar flexion)만 허용된다. 보조기의 자유발목관절은 인체의 발목관절에는 이상이 없으나 무릎관절(knee joint)에 어떤 병변으로 장하지 보조기(AK orthosis)를 필요로 할 때 사용한다. 그러나 이 보조기의 발목관절은 발바닥굽힘근(plantar flexor)이 약할 때 또는 몸의 균형을 이루지 못할 때는 사용하지 않는 것이 좋다. 최근에는 발목관절의 형태가 외부에서 보다 보조기 발목관절 내부의 형태에 따라 다르게 되어 있다(그림 4-20).

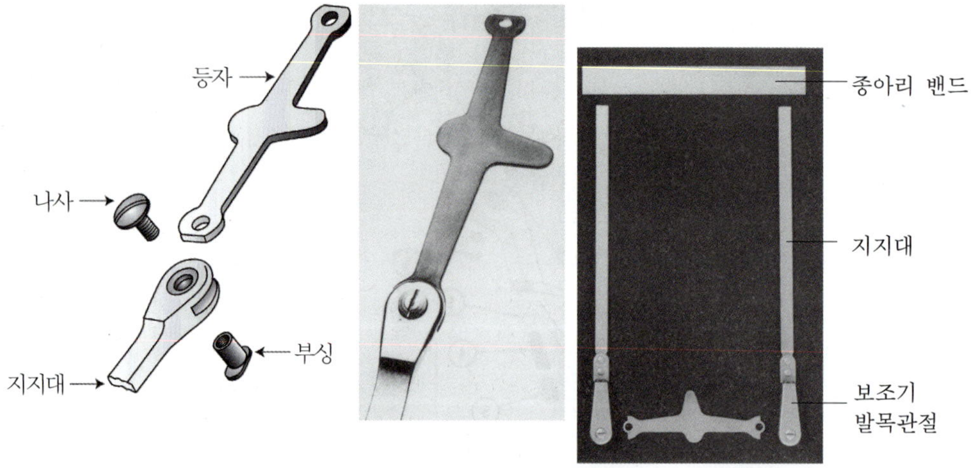

등자와 보조기 발목관절 조립품

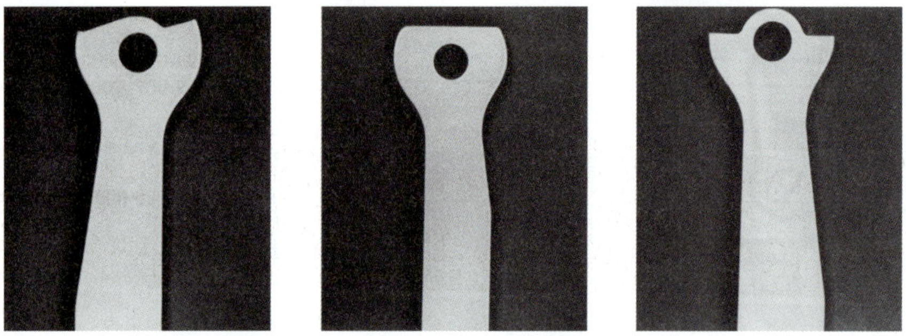

그림 4-20 의공학적 발달로 보조기 발목관절의 내부 형태에 따라 발목운동이 좌우된다.

2) 제한 발목관절(limited motion ankle joint)

발목관절을 움직이는 근육이 쇠약하거나 마비되었거나 손상되었을 때는 그에 따라 적합한 운동범위를 제한하는 보조기 발목관절을 맞추어야 한다.

(1) 전방정지 발목관절, 발등굽힘정지 발목관절(anterior stop, dorsiflexion stop ankle joint) : 전방정지 발목관절(그림 4-19 b)은 발바닥굽힘(plantar flexion)은 허용하며 발등굽힘(dorsiflexion)은 제한시키는 관절로서 발바닥굽힘근(plantar flexor)이 약할 때나 정강신경 마비(tibial nerve palsy)로 발뒤꿈치보행(calcaneus gait)을 할 때 적용시킨다. 이 관절은 발목관절의 발등굽힘(ankle dorsiflexion)이 되지 않기 때문에 낮은 의자에서 일어날 때나 앉을 때 또는 언덕길을 올라갈 때는 상당히 불편할 것이다.

(2) 후방정지 발목관절, 발바닥굽힘정지 발목관절(posterior stop, plantar flexion stop ankle joint)

후방정지 발목관절(그림 4-19 c)은 발등굽힘(ankle dorsiflexion)은 허용하며 발바닥굽힘(plantar flexion)은 제한시키는 관절로서 발등굽힘(dorsiflexion)이 약할 때 또는 종아리신경(peroneal nerve)의 마비로 발처짐(하수족, foot drop)이 되었을 때 사용된다. 또한 첨족변형(equinus deformity)을 교정할 때, 발바닥굽힘 구축을 서서히 스트레칭 할 때도 사용된다. 그러나 발목관절 발바닥굽힘(ankle plantar flexion)이 제한을 받기 때문에, 비스듬한 길을 내려 갈 때는 발걸음을 조금씩 떼어야 하며 체중이 앞으로 쏠리기 때문에 넘어지지 않도록 조심해야 한다. 평지 보행을 할 때도 발목이 밑으로 자유롭게 움직이지 못하기 때문에 불편한 것은 감수해야 할 것이다.

종아리신경 마비(peroneal nerve palsy)로 발을 발등굽힘할 수 없게 되어 발이 늘어지게 되면(하수족, foot drop) 보행 시에 입각기에서 발뒤꿈치를 닿지 못하고, 마치 새가 보행하는 것처럼 발가락 쪽부터 눌러 딛게 되며, 유각기(swing phase)에서는 발끝이 밑으로 처지게 되어 발끝을 지면에 끌며 걷게 되는 닭모양보행(계상보행, steppage gait)을 하게 되는데 발목을 90°로 또는 5° 정도 발등굽힘으로 고정시켜줌으로서 입각기에 발뒤꿈치가 닿게 되고 발끝도 끌리지 않게 되기 때문에 천천히 걸으면 정상에 가까운 형태로 보행을 할 수 있게 된다. 그러나 발바닥굽힘(plantar flexion)을 할 수 없도록 설계되어 있어서 발끝떼기(toe off)를 정상적으로 할 수 없다는 단점도 있으며 이러한 이유 때문에 장기간 단하지 보조기를 착용한 환자를 보면 발바닥굽힘근의 작용으로 보조기의 발목관절이 발바닥굽힘 쪽으로 벌어져 있는 것을 흔히 볼 수 있다. 이럴 때는 다시 수선하여 제 역할과 기능을 다할 수 있도록 해야 할 것이다.

(3) 양방향정지 발목관절(double stop, limited stop ankle joint) : 양방향 정지 발목관절은 보조기 발바닥굽힘(plantar flexion)과 발등굽힘(dorsiflexion)의 운동범위를 5°에서 10° 정도 허용하는 관절이다. 이것은 궁둥신경(sciatic nerve)이 손상되어 발등굽힘근(dorsiflexor)이나 발바닥굽힘근(plantar flexor)이 모두 약하거나 마비가 되었을 때 사용된다. 비탈길이나 계단을 오르내릴 때는 발목이 위아래로 충분히 움직이지 못하기 때문에 상당히 불편하다(그림 4-19 d).

3) 발등굽힘 운동보조 발목관절(dorsiflexion assist motion ankle joint)

이것은 발등굽힘근(dorsiflexor)이 약하거나 마비가 되었을 때 그 동작을 대신하여 보조하도록 고무줄, 스프링, 철사, 플라스틱을 이용할 수 있다. 이것은 유각기에 발처짐(drop foot)을 방지하고 발뒤꿈치 닿기 후에 종아리가 앞으로 나아가는 것을 도와준다.

(1) 클렌작 발목관절(Klenzak ankle joint) (그림 4-21 a, b) : 클렌작 발목관절은 스프링의 작용으로 발목관절의 발등굽힘(ankle dorsiflexion)을 도와주는 관절이다. 스프링의 강도를 적당히 조절하여 발등굽힘의 강도를 조절한다. 일반적으로 스프링의 강도조절은 보조기를 벗어 놓았을 때 약간 발등굽힘 상태가 되도록 유지시키고 보조기를 신은 상태에서는 무릎을 굽혀 발을 들어 올렸을 때 보조기의 발목관절을 90°가 되도록 유지시키면 된다.

종아리신경 마비로 인하여 발목관절이 발처짐이 되었을 때는 보조기의 발목관절은 후방정지(posterior stop)보다 클렌작을 사용하면 뒤꿈치 닿기(heel strike)때나 발끝떼기(toe off) 바로 직후와 중기 입각기(mid stance)에서 아주 자연스러운 발의 형태가 되어 정상에 가까운 보행을 할 수 있게 된다. 그러나 위 운동신경원(upper motor neuron)에 장애가 있는 환자에게는 사용하지 않는다. 왜냐하면 클렌작 관절의 스프링의 작용은 장딴지근과 가지미근을 약간 신장(stretch)시키게 되어 경직성(spasticity)과 간대성경련(clonus)을 더욱 증가시키게 되기 때문이다.

주의해야 할 점은 보조기 관절 내에 먼지나 모래 등이 잘 낄 수 있기 때문에 손질을 자주 해주어야 한다는 것이다.

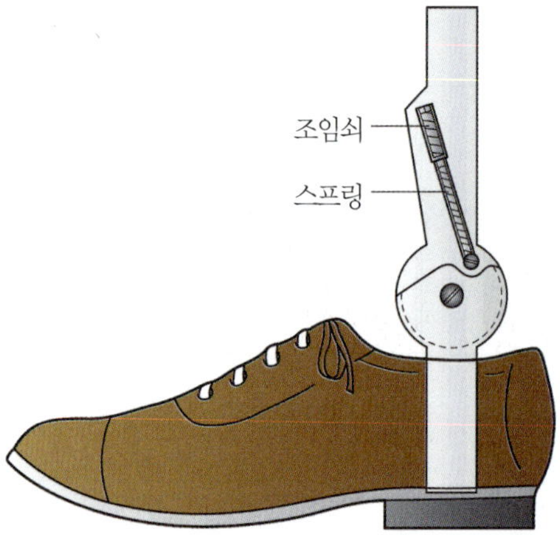

a

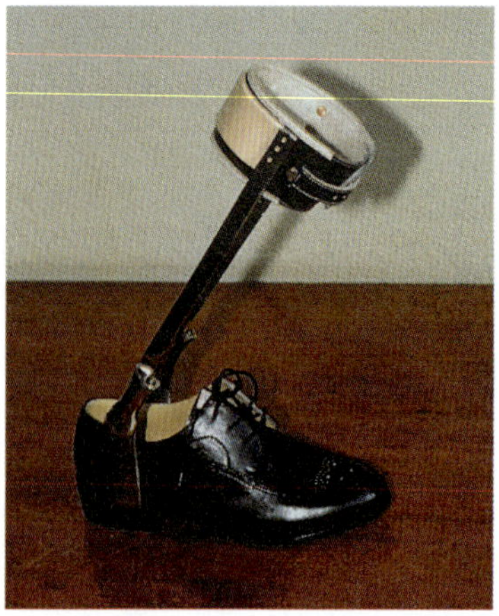

b

그림 4-21 클렌작 발목관절
a. 도해 b. 실제 모습

(2) 와이어 스프링 발등굽힘 보조(wire spring dorsiflexion assist) : 이것은 와이어 AFO라고도 부르며 피아노줄과 같은 강철로 된 강선으로 스프링 역할을 하여 발목관절 발등굽힘(ankle dorsiflexion)을 보조해주는 기능을 하는 보조기이다(그림 4-22). 이것은 기성품으로 만들어져 있으며 구두에 구멍을 뚫거나 등자를 달거나 또는 구두굽을 떼어낼 필요 없이 어느 구두라도 쉽게 부착하여 고정시킬 수 있기 때문에 상당히 편리하다. 밴드의 높이도 조절할 수 있고 밴드에도 벨크로로 조일 수 있어 매고 풀기가 편하다. 다만 보조기의 발목관절이 없이 스프링으로만 되어 있어 역학적으로 적합치가 못한 점과 힘이 약한 것이 흠이며 플라스틱 보조기의 출현으로 점차 밀려나는 경향이 있으나 가격이 저렴하고 조작이 간편하고 기성품으로 되어 있다는 편리한 점이 있다.

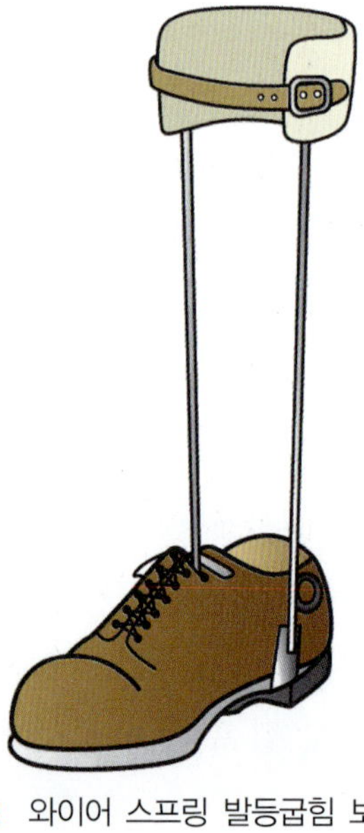

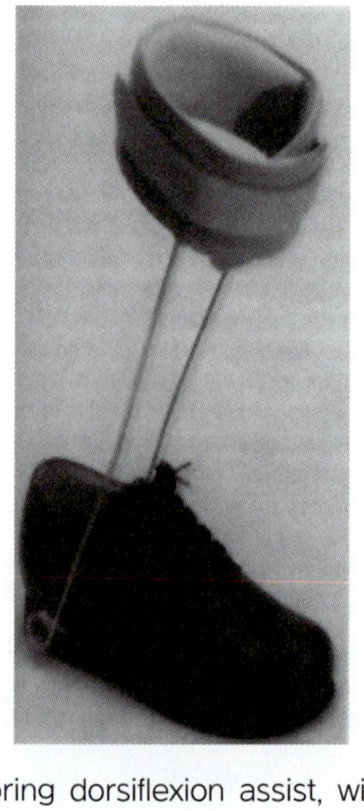

그림 4-22 와이어 스프링 발등굽힘 보조(wire spring dorsiflexion assist, wire AFO)

(3) 이중조절 발목관절(double action ankle assist) : 이것은 보조기의 발목관절 내에 두 개의 스프링이 들어 있어서 스프링의 강도 조절에 따라 발등굽힘(dorsiflexion)이나 발바닥굽힘(plantar flexion)의 작용을 보조할 수 있도록 고안된 장치다(그림 4-23 a, b, c, d).

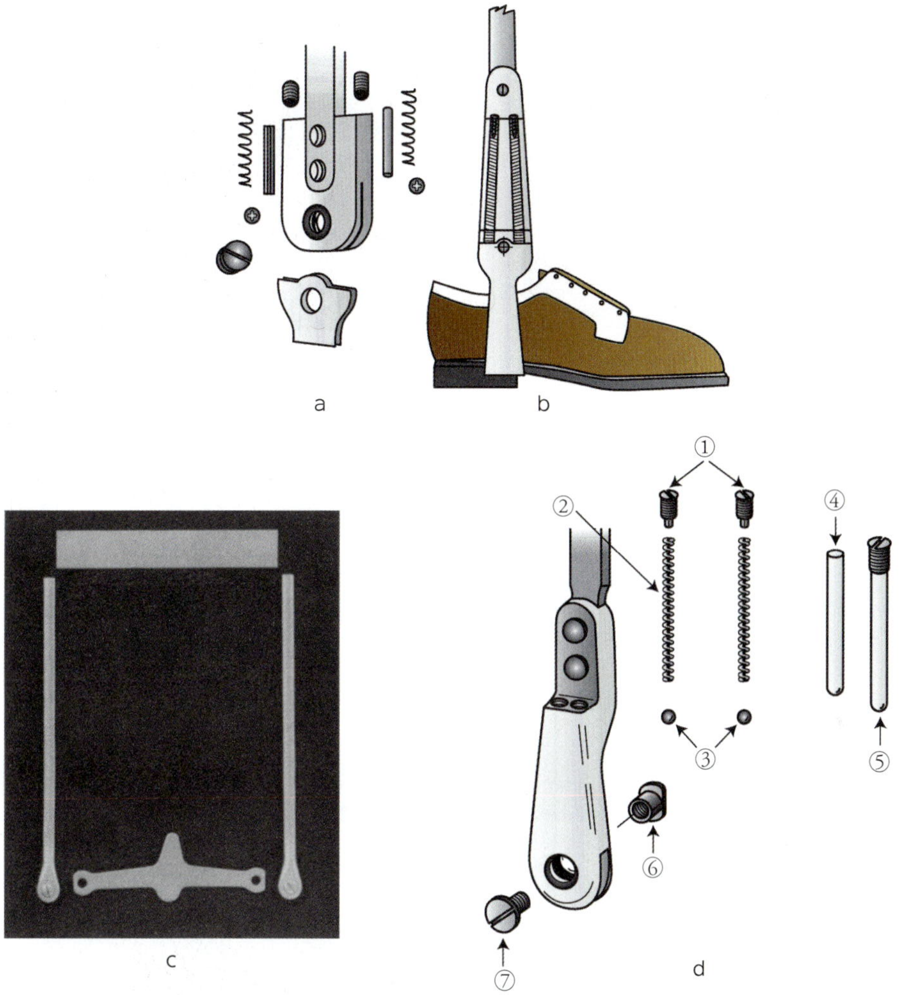

그림 4-23 이중 조절 발목관절
a. 해체된 이중조절 발목관절　b. 구두에 설치된 모양
c. 이중조절 발목관절 키트　d. 이중조절 발목관절 부품 명칭
① 조절나사　② 스프링　③ 쇠구슬　④ 스프링 저장통　⑤ 나사와 스프링통 결합
⑥ 부싱　⑦ 조임나사

(4) 발등굽힘 발 보조기(dorsiflexion foot brace) : 이것은 발의 발허리뼈 부위와 종아리의 위쪽끝 부위를 가죽 밴드로 감싸고 종아리 밴드(calf band) 앞쪽과 발허리뼈 밴드(metatarsal band)의 발등 쪽을 탄력 밴드로 연결하여 발목관절의 발등굽힘을 도와주도록 고안된 것이다. 값이 싸고 편리하지만 외형이 보기 좋지 않고 거추장스러운 것이 단점이다(그림 4-24).

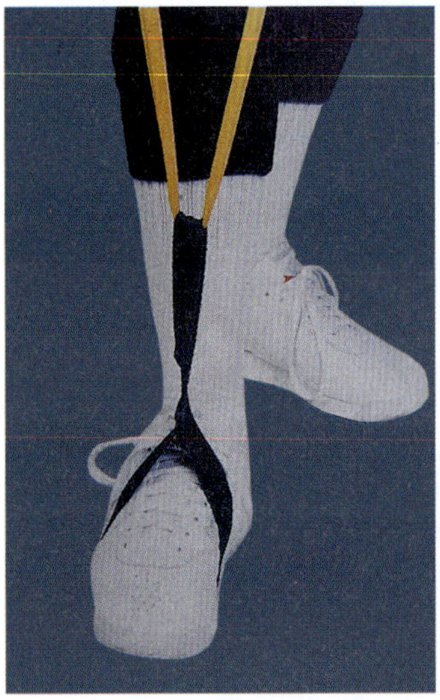

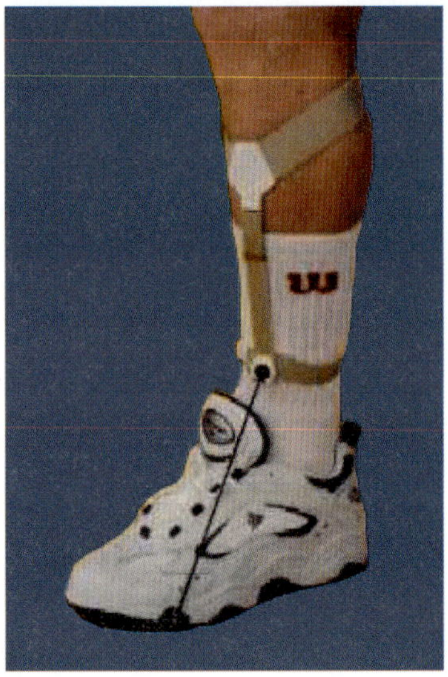

그림 4-24 발등굽힘 발 보조기

(5) 플라스틱 무릎아래 보조기(plastic below knee orthosis) : 이것은 플라스틱 AFO라고도 하며 플라스틱의 되튀기는 힘을 이용하여 약간의 발등굽힘 작용을 도와주는 것이다(그림 4-25).

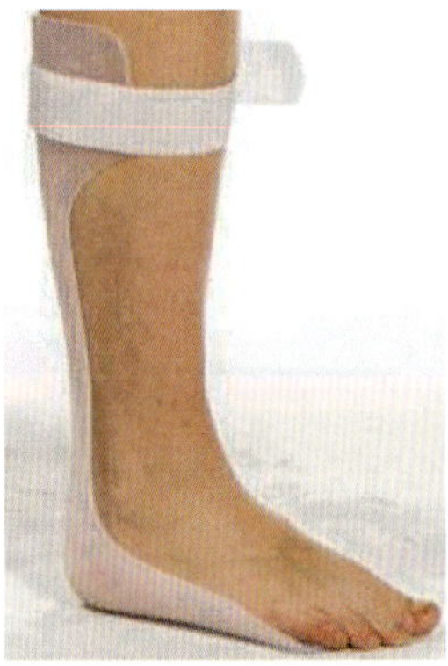

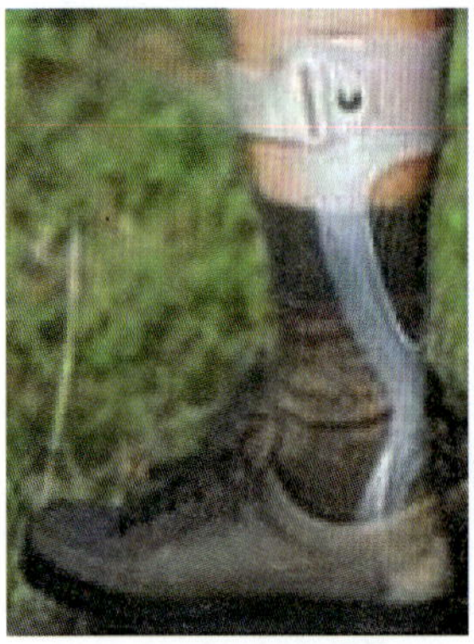

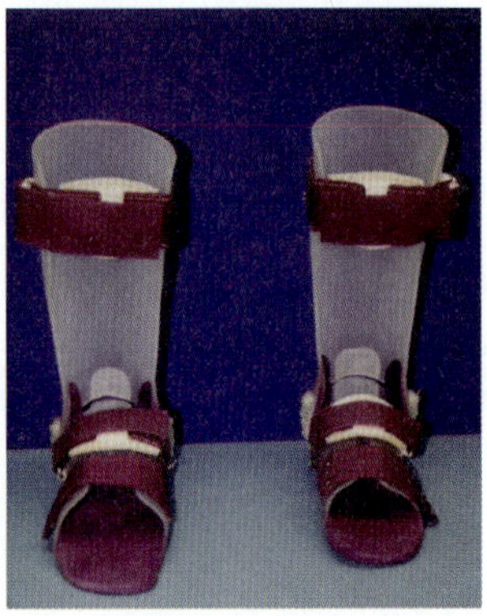

그림 4-25 플라스틱 AFO

4 지지대(upright)

단하지 보조기의 안쪽과 가쪽을 지지하는 지지대는 종아리의 외형에 따라 제작된다. 피부와 지지대 사이의 거리는 3~9 mm 정도 떨어져 있어야 하며 보조기 발목관절에서 위쪽으로 계속 연장되어 종아리뼈머리(비골골두, fibular head)의 약 1.5~2.0 cm 이하 지점까지 제작해야 한다. 왜냐하면 종아리뼈머리 바로 밑으로는 종아리신경(peroneal nerve)이 지나가기 때문에 이 신경이 압박되지 않도록 해야 하기 때문이다.

1) 하나의 뒤쪽 지지대(one posterior upright)

때로 안쪽과 가쪽 양쪽의 지지대 대신에 종아리 뒤쪽에 한 개의 지지대를 사용하기도 한다. 어린아이는 지지대를 서로 겹치게 만들어 성장하는데 따라 늘려줄 수 있도록 만들어주면 좋다. 그러나 성인은 그럴 필요가 없다(그림 4-26).

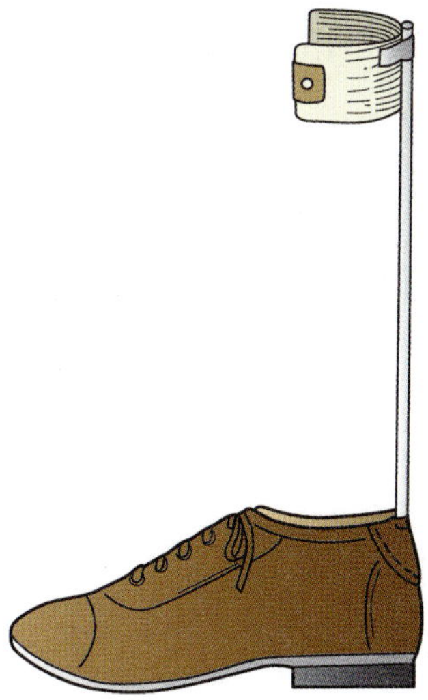

그림 4-26 하나의 뒤쪽 지지대를 사용한 AFO

2) 하나의 가쪽 지지대(one lateral upright)

이것은 종아리의 가쪽에 한 개의 지지대를 달아서 발이 안쪽으로 쏠리는 것을 방지해주며 발의 외반변형(valgus deformity)을 교정하기 위하여 구두의 안쪽에 스트랩(strap)을 달아 가쪽지지대에 붙들어 맬 수 있다(그림 4-27 a).

3) 하나의 안쪽 지지대(one medial upright)

이것은 종아리의 안쪽에 한 개의 금속 지지대를 달아서 내반변형을 방지하기 위한 것이다.

발의 내반변형(varus deformity)을 교정하기 위해서는 구두의 가쪽에 스트랩(varus strap)을 달아 안쪽 지지대에 붙들어 맨다(그림 4-27 b).

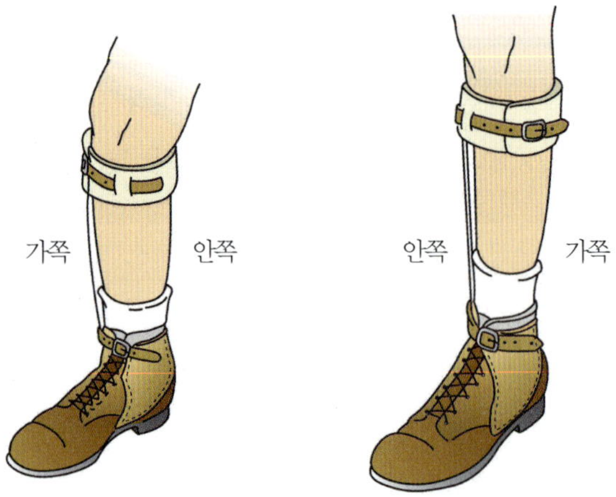

그림 4-27 a. 한 개의 가쪽 지지대와 외반 스트랩(valgus strap)
b. 한 개의 안쪽 지지대와 내반 스트랩(varus strap)

⑤ 밴드와 커프(band and cuff)

넓이가 약 2.5~4 cm되는 반원형의 금속판으로 된 밴드는 좌우 양쪽의 금속 지지대에 의하여 뒷면에 수평으로 연결되어 있다. 넓이가 2.5 cm 이하가 되는 밴드는 종아리에 받는 힘의 면적으로 적합하지 못하다. 그리고 밴드는 항상 종아리뼈머리(fibular head)의 1.5~2.0 cm 이하가 되도록 제작해야 하고 너무 짧아서 보행할 때 벗겨지거나 반대로 너무 길어서 무릎을 구부릴 때 무릎 뒤의 피부가 물리게 되어서는 안 된다. 밴드는 강철이나 듀랄루민과 같은 단단한 금속으로 만들어야 하고 압력을 적게 받게 하기 위하여 스펀지나 휄트 같은 것을 넣어 가죽으로 씌우도록 한다. 금속밴드로만 종아리를 둘러싸고 있는 밴드는 하프커프(half cuff)라고 하며, 가죽으로 앞쪽까지 둘러싸고 있고 앞에 버클이나 벨크로로 고정할 수 있게 되어 있는 가죽을 포함한 밴드를 풀커프(full cuff)라고 한다.

⑥ 스트랩(strap)

보조기를 해도 발목이 가쪽이나 안쪽으로 쏠리는 경우가 있다. 이때는 구두에 T형 스트랩 혹은 Y형 스트랩을 부착하여 반대쪽 지지대에 감싸서 고정시킨다.

1) 외반 스트랩(valgus strap) (그림 4-28)

이것은 구두의 안쪽에 부착되어 있으며 안쪽을 끌어당겨 가쪽지지대에 붙들어 매는 T형 또는 Y형의 넓은 가죽 끈이다, 이것은 유연성 외반 변형(flexible valgus deformity)을 교정하기 위한 것으로 발의 안쪽으로 쏠리는 체중부하를 가쪽으로 이동하여 발을 편안하게 하고 체중부하를 정상적으로 받게 하기 위한 것이다.

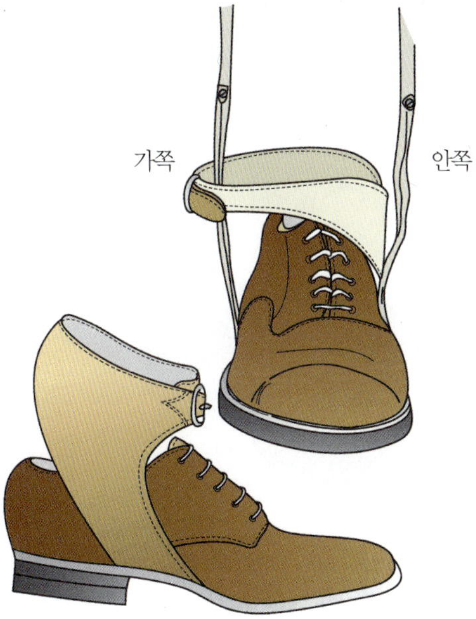

그림 4-28 외반 스트랩

2) 내반 스트랩(varus strap) (그림 4-29)

이것은 구두의 가쪽에 부착되어 있고 가쪽을 끌어당겨 안쪽 지지대에 붙들어 매는 T형 또는 Y형의 넓은 가죽 끈이다 이것은 유연성 내반 변형(flexible varus deformity)을 교정하기 위한 것으로 발의 가쪽으로 쏠리는 체중부하를 안쪽으로 이동하여 발을 편안하게 하고 체중부하를 정상적으로 받게 하기 위한 것이다.

외반 스트랩(valgus strap)이나 내반 스트랩(varus strap)은 심한 경직성은 조절할 수 없으며, 너무 꽉 잡아매면 혈액순환이 되지 않는 경우가 있으므로 주의를 해야만 한다. 드문 일이지만 외반이나 내반변형을 조절하기 위하여 패드를 대는 경우도 있다. 외반 패드(valgus pad)는 안쪽 지지대에 대어 체중이 가쪽으로 쏠리도록 하며 내반 패드(varus pad)는 가쪽 수직 지지대에 대어 체중이 안쪽으로 쏠리도록 조절한다(그림 4-30).

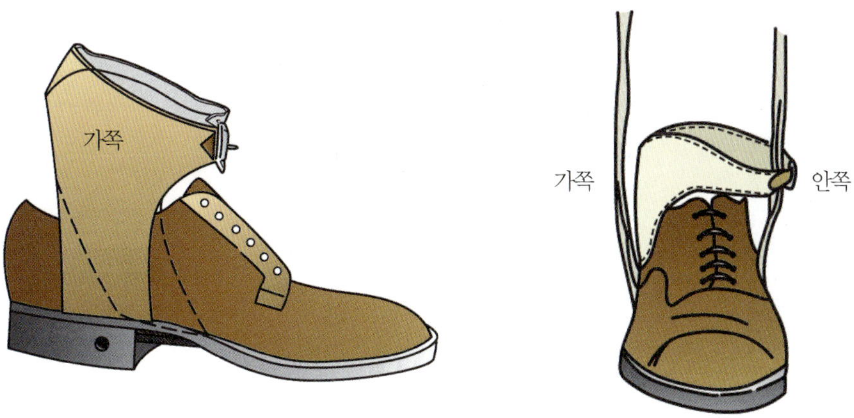

그림 4-29 내반 스트랩

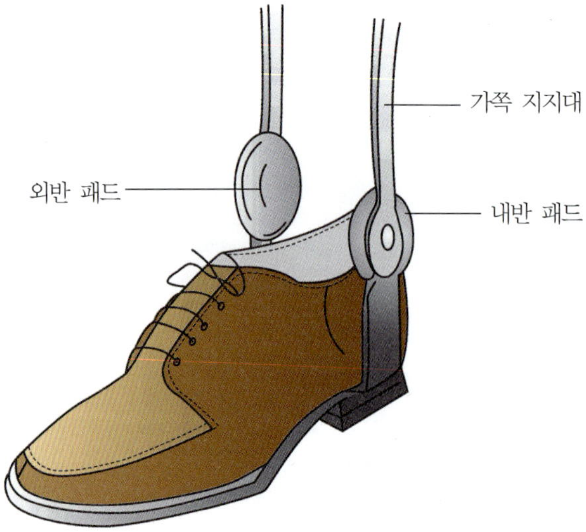

그림 4-30 내반 패드와 외반패드

4-2 장하지 보조기(knee ankle foot orthosis(KAFO), long leg brace)

장하지 보조기는 무릎위보조기(AK orthosis)라고도 하며 무릎관절과 발목관절의 비정상적인 동작과 기형을 예방하고 교정하며 체중을 받쳐 주기 위하여 사용된다. 무릎관절 이하는 단하지 보조기와 마찬가지이며 그 구성은 다음과 같다(그림 4-31).

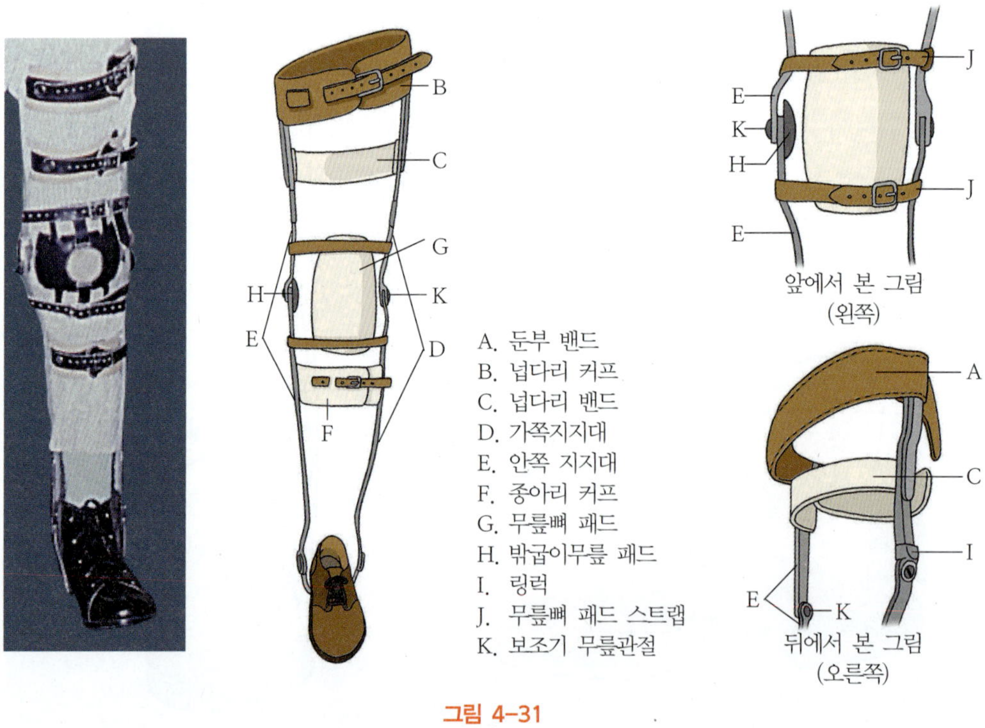

그림 4-31

❶ 지지대(upright)

장하지 보조기(KAFO)는 단하지 보조기(AFO)의 지지대에서 계속 연장되어 보조기의 무릎관절을 만들고 장축을 따라 안쪽 지지대와 가쪽 지지대를 만들며 넙다리 밴드로 연결된다. 가쪽 지지대는 큰돌기(대전자, greater trochanter)의 바로 밑에 오게 해야 하며 안쪽 지지대는 샅(회음부, perineum)에서 약 1.3 cm 떨어진 곳까지 오게 해야 한다. 지지대는 일반적으로 스틸이나 듀랄루민으로 넙다리부의 윤곽을 따라 제작한다. 피부와 지지대 사이의 거리는 3~9 mm가 떨어져야 하며 안굽이무릎(genu varus, bow leg)이나 밖굽이무릎(genu valgus, knock knee)이 있을 때는 간격이 더욱 필요하게 된다.

❷ 밴드와 커프

성인의 보조기에서는 다리의 길이에 따라 넙다리와 종아리의 한 개 또는 두 개의 밴드가 필요하게 되는데 보통 넙다리에는 두 개, 종아리에는 한 개의 밴드가 필요하다. 밴드의 넓이는 2.5~4 cm로 만들어야 한다. 상위 넙다리 밴드(upper thigh band)는 넙다리 뒷면에 있는 궁둥뼈거친면(ischial tuberosity)에서 아래로 약 1~2 cm 정도 떨어져 있어야 되고, 안쪽면에서는 샅(회음부) 아래에서 약 4 cm 정도 떨어져 있는 곳 또는 서혜부에서 6.5 cm 떨어진 곳에 위치해야 한다. 하위 넙다리밴드(lower thigh band)는 무릎에서 10 cm 이상 떨어져서는 안 되며, 종아리밴드(calf band)는 종아리뼈머리(비골골두, fibular head)에서 약 1~2 cm 떨어져 있어야 한다. 그리고 무릎을 120° 정도 구부렸을 때 하위 넙다리 밴드(lower thigh band)나 종아리 밴드(calf band) 사이에 피부가 집혀서는 안 된다(그림 4-32).

어린아이의 보조기는 보통 넙다리와 종아리에 각각 한 개의 밴드를 만든다.

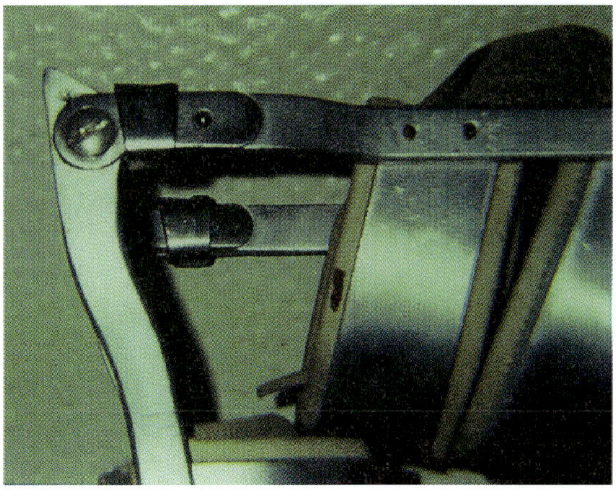

그림 4-32 종아리밴드 위 끝이 넙다리밴드의 밴드 중앙에 오도록 제작해야 피부가 서로 집히지 않게 된다.

❸ 보조기의 무릎관절

우리 몸의 무릎관절은 회전축이 일정치 않고 관절의 위치에 따라 변하므로 보조기의 단일 축과 일치하기가 어렵다. 무릎관절의 축은 대개 정강뼈 위쪽 끝에서 1~2 cm 가량 위에 있고 무릎뼈를 뺀 전후 직경의 중간 위치에 있다고 가정하고, 보조기의 무릎관절 축을 만든다. 회전축을 두 개 이상으로 복잡하게 만드는 수도 있지만 실용성이 적고 더구나 보행을 할 때는 보조기의 무릎관절은 잠그고 걷게 되므로 별로 신경을 쓰지 않아도 좋다.

보조기의 무릎관절에는 자유무릎관절(free knee joint)과 무릎관절 자물쇠(lock knee joint)가 있다.

1) 자유 무릎관절(free knee joint) (그림 4-33)

이것은 무릎관절의 굽힘(flexion)과 폄(extension)을 자유롭게 움직일 수 있는 관절이다. 한쪽 발에 체중을 주고 서있어도 무릎이 털썩 구부러지지 않을 정도의 충분한 무릎관절폄근(knee extensor)의 근력은 있으나 관절이나 인대의 병변으로 인하여 무릎관절의 안쪽과 가쪽이 불안정(mediolateral instability)할 때, 또는 젖힌무릎(back knee or genu recurvatum)을 교정하거나 근육의 불균형으로 인한 비정상적인 동작을 조절할 때 이 관절을 사용한다.

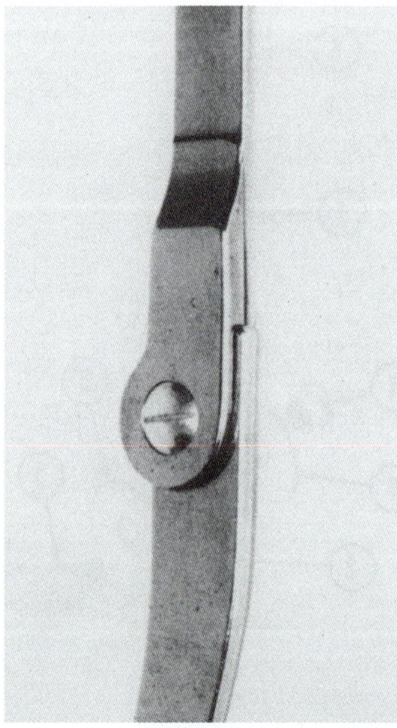

그림 4-33 자유무릎관절

2) 무릎관절 자물쇠(locked knee joint)

무릎관절의 근육이 마비되었거나 관절을 움직이면 동통이 심한 병변이나 이상으로 무릎관절을 움직여서는 안 될 때에는 보조기의 무릎관절을 움직이지 못하도록 잠가야 한다. 이러한 목적으로 다음과 같은 여러 가지 형태의 자물쇠(lock)가 이용되고 있다.

(1) 링럭(ring lock) (그림 4-34) : 이것은 지지대(upright)를 둘러싸고 있는 반지 모양의 자물쇠이다. 보조기의 무릎관절을 잠그려면 링을 종아리와 넙다리 지지대의 연접부에서 밑으로 내리면 잠겨지고 위로 올리면 열 수 있게 되어 있다. 리텐션 버튼(retention button)(그림 4-35)은 무릎관절을 잠글 필요가 없을 때 링이 지지대에서 흘러내려오지 못하도록 고정시키는 장치다. 링럭은 보통 가쪽 지지대에 만든다. 그러

나 편마비 환자는 링이 손에 쉽게 닿도록 안쪽 지지대에 달아준다. 조심해야 할 일은 링럭을 열고 닫을 때 옷이나 피부가 상하지 않도록 해야 한다. 링럭은 강하고 내구성이 있으며 쉽게 만들 수 있고 일단 잠그면 환자가 서 있을 때나 보행할 때 링 자체가 자연히 열리지는 않을 것이다. 왜냐하면 중력을 이겨 링이 자연히 위로 올라갈 염려는 없기 때문이다. 그러나 무릎관절의 굽힘 구축이 심하여 무릎관절이 펴지지 않을 때에는 무릎을 똑바로 펼 수가 없어서 잠그기가 어려울 것이다.

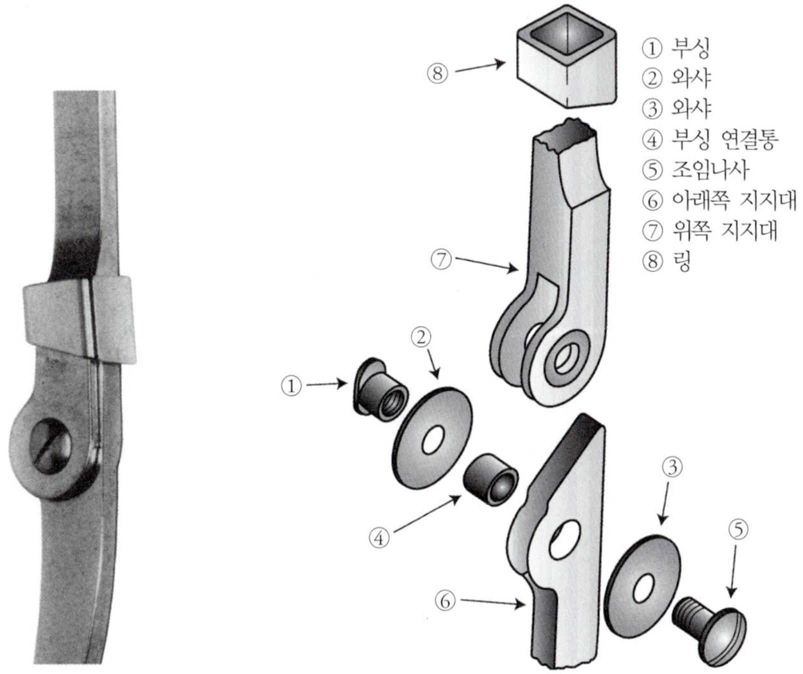

그림 4-34 링럭과 부품명칭

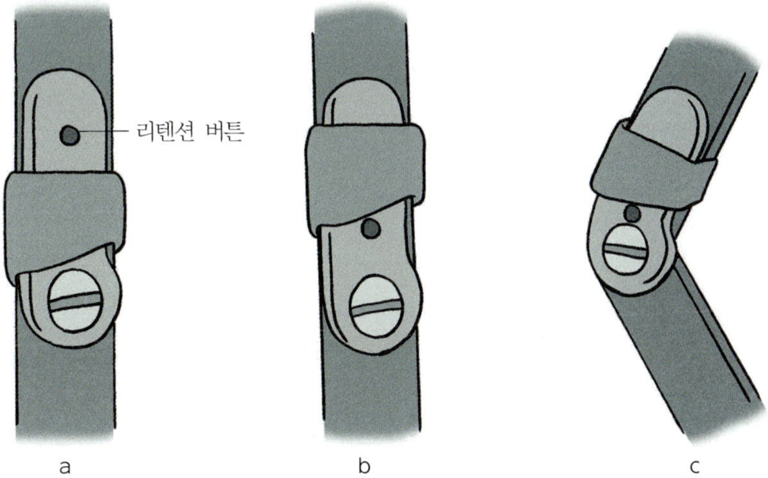

그림 4-35 리텐션 버튼

a. 링럭으로 보조기 무릎관절이 잠긴 상태
b. 리텐션 버튼 위로 링럭이 올라간 상태(링럭이 리텐션 버튼에 걸려 흘러내려오지 않는다)
c. 보조기 무릎관절이 풀려 굽혀진 상태

(2) 스프링 고리가 달린 링럭(ring lock with spring loaded pull rod) (그림 4-36) : 이것은 링럭에 스프링이 장치된 막대에 손잡이가 달려 있어서 손잡이를 위로 잡아당기면 보조기의 무릎관절이 쉽게 열리게 되어 있다. 잠글 때에는 스프링의 탄력으로 자동적으로 잠기게 된다. 이 자물쇠는 엉덩관절의 운동범위가 제한되어 있거나 몸의 균형을 잡지 못하여 링럭을 손으로 잡아 올리고 내리기 어려운 환자에게 사용한다. 안쪽 지지대에 링럭을 사용하는 환자는 이 자물쇠를 사용할 수 없으며 자물쇠가 열려 있어도 모를 정도로 감각이 둔한 환자에게는 처방해서는 안 된다. 이 자물쇠는 허리를 굽히지 않고도 자물쇠를 열 수 있다는 장점이 있으나 기계적으로 복잡한 구조를 가지고 있으므로 그 자체 내에 문제가 자주 발생하여 옷이 자물쇠에 잘 걸리는 단점이 있다.

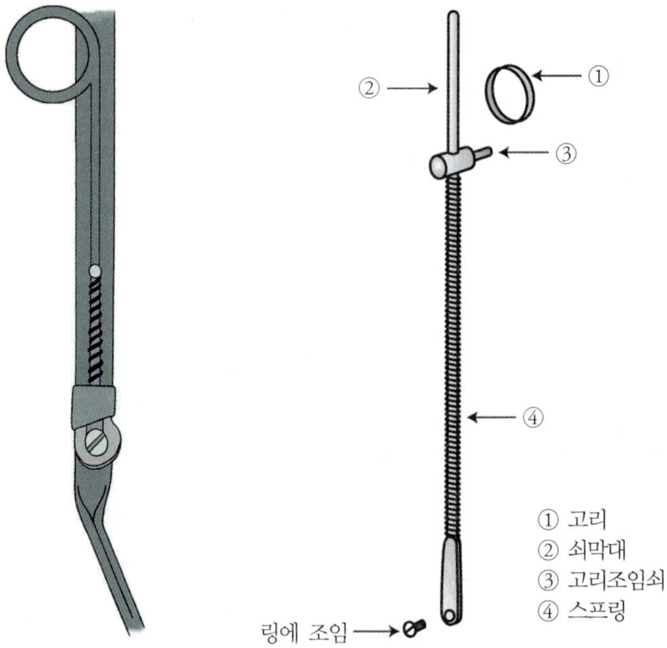

그림 4-36 스프링 고리가 달린 링럭
고리를 위로 잡아 당기면 링럭이 풀리게 된다.

(3) 플런저럭(plunger lock or Klenzak spring knee lock) (그림 4-37) : 이것은 플런저와 코일스프링과 케이블이 달린 손잡이로 구성되어 있으며 열 때에는 핸들을 아래로 누르면 플런저는 홈 밖으로 튀어나가서 열리게 되며 잠글 때는 무릎을 완전히 펴게 되면 자동적으로 스프링이 오므라들어 플런저가 홈 안으로 들어가도록 맞게 되어 잠겨지게 되어 있다. 스프링 손잡이가 달린 링럭과 유사하며 기계적인 복잡성 때문에 그 자체의 문제가 많이 발생하며 투박하게 두드러져 나와 앉을 때는 불편하다. 또한 손잡이에 옷이 걸려 찢어지기 쉽고 자물쇠가 열릴 가능성도 있기 때문에 주의해야 한다.

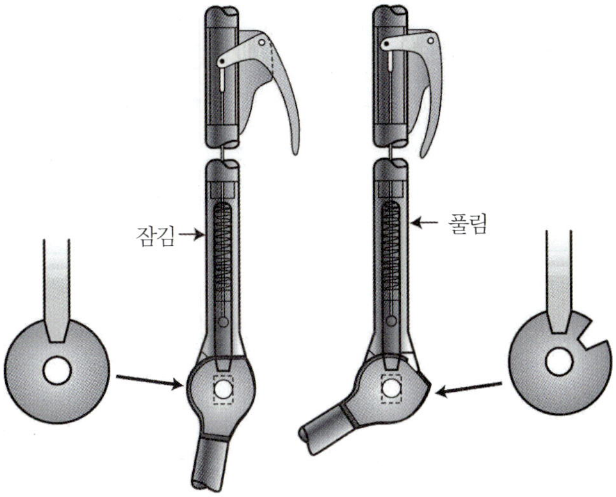

그림 4-37 플런저럭(plunger lock)

(4) 캠럭(cam lock)(그림 4-38) : 캠럭은 일명 베일 캘리퍼(Bail caliper), 프렌치럭(French lock) 또는 스위스럭(Swiss lock)(그림 4-39)이라고도 한다. 이것은 보조기 무릎관절 후면에 달린 반원형의 금속 밴드에 스프링이 장진된 자물쇠이다. 이 금속밴드는 보조기 관절의 오목한 부분에 안쪽과 가쪽으로 돌출된 부분이 맞물리게 되어 있다. C자 형태의 반원형 캠럭은 무릎을 펴게 되면 잠기게 되며 손으로 위로 올려서 풀거나 책상이나 의자 모서리에 금속밴드를 누르면 열려지게 되어 있다. 그래서 환자는 몸통을 접히지 않고도 자물쇠를 열 수가 있다. 때로 탄력스트랩(elastic strap)이 반원형 밴드(semicircular band)에서 종아리밴드(calf band)까지 연결되어 있어서 자물쇠를 쉽게 잠글 수 있게 된 것도 있다(그림 4-40). 캠럭은 다리의 감각은 정상이지만 몸통을 앞으로 굽힐 수 없는 환자에게 유용하며 캠럭의 안쪽과 가쪽의 자물쇠 장치는 체중을 지지하는데도 부수적인 역할을 한다. 감각에 손상이 있는 환자는 자물쇠가 풀려도 잘 모르기 때문에 이러한 자물쇠는 적합하지 않다. 보조기 무릎관절의 축과 정돈선(alignment)이 잘 맞지 않으면 캠럭의 오목하게 들어간 곳이 정확하게 맞지 않아 제 기능을 발휘할 수 없는 결과를 초래하게 된다.

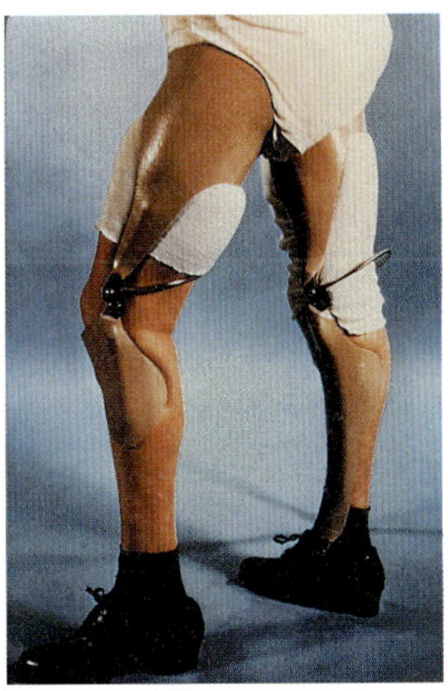

그림 4-38 캠럭

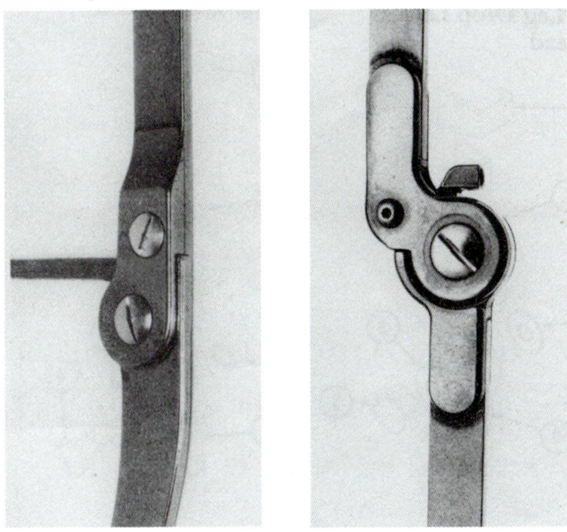

그림 4-39 프렌치럭 또는 스위스럭

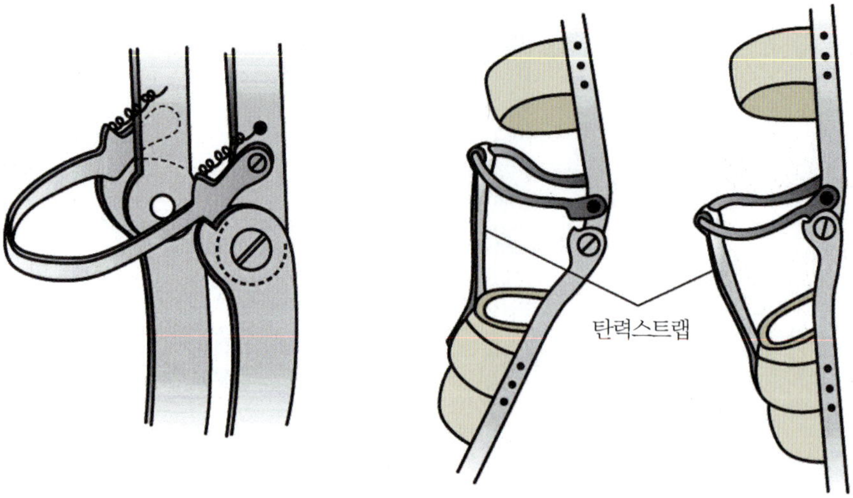

그림 4-40 캠락의 반원형 밴드에서 종아리 밴드(calf band)까지 연결한 탄력스트랩

(5) 팬락(fan lock) (그림 4-41) : 이것은 부채모양의 잠금장치로써 서 있을 때 무릎관절의 위치에 따라 각도를 고정하여 링락을 채운다. 앉을 때는 빼면 된다.

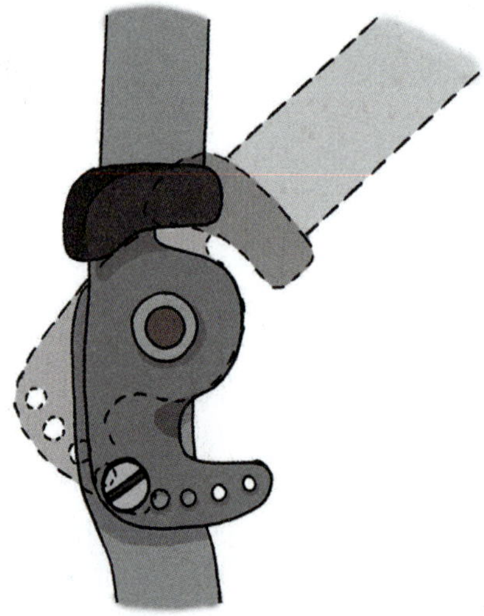
그림 4-41 팬락

(6) 다이알락(dial lock) (그림 4-42) : 무릎관절의 어느 한쪽 운동을 제한시키며 반대쪽은 자유롭게 움직일 수 있게 할 때 사용한다. 팬락과 다이알락은 관절의 상태가 호전될 가능성이 있을 때 혹은 굽힘 구축이 되어 구부러진 관절을 서서히 펼 때 사용한다.

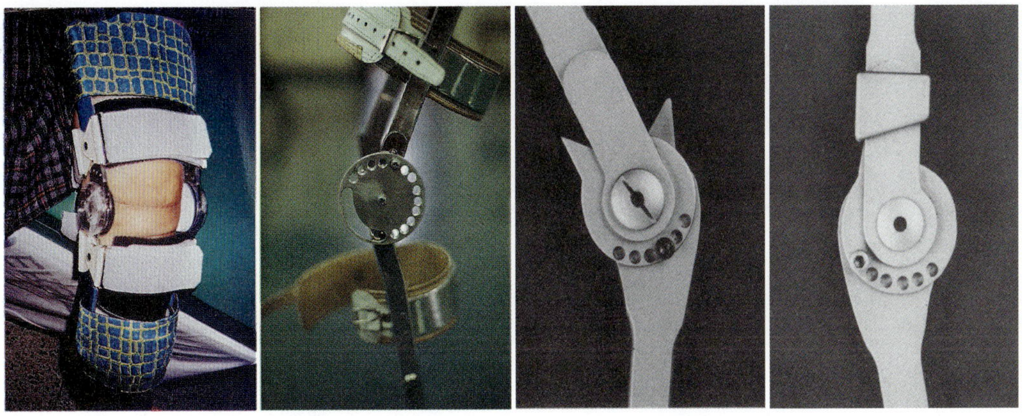

그림 4-42 여러 가지 형태의 다이알럭

(7) 다축관절(polycentric knee joint) (그림 4-43) : 인체의 무릎관절은 단순히 한 개의 축으로 움직이는 기계와는 다르기 때문에 무릎관절의 역학적인 관점을 고려해서 두 개의 축으로 움직이게 된 관절이다. 기계적으로 복잡하고 제작하기 어렵고 값이 비싼 단점이 있다.

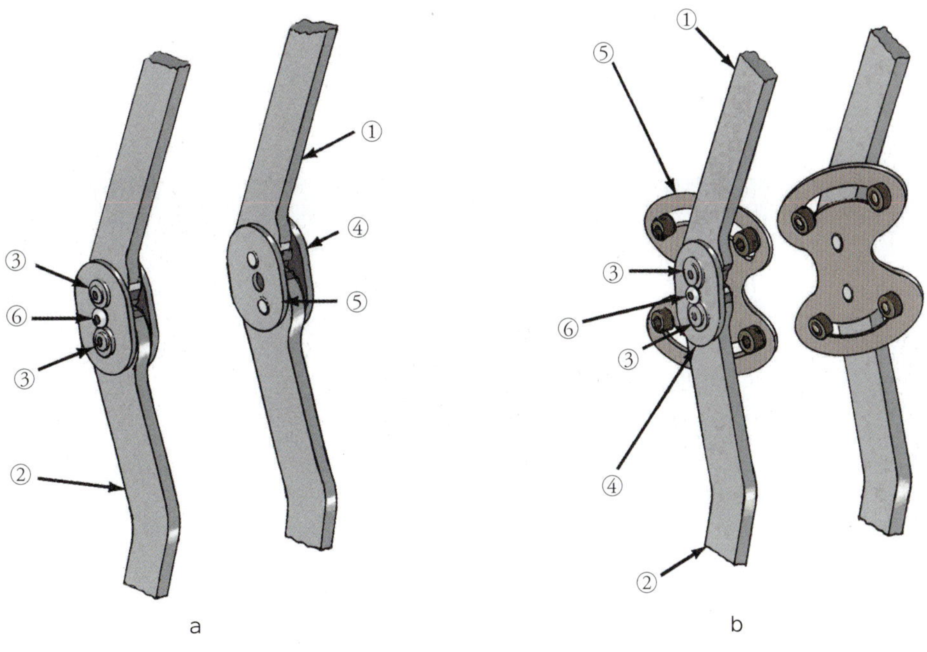

① 넙다리 지지대 ② 종아리 지지대 ③ 보조기 관절 조임나사
④ 가쪽 플레이트 ⑤ 안쪽 플레이트 ⑥ 센터 잠금나사

그림 4-43 다축관절

(8) 오프셋 무릎관절(offset knee joint)(그림 4-44) : 무릎관절의 회전축을 지지대의 수직선보다 뒤로 치우치게 하면 체중을 줄 때 무릎관절은 펴지는 작용을 받게 된다. 따라서 자물쇠 없이도 무릎관절이 안정된다. 즉, 체중을 줄 때(입각기 ; stance phase)는 펴지고 유각기(swing phase) 때에는 굽혀지게 된다. 다만 경련이 심한 환자는 이런 관절을 사용해서는 안되고 수직지지대에 체중이 실리려면 보통 넙다리밴드보다는 넙다리코르셋(그림 4-45 a)이나 사변형언저리(quadrilateral brim)(그림 4-45 b)가 필요하게 되는데 그럴 경우에는 보조기의 무게가 증가하는 것이 단점이다.

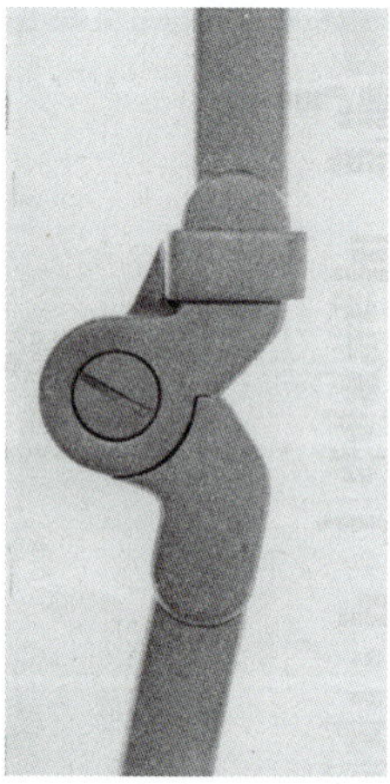

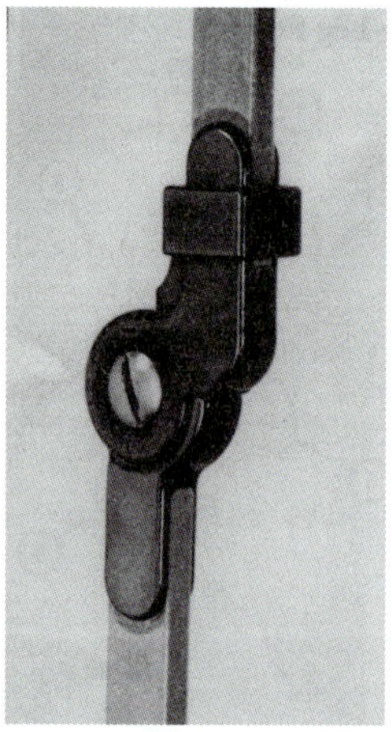

그림 4-44 오프셋 무릎관절(offset knee joint)

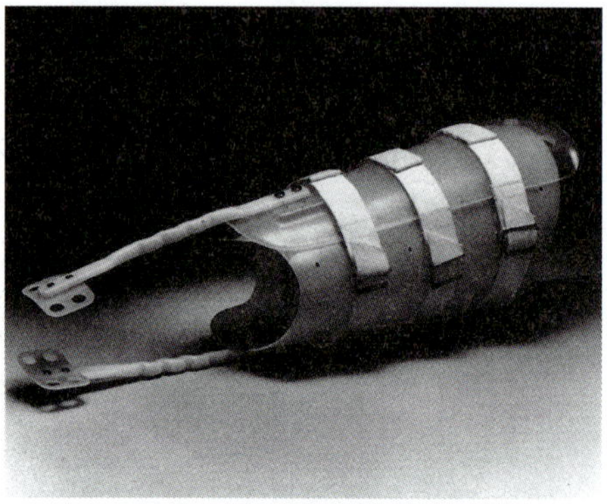

a. 넙다리코르셋

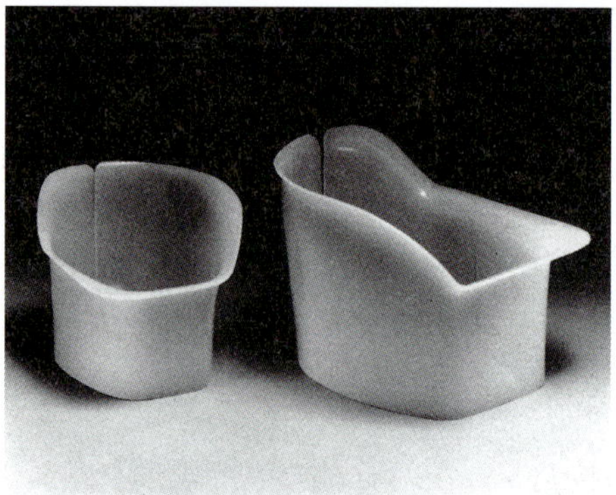

b. 사변형 언저리

그림 4-45

4 패드와 스트랩(pad and strap)

1) 무릎패드(patellar pad) (그림 4-46)

무릎패드는 무릎관절을 펴진(knee extension) 상태로 유지하는 것을 돕기 위한 목적으로 장하지 보조기에 사용한다. 이것은 무릎뼈 모양을 본떠서 가죽으로 만들며 가죽 안에 스펀지나 휄트를 넣고 안으로는 땀을 잘 흡수하는 말가죽으로 만든다. 패드의 위아래에는 버클이나 벨크로가 달린 스트랩이 달려 있으며 위에 있는 스트랩은 넙다리 양쪽의 수직 지지대에 매게 되어 있고 아래에 있는 스트랩은 종아리 양쪽의 수직지지대에 맬 수 있게 되어 있다. 무릎패드는 링럭으로 보조기 무릎관절을 잠그어 무릎을 펴주어도 체중이 앞으로 쏠리거나 넙다리네갈래근의 근력이 없어 무릎이 구부러지게 될 때 또는 무릎관절 굽힘근 구축(knee flexor contracture)이 심할 때 무릎을 완전히 펼 수 있게 하기 위하여 사용한다.

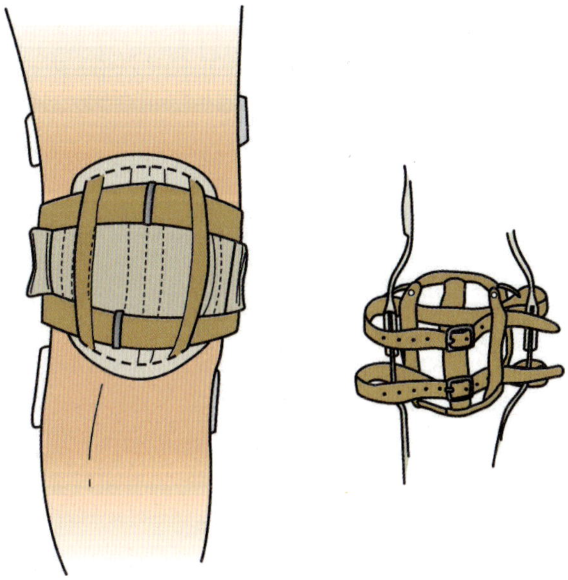

그림 4-46 무릎패드(patellar pad)

2) 밖굽이무릎 패드(외반슬 패드, genu valgus pad) (그림 4-47 a)

밖굽이무릎 패드는 일반적으로 금속으로 만들며 안쪽에는 말가죽으로, 가쪽에는 소가죽으로 씌우고 그 안에는 휄트나 스펀지를 넣어 만든다. 밖굽이무릎의 반대작용을 하기 위하여 패드는 무릎관절 안쪽 지지대의 안쪽에 부착한다. 그리하여 무릎을 가쪽으로 밀어내어 다리가 똑바르게 되도록 하는 역할을 한다.

> 참고 : 무릎을 중심으로 아래다리가 안으로 변형된 것을 안굽이무릎(내반슬, genu varus)(O각)
> 무릎을 중심으로 아래다리가 밖으로 변형된 것을 밖굽이무릎(외반슬, genu valgus)(×각)

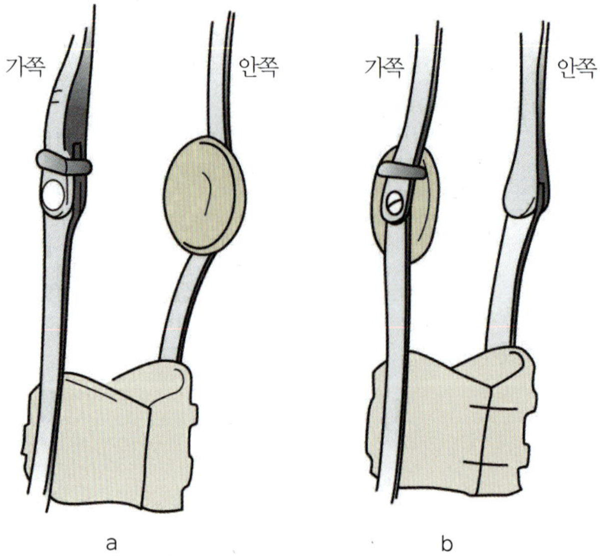

그림 4-47 a. 밖굽이무릎 패드(Genu valgus pad)
b. 안굽이무릎 패드(Genu varus pad)

3) 안굽이무릎 패드(내반슬 패드, genu varus pad) (그림 4-47 a)

이것은 밖굽이무릎 패드(genu valgus pad)와 마찬가지로 생겼으며 다만 안굽이무릎(genu varus or bow leg)의 반대작용을 하기 위하여 보조기 무릎관절의 가쪽 지지대의 안쪽에 부착한다. 그리하여 무릎을 안쪽으로 밀어 다리를 똑바르게 되도록 하는 역할을 한다.

4) 밖굽이무릎 스트랩(genu valgus strap) (그림 4-48 b)

이것은 밖굽이무릎 패드(genu valgus pad)와 역할은 마찬가지이지만 무릎뼈 패드(patellar pad)처럼 가죽으로 만들며 밖굽이무릎(genu valgus)의 반대작용을 하기 위하여 안쪽 지지대와 무릎 안쪽 사이에 스트랩을 넣고 무릎 안쪽을 감싸고 가쪽으로 잡아당겨 가쪽 지지대에 벨크로나 버클로 붙들어 매어 고정시킨다.

5) 안굽이무릎 스트랩(genu varus strap) (그림 4-48 a)

이것은 밖굽이무릎 스트랩과 같은 모양이며 안굽이무릎(genu varus or bow leg)의 반대작용을 하기 위하여 가쪽 지지대와 무릎 가쪽 사이에 스트랩을 넣고 무릎 가쪽을 감싸서 안쪽으로 잡아당겨 안쪽 지지대에 벨크로나 버클로 붙들어 매어 고정시킨다.

밖굽이무릎스트랩이나 안굽이무릎스트랩을 무릎뼈패드에 연결하여 스트랩을 안쪽 지지대와 무릎 안쪽 사이에 넣어 가쪽 지지대에 붙들어 매면 밖굽이무릎 변형을 교정 할 수 있으며, 그와 반대로 사용하면 안굽이무릎 변형을 교정할 수 있도록 고안된 것도 있다(그림 4-48c)

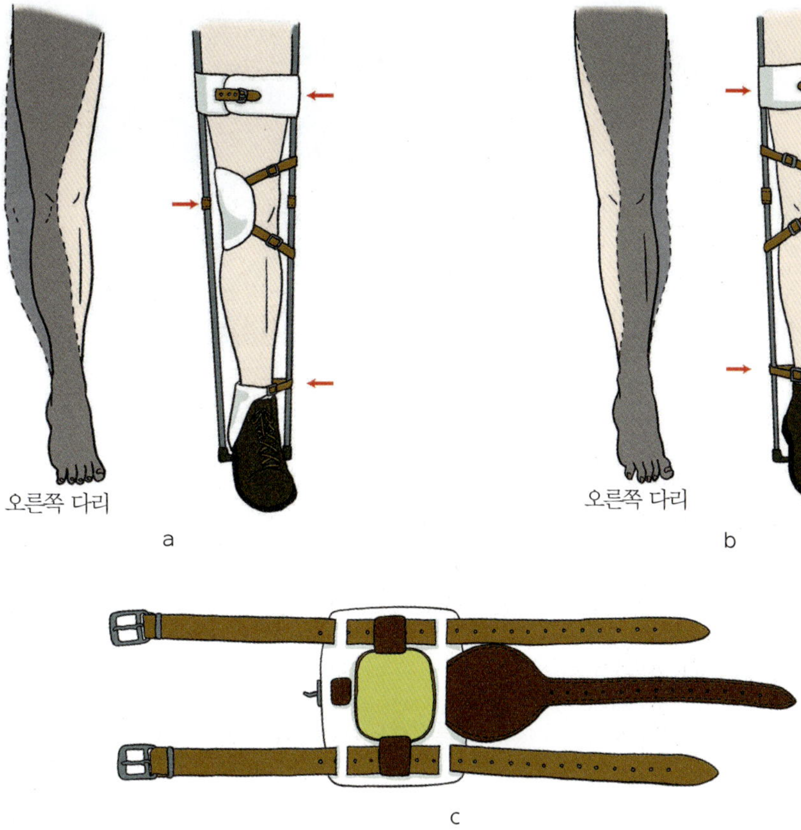

그림 4-48 a. 안굽이무릎 스트랩

b. 밖굽이무릎 스트랩

c. 무릎뼈 패드에 부착된 밖굽이무릎 또는 안굽이무릎을 교정하기 위한 스트랩

❺ 부속물

1) 스프레더 바(spreader bar) (그림 4-49)

스프레더 바는 납작하고 기다란 금속막대로서 엉덩관절모음근(hip adductor)의 심한 경직성(spasticity)으로 엉덩관절의 모음 시 다리를 벌어지게 하기 위하여 양쪽 장하지 보조기(bilateral long leg brace, bilateral AK orthosis)의 안쪽 지지대에 연결하여 엉덩관절을 벌리는 장치로서 이 막대의 연결위치는 넙다리의 안쪽 지지대 또는 구두의 뒷굽에서 연결한다. 스프레더 바를 사용하면 보행 시에 크러치를 사용하여 단지 삼각보행(tripod gait) 또는 뛰기보행(swing to)이나 건너뛰기보행(swing through gait)만 할 수 있다.

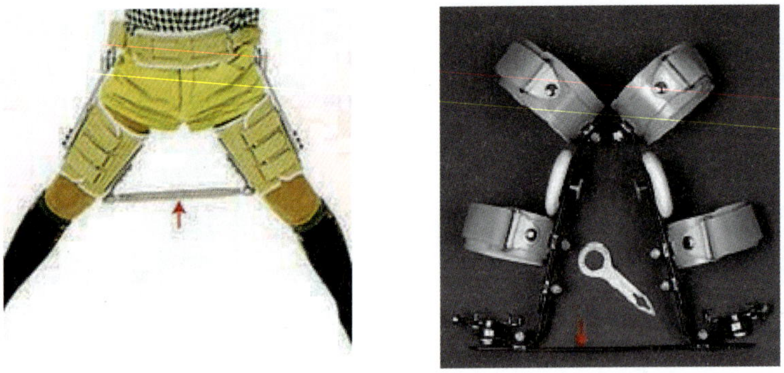

그림 4-49 스프레더 바

2) 트위스터(twister) (그림 4-50 a)

이것은 보통 2~3 cm 넓이의 탄력성 띠(elastic strap)로 되어 있으며 다리 전체를 휘감게 되어 있다. 허리의 벨트에서부터 구두의 안쪽까지 트위스터를 밖으로 감으면 엉덩관절 안쪽돌림(hip internal rotation)이나 발목관절 안쪽번짐(inversion)의 반대작용을 할 수 있으며 구두의 가쪽에 부착시켜 트위스터를 안으로 감아 벨트까지 연결시키면 엉덩관절 가쪽돌림(hip external rotation)이나 발목관절 가쪽번짐(eversion)의 반대작용을 할 수 있다.

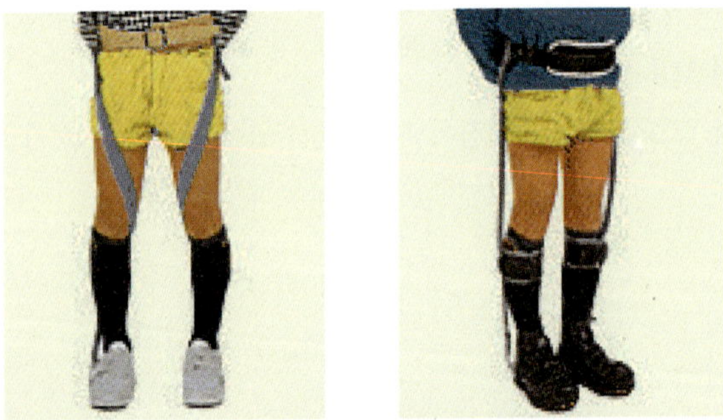

a b

그림 4-50 트위스터(a)와 토션샤프트(b)

3) 케이블(cable) 또는 토션샤프트(torsion shaft) (그림 4-51)

목적은 트위스터와 마찬가지로 엉덩관절의 안쪽돌림과 가쪽돌림을 조절하기 위한 것이며 골반밴드(pelvic band)의 가쪽에서 구두까지 또는 장하지 보조기나 단하지 보조기까지 연장된 강선의 스프링 케이블로 되어 있고 고정하고자 하는 위치에 알맞게 나사(screw)로 조절할 수 있게 되어 있다.

(1) 유연성 회전케이블(flexible rotator cable)이 엉덩관절에서부터 발목관절까지 부착된 타입으로 나사를 조정하여 엉덩관절 안쪽돌림 또는 가쪽돌림을 과교정 위치에 설정해 놓을 수 있다(그림 4-51 a).

구성 : pelvic band, hip joint, stirrup, cable, webbing strap

(2) 엉덩관절에서 무릎관절까지 유연성 회전케이블을 연결하여 나사로 쉽게 안쪽돌림 또는 가쪽돌림을 조절할 수 있게 되어 있다(그림 4-51 b).

구성 : pelvic band, hip joint, AFO attachment, cable

(3) 엉덩관절에서 KAFO의 가쪽 지지대에 부착되어 있어 나사로 조절하여 쉽게 안쪽돌림 또는 가쪽돌림을 조절할 수 있게 되어 있다(그림 4-51 c).

구성 : pelvic band, hip joint, thigh attachment, cable

(4) 유연성 회전케이블이 무릎관절에서부터 등자(stirrup)까지 부착되어 있고 나사로 쉽게 안쪽돌림 또는 가쪽돌림을 조절할 수 있게 되어 있다(그림 4-51 d).

구성 : pelvic band, rigid thigh upright and knee joint, stirrup cable, and webbing strap

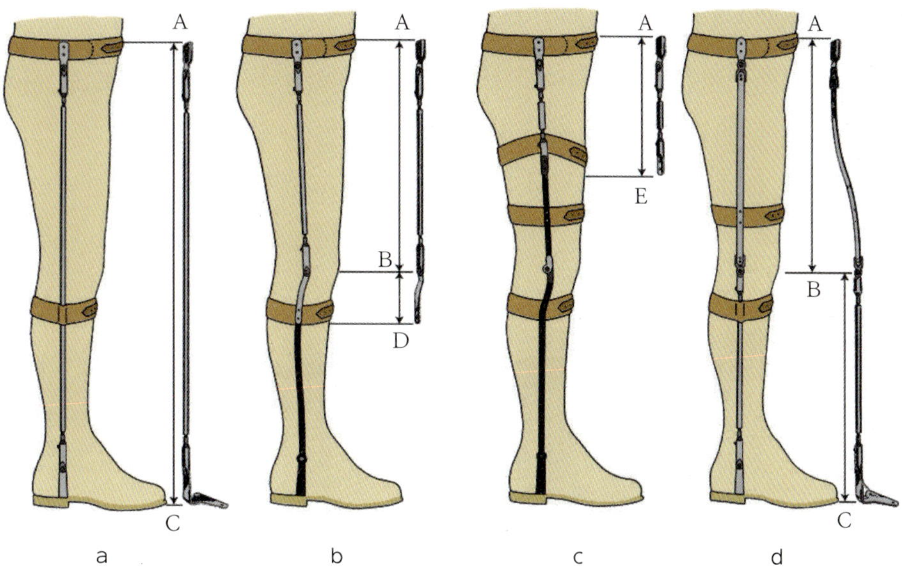

그림 4-51 토션샤프트

❻ 둔부 밴드(gluteal band)

둔부 밴드는 장하지 보조기의 위 넙다리 밴드(upper thigh band)를 연장하여 넓힌 것으로서 가쪽으로는 큰돌기(대전자, greater trochanter)까지, 뒤쪽으로는 궁둥뼈거친면(좌골결절, ischial tuberosity)의 위치까지 넓힌 것이다. 체중을 받치는 데 다소 도움이 되기는 하지만 보행할 때는 밴드의 꼭대기가 엉덩이를 치받치는 경향이 있어 불편하다. 이것은 체중부하 장치는 아니다.

7 체중부하 장치(weight bearing device)

다리에 체중부하를 주어서는 안 되는 경우에 궁둥뼈거친면에 체중부하를 하려는 장치이다. 가장 흔히 사용되는 궁둥뼈거친면에 체중부하 장치의 타입은 다음과 같다.

1) 궁둥뼈링(Ischial ring or Thomas ring) (그림 4-52)

장하지 보조기의 가쪽 지지대에서 안쪽 지지대까지 넙다리 뒷면에 연결된 원형의 금속에 스펀지를 넣고 가죽으로 싸서 만들며 앞쪽으로는 가죽 끈을 연결하여 버클 또는 벨크로로 허벅지 앞쪽에 붙들어 맬 수 있게 되어 있다. 이것은 다리에 체중부하가 발로만 지탱할 수 없는 환자에게 체중부하를 보조할 수 있도록 도와주는 것으로서 주로 다음과 같은 경우에 사용된다.

(1) 넙다리의 가관절증(pseudoarthrosis)
(2) 페르테스병(Legg-Perthes disease)
(3) 중간볼기근 보행(gluteus medius gait)
(4) 큰볼기근 보행(gluteus maximus gait)

(이 때는 넙다리엉덩뼈인대가 지나치게 늘어나는 것을 방지하기 위한 목적으로 사용된다)
궁둥뼈거친면 부위에 감각이 둔하거나 감각이 없을 때는 사용하지 않는다.
궁둥뼈링(좌골링, ischial ring)은 가격이 싸고, 맞추기 쉽고, 유지비가 들지 않는다는 장점이 있으나 체중부하점이 좁고 부피가 커서 앉을 때는 엉덩이의 링이 닫는 곳에 압력을 주는 불편한 단점도 있다.

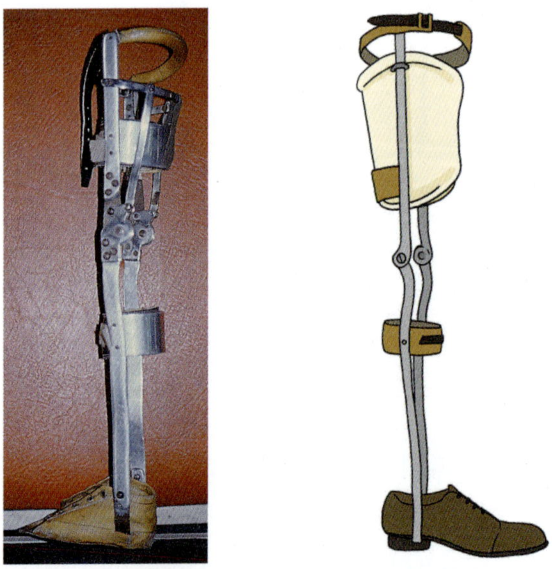

그림 4-52 궁둥뼈링(ischial ring)

2) 궁둥뼈시트(Ischial seat) (그림 4-53)

이것은 장하지 보조기의 위 넙다리밴드(upper thigh band)를 연장한 것으로 궁둥뼈결절 부위에 걸터 앉은 모양을 본떠 만들며, 여기에 훼트나 스펀지를 넣고 가죽을 씌워 만든다. 또는 플라스틱을 여러 겹 덧대어서 만드는 경우도 있다 가장 편안하게 만든 밴드 시트는 궁둥뼈거친면(ischial tuberosity)을 향하여 약 23°의 경사를 지게 하는 것이다. 궁둥뼈거친면 위로 밴드 시트가 올라가거나 그 이하로 내려가도록 해서는 안 된다. 이것은 궁둥뼈링(ischial ring)보다는 좀더 편안하게 받쳐줄 수 있는 장점이 있다.

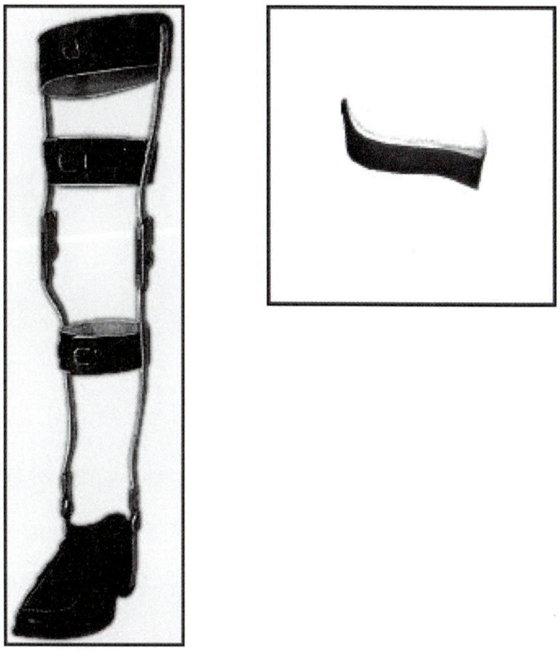

그림 4-53 궁둥뼈시트(ischial seat)

3) 사변형 소켓(quadrilateral socket) (그림 4-54)

나무로 파서 또는 플라스틱으로 넙다리의 외형을 본떠서 만들고 궁둥뼈거친면에 체중부하를 받도록 만든 것이다. 소켓은 장하지 보조기의 안쪽과 가쪽 지지대에 부착되어 있으며, 앞, 뒤, 안쪽, 가쪽의 넙다리에 꼭 맞도록 되어 있어서 체중을 잘 받쳐줄 수 있다. 체중부하를 주지 않고 오래 서 있거나 걸어야 되는 환자의 엉덩관절을 받쳐주려고 할 때 사용되며, 앞서 설명한 궁둥뼈링과 궁둥뼈시트의 두개의 체중부하 장치보다 훨씬 체중을 잘 받쳐 줄 수 있는 장점은 있으나 제작하기가 어렵고 가격이 비싸며 부피가 큰 단점도 있다.

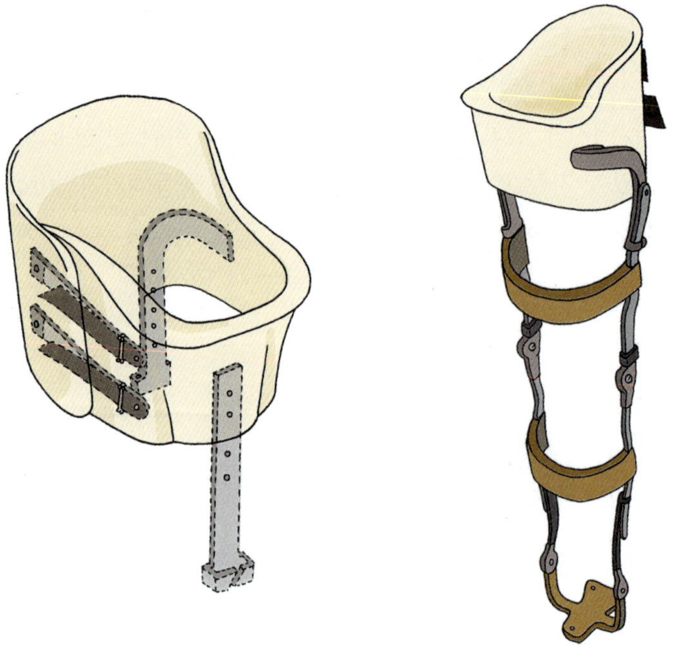

그림 4-54 사변형소켓

4) 덧신 바닥 보조기(patten bottom orthosis) (그림 4-55)

이 보조기는 다리에 절대로 체중부하를 주어서는 안될 때 사용되며, 한쪽 다리에만 사용된다.

이것은 안쪽과 가쪽 수직지지대가 엉덩관절에서부터 발 아래의 5~10 cm까지 연장되어 있고, 바닥에는 메탈링(metal ring)이 부착되어 있어서 체중을 받게 되어 있다. 위에는 궁둥뼈거친면에서 체중부하를 받게 되어 있고, 다리는 안쪽과 가쪽 지지대 사이에서 지면에 닫지 못하도록 허공에 떠있게 되어 있다. 발바닥 밑에는 양쪽 지지대 사이에 탄력성 스트랩을 매어 무심코 발끝을 지면에 닫지 못하도록 미리 예방하는 것이 좋다.

보행을 하기 위해서는 정상쪽 구두 밑에 가죽을 씌운 콜크를 대어 다리의 높이를 반대쪽보조기의 높이와 똑같게 해주어야 하며, 크라취를 사용해야만 한다.

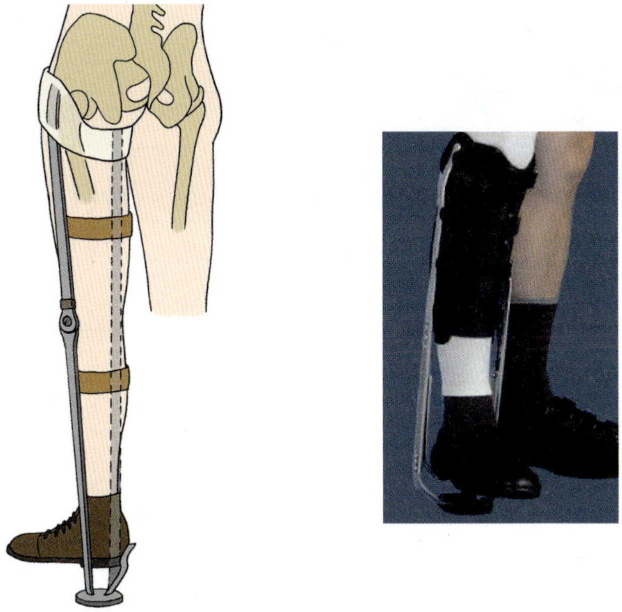

a b

그림 4-55 덧신바닥 보조기
a. 궁둥뼈거친면에 체중부하를 받게 되어 있다(장하지보조기).
b. 무릎뼈힘줄에 체중부하를 받게 되어 있다(단하지보조기).

8 골반밴드(pelvic band) (그림 4-56)

이것은 스틸이나 듀랄루민으로 만들고 스펀지나 휄트를 넣고 가죽으로 덧씌운다. 넓이는 보통 4 cm 정도로 만든다. 엉덩관절 지지대(hip upright)는 장하지 보조기의 가쪽 지지대(lateral upright)와 연결하여 높이를 조절한다.

양쪽 골반밴드(bilateral pelvic band)는 양쪽 장하지 보조기(bilateral long leg brace, bilateral AK orthosis)에 사용하며 한쪽 골반밴드(unilateral pelvic band)는 한쪽 장하지 보조기(unilateral long leg brace(unilateral AK orthosis))에 사용한다. 좀더 견고히 고정하기 위한 이중 골반밴드(double pelvic band) 또는 골반거들(pelvic girdle)(그림 4-57 c)도 있다.

양쪽 골반밴드는 큰돌기(greater trochanter)와 엉덩뼈능선(iliac crest) 사이에 위치하도록 하고 골반에 꼭 맞도록 제작하고 복부를 가로질러 버클이나 벨크로로 붙잡아 맨다.

한쪽 골반밴드는 한쪽 골반의 앞위엉덩뼈가시(ASIS, anterior superior iliac spine)에서 뒤위엉덩뼈가시(PSIS, posterior superior iliac spine)까지는 금속밴드로 둘러싸고 그 다음은 가죽 벨트에 버클이나 벨크로를 연결하여 앞쪽에서 잡아맨다.

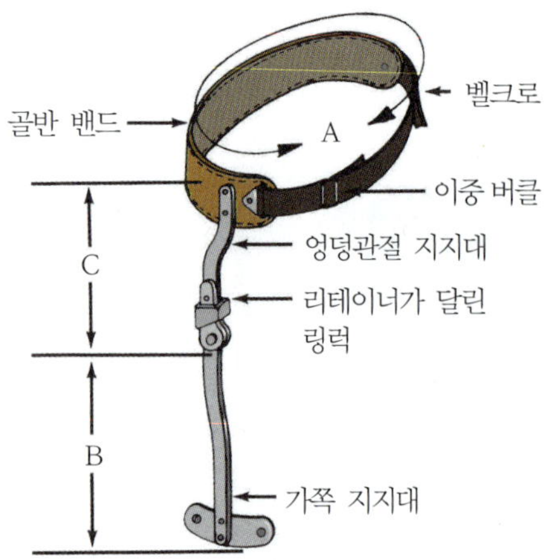

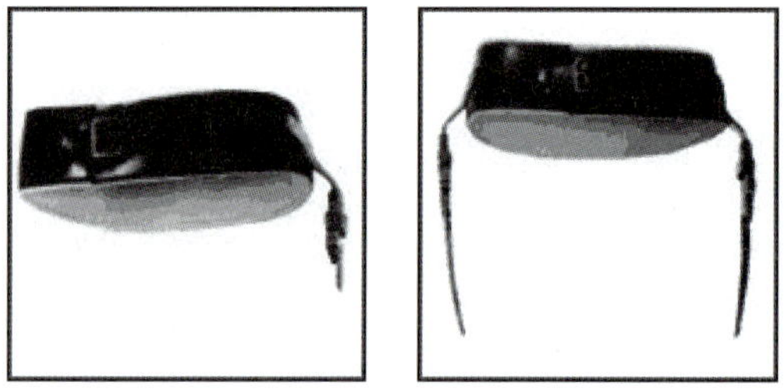

a b c

그림 4-56 a. 한쪽 골반밴드와 구성부품
b. 한쪽 장하지 보조기에 설치된 골반밴드
c. 양쪽 장하지 보조기에 설치된 골반밴드

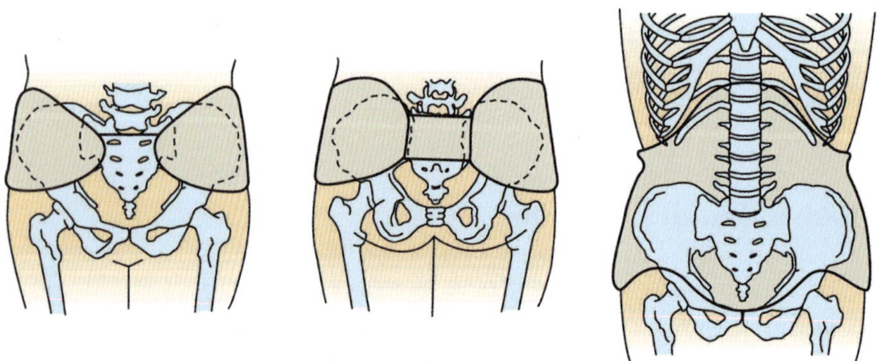

a b c

그림 4-57 이중 골반밴드(double pelvic band) 또는 골반거들(pelvic girdle)
a. 분리된 이중 골반밴드 b. 연결된 이중 골반밴드 c. 골반거들

⑨ 보조기의 엉덩관절(mechanical hip joint)

보조기의 엉덩관절은 인체의 엉덩관절과 같은 위치인 큰돌기의 약간 앞위쪽에 놓이게 제작해야 한다. 보조기의 엉덩관절은 다음 두 가지의 관절이 이용된다.

1) 자유 엉덩관절(free hip joint) (그림 4-58)

이 관절은 엉덩관절의 굽힘(flexion)과 폄(extension)을 허용하며, 벌림(abduction), 모음(adduction), 가쪽돌림(external rotation), 안쪽돌림(internal rotation)은 제한한다. 이 관절은 엉덩관절의 다른 근육들이 약하더라도 엉덩관절굽힘근(hip flexor)과 허리네모근(요방형근, quadratus lumborum)이 강하여 크라취 보행이 가능할 경우에 사용한다.

보조기의 엉덩관절 중 폄 정지형 자유엉덩관절(free hip joint with extension stop)은 임상에서 제일 많이 사용되고 있는 것으로서, 하나의 축으로 이루어져 있다. 다른 점이 있다면 그것은 엉덩관절의 과다 젖힘(hyperextension)이 추가로 제한된다는 점이다.

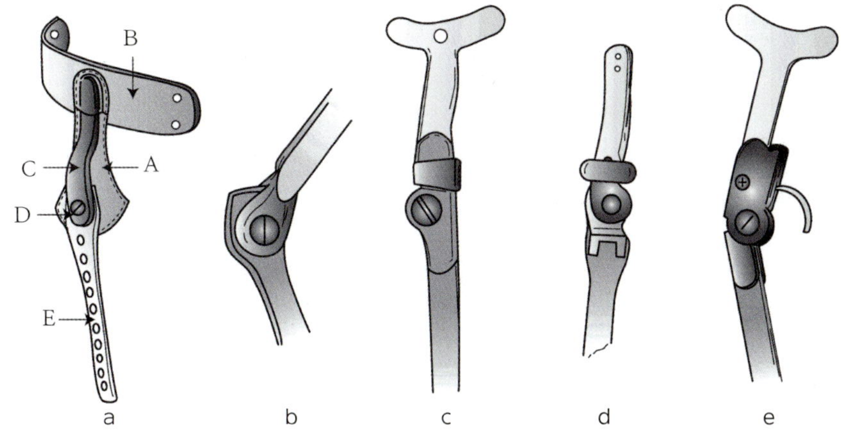

그림 4-58

a. 자유 엉덩관절(free hip joint) b. 폄정지 자유 엉덩관절(Free hip joint with extension stop)
c. **링럭**(ring lock) d. **이중축엉덩관절**(double hip joint) e. **캠럭**(cam lock)

2) 엉덩관절 자물쇠(locked hip joint) (그림 4-58)

보조기의 엉덩관절은 180° 수직상태로 펴서 잠글 수 있다. 자물쇠를 풀면 보조기의 엉덩관절은 굽힘과 폄은 허용되지만 모음, 벌림, 가쪽돌림, 안쪽돌림은 제한한다.

(1) 링럭(ring lock) : 이것은 구조가 무릎에 사용되는 링럭의 원리와 같으며 가장 널리 사용되는 자물쇠이다. 반지 모양의 링럭을 잠글 때는 링을 밑으로 내려서 보조기 엉덩관절에 끼우고 풀 때는 링을 위로 올리면 간단히 풀 수 있게 되어 있다. 링럭이 흘러내리지 않도록 리텐션 버튼(retention botton)을 장치하면 편리하다. 엉덩관절을 펴는 운동범위가 제한되어 있으면 엉덩관절을 잠글 때 지지대가 일치되지 않아서 잠그기가 어렵다. 일단 잠겨지면 엉덩관절의 모든 동작을 제한하게 된다. 이때는 크라취를 사용하여 삼각보행(tripod gait)나 뛰기보행(swing to) 또는 건너뛰기보행(swing through gait)을 이용하여 보행할 수 있다. 보조기의 엉덩관절을 잠그면 다리의 운동이 모두 제한되어 마치 기다란 통속에 들어간 사람처럼 되어, 기능적인 측면에서는 바람직하지 못하다. 특히 앞으로 넘어질 때는 엉덩관절이 굽혀지지 않아 골절과 같은 상당히 심각한 문제가 발생할 수도 있다. 때문에 가능한 한 보조기의 엉덩관절은 잠그지 않는 것이 훨씬 기능적으로 좋고 활동하기가 좋으며 넘어질 때도 심하게 다치지 않게 된다.

(2) 이중 축 엉덩관절(double axis hip joint) (그림 4-58 d)

엉덩관절의 모음과 벌림을 제한할 필요가 없을 때에는 이중 축 엉덩관절을 사용한다. 이 장치는 보조기의 엉덩관절을 완전히 펴거나 90°굽힌 상태에서 링을 잠글 수 있기 때문에 엉덩관절근육의 경직성으로 인하여 앉기가 어려운 환자에게 사용한다. 링럭을 잠그거나 풀어도 엉덩관절의 모음과 벌림 운동에는 관계가 없다.

(3) 캠럭(cam lock) (그림 4-58 e)

보조기 무릎관절에서와 마찬가지로 엉덩관절에도 캠럭을 이용하면 편리하게 열고 잠글 수 있다.

4-3 무릎관절 보조기(knee orthosis, KO)

무릎관절 보조기는 발목관절이나 발과는 관계없이 오직 무릎관절에만 장애가 있을 때 사용된다. 이 보조기의 목적은 무릎관절을 보호하기 위하여 받쳐주거나 무릎관절의 운동을 조절할 필요가 있을 때 또는 무릎관절의 기형을 예방하거나 교정할 때 사용한다. 무릎관절의 장애나 손상에 따라 그에 적합한 보조기를 맞춰주어야 하며 보조기는 가볍고, 튼튼하고, 내구성이 있고, 기능에 맞는 것이어야 한다.

무릎관절에 사용하는 보조기에는 다음과 같은 것들이 있다.

❶ 나선형 무릎보조기(spiral knee orthosis) (그림 4-59)

이것은 무릎관절 주위의 근육 또는 인대의 경미한 타박상(contusion), 염좌(sprain), 좌상(strain) 등으로 인한 동통이나 종창(swelling)을 경감시켜 주기 위한 보조기로서 탄력성 섬유 재질로 만들어져 있다. 스포츠 손상의 예방목적으로도 널리 사용된다.

이와 비슷한 목적으로 사용되는 탄력성 스타킹은 보조기는 아니지만 탄력성이 강한 재질로, 여성들의 스타킹처럼 생겼으며 발목 아래부터 넙다리 부위까지 둘레를 측정하여 개인에 맞도록 제작한다. 이것은 다리를 꼭 조이게 하여 다리의 정맥환류(venous return)를 돕거나 정맥류를 돕기 위한 목적으로 사용된다(그림 4-60).

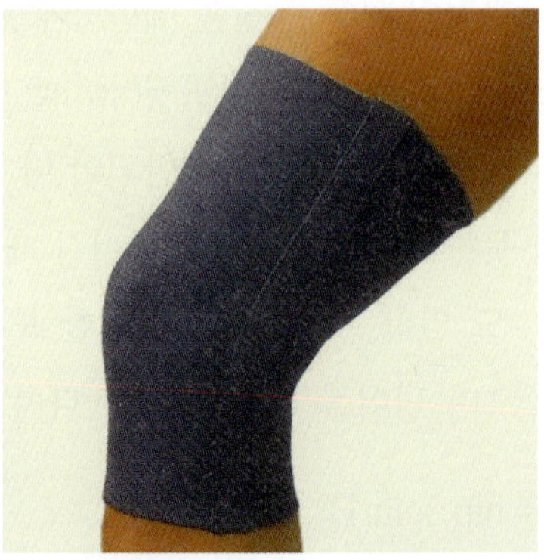

그림 4-59 나선형 무릎보조기

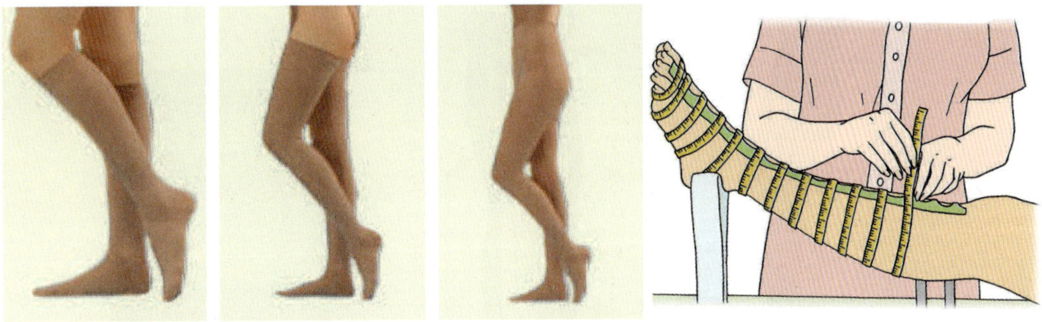

그림 4-60 다리를 정확하게 계측하여 종아리, 넙다리, 엉덩관절까지 타이트하게 착용한다.

❷ 전통식 무릎보조기(conventional knee orthosis) (그림 4-61)

이것은 재래식으로 사용되어 왔던 무릎보조기로서, 가죽으로 된 넙다리커프(thigh cuff)와 종아리커프(calf cuff)로 다리를 감싸고 금속으로 된 가쪽 지지대가 고정되어 있으며, 패드는 가쪽 또는 안쪽으로 힘을 가할 수 있게 되어 있다.

오늘날 이러한 보조기들은 환자의 다리 모양을 본뜬 석고 위에 열경화성 플라스틱을 밀착시켜 만들기 때문에 커프보다는 좀더 정확하고 확실하게 그리고 넓은 부위에 힘을 가할 수가 있다(그림 4-62).

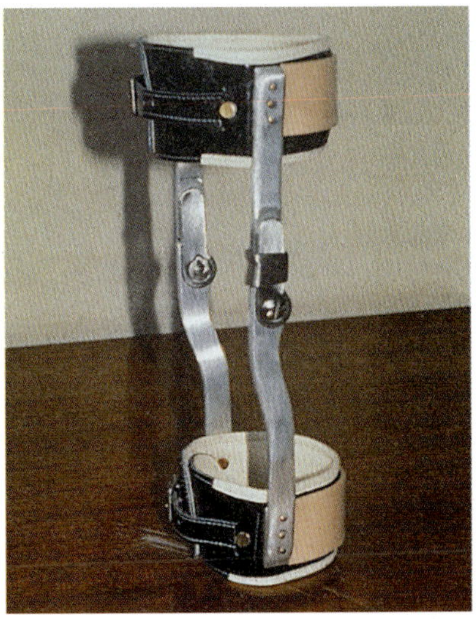

그림 4-61 재래식 무릎보조기

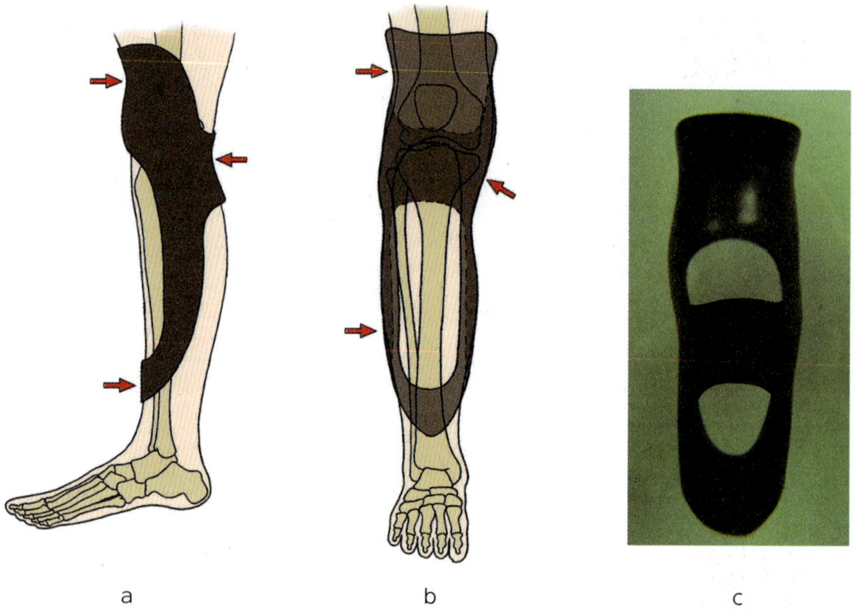

그림 4-62 열경화성 플라스틱 무릎보조기 3점압 원리에 의하여 제작한다.
a. 옆쪽에서 본 3점압 원리 b. 앞쪽에서 본 3점압 원리 c. 플라스틱 무릎 보조기의 실제 모습

이러한 플라스틱 무릎보조기는 무릎주위에 잘 밀착할 수 있게 제작되어 있으므로 외관상 보기 좋고 가벼워서 착용감이 좋은 장점을 가지고 있다.

무릎보조기의 가장 일반적인 문제점은 보조기가 중력에 의하여 아래로 서서히 미끄러져 내려가는 것이다. 이러한 점을 방지하기 위하여 매달기쐐기(suspension wedge)를 삽입한다. 또한 이것은 어느 정도 무릎이 회전되는 것도 방지할 수 있다. 이러한 디자인은 여러 가지가 있다.

③ 스포츠 무릎보조기(sports knee orthosis) (그림 4-63)

이것은 무릎 주위의 인대가 손상되는 것을 방지하거나 이미 손상된 경우에 보호하려고 할 경우에 사용하는 보조기로서 무릎뼈 바로 아래를 X자로 받쳐주어 종아리가 앞쪽으로 밀리는 것을 보호해 준다. 몸이 직접 접촉되는 격렬한 스포츠 운동 때 주로 사용한다.

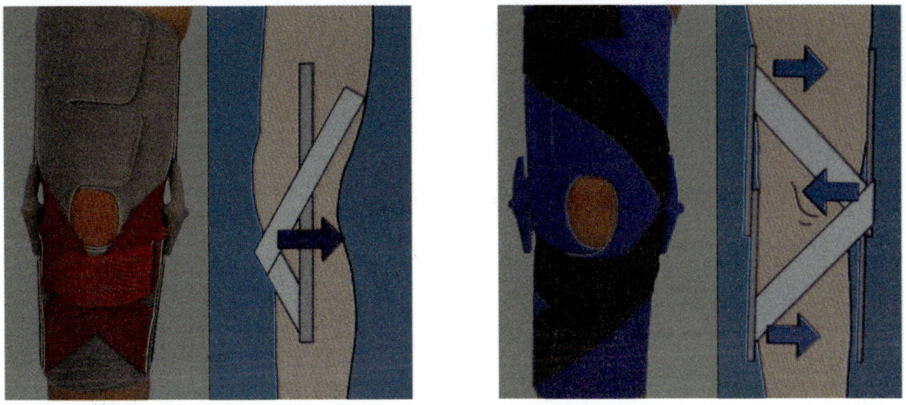

a　　　　　　　　　　　　　　　　　　b

그림 4-63 스포츠 무릎보조기
a. 앞십자인대를 보호할 목적으로 사용되는 스포츠 무릎 보조기
b. 안쪽인대를 보호할 목적으로 사용되는 스포츠 무릎 보조기

④ 경첩 관절 무릎보조기(hinged knee orthosis) (그림 4-64)

무릎관절의 안쪽과 가쪽 안정성을 대비하기 위하여 또는 염좌나 스트레인으로 동통이나 종창이 심한 환자에게 사용된다. 이 보조기에는 안쪽과 가쪽 금속 지지대와 보조기 무릎관절이 있기 때문에 보다 견고히 무릎의 안쪽과 가쪽 안정성을 높여주며, 무릎을 구부리고 펴기가 편하게 되어 있다.

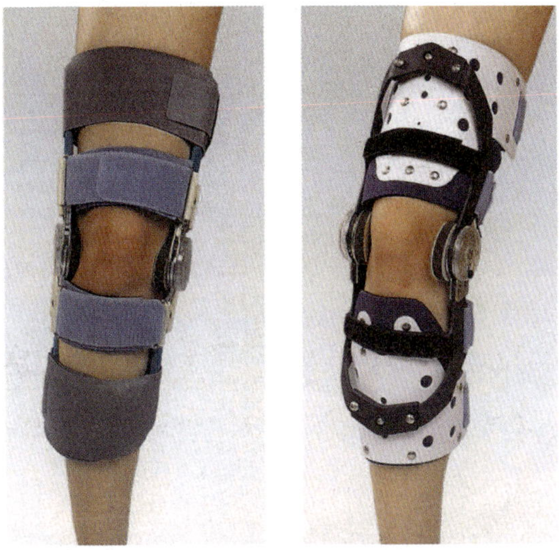

그림 4-64 경첩관절 무릎보조기

⑤ 무릎뼈힘줄(슬개건) 스트랩(patellar tendon strap, infrapatellar strap) (그림 4-65)

활동할 때만 착용하는 비교적 제일 간단한 무릎뼈힘줄 스트랩은 무릎뼈 바로 아래에서 무릎을 감싸는 스트랩이다. 이것은 무릎뼈와 넙다리뼈 사이에 병변이 있을 때 사용하는 보조기이며, 무엇보다도 무릎뼈가 탈구되지 않도록 무릎을 구부리고 펼 때 무릎뼈의 움직임에 대한 조절을 도와주고자 하는 목적으로 사용된다.

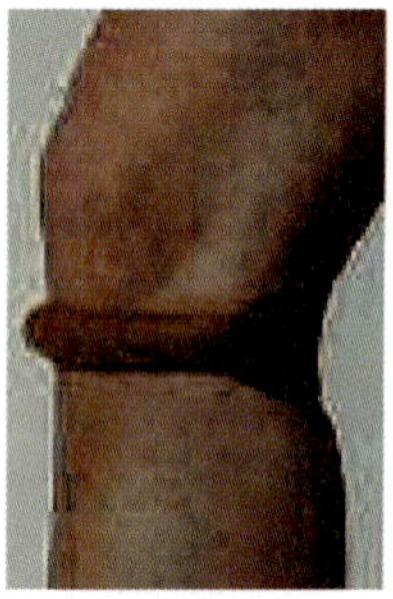

a

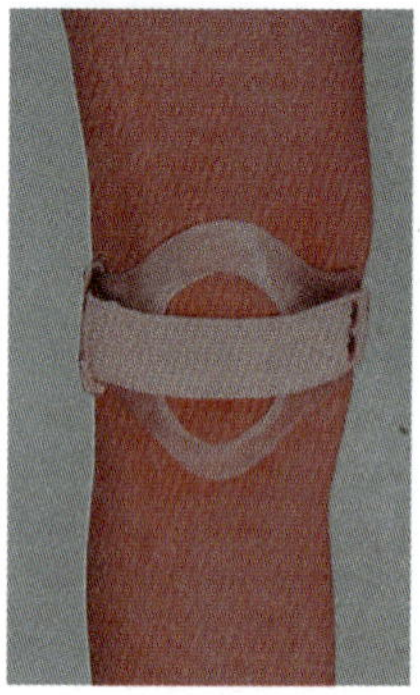

b

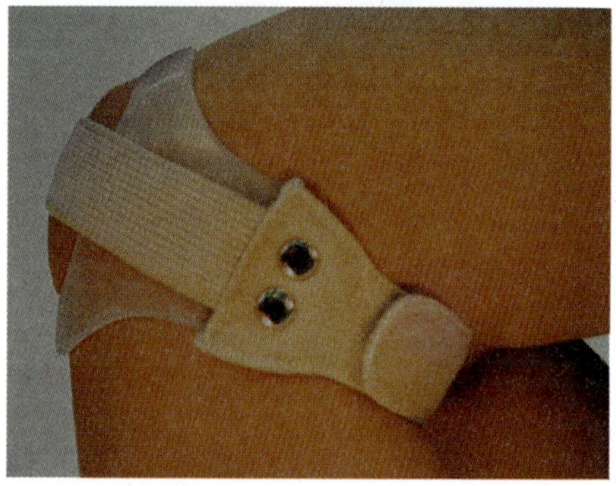

c

그림 4-65
a. 무릎뼈힘줄 스트랩 b. 무릎뼈 받침 스트랩(앞면) c. 무릎뼈 받침 스트랩(옆면)

⑥ 무릎 폄케이지(knee extension cage) (그림 4-66)

이것은 보조기를 맞추기 전에 일시적으로 사용하는 경우가 많으며, 무릎관절의 굽힘 구축(knee flexion contracture) 때 구부러진 무릎을 펴기 위하여 무릎뼈패드(patellar pad)와 함께 사용된다. 또한 무릎관절 폄근인 넙다리네갈래근이 약하거나 마비가 되었을 때, 무릎을 고정시켜 보행을 할 때도 사용된다. 이것은 알루미늄으로 지지대를 만들고 종아리와 넙다리에 각각 밴드와 커프를 부착하고 무릎패드를 부착한다. 이 보조기에는 무릎관절을 만들수도 있고 스트랩을 달 수 있으며, 그 위치에 따라 밖굽이무릎(외반슬, knock knee)이나 안굽이무릎(내반슬, bow leg)을 교정할 수 있다.

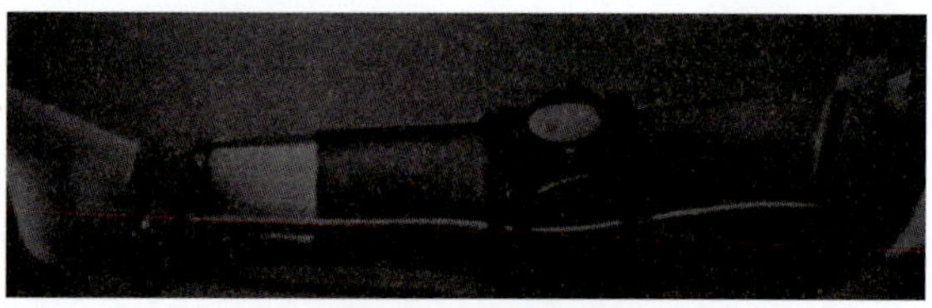

그림 4-66 무릎 폄케이지

⑦ 동적 무릎뼈넙다리 보조기(dynamic patellofemoral orthosis) (그림 4-67)

이것은 무릎뼈의 가쪽 아탈구나 탈구를 방지하기 위한 목적으로 사용된다. 이것은 무릎뼈가 들어갈 만큼 가운데 구멍이 뚫려있는 탄력성 슬리브와 초생달처럼 생긴 무릎뼈 패드에 다이나믹한 긴장성이 걸리도록 두 개의 탄력성 스트랩이 달려있고, 그 반대쪽에는 패드의 위치를 고정시키기 위한 한 개의 스트랩이 달려 있어서, 무릎관절 축에 대한 축회전 운동이 일어나지 않게 한다.

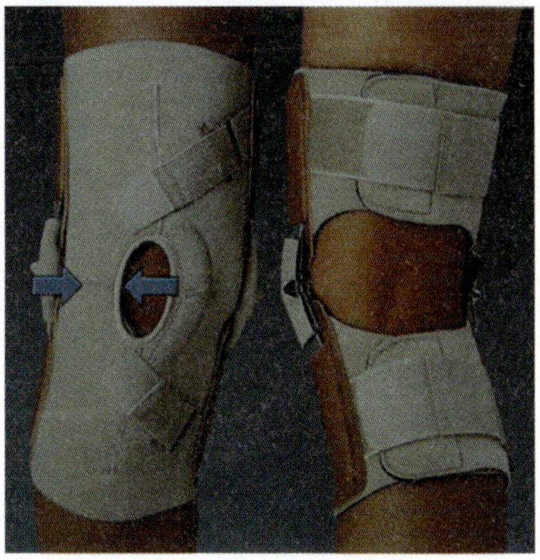

그림 4-67 동적무릎뼈넙다리 보조기

⑧ 레녹스힐 디로테이션 보조기(Lenoxhill derotation orthosis) (그림 4-68)

레녹스힐 디로테이션(그림 4-68)은 무릎관절 축에 대한 축회전 운동(axial rotation)을 조절해주며 시상면과 관상면에서 무릎관절의 각도를 조절해 준다. 이 두 개의 보조기는 모두 탄력성 스트랩이 이용되며 종아리와 넙다리를 감싸고 무릎관절 회전운동에 대비하도록 고안된 힘이 작용한다. 그리하여 특히 무릎관절의 스포츠 손상을 예방하고 치료하는데 사용된다. 러맨 무릎 보조기(Lerman knee orthosis, 그림 4-69)는 무릎뼈의 안쪽과 가쪽 전위(mediolateral displacement)를 조절하기 위한 패드가 달려 있다.

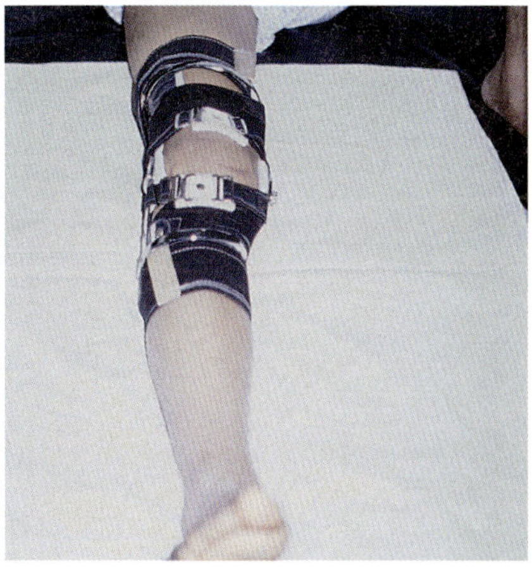

그림 4-68 레녹스힐 디로테이션 무릎보조기

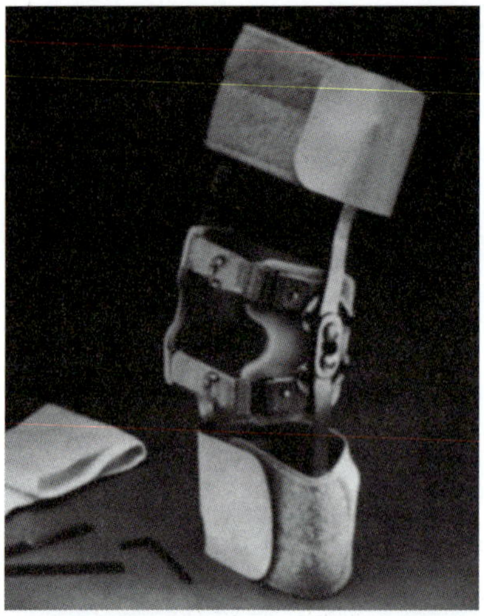

그림 4-69 러맨 무릎 보조기(Leman knee orthosis)

⑨ 수술 후 무릎관절을 보호하기 위한 보조기(post-operative knee support)

무릎관절을 수술한 다음 안쪽과 가쪽 또는 앞뒤쪽 방향으로의 움직임을 제한하기 위하여 사용되는 보조기로서 패드를 댄 캔버스로 만들며, 벨크로가 달린 스트랩으로 묶어서 고정시킬 수 있다(그림 4-70).

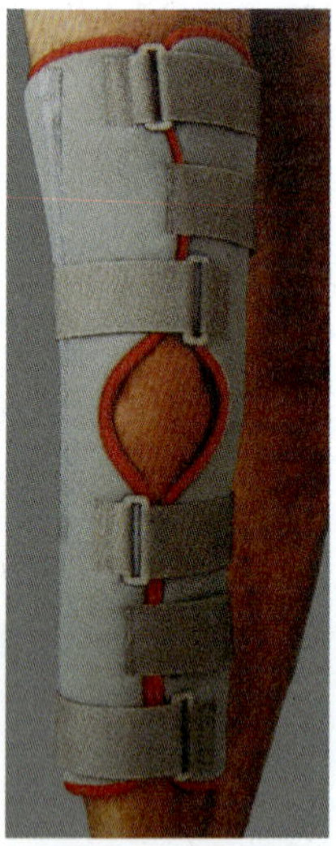

그림 4-70 수술 후 무릎보조기(knee stabilizer)

⑩ CARS-UBC 무릎보조기 (그림 4-71)

이 보조기는 무릎관절의 외반(valgus)이나 내반(varus)기형을 교정하기 위한 보조기이다. 이것은 두 개의 플라스틱 커프로 이루어져 있는데 하나는 넙다리에, 그리고 다른 하나는 종아리에 있으며, 줄이고 늘릴 수 있는 지지대에 연결되어 있다. 이 지지대는 밖굽이무릎(genu valgus)일 때에는 넙다리 가쪽에 놓고 안굽이무릎(genu varus)일 때에는 넙다리 안쪽에 놓는다. 세 번째의 압력점은 안굽이무릎일 때는 가쪽에 패드를 대고, 밖굽이무릎일 때는 안쪽에 패드를 댄다. 무릎을 완전히 펴고 체중을 주었을 때, 이 3점압은 밖굽이무릎이나 안굽이무릎이 되려고 하는 힘에 반대되는 힘으로 작용한다. 이것은 무릎관절 축의 회전운동은 조절하지 못한다. 무릎관절굽힘은 지지대를 올리고 내림에 따라 조절할 수가 있다. 이 보조기는 일차적으로 미관상 보기 좋지 못하고, 옷을 입고 벗을 때 거추장스럽다는 단점이 있다.

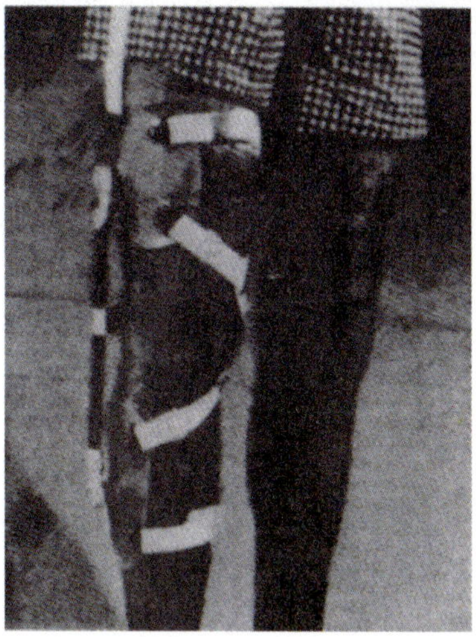

그림 4-71 카나디안식 슬관절 보조기(canadian arthritis & rheumatoid society-university of british columbia knee orthosis with unilateral telescoping rod)

11 스웨디쉬 니케이지(Swedish knee cage) (그림 4-72)

이 보조기는 1966년 스웨덴에서 고안되어 만들어졌으며, 젖힌무릎(전반슬, back knee, genu recurvatum)을 방지하기 위한 것이다. 일반적으로 젖힌무릎을 교정하기 위해서는 장하지 보조기의 양쪽 지지대에 무릎 패드(knee pad)를 고정해서 3점압 원리를 적용하여 무릎 뒤쪽에 있는 위아래의 금속밴드와 무릎 패드(knee pad)로 고정시키게 된다. 또는 장하지 보조기를 사용하지 않더라도 같은 원리로 무릎부목과 같은 것을 사용하기도 한다. 그러나 이에 반하여 스웨디쉬 니케이지는 3점압의 원리는 같으나 그 누르는 압점이 반대로 되어 있다. 즉, 무릎 앞면의 위아래에 그리고 오금부위(슬와부)를 누르게 되어 종래의 방법과는 반대방향의 입장을 취하고 있다. 스웨디쉬 니케이지의 모양은 두 개의 플라스틱으로 코팅된 지지대의 후면에 반원형의 알루미늄 바가 수평으로 오금부위(슬와부)를 돌아 연결되어 있다. 양쪽 지지대 전면의 위아래에는 각각 직물로 만들어진 스트랩이 연결되어 있고 뒤쪽으로는 부드러운 패드가 안쪽 지지대에 연결되어 오금 부위를 감도는 반원형의 알루미늄바 아래를 지나 반대쪽 지지대에 연결되어 그물침대와 같은 효과를 나타내며, 오금 부위에 잘 맞도록 되어 있다. 무릎 앞면의 위아래에 있는 스트랩은 안쪽 지지대에 고정되어 있고 가쪽 지지대에 고리가 달려 있어서 똑딱이 단추(snap button)를 끼워 보조기를 신고 벗기가 쉽게 되어 있다, 뒤쪽 패드의 높이는 환자 다리의 크기에 따라 또는 젖힌무릎(전반슬)의 정도에 따라 적당히 조절할 수가 있다. Lehneis의 연구에 의하면 다발성 경화증(multiple sclerosis), 편마비(hemiplegia), 외상성 편마비(traumatic hemiplegia), 팔다리 부전마비(quadriparesis), 왼쪽 정강뼈 종아리뼈 골절(Lt. tibia & fibula fracture), 소아마비 후유증(post polio-myelitis) 등 6명의 젖힌무릎의 기형을 나타내고 있는 환자에게 스웨디쉬니케이지를 맞추어 준 결과 모두 성공적으로 젖힌무릎을 방지할 수 있었고, 어느 정도 무릎의 안쪽과 가쪽 안정성도 좋아졌다고 보고하였다. 이 보조기의 장점을 간추려 종합해 보면 다음과 같다.

(1) 젖힌무릎(전반슬)을 효과적으로 조절할 수 있다.
(2) 무게가 가볍다.
(3) 보조기의 무릎관절과 자물쇠 그리고 무릎패드가 필요 없다.
(4) 무릎을 구부릴 때 아무런 저항 없이 쉽게 구부릴 수 있다.
(5) 맞추기 쉽고 보조기를 신고 벗기가 편하다.

이 보조기의 단점은 환자가 의자에 앉을 때 지지대의 양끝이 무릎위로 두드러져 나오고 2주내지 3주간 신고 있으면 뒤쪽 패드가 느슨하게 되며, 각도를 조절하는 것이 불충분하다는 것이다. 이러한 단점을 보완하기 위하여 1967년 3월 의수족 연구발달 위원회의 주최로 개최된 제 4회 다리 보조기 워크숍에서 이러한 문제가 제기되었고 단점을 보완하기 위한 여러 가지 수정된 스웨디쉬 니케이지가 만들어졌다. 그중에서 가장 훌륭했던 것은 Charles Rosenquist에 의하여 개발된 것이었다. 첫 번째 단점을 개선하기 위하여 "미리 구부려 놓는 방법(preflexing)"이 도입되었는데 그것은 보조기의 지지대를 어느 정도 미리 구부려 놓아 환자가 앉을 때 지지대 양 끝이 두드러져 나와 보기 흉하게 되는 것을 막아보자는 것이었다. 그리고 뒤쪽의 부드러운 패드 대신에 좀더 질기고 튼튼한 폼러버패드(foam- rubber pad)로 대치하였고 지지대 위에 구멍을 여러 개 뚫어 각도의 조절을 쉽게 할 수 있도록 하였다. 뒤쪽 패드의 조절은 환자를 일어서게 한 다음에 무릎의 배열을 맞추기 위하여 앞으로 내밀어 보고 뒤로 늦추어 보아 얼마만큼 뒤쪽 패드를 조절해야 무릎이 똑바로 유지되는가를 결정하도록 해야만 한다. 이러한 조절은 뒤쪽 패드에 부착되어 있는 나사로 지지대의 구멍에 맞추어 쉽게 조절할 수 있다.

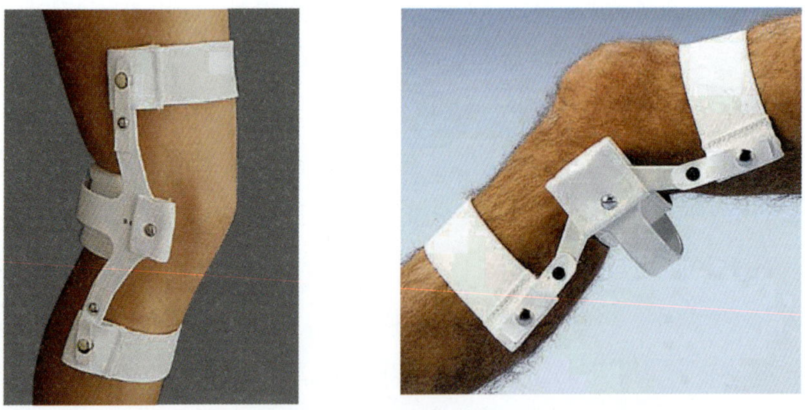

그림 4-72 스웨디쉬 니케이지(Swedish knee cage)

⑫ 니스태빌라이저(knee stabilizer) (그림 4-73)

이것은 축을 유지할 수 있는 끈(pivotable strap)이 부착되어 있어서 스웨디쉬 니케이지보다는 앉을 때 앞으로 돌출되지 않기 때문에 미관상 보기 좋다. 이것은 무릎관절 굽힘운동에 제한을 받지 않는다. 그러나 안쪽과 가쪽 지지대는 무릎관절의 안쪽과 가쪽 안정성을 보강해 주고 있다. 좀더 무릎을 확실히 조절하기 위한 무릎관절 보조기는 안쪽과 가쪽 지지대에 종아리커프(calf cuff)와 넙다리커프(thigh cuff)가 달려있고 보조기의 무릎관절도 달려 있어서 무릎관절을 굽히고 펼 수가 있다. 이들 보조기의 목적은 무릎관절에 받는 안쪽과 가쪽의 힘에 대하여 무릎관절을 보호하려는 것이다. 무릎관절의 굽힘과 폄은 보조기의 무릎관절 내에 있는 지나치게 펴지는 것을 막는 장치나 링럭에 의해서 조절된다. 대개는 하나의 축으로 되어 있지만(일축관절, single axis type), 다축관절(polycentric knee joint)을 사용하여 인체의 무릎관절과 거의 일치하는 동작을 할 수 있고, 착용하고 있는 사람의 무릎을 좀더 편안하게 안정시킬 수 있게 고안된 것도 있다.

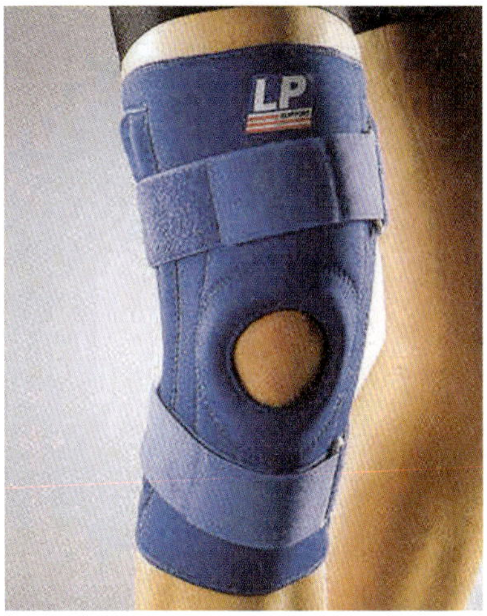

그림 4-73 니스태빌라이저

⑬ SK 보조기(supracondylar knee orthosis, SK orthosis) (그림 4-74)

이 보조기는 젖힌무릎(전반슬, genu recurvatum)을 방지하고 안굽이무릎(내반슬, genu varus)이나 밖굽이무릎(외반슬, genu valgus)을 교정하기 위한 플라스틱 보조기이다. 이것을 착용해도 무릎의 기형을 정상 상태의 일직선을 만들 수 있다는 기대는 할 수 없으나 계속되는 기형을 방지할 수 있고 조절할 수 있다는 점은 염두에 두어야 한다. 이 보조기는 무릎의 안쪽과 가쪽을 둘러싸고 있는 얇은 플라스틱판의 구조로 되어 있고, 무릎뼈의 위쪽면에서 약 4 cm되는 지점까지 덮여 있다. 젖힌무릎을 조절하기 위한 뒤쪽의 반대압력은 오금(슬와부, popliteal area)에 가하게 되며, 보행 시 유각기(swing phase)에서 무릎을 구부릴 때나 앉을 때, 무릎관절 운동은 제한을 받지 않는다. 재래식 보조기와 비교해 볼 때 SK 보조기는 보조기의 무릎관절과 지지대가 필요 없으므로 무게가 아주 가볍다(약 8온스). 이렇게 가볍기 때문에 신체의 외형에 잘 밀착되어 매달려 있게 되고, 부수적으로 매달아야하는 장치도 필요치 않다. 비록 이것을 착용하고 앉을 때에는 무릎 앞쪽이 약간 두드러져 나오기는 하지만 환자가 불편해 할 정도는 아니다. 스트랩이 없이 매끈하여 미관상 좋으며, 플라스틱의 색상도 피부색에 맞출 수 있고, 무릎에 꼭 맞아서 좋다.

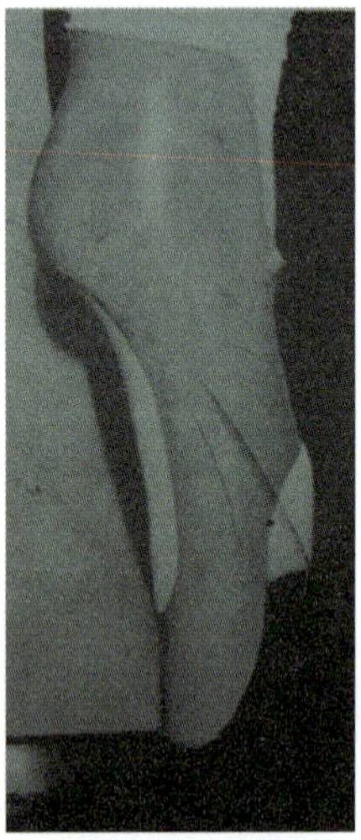

그림 4-74 SK 보조기

⑭ 무릎관절의 골관절염에 대한 보조기(osteoarthritis knee orthosis, OAK orthosis) (그림 4-75)

이 보조기는 무릎관절이 제한된 상태에서 자연스럽게 무릎운동이 일어나도록 고안되어 있다. 따라서 환자가 무릎을 구부리고 펴는데 있어서 도움을 주며 체중을 지지해 주어 보행에 도움을 주고 통증감소에도 어느 정도 도움이 되고 있다.

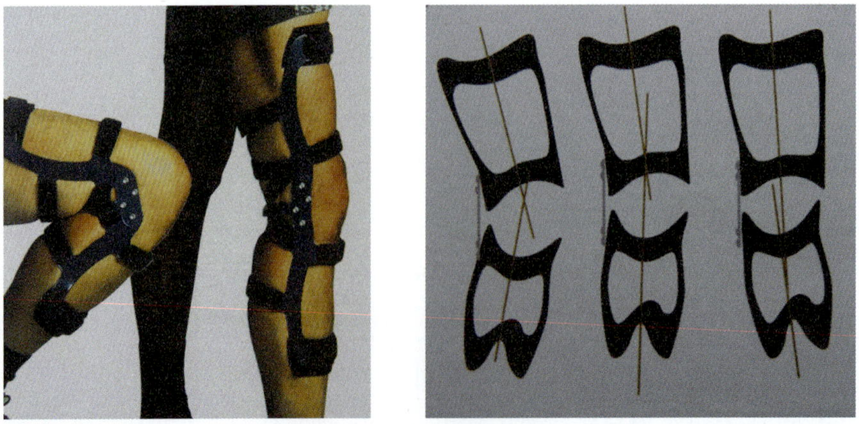

그림 4-75 OAK 보조기

이 보조기의 장점은 다음과 같다.

(1) 이 보조기에는 4개의 축이 있어서 인체의 자연스런 해부학적인 무릎관절의 운동이 일어나도록 유도해 주고 있다. 8° 구부리는 동안 13 mm의 운동이 일어나게 되어 있다.

소프트 폄 정지(soft extension stop) : 이것은 170°까지 부드럽게 무릎관절을 펴서 정지할 수 있도록 되어 있다.

(2) 몸쪽(근위, proximal) 먼쪽(원위, distal) 지지대를 개별적으로 조절하여 연장할 수 있게 되어 있다.

① 지렛대를 증가시킬 수 있다.
가능한 한 연부조직에 힘이 가지 않도록 보조기의 지렛대를 가장 길게 늘려 이용할 수 있다.

② 정확하게 내반(varus)과 외반(valgus) 위치를 정할 수 있다.
약 30°까지 과도한 내반이나 외반을 조절할 수 있다.

③ 환자가 편안하게 느낀다.
착용자를 위해서 과도한 압력이 받지 않도록 하여 불편함 없이 다리의 정렬을 유지할 수 있도록 넙다리와 종아리 사이를 쉽게 분리할 수 있다.

④ 가쪽 지지대(lateral upright) 또는 안쪽 지지대(medial upright)만 사용한다.

(a) 편안하다.
환측다리에 접촉되는 불편함을 최소화 할 수 있고, 만일 양쪽에 이상이 있다면 양다리가 서로 부딪치게 되는 위험을 줄일 수 있다.

(b) 조절하기 쉽다.
양쪽의 관절 배열을 잘 유지할 수 있다.
가볍고 유연하며 단지 3개의 구성품으로만 되어 있다.
필요에 따라 지지대를 안쪽에 설치할 수도 있고, 커프를 스스로 몸에 맞게 조절 할 수도 있다.

(3) 체중을 지지해 줄 수 있다.

(4) 체중변화 또는 종아리나 넙다리 굵기 변화에 따라 넙다리나 종아리 커프를 교환하여 갈아 끼울 수 있다.

이 보조기는 무릎관절의 관절염에 효과적인 기능을 가지고 있고, 신고 벗기에 편하며, 생역학적인 원리에 입각하여 제작되어 있고, 아주 독특한 디자인의 개념으로 제작되어 있다.

4-4 다리 보조기의 점검 및 평가

보조기의 점검 및 평가를 대별하여 1차 평가와 최종평가로 나누어 볼 수 있다(표 4-4). 일차평가는 제작된 보조기를 가지고 보조기와 환자를 종합하여 시행한다. 환자에게 보조기를 신게 하고 체계적으로 검사하는 것이다. 이는 환자가 보조기를 신고 보행연습을 하기 전 단계에 이루어진다. 경우에 따라서는 완성되기 전에 시행할 때도 있는데 그것은 경비를 적게 들이고 보수할 수 있기 때문이다. 1차 평가의 목적은 첫째, 처방에 따라 충실하게 만들어졌는지 살펴보는 것과 둘째, 보조기가 그 질이나 효율성 또는 디자인에 있어서 역학적으로 적당한지를 살펴보는 것이다. 둘째 이유가 더 중요하다고 할 수 있겠는데, 그 이유는 적합하지 않은 보조기를 착용시켰을 때 일어나는 부작용이 너무 크기 때문이다. 보조기가 아무리 잘 만들어졌다고 해도 이것을 처음 착용하는 환자에게는 부담이 가고 어려운 일이라 할 수 있다. 그런데 보조기 자체에 부적합한 점이 있다면 상황이 더욱 어려워지게 마련이다. 환자에게 보조기를 완전히 넘겨주기 전에 그러한 부족한 점은 가능한 최대로 보완을 해야 한다. 체격, 심리적 상태도 어떤지를 살펴본다. 그렇게 한 다음 환자나 보조기에 별로 문제가 없을 때 최종평가가 끝나는 것이다.

표 4-1 보조기 및 의수족의 클리닉 순서

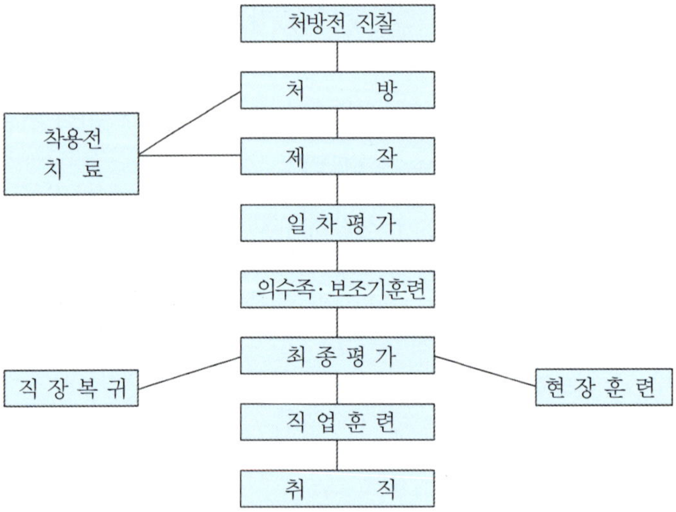

보조기를 한눈에 훑어보고 잘 만들어졌는지 아닌지를 알 수도 있겠지만 우선 체계적인 평가 기준을 세워놓는 것을 권장해야 할 것이다. 여기 뉴욕대학에서 쓰고 있는 항목을 소개한다. 골자는 보조기에 맞는가, 편안한가, 기능이 원활한가, 외양이 좋은가, 든든한가 등을 주로 보는 것이다. 물론 이 항목은 하나의 지침서이지 이것 아니면 안된다는 것도 아니며 언제든지 융통성을 발휘하는 지혜가 있어야 하는 것은 물론이다.

❶ 단하지 보조기의 점검

- 처방된 대로 만들어졌는가?
- 별로 어렵지 않게 신고 벗을 수 있는가?

선 자세에서 검사

구두	• 구두의 크기는 만족스러우며 잘 맞는가 ? • 구두창과 뒷축이 바닥에 잘 닿는가 ?
보조기 발목관절	• 보조기의 발목관절이 발목의 회전축과 비슷하게 맞는가 ? • 복사뼈와 발목관절과의 사이에 간격은 충분한가 ? • Varus strap이나 valgus strap 등은 충분한 힘을 가하고 있으며 동시에 너무 불편하지 않는가 ? • 구두와 슈인서트와의 사이에 움직임이 지나치지는 않는가 ?
지지대	• 좌우의 지지대는 다리의 모양에 잘 부합하며 동시에 적당한 간격은 있는가 ? • 양쪽 지지대는 다리의 중앙선에 위치하는가 ? • 소아의 경우 지지대를 연장할 만한 여유가 있는가 ?
밴드와 커프	• 종아리밴드나 커프의 넓이는 적당하며 다리의 윤곽에 맞는가 ? • 종아리밴드 또는 커프가 불편한데는 없는가 ? • PTB가 사용되는 경우 피스톤작용이 지나치지 않는가 ? • PTB가 사용되는 경우 뒤꿈치의 체중부하는 경감되고 있는가 ? • 보조기의 위쪽 끝과 종아리뼈머리와의 사이는 간격이 충분한가 ?
안정성	• 환자는 안정되어 있는가 ?

걸을 때 검사

- 중간입각기 때 구두는 바닥에 잘 닿는가 ?
- 복사뼈와 발목관절 사이에 충분한 간격이 있는가 ?
- Varus strap이나 valgus strap 혹은 슈인서트는 역할을 제대로 하는가 ?
- 평지를 걸을 때 걸음걸이는 만족할만한가 ?
  교정해야 할 점은 ?
  가. 발목 발등굽힘 작용의 부족
  나. 발을 지나치게 벌린다.
  다. 동통으로 인한 걸음걸이의 변화
- 보조기는 튼튼하고 단단한가 ?
- 보조기는 삐걱거리는 데가 없는가 ?

앉아서 검사

- 환자는 편안히 앉을 수 있고 무릎을 90° 굽힐 수 있는가. 또한 지나치게 조이지 않고 15° 더 굽힐 수 있는가 ?
- 보조기의 발목관절은 처방된 만큼 운동범위를 갖고 있는가 ?
- 구두의 창과 뒤축은 바닥에 잘 닿는가 ?

벗고 검사

- 다리에 벗겨진 곳이나 지나치게 눌리는 곳은 없는가 ?
- 구두는 보조기에 단단히 붙어 있는가. 그리고 구두허리는 충분한 힘을 갖고 있는가 ?
- 뒷축은 잘 달려있으며 웨지나 리프트는 보기 흉할 정도로 나타나지는 않는가 ?
- 보조기 발목관절이 움직일 때 옷이 물리지 않는가 ?
- 보조기 발목관절의 양쪽 정지(stop)가 동시에 작동하는가 ?
- Calf band는 적당히 패드를 넣었고 가죽으로 덮었는가 ?
- 커프에는 여유가 넉넉히 있는가?
- 보조기의 금속부분은 미끈하여 날카로운 곳이 없는가 ?
- 가죽의 마무리도 잘 되었는가 ?
- 전체적인 모양은 만족스러운가 ?
- 편안함, 기능, 모양에 있어서 환자는 만족하고 있는가 ?

2 장하지 보조기의 점검

- 처방대로 만들어졌는가?
- 별로 어렵지 않게 신고 벗을 수 있는가?

선자세에서 검사

구두 보조기 발목관절	• 구두의 크기는 만족스러우며 잘 맞는가 ? • 구두창과 뒷축이 바닥에 딱 닿는가 ? • 보조기의 발목관절이 발목의 회전축과 비슷하게 맞는가 ? • 복사뼈와 보조기 발목관절 사이의 간격은 충분한가 ?
보조기 무릎관절	• Varus strap이나 valgus strap은 충분한 힘을 가하고 있으며 동시에 너무 불편하지 않는가 ? • 구두와 슈인서트와의 사이에 움직임이 지나치지 않는가 ? • 보조기의 발목관절은 무릎의 회전축과 비슷하게 맞는가 ? • 체중을 보조기에 실었을 때 보조기와 무릎양쪽 사이에 충분한 간격이 있는가 ? • 보조기 무릎관절 잠금장치는 안정성이 있고 작동이 쉬운가 ?
지지대	• 지지대가 종아리와 넙다리의 윤곽에 잘 맞는가 ? • 안쪽 지지대와 샅(회음부) 사이에 여유가 충분한가 ? • 가쪽 지지대는 큰돌기의 밑에 있는가, 동시에 안쪽보다는 1인치 정도는 높은가 ? • 지지대는 종아리나 넙다리의 중앙선에 위치하는가 ? • 소아의 경우 모든 지지대를 연장할만한 여유가 있는가 ?
밴드 및 커프	• 밴드와 커프는 넓이가 넉넉하고 종아리나 넙다리의 모양에 맞는가 ? • 밴드와 커프는 편안한가 ? • 종아리밴드와 비골의 골두와의 사이에 충분한 거리가 있는가 ? • 하부 넙다리밴드와 종아리밴드는 무릎관절로부터 같은 거리에 있는가 ?

Quadrilateral brim(처방되었을 때)

보조기 영덩관절	• 모음근이 제자리에 잘 위치하고 있으며 압박이 심한 데는 없는가 ? • 궁둥뼈가 ischial seat에 적당히 얹혀 있는가 ? • 살덩이가 지나치게 넘치지 않는가 ? • 후벽의 상단은 지면과 평행에 가까운가 ? • 샅(회음부)에 지나친 압력을 받고 있지 않는가 ? • Pelvic joint(보조기)는 큰돌기의 약간 전 위쪽에 위치하나 ? • Hip lock은 안전하게 작동하기 쉬운가 ? • Pelvic band는 몸의 윤곽에 잘 맞고 있는가 ?
특수장치	• Torsion shaft가 사용되는 경우 힘을 제대로 발휘하고 있으며 지나친 회전작용은 없는가 ?
안정성	• 환자는 안정되어 있는가 ?

걸을 때 검사

- mid stance 때 구두는 바닥에 잘 닿는가 ?
- 환자의 무릎과 발목은 보조기의 joint로부터 알맞게 떨어져 있는가 ?
- Varus strap이나 valgus strap, 혹은 shoe insert는 제 기능을 하고 있는가 ?
- 평면 보행을 잘 할 수 있는가 ?
- 보조기는 튼튼하고 단단한가 ?
- 삐걱거리는 데는 없는가 ?

앉아서 검사

- 환자는 편안히 앉을 수 있고 무릎을 90° 굽힐 수 있는가 ? 또한 지나치게 조이지 않고 15° 더 굽힐 수 있는가 ?
- 보조기의 ankle joint는 처방된 만큼 운동범위를 갖고 있는가 ?
- Knee joint 조절장치가 있는 경우 잘 기능하고 있는가 ?
- 구두의 창과 뒷축은 바닥에 잘 닿는가 ?

벗고 검사

일솜씨	• 구두는 보조기에 단단히 붙어있는가, 그리고 shoe shank는 충분한 힘을 갖고 있는가? • 단하지 보조기의 항목을 참조.

4-5 소아의 특수한 질병에 사용되는 다리 보조기

❶ 선천성 엉덩관절 탈구(congenital dislocation of the hip, CDH) 및 엉덩관절 형성장애(hip displasia)가 있을 때 사용하는 보조기

선천성 엉덩관절 탈구와 엉덩관절 형성장애에 사용되는 보조기는 넙다리뼈머리를 엉덩관절에 유지할 수 있도록 고정하는 것이다. 양쪽 엉덩관절이 실제로 탈구가 되었다면 넙다리 뼈머리의 뼈끝(골단, capital femoral epiphysis)과 절구(acetabulum)의 발달을 지켜보아야 하며 넙다리뼈머리를 정복(reduction)하고 엉덩관절에 넙다리뼈머리가 잘 유지되어 있는지를 살펴보는 일은 아주 중요하다. 그러나 엉덩관절이 탈구되어 있지는 않고 단지 엉덩관절 형성장애만 있을 때에는 적절한 보조기를 착용하면 치유될 수 있는 성공률이 높다. 그러나 이 두 질병은 마지막 교정이 끝날 때까지 이학적 소견과 방사선검사를 계속해서 추적해야 만 한다.

여기에 일반적으로 사용되는 보조기는 Pavlik harness, von Rosen orthosis, llfeld orthosis, Frejka splint(pillow splint) 등이 있다.

그 밖에도 특별한 지역에서 사용되는 상업용 플라스틱 보조기들이 있으나 널리 사용되고 있지 않다.

1) 파브릭 멜빵(Pavlik harness)

파브릭 멜빵(그림 4-76)은 1944년 아놀드 파브릭(Anold Pavlik)이 처음 사용하였으며 1957년 완전히 공인받게 되었다. 이것은 엉덩관절의 형성장애, 선천적엉덩관절탈구, 엉덩관절 아탈구에 적용한다. 이것은 8개월 이하의 어린아이에게 가장 효과가 있으나 일반적으로 12개월된 어린아이까지는 사용되고 있다. 상품화되어 있는 것은 가슴띠(chest strap)와 어깨띠(shoulder strap)로 구성된다. 이러한 띠는 조절 가능한 데크론 섬유나 캔버스(canvas)로 만들어진다. 파브릭 멜빵이 연결된 앞쪽에는 두 개의 다리띠(leg strap)가 있다. 발바닥을 등자처럼 가로지르는 안쪽띠는 가슴띠와 연결되며 뒤쪽으로 연결된 띠는 무릎관절과 엉덩관절을 지나 어깨띠와 연결되어 있다.

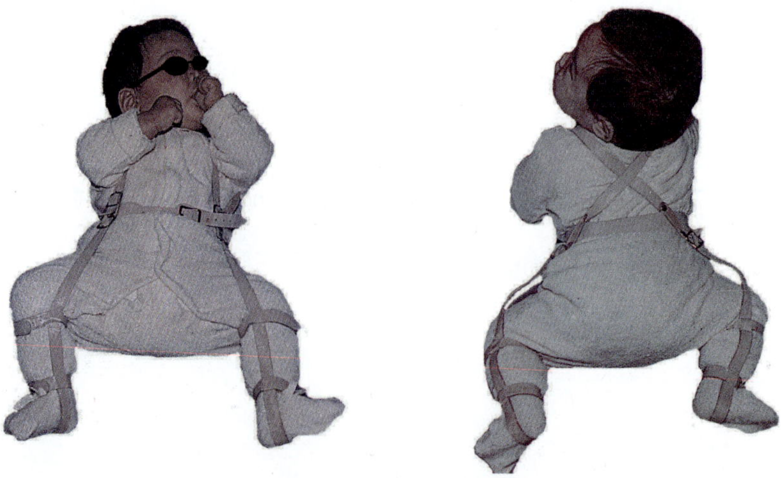

그림 4-76 파브릭 멜빵(Pavlik harness)

Mubarak 등은 역학적인 최대 이점을 얻기 위해서는 버클이 가슴 앞쪽의 겨드랑이와 일직선이 되는 곳에 오도록 해야 한다고 주장했다. 그래야만 앞쪽 띠로 엉덩관절을 굽힘시킬 수 있고 버클로 엉덩관절을 90°에서 110° 굽힐 때까지 조일 수 있다고 했다. 이러한 띠는 이 각도 이상 엉덩관절이 펴지는 것을 방지한다. 그러나 엉덩관절의 움직임에는 하등의 지장이 없다. 등자띠에서 뒤에 있는 버클까지 연결된 뒤쪽 띠는 엉덩관절과 무릎관절의 뒤쪽을 가로지르고 있는데 이 띠를 팽팽하게 조이면 엉덩관절의 벌림을 방지할 수 있다. 그러나 엉덩관절을 30° 벌림 상태로 유지하는 것이 좋다. 그 이상 조이게 되면 운동이 제한되어 불편하게 될 것이다. 앞쪽 띠와 뒤쪽 띠를 엉덩관절이 움직여지지 않도록 너무 꼭 조여서는 절대로 안 된다. 부적당한 멜빵(harness)의 구조나 너무 꼭 조이면 멜빵으로 인하여 합병증을 일으킬 수 있는 원인이 된다.

엉덩관절의 선청성 형성장애를 치료할 목적으로 파브릭 멜빵을 사용하면 엉덩관절을 비교적 쉽게 적당한 위치로 고정할 수 있다. 방사선 영상은 4~6주 간격으로 촬영하여 절구(acetabulum)와 넙다리뼈머리의 뼈끝(capital femoral epiphysis)이 정상적으로 발달되고 있는지를 관찰해야 한다. 임상적인 소견과 방사선 소견상 엉덩관절이 완전히 정상이 되었다고 판정되었을 때 멜빵을 벗어야 된다. 엉덩관절 형성장애(dysplastic hip)에 대한 치료는 약 3~6개월이 걸리며 엉덩관절 탈구(hip dislocation)에 대한 치료는 약 5~11개월이 걸린다. 파브릭 멜빵을 착용하지 못할 정도로 성장한 아이들은 다른 엉덩관절벌림보조기(adduction orthosis)를 착용하여야 한다.

Kalamchi와 McFarlane은 파브릭 멜빵은 치료를 시작했을 때의 나이와 같은 기간 동안 착용해야 하며 완전히 벗기까지는 3개월간을 더 착용해야 한다고 했다. 엉덩관절 탈구의 경우에도 치료 기간은 마찬가지이며, 완전히 벗기 위해서는 적어도 6개월간 밤에는 착용하고 있어야 한다. 엉덩관절 탈구가 어느 정도 치유되어 파브릭 멜빵을 벗긴다고 해도 처음에는 매일 약 2시간 동안만 멜빵을 벗고 지내며 매주 2시간씩 연장하고 6~8주 동안은 밤에만 계속 착용시켜야 한다.

엉덩관절의 선천적 탈구나 아탈구를 치료할 때, 의사는 먼저 멜빵을 맨 다음에 엉덩관절을 완전히 굽혀서 절구(관골구, acetabulum)에 넙다리뼈머리 뼈끝(capital femoral epiphysis)(신생아에 있어서는 뼈몸통끝(골간단, metaphysis))이 제 위치에 있도록 한 다음 즉시 방사선 촬영을 해두고, 이것을 근거로 하여 해마다 엉덩관절의 안정이 잘 되어가고 있는지를 살펴보고 1개월마다 새로 방사선촬영을 하여 정복이 잘 되고 있는지를 확인해야만 한다. 뼈몸통끝과 넙다리뼈머리 뼈끝이 절구안에 똑바로 되어 있다하더라도 완전히 정복된 것이라고 할 수는 없다. 왜냐하면 관절주머니나 관절을 싸고 있는 연부조직도 관련되어 있기 때문이다. 만일 넙다리뼈 머리가 제 위치에 똑바로 있다고 하여도 치료는 계속해야 하며 2, 3주 내에 다시 관절주머니안에 넙다리뼈머리를 맞추어 보아 절구 내에 넙다리뼈머리가 정상적으로 위치하고 있는지를 확인해야 할 것이다. 방사선 소견뿐만 아니라 이학적 소견도 중요하다. 만일 4주 내에 엉덩관절의 정복이 완전히 이루어지지 않으면 파브릭 멜빵은 포기하고 다른 방법을 생각해야 한다. 엉덩관절이 안정되었다고 생각될 때는 위에 언급한 파브릭 멜빵을 벗는 순서대로 진행해 나가야 될 것이다. 치료 기간은 3~11개월로 학자들 간의 의견이 분분하다. 파브릭 멜빵으로 엉덩관절 형성장애의 치료는 100%의 성공률을 보였고 엉덩관절 탈구(hip dislocation)의 치료는 85%의 성공률을 기록하였다.

Mubarak 등은 110명의 환자 가운데 13명이 실패했다고 했다. 그러나 그들은 얼마나 많은 탈구가 되었는지 아탈구가 되었는지 엉덩관절 형성장애 인지에 대한 구별이 없었다. 그러나 그들은 파브릭 멜빵의 사용 부주의에 대한 점을 강조했다. 파브릭 멜빵으로 인한 합병증은 많은 학자들이 보고한 바 있으나 합병증의 율은 매우 낮다. Johnson 등은 1례에 있어서 피부가 벗겨져 의원에서 치료한 경험은 있으나 아직 무혈성괴사(avascular necrosis)는 보지 못했다고 했다. Mubarak 등은 632명의 엉덩관절 탈구의 치료에서 파브릭 멜빵으로 인한 합병증이 2.8%에 달하였다고 보고하였다. Kalamchi 등은 139예의 치료에서 무혈성괴사는 없었다고 했으며 1명의 일시적인 넙다리신경마비가 있었다고 보고했다. Schwenter 등은 파브릭 멜빵이 너무 작고 조여서 안쪽인대의 불안정성이 있는 1례를 보고 하였다. 이 합병증은 보존적인 치료를 실시하였다고 했다.

파브릭 멜빵은 선천적인 엉덩관절의 형성장애, 아탈구, 탈구에 가장 좋은 보조기이다. 무혈성괴사의 빈도는 낮다. 선천적 엉덩관절 치료는 80~85%의 성공률이 있다.

2) 본로센 스플린트(von Rosen splint)

본로센 스플린트(그림 4-77)는 플라스틱 후레임으로 되어 있으며 어린아이의 몸에 잘 맞게 되어 있다. 제일 처음 모델은 고무를 입힌 얇고 기다란 유연성이 있는 알루미늄으로 만들었다. 후레임의 위는 어린아이의 양쪽 어깨 위를 가로지르는 모양으로 되어 있고 후레임의 아래는 엉덩관절을 굽힘과 벌림 상태로 할 수 있게 되어 있으며 엉덩관절의 굽힘을 조절 할 수 있게 되어 있다.

맨 처음 나온 본로센 스플린트는 스트랩이 없는데 반하여 최근의 것은 허리의 띠로 몸통을 고정시키고 두 개의 수직으로 된 띠는 엉덩관절을 굽힘과 벌림 상태로 유지시킨다. 보조기는 일정한 자세로 고정시켜 자세가 잘 유지되는지를 확인해야 하며 합병증이 일어나지 않도록 자주 검사해 보아야 한다. 이것은 엉덩관절 형성장애와 엉덩관절 탈구에 사용되며 계속적으로 감독해 나아가야만 효과적이 될 것이다.

본로센과 아이펠드 보조기는 단지 수동적인 자세를 유지해 주는 보조기인데 반하여 파브릭 멜빵은 운동을 허용하는 동적 보조기이다.

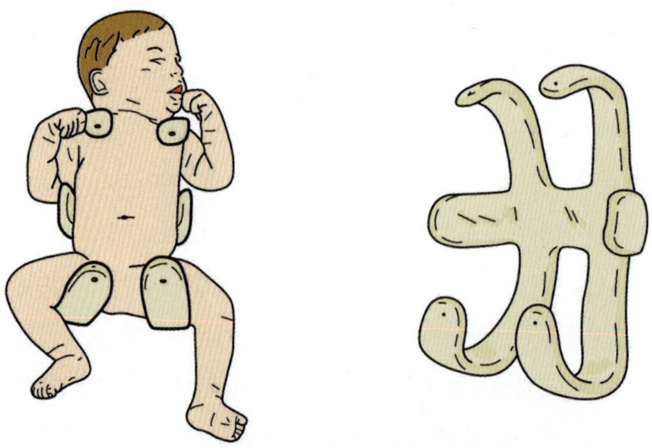

그림 4-77 본로센 스플린트(von Rosen splint)

3) 아이펠드 스플린트(Ilfeld splint) (그림 4-78)

이 스플린트는 크로스바(cross bar)에 만능관절(universal joint)로 연결된 두 개의 넙다리커프(thigh cuff)로 이어져 있다. 보조기를 좀더 확실히 고정하기 위한 허리밴드가 있다. 크로스바의 길이는 줄이고 늘릴 수 있기 때문에 엉덩관절의 벌림과 굽힘을 어느 정도 조절할 수 있다. 넙다리밴드는 쉽게 풀 수 있도록 벨크로로 묶는다. 아이펠드 스플린트는 주로 수술 후에 엉덩관절을 벌림 상태로 유지시킬 때 사용한다. 그러나 선천성 엉덩관절 형성장애(congenital hip dysplasia)를 치료할 경우나 선천성 엉덩관절 탈구를 정복할 때는 파브릭 멜빵이 더욱 효과적이다.

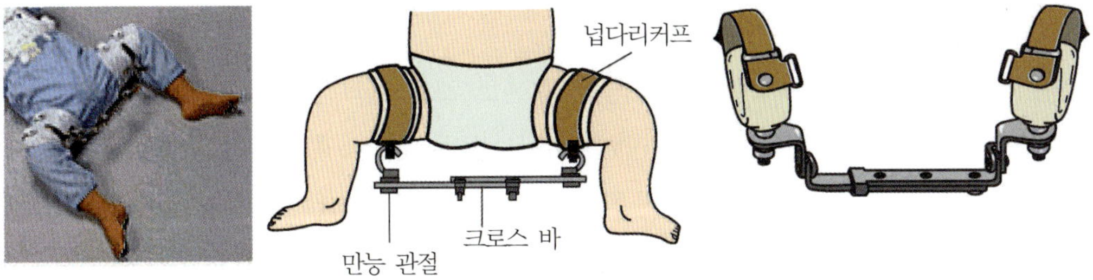

그림 4-78 아이펠드 스플린트(Ilfeld splint)

4) 프레이카 베개형 스플린트(Frejka pillow splint)

프레이카 스플린트(그림 4-79)는 1947년에 소개되었으며 엉덩관절 형성장애에 대한 치료로 값싸고 효과적인 방법으로 생각되어 왔었다. 맨 처음 사용되었던 프레이카 베개 스플린트는 솜을 넣어 만든 베개를 사용하였으며, 어깨띠와 허리띠로 베개를 고정하여 엉덩관절을 벌림 상태로 유지시켜 놓았다. 그러나 이러한 장치는 넙다리뼈를 제 위치에 바로 고정하기 위한 엉덩관절굽힘 상태를 유지할 수가 없기 때문에 엉덩관절의 선천성 아탈구나 선천성 엉덩관절 탈구를 치료하는 데는 부적합하다. 그러므로 대부분 엉덩관절 형성장애의 치료에 사용된다. 그러나 이것보다는 역시 파브릭 멜빵을 사용하는 것이 좋다.

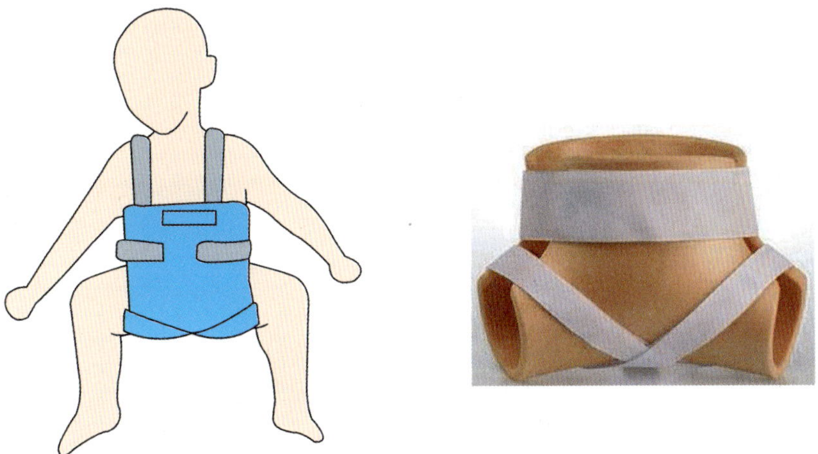

그림 4-79 프레이카 베개형 스플린트

❷ 넙다리골단의 뼈연골증(osteochondrosis of the capital femoral epiphysis) (Legg-Calve-Perthes disease)

레그 페르테스 병에 사용되는 보조기는 엉덩관절을 벌림과 안쪽돌림으로 고정시켜야 한다.

Petrie와 Bitenc는 엉덩관절을 45° 벌림시키고, 20° 안쪽돌림한 상태에서 무릎을 약간 구부려 양쪽다리를 석고붕대를 하여 넙다리골단 부위를 고정하려고 시도하였다. 양다리의 석고붕대는 석고붕대를 한 채로 양쪽 발을 지면에 세울 수가 있다. 그러나 이것은 실제로 보조기는 아니다. 그 후에 이러한 원리에 입각하여 몇 개의 보조기가 발전되었다. 이와 같은 개념에 의하여 제작된 보조기는 다음 4가지의 보조기가 있다.

1) 토론토 보조기(Toronto orthosis)

1968년에 Bobechko, McLaurin, Motloch 등은 토론토 보조기(그림 4-80)를 개발했다. 엉덩관절은 각각 45° 벌림과 20° 안쪽돌림 상태로 유지한 상태에서 엉덩관절과 무릎관절을 움직일 수 있으며, 크러치를 사용해서 걸을 수도 있다. 여러 가지 형태의 수정된 토론토 보조기가 있으나 생역학적인 원리는 같다. 두 개의 넙다리커프(thigh cuff)는 삼각형의 금속 후레임에 부착되어 있고 필요한 만큼 엉덩관절을 벌림시킨 상태에서 조립할 수 있다. 넙다리커프는 샅(회음부)에서 아래쪽 5 cm 떨어진 곳과 무릎뼈 꼭대기에서 위쪽 2.5 cm되는 곳까지 맞춘다. 후레임의 밑바닥은 만능관절(universal joint)에 연결되어 있고 가로축을 가로 지르는 막대(transverse bar)는 옆으로 뻗어 환자의 구두에 부착된다. 각도는 후레임에 의해서 이루어지고 가로축바는 양쪽 엉덩관절을 45° 벌림시킨 상태로 유지시킨다. 양쪽 구두바닥의 삼각형의 블럭(block)은 걷기 위하여 어린아이가 45° 각도로 다리를 벌리고 서 있을 때 지면에 발을 평평하게 하기 위하여 부착시킨다. 어린아이는 보조기 앞쪽에 양쪽 크러치를 짚고서 걸을 수 있다. 또한 한쪽 크러치를 앞쪽에, 다른 크러치는 뒤쪽에 놓고 걸을 수도 있다. 엉덩관절을 항상 안쪽으로 돌려야 한다는 것을 환자나 보호자에게 주의시켜야 된다. 특히 어린아이가 마룻바닥에 앉았을 때 만능관절(universal joint)은 엉덩관절을 가쪽으로 돌아가게 하기 때문에 주의해야 한다.

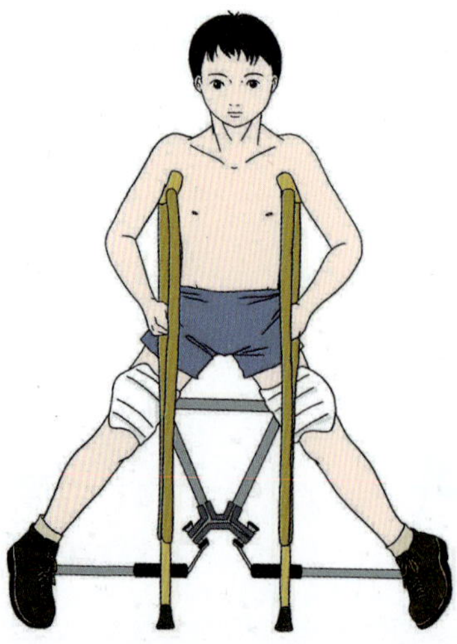

그림 4-80 토론토 보조기(Toronto orthosis)

2) 삼변형 엉덩관절벌림 보조기(trilateral socket hip abduction orthosis)

삼변형 엉덩관절벌림 보조기(그림 4-81)는 한쪽 엉덩관절에 질병이 있을 때 사용되며 엉덩관절을 벌려 놓은 상태에서 궁둥뼈거친면(좌골결절, ischial tuberosity)에 체중부하를 하게 된다. 환측다리를 완전히 딛고 서 있을 때 방사선 촬영을 하는 것은 중요하다. 보조기는 45° 엉덩관절벌림 상태보다는 약간 각도를 적게 하고 보조기의 체중부하를 받는 밑면에 쐐기(wedge)를 조절해서 엉덩관절의 안쪽돌림(internal rotation)을 조절할 수 있다. 플라스틱으로 만든 사변형 언저리(quadrilateral brim)의 가쪽면은 엉덩관절벌림을 할 수 있도록 큰돌기 이하는 잘라낸다. 한 개의 스테인리스 스틸로 된 지지대는 지면까지 수직으로 뻗어 버팀목처럼 만든다. 지지대에는 링럭을 달고 등자를 구두에 달아 스틸바에 연결한다. 다리를 30° 벌렸을 때 궁둥뼈 시트(ischial seat)는 지면과 평행하게 각도가 이루어져야 된다. 엉덩관절의 안쪽돌림을 조절하기 위하여 지지대 밑바닥에 고무로 된 보행용 힐(walking heel)을 달아준다. 정상쪽 다리를 7~8 cm 정도 높이면 엉덩관절을 벌림시킨 환측다리는 보행 시 지면에서 다리를 들어올려 옮기기 쉽고 몸통의 균형도 유지하기 쉽게 된다. 환측에 체중을 완전히 주고 방사선 촬영을 해서 넙다리뼈머리(femoral head)가 엉덩관절내에 잘 들어가 있는지를 살펴보는 일은 매우 중요하다. 왜냐하면 서서히 엉덩관절의 모음구축(adduction contracture)이 될 수 있고 넙다리뼈머리가 엉덩관절내에 고정되지 않을 수 있기 때문이다.

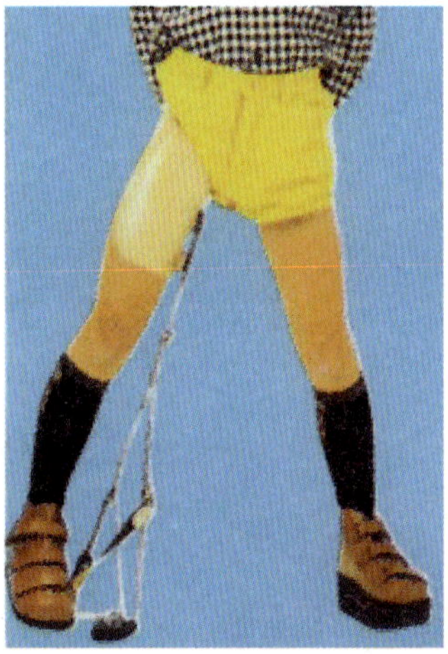

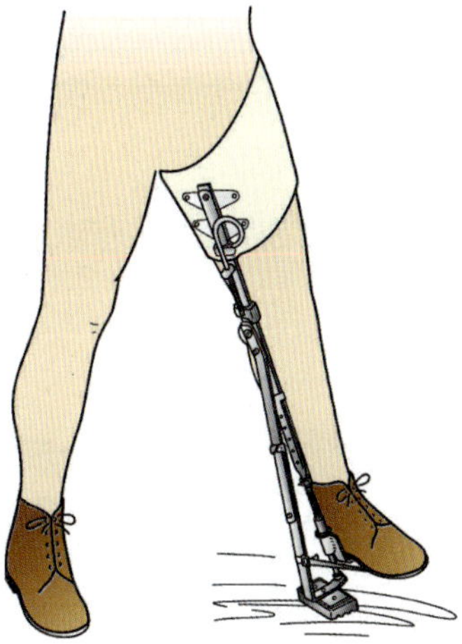

그림 4-81 삼변형 엉덩관절벌림 보조기(trilateral socket hip abduction orthosis)

3) 뉴잉턴 보행 벌림 보조기(Newington ambulatory abduction orthosis)

이 보조기(그림 4-82)는 토론토 보조기와 생역학적인 목적은 같다. 즉, 45° 엉덩관절벌림과 안쪽돌림 상태를 유지하며 엉덩관절의 운동을 허용한다. 그러나 무릎관절 운동은 허락하지 않는다. 무릎받침(Knee shell)은 무릎을 약 10° 굽힘 상태로 유지하도록 만든다. 무릎관절 강직(knee stiffness)이 되지 않도록 보조기를 벗은 다음에는 무릎관절 운동을 해야 한다. 보행할 때는 토론토 보조기처럼 크러치를 앞으로 짚어서 사용해야 한다. 보조기의 구조는 조립식으로 되어 있다. 넙다리 커프와 무릎받침(knee shell)은 알루미늄 후레임에 부착되고 구두는 네오라이트 구두창(neolite sole)을 단 풋플레이트에 부착된다. 풋플레이트는 지면에서 45° 경사지게 만든다.

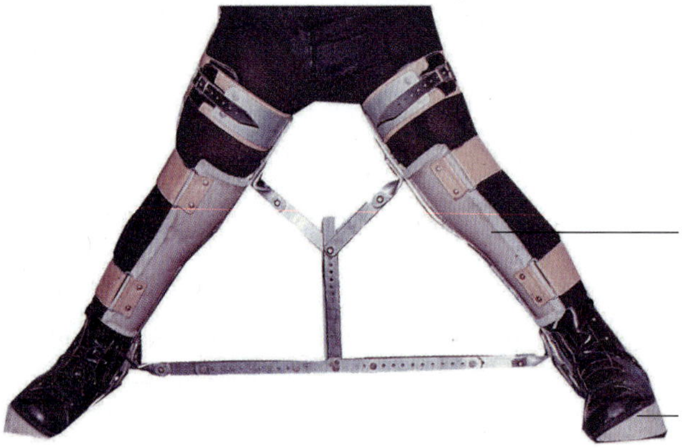

그림 4-82 뉴잉턴 보행 벌림 보조기(Newington ambulatory abduction orthosis)

4) 스코트랜드 전례 보조기(Scottish rite orthosis)

Lovell 등은 Legg-Perthes병을 치료하기 위한 보조기로 스코트랜드 전례 보조기(그림 4-83)를 개발했다. 이것도 역시 기형을 방지하기 위하여 엉덩관절의 절구(acetabulum) 안에 넙다리골두가 잘 유지되도록 하면서 엉덩관절을 움직일 수 있도록 고안된 것이다. 또한 이 보조기는 엉덩관절의 선천성 탈구가 된 어린아이를 엉덩관절벌림 상태로 걷게 하려고 할 때도 사용된다.

이 보조기는 골반밴드와 보조기 엉덩관절 그리고 양쪽에 연결된 넙다리코르셋으로 구성된다. 넙다리코르셋 밑에 부착되어 있는 수평으로 된 지지대로 엉덩관절벌림 범위를 조절 할 수 있다.

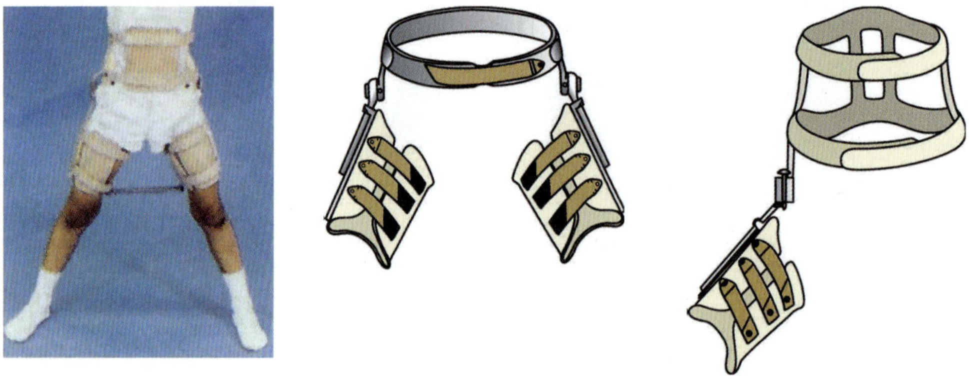

그림 4-83 스코트랜드 전례 보조기

보조기는 옷을 입은 채로 착용한다. 넙다리코르셋은 어느 정도 엉덩관절에서 넙다리를 회전시킬 수 있지만 근본적으로 이 보조기는 엉덩관절을 안쪽돌림시켜 유지하는 힘은 부족하게 되어 있다. 엉덩관절을 안쪽돌림시키는 것이 중요하다는 사실을 환자와 보호자에게 잘 알려주고, 보조기를 착용하고 걷는 것과, 어린아이를 자주 관찰하여 검사하는 것도 중요하다. 특히 엉덩관절이 가쪽돌림 상태로 고정되지 않도록 하는 것이 더욱 중요하다는 것을 알려주어야 한다. 페르테스병을 관리하는 다른 방법은 최소한 매달 한 번씩은 운동범위가 정상상태를 유지하고 있는지, 보조기의 상태가 만족스러운지를 정기적으로 검사해야 한다. 페르테스병의 비수술적인 관리방법에 있어서 만일 운동 각도가 감소된다든지 관절이나 근육 내에 경축(spasm)이 생기게 되면 환자는 침상에서 절대 안정을 해야 하며 운동범위가 정상이 될 때까지 당김(견인, traction)을 해야만 한다.

❸ 다리에 대한 축의 돌림각도에 변형이 있을 때 사용하는 보조기

어린아이에 있어서 다리에 대한 축의 돌림각도 변형은 일반적으로 성장 발달단계에서 발생되며 보통 자연적으로 좋아지게 된다. 그러나 다른 질병을 동반한 경우에는 그렇지 못하다. 예를 들어 선천성엉덩관절 탈구, 척수이형성(myelodysplasia), 만곡족(club foot), 관절만곡증(arthrogryposis)과 같은 질병을 동반했을 때는 돌림각도의 변형을 초래하게 된다.

어린아이의 성장 발달단계에 있어서 발생되는 넙다리뼈 앞굽이(대퇴전경증, femoral anteversion)나 정강뼈비틀림(경골염전, tibial torsion)의 치료에 대한 필요성에 대해서는 아직도 학자들 간에 약간의 견해 차이가 있다.

Staheti 등은 위의 두 가지 변형에 대하여 수술적 치료를 재론하였으나 보조기의 관리에 대해서는 언급하지 않았다. Staheli 자신은 3세 이하의 어린이는 밤에 착용하는 보조기(night splint)로 발을 가쪽돌림 시켜놓으면 치료에 도움이 될 것이라고만 했다.

넙다리뼈 앞굽이는 여러 학자에 의하여 널리 연구되었다. 1958년 Crane은 그의 소견을 다음과 같이 요약하였다. 출생시에는 넙다리뼈 앞굽이(femoral anteversion)가 40~45° 정도지만 9세에 이르면 약 20°로 서서히 감소한다고 했다. 또한 Crane은 내반족(toeing in)과 외반족(toeing out)은 넙다리뼈 앞굽이 뿐 아니라 엉덩관절의 안쪽돌림과 가쪽돌림의 기능이라는 것도 관찰하였다.

1) 데니스 브라운 보조기(Denis Browne orthosis) (그림 4-84 a, b)

가장 빈번하게 사용되는 보조기인 데니스 브라운 보조기는 엉덩관절 또는 넙다리뼈나 정강뼈에 힘이 가기 전에 무릎관절과 발목관절에서 지나치게 힘을 받게 되는 것이 흠이다. Tachdjian은 넙다리뼈 앞굽이(femoral anteversion)를 교정하기 위해서는 데니스 브라운 보조기를 사용하지 않는 것이 좋을 것이라고 했다. 엉덩관절 경직(hip joint tightness)이 있는 환자에게 데니스 브라운 보조기를 사용하여 엉덩관절을 가쪽돌림 시킬 수는 있으나 제한은 있다는 것을 알아야 한다. 데니스 브라운 보조기는 한 개의 스프레더바(spreader bar)로 조일 수 있다. 그래서 요구하는 만큼의 엉덩관절의 안쪽돌림(internal rotation)과 가쪽돌림(external rotation)을 조절할 수 있다. 엉덩관절의 가쪽돌림 또는 안쪽돌림의 변형을 치료하려면 골반 넓이 이상으로 스프레더 바의 길이를 늘려서는 안 된다(그림 4-85). 그래서 무릎관절에 지나친 외반압력(valgus stress)이 가지 않도록 해야 한다.

발의 내반(varus)을 교정하려면 스프레더바를 활처럼 양 옆으로 휘면 된다.

데니스 브라운 보조기는 만곡족(club foot)의 교정목적으로 주로 사용되며, 조립식으로 된 것을 구입할 수 있기 때문에 거의 맞출 필요가 없다(그림 4-86).

임상에서는 Denis Browne splint란 용어가 보편화 되어 있다.

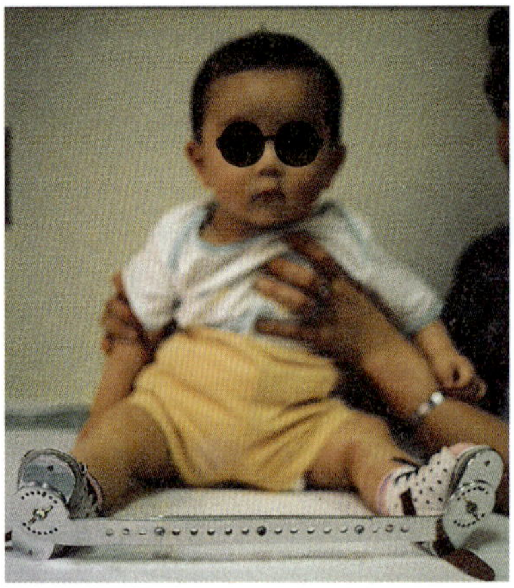

a

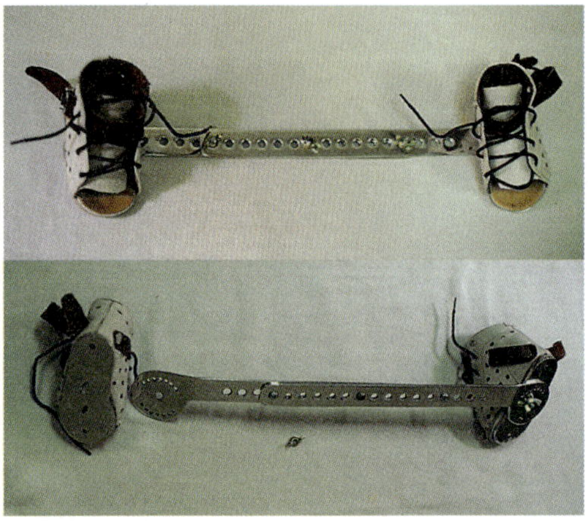

b

그림 4-84 데니스 브라운 보조기(Denis Browne orthosis)
a. 데니스 브라운 보조기를 착용한 아기
b. 상 : 위에서 본 모양
하 : 구두에서 스틸바를 해체한 모양

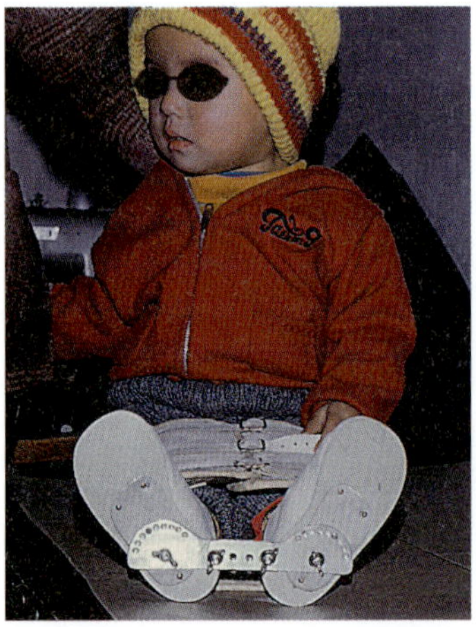

그림 4-85 엉덩관절의 가쪽돌림 또는 안쪽돌림의 변형을 치료하려면 골반넓이 이상으로 스프레더바의 길이를 늘려서는 안 된다.

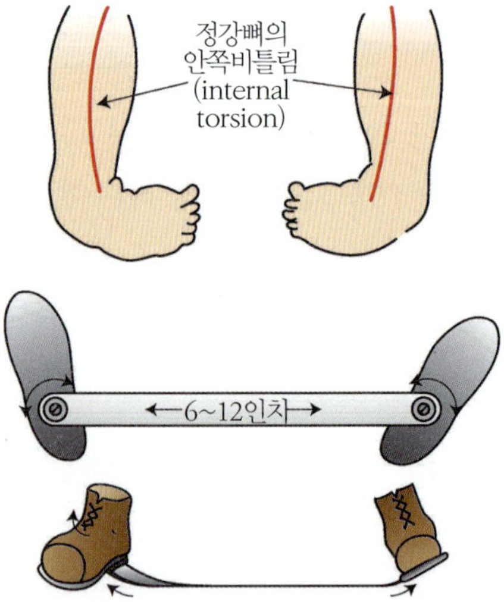

그림 4-86 데니스 브라운 보조기는 주로 만곡족(club foot)의 교정목적으로 사용된다.

2) 토션샤프트 보조기(torsion shaft orthosis) (그림 4-51)

이 보조기는 등자가 달린 구두, 골반대와 보조기의 엉덩관절 그리고 스프링 케이블로 구성된다. 스프링 케이블은 위로는 보조기의 엉덩관절에 부착되고 밑으로는 구두의 가쪽 등자에 연결된다. 나사를 조절하여 스프링 힘의 강약을 조절할 수 있고 돌림의 힘을 조절할 수 있다. 스프링 케이블의 길이가 적당해야 기능적으로 효율적이다. 토션샤프트는 엉덩관절의 돌림을 조절할 때 사용된다. 그러나 데니스 브라운 보조기는 엉덩관절을 돌림시키기 위한 힘이 넙다리뼈와 정강뼈 자체에 미치기 전에 발목관절과 무릎관절 그리고 엉덩관절에서 힘이 각각 분산되기 때문에 엉덩관절을 돌림시키는 데는 토션샤프트가 훨씬 효율적이다.

4 소아의 하반신마비에 사용되는 보조기

척수이형성, 뇌성마비 또는 외상으로 인하여 2차적으로 하반신 마비가 된 어린아이에게 사용되는 기립장치에는 기립 보조기, A프레임 보조기, 파라포디움, 교차 보행 보조기 등 여러 가지 종류가 있다.

1) 기립 보조기(standing frame orthosis)

미국 온타리오주에 있는 온타리오 장애아동센터에서 발달시킨 기립보조기(standing orthosis)(그림 4-87)는 상업적으로 판매되고 있는 조립식 제품으로 금속부품과 부속품 일절을 갖추고 있다. 이것은 뒤쪽지지대(posterior upright), 가슴복부지지(chest abdominal support), 무릎지지(knee support), 발판(foot plate)으로 구성되어 있다. 이것은 신체외형을 본떠 플라스틱으로 만들 수도 있다(그림 4-88). 몸통을 똑바로 세워 가슴복부끈(chest abdominal strap)으로 묶을 수 있고 양쪽 무릎은 쭉 펴서 무릎을 지지하여 묶고 양쪽 발은 발판에 고정시켜서 똑바로 세울 수 있다. 팔은 마음대로 활동할 수 있다. 똑바로 세우는 생리적인 장점은 신장과 방광의 배뇨작용을 돕고, 심폐기능을 항진하며, 팔을 자유로이 움직이게 하고, 뼈대계에 받는 중력의 효과로 뼈의 강도를 강화시킨다. 그리하여 뼈연화증을 방지한다.

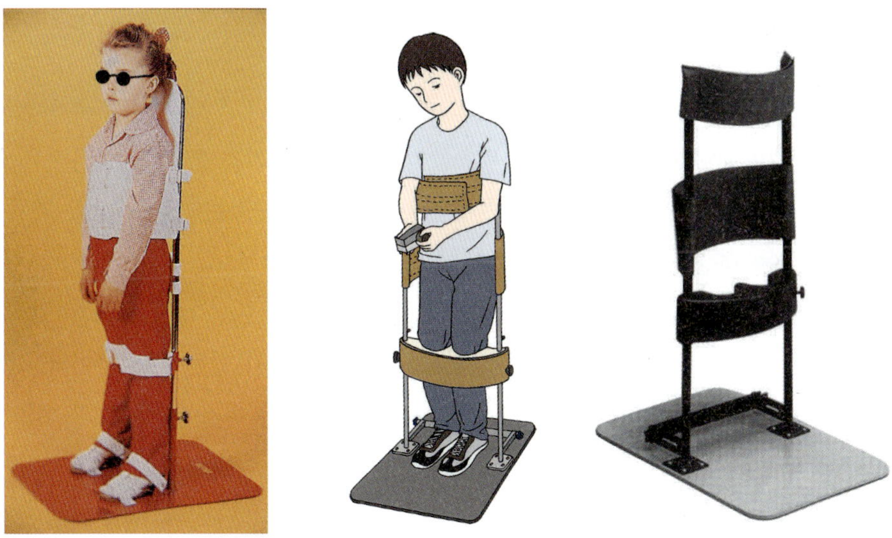

그림 4-87 기립 보조기(standing orthosis)

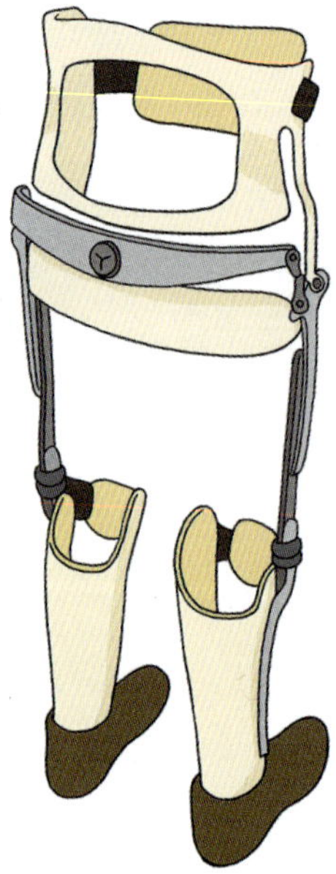

그림 4-88 신체외형을 본떠 만든 기립 보조기

2) A 프레임 보조기(A-frame orthosis) (그림 4-89)

Letts 등에 의해서 묘사된 A프레임 보조기는 하반신마비아이(paraplegic child)가 마음대로 움직일 수 있는 제일 가벼운 장치이다. 18개월에서부터 4세까지의 어린이는 A프레임 보조기를 사용하고 점차 기립 보조기(standing frame orthosis)로 사용할 수 있다.

이 장치는 환자의 몸에 형태를 본떠 제작한 등지지대(back support)와 폴리프로필렌 발지지대(polypropylene foot support)를 함께 알루미늄 지지대에 부착한 것이다. 무릎을 지지하는 것은 기립보조기나 파라포디움에서 사용하는 것이나 서로 비슷하다. 기립보조기나 파라포디움은 다리 길이 차이를 보상할 수 있다. 폼멜(Pommel)은 양쪽 엉덩관절의 벌림을 허락하며, 폼멜 위에 부분적으로 체중부하를 줄 수 있다.

또 다른 형태의 A프레임은 엉덩관절 벌림의 조절 뿐 아니라 모음과 안쪽돌림, 가쪽돌림도 조절할 수 있다. 이것은 사타구니(groin)에서부터 구두의 부속물인 풋플레이트까지 연장된 캘리퍼로 구성되며, 스프레더바는 엉덩관절 벌림의 정도를 조절하고 풋플레이트에 있는 구두는 안쪽돌림과 가쪽돌림을 조절할 수 있다. 이 보조기는 경성 뇌성마비처럼 엉덩관절 모음 구축(hip adduction contracture)이 있을 때 이를 예방하기 위하여 또는 엉덩관절탈구의 위험이 있는 골수부전증 아동(myelodysplasia child)에게 사용한다. 이 보조기의 단점은 무릎관절과 발목관절의 운동을 허용하지 않는다는 것이다. 그렇기 때문에 이것은 재래식 보조기를 사용하는 환자 또는 기립보조기를 사용하는 환자에게 밤에도 엉덩관절을 유지하려고 할 때 주로 사용된다.

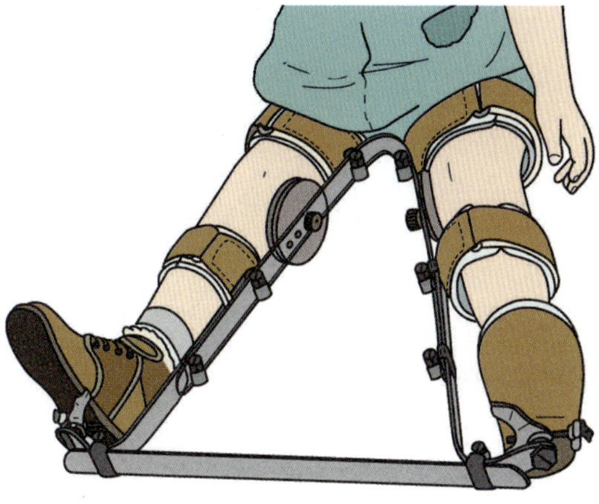

그림 4-89 A 프레임 보조기(A-frame orthosis)

3) 파라포디움(parapodium) (그림 4-90)

파라포디움은 조립식으로 되어 있어서 환자개개인에 따라 맞춰 줄 수 있다. 이것은 두 개의 금속 지지대에 부착된 몸통지지대(trunk support)와 기립보조기(standing orthosis)에 사용하는 것과 유사한 폴리우레탄폼으로 무릎을 받쳐준다. 똑바른 자세로 유지시키기 위하여 풋플레이트는 넓은 금속판 위에 고정되어 있다. 손잡이를 돌림하면 엉덩관절과 무릎관절을 풀고 잠글 수 있으며 환자가 앉을 수 있다. 똑바른 자세로 서있으려면 손잡이를 사용하여 무릎을 잠그면 된다. 파라포디움의 주된 목적은 앉은 자세에서 일어서는 것이다.

텔레스코핑 바(telesocoping bar)는 풋플레이트에서부터 무릎지지대까지 연결되어 있다. 어린아이는 허리를 편 자세로 똑바로 서기 위해서 자신이 이 바(bar)를 당겨 사용할 수 있다. 또한 엉덩관절에서 바로선자세로 일어설 수 있도록 네 개의 바(bar)가 결합하여 뒤로 재껴지는 것을 방지해 준다.

Letts 등은 이 부가된 장치는 어린아이들이 독자적으로 움직일 수 있게 도와주며, 앉고 일어설 수 있게 하고, 폄된 위치에서 무릎관절과 엉덩관절의 굽힘 변형을 방지해 준다고 했다.

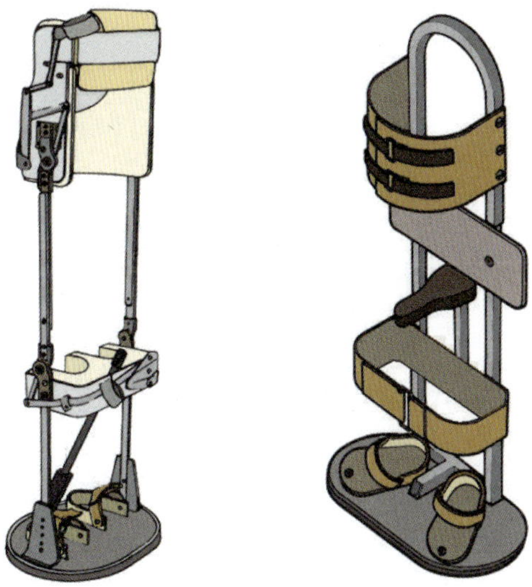

그림 4-90 파라포디움

파라포디움은 온타리오 장애아동센터에서 발달시켜왔으며, 어린아이를 일어서고 앉게 하기 위하여 발달되었다. 이것은 3세 이상된 아이들로서 기립보조기를 사용하기에는 약간 나이가 든 아이들에게 좋다. 이것은 몸통과 다리를 고정하여 서 있을 수 있게 하고, 팔은 자유롭게 사용할 수 있게 한다. 몸통의 균형을 잘 잡을 수 있는 어린아이는 파라포디움에 서 있을 때부터 크러치를 사용하든 하지 않던 걷기 위한 움직임을 배워야 한다.

4) 교차 보행 보조기(reciprocation gait orthosis) (그림 4-91)

이 보조기는 Douglas 등에 의해서 발달된 것으로서 무게가 가벼운 보조기로 하반신마비환자에 대한 몸통과 다리를 받쳐주기 위한 양쪽의 케이블을 사용하여 양다리의 교차 보행을 허용한다. 이 보조기는 무게가 가볍고 위몸통을 사용하기 편하게 하기 때문에 에너지 소비를 최소로 하여 걸을 수 있다.

이 보조기는 양쪽 KAFO와 골반밴드 그리고 엉덩관절에 연결된 도관안에 들어있는 두 개의 케이블로 구성된다. 한 개의 몸통 폄(thoracic extension)은 몸통을 지지하고 긴 지렛대 팔의 역할을 한다. 이 몸통 폄(thoracic extension)은 칼돌기(검상돌기) 바로 위에서 끝나며 양쪽 엉덩관절이 힘없이 풀썩 주저앉게 되는 것을 방지해 준다. 또한 이것은 케이블을 통하여 보조기를 착용한 다리의 활동을 허용한다. 즉, 걸음을 걷기 시작할 때 체중을 한쪽으로 기울이면 엉덩관절에 연결된 케이블은 한쪽 다리의 엉덩관절을 굽히면 반대쪽 다리의 엉덩관절은 펴지게 되며 그와 반대로 엉덩관절을 펴면 반대쪽 다리의 엉덩관절은 굽혀지게 되어 다리의 왕복운동을 가능하게 한다. 환자는 이 보조기를 조작하기 위하여 위 몸통, 어깨, 그리고 팔의 근육 등을 사용한다. 물론 워커나 크러치가 필요하다. 교차 보행 보조기는 척수수막류, 외상이나 뇌성마비로 인한 하반신마비 또는 다발성 경화증, 근이영양증에 널리 사용되고 있다.

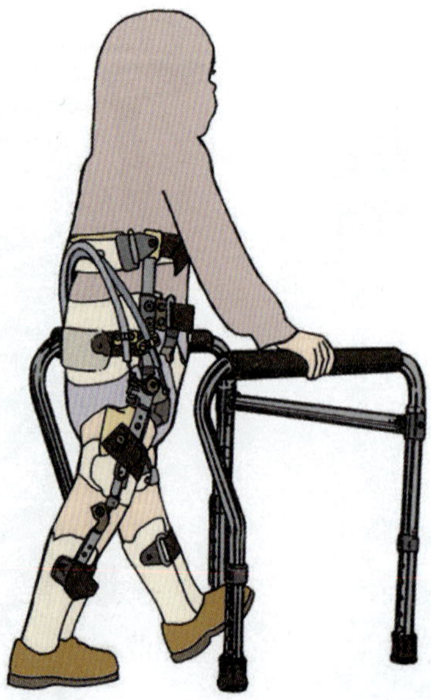

그림 4-91 교차 보행 보조기(reciprocation gait orthosis)

05 팔 보조기
(Upper Limb Orthosis)

팔은 어깨, 팔꿈치, 손과 손가락으로 구성되며, 어깨는 주로 기중기의 역할처럼 강력한 힘을 발휘하여 팔을 뻗쳐 공간에 잘 유지할 수 있게 안정성을 부여하여 준다. 팔꿈치는 펴서 뻗고 구부려서 오므리는 작용으로 외부의 물건을 내 몸쪽으로 가져오며, 앞팔의 돌리는 작용으로 돌림할 수 있는 모든 동작들을 편리하게 한다. 손은 쥠(파악력, prehension) 즉, 쥐는 작용을 주로 하여 무엇이든지 쥘 수 있고 섬세한 동작을 할 수가 있다. 특히 엄지손가락과 다른 손가락 사이에서 일어나는 대립(맞섬)동작은 인간만이 갖고 있는 독특하고 섬세한 작용이다.

이러한 일련의 동작을 통하여 팔은 일상생활의 모든 동작 즉, 아침에 일어나서 세수하고, 몸단장도 하며 식사하는 섬세한 동작을 항상하게 된다. 그러나 불행히도 팔의 어느 한 곳이라도 손상을 받게 되면 이러한 기능에 장애를 초래하게 되어 당장 일상생활에서의 불편함을 겪지 않을 수 없게 될 것이다.

손상으로 인한 통증이나 부종의 우려가 있을 경우에는 고정을 하여 안정을 취하게 하고, 근육의 구축이 있을 경우에는 지속적으로 스트레칭을 해주어야 하며, 마비가 되어 기능적으로 동작을 하지 못할 경우에는 그 기능을 최대한 발휘할 수 있도록 보조기로 도움을 주어야 할 것이다. 그렇게 하기 위해서는 팔의 해부학과 기능학 그리고 병리학에 대하여 잘 이해하고 있어야 도움이 될 것이다. 또한 장애를 가능한 한 줄여 주기 위해서는 손상의 정도와 손상된 부위에 따라 그 목적에 알맞은 보조기를 제공해 주어야 할 것이다.

1 팔 보조기를 착용하는 목적

1) 상실된 근력을 대상하기 위하여
2) 약한 근력을 보조하기 위하여
3) 관절의 각도를 일정하게 유지하거나 고정하기 위하여
4) 관절을 견인하기 위하여
5) 보조 장치를 부착하기 위하여
6) 통증을 호소하는 부위를 보호하기 위하여
7) 기형을 예방하거나 교정하기 위하여

❷ 팔 보조기의 역학적인 원리

팔 보조기를 일반적으로 스플린트라고 부르기도 하는데 brace를 orthosis라고 하는 것처럼 splint도 orthosis로 통일하여 불리어지고 있다. 그러나 아직 임상에서 스플린트란 용어가 보편화되어 있기 때문에 여기에서는 스플린트라는 용어와 보조기(orthosis)라는 용어로 혼용하여 사용하고자 한다. 팔 보조기는 크게 둘로 대별해 볼 수 있다.

1) 정적 보조기(static splint, static orthosis)

이 스플린트는 관절의 운동은 허용하지 않으며 단지 관절을 받쳐주는 역할을 한다.

2) 동적 보조기(dynamic splint, dynamic orthosis)

기능적 보조기(functional splint)라고도 하며 영국에서는 라이블리 스플린트(lively splint)라고도 한다. 고무줄이나 스프링을 사용하여 관절을 어느 정도 움직일 수 있다.

정적 보조기는 노신경(요골신경) 마비로 손목을 위로 올릴 수 없을 때 손목을 기능적 자세로 받쳐주기 위하여 콕업 스플린트(cock up splint)를 사용한다든지 손목관절폄근(wrist extensor)의 힘줄집염(건초염, tenosynovitis)을 치유할 목적으로 손목을 일정한 각도로 유지시켜 손목을 받쳐주는 경우를 예로 들 수 있다. 반면에 동적 보조기는 고무줄이나 스프링을 이용하여 기능적으로 움직이게 하는 경우를 예로 들 수 있다. 그러나 경우에 따라서는 정적인 역할과 동적인 역할을 동시에 할 수 있다. 예를 들면 손가락에 루프를 끼워 고무줄을 연결하여 손목의 폄근 역할을 하는 기본 맞섬(대립)보조기(basic opponens orthosis)는 손목에서는 정적 보조기로 작용하지만 손가락에서는 동적 보조기의 역할을 하게 된다.

이러한 동적 보조기에 사용되는 외적인 힘은 소실된 근력을 도와주거나 대신해 줄 때 사용되며 고무밴드, 스프링, 탄력성 플라스틱 또는 압축공기나 유압식이 사용되기도 한다. 때로 전기의 힘을 이용하여 스플린트를 움직이는 동력으로 사용하기도 한다. 내적인 힘은 전기자극에 의해서 또는 스스로의 힘에 의해서 움직이게 되는 근력을 의미한다. 외적인 힘과 내적인 힘의 조절은 잔존하고 있는 환자의 근력상태에 따라 설정된다. 즉, 마음대로 주먹을 쥘 수 있으나 펼 수는 없을 때 쥐는 힘은 내적인 힘으로, 펴는 힘은 고무줄이나 스프링 같은 외적인 힘에 의해서 주먹을 펴게 된다. 같은 예로 팔꿉관절의 폄(extension)은 수의적으로 펼 수 있으나 굽힘(flexion)은 마음대로 구부릴 수 없을 때, 펴는 방향은 내적인 힘을 이용하며, 굽히는 방향은 고무줄이나 스프링과 같은 외적인 힘을 이용하여 관절을 움직이게 할 수 있다. 내적인 힘은 경우에 따라 전기생리학적 스플린트(electrophysiologic splint)나 근전기적 스플린트(myoelectric splint)처럼 근육에 전기자극을 가하여 움직이게 할 수도 있으며 테노데시스 스플린트(tenodesis splint)처럼 손목을 젖히는 힘에 의하여 손가락을 구부리는 작용을 유도하여 손바닥쥐기(수장파악, palmar prehension)로 물건을 집게 할 수도 있다.

중력(gravity)도 팔 보조기에서는 역학적으로 생각해야 할 중요한 문제가 된다. 예를 들어 테이블에서 손을 입으로 가져갈 때 팔꿉관절 굽힘근(elbow flexor)은 중력에 의해 저항을 받게 되므로 이 근육이 중력을 이겨내지 못할 정도로 근력이 약할 때에는 고무줄과 같은 외력을 이용하여야 할 것이다. 만일 팔꿉관절 굽힘근이 완전마비가 되었다면 CO_2가스를 이용하여 외력을 사용하거나 강력한 고무밴드를 사용하여 팔꿉관절을 폈다가 되튀기는 힘을 이용하여 구부려야 할 것이다. 입가에 가져갔던 팔을 테이블에 다시 내려놓을 때도 팔을 서서히 내려놓아야 되는데 팔꿉관절 굽힘근이 약하거나 마비가 되어 있으면 팔이 밑으로 급격히 떨어지게 될 것이다.

이러한 것을 조절하기 위해서도 외적인 힘의 도움이 필요하게 된다.

❸ 팔 보조기의 종류

팔 보조기도 다리 보조기와 마찬가지로 팔의 각 관절을 둘러싸고 있는 보조기의 형태에 따라 다음과 같이 분류한다.

어깨팔꿉관절 보조기 - SEO : Shoulder Elbow orthosis

팔꿉관절 보조기 - EO : Elbow orthosis

손목과 손 보조기 - WHO : Wrist Hand orthosis

손보조기 - HO : Hand orthosis

5-1 어깨뼈 및 어깨관절에 대한 보조기

❶ 어깨관절벌림 안정 보조기(shoulder abduction stabilizer orthosis, airplane splint, static abduction splint)

흔히 에어플레인 스플린트라고 부르는 이 보조기는 이름이 뜻하는 바와 같이 비행기 날개처럼 팔을 옆으로 벌린 상태에서 팔을 받쳐주는 역할을 하는 보조기이다. 이것은 환자의 팔을 약 90° 벌리고 팔꿉관절도 약 90°에서 고정시켜 놓는다(그림 5-1).

벌려 놓은 팔의 무게는 가슴, 겨드랑이, 팔꿈치 지지에 의해 받쳐지고 있으며 스트랩으로 몸통을 감아 보조기를 붙들어 고정시켜 놓고 있다. 가슴 지지(chest support)와 환자의 팔 길이에 따라 조절할 수 있는 겹침바(overlapping bar)도 설치할 수 있고 팔꿉관절굽힘과 어깨관절벌림의 각도를 조절할 수 있는 보조기의 어깨관절과 보조기의 팔꿉관절도 포함될 수 있다.

목적 및 기능

① 어깨관절의 모음근 구축(adductor contracture)을 방지한다.
② 어깨관절과 위팔을 받쳐준다.
③ 어깨 위에 있는 근육의 긴장을 풀어준다.
④ 어깨관절을 수술하였거나 도수정복을 한 후에 일정기간 고정 상태를 유지시키기 위하여 사용한다. 또는 위팔온신경얼기(상완신경총, brachial plexus)의 손상 후 치료목적으로 사용된다.

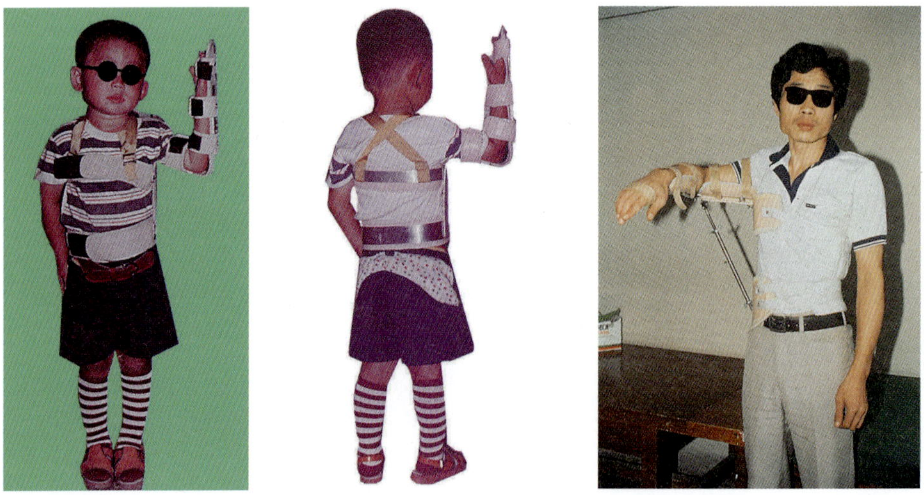

a b c

그림 5-1 어깨관절벌림 안정 보조기(에어플레인 스플린트)
a. 소아 앞면 b. 소아 뒷면 c. 성인 정면

❷ 동적 어깨관절벌림 보조기(dynamic shoulder abduction splint)

이 보조기는 에어플레인 스플린트와 마찬가지의 역할을 하는 것이지만 그림 5-3과 같은 특수장치를 부착하여 어깨관절의 안쪽돌림, 가쪽돌림, 수평벌림, 수평모음을 허용하여 움직일 수 있게 함으로써 손상부위 이외의 움직임을 허용하여 이차적으로 발생될 수 있는 근력 약화나 관절 구축을 방지하는데 목적이 있다(그림 5-2).

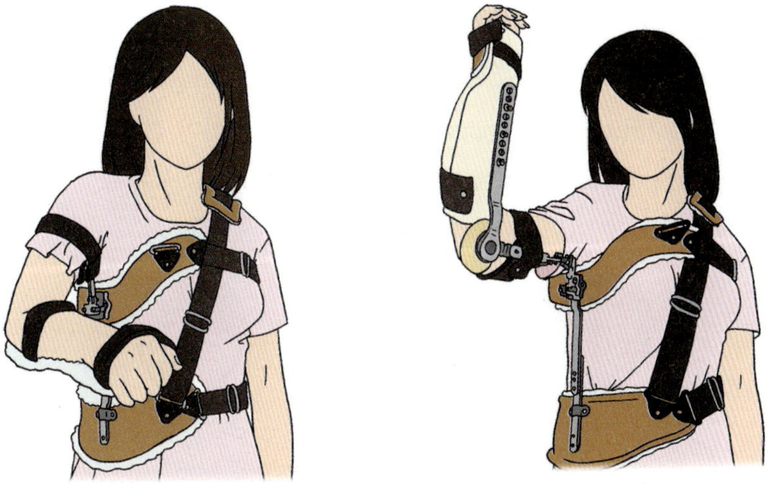

그림 5-2 동적 어깨관절벌림 보조기(dynamic shoulder abduction splint)
a. 환측어깨관절의 모음을 45°까지 능동적으로 움직일 수 있다.
b. 환측어깨관절의 가쪽돌림을 90°까지 능동적으로 움직일 수 있다.

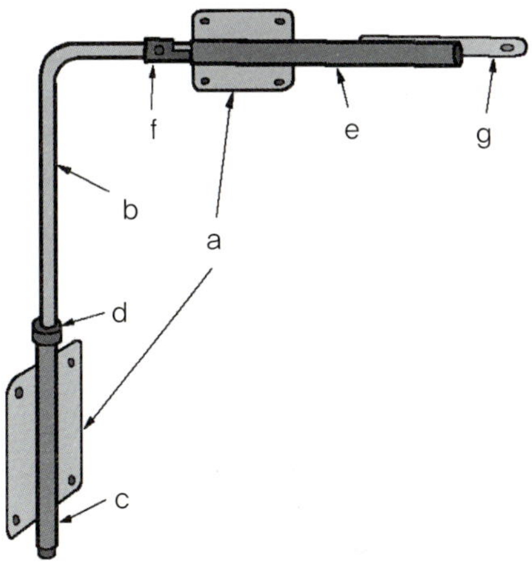

그림 5-3 어깨관절벌림 보조기(shoulder abduction splint)에 부착하여 어깨관절을 동적으로 벌림이 가능하도록 전환할 수 있게 하는 동적 어뎁션(dynamic adaption)이 부착되어 있다.
a. 스플린트에 돌림막대를 고정시키기 위한 금속판
b. 돌림쇠막대
c. 어깨관절 안쪽돌림과 가쪽돌림을 허용하는 원통형 파이프
d. 수직 길이를 조절하는 조임쇠
e. 어깨관절 가쪽돌림을 허용하는 원통형 파이프
f. 수평 이하에서는 어깨관절 안쪽돌림을 허용하지 못하게 하는 장치
g. 팔꿉관절의 움직임을 자유롭게 하는 보조기 팔꿉관절

③ 어깨뼈 고정 보조기(scapular fixation orthosis, scapular support orthosis)

이것은 어깨뼈 패드로 어깨뼈 위에 덮고 스트랩으로 묶어 돌출된 어깨뼈를 고정시키고 팔을 위로 올리거나 옆으로 벌릴 때 어깨뼈가 가쪽돌림의 역방향으로 움직이게 되는 것을 방지하기 위한 것이다.

이 보조기는 긴가슴신경(장흉신경, long thoracic nerve)의 마비로 앞톱니근(전거근, serratus anterior)이 약화되었다거나 마비되었을 때 사용한다.

앞톱니근의 주요 기능은 어깨관절을 벌리거나 굽힐 때 어깨뼈 아랫모서리(하각, inferior angle)에서 가쪽돌림하는 힘으로 작용하며, 위와 아래 등세모근(승모근, trapezius)과 함께 적절한 방향으로 어깨뼈를 회전시키는 힘으로 작용한다. 이러한 앞톱니근의 기능이 소실되면 어깨뼈는 반대방향으로 회전하게 되고, 가슴우리(흉곽, thorax)에서 뒤로 날개어깨뼈(winging scapula)된다. 양쪽 앞톱니근이 마비되었을 때는 양쪽 어깨뼈고정 보조기(biscapular support orthosis)를 사용하며 한쪽이 마비되었을 때는 단일 어깨뼈고정 보조기(single scapular support orthosis)(그림 5-4)를 사용한다.

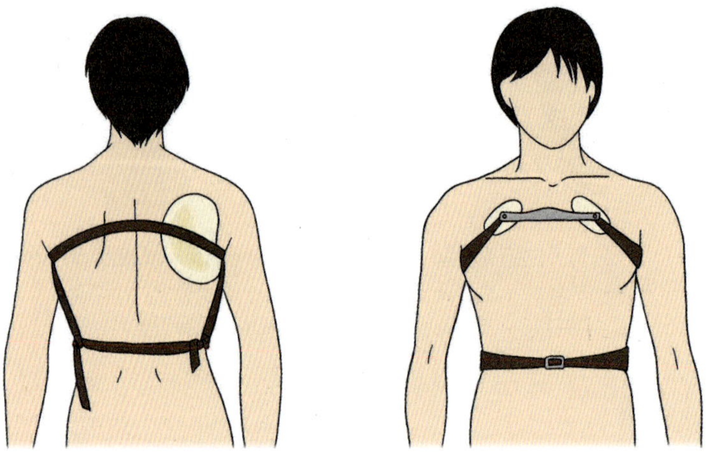

그림 5-4 단일 어깨뼈 고정 보조기(single scapular support brace)

④ 8자형 빗장뼈 스트랩(eight clavicular strap)

이 스트랩은 벨트나 캔버스 또는 가죽으로 양쪽 어깨를 가로질러 겨드랑이를 감돌아 마치 8자를 옆으로 한 모양으로 만들어 버클로 조여 붙들어 매게 되어 있다. 빗장뼈(쇄골)골절 시에 사용되며 수술하지 않고 골절을 치유할 목적으로 고정시키기 위한 것이다(그림 5-5).

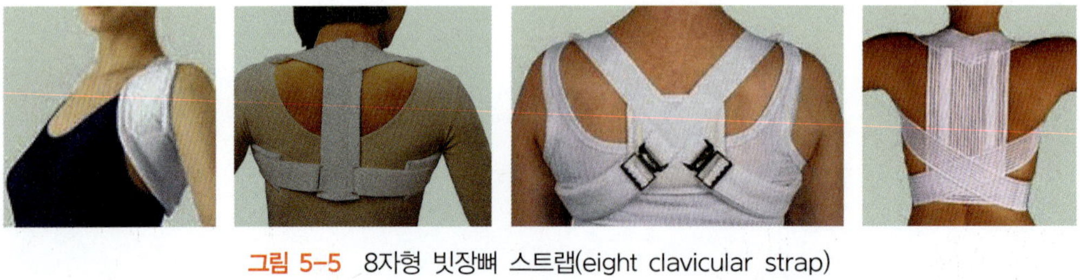

그림 5-5 8자형 빗장뼈 스트랩(eight clavicular strap)

5 슬링(sling)

슬링은 팔걸이로 팔의 무게를 받쳐 주기 위한 것이다.

어깨관절의 관절주머니나 그 주위 근육들이 손상되었을 때 팔을 밑으로 내려뜨리면 팔의 무게와 중력의 잡아당기는 힘으로 손상부위의 상해를 가중시킬 수 있으므로 팔을 붙들어 주어 동통을 경감시키고 손상부위를 보호하고자 할 때 사용된다. 또한 어깨관절 주위 근육들이 완전마비가 되어 팔이 늘어져 어깨관절 부분탈구가 발생할 우려가 있을 때(예를 들어 위팔온신경얼기, brachial plexus injury) 또는 이완성 편마비 어깨(flaccid hemiplegic shoulder))에도 사용되며, 힘이 없어 흐느적거리는 팔을 받쳐줄 때도 사용하고, 손에 부종이 있을 때나 석고붕대를 했을 때에도 팔의 무게를 덜어주기 위하여 사용된다. 대부분의 팔걸이는 팔꿈치를 구부려 손이 몸 앞으로 놓인 자세를 유지하게 된다. 팔 무게를 지탱하는 스트랩은 가능한 한 넓은 것을 사용해야 편하며 신체의 어느 한 부분 특히 목 뒤의 목뼈에 집중적인 압력이 가해지도록 해서는 안 된다. 팔을 감싸고 있는 부위는 손목을 받쳐주어 손목이 자뼈쪽(척골측)으로 굽혀지지 않도록 해야 한다.

슬링은 다음과 같이 여러 가지로 분류된다.

(1) 단일 스트랩 슬링(single strap sling) : 한 개의 띠와 팔받침으로 이루어진 팔의 슬링
(2) 복합 슬링(multiple strap sling) : 두 개 이상의 띠와 팔받침으로 이루어진 팔의 슬링
(3) 수직 슬링(vertical arm sling) : 팔꿉관절을 폄상태로 유지하기 위한 수직형 팔의 슬링
(4) 벌림 슬링(abduction sling) : 팔의 벌림 상태를 유지하기 위한 슬링
(5) 매달기 슬링(suspension sling) : 오버헤드 슬링(overhead sling)이라고 하며 팔을 매단채로 손을 자유롭게 사용하기 위한 슬링

1) 단일 스트랩 슬링(single strap sling)

가장 보편적으로 사용되는 슬링으로 간단하고 경제적이며 착용하기 쉽다. 한 개의 천으로 된 팔받침을 하거나 둘로 나누어진 팔받침을 사용하는 수도 있다. 그러나 어떤 것을 사용하든지 무게를 충분히 잘 받쳐주어야 한다. 팔받침을 붙들어 맨 스트랩은 손목 부위에서 반대쪽 어깨 앞을 지나 뒤쪽으로 넘어가서 팔꿉 부위에 연결된다.

이 끈을 조절하여 부종이 있는 손을 약간 높이 올려놓으면 효과적으로 부종을 감소시킬 수 있을 것이다(그림 5-6).

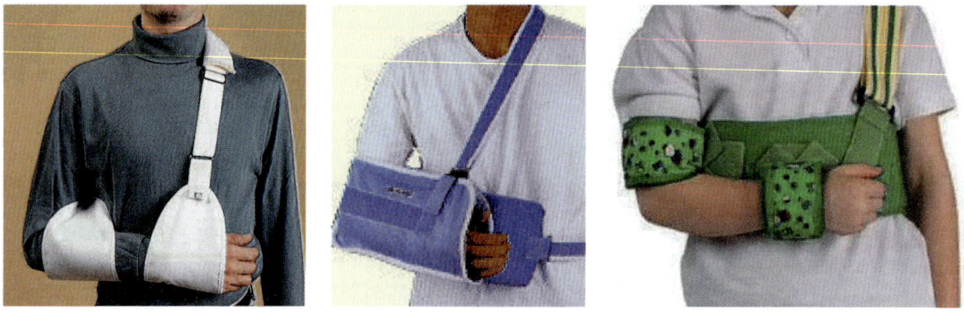

그림 5-6 단일 스트랩 슬링(single strap sling)

목적 및 기능

① 팔의 무게나 석고붕대의 무게를 받쳐주기 위하여
② 부종을 감소하기 위하여
③ 팔을 보호하기 위하여
④ 착용자의 시야에 팔을 놓이게 하기 위하여
⑤ 어깨관절을 받쳐주기 위하여

2) 복합 스트랩 슬링(multiple strap sling)

이것은 팔받침을 좀더 견고하게 받쳐주기 위하여 스트랩을 하나 또는 그 이상 덧댄 것을 말한다. 경우에 따라 허리벨트에 스트랩을 덧대기도 하고 수직 스트랩을 추가하기도 한다. 환부에 따라 스트랩의 수를 늘리기도 하고 위치를 변경하기도 한다(그림 5-7).

(1) 편마비 위팔 슬링 커프와 스트랩(hemi arm sling cuffs and straps)(그림 5-7)

환자의 어깨에 편안하게 잘 맞도록 하기 위하여 2개 이상의 띠와 커프로 구성되어 있다.

커프가 미끄러지지 않도록 잘 고정해야 한다.

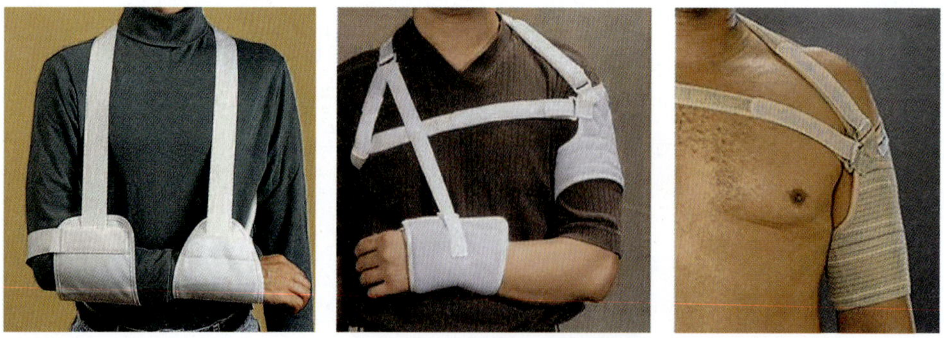

그림 5-7 편마비 위팔 슬링 커프와 스트랩

(2) 하리손 헤미 슬링(Harrison hemi sling) (그림 5-8)

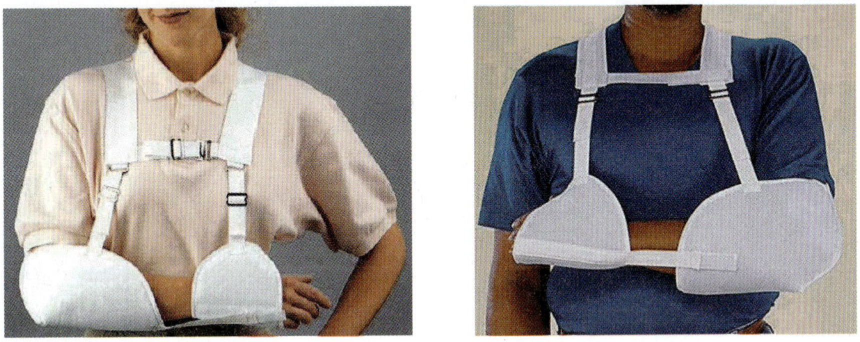

그림 5-8 하리손 헤미 슬링

(3) 어깨걸이(shoulder wrap)(그림 5-9)

힘줄염(tendinitis), 윤활주머니염(bursitis)과 같은 정형외과 질병이 한쪽 또는 양쪽에 있을 때 사용하는 이상적인 어깨걸이이다. 안감은 보온성이 있고 습기를 흡수하기 때문에 편안하다. 사이즈는 가슴둘레를 측정하여 결정한다.

목적 및 기능

① 단일 스트랩 슬링과 같으며 다만 좀더 견고하게 팔을 받쳐 줄 목적일 때 사용한다.

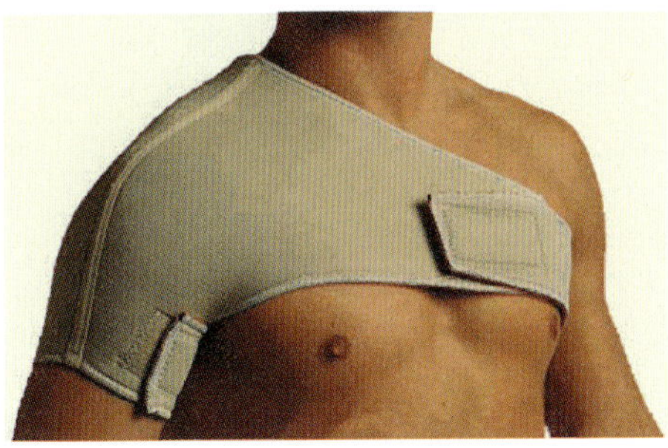

단일 어깨 걸이(single shoulder wrap)

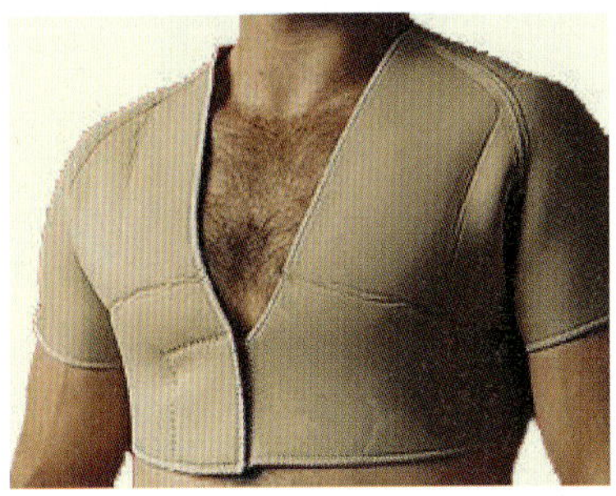

이중 어깨 걸이(double shoulder wrap)

그림 5-9 어깨걸이

3) 수직형 슬링(vertical sling)

앞에 설명한 팔걸이와는 달리 팔꿈치를 편 상태에서 위팔 또는 앞팔에 완장처럼 가죽이나 천으로 둘러싼 커프로 되어 있으며 여기에 스트랩을 연결하여 어깨와 가슴을 감돌아 고정시키고 있다.

(1) 깁몰 슬링(GivMohr sling) (그림 5-10)

이완성 팔을 지지해 주기 위한 동적 지지슬링이다. 팔을 기능적 위치로 잡아주기 위하여 팔꿉관절 30˚ 굽힘, 손목 30˚ 폄, 어깨관절은 부분탈구를 감소시켜 주기 위한 중간돌림 위치로 유지한다. 관절압박은 신경학적 회복의 촉진을 돕기 위하여 손목관절, 팔꿉관절, 어깨관절에서 압박한다.

(2) 어깨 안장 슬링(shoulder saddle sling) (그림 5-11)

부분탈구가 되어 힘없이 늘어진 팔이나 통증을 위해 어깨에 팔을 매달기 위한 것이다. 넓은 비닐 커프는 후크와 루프로 고정할 수 있게 되어 있다. 일부 팔꿈치굽힘과 폄은 어깨를 지지하기 위하여 유지해야 한다.

(3) 편마비 어깨 슬링(hemi shoulder sling) (그림 5-12)

어깨관절 부분탈구에 대한 효과적인 치료가 된다. 안락하고 편안하게 맞추어진 위팔뼈 커프는 위팔두갈래근(biceps)과 위팔세갈래근 (triceps) 근복 밴드에 유지고정 된다. 3개의 조절용 띠는 교정위치로 위팔뼈머리(humeral head)를 당기기 위한 세모근(deltoid)의 작용을 하고 필요에 따라 안쪽돌림과 가쪽돌림을 높여주어 움직임을 조절한다. 내부가 폴리우레탄으로 되어 있어서 편안하고 미끄러지지 않는다.

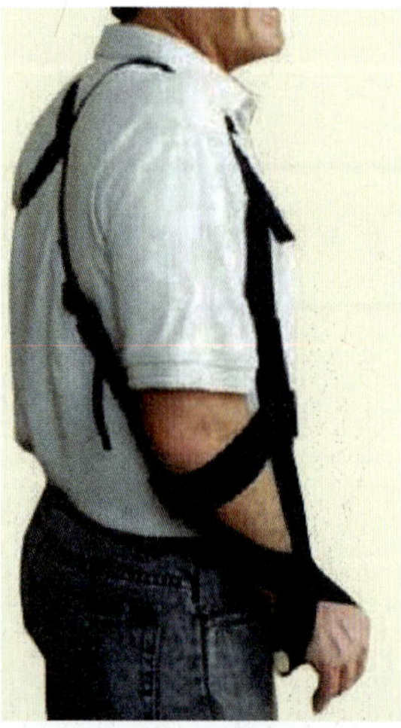

그림 5-10 깁몰 슬링

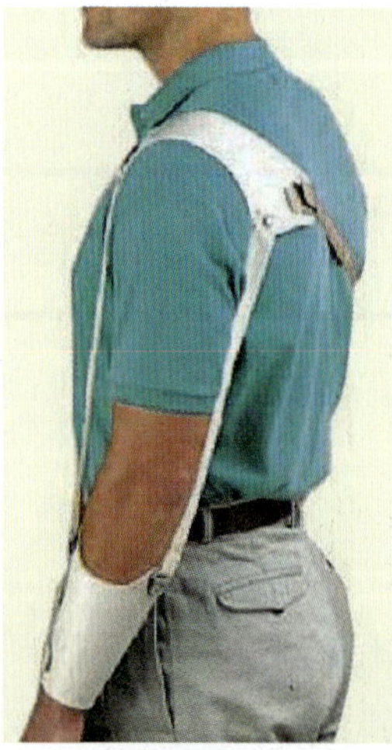

그림 5-11 어깨 안장 슬링

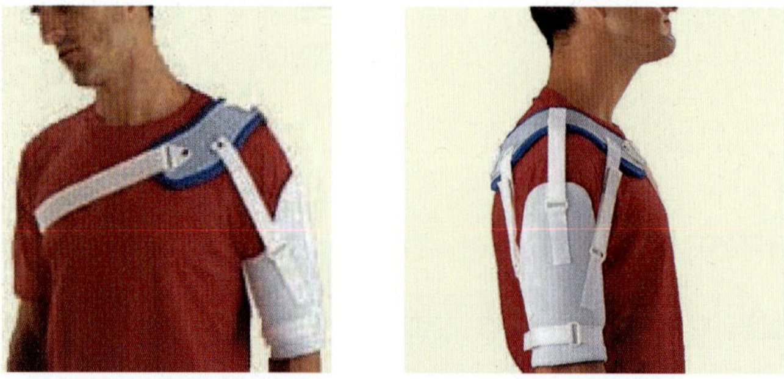

그림 5-12 편마비 어깨 슬링

(4) 능동적 어깨관절 서포트(active shoulder support) (그림 5-13)

통기가 잘되는 니트 소재의 어깨 서포트로서 어깨관절을 중심에 유지해주며 돌림을 억제하면서 운동성을 촉진시켜 준다. 외형은 실리콘으로 되어 있어서 부분탈구나 부종을 감소하기 위하여 어깨를 편안하게 삽입해 넣을 수 있게 되어 있다. 돌림근띠(회전근개, rotator cuff)의 재활, 부분탈구, 어깨 수술 후, 그리고 편마비의 부분탈구 등의 치료에 가장 이상적이다.

(5) 편측어깨관절 보조기(unilateral shoulder orthosis) (그림 5-14)

약한 어깨의 근육을 지지해 주고 힘줄이나 인대가 염좌(sprain)되었을 때 유용하다. 위팔뼈를 제자리에 유지해 주는 구조적 동적 지지 때문에 부분탈구를 방지하는데 도움이 된다. 또한 어깨 돌림과 벌림에 제한이 있어서 어깨뼈를 뒤로 당기는 (후인, retraction) 위치로 유지할 경우에도 도움을 준다.

목적 및 기능

① 이것은 팔꿈치를 구부릴 수 없는 환자의 어깨를 고정시켜 받쳐주려고 할 때 사용한다.
② 굽힘근 시너지(flexor synergy)가 강하게 작용하는 편마비 환자에게 사용한다. 편마비 환자의 팔은 굽힘근 시너지가 강하여 대개 팔꿉관절굽힘, 앞팔 엎침 손목굽힘, 어깨관절모음, 안쪽돌림 상태로 미리 고정시켜 놓게 되면 더욱 굽힘근 시너지가 강해지며 기형이 고정된다는 이론 하에 수직슬링(vertical sling)은 그 반대 역할을 할 수 있거나 적어도 그와 같은 기형 촉진상태를 유지하지는 않기 때문에 추천된다. 편마비환자일 때는 겨드랑이 사이에 부드러운 스펀지 같은 것을 끼워 넣어 어깨관절모음 구축이 되는 것도 방지할 수 있다.

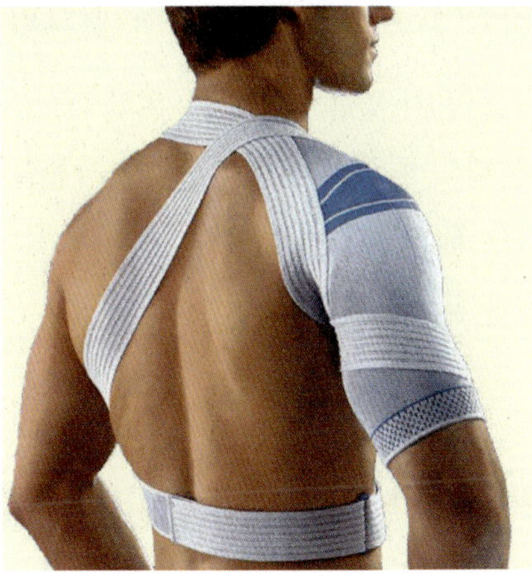

그림 5-13 능동적 어깨관절 서포트

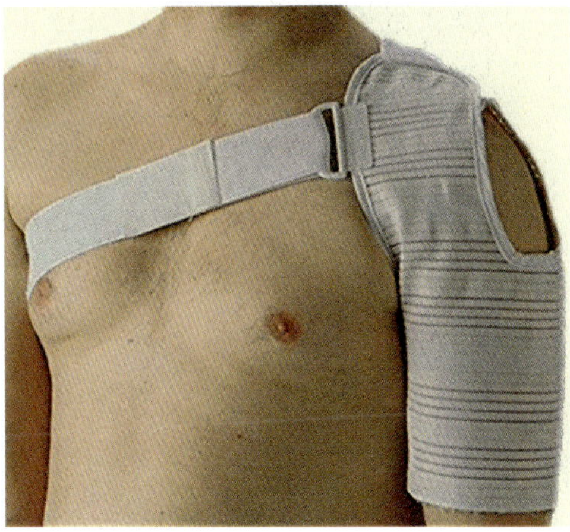

그림 5-14 한쪽 어깨관절 보조기

4) 벌림 슬링(abduction sling) (그림 5-15)

이것은 어깨관절을 벌림 상태로 유지하여 위팔의 무게를 경감시키고 위 근육을 이완하여 어깨관절의 상태를 안락하고 편안하게 일정한 상태로 유지하도록 하는데 목적이 있다.

또는 모음근 구축을 방지하고자 하는 목적으로도 사용한다.

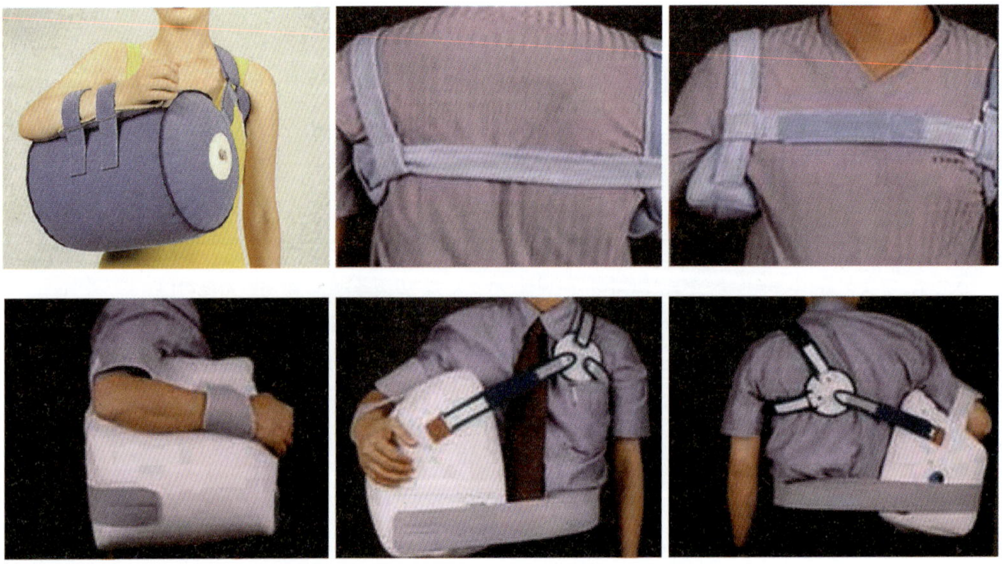

그림 5-15 여러 가지 벌림 슬링

5) 오버헤드 슬링(overhead sling) 또는 매달기 슬링(suspension sling) (그림 5-16)

오버헤드 슬링은 앞팔커프(forearm cuff)로 팔꿈치와 손목을 받쳐 팔을 받쳐주기 위한 것이다. 커프는 머리 위쪽에 장치된 스프링에 매달려 있다. 오버헤드 슬링은 팔의 한쪽 또는 양쪽 팔에 사용할 수 있다. 이 슬링은 팔걸이에 따라 여러 가지 종류가 있으며(그림 5-17) 휠체어에 부착된 지지대에 매달려 있기도 하고 몸통의 코르셋에 부착된 경우도 있으며 바닥의 스탠드에 고정된 것도 있고 천정에 바로 매달려 있는 것도 있다.

어떻게 매달려 있든지 간에 매달린 지점과 커프 사이의 거리는 길어야 한다. 왜냐하면 팔을 움직이는 범위가 넓어야 하며 호의 밑면이 길어서 수평으로 되어야 팔을 움직이기 쉽게 되기 때문이다. 호의 밑면이 짧으면 호의 양끝이 둥글게 되어 저항을 많이 받게 되며 팔을 움직일 때 힘이 들고 불편하게 될 것이다(그림 5-18). 오버헤드 슬링은 팔의 어떤 동작을 보조하기 위하여 조절할 수도 있다. 운동을 보조할 때는 그 반대편 동작은 저항이 된다는 것을 염두에 두어야 한다. 예를 들어 환자의 어깨관절 수평벌림근이 강하다면 매달기 슬링을 안쪽으로 돌림시켜 어깨관절 수평벌림근(shoulder horizontal abductor)을 보조할 수 있도록 조절해 주어야 한다. 즉, 팔을 벌릴 때는 강한 자신의 힘으로 모을 때는 스프링의 도움으로 보조하게 될 것이다. 이 슬링으로 조절할 수 있는 동작은 어깨관절 수평벌림, 수평모음, 가쪽돌림, 안쪽돌림, 벌림, 팔꿉관절 굽힘과 폄이다.

오버헤드 슬링을 다음과 같이 조절하면 약한 근육을 어느 정도 보조해 줄 수 있다.

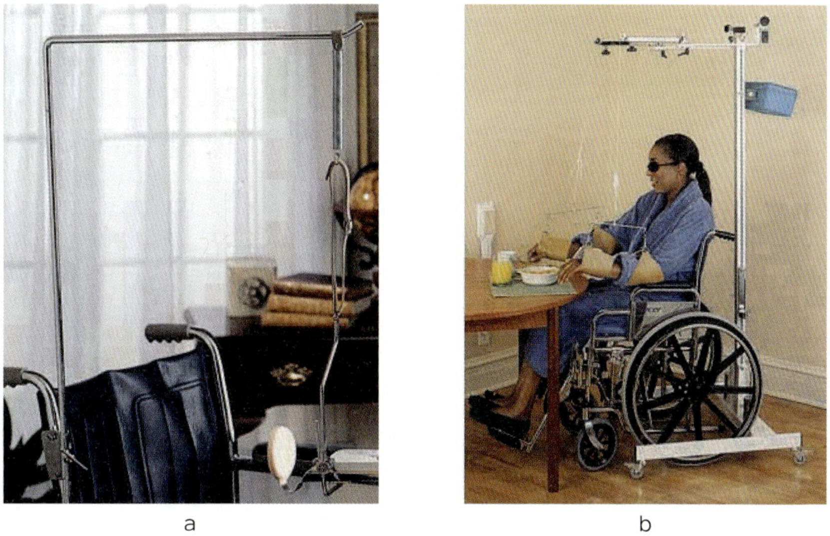

그림 5-16 오버헤드 슬링
a. 휠체어에 설치된 오버헤드 슬링 b. 스탠딩 오버헤드 슬링

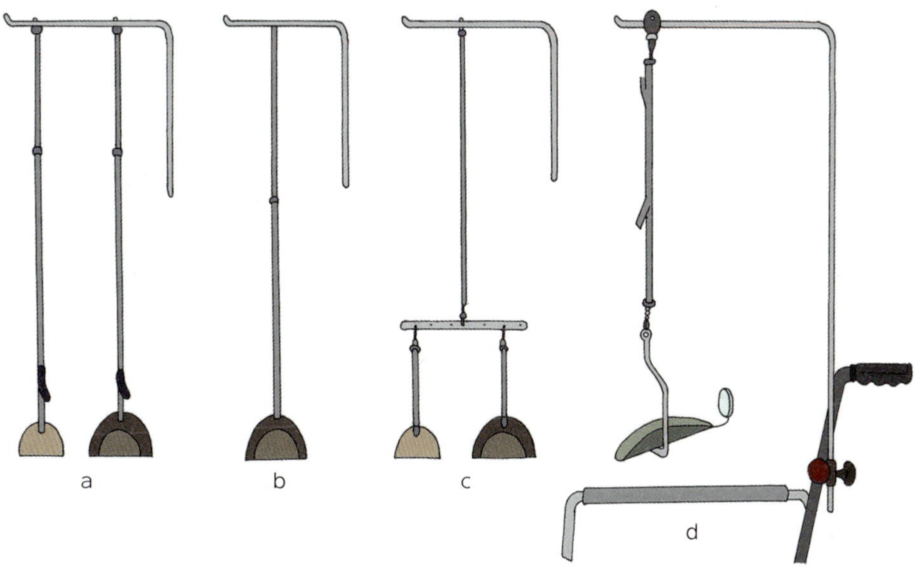

그림 5-17 휠체어에 설치된 여러 가지 종류의 슬링
a. 더블 슬링 b. 싱글 슬링 c. 막대에 달린 더블 슬링 d. 팔받침이 달린 슬링

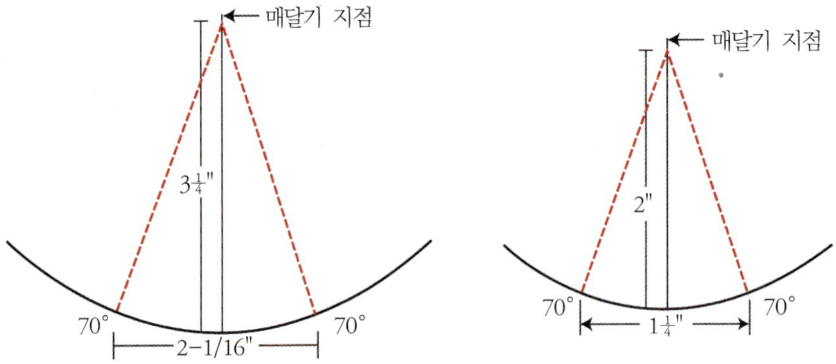

그림 5-18 팔걸이와 팔걸이가 매달려 있는 지점 사이의 거리에 다른 역학적 상관관계

매달기 슬링으로 보조받는 동작	조절방법
어깨관절 수평모음 (Shoulder horizontal adduction)	오버헤드 로드(over head rod)를 가쪽으로 돌림시킨다. 쇠막대의 윗부분을 가쪽으로 돌림하여 매달린 팔을 가쪽으로 돌림하게 한다.
어깨관절 수평벌림 (Shoulder horizontal abduction)	오버헤드 로드를 안쪽으로 돌림시킨다. 쇠막대의 윗부분을 환자의 안쪽으로 돌린다. 매달려 있는 팔은 안쪽으로 돌림하게 한다.
어깨관절 모음 (Shoulder adduction)	스프링과 오버헤드 로드 사이의 거리를 짧게 하여 팔이 벌림으로 당겨 올라갈 수 있도록 한다.

어떤 동작은 밸런스 바에서 커프의 위치를 움직여서 조절할 수 있다.

가쪽돌림 (External rotation)	팔꿉관절 쪽으로 체중이 이동하도록 양쪽 커프를 밸런스 바의 뒤쪽으로 움직인다.
안쪽돌림 (Internal rotation)	손 쪽으로 체중이 이동하도록 양쪽 커프를 밸런스 바의 앞쪽으로 움직인다.
팔꿉관절 굽힘 (Elbow flexion)	슬링이 매달려 있는 지점을 오버 헤드 로드의 뒤쪽으로 움직여서 손의 위치보다 뒤쪽, 즉 환자의 얼굴 쪽으로 민다.
팔꿉관절 폄 (Elbow extension)	슬링이 매달려 있는 지점을 오버헤드 로드에서 앞쪽으로 움직여 손의 위치보다 앞에 놓는다.

⑥ 기능적 팔 보조기(functional arm orthosis)

이 보조기는 보행할 수 있는 환자로서 팔의 심한 마비로 인하여 팔의 기능이 제구실을 못할 때 여러 가지 동적인 보조기를 착용시켜 독립적으로 팔과 손을 움직여 사용할 수 있게 고안한 보조기이다(그림 5-19). 따라서 이 보조기의 목적은 마비된 팔을 받쳐주며 보행이 가능한 환자에 대한 독자적인 팔의 기

능을 되찾기 위한 것이다.

이러한 기능적 팔 보조기를 어깨 위에 매는 방법은 다음과 같은 몇 가지의 방법이 있다. 즉 후프를 이용하여 팔을 지지하는 방법(그림 5-20)과 골반에서 어깨를 경유하여 팔을 지지하는 방법(그림 5-21)이 있으며 플라스틱으로 어깨의 본을 떠서 만든 숄더캡(그림 5-22)을 사용하거나, 멜빵(harness)을 사용하여(그림 5-23) 매달기도 한다. 멜빵은 보조기나 팔을 받쳐주는 역할뿐 아니라 어깨뼈벌림의 힘을 전달하여 팔꿉관절을 잠그거나(그림 5-24) 또는 팔꿉관절의 동작을 보조하는 역할을 하며 잡는 역할도 보조한다(그림 5-25).

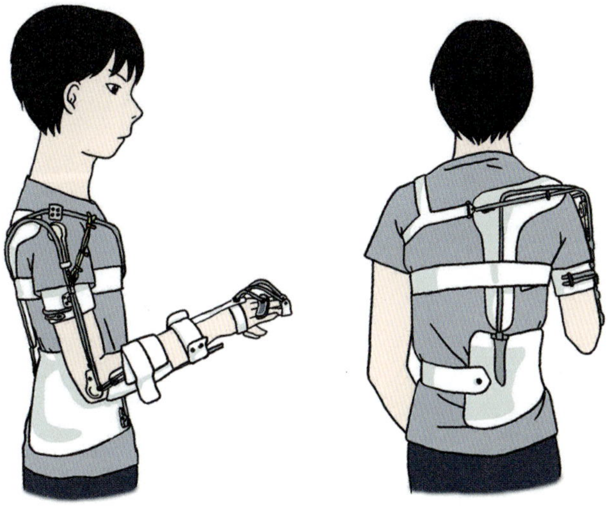

그림 5-19 기능적 팔 보조기(functional arm orthosis)

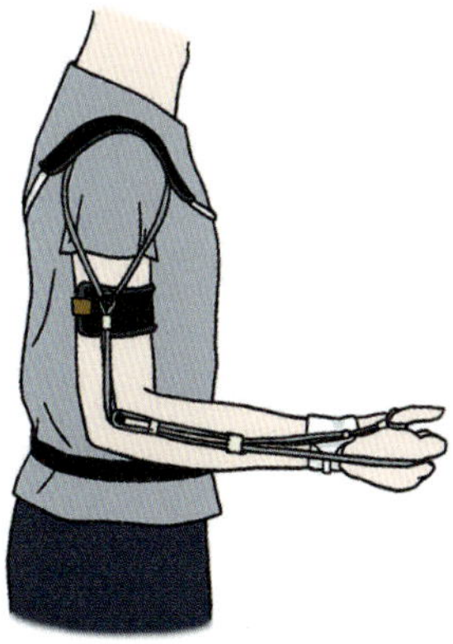

그림 5-20 팔을 지지하기 위한 후프(hoop)

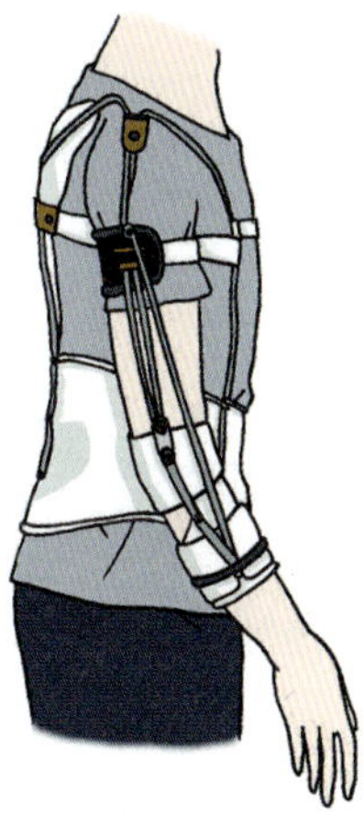

그림 5-21 골반에서 어깨를 경유하여 팔을 지지한다.

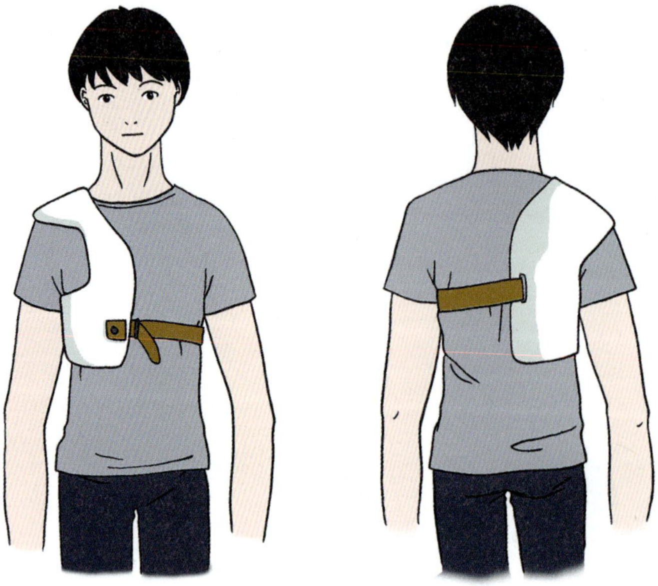

그림 5-22 숄더캡(shoulder cap)

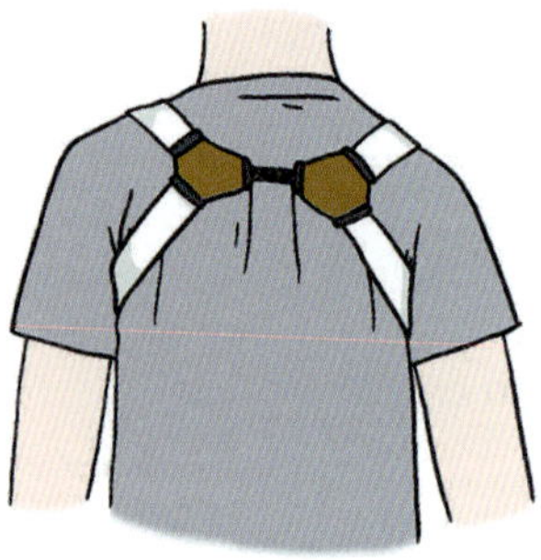

그림 5-23 멜빵(harness)

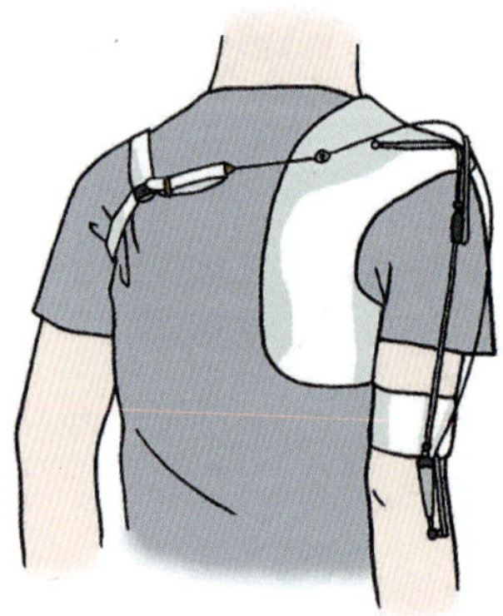

그림 5-24 멜빵은 팔꿈관절을 잠그거나(elbow lock) 움직임을 보조(elbow assist)하는 역할도 할 수 있다.

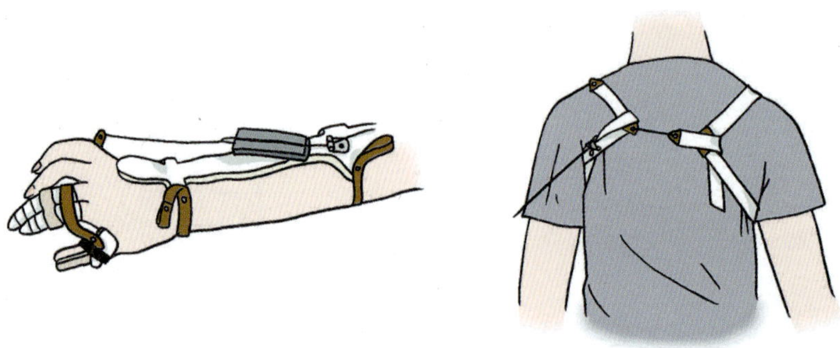

그림 5-25 멜빵은 쥠(파악) 보조기(prehension orthosis)를 조절하는 역할도 할 수 있다.

❼ 모바일 암 서포트(mobile arm support)

모바일 암 서포트는 간단히 피더(feeder)라고도 하며 볼베어링 앞팔 보조기(ball bearing forearm orthosis, BFO) 또는 밸런스 앞팔 보조기(balanced forearm orthosis, BFO)라고도 한다. 이것은 휠체어에 고정되어 있기도 하고, 보행할 수 있는 환자는 허리벨트에 연장해서 고정시켜 사용하기도 한다. 이 보조기의 목적은 힘이 없는 팔을 받쳐주어 손을 필요한 공간에 놓을 수 있도록 도와주어 팔을 기능적으로 사용하도록 도와주는 것이다.

이상적인 모바일 암 서포트는 팔의 다른 근육을 사용하지 않고도 환자의 앞팔을 랩보드(lapboard)의 수평면으로부터 약 45°로 유지해야 되며 위팔은 어깨관절을 약 45°를 유지해야 한다. 모바일 암 서포트를 사용하려는 환자는 적어도 1시간 이상 휠체어에 똑바로 앉아있을 수 있어야 하고, 몸통의 균형감이 안정되어 있어야 한다. 그렇지 못할 때에는 코르셋이나 좌석벨트를 착용해야 한다. 이것은 휠체어에 비스듬히 누워서 또는 침대에 누워서는 사용할 수 없다. 이러한 자세에서는 슬링을 사용해야 한다. 환자는 모바일 암 서포트를 조작할 수 있는 최소한의 힘은 있어야 한다. 만일 근력이 너무 약하여 이것을 조작할 수 없다면 전동식 팔 보조기(electric arm orthosis)를 사용해야 한다. 팔의 가동범위가 제한되어 있고 힘도 아주 없다면 모바일 암 서포트를 사용할 수 없다. 협응 능력부족, 저능아, 몸통의 균형을 유지할 수 없는 환자도 이것을 사용하기가 어렵다.

대표적인 모바일 암 서포트는 다음과 같은 것이 있다.

1) 란초 모바일 암 서포트(Rancho mobile arm support) (그림 5-26)

2) 조지아 웜 스프링 피더(Georgia warm springs feeder) (그림 5-28)

3) 미시간 피더(Michigan feeder) (그림 5-27)

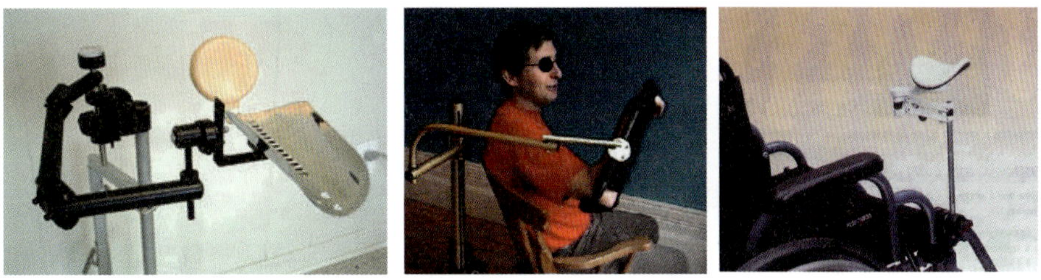

그림 5-26 란초 모바일 암 서포트

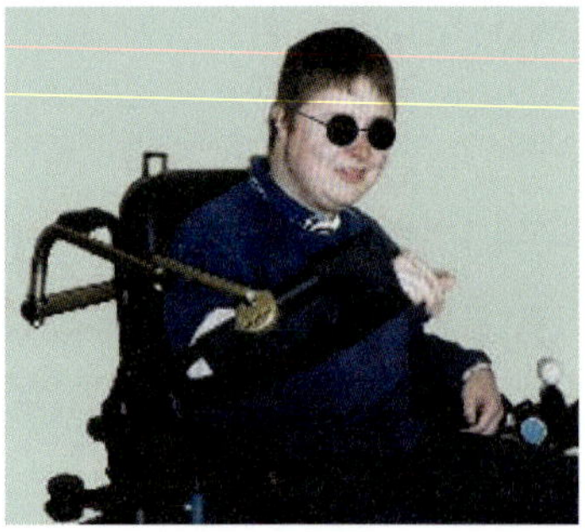

그림 5-27 미시간 피더

❽ 전동식 팔 보조기(electric arm orthosis)

팔의 장애가 아주 심하여 전혀 움직이지 못하는 환자는 전기를 이용한 팔 보조기를 착용시켜 마비된 팔의 기능을 어느 정도 대신하여 일상생활 동작을 수행할 수 있도록 한다.

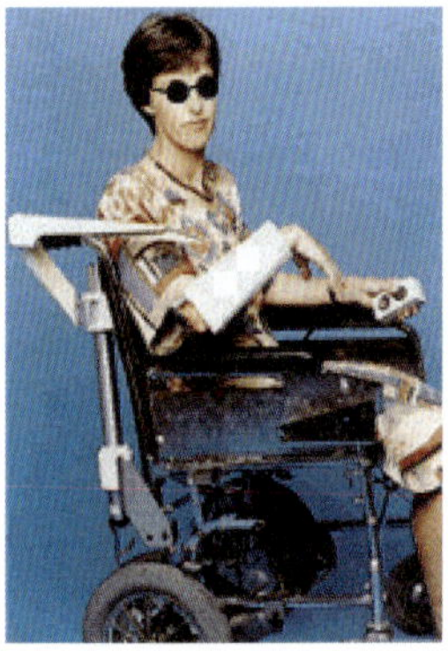

a

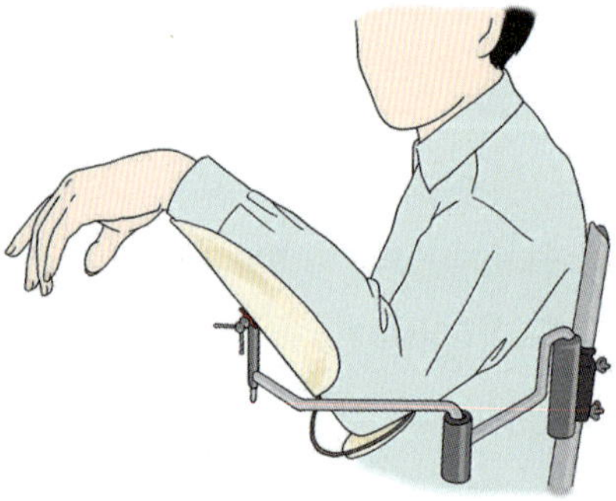

b

그림 5-28 조지아 웜 스프링 피더

❾ 전동식 피더(electric feeder) (그림 5-29)

전동식 피더는 환자 개개인의 높이와 위치에 맞추어 스프, 샌드위치 등의 음식을 제공할 수 있게 되어 있다. 소프트웨어 프로그램은 입의 위치, 씹고 삼키는 사이클, 스위치 조절에 따르게 되어 있다. 조이스틱처럼 사용하며 다시 프로그램을 설정하여 사용할 수도 있다.

멈춤 시간은 다양해서 1/10초에서 10초까지 조정할 수 있고 입에서 접시까지 조절할 수 있으며, 중도에 멈출 수도 있다. 접시변환장치는 선택할 수 있는데 단순변환장치는 접시와 사이클이 돌아가면서 식사를 입까지 가져가는 동안 다른 접시가 대기하고 있게 되어 있고 두개의 변환장치는 여러 개의 접시를 조절할 수 있게 되어 있다. 일반적으로 2개의 스푼, 2개의 접시, 한 개의 접시받침대, 샌드위치 홀더, 두 개의 스위치 그리고 조절용 렌치로 구성되어 있다.

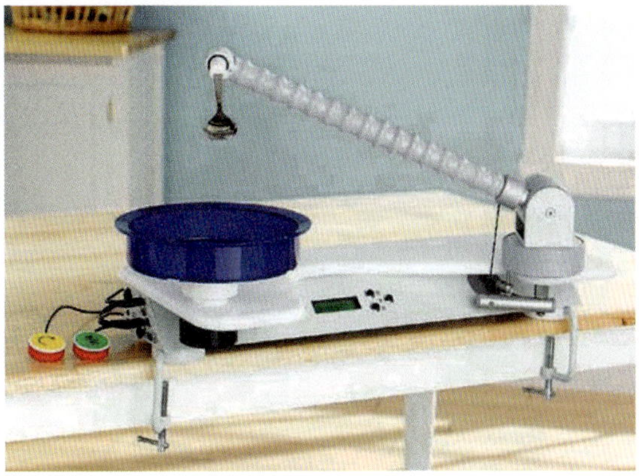

그림 5-29 전동식 피더

5-2 팔꿉관절에 대한 보조기(elbow orthosis)

팔꿉관절은 경첩관절로서 굽힘과 폄 운동이 허용되며, 몸쪽과 먼쪽 노자관절(요척관절)이 이루는 뒤침(회외)과 엎침(회내)의 작용이 있다. 따라서 이러한 동작에 관계되는 근육의 쇠약이나 마비 또는 관절의 경직 등의 장애에 따라 그에 알맞는 보조기가 선택된다. 다른 보조기와 마찬가지로 고정하기 위해서는 정적 보조기(static orthosis)가 사용되며 움직임을 보조해주거나 대신하기 위해서는 동적 보조기(dynamic orthosis)가 사용된다.

❶ 팔꿉관절 제어 보조기(elbow control orthosis)

팔의 앞팔과 위팔 뒷면을 금속밴드로 둘러싸고 있으며 보조기의 안쪽과 가쪽에 지지대가 부착되어 있고 보조기의 팔꿉관절은 경첩관절로 연결되어 있다. 이 경첩관절은 단축관절 또는 다축관절로 연결되어 있다. 보조기의 경첩관절 내에 스톱장치가 설치되어 있는 다이얼 형태의 경첩 관절도 있다(그림 5-30). 스톱장치는 팔꿉관절을 굽힘과 폄의 적당한 위치에 고정시켜 놓을 수 있는 장치이다. 스트랩은 보조기를 묶어 팔에 고정시킬 수 있다.

보조기 관절은 팔꿉관절을 0°에서 120°까지 조절 가능하게 되어 있다. 보조기는 가볍고 편안하며 보조기 관절은 환자의 팔꿈치에 맞도록 길이를 늘이고 줄일 수 있고, 팔꿈치머리(주두, olecranon)는 보호하게 디자인 되어 있다. 팔꿉관절 수술 후 가동범위를 증가시킬 목적으로 사용하거나 팔꿉관절 주위의 힘줄이나 인대 또는 근육 손상 시 회복을 위하여 착용한다.

목적 및 기능

① 팔꿉관절의 안쪽과 가쪽 안정성을 유지하기 위하여
② 앞팔의 돌림에 대한 안정성을 유지하기 위하여
③ 팔꿉관절의 굽힘 또는 폄 각도를 제한하기 위하여
④ 스톱장치를 하여 굽힘과 폄 운동을 제어하기 위하여

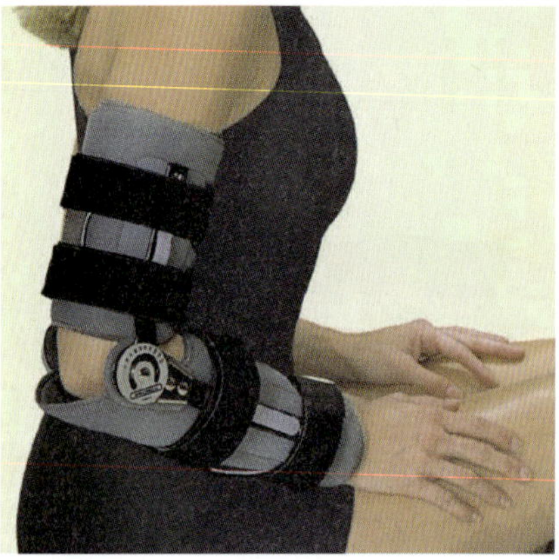

그림 5-30 팔꿉관절 제어 보조기

다이알럭으로 팔꿉관절의 각도를 조절하여 고정할 수 있다. 점진적으로 팔꿉관절굽힘과 폄을 제어할 수 있다.

❷ 고정형 팔꿉관절 보조기(rigid elbow orthosis)

이것은 팔꿉관절을 움직이지 못하도록 고정시킬 목적으로 사용하는 보조기로서, 단단한 가죽패드로 앞팔과 위팔을 받쳐 주고 금속밴드로 가죽패드의 가쪽에서 고정시켜, 보조기가 움직여지지 않도록 한다(그림 5-31 a). 현재는 플라스틱 재질로 손쉽게 제작할 수 있게 되어 그림 5-31 b처럼 간단히 팔꿉관절을 고정해 줄 수 있게 되었다.

팔꿉관절의 각도는 필요에 따라 다시 열을 가하여 구부려 조절할 수 있다.

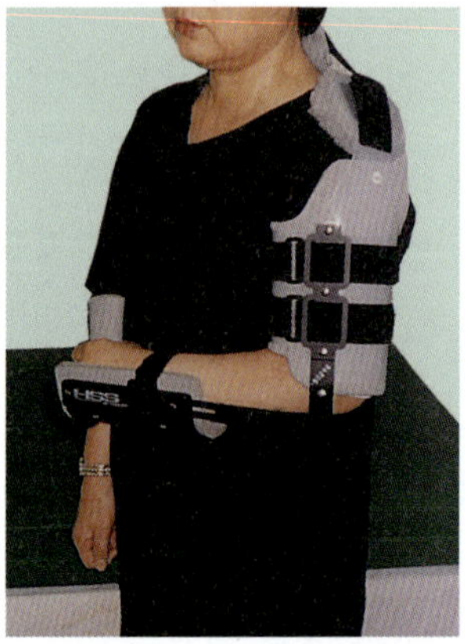

a

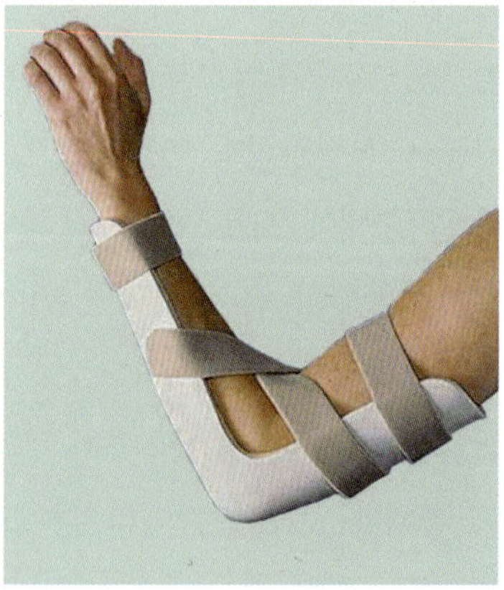

b

그림 5-31 고정형 팔꿉관절 보조기

❸ 팔꿉관절 폄 보조기(elbow extension orthosis)

1) 팔꿉관절 등쪽(배측) 폄 보조기(Dorsal elbow extension orthosis)

팔꿉관절 등쪽 폄 보조기는 고무줄, 고무밴드, 스프링 코일 등의 탄력성 재질을 앞팔밴드와 위팔밴드 뒤쪽에 연결하여 팔꿉관절을 펴기 위한 가동범위를 지속적으로 증가시킬 목적으로 사용한다(그림 5-32).

2) 동적 팔꿉관절 폄 보조기(dynamic elbow extension orthosis)

팔꿉관절 수술 후 자세유지와 구축방지를 위하여 사용한다. 턴버클의 나사를 돌려 완전폄에서부터 105° 굽힘까지 조절할 수 있게 되어 있다. 4개의 패드를 댄 띠는 동일한 힘을 부여하고 앞팔에 잘 맞게 되어 있다(그림 5-33).

팔꿉관절 구축 시 낮고 지속적인 강도로 팔꿉관절을 펴도록 스트레칭을 할 수 있다. 이 보조기는 부드럽게 팔꿉관절 폄 운동범위를 증가시키기 위하여 안전하게 지지해 주면서 편안하게 제 위치를 유지할 수도 있다.

목적 및 기능

① 위팔과 앞팔을 밖으로 잡아당기는 힘과 팔꿈치머리 패드(주두패드, olecranon pad)로 팔꿈치머리를 안으로 미는 3점압의 힘으로 팔꿉관절을 펴지게 한다.
② 팔꿉관절의 안쪽과 가쪽 안전성과 앞팔의 엎침(회내, pronation), 뒤침(회외, supination)운동에 대한 안정성을 대비하려고 할 때 사용된다.

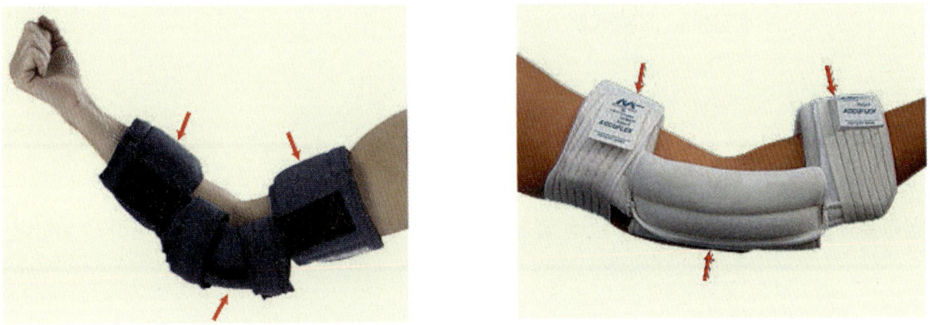

그림 5-32 고무밴드를 이용한 팔꿉관절 등쪽(배측) 폄 보조기(dorsal elbow extensor orthosis)

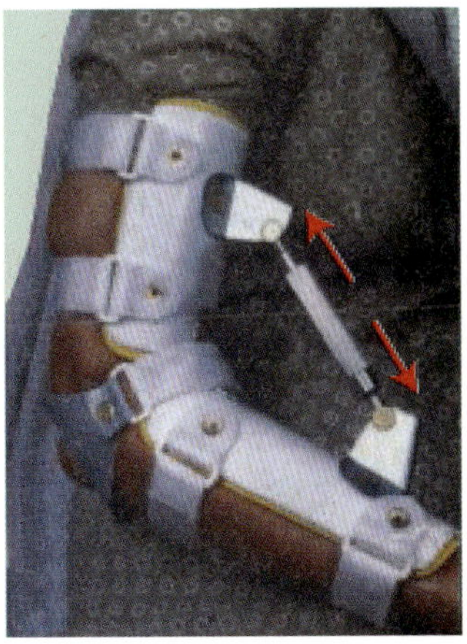

그림 5-33 동적 팔꿉관절 폄 보조기

④ 팔꿉관절 굽힘 보조기(elbow flexion orthosis)

보조기의 조임쇠에 있는 나사를 서서히 안으로 돌려 앞팔과 위팔밴드가 접근하도록 하면 팔꿉관절 굽힘을 조절할 수 있다(그림 5-34). 다른 방법으로는 고무밴드나 스프링과 같은 탄력성 재질을 사용하여 팔꿉관절을 서서히 굽힐수도 있다.

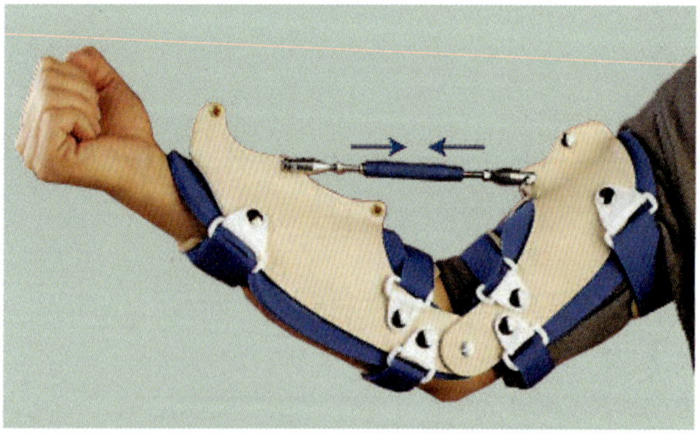

그림 5-34 팔꿉관절 굽힘 보조기(elbow control orthosis)의 upright에 thread bar와 wing nut를 고정하여 팔꿉관절굽힘을 조절한다.

목적 및 기능

① 팔꿉관절을 서서히 굽히기 위하여
② 팔꿉관절의 안쪽과 가쪽 안정성과 앞팔 엎침, 뒤침(회외)운동에 대한 안정성을 대비하기 위하여

⑤ 여러 가지 팔꿉관절 보조기

1) ROM 팔꿉관절 보조기(ROM elbow brace)

팔꿉관절의 굽힘과 폄을 필요에 따라 잠글 수 있다. 정지부는 0°에서 120°까지 맞출 수 있고 10°씩 증감할 수 있게 되어 있다. 팔꿉관절 곁인대의 재건술에 사용할 수 있다. 그리고 안쪽과 가쪽 관절융기돌기염(상과염)(테니스 엘보, 골퍼 엘보), 먼쪽 관절융기돌기골절, 접촉성 스포츠 등에 사용할 수 있다.

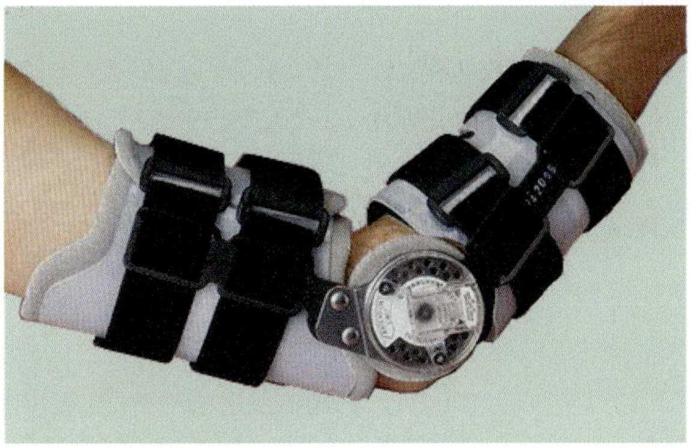

그림 5-35 ROM 팔꿉관절 보조기

2) 과조절 팔꿉관절 보조기(hypercontrol elbow brace)

활동하는 동안 가동범위의 제한이 필요한 범위 내에서 능동적인 움직임을 허용한다. 안쪽과 가쪽 경첩은 과다젖힘(hyperextension)과 돌림을 방지한다. 역방향의 힘은 띠로 X형태로 하여 관절 앞쪽을 가로질러 펴기를 조절할 수 있도록 도와준다. 몸쪽 띠와 먼쪽 띠는 안전하게 잘 맞추어 주고 보조기가 이동하지 않도록 방지해 준다. 팔꿈치머리패드는 돌출된 뼈를 보호한다.

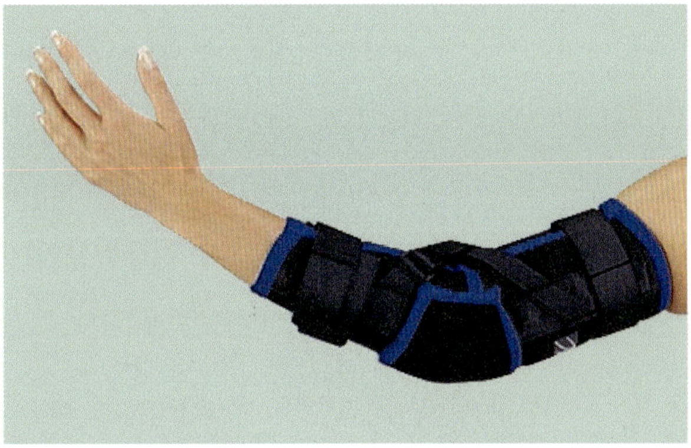

그림 5-36 과조절 팔꿉관절 보조기

3) 메이오 클리닉 팔꿉관절 보조기(Mayo clinic elbow brace) (그림 5-37)

독특한 경첩 관절로 조절하며 안정성과 안락함을 주고 고정, 정적 스트레칭, 자유로운 운동 등을 허용한다. 수술 후 즉시 사용하거나, 팔꿉관절을 안락하게 고정하기 위하여 약간의 공기를 주입한 스트랩으로서 팔꿉관절을 보호해 준다. 치료사는 환자에 필요한 정도에 따라 굽힘, 폄, 자유운동을 적절하게 조절할 수 있다.

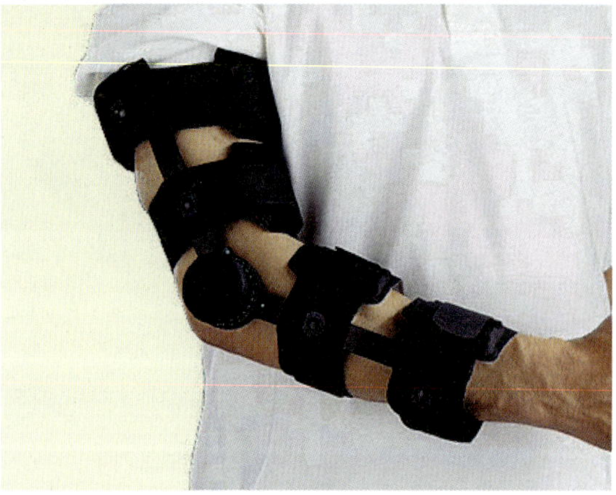

그림 5-37 메이오 클리닉 팔꿉관절 보조기

4) 네오프렌 팔꿉관절 슬리브(neoprene elbow sleeve) (그림 5-38)

염좌, 좌상, 힘줄염, 윤활주머니염, 자(척골)신경 압박 등의 치료용 보조기로 이상적이다. 네오플렌과 나일론은 따뜻하고, 압박감이 있고, 유연하게 지지해 준다. 위아래 가쪽 가장자리는 이중 바느질을 해서 내구성이 좋다. 또한 안쪽과 가쪽 관절융기위돌기염(외상과염)에 대한 평근 압력을 조절하려면 후크와 루프로 된 스트랩을 이용할 수 있다.

5) 팔꿉관절 보호 스플린트(elbow protector splint) (그림 5-39)

팔꿉관절의 외상 또는 갑작스러운 손상에 효과적이다. 압력의 일정한 분산과 분포로 팔꿉관절을 보호한다. 팔꿉관절을 보호하기 위한 보호 폼 패드는 세탁가능하다. 팔꿉관절의 겔 보호대는 쇼크를 흡수하는 데 도움을 줄 수 있다.

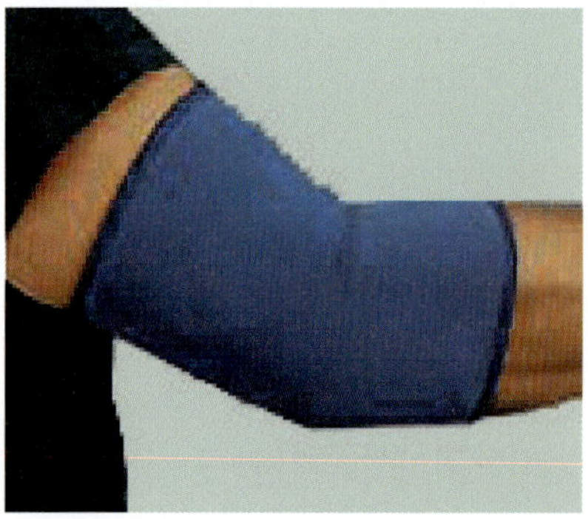

그림 5-38 네오프렌 팔꿉관절 슬리브

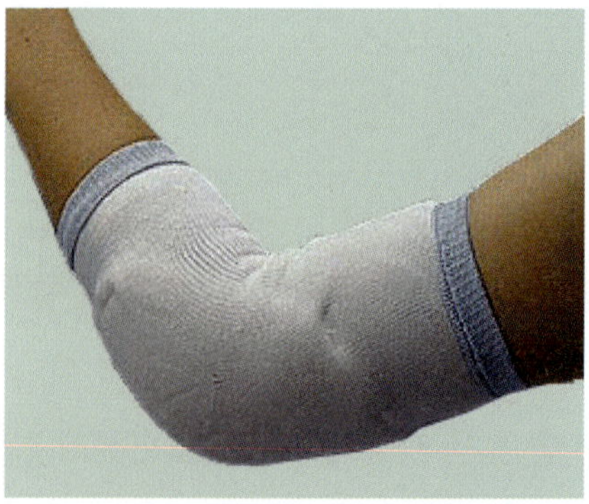

그림 5-39 팔꿉관절 보호 스플린트

6) 테니스 엘보 스트랩(tennis elbow strap) (그림 5-40)

팔꿉관절 가쪽관절융기위돌기염(외상과염)인 테니스 엘보 때 팔꿉관절 주위를 감싸서 고정을 하여 힘줄염의 상태를 보호하고자 하는 것이다.

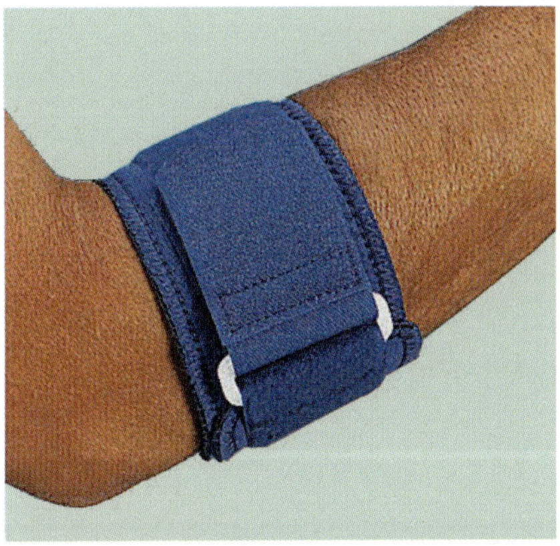

그림 5-40 테니스 엘보 스트랩

5-3 손목관절과 손에 대한 보조기(wrist hand orthosis)

팔의 기능상 손의 기능회복은 가장 중요하다고 볼 수 있다. 손은 많은 관절과 근육이 작용하여 아주 정밀하고 섬세한 동작을 할 수 있으며, 하루의 일과 중 가장 중요한 일인 먹고, 입고, 쓰고 하는 모든 일을 수행해 내기 때문이다. 이러한 손의 기능이 제구실을 하지 못할 때는 여러 가지 그에 알맞은 보조기를 처방하여 기능상의 문제를 도와주게 될 것이다. 손의 기능을 보조해 주거나 대신하기 위한 보조기는 손이나 손목을 특별한 자세로 유지시켜 주거나 엄지, 검지, 가운데 손가락을 서로 마주잡아 무엇인가 붙잡는 기능을 도와주며, 마비되어 잡지 못하는 손은 손바닥에 쥐는 용구(utensil holder)를 착용하여 일상생활 동작을 도와준다.

외상이나 질병으로 심하게 손상된 관절이나 주위 조직을 보호하기 위해서는 손목이나 손가락을 일정한 위치에 고정하여 안정시키는 보호용 보조기가 사용되며, 구축된 근육이나 힘줄 또는 관절의 기형을 교정하기 위한 목적으로는 고무줄, 스프링, 플라스틱 등의 재질을 이용하여 구축된 부위를 당김하여 운동범위를 넓히거나 근력을 강화시켜 주는 교정용 보조기가 사용되기도 한다. 팔다리마비처럼 아주 심한 마비환자는 특수한 장치를 사용하여 손의 기능을 돕기도 한다. 그러나 제작상의 기술문제, 경비문제, 착용자의 수락문제 등의 어려운 점도 있다.

손과 손목관절에 대한 보조기는 편의상 다음과 같이 구분하여 설명하고자 한다.

1. 손의 기본 보조기

2. 손목관절 보조기
3. 손허리손가락 관절 보조기
4. 손가락관절 보조기
5. 엄지손가락(모지, 무지) 보조기
6. 쥐기(파악 =붙잡는 기능) 보조기

❶ 손의 기본 보조기

1) 기본 손 보조기(basic hand component)

이 보조기는 손에 대한 가장 기본이 되는 보조기이며 패드를 댄 금속이나 환자의 손 모양을 본뜬 석고에 열가소성 플라스틱으로 제작한다(그림 5-41).

목적 및 기능

① 손바닥 아치(palmar arch)를 받쳐준다.
② 엄지손가락이나 손가락 또는 손목의 자세를 유지하기 위한 다른 보조기 부품을 부착할 수 있다.

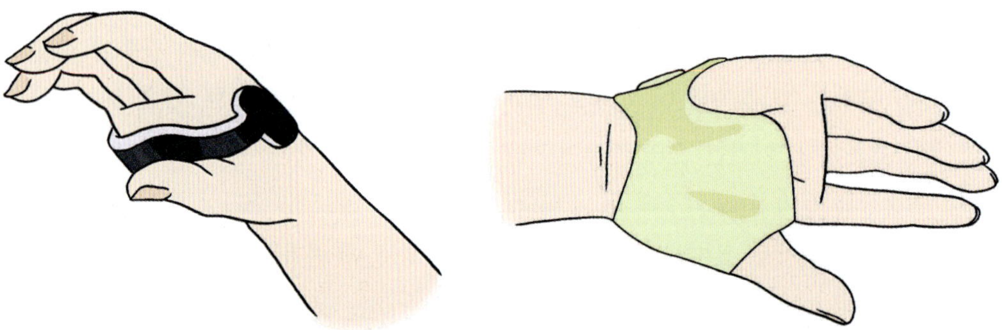

a b

그림 5-41 기본 손 보조기
a. 금속제품 b. 플라스틱제품

2) 맞섬(대립) 보조기(opponens orthosis, short opponens hand splint, basic hand splint)

기본 맞섬 보조기(basic opponens orthosis)(그림 5-42)는 손을 기능적 자세인 맞섬(opposition) 자세로 유지시키기 위한 것으로 패드를 댄 금속(그림 5-43)이나 플라스틱(그림 5-42)으로 만든다. 재질은 무엇으로 하든지 손에 완전히 밀착되도록 만들고 가죽이나 벨크로 스트랩을 부착하여 손에서 보조기가 미끄러지지 않도록 해야 한다. 이 보조기의 기본구조는 손등을 감싸는 손등 바(dorsal bar)와 손바닥을 감싸는 손바닥 바(palmar bar) 그리고 엄지손가락을 벌림으로 유지시켜주는 엄지벌림 바(thumb abduction bar, C bar)와 맞섬 바(opponens bar)로 구성된다(그림 5-43).

목적 및 기능

① 기능적 맞섬(functional opposition)을 유지하여 엄지, 검지, 가운데 손가락으로 붙잡을 수 있게 한다.
② C 바로 엄지모음 구축(thumb adduction contracture)을 방지한다.
③ 손바닥의 가로아치를 받쳐준다.
④ C 바와 맞섬 바(opponens bar)로 엄지손가락을 고정시키기 위하여 사용한다.

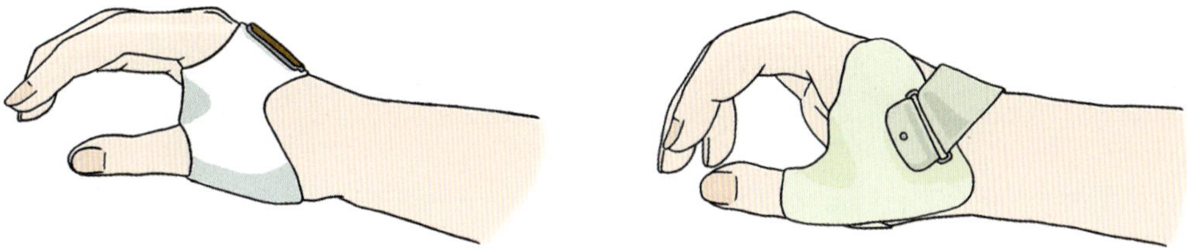

a b

그림 5-42 기본 맞섬 보조기(basic opponens orthosis) : 플라스틱 제품
a. 기본형 b. 스트랩 부착형

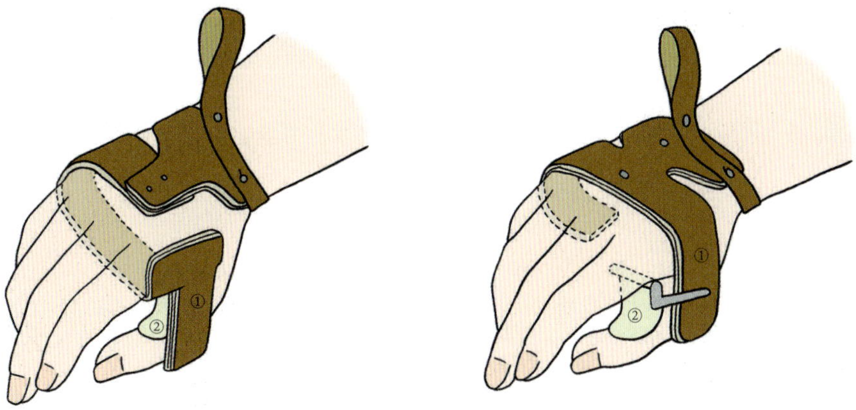

a b

그림 5-43 기본 맞섬 보조기(basic opponens orthosis)의 구조 : 금속 제품
a. 란쵸 짧은 맞섬 핸드 스플린트(Rancho short opponens hand splint)
b. 베네트 기본 핸드 스플린트(Bennett basic hand splint)
① 맞섬 바(oppenens bar) ② C 바

❷ 손목관절보조기

1) 긴맞섬(장대립) 보조기(long opponens hand splint, basic dorsal wrist splint)

긴맞섬 보조기는 기본 맞섬 보조기(basic opponens orthosis)에 앞팔 바(forearm bar)와 먼쪽 크로스 바(distal cross bar)와 몸쪽 크로스 바(proximal cross bar)가 연결되어서 손 뿐 아니라 손목관절의 운동도 조절해 준다. 앞팔 바(forearm bar)는 앞팔의 등쪽면의 중앙을 장축으로 지나가며, 손목관절은 약 20° 젖혀져 있다. 이것은 팔꿉관절의 굽히고 펴는 운동이나 엎치고, 뒤치는 운동을 제한시키지는 않는다.

이 보조기와 기본구조는 그림 5-44와 같다.

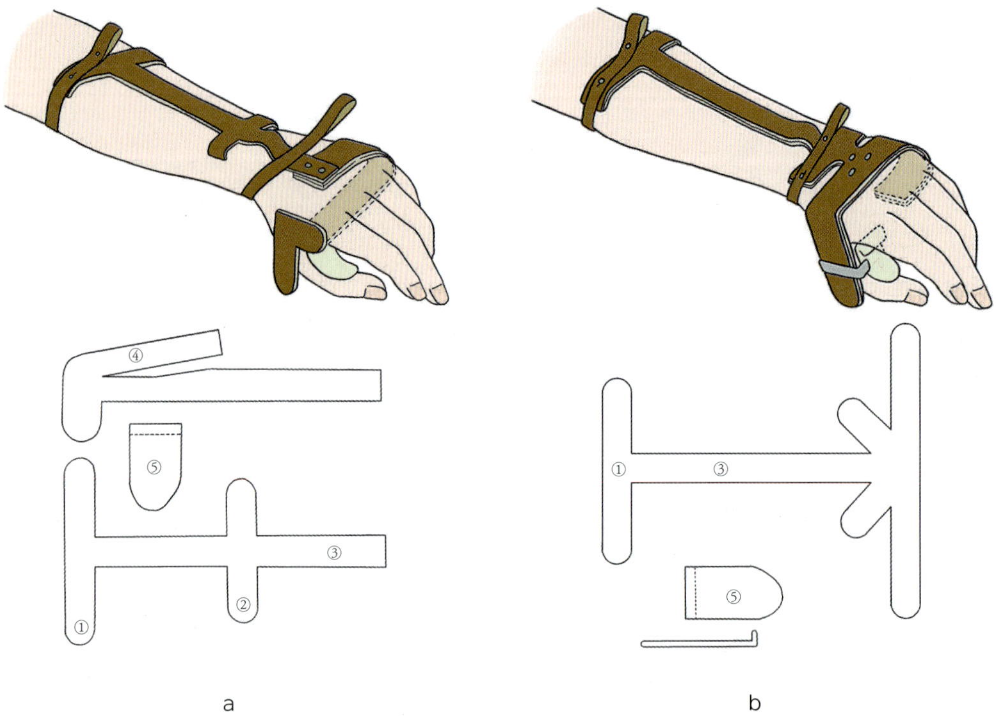

그림 5-44 긴맞섬 보조기의 구조

a. 란쵸 로스 아미고 타입　b. 베네트 타입
① 몸쪽 크로스 바　② 먼쪽 크로스 바　③ 앞팔 바　④ 대립 바　⑤ C 바

목적 및 기능

① 기본 맞섬 보조기(basic opponens orthosis)와 같다.
② 앞팔 바(forearm bar)로 손목관절 굽힘 및 폄 운동을 방지한다.
③ 크로스바는 손목관절의 좌우측 굽힘운동을 방지한다.
금속으로 된 긴맞섬(장대립)보조기에 자쪽(척골측) 받침과 노뼈정지(요골정지)를 연결하여 손목관절이 자쪽굽힘으로 변형되는 것을 방지할 수 있다(그림 5-45).
긴맞섬보조기의 바(bar)에 ㄱ자 형태의 지지대를 연결하여 팔의 무게로 인하여 변형되거나 동통을 유발할 수 있는 손가락들을 보호하기 위하여 손을 지면에 닿지 않도록 하기 위한 매다는 장치(suspension device)를 할 수도 있다.

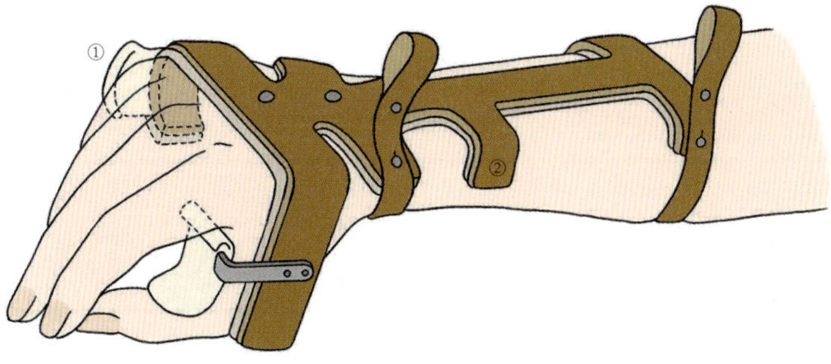

그림 5-45 자뼈빗김(척골편위) 정지(ulnar deviation stop)
① 자뼈받침(ulnar trough) ② 노뼈 정지(radial stop)

2) 손목 손바닥(장측) 안정 보조기(volar wrist hand stabilizer, resting pan splint)

열가소성 플라스틱으로 만들며 손가락 끝에서 앞팔까지 연결하여 손허리 손가락(중수지절) 관절굽힘(MP joint flexion), 엄지손가락 벌림과 맞섬(thumb abduction & opposition), 손목관절 손등굽힘(wrist dorsiflexion) 자세를 유지시킨다(그림 5-46).

목적 및 기능

① 손목관절과 손의 기능적 자세를 유지하기 위하여
② 손목관절과 손을 편안하게 하기 위하여
③ 손목관절이나 손가락관절(IP joint)의 구축을 방지하기 위하여
④ 손허리손가락 관절(MP)의 폄구축(extension contracture)을 방지하기 위하여
⑤ 손목관절 자뼈쪽(척골측) 또는 노뼈쪽(요골측) 빗김(ulnar or radial deviation)을 방지하기 위하여

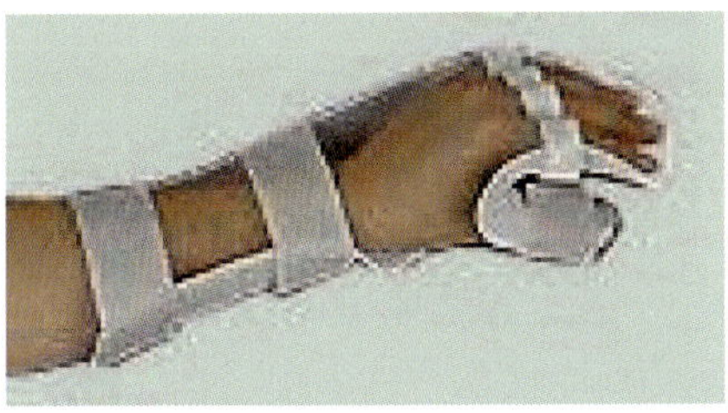

그림 5-46 손목 장측 안정 보조기

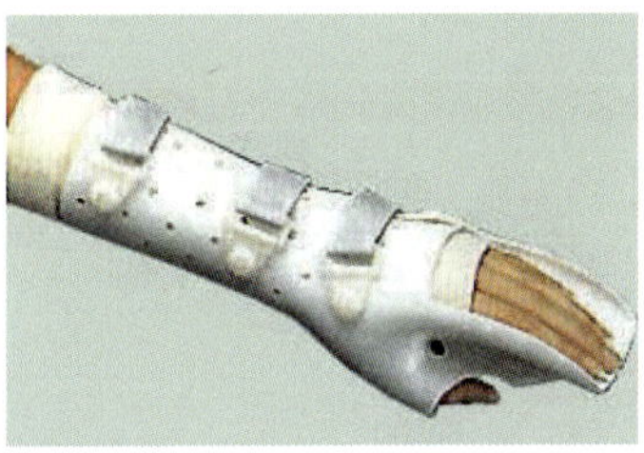

그림 5-47 손목 등쪽 안정 보조기

3) 손목 등쪽 안정 보조기(dorsal wrist hand stabilizer)

이것도 역시 플라스틱의 일종인 폴리에스터 또는 폴리프로필렌으로 제작하며 손을 밀착하여 감싸고 앞팔의 중간까지 연장시킨다. 손등은 손허리뼈(중수골) 부위가 과도하게 압박되지 않도록 유의하고 손목은 자뼈(척골)와 노뼈(요골) 붓돌기(경상돌기)가 압박 받지 않도록 유념해야 한다. 손톱은 위생상 노출시키고 과도한 압박을 받지 않는지 살펴보고 환기에 대한 문제도 생각해야 한다(그림 5-47).

목적 및 기능

① 손목 손바닥측 안정 보조기(volar wrist hand stabilizer)와 같다.
② 부종이 있는 손은 부적합하다.

4) 손목굽힘 제어 보조기(wrist flexion control orthosis, cock up splint)

이 보조기는 일명 콕업 스플린트라고도 하며, 플라스틱 또는 알루미늄 같은 금속판으로 앞팔 안쪽면에서부터 손바닥에 이르기까지 단단하게 손목을 받쳐 주고, 벨로크가 달린 스트랩으로 묶어 보조기를 앞팔에 고정시킨다. 이것은 팔꿉관절이나 앞팔의 운동은 제한시키지 않으며 단지 손의 무게를 받쳐 주고, 손을 기능적 위치로 고정하는 역할을 한다. 손목관절은 약 20° 정도 손등굽힘(배굴)시켜야 하며 손바닥에는 가로아치를 받쳐주어야 한다(그림 5-48).

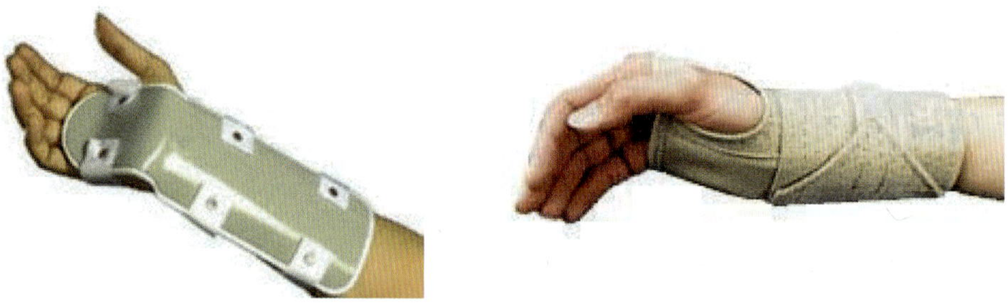

a　　　　b

그림 5-48 손목굽힘 제어 보조기(콕업 스플린트)
a. 손바닥면　b. 손의 안쪽면

목적 및 기능

① 테노데시스(tenodesis) 효과로 손목관절을 펴면 손가락굽힘근은 자연히 굽혀지게 되어 붙잡는 힘을 증가시키게 된다.
② 손목관절굽힘 구축을 방지한다.
③ 약한 손목관절폄근이 지나치게 늘어나는 것을 방지한다.
④ 노신경 마비(radial nerve palsy)로 손이 처졌을 때 즉, 손목관절처짐(wrist drop)이 되었을 때 많이 사용된다.
⑤ 경련성 환자의 손목관절굽힘을 늘려주기 위해서도 사용되지만 손가락굽힘근 구축이 오히려 심해질 우려가 있으므로 그에 대한 대비책이 마련됐을 때 착용할 수 있다.

5) 손목 폄 보조 보조기(wrist extension assist orthosis)

손목관절폄근을 보조하기 위한 보조기는 손목관절폄근이 마비되었거나 약화되었을 때 사용한다. 이러한 목적을 위해서는 피아노줄의 강선과 같은 탄력성을 이용하거나 다리 보조기의 발목관절에서 사용한 것과 같은 크렌작 관절을 이용하거나 고무줄을 이용하여 손목관절굽힘은 자신의 근력으로 사용하며, 힘을 늦추면 고무줄이나 스프링의 힘으로 손목관절이 펼 수 있게 되도록 고안된 것이다.

다음과 같은 몇 가지를 살펴 볼 수 있다.

(1) 강선손목 폄 보조 보조기(wire wrist extension assist orthosis)

노신경(요골신경)마비로 인하여 손목을 위로 올릴 수 없을 경우 손목에 설치된 스프링 강선의 작용으로 손목펴는 동작을 보조해 주는 보조기이다(그림 5-49). 이것을 일명 동적 콕업 스플린트(dynamic cock up splint)라고도 한다.

목적 및 기능

① 강철선의 탄력성에 의하여 손목관절 폄을 도와주며 테노데시스 작용으로 손가락의 굽힘을 도와준다.

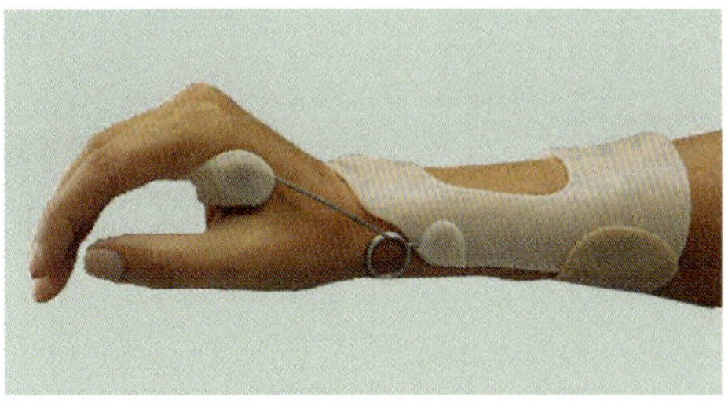

그림 5-49 강선 손목 폄보조 보조기

(2) 포우프 손목관절(pope wrist joint) : 보조기의 손목관절을 크렌작 관절(klenzac joint)로 만들어 손목을 구부렸다 놓으면 크렌작 관절 내의 스프링 탄력으로 손목이 다시 위로 올라가도록 되어 있다. 손목관절의 폄근이 강하고 굽힘근이 약할 때에는 크렌작 관절의 위치를 반대로 하면 된다(그림 5-50). 목적 및 기능은 같다.

(3) 손목 탄성 폄 보조(wrist elastic extension assist) : 고무밴드를 달아 손목관절의 펴는 동작을 도와준다. 목적 및 기능은 위와 같다(그림 5-51).

6) 손목 벌림·모음 보조기(wrist abduction adduction splint)

이것은 손목관절의 손바닥 쪽에 경첩관절(hinge joint)이 있어서 손목을 좌우로 움직일 수 있으며 손바닥의 T자 형태의 바는 각각 제 2, 제 5 손허리뼈를 감싸고 있다. 이 보조기는 손목관절을 중립위나 약간 편상태로 유지하고 있으며 고무밴드의 당김장치로 자쪽빗김(척골측편위)이나 노쪽빗김(요골측 편위)에 대한 기형을 교정할 수 있으며 양쪽의 근육 불균형으로 인한 기형을 방지할 수도 있다(그림 5-52).

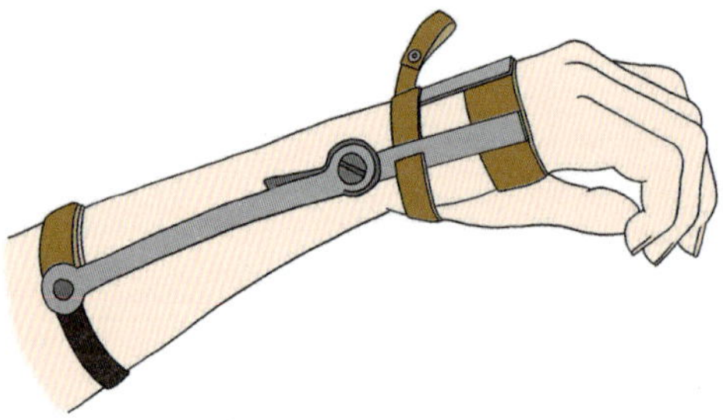

그림 5-50 포우프 손목관절 보조기

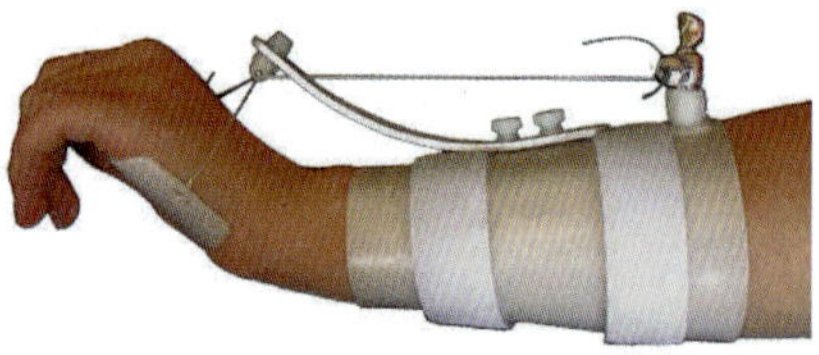

그림 5-51 손목 탄성 폄 보조 보조기

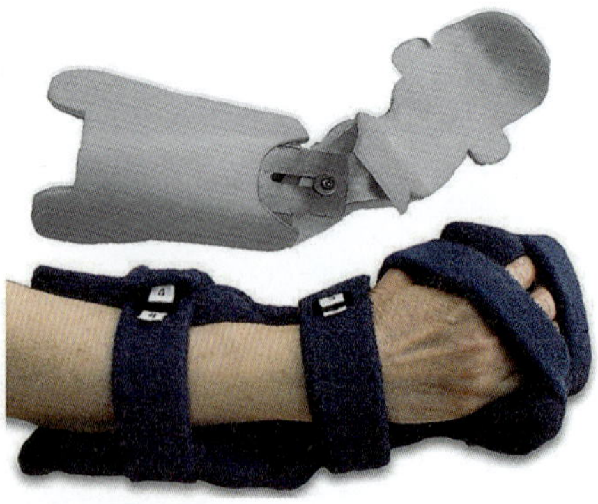

그림 5-52 손목 벌림·모음 보조기

7) 번넬 손목 등쪽 보조기(Bunnell dorsal wrist splint)

이것은 앞팔 후면과 손등과 손가락 등쪽에 편평한 철판이 놓여 있으며, 이 세 개의 철판은 손목 폄 바(wrist extensor bar)로 연결되어 있고 스트랩으로 고정시키고 있다. 손목폄바를 적당히 구부려 손목관절의 굽힘과 폄에 대한 각도를 조절할 수 있다. 손바닥 쪽은 손가락을 자유로이 움직일 수 있으므로 잡는 기능은 가능하게 되어 있다(그림 5-53).

목적 및 기능

① 손목관절굽힘근의 단열(tearing)로 수술하였을 때 단열된 힘줄이 늘어나지 않도록 보호하려 할 때 사용된다.

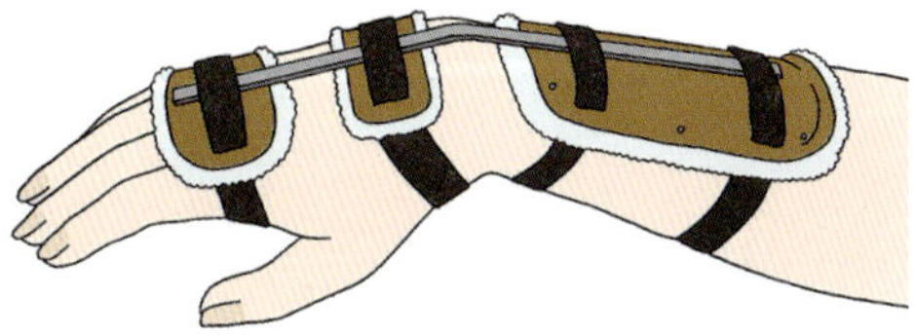

a

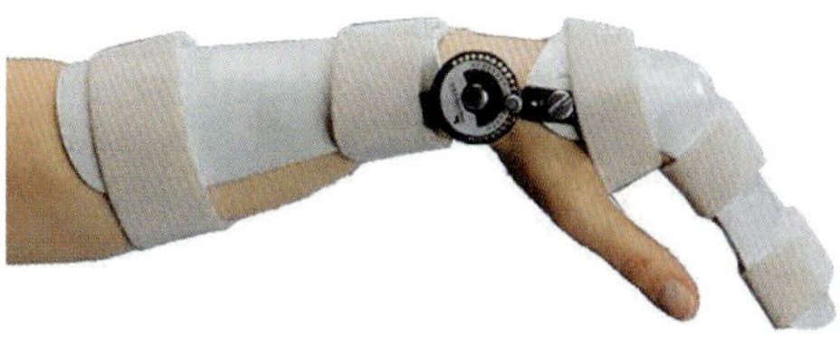

b

그림 5-53
a. 벤넬 손목 등쪽 스플린트 b. 점진적 손목 경첩 스플린트

8) 동적 손목 스플린트(dynamic wrist splint)

이 보조기는 손목의 굽힘과 폄에 대한 조절을 쉽게 할 수 있다. 당김되는 힘의 총량은 경첩관절에서의 휠의 돌림에 의해서 변화할 수 있으며, 장력의 정도도 조절할 수 있다. 재질은 폴리폼으로 만들어진다. 이것은 드라이어나 더운물로 쉽게 보정할 수 있다.

보조기를 고정하기 위한 2개의 스트랩이 포함된다. 사이즈를 재려면 손바닥에서 제일 넓은 곳을 측정하면 된다.

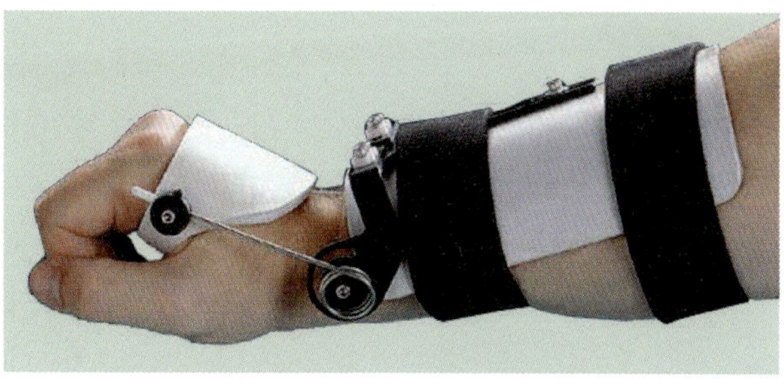

그림 5-54 동적 손목 스플린트

9) 조절용 손목 경첩(adjustable wrist hinge)

치료과정 내내 손목을 적절하게 유지하고 충분하게 조절할 수 있다. 필요한 정도로 굽힘, 폄 그리고 노쪽빗김, 자쪽빗김으로 하여 사용할 수 있으며, 가동범위를 조정할 수 있다. 동적 스플린트는 정적에서 동적으로 사용할 수 있다.

적용: 손목골절, 수술 후 손목의 힘줄과 신경의 복구에 대한 보조기로 적용할 수 있다.

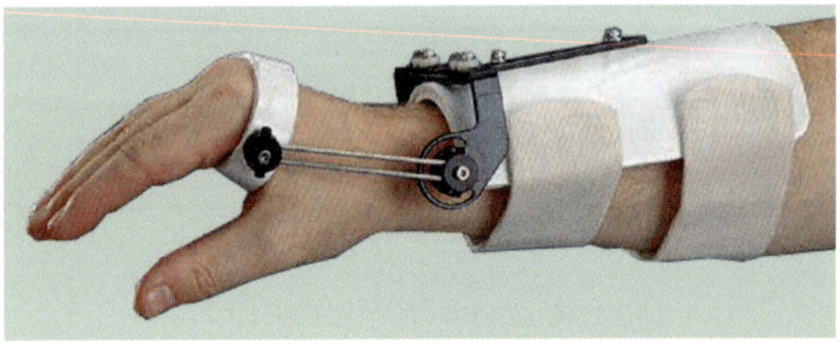

그림 5-55 조절용 손목 경첩

③ 손허리손가락관절(metacarpophalangeal joint, MP) 보조기

1) 손허리손가락관절 굽힘 보조기(MP flexion orthosis) 또는 너클벤더(knuckle bender)

너클벤더(그림 5-56)는 손등에 있는 손등 밴드(dorsal hand band)와 손가락 등쪽에 있는 손가락등 밴드(dorsal finger band) 그리고 손바닥에는 휄트 패드를 댄 둥근막대(palmar rod)로 구성되어 있으며 밴드의 양쪽에 돌출된 후크에는 고무줄을 연결시켜서 손허리손가락관절을 굽히는 작용을 한다.

목적 및 기능

① 두 개의 밴드가 아래쪽으로 내려 미는 힘과 한 개의 둥근막대가 위쪽으로 올려 미는 힘의 3점압 원리에 의하여 손허리손가락관절을 굽히게 되며 이러한 힘의 강도는 고무줄의 장력에 따라 비례할 것이다. 다른 방법으로는 콕업 스플린트(cock up splint)에다가 특별한 장치를 하여 개개의 손가락에 루프를 끼우고 고무줄에 연결하여 손허리손가락관절을 굽힐수도 있다(그림 5-57).

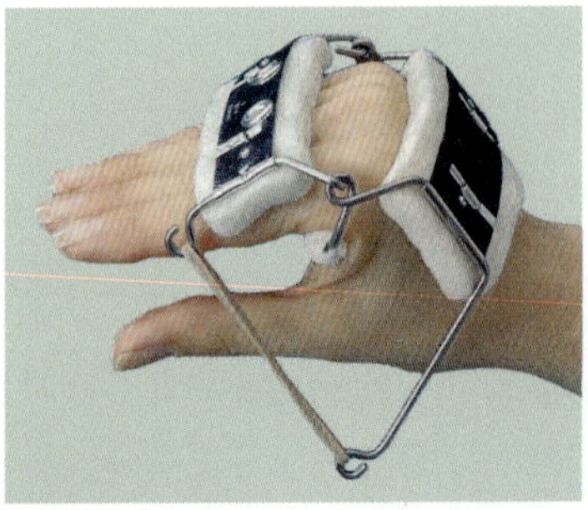
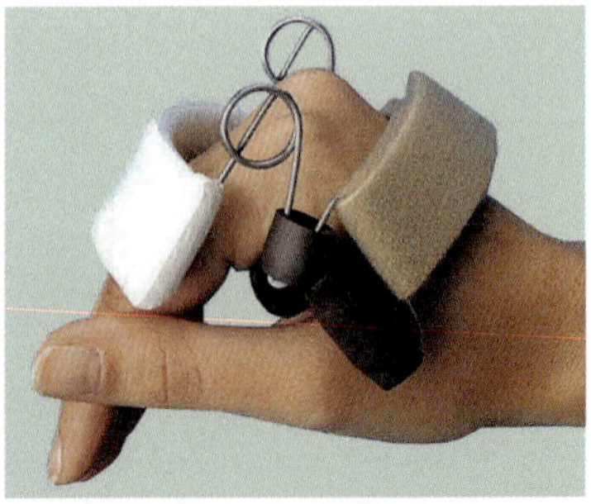

그림 5-56 손허리손가락관절굽힘 보조기 또는 너클벤더

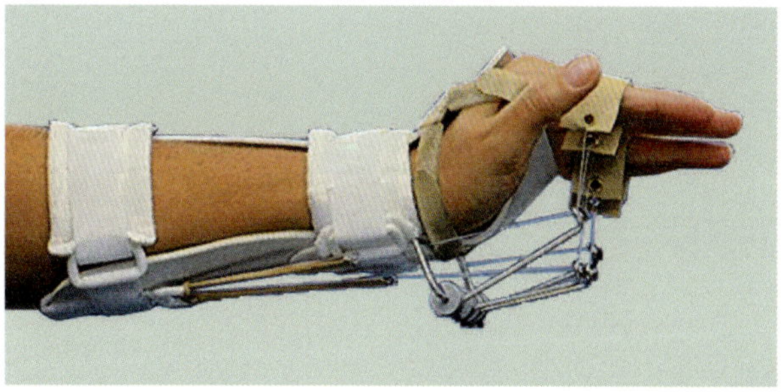

그림 5-57 번넬 콕업 스플린트(Bunnell cock up splint)에 장치한 손허리손가락관절 개별 굽힘 당김(MP individual flexion traction)

2) 손허리손가락관절 폄 보조기(MP extension orthosis) 또는 역너클벤더(reverse knuckle bender)

손허리손가락관절 폄 보조기(그림 5-58)는 손등에 있는 밴드(dorsal hand band)와 손가락 바닥측에 있는 둥근막대(palmar finger rod) 그리고 손바닥의 패드(palmar pad)로 구성된다. 고무밴드(dorsal hand band)는 노뼈 쪽과 자뼈 쪽에서 위쪽으로 돌출된 후크를 연결시켜서 손허리손가락관절을 펴는(MP joint extension) 작용을 하게 한다.

목적 및 기능

① Palmar finger rod로부터 위쪽으로 향하는 힘과 dorsal hand band로부터 아래쪽으로 향하는 힘이 이루는 3점압 원리에 의하여 손허리손가락관절을 펴게 하기 위한 것이다. 이러한 힘의 정도는 고무밴드의 장력에 비례하게 된다.

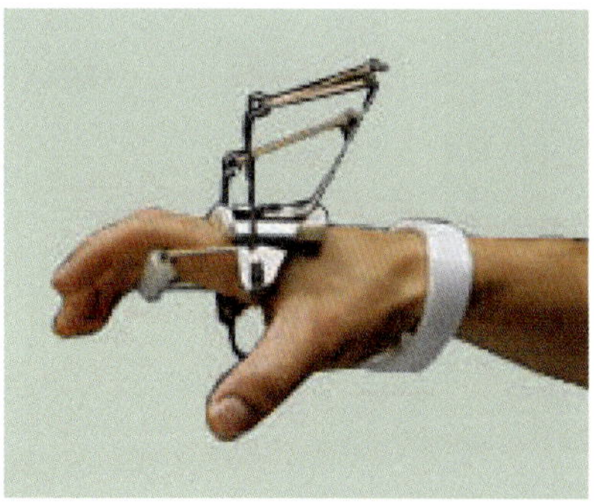

그림 5-58 손허리손가락관절 폄 보조기 또는 역너클벤더

3) 손허리손가락관절 폄 보조(MP extension assist)

손허리손가락관절의 굽힘근은 강하지만 폄근이 약할 때 또는 마비가 되어 있을 때는 이 동작을 보조

해 주기 위한 목적으로 다음과 같은 여러 가지 방법을 이용하여 손허리손가락관절을 펼 수 있게 도와줄 수 있다.

① 고무줄과 도르래를 이용한 방법(그림 5-59)
② 스프링을 이용한 방법(그림 5-60)
③ 탄력성이 있는 강철선을 이용한 방법(그림 5-61)
④ 고무줄을 이용한 방법(그림 5-62)

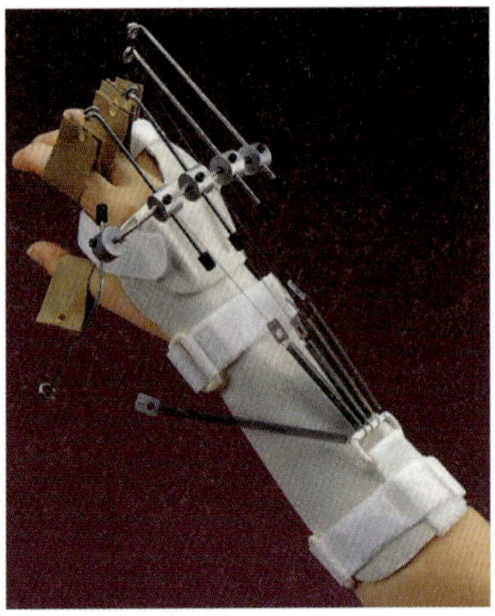

그림 5-59 고무줄과 도르래를 설치한 손허리손가락관절 펌 보조

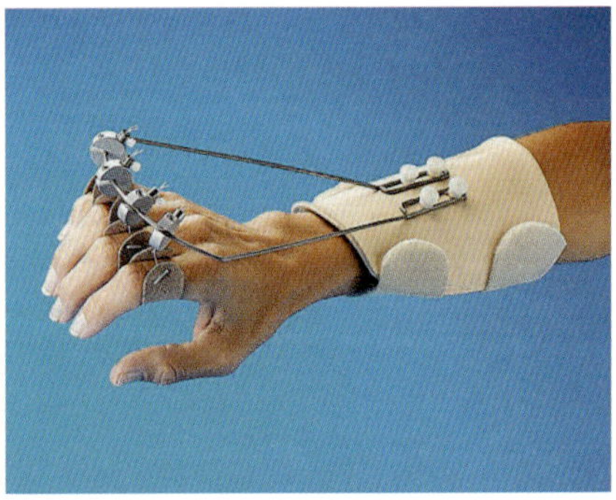

그림 5-60 스프링을 이용한 토마스 손허리손가락관절펌 보조(Thomas MP extension assist)

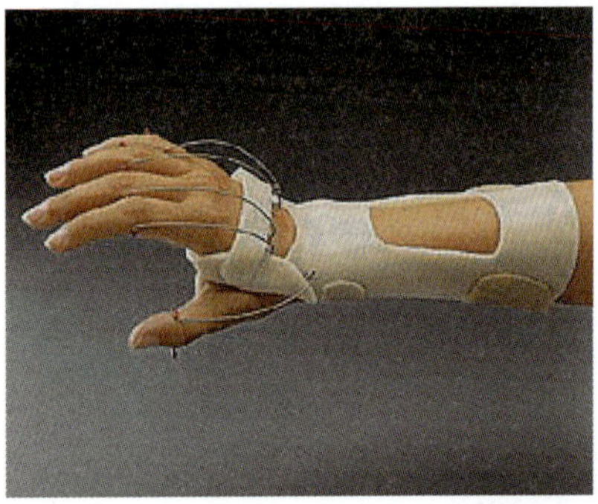

그림 5-61 탄력성이 있는 강철선을 이용한 손허리손가락관절 펌 보조

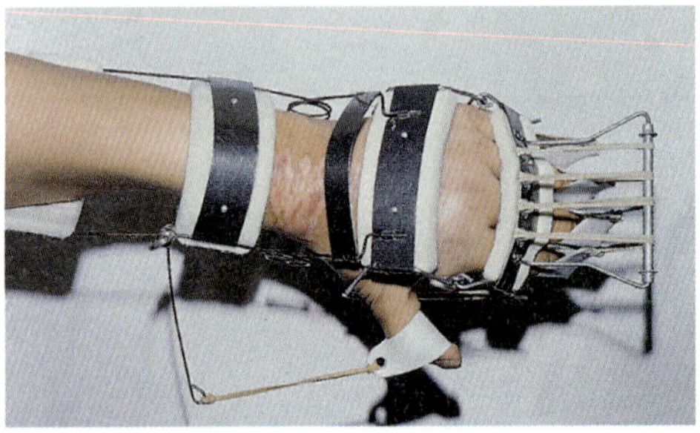

그림 5-62 고무줄과 루프를 이용한 손허리손가락관절 펌 보조

4) 손허리손가락관절 펌 정지(MP extension stop assembly) 또는 등쪽벌레모양바 (dorsal lumbrical bar)(그림 5-63)

손허리손가락관절(MP joint)을 굽혀서 몸쪽지절 관절(PIP joint)과 먼쪽지절 관절(DIP joint)을 펴기 위해서는 맞섬핸드 스플린트(opponens hand splint)의 손등 바(dorsal bar) 위에 T자 형태의 금속을 연결하여 손허리손가락 관절 위치에서 약 15~30° 정도 구부려 보조기와 손가락 사이의 공간이 있도록 유지

시킨다. 손허리손가락관절(MP joint)을 펴면 T밴드에 걸려 더 이상 펴지지 못하며, 먼쪽 및 몸쪽 지절 관절은 외재 긴폄근(extrinsic long extensor)에 의해서 펴게 된다. 또 다른 방법으로는 패드를 댄 - 자형 금속판을 맞섬핸드 스플린트의 맞섬 바(opponens bar)에 연결하여 너트로 조절해서 금속판의 각도를 조절할 수 있게 만든 것도 있다(그림 5-64).

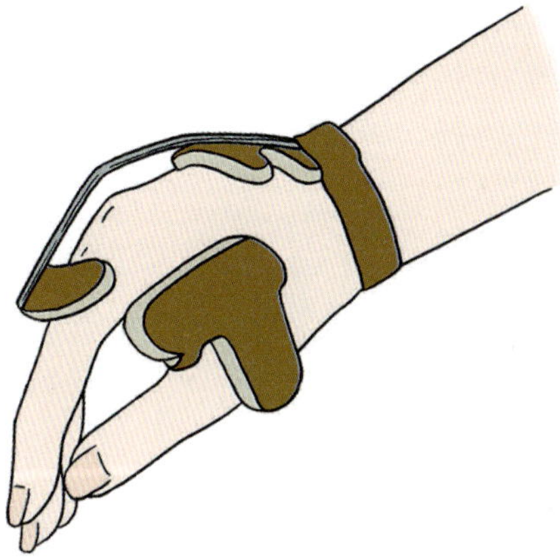

그림 5-63 손허리손가락관절 폄 정지(MP extension stop assembly), 등쪽 벌레모양 바 (dorsal lumbrical bar)

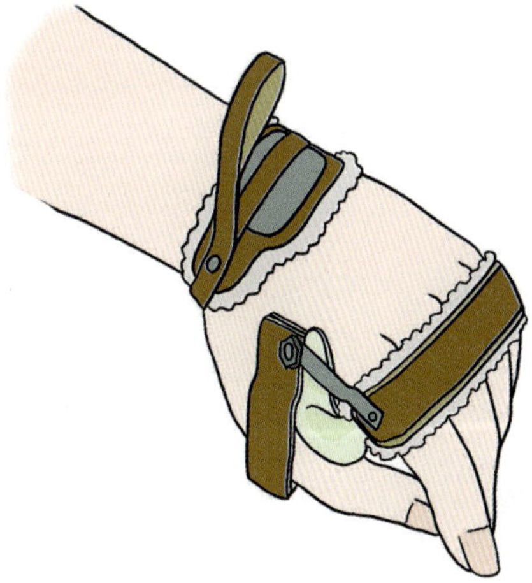

그림 5-64 다변성 손허리손가락관절 폄 정지(variable MP extension stop)

5) 손가락 빗김 스플린트(finger deviation splint) (그림 5-65)

류마티스 관절염 환자에서 흔히 볼 수 있는 손허리손가락관절의 자쪽빗김(ulnar devia- tion)을 방지하기 위한 것이다. 보조기의 손허리손가락관절 위에 매다는 막대를 설치하고 개개의 손가락에 가죽으로 된 루프를 끼워 노뼈쪽(요골측)으로 쏠리도록 한다. 손허리손가락관절 위치에 보조기의 경첩관절을 설치하고 있기 때문에 손을 움직이는 데는 별 지장이 없다.

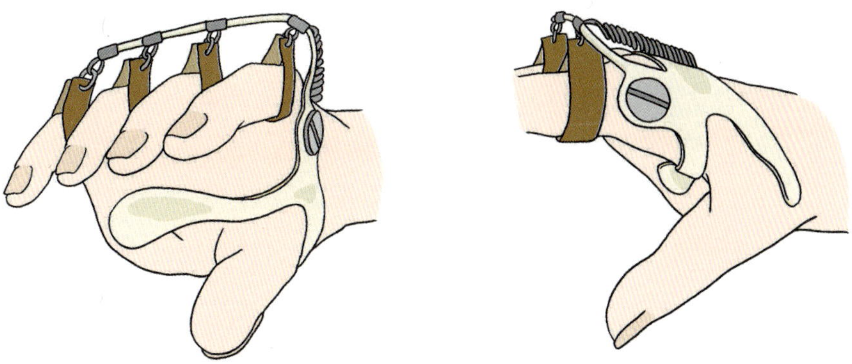

그림 5-65 란쵸 손가락 빗짐 스플린트

4 손가락관절 보조기

1) 핑거 플랫폼 보조기(finger platform orthosis)

이 보조기는 플랫폼 위에 손가락을 편평하게 고정시켜서 굽어진 손가락을 편 상태로 유지하기 위한 것이다(그림 5-66). 이와 비슷한 역할을 하는 보조기는 핸드 샌드위치(hand sandwich)(그림 5-67)와 팬케이크 스플린트(pancake splint)(그림 5-68)가 있다.

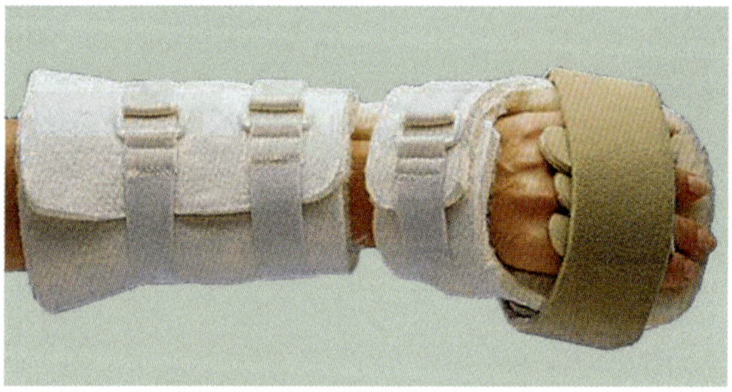

그림 5-66 핑거 플랫폼 보조기

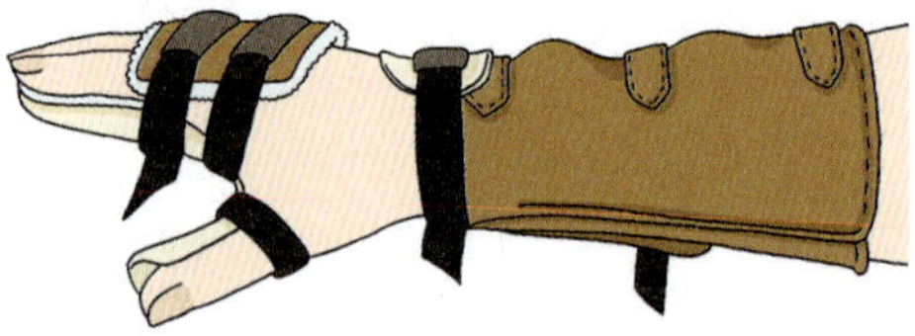

그림 5-67 핸드 샌드위치 스플린트

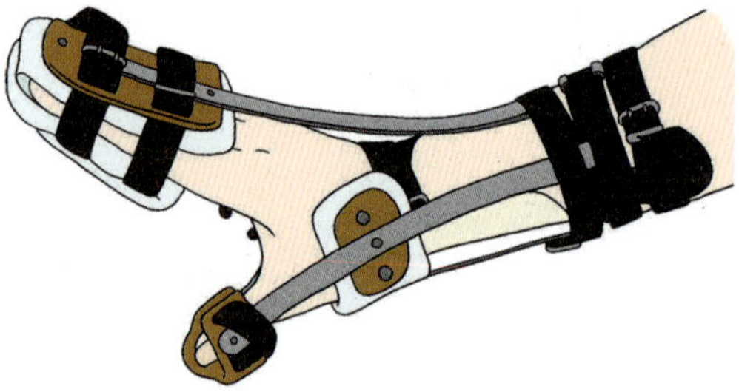

그림 5-68 팬케이크 스플린트

2) 손가락 IP 보조기(IP orthosis)(finger splint) (그림 5-69)

1 cm 정도 넓이의 편평한 금속판을 손목 위에서부터 시작하여 한 손가락의 각 관절 위를 지나 손가락 끝을 감싸고 손가락 바닥 쪽으로 구부러져 있다. 금속판 끝은 패드를 대서 압박을 견딜 수 있게 하며 손목은 스트랩으로 묶어 고정시킨다. 이 보조기는 굽혀진 손가락 관절을 편상태로 유지시킬 목적으로 사용하거나 동통이 심한 손가락을 안정시키기 위하여 사용한다.

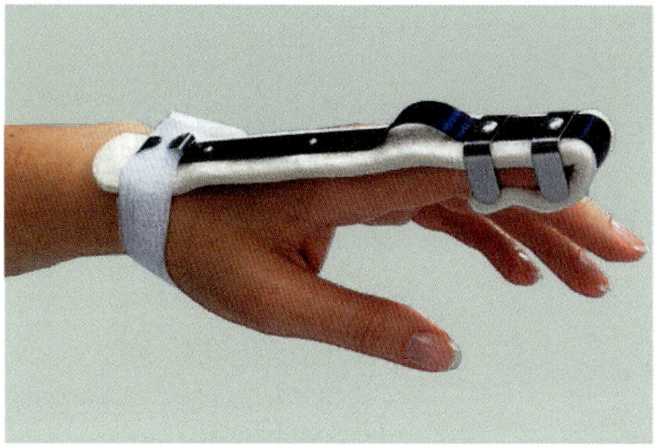

그림 5-69 손가락 IP 보조기

3) 손가락 IP 굽힘 보조기(IP flexion orthosis, finger bender splint, finger knuckle bender) (그림 5-70)

손가락의 첫째마디뼈와 둘째마디뼈 위에 놓여 있는 두 개의 밴드는 아래쪽으로 압력을 가하며, 손가락 바닥의 휄트를 댄 막대는 위쪽으로 압력을 가하게 되고, 밴드에서 돌출된 후크는 고무줄로 연결시켜 손가락을 구부리는 힘으로 작용한다. 이러한 3점압의 원리에 입각하여 손가락사이 관절(IP joint)을 굽히는 역할을 한다. 굽혀지는 힘의 정도는 고무밴드의 장력에 비례하게 된다.

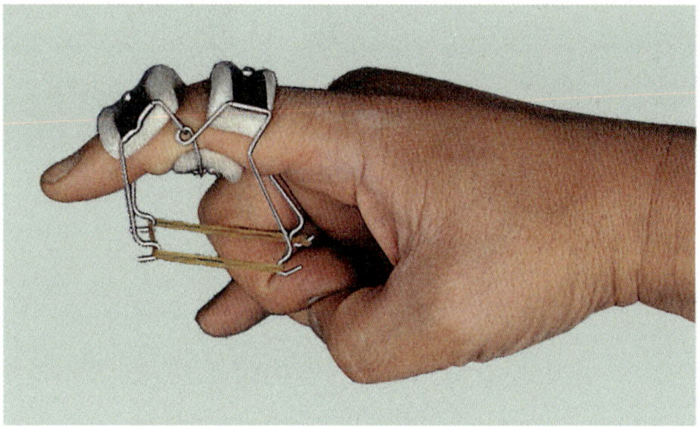

그림 5-70 손가락 IP 굽힘 보조기

4) 손가락 IP 폄 보조기(IP extension orthosis, reverse finger knuckle bender)

첫째마디뼈와 끝마디뼈 밑면에 놓여 있는 두 개의 밴드(palmar band)는 위쪽으로 밀어주며, 손가락 등쪽에 있는 밴드(dorsal band)는 중절골에 놓여 있으며 아래쪽으로 밀어준다. 이러한 3점압의 원리에 입각하여 손가락사이관절(IP joint)을 펴는 역할을 한다. 힘의 정도는 고무밴드의 장력에 비례하게 된다(그림 5-71). 이와 같은 역할을 하는 손가락 보조기는 여러 가지 형태가 있다(그림 5-72).

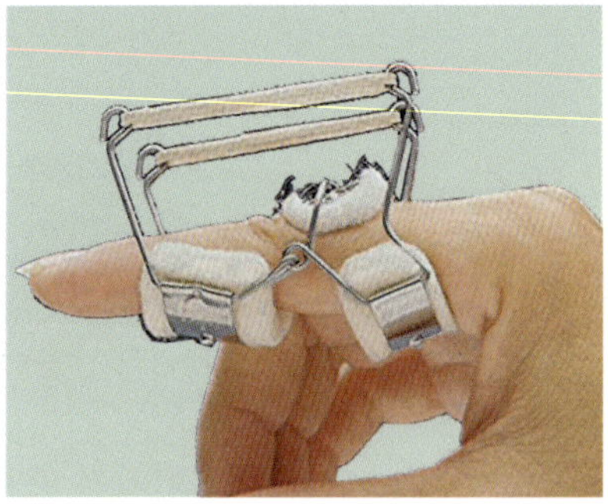

그림 5-71 손가락 IP 폄 보조기

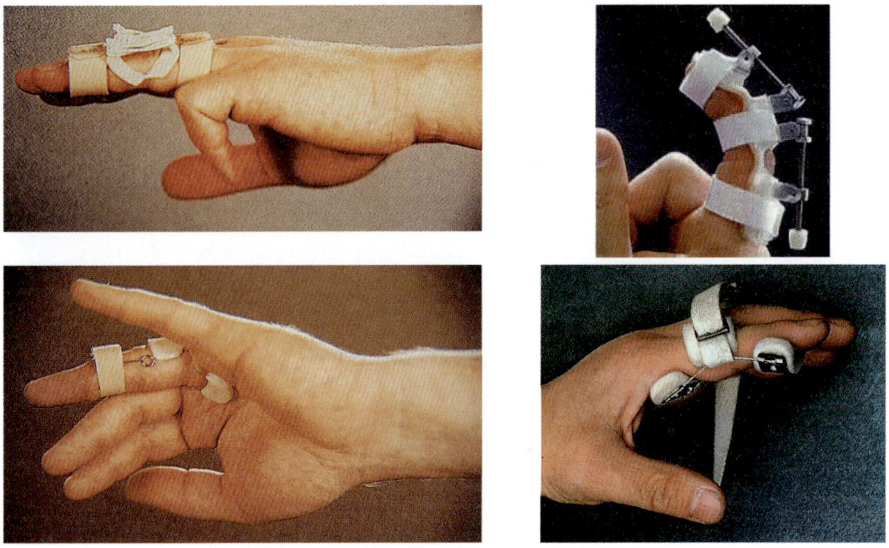

그림 5-72 여러 가지 형태의 손가락 IP 폄 보조기

5) 손가락 폄 보조 보조기(finger extension assist assembly)

기본 맞섬 보조기(basic opponens orthosis)의 손등 바(dorsal bar)위에 가늘며 기다란 강선의 철사로 연결된 막대가 있으며 스프링 와이어의 각 끝은 핑거루프(finger loop)가 부착되어 있어 손가락을 끼울 수 있어서 손가락을 쥐었다 펼 때는, 펴는 동작을 도와주게 된다. 핑거 루프는 벨크로, 비닐, 말가죽 등과 같은 유연한 재질로 되어 있어서 손가락에 압력을 받지 않도록 되어 있다(그림 5-73 a).

이 보조기의 목적은 손가락사이관절(IP joint)의 폄(extension)을 보조한다.

특히 고려해야 할 점으로는 손가락을 펴는 보조 작용으로 손허리손가락관절(MP)이 과폄되는 것을 방지하기 위하여 MP 폄 정지(MP extension stop assembly)를 함께 사용한다.

스프링 철사 대신 고무밴드를 사용해도 좋다(그림 5-73 b). 그러나 밴드는 조절하기 쉬워도 손가락을 수직으로 당기는 아웃트리가에 연결해야 하기 때문에 보조기의 부피가 커지게 되는 단점이 있다.

또 다른 방법으로는 MP 폄 보조기에 아웃트리가를 연결하여 손가락에 루프(고리)를 끼우고 손가락에 연결하여 IP 폄을 돕는 작용을 하는 보조기도 있다(그림 5-74).

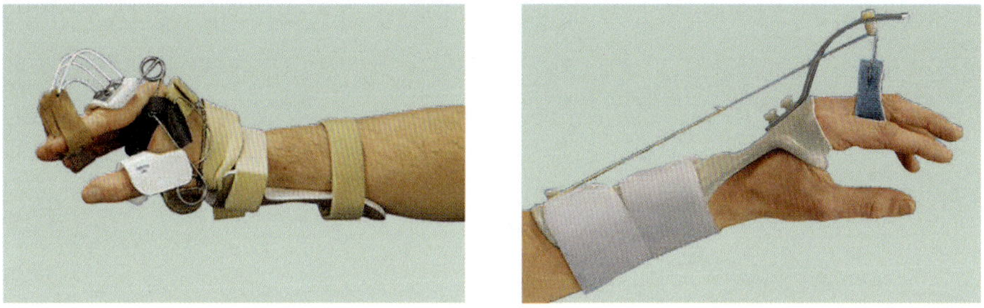

a b

그림 5-73 손가락 폄 보조기
a. 강선의 와이어 b. 고무밴드

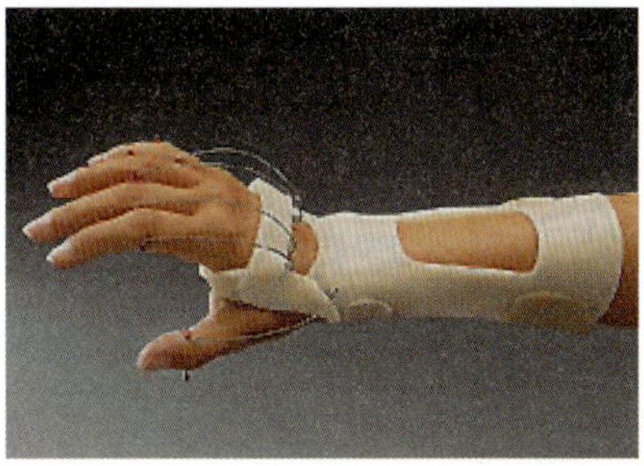

그림 5-74 아웃트리가를 연결하여 MP, IP 관절의 폄을 보조하는 보조기

6) 제 1등쪽 뼈사이근(골간근) 보조(1st dorsal interosseous assist)

기본 맞섬 보조기(basic opponens orthosis)에 작은 아웃트리가를 연결하여 검지손가락의 노쪽빗김(요골측 편위)을 조절하도록 하는 보조기다(그림 5-75 a).

그림 5-75 b, c는 검지손가락폄근의 근력이 약한 것을 보조하기 위한 보조기이다.

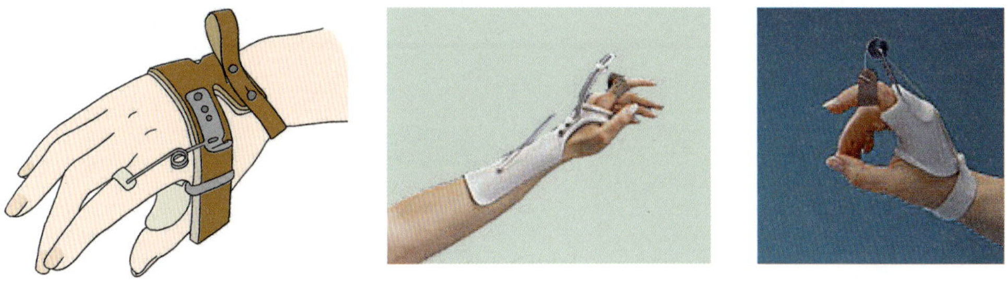

a b c

그림 5-75 a. 노쪽빗김(radial deviation)을 조절하기 위한 보조기
b, c. 검지손가락폄근의 근력 약화를 보조하기 위한 보조기

7) 제 5지 모음 스플린트(5th finger adduction splint) (그림 5-76)

이것은 손의 자뼈쪽(척골측)을 플라스틱이나 가죽으로 싸고 새끼손가락의 첫째마디뼈에 밴드와 스프링

으로 연결하여 새끼손가락이 자쪽빗김(ulnar deviation) 되려는 것을 방지하기 위한 것이다(그림 5-76 a).

자신경 마비로 4,5지의 손가락굽힘을 예방하기 위하여 4,5지 첫마디 등쪽에 플라스틱 밴드로 지지해 놓은 보조기도 있다(그림 5-76 a, b).

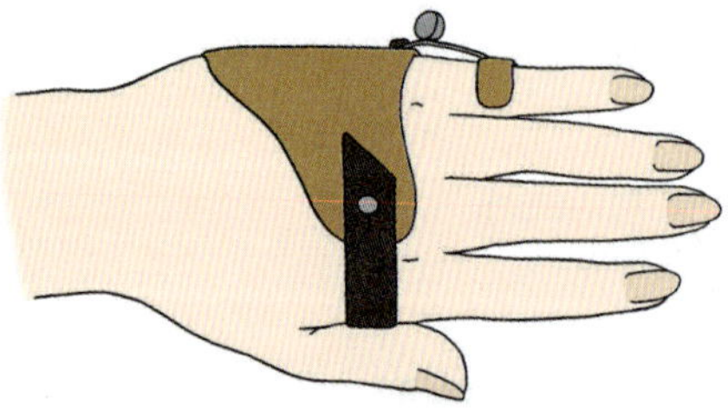

a

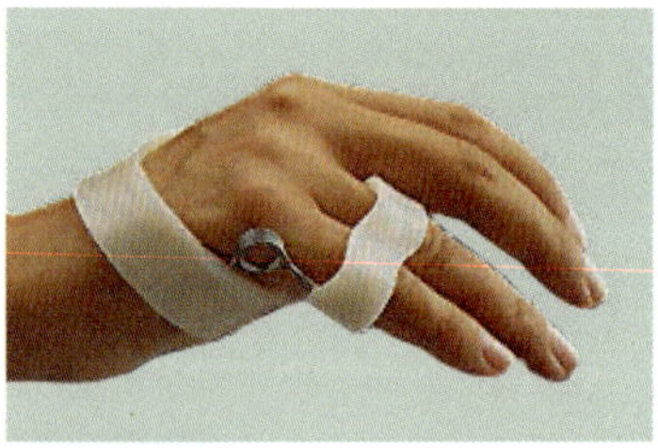

b

그림 5-76 제 5지 모음 스플린트

5 엄지손가락 보조기

1) 엄지 CMC 안정 보조기(thumb carpometacarpal stabilizer, thumb post)

엄지의 손목손허리관절(수근중수관절, CMC joint)과 손허리손가락관절(중수지절관절, MP joint)을 플라스틱으로 둘러싸서 고정시키거나(그림 5-77) 기본 맞섬 보조기(basic opponens orthosis)에 금속밴드를 연결시켜 고정시킨다.

목적 및 기능

① 쥐는 동작을 돕기 위하여 엄지손가락을 고정시키기 위한 것이다.
② 동통이 있는 엄지손가락을 보호하기 위하여

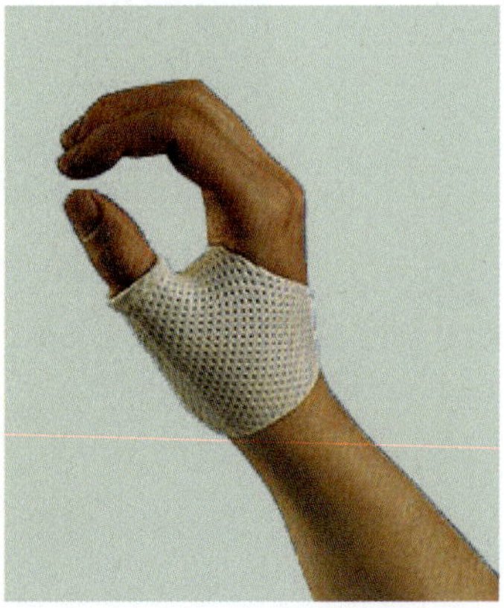

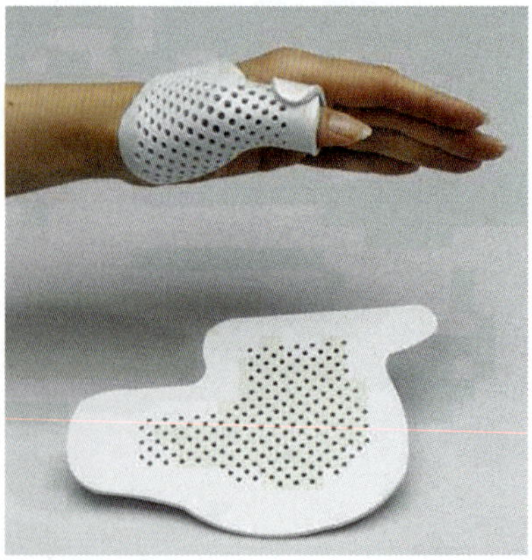

그림 5-77 엄지 CMC 안정 보조기(thumb carpometacarpal stabilizer) (thumb post)

2) 엄지 벌림 폄 보조 보조기(thumb abduction extension assist assembly, thumb DIP extension outrigger, thumb IP extension assist)

기본 맞섬 보조기의 맞섬바(opponens bar)로부터 돌출된 스프링 와이어에 루프를 연결하여 엄지손가락의 끝마디뼈에 끼워 엄지손가락 벌림과 폄을 보조해 준다(그림 5-78).

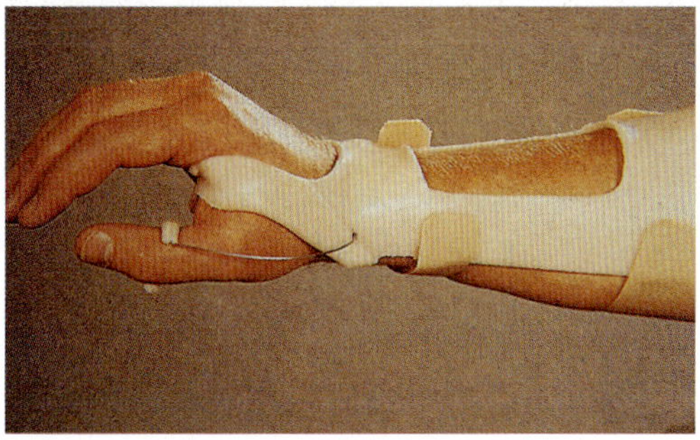

그림 5-78 엄지 벌림 폄 보조 보조기(thumb abduction extension assist assembly)

6 붙잡는 기능을 도와주기 위한 보조기

엄지와 검지와 가운데 손가락 끝을 모아 붙잡는 기능(three jaw chuck, palmal pre-hension)은 섬세한 동작을 할 수 있게 하는 기본적인 동작이라 할 수 있다. 왜냐하면 일상생활에서 손으로 쥘 수 있는 대부분의 많은 작은 물건들은 이 세 손가락을 이용하여 붙잡게 되기 때문이다. 예를 들어 수저를 집을 때, 연필을 쥘 때, 포크를 쥘 때, 컵을 잡을 때, 작은 구슬을 집어 올릴 때 등 약간 손의 형태는 달라도 세 손가락의 공동 협력으로 동작이 이루어지기 때문이다. 따라서 팔이 심하게 마비된 환자는 어떻게 해서든지 이와 같이 세 손가락으로 쥘 수 있게 해준다면 타인의 도움 없이도 몇 가지의 일상생활 동작을 수행할 수 있게 되어 훨씬 기능적이 될 수 있다. 이러한 목적으로 사용되는 팔 보조기를 쥠(파악) 보조기(prehension orthosis)라고 하며, 이것은 쥐고(grasping), 잡고(holding) 풀 수 있는(release) 잠재력을 가지고 있는 환자에게 적용시킬 수 있다.

이 쥠 보조기는 손이나 손목에 있는 하니스(harness)에 의해서 또는 스프링이나 전기의 힘 같은 외력의 힘으로 또는 반대편 손을 사용하거나 테이블 같은 곳에 밀어서 보조기를 열고 닫는 수동적인 동작을 이용해서 고정된 검지와 중지를 엄지로 향하여 쥐었다 놓을 수 있게 되어 있다. 이때의 쥐는 모양은 세손가락 모듬잡기(three jaw chuck, palmar prehension) 또는 열쇠를 쥘 때의 엄지와 검지의 손가락 모양인 가쪽 잡기(lateral pre-hension)로 쥘 수 있다.

대부분의 쥠 보조기는 엄지, 검지, 가운데 손가락을 약간 굽힌 자세로 고정시켜 놓고, 손가락사이 관절(IP joint)에 대한 동작은 허용하고 있지 않으며, 손가락의 바닥면은 노출되어 있다.

이러한 목적으로 사용되는 보조기는 다음과 같다.

1) 손가락 작동 쥠 보조기(finger driven prehension orthosis) (그림 5-79)

이 보조기는 손허리손가락관절 뒤쪽에 있는 스프링의 작용에 의하여 능동적 손가락굽힘으로 손가락은 쥘 수 있으며, 펼 때는 쥐었던 손의 힘을 풀면 스프링의 힘으로 벌어져 손가락은 펴게 된다(그림 5-79).

이 보조기의 목적은 손가락의 한 개 또는 그 이상의 손가락굽힘근의 능동 굽힘에 의해서 검지와 가운데 손가락으로 쥘 수 있게 하기 위한 것이다. 이 보조기를 조작하려면 적어도 한 손가락 이상 MP joint나 IP 관절의 굽힘근의 근력이 "Fair(3)" 이상되어야 한다.

이와 반대로 손가락폄근(finger extension)이 강한 경우에는 스프링이 보조기의 MP 관절의 아래쪽 손바닥에 있어서 손가락을 벌릴 때는 능동적인 힘으로 오므릴 때는 스프링의 힘으로 자동적으로 닫혀지게 된다(그림 5-80).

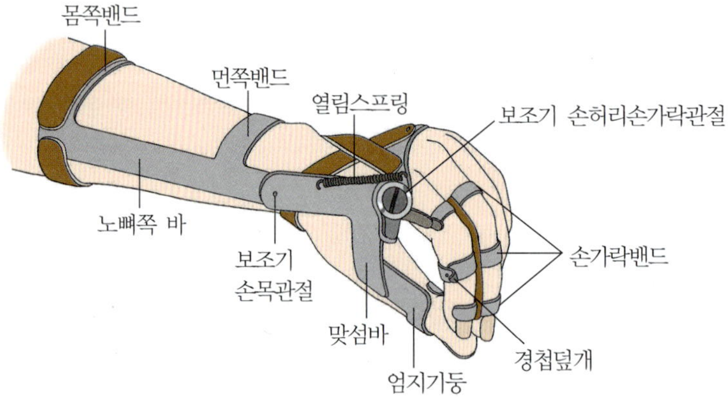

그림 5-79 손가락 작동 쥠 보조기
검지, 가운데 손가락 굽힘을 자신의 힘으로, 폄은 스프링에 의해 조절된다.

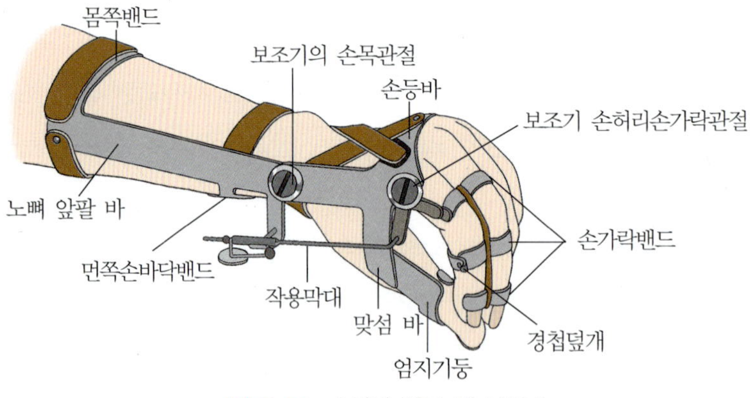

그림 5-80 손가락 작동 쥠 보조기
검지, 가운데 손가락 폄은 자신의 힘으로, 굽힘은 쇠막대에 설치된 스프링 장치에 의해 조절된다.

2) 손목 작동 쥠 보조기(wrist driven prehension orthosis, tenodesis orthosis, flexor hinge splint) (그림 5-81)

이 보조기는 손허리손가락관절과 손목관절은 경첩관절로 되어 있고 앞팔을 받쳐 주게 되어 있으며, 기동장치는 기아장치와 작동막대로 되어 있다.

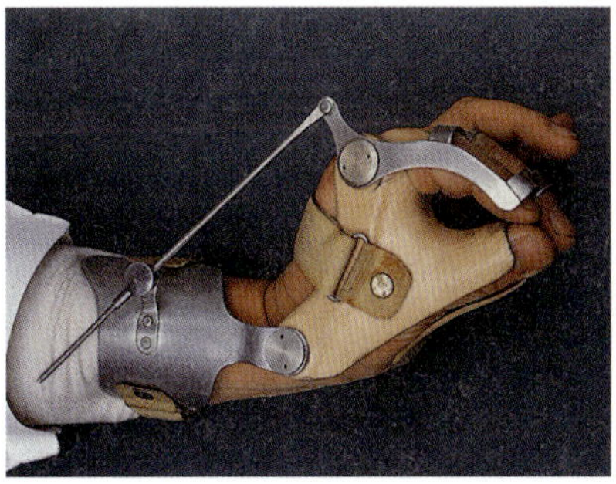

a

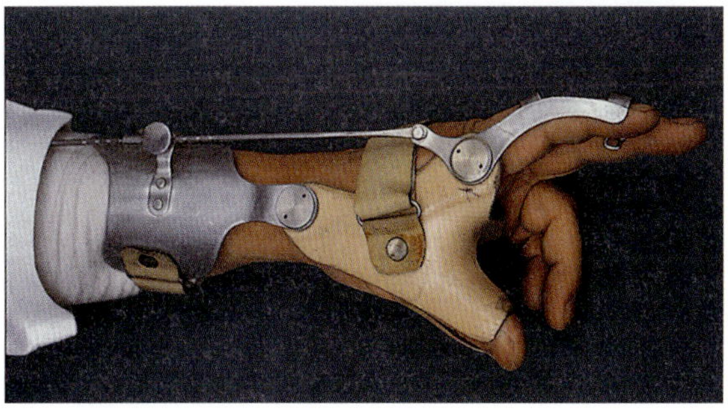

b

그림 5-81 손목 작동 쥠 보조기

이 보조기의 기능은 손목을 뒤로 젖히면 손가락이 자동적으로 구부러져 손가락으로 쥘 수 있는 자세를 취하게 하는 것이다(그림 5-81 a). 반대로 손목을 약간 구부리면 손가락은 펴져서 벌어지게 된다(그림 5-81 b).

3) 전동형 작동 쥠 보조기(electrical driven prehension orthosis)

작동 쥠 보조기에 케이블, 배터리, 모터 그리고 스위치가 달려 있어서 경미한 동작으로도 조절할 수 있다(그림 5-82). 케이블의 한쪽 끝은 보조기의 MP 관절에 부착된 조절 레버에 붙어 있으며 다른 한쪽은 모터에 붙어 있다. 케이블의 중간은 늘어지지 않도록 케이블에 둘러싸여 앞팔에 고정된다. 모터는 재충전할 수 있는 니켈카디뮴 배터리를 사용하며, 마이크로 스위치도 모터에 연결되어 있다. 이 마이크로 스위치는 가벼운 압력으로도 작용되며 조절 레버를 충분히 잡아당기게 되고 풀 때는 약간의 압력을 스위치에 작동시키면 모터는 반대로 움직이고 케이블의 장력은 느슨하게 되어 보조기의 스프링이 다시 줄어들어 풀리게 된다.

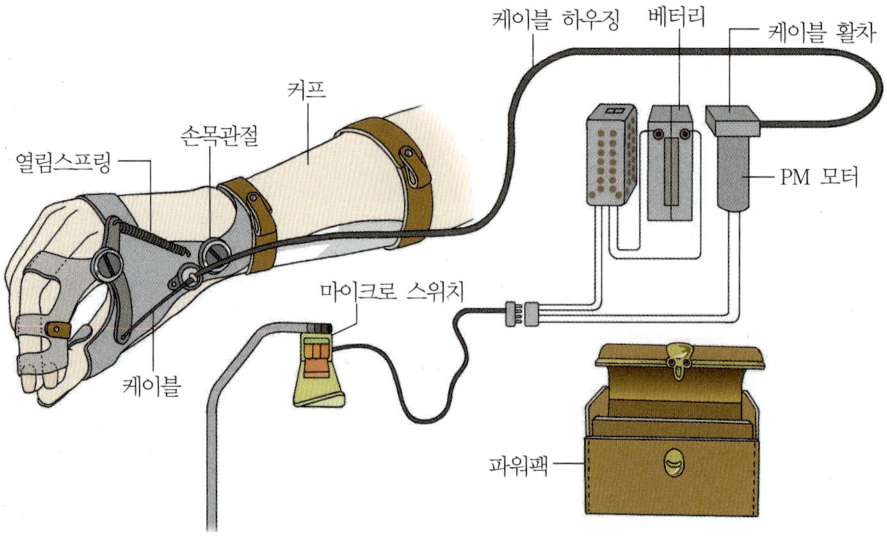

그림 5-82 전동형 작동 쥠 보조기

전동형 작동 쥠 보조기를 휠체어에 설치하여 정상쪽 어깨 위에 설치한 스위치를 이용하여 작동할 수 있게 제작된 것도 있다. 또한 등근막대 타입으로 되어 있는 것도 있다. 전기대신 CO_2 가스를 이용한 맥키벤 인공근육(Mckibben artificial muscle) 장치를 한 것도 있다(그림 5-83).

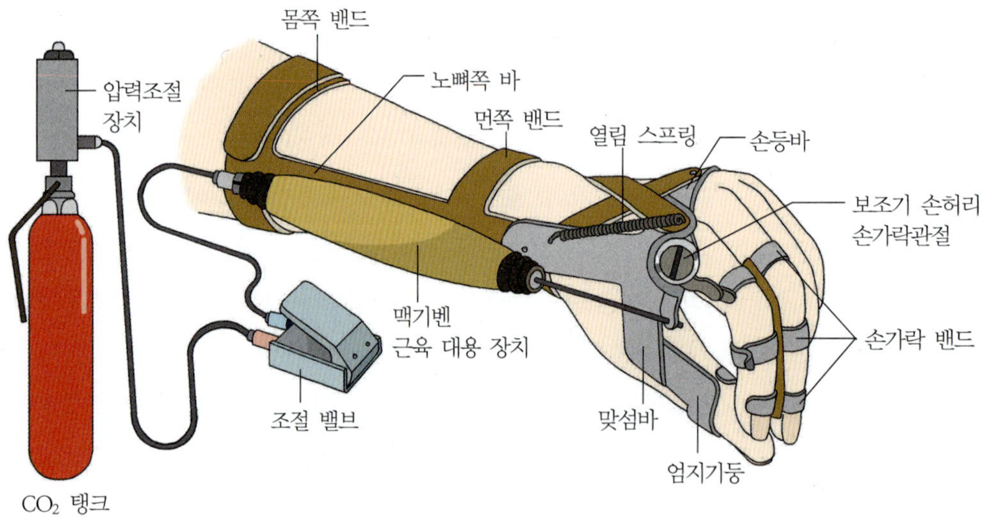

그림 5-83 맥키벤 인공근육 장치를 이용한 작동 쥠 보조기

4) 유텐실 홀더(utensil holder)

손이 심하게 마비되어 쥐는 것이 불가능한 환자는 간단하게 꽂아서 사용할 수 있는 유텐실 홀더를 사용하면 편리하다. 다음과 같은 여러 가지 유텐실 홀더가 있으며 활용에 따라 일상생활 동작에 커다란 도움을 줄 수 있을 것이다.

(1) 유연성 유텐실 홀더(flexible utensil holder)

유연하게 팔목을 감아서 숟가락을 놓치지 않고 잡을 수 있게 고안된 멋진 유연성 유텐실이다. 럭-라인(lock line)이 긴 것은 좀더 안전하게 팔목을 감아서 사용할 수 있다. 보통 길이는 약 42 cm 정도이며 섭씨 52° 이하의 온도에서는 세척이 가능하다.

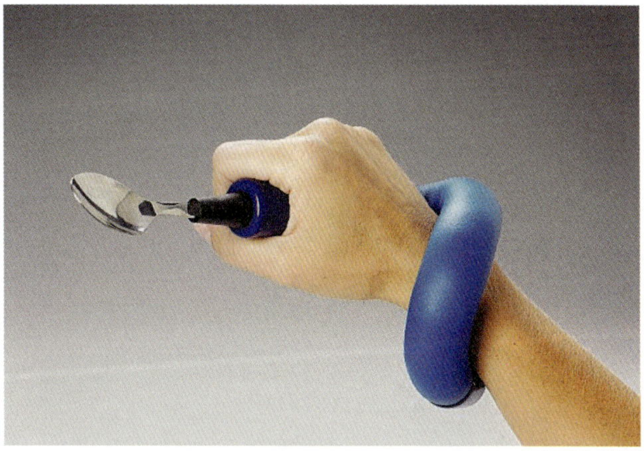

그림 5-84 유연성 유텐실 홀더

(2) 회전고리와 슬라이드를 갖춘 앞팔지지 스프린트(forearm support with offset swivel and slide)

회전고리와 슬라이드의 부착은 위와 아래로의 멈춤 기능을 가지고 있다. 이 새로운 디자인의 스프린트는 조그만 도구로서 빠르고 쉽게 앞팔의 밸런스를 취하여 식사를 할 수 있도록 고안된 것이다. 사이즈 측정은 팔꿈치머리(주두)에서부터 자뼈돌기(척골돌기)까지의 길이에서 3.5 cm를 뺀 길이로 정한다. 만일 이 길이보다 1.3 cm가 길면 다음 사이즈를 선택하는 것이 좋다.

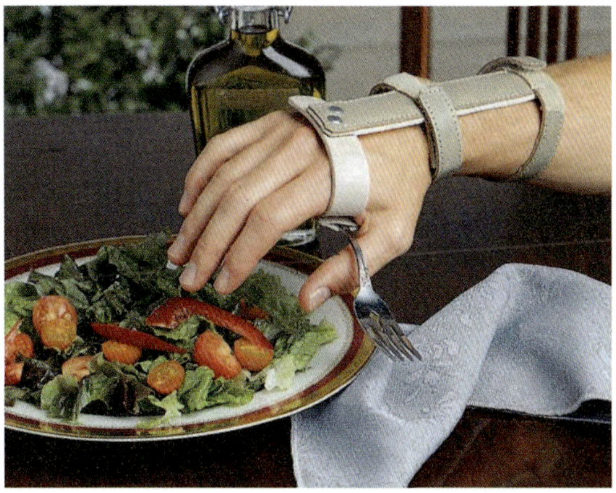

그림 5-85 회전고리와 슬라이드를 갖춘 앞팔 지지 스프린트

(3) 수직형 유텐실 홀더(vertical utensil holder)

이 식사도구는 손을 잡을 수가 없는 환자에게 스푼이나 포크를 사용할 수 있도록 도움을 주는 도구이다. 손의 손허리뼈(중수골) 위치에 걸쳐지기 때문에 쥐는 힘이 부족한 척수손상환자 또는 정중신경과 자신경(척골신경)이 손상되어 잡기가 어려운 환자가 식사를 하는 데 도움이 될 것이다.

플라스틱으로 코팅된 핸들은 90° 로 되어 있어서 테이블에서 입으로 가져 올 때까지 손이 중앙 위치에 놓여 있게 되어 식사하기가 편리하게 되어 있다.

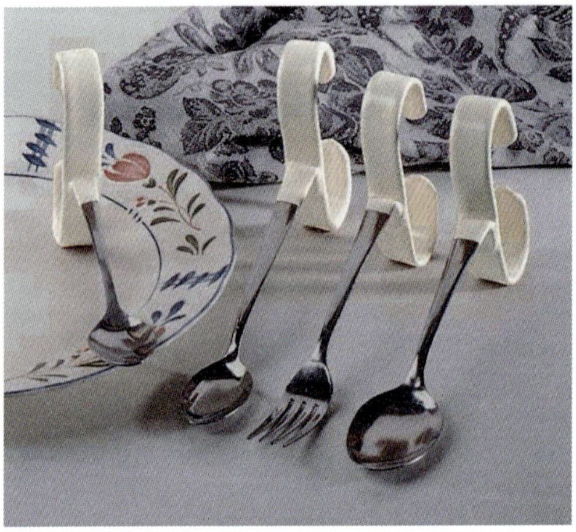

그림 5-86 수직형 유텐실 홀더

(4) 일체형 유텐실 홀더(heavy-duty utensil holder)

손가락을 쥘 수 없는 사람들에게 손등과 손바닥을 가로질러 벨크로로 고정하고 아래에 있는 포켓 주머니에 수저를 끼워 넣어서 식사를 할 수 있도록 하는 스프린트로서 일체형 유텐실 홀더라고 한다. 식사는 물론, 글씨 쓰기, 그 외에 다른 활동들을 쉽게 할 수 있게 한다.

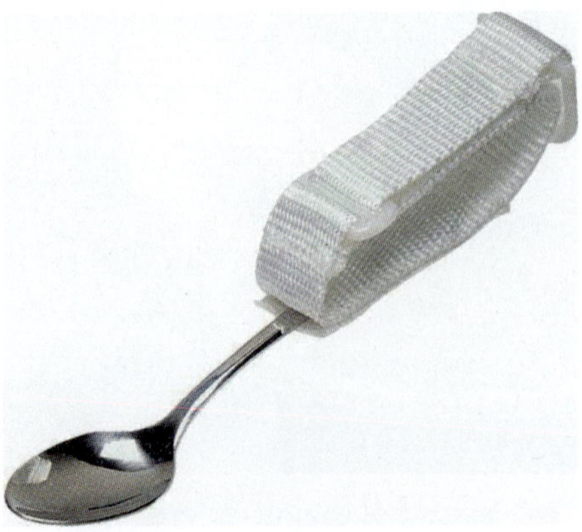

그림 5-87 일체형 유텐실 홀더

(5) 플라스틱 유텐실 홀더(plastic utensil holder)

일반적인 유텐실 홀더와 목적은 같으며 투명비닐로 미관상 좋고 스스로 식사를 할 수 있게 되어서 좋다. 식사, 글쓰기, 그 이외의 활동을 잘 할 수 있게 하며 개별적으로 맞추어서 사용할 수 있다. 벨크로로 잠글 수 있다. 쉽게 포켓 안에 수저를 넣을 수 있으며, 독립적 생활을 가능하게 한다.

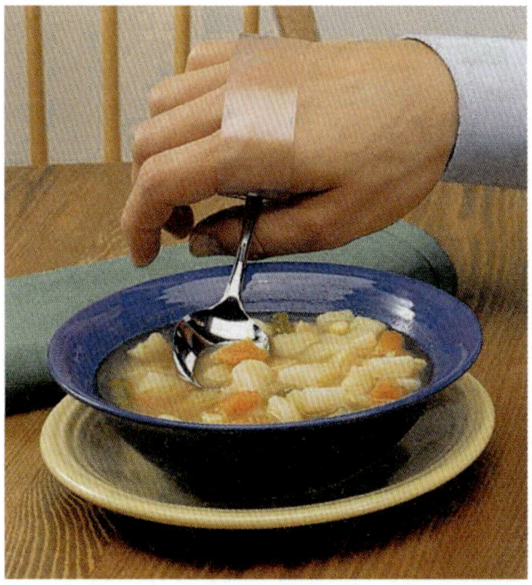

그림 5-88 투명한 플라스틱 유텐실 홀더

5-4 손에 대한 플라스틱 보조기

손에 사용되는 보조기는 작업치료사에 의해서 플라스틱으로 즉석에서 만들어 사용되는 경우가 많다. 이러한 플라스틱 보조기를 제작하기 전에 치료사는 우선 환자에게 어떤 보조기가 필요한지를 검사하기 위하여 환자의 손에 대한 기능을 검사해야 할 것이다. 손의 기능적인 자세를 유지할 수 있는지, 잡고 쥘 수 있는 기능이 있는지의 여부를 확인해 보아야 한다. 물론 손과 손가락의 근력의 정도, 운동범위의 제한 여부, 감각소실, 인지능력의 장애 등도 더불어 검사하여야 할 것이다.

손의 기능적인 자세는 15~30°의 손목관절 폄(wrist extension), 손가락과 엄지손가락(fingers and thumb)의 손허리손가락관절(MP joint)과 손가락사이관절(IP joint)의 경미한 굽힘(slight flexion), 엄지손가락의 벌림과 맞섬(thumb abduction and opposition)을 유지해야 한다. 이러한 자세는 손의 모든 골격과 연부 조직의 생역학적인 균형에 따라 이루어지게 된다. 그러나 질병이나 외상으로 인하여 균형이 깨지게 되면 손의 기능적인 자세는 허물어지게 되며 그에 합당한 보조기가 필요하게 될 것이다. 그러므로 손에 대한 보조기의 역할은 정상에 가깝도록 손의 기능을 유지하고 회복하도록 도와주는 것이다. 또한 기능적인 자세를 유지하는데 필요한 힘이나 기능적으로 잡고 쥐고 할 때 보조해야 하는 힘이 얼마나 요구되는지를 알아보기 위하여 치료사는 환자의 손에 대한 근력검사를 하여 힘의 정도를 파악해 두어야 하며, 손목의 위치에 따라 손가락의 위치가 변화하는 테노데시스 효과에 대한 상관관계도 생각해야 한다. 즉 손목을 위로 올리면 손가락은 구부러지고, 손목을 구부리면 손가락은 펴지게 된다. 그러므로 손목의 위치는 손가락을 쥐고 펴기가 쉬운 자세로 유지시켜야 할 것이다. 그러나 손의 굽힘근의 경직성(flexor spasticity)이 있는 환자는 손목관절을 폄 상태로 하여 보조기를 착용하면 손의 굽힘근의 경직성은 더욱 심해지고 손의 굽힘상태는 더욱 악화될 것이다. 일단 치료사가 어떠한 보조기를 만들어야겠다는 것이 결정되면 그에 따른 플라스틱 재질의 선택과 디자인의 선택, 외관상의 문제 등을 고려하여 제작해야 한다.

1 재질의 선택

작업치료사에 의해서 제작되는 손의 플라스틱 보조기의 재질은 고온, 중온, 저온 플라스틱이 있으며 석고붕대로 제작할 수도 있다.

1) 고온 플라스틱(high temperature plastic)

이 플라스틱은 화씨 300°(섭씨 140°)가 되는 오븐에서 열을 가해야만 부드러워지게 된다. 이때는 매우 뜨겁기 때문에 환자의 손의 형태를 본뜬 석고 위에서 밀착시켜야 한다. 식으면 강하고 단단해지기 때문에 섬세한 부분을 요하는 보조기 제작에 많이 사용된다. 이러한 재질의 상업용 플라스틱은 로얄라이트, 플라스타조트, 카이덱스 등을 들 수 있다. 로얄라이트는 여러 가지 색상이 있으며 반제품으로 상품화된 것도 판매되고 있다. 플라스타조트는 가볍고 강하며 부드러운 플라스틱이며 내수성이 강하다. 카이덱스는 로얄라이트와 비슷하다. 다만 열을 가하면 유연해지며 굳을 때까지 시간이 좀 오래 걸린다는 것이 다를 뿐이다. 색깔은 대개 베이지색이다.

① 첫째, 둘째, 셋째 손가락을 마주잡은 자세로 환자의 손 모양대로 석고를 본뜬다.
② 먼저 종이로 제작하고자 하는 보조기의 모양을 본을 뜨고 플라스틱에 다시 옮겨 잘라낸다(실제로는 조립된 반제품을 사용한다).
③ 오븐 속에 넣고 열을 가하여 유연한 플라스틱이 되게 한다.
④ 열이 가해져 부드러워진 플라스틱 스플린트를 손과 손가락을 본뜬 석고 위에 덮고 모양을 조절한다. 치료사는 반드시 두꺼운 장갑을 끼우고 실시해야만 한다.
⑤ 플라스틱이 굳은 다음에 몇 가지 부속품과 벨크로를 달아 완성한다(그림 5-89).

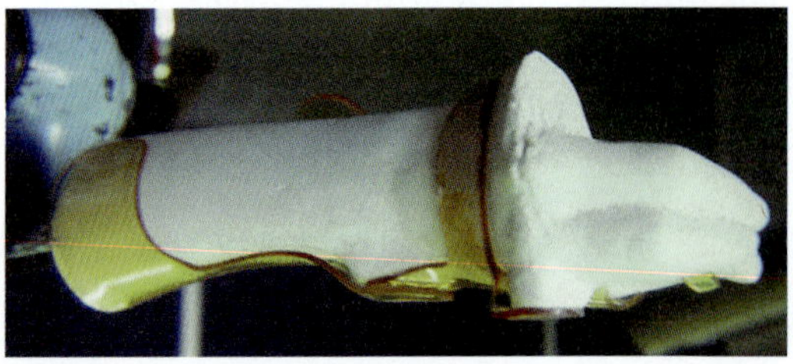

세 손가락을 쥐는 모양으로 본 뜬 석고에 열이 가해진 플라스틱을 덮어놓고 제작한다.

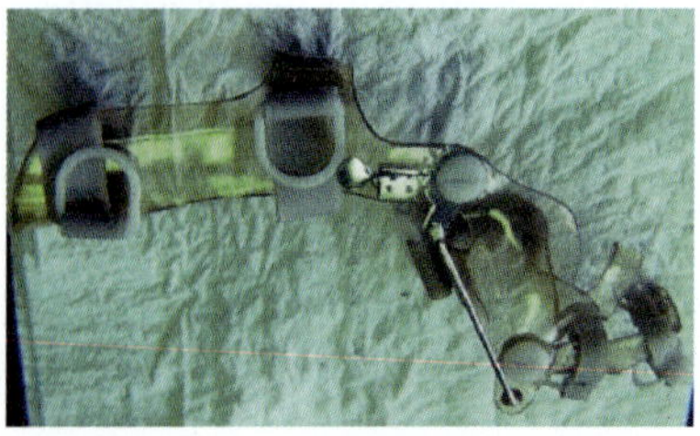

완성된 제품

그림 5-89

2) 중온 플라스틱(moderate temperature plastic)

화씨 170~225°(섭씨 77~107°)가 되는 오븐이나 물에서 유연해진다. 이것은 환부에 스타키네트를 치우고 그 위에 바로 플라스틱을 씌워 형태를 만들 수 있다. 그러나 스타키네트를 씌우고 맞추면 피부에 맞추는 것보다는 정확하게 맞출 수는 없다. 이러한 플라스틱의 종류는 바이오플라스틱이 있다. 이 플라스틱의 색상은 핑크색이며 부드러우면서도 단단한 재질로 되어 있다.

3) 저온 플라스틱(low temperature plastic)

화씨 140~170°(섭씨 60~77°)의 물속에서 유연해지기 때문에 꺼내서 잠시 식힌 다음 환부에 바로 밀착시켜 제작한다. 이러한 플라스틱의 종류는 올토플라스트(orthoplast), 폴리폼(polyform) 등이 있다. 올토플라스트는 흰색이며 납과 같으며 부드러운 재질이다. 뜨거울 때는 점착성이 높다. 열을 가한 플라스틱을 겹쳐 놓으면 서로 들러붙어서 보강할 때는 좋으나 실수로 겹쳐질 때는 보조기 제작을 망치게 된다. 폴리폼은 흰 베이지색이며 납과 같고 뜨거울 때는 점착성이 있다. 식으면 단단해지고 플라스틱의 독성이 없다. 이 플라스틱은 화씨 140~167°(섭씨 60~75°)에서 작업할 수 있다. 140° 이하일 때는 부드러워지지 않으며 167° 이상일 때는 너무 유연해지고 들러붙어서 사용할 수가 없다.

저온 플라스틱 재질은 강하지 못하기 때문에 보강이 필요하게 되며 섬세한 부분이 필요한 보조기에는 적합하지 못하다. 또한 라지에이터 근처에 있거나 뜨거운 물에 담그거나 따뜻한 온돌 같은 곳에 있게 되면 플라스틱이 늘어나서 헐거워지게 되는 단점이 있다.

4) 석고붕대(plaster of paries)

석고붕대는 열을 필요로 하지는 않지만 제작 과정에서 열이 발생된다. 그러므로 환부의 피부를 보호할 필요가 있다. 따라서 석고붕대로 보조기를 만들 때는 거즈를 석고붕대와 함께 사용한다. 석고붕대로 제작한 보조기는 플라스틱 보조기처럼 물로 씻어 낼 수가 없다. 때문에 경우에 따라 완성된 보조기 위에 니스나 에나멜을 칠한다. 보조기를 자주 수정할 필요가 있을 때는 석고붕대를 사용한다. 아웃트리가(outrigger)에 사용하는 와이어는 쉽게 부착할 수 있으며 보강은 석고붕대를 덧대어 쉽게 조절할 수가 있다. 석고붕대의 건조시간은 2~12시간이 필요하게 된다.

❷ 제작방법

1) 일반적인 제작과정

플라스틱의 종류가 다르더라도 일반적으로 다음과 같은 공통적인 제작과정을 거치게 된다.

① 어떠한 보조기를 맞출 것인가를 결정한다.

② 플라스틱의 재질을 선택한다.

③ 종이 위에 환자의 손을 트레이싱 한다.
④ 종이를 잘라내고 플라스틱 위에 그대로 그리고 플라스틱을 여유 있게 자른다.
⑤ 플라스틱의 성질에 따라 정해진 온도와 시간에 맞도록 오븐이나 더운물 속에 넣는다.
⑥ 유연해지면 보조기의 형태대로 자른다.
⑦ 환부를 본뜬 석고나 스타키네트를 착용한 손위에나 또는 직접 손위에 밀착시켜 형태를 뜬다. 3~4 분 지난 후 굳은 다음 떼어낸다.
⑧ 보조기에 스트랩을 달거나 아웃트리가를 달아 완성시킨다.

2) 플라스틱 성질에 따른 제조방법

(1) **로얄라이트(royalite)와 카이덱스(kydex)** : 플라스틱에 모양을 본뜰 때는 어떠한 필기구의 사용도 가능하다. 널빤지처럼 단단하고 편평한 플라스틱을 맞춤에 알맞게 톱으로 자르고 로얄라이트는 화씨 300℉(섭씨 149°) 오븐에, 카이덱스는 화씨 350℉(섭씨 177°) 오븐에 넣으면 몇 분 내에 연화된다. 플라스틱 위에 거품이 생기면 온도가 높다는 증거다. 매우 뜨거우므로 두꺼운 장갑을 껴야 하며 환자 손의 형태를 본뜬 석고 위에 밀착시켜 형태를 떠낸다. 일단 열이 식으면 모양이 변하지는 않는다. 로얄라이트는 빨리 식는데 반하여 카이덱스는 천천히 식는다. 플라스틱의 형태가 완성되면 구멍을 뚫고 못을 박아 스트랩을 고정시키고 밸크로를 달아 보조기가 벗겨지지 않도록 조여 맬 수 있게 한다. 경우에 따라 아웃트리가도 설치할 수 있다.

(2) **플라스타조트(plastazote)** : 우선 보조기를 맞출 부위에 꼭맞는 스타키네트를 한 겹 씌운다. 플라스틱은 화씨 284℉(섭씨 140°)되는 오븐에 넣는다. 화씨 300℉(섭씨 149°)를 초과해서는 안 된다. 이 재질은 빨리 식지만 환부에 직접 가하기 전에 플라스틱 표면 온도를 측정해서 화상을 입지 않도록 해야 한다. 스타키네트로 보호된 환부 위에 직접 부착한다.

외형에 맞게 약간 늘릴 수도 있다. 20초 내에 형태를 만들고 3, 4분 후에 떼어내고 식으면 된다.

가장자리는 칼을 사용하여 매끈하게 할 수 있고 고운 샌드패퍼나 emery wheel을 사용하여 매끈하게 다듬을 수 있다.

보강하기 위해서는 플라스타조트를 두 겹을 사용해도 되며 더욱 보강하려면 두 겹 사이에 폴리에틸렌 플라스틱 한 겹을 덧끼워 넣으면 된다. 플라스틱은 가위나 칼로 자를 수 있다. 모양을 떠낼 때는 연필을 사용한다. Plastazote는 1/4인치(0.6 cm)에서 1인치(2.5 cm) 두께가 있다. 목뼈칼라나 손의 스플린트에서는 1/2인치(1.3 cm)가 가장 많이 사용된다. 이 플라스틱은 열을 가했을 때 어느 정도 늘어나기 때문에(약 1 inch/foot) 플라스틱 두께의 정도는 생각하지 않아도 된다.

(3) **바이오 플라스틱** : 모양을 뜰 때는 크레용을 사용해야 쉽게 지울 수 있다. 냉각상태에서는 톱으로 자를 수 있으며 가열했을 때에는 가위로 잘라낼 수 있다. 보강할 필요는 없고 알루미늄, 못 등을 박을 수 있다. 가장자리는 샌드패퍼로 손질해서 매끈하게 다듬는다. 가열되어 있을 때에는 가위날로 문질러 가장자리를 다듬을 수도 있다. 보조기 모양을 잘라낸 바이오플라스틱을 화씨 170°에서 225℉(섭씨 107°) 오븐이나 뜨거운 물을 사용하며

사용할 때는 꺼내서 물기를 닦아내고 환부에 밀착시켜야 한다. 작은 보조기는 히트-건(heat- gun)을 사용한다. 화상 입지 않도록 여러 겹의 스타키넷을 끼운다. 플라스틱의 열기가 식어서 보조기의 형태가 굳을 때까지 그대로 유지한다.

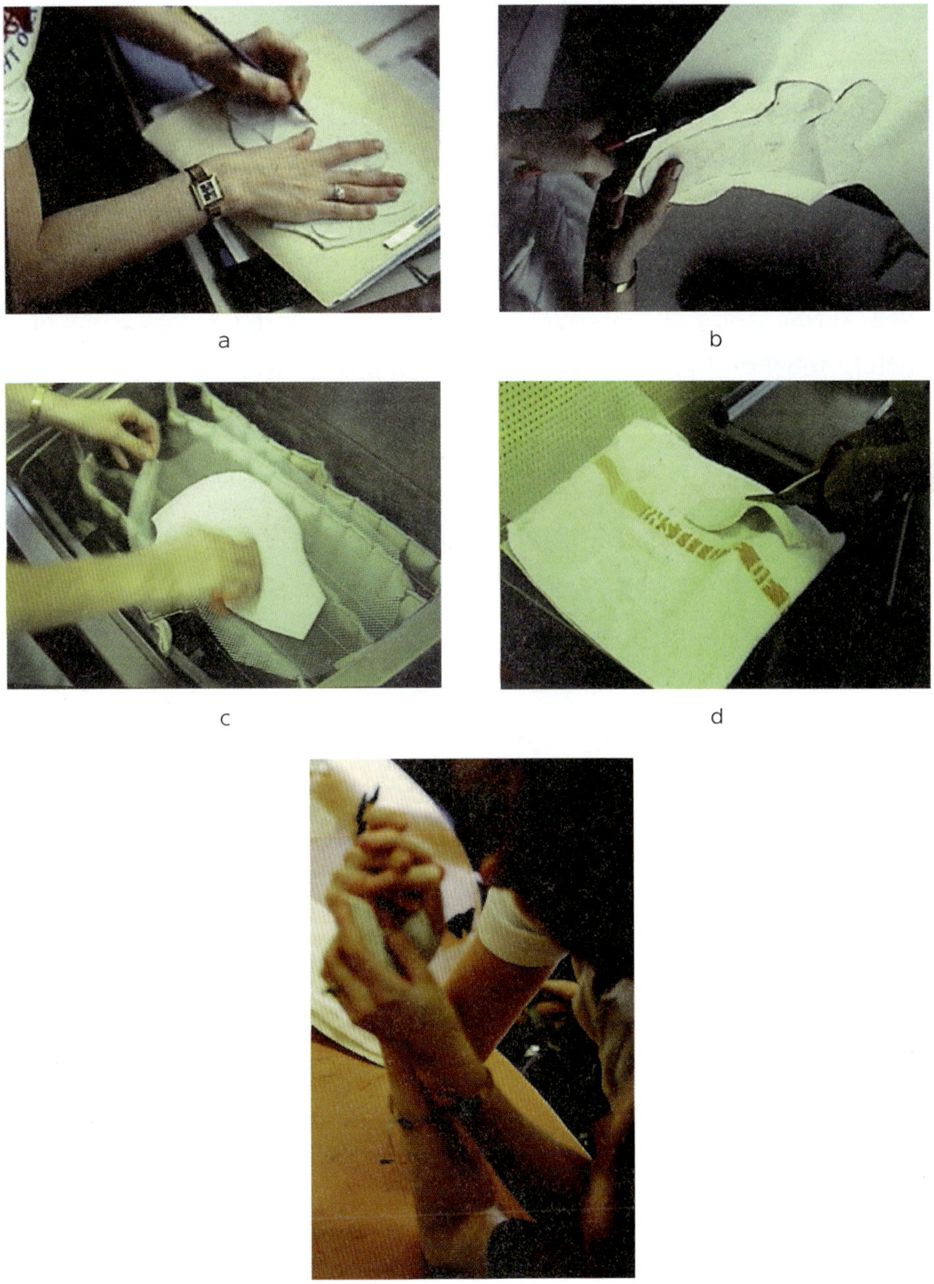

a b c d e

그림 5-90

a. 플라스틱 위에 보조기 모형 종이를 올려놓고 그림을 복사한다.
b. 플라스틱을 여분 있게 자른다.
c. 더운물에 넣는다. (사진에서는 온습포 통을 이용하고 있다)
d. 가위로 복사한 그림 모양을 자른다.
e. 환자의 손에 맞추어 굳힌다. 필요에 따라 스트랩, 아웃트리거, 고무밴드 등을 달아 완성한다.

3) 올토프라스트(orthoplast)

올토프라스트는 화씨 140~170°(섭씨 60~77°)의 물에 넣는다. 뜨거운 물에서 건져낼 때는 철망을 사용하면 좋다. 공기에 노출되면 바로 식기 때문에 곧바로 환부에 가해도 좋을 온도가 되었을 때 밀착시킨다. 식어서 단단해질 때까지 보조기 전체를 그대로 유지해야 한다. 플라스틱을 감은 채로 손을 찬물에 담가 빨리 식힐 수도 있다. 얼음물에 담글 때는 잠시 담가 보조기가 냉각되기 시작하면 보조기를 환부에서 빼내어 보조기만 다시 찬물에 담근다. 큰 보조기는 탄력붕대나 꼭 맞는 스타키네트를 씌워 냉각시키면 보조기의 형태를 그대로 유지할 수 있다. 올토프라스트는 잘 늘어나서 오목하거나 볼록한 곳에 잘 밀착되므로 구부러지고 돌출된 부위를 부드럽게 제작할 수 있다. 형태를 뜰 때는 크레용으로 그려야 한다. 형태를 뜰 때 이 플라스틱은 잉크나 볼펜은 지워지지 않으며 연필은 표시가 되지 않는다. 더운물에 몇 분 담가둔 다음 가위로 쉽게 오려낼 수가 있다. 스트랩은 본드로 붙이거나 못으로 박고 부착할 곳은 벨크로를 사용한다. 현외장치(아우트리거, Outrigger)를 부착할 수도 있다.

4) 폴리폼(polyform)

이 플라스틱은 화씨 150~160°(섭씨 66~71°)의 더운물을 사용한다. 플라스틱을 가열하기 위하여 더운물에 담글 때 프라이팬 바닥에 놓지 않도록 해야 한다. 왜냐하면 플라스틱이 프라이팬 바닥에 들러붙게 되기 때문이다. 작은 부위는 히트 건을 사용한다. 과열되면 늘러 붙을 수도 있기 때문에 주의해야 한다. 이 플라스틱은 부드럽기 파문에 오목하고 볼록한 부위에 쉽게 밀착시킬 수 있다. 화씨 150~160°(섭씨 66~71°)의 더운물에 담근 다음 25초 후에 가위로 잘라낼 수가 있다.

5) 석고붕대

석고붕대로 보조기를 만들기 위하여 우선 석고붕대의 길이를 같은 모양으로 잘라서 8~ 10겹이 되도록 한다. 석고붕대를 겹치는 수량은 보조기를 받쳐 주는 정도에 따른다. 연필로 모양을 그려내고 가위로 잘라낸다. 아웃트리거나 스트랩을 달려면 석고붕대 안에 삽입해야 한다. 아웃트리거는 녹슬지 않는 쇠를 사용하는 것이 좋다. 보조기 내에 삽입된 아웃트리거의 부분은 피부색이 압박되지 않도록 매끈하게 해야 할 것이다. 아웃트리가가 납작하지 않고 둥글다면 석고붕대 내에서 겉돌지 않도록 여러 겹을 붙여서 고정이 잘 되도록 해야 한다.

석고붕대를 미지근한 물에 담근다. 찬물은 석고가 굳는 시간이 줄어들게 되고 더운물은 석고가 굳는 시간이 늘어나게 된다. 물에 적신 붕대를 짜내고 보조기 할 곳에 감는다. 예를 들어 cock-up splint를 만들려면 젖은 석고붕대를 앞팔과 손목에 감고 치료사는 손가락으로 석고 붕대 위를 살살 문질러 석고가 골고루 붕대 안으로 퍼져 들어가도록 해야 한다. 석고붕대 가장자리는 매끈하게 하기 위하여 조그맣게 자른 석고붕대를 덧붙여 곱게 다듬어야 한다.

❸ 플라스틱으로 제작한 여러 가지 모양의 스플린트 (그림 5-91)

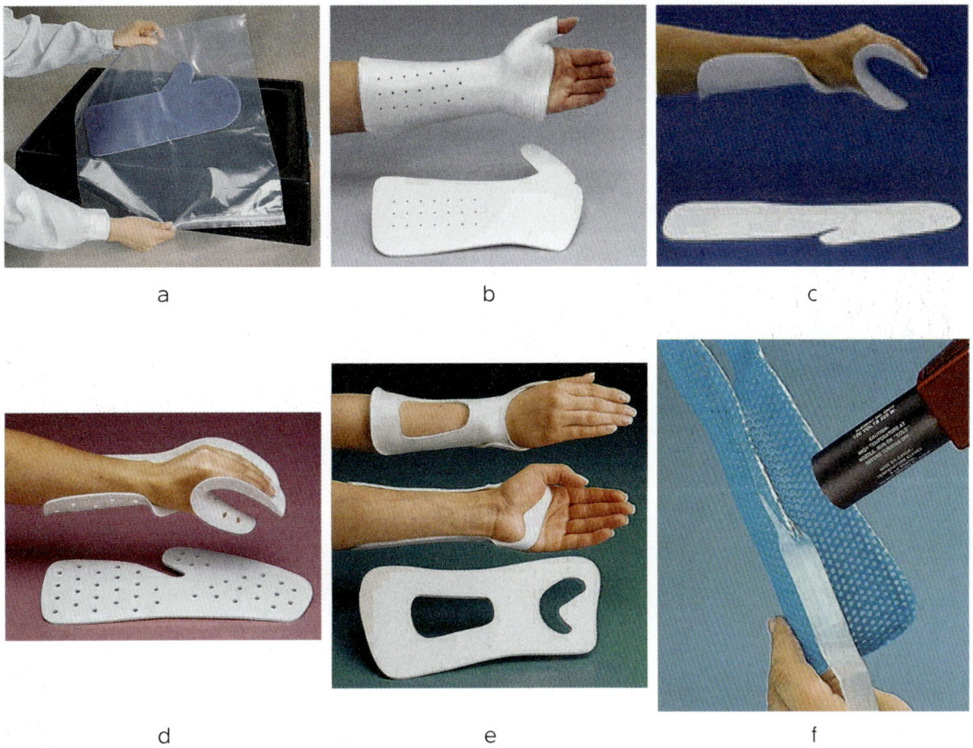

그림 5-91

a. 투명플라스틱 봉투 안에 스플린트 모형을 넣고 열을 가한 다음 모형대로 잘라 요구하는 스플린트를 만든다.
b, c, d, e. 완성된 스플린트와 제작 전 모형　f. 히트건(heat gun)으로 보정할 수 있다.

06 척추 보조기
(Spinal Orthosis)

미국 콜로라도 주립병원 박물관에는 서기 900년쯤 때의 것으로 보이는 나무껍질로 된 코르셋이 있다는 것을 보면 요통의 역사와 더불어 요통과 투쟁하여 온 인류의 역사가 얼마만큼 긴 것인가 하는 것을 알 수 있다. Lorenz Heister(1683~1758)가 처음 제작한 척추 보조기는 "무쇠십자가"라는 별명이 붙었듯이 금속판 십자가 모양의 지주에 몸과 어깨를 잡아매는 모양이었고 그와 비슷한 연대의 Levacher(1764)가 만든 것은 머리까지 고정하여 마치 법관의 모자 같아서 "jury-mast"라고 불리었다. 1863년 Charles Fayette Taylor는 지금 널리 알려진 "3점압의 원리"를 이용하여 척추의 젖힘을 유지하였으며, 1884년 James Knight는 허리의 가쪽운동을 방지하는 보조기를 시도하였다. 그후 척추 보조기는 수없이 변조 개선되었으며 그 이름 또한 각각이었다. 재료가 변하기도 하고 질환의 병적 기전의 개념에 따라 달라지기도 했는데 척추질환의 병리역학에 대한 지식도 극히 제한되어 있기 때문에 대부분의 척추 보조기의 제작은 경험적 기초에 토대를 두고 이루어져 왔다. 그러나 척추 보조기의 사용이 합리적이 되려면 첫째, 질병의 병태생리를 잘 알아야 하고 둘째, 각 보조기의 장단점을 잘 이해해야 할 것이다.

1 척추 보조기의 착용목적

1) 동통을 경감시키기 위하여
2) 손상된 근육이나 척추관절을 보호하기 위하여
3) 약한 근육을 보호하기 위하여
4) 기형을 교정하고 예방하기 위하여

❷ 척추 보조기의 생역학적 효과

1) 척추 보조기의 장점

척추 보조기를 착용함으로서 다음과 같은 생역학적 효과를 얻을 수 있다.

(1) 몸통의 지지 : 척추 보조기가 몸통을 지지하는 것은 체강내압의 상승(그림 6-1)과 3점압의 원리(그림 6-2)에 의하지만 전자가 후자보다 더 중요하다.

흉복강 내압이 증가하면 유체역학의 힘으로 척추폄근의 부담을 덜어주고 척추의 수직하중을 덜어주게 된다. 보조기는 복부 근육의 역할을 대신하여 그 내압을 상승시킨다. 일단 바로선자세를 취하고 나면 3점압의 원리의 역할은 별로 중요하지 않게 된다. 그러나 소아마비나 근이영양증 같이 몸통에 마비가 있는 환자에서는 몸이 한쪽으로 쏠리려는 경향이 있으므로 이때는 필요하게 된다.

(2) 운동제한 : 척추 보조기가 기계적으로 운동제한을 주게 되는 것은 두말할 나위도 없으나 그 원리는 역시 3점압의 원리이다. 그러나 얼마만큼 운동억제의 효과가 있는가 하는 점은 논란이 있다. 더구나 Norton과 Brown에 의하면 보조기를 착용한 위아래의 경계 부분에서는 오히려 척추의 운동이 증가하는 것으로 증명되었으며, 따라서 허리엉치(요천추)부위의 운동제한을 목적으로 한다면 될 수 있는 한 길게 보조기를 제작해야 하는데 앉을 때 걸리적거리지 않게 하려면 그 또한 쉬운 일이 아니다.

척추 보조기를 착용하면 기계적 이유 외에 심리적으로 운동을 강력하게 억제하는 효과가 있으며 어느 때는 이 효과가 기계적 효과보다 훨씬 클 때도 있다.

(3) 척추 교정 : 3점압의 원리로 우리 몸의 중력의 중심을 옮기게 하여 병소로부터 정상부위로 이동하게 한다. 또한 아픈 지점(압박지점)으로부터 멀리하려는 근육운동형(패턴)을 자극하여 척추의 교정을 이룬다.

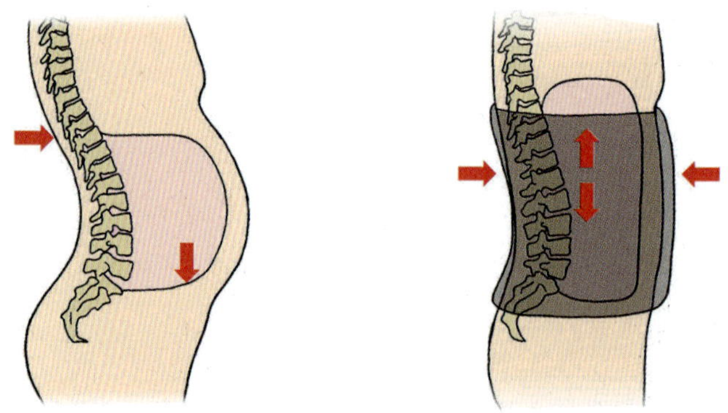

그림 6-1 보조기가 배(복부) 근육의 역할을 보조하여 체강내압을 상승시키고 허리뼈(요추)를 펴준다.

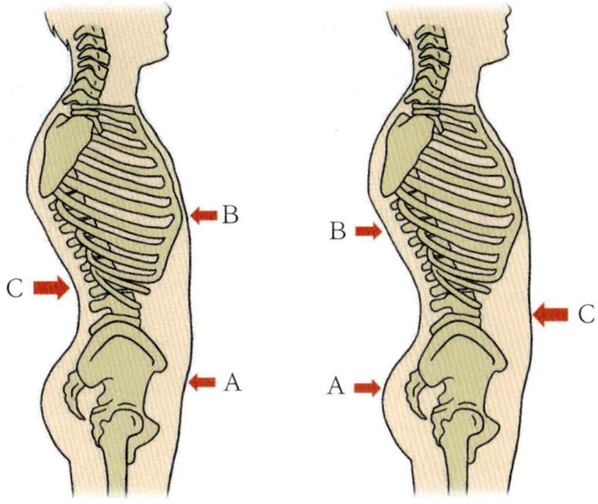

그림 6-2 3점압 원리
a. 제윗 보조기 b. 윌리암스 보조기

2) 척추 보조기의 단점

척추 보조기의 착용은 다음과 같은 역효과를 낼 수도 있으므로 적당한 시기에 보조기를 떼어버리는 것도 중요하다.

(1) 근육의 위축: 척추를 움직이지 않으면 증상이 호전될 수 있을지 모르지만 근육의 약화가 뒤따르게 된다. 그래서 동통–치료–호전–동통의 악순환이 계속된다. 근육의 위축은 치료보다 예방이 훨씬 효과적이다. 특히 정서적 불안 요소가 있는 환자에서는 더욱 그렇다. 몸쪽 축을 예방하기 위해서는 보조기를 착용하고 있는 동안에도 등척성운동을 열심히 하는 것이 좋다. 그리고 가능한 한 조속한 시일 내에 보조기를 벗어버리도록 해야 한다.

(2) 연부조직의 구축: 근육, 근막, 인대 등의 구축이 일단 발생하면 치료는 매우 힘들며 난치성 요통의 원인이 되기도 한다. 그러므로 척추를 고정할 때는 이 점을 특히 염두에 두고 고정하고 있는 중에 재활치료를 게을리 하지 말아야 한다.

(3) 심리적 의뢰심: 보조기에 의뢰하는 마음이 생기면 신체적으로도 보조기가 없으면 불안해지고 견디기 어려워진다. 이러한 의뢰심은 누구에게나 있을 수 있는데 업무상 노동일을 많이 해야 하는 사람에게 있어서는 특히 작업장으로 복귀하기가 매우 힘들어지게 된다.

보조기 뿐만 아니라 초음파 치료 마사지 등도 그런 부작용을 야기할 수가 있으며, 이런 때는 조속히 치료를 중단하는 것이 좋다.

(4) 증상의 악화: 보조기를 함으로서 진단이 확정되지 않은 질병이 오히려 진행될 수도 있고 예기치 않게 운동억제가 안되고 오히려 운동의 증가를 유발하여 증상의 악화를 초래할 때가 있다.

❸ 척추 보조기의 종류 및 명칭

1) 척추 보조기의 종류

실제로 임상에서 여러 의사들에 의해 처방되는 척추 보조기는 두서너 가지에 불과하지만 문헌이나 임상에서 볼 수 있는 것은 수십 종류가 된다. 그러나 이들 각각의 보조기들의 차이점을 살펴보면 그 기본적인 원리의 차이점이 있는 것 같지 않다.

보조기를 사용 목적에 따라 교정을 위한 것과 고정을 위한 것으로 나눌 수 있고, 인체부위에 따라 큰 돌기부(전자부), 엉치엉덩부(천장부, S-I), 허리엉치부(요천부, L-S), 등허리부(흉요부, T-L), 목뼈부(경추부, C)로 나눌 수 있으며, 그 유연도에 따라 유연성(flexible type), 반유연성(semiflexible type), 경직성 타입(rigid type)으로 생각할 수 있다. 재료는 천, 피혁, 금속 및 플라스틱 등이 쓰이는데, 그에 따라 벨트, 코르셋, 보조기, 플라스타틱 캐스트로 나뉜다.

2) 척추 보조기의 명칭

의수족이나 보조기의 명칭을 어떻게 하면 서로 알기 쉽고 또 논리적일까 하는 움직임이 일기 시작하였고, 보조기는 그것이 포함하는 관절에 따라 그리고 그 관절에 미치는 영향력에 따라 이름을 붙이는 것이 합리적이라는 의견이 대두되었다. 그리하여 SIO(sacroiliac orthosis), LSO(lumbosacral orthosis), TLSO(thoracolumbosacral orthosis), CO (cervical orthosis)와 같은 이름으로 대별되고 운동 조절의 정도에 따라 F(free motion), S(stop motion) 등으로 다시 기술된다.

❹ 경직성 척추 보조기(rigid spinal orthosis(brace)와 유연성 척추 보조기(flexible spinal orthosis(corset)의 장단점

경직성 척추 보조기와 유연성 척추 보조기가 근본적으로 다른 점은 경직성 척추 보조기에는 골반밴드(pelvic band)나 가슴우리밴드(흉곽밴드, thoracic band)와 같은 가슴우리와 골반을 가로 지르는 수평밴드가 추가되어 있다는 점이며, 다음과 같은 장단점을 가지고 있다(그림 6-3).

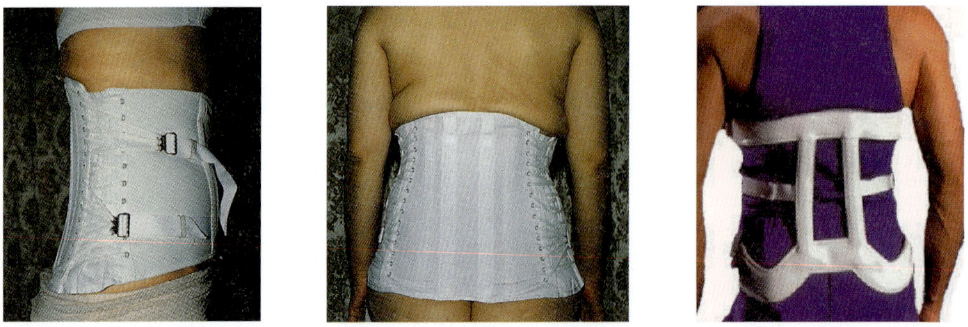

a b c

그림 6-3 코르셋(a, b)과 보조기(c)
일반적으로 비만형인 사람은 코르셋이 더 효과적이며 허리가 가늘고 골반이 넓은 사람은 보조기가 좋다.

1) 경직성 보조기의 장점

① 운동 제한이 용이하다.
② 허리의 체위를 보다 잘 조절할 수 있다.
③ 가쪽 및 돌림 운동을 제한한다.

2) 유연성 보조기의 장점

① 외관상 몸매가 보기 좋다.
② 비만증이 있는 사람에게 잘 맞는다.
③ 무게가 가볍다.
④ 근육이 별로 약화되지 않는다.
⑤ 고령층에 보다 유리하다.
⑥ 복부를 더욱 압박할 수 있다.

6-1 유연성 척추 보조기 (flexible spinal orthosis)

❶ 유연성 척추 보조기의 구성

이 보조기들은 일반적으로 벨트 또는 코르셋이라고 부르며 그 구성은 다음과 같다. 즉, 몸통을 둘러싸고 있는 재질은 캔버스나 직물 또는 피혁 등으로 되어 있고, 끈이나 버클을 단 스트랩으로 몸통 둘레를 조이며, 벨크로나 후크로 조절할 수 있는 것도 있다. 코르셋의 앞면이나 뒷면에는 플라스틱이나 듀랄루민으로 된 지주를 넣어 코르셋을 보강한다(그림 6-4).

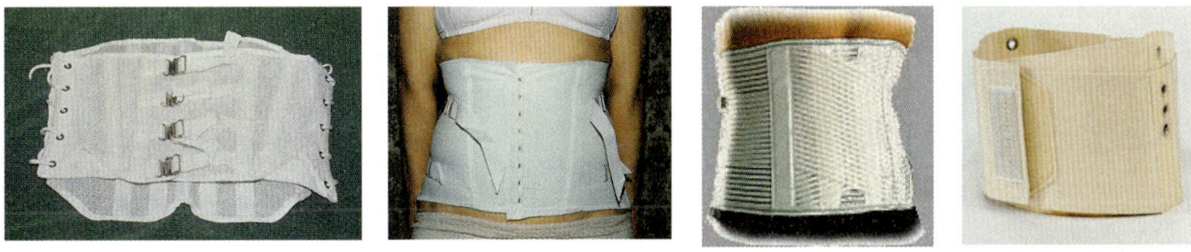

a b c d

그림 6-4 코르셋의 구성
a. 끈으로 조절하는 코르셋
b. 후크로 조절하며 후면에는 지주로 보강한다.
c. 벨크로로 조절하며 지주로 보강한 코르셋
d. 원통형 캔버스로 이루어진 코르셋

❷ 유연성 척추 보조기의 종류

이 보조기들은 운동제한을 하고자 하는 관절부위에 따라 명칭이 붙여지며 다음과 같은 종류가 있다.

1) 엉치엉덩밴드(천장 벨트, sacroiliac belt, trochanteric belt)

이 벨트는 골반의 엉덩뼈능선(iliac crest)과 큰돌기(대전자, greater trochanter) 사이를 감싸는 벨트이다. 샅고랑 부위(서혜부, inguinal region)에 달려있는 두 개의 스트랩은 벨트가 위쪽으로 올라가게 되는 것을 방지해준다. 벨트는 앞위엉덩뼈가시(superior anterior iliac spine) 이하를 지나가야 하지만 엉덩관절굽힘 시에 방해가 되지 않게 해야 한다(그림 6-5).

기능

① 분만 후의 산모의 골반을 안정시킨다.
② 두덩뼈 결합(symphysis pubis)이나 엉치관절(천장관절, sacroiliac joint)의 외상성 분리가 된 환자의 골반을 안정시킨다.
③ 두덩뼈 결합의 절제술을 시행한 후에도 적용된다.

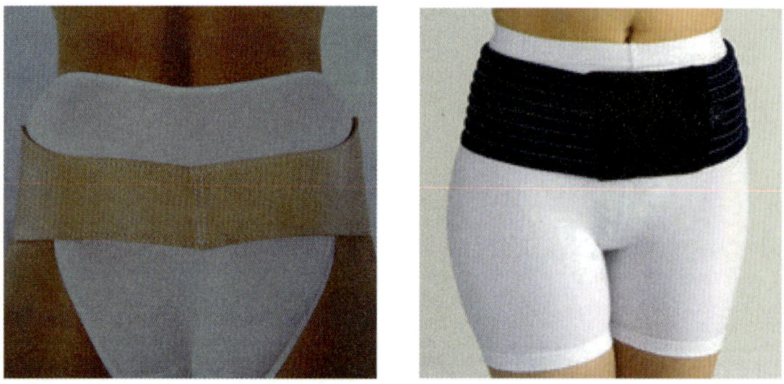

그림 6-5 엉치엉덩밴드

2) 엉치엉덩(천장) 코르셋(sacroiliac corset) (그림 6-6)

이 코르셋은 골반을 천으로 둘러싸고 있으며, 코르셋의 앞뒤쪽과 가쪽에 있는 끈이나 후크로 코르셋의 둘레를 조절할 수 있다. 코르셋 앞뒤쪽의 윗쪽면은 엉덩뼈능선 위치에 오게 해야 한다. 코르셋의 앞쪽 아랫단은 두덩뼈 연접부 바로 위에 위치해야 하고, 뒷단은 엉덩이가 가장 돌출된 끝 부분에 위치하도록 해야 한다. 그러나 외관상의 이유로 윗단은 허리 바로 위까지 올리며 아랫단은 엉덩이 주름진 곳까지 내린다. 그래서 코르셋이 뒤로 튀어나오게 되는 것을 방지해야 한다. 코르셋 내부에 단단한 지주(예를 들어 금속판 철심이나 플라스틱 심)를 넣을 수도 있고 엉치뼈(천골) 뒤쪽에 패드나 샅굴(서혜부)에 스트랩을 달수도 있다.

기능

① 효과적으로 운동제한을 할 수는 없지만 체강내압의 상승을 도와준다.
② 분만 후 산모의 골반 안정이나 외상 후 엉치관절과 두덩뼈 결합부를 안정시키는 역할을 한다.
③ 요통이 있을 때 처방되기도 한다.

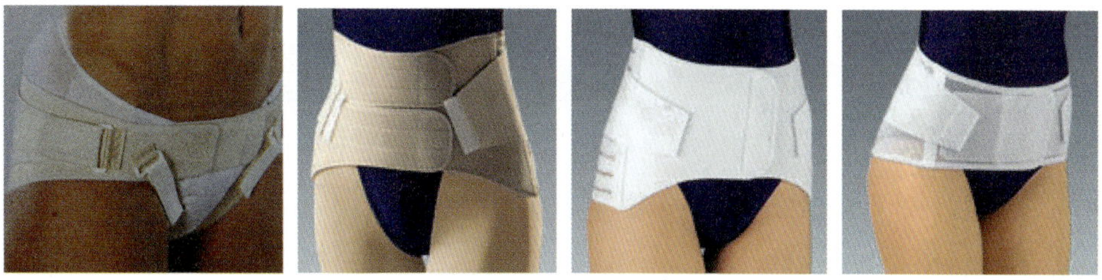

그림 6-6 여러 가지 형태의 엉치엉덩 코르셋

3) 플라스틱판을 삽입한 엉치엉덩(천장)코르셋(elastic sacroiliac corset(binder) with plastic insert)

간단한 이 코르셋은 캔버스와 탄력성 재질로 만들며 엉치엉덩(천장) 코르셋과 비슷하다. 코르셋의 뒤에는 주머니가 달려 있으며 벨크로 스트랩이 달려 있다. 이 주머니 안에 환자의 허리 모양을 맞추어 본떠 만든 플라스틱을 넣는다(그림 6-7).

기능

① 체강내압을 상승시킨다.
② 코르셋 착용으로 환자 스스로 허리의 자세를 교정하기 위한 생각을 불러일으킬 수 있다.

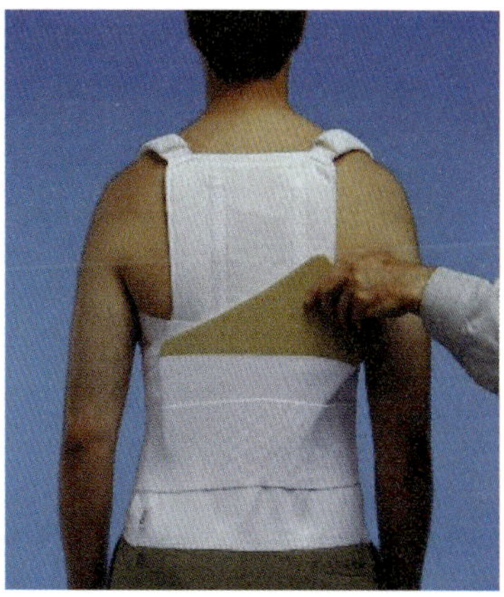

그림 6-7 엉치엉덩(천장) 코르셋에 플라스틱판을 보강한다.

4) 허리엉치(요천추) 코르셋(lumbosacral corset) (그림 6-8)

이것은 가장 일반적으로 사용되고 있는 코르셋으로서, 몸통과 골반을 천으로 감싸고 있으며 앞뒤와 가쪽에 있는 끈과 후크로 코르셋의 둘레를 조절한다. 코르셋의 앞쪽은 칼돌기(검상돌기, xiphoid process) 아래에서부터 두덩뼈 결합(symphysis pubis) 바로 위까지 위치해야 하며, 뒤쪽의 윗단은 어깨뼈 하각 바로 아래에 위치해야 한다. 남자는 코르셋의 아래단을 엉덩이에서 가장 돌출된 부위까지 오게 하며, 여자는 엉덩이 주름진 곳까지 오게 한다. 코르셋을 보강하기 위하여 앞위엉덩뼈가시(ASIS)와 큰돌기(greater trochanter) 사이의 위치에 스트랩을 단 것도 있다. 코르셋은 몸 전체의 외형에 알맞게 하여 편안하게 해야 한다. 주름이 잡히거나 자세를 유지할 수 없거나 불편하게 느끼면 수정해서 잘 맞도록 해야 한다. 만일 기성복처럼 만든 코르셋이 맞지 않는다면 코르셋을 맞추어야 한다.

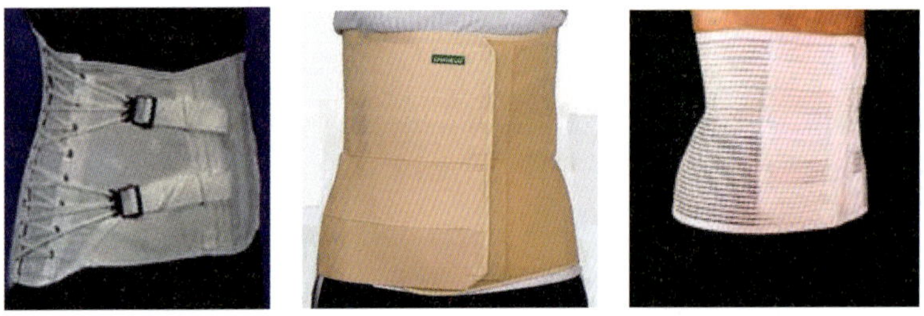

그림 6-8 허리엉치(요천추)코르셋

고려할 점

① 뒤쪽지주, 뒤쪽 패드 복대의 보강, 샅굴(서혜부) 스트랩 등에 변화를 주어 코르셋을 수정할 수 있다. 경우에 따라서는 코르셋을 등뼈(흉추)까지 감싸고 어깨끈을 달아 허리엉치(요천추) 코르셋을 가슴허리엉치(흉요천추) 코르셋으로 전환시킬 수도 있다.

② 뒤쪽지주는 척추 앞굽음증을 감소시킬 정도로 단단해야 되지만 지주가 굽혀지지 않을 정도로 너무 단단해서도 안 된다.

③ 코르셋은 경직성 척추 보조기(rigid spinal orthosis)의 복대 대신 사용할 수도 있다.

기능

① 코르셋으로 앞쪽과 가쪽에서 몸통을 막아주게 되므로 체강내압을 상승시켜서 척추와 디스크의 하중을 경감시킨다.

② 코르셋 내에 세로로 넣은 지주의 경도와 놓이는 위치, 수량에 따라 척추운동을 좀더 제한할 수 있다. 모든 코르셋의 주목적은 척추운동을 제한하기 위한 것으로서 착용자 자신의 경각심을 불러 일으키기 위한 것이다.

5) 등허리엉치(흉요천추) 코르셋(thoracolumbosacral corset) (그림 6-9)

이 코르셋은 몸통과 골반을 감싸는 천으로 된 것으로 앞뒤쪽의 끈과 버클과 후크에 의해서 코르셋의 둘레를 조절할 수 있다. 일반적으로 앞쪽면은 허리엉치(요천추) 코르셋과 같다. 뒤쪽면의 윗단은 어깨뼈 중간쯤 오게 하며, 아랫단은 남자는 엉덩이 돌출부 끝 부분에, 여자는 엉덩이 주름진 곳까지 오게 한다. 어깨끈은 양쪽 어깨를 뒤쪽에서 앞쪽으로 감싸 조이게 되어 있다. 코르셋 내부에는 단단한 지주를 세로로 넣어 코르셋을 보강하고 몸의 외형에 맞게 하여 편안하게 느끼게 해야 할 것이다.

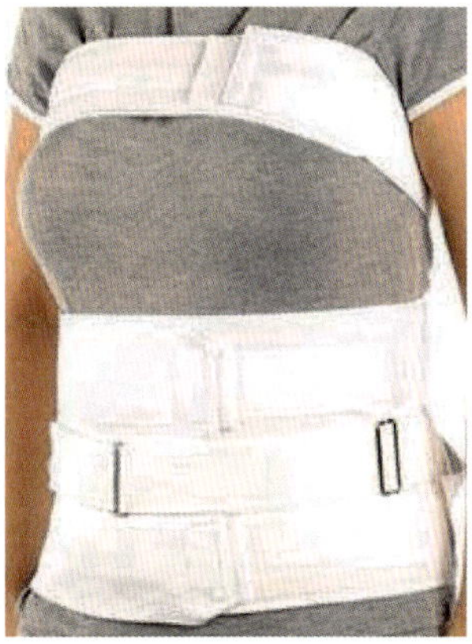

그림 6-9 등허리엉치(흉요천추) 코르셋

고려할 점

① 뒤쪽지주는 척추앞굽음증(척추전만, lordosis)을 감소시킬 정도로 단단해야 하지만 지주가 너무 단단해서 굽혀지지 않아서도 안 된다.
② 임의로 부가할 수 있는 것은 뒤쪽 패드, 복대의 보강, 살굴(서혜부)스트랩 등을 부착할 수 있다.
③ 어깨 끈은 겨드랑이와 양쪽 어깨 위가 불편하게 느끼지 않도록 패드를 대어야 한다.

기능

이 코르셋의 기능은 허리엉치(요천추) 코르셋의 기능과 같으며 다만 등뼈(흉추)의 운동제한이 추가된다는 것이 다를 뿐이다.

6-2 경직성 척추 보조기(rigid spinal orthosis)

1 경직성 척추 보조기의 구성

보조기가 효과적이 되려면 구성하고 있는 보조기의 모든 부분의 정렬 상태가 올바르게 되어 있어야 하고 몸에 잘 맞아야 하며 따라서 보조기를 평가할 때에는 그런 원리를 잘 알아야 한다.

1) 골반밴드(pelvic band) (그림 6-10)

골반대의 양끝은 엉덩뼈능선(장골능)과 큰돌기(greater trochanter)의 중간 근육 부분에 위치해야 뼈 돌출 부위를 피할 수 있다. 길이는 옆으로 움직이지 않을 정도로 반원형으로 큰돌기 중앙선(midtrochanteric line)까지가 좋다. 뒤쪽은 엉치뼈(천골) 아랫단 바로 위까지 내려와야 한다. 그러나 너무 보기 흉하게 튀어나오지 않게 조심해야 된다.

2) 가슴우리밴드(흉곽대, thoracic band) (그림 6-11)

가슴우리밴드의 위쪽 끝은 T9-10의 높이로서 어깨뼈에서 2~3 cm 떨어져야 한다. 그러나 경우에 따라서는 훨씬 낮게 할 수도 있으며, 그 양 끝은 겨드랑이 중앙선(mid-axillary line)에 오도록 하고 착용 시 수평이 되도록 한다.

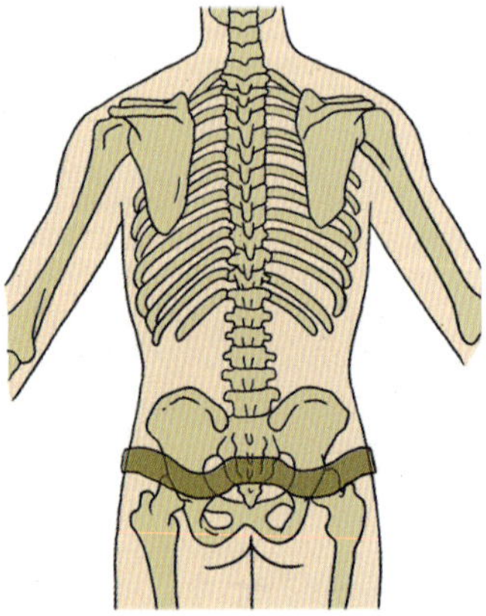

그림 6-10 골반밴드

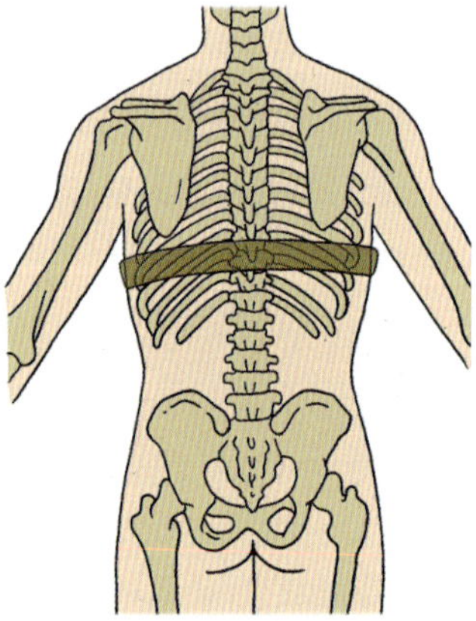

그림 6-11 가슴우리밴드

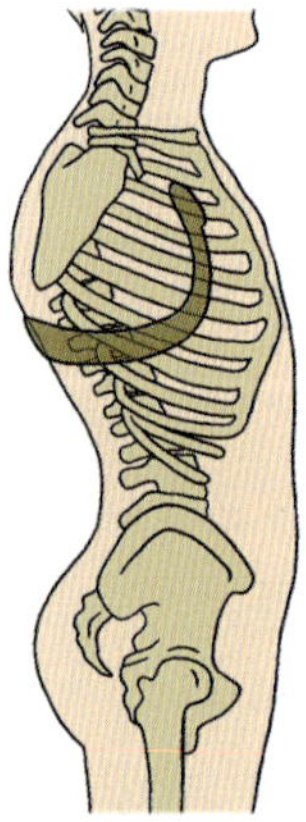

그림 6-12 가슴우리밴드의 앞쪽 연장

가슴우리밴드를 앞쪽으로 연장할 때가 있는데 이때는 큰가슴근(대흉근)을 싸고 위로 올라간다. 그 끝은 앉을 때 빗장뼈(쇄골)에서 1.5 cm 정도 떨어지게 하며, 직경 5 cm 정도의 패드를 달아준 다음 양쪽을 끝으로 매준다(그림 6-12).

3) 뒤쪽지지대(posterior upright) (그림 6-13)

뒤쪽지주는 척추뼈(극상돌기)의 접촉을 피하여 척추를 중심으로 양쪽에 하는 것이 보통인데 아랫단은 골반대에 부착하고, 윗단은 가슴우리밴드에 부착하거나(LSO) 어깨뼈가시(견갑극)의 높이까지 연장한다(TLSO).

4) 가쪽지지대(lateral upright) (그림 6-14)

윗단은 가슴우리밴드에, 아랫단은 골반대에 붙이며, 몸통의 가쪽 정중선에 오게 한다. 가쪽지주에 부가적으로 사선 가쪽지지대(oblique lateral upright)를 붙일 때도 있다(그림 6-15).

5) 어깨뼈사이밴드(견갑간밴드, interscapular band) (그림 6-16)

보조기가 위로 미끄러져 올라가는 것을 막기 위해 겨드랑이 끈(axillary strap)을 부착하기 위한 밴드로서 가슴우리밴드보다 약간 위에 덧붙인다. 어깨뼈의 아래 1/3을 덮는 위치이다.

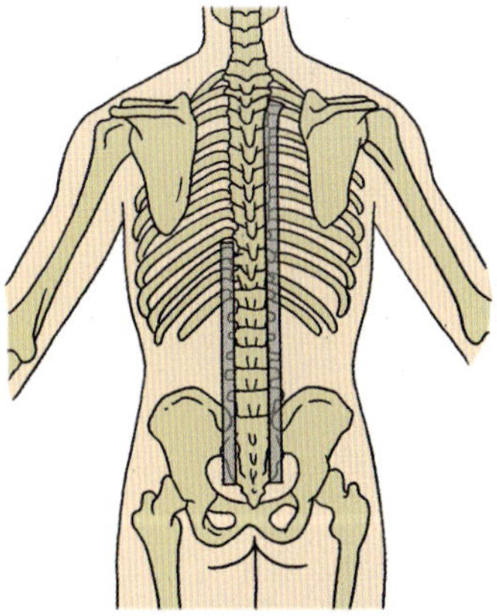

그림 6-13 허리엉치 혹은 등허리엉치 뒤쪽지지대

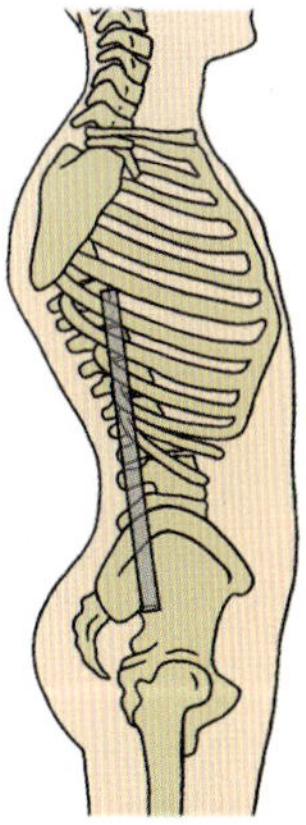

그림 6-14 가쪽지지대

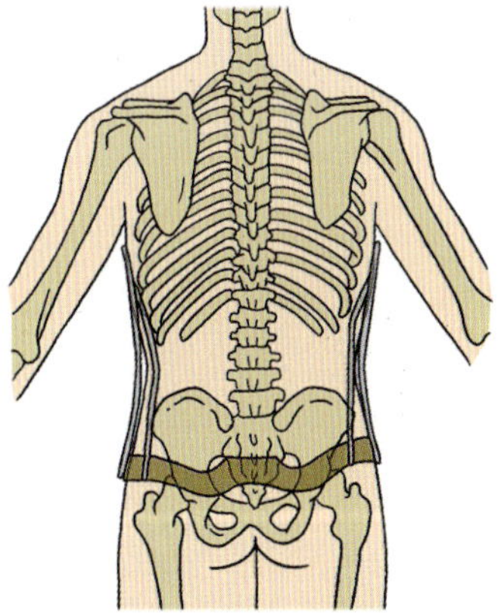

그림 6-15 사선 가쪽 지지대

6) 복대(에프론) (abdominal support, apron) (그림 6-17)

복대의 윗단은 칼돌기(명치끝)보다 손가락 하나의 폭 밑에 아랫단은 두덩뼈 접합부보다 손가락 하나의 폭 위에 오게 하며 양쪽은 가쪽지지대에 부착한다. 3개 내지 4개의 끈(strap)이 달리는데 골반끈(pelvic strap)은 골반밴드 끝에 달리고 가슴끈(thoracic strap)은 가슴우리밴드에 붙이거나 가슴우리밴드가 없을 때는 뒤쪽지지대에 붙인다. 그 중간에 허리끈(waist strap)을 두는데 키가 큰 사람에게는 한 개의 띠를 더 보강해 준다.

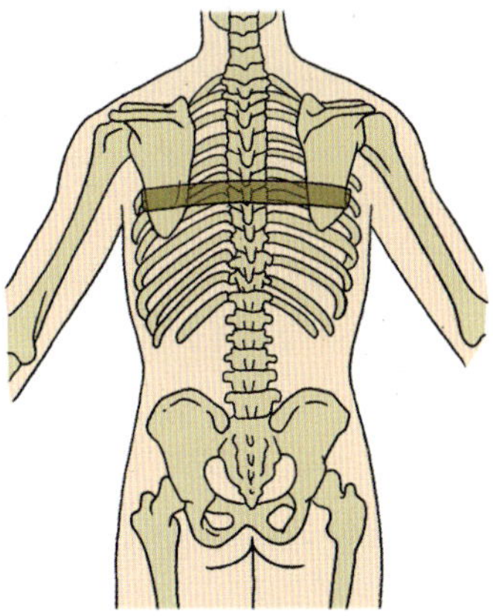

그림 6-16 어깨뼈사이밴드

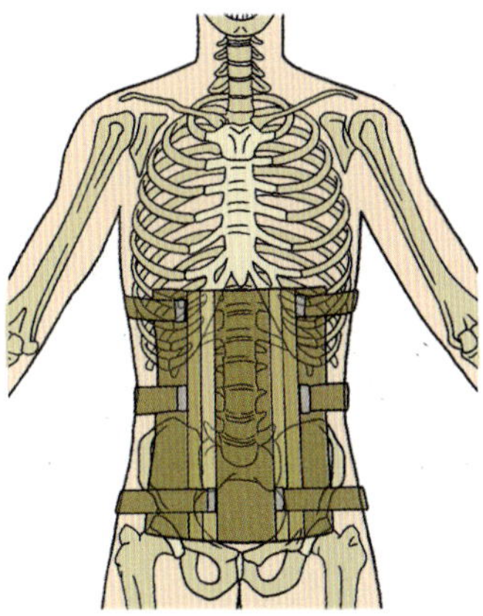

그림 6-17 복대 (애프론)

❷ 경직성 척추 보조기의 종류

1) 허리엉치(요천추) 보조기(lumbosacral orthosis, LSO)

이것은 허리(요추)와 엉치(천추)의 운동을 제어하는 보조기로 다음과 같은 종류가 있다.

(1) 굽힘폄 제어 척추 보조기(체어백 척추 보조기) (그림 6-18)

flexion extension(F-E) control(chair back) orthosis

이 보조기에는 두 개의 뒤쪽지지대가 있으며 위쪽은 가슴우리밴드에, 아래쪽은 골반밴드에 연결되어 있다. 복부를 받쳐주는 복대는 스트랩으로 플라스틱이나 알루미늄 틀을 조일 수 있게 되어 있다.

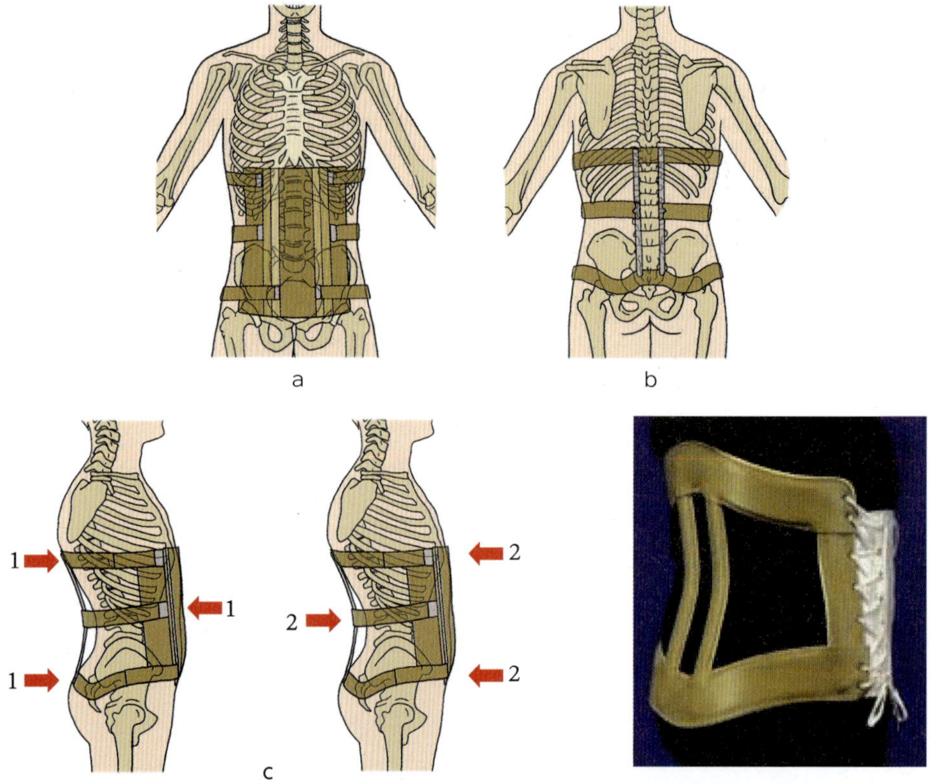

그림 6-18 lumbosacral flexion extension control orthosis (chair back spinal orthosis)
a. 앞면 b. 뒷면 c. 옆면 c의 숫자는 두 개의 3점압 원리가 적용되는 것을 의미한다.

○ 고려할 점

① 환자가 바로선자세에서 복대를 꼭 매었을 때 뒤쪽지지대와 허리 사이는 충분한 간격이 있어야 척추앞굽음을 감소시킬 수 있다. 편안히 앉기 위해서는 이 간격이 좀더 넓어야 한다.

② 복대 대신에 코르셋을 입을 수 있다.

③ 골반밴드의 양쪽 끝은 앞위엉덩뼈가시(anteior superior iliac spine, ASIS) 아래에 위치해야 하며 보조기를 안정시키기 위하여 큰돌기 중앙선(midtrochanteric line)까지 연장되어야 한다.

④ 유방이 커서 밑으로 처진 여자나 척주뒤굽음(kyphosis)인 사람 또는 칼돌기(xiphoid process)가 어깨뼈 하각(scapular inferior angle)보다 낮은 위치에 있는 사람은 가슴우리밴드의 양쪽 끝을 낮추어서 복대의 위쪽 끝이 칼돌기 바로 아래에 오게 해야 한다. 가슴우리밴드의 뒷면은 어깨뼈 하각 바로 아래의 높이에 그대로 유지해야 한다.

기능

이 보조기에는 두 개의 3점압 원리가 적용된다(그림 6-18).

① 첫 번째는 몸통폄(체간신전, trunk extension)을 제한시키며, 체강내압을 증가시키고 척추앞굽음을 감소시킨다.

② 두 번째는 몸통굽힘(trunk flexion)을 제한시킨다.

③ 가슴우리밴드와 골반밴드의 안쪽으로 향하는 힘은 등뼈(흉추)와 허리뼈(요추)를 앞으로 미는 힘으로 작용한다.

(2) 굽힘폄 가쪽 굽힘 제어 보조기, 나이트 보조기 (그림 6-19)

flexion extension lateral(F-E-L) control(knight) orthosis

이것은 굽힘폄 척추 보조기인 체어백 보조기(F-E chair back orthosis)에 가쪽지지대를 덧댄 것이다. 가쪽지지대는 엉덩뼈능선(iliac crest)의 압력을 피하기 위하여 조심스럽게 맞추어야 한다.

기능

몸통의 굽힘(trunk flexion), 폄(extension), 가쪽굽힘(lateral flexion)을 제한시킨다. 가쪽지지대는 가슴우리밴드와 골반밴드에 연결되어 있어서 가쪽 굽힘을 효과적으로 제한시킬 수 있다.

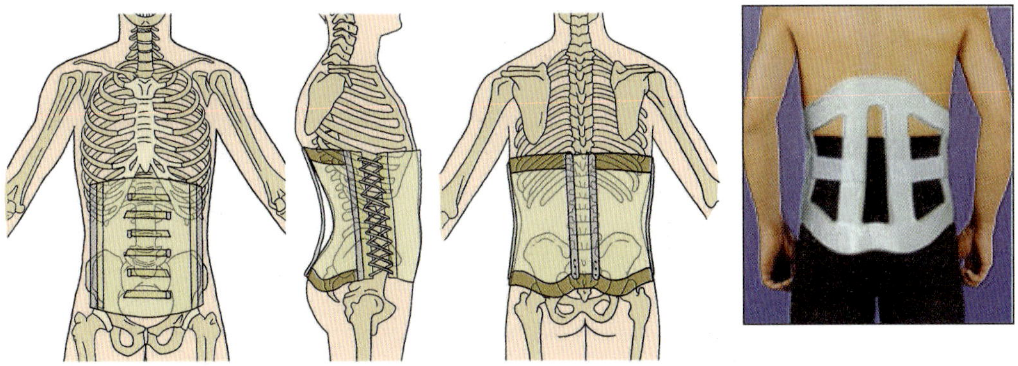

그림 6-19 lumbosacral flexion extension lateral control orthosis (knight spinal orthosis)

(3) 폄가쪽굽힘 제어 척추 보조기, 윌리암스 보조기 (그림 6-20)

extension lateral(I-L) control(Williams) orthosis

이 보조기는 골반밴드와 가슴우리밴드가 있으며 가쪽지지대는 가슴우리밴드에서 축으로 부착되어 있고 골반대는 고정되어 있다. 두 개의 사선 가쪽지지대는 가쪽지지대에 축으로 부착되어 있고 골반밴드에는 단단히 고정되어 있다. 탄력성 복대는 가쪽에서 끈으로 조이며 스트랩은 뒤쪽에 있는 사선 가쪽지지대의 아래쪽을 잡아당겨 맨다.

기능

① 이 보조기는 한 개의 3점압 원리가 적용된다(그림 6-20 b). 허리뼈(요추)의 젖힘을 제한하며 체강내압을 증가시킨다. 만일 환자가 참을 수 있을 정도로 충분히 힘을 주어 조이면 척추앞굽음도 감소시킬 수 있다.

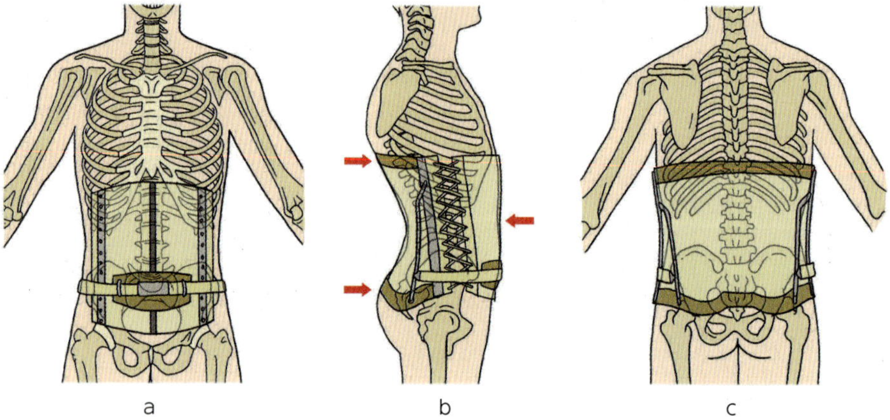

그림 6-20 lumbosacral extension lateral control orthosis (Williams spinal orthosis)
a. 앞면 b. 옆면 c. 뒷면 b에 그려진 화살표는 3점압 원리가 적용되는 것을 의미한다.

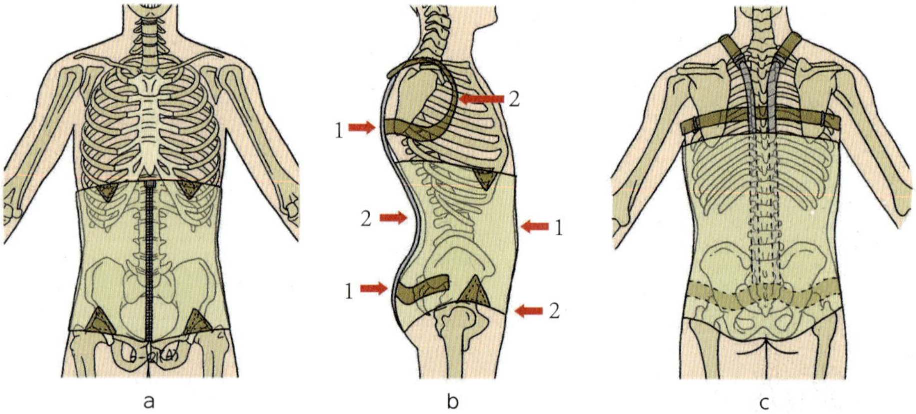

그림 6-21 thoracolumbosacral flexion extension control orthosis (Taylor spinal orthosis)
a. 앞면 b. 옆면 c. 뒷면 b에 그려진 화살표는 3점압 원리가 적용되는 것을 의미한다.

② 허리뼈의 굽힘을 제한하지 않으며 오히려 허리뼈굽힘을 가능하게 한다. 그러므로 허리척추앞굽음증의 감소가 요구될 때 사용된다.

③ 골반밴드와 가슴우리밴드는 몸통의 가쪽을 감싸고 있어 안쪽 방향으로 힘을 쓰게 되기 때문에 몸통의 가쪽굽힘(lateral flexion)을 제한한다.

2) 등허리엉치(흉요천추) 보조기(thoracolumbosacral orthosis, TLSO)

이것은 등뼈(흉추), 허리뼈(요추), 엉치뼈(천추)의 운동을 제어하는 보조기로서 다음과 같은 종류가 있다.

(1) 굽힘폄 조절 척추 보조기, 테일러 보조기 (그림 6-21)

flexion extension(F-E) control(Taylor) orthosis

이 보조기는 두 개의 뒤쪽지지대가 아래쪽에는 골반밴드에 부착되어 있으며 지지대 사이는 어깨뼈사이밴드에 의해서 고정되어 있다. 어깨뼈사이밴드(견갑간밴드) 양끝에는 겨드랑이 끈이 부착되어 있다. 앞쪽으로는 코르셋 또는 복대와 스트랩으로 고정시킬 수 있다. 지지대의 윗단에 부착된 겨드랑이 끈은 양쪽 어깨 앞으로 넘어가 다시 겨드랑이를 돌아 어깨뼈 사이의 양쪽에 버클로 조여 맨다.

고려할 점

① 다른 방법으로 조여 매기 위한 가슴우리 스트랩(chest strap)이 있다. 각각의 겨드랑이 끈은 앞쪽으로 어깨를 넘어 겨드랑이를 돌아 뒤에 있는 어깨뼈사이밴드에서 롤러루프를 통해 미끄러져 다시 앞쪽으로 들어가 가슴의 반대편 끈에 매게 된다.

② 겨드랑이 끈을 보강하기 위하여 복장판(sternal plate)으로 대치한 것도 있다. 이것은 겨드랑이가 쓸려서 벗겨지는 것을 방지하기 위한 것이며 어깨운동은 자유롭게 하지만 복장뼈 부위의 부피가 크게 되는 단점이 있다.

③ 만일 보조기가 위로 올라가는 문제가 있다면 가슴우리밴드를 덧댄다. 이렇게 하면 몸통의 굽힘과 돌림운동이 약간 제한될 것이다.

기능

① LSO 디자인과 같다.

② 이 보조기는 두 개의 3점압 원리에 의해 몸통 굽힘과 폄을 제한시킨다(그림 6-21). 그러나 TLSO는 LSO보다 좀더 위쪽에 힘을 가하게 되므로 등허리뼈(흉요추) 부위에서 제한된다. 이 부위의 굽힘과 폄의 제한은 허리뼈(요추) 아래와 허리엉치(요천추) 연접부에서의 운동이 증가된다. 첫 번째 3점압 원리는 체강내압을 상승하도록 도와준다.

(2) 굽힘폄 가쪽굽힘 제어 척추 보조기, 나이트 테일러 보조기 (그림 6-22)

flexion extension lateral(F-E-L) control(Knight-Taylor) orthosis

이 보조기는 골반밴드와 가슴우리밴드 그리고 여기에 연결된 한 쌍의 등허리엉치(흉요천추) 뒤쪽지지대와 한 쌍의 가쪽지지대로 구성되어 있다. 어깨뼈사이밴드는 뒤쪽지지대를 고정시키며, 겨드랑이 끈이 부착되어 있다. 복대는 가쪽지지대에 끈으로 조여 맨다.

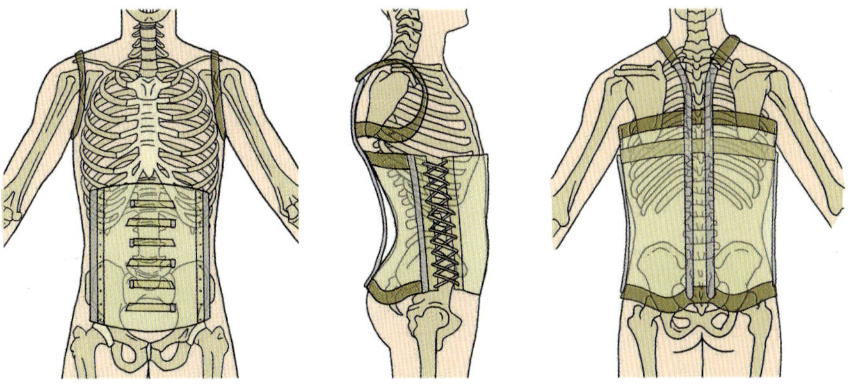

그림 6-22 thoracolumbosacral flexion extension lateral control orthosis (Knight Taylor spinal orthosis)

기능

굽힘폄 제어 등허리엉치(흉요천추)보조기(F-E control TLSO)와 기능은 동일하며 다만 이 보조기에서는 돌림운동과 가쪽 굽힘운동을 제한하려는 경향이 있다. 왜냐하면 골반밴드와 가슴우리밴드의 양끝은 가쪽지지대에 연결되어 있기 때문이다. 또한 이것을 보상하기 위하여 허리엉치(요천추)의 운동이 증가된다.

(3) 굽힘가쪽굽힘 제어 척추 보조기, 카우혼 보조기 (그림 6-23)

flexion lateral(F-L) control(cowhorn) orthosis

이 알루미늄 보조기는 두 개의 뒤쪽지지대와 가쪽지지대에 연결된 골반밴드와 가슴우리밴드로 구성된다. 복대는 가쪽지지대에서 끈으로 매게 되어 있다. 가슴우리밴드는 앞 위쪽으로 연결되어 빗장뼈아래 패드(빗장뼈밑패드, subclavicle pad)가 된다.

기능

이 보조기는 두 개의 3점압 원리가 적용된다. 하나는 등뼈(흉추)와 허리뼈(요추) 윗 부위에서 굽힘을 제한시키며, 허리뼈(요추) 허리엉치(요천추)연접부에서 보상작용으로 운동이 증가된다. 다른 하나는 허리뼈(요추)에서 몸통폄(trunk extension)을 제한시키며 복대의 받치는 힘으로서 체강내압을 증가시킨다. 또한 가쪽몸통 굽힘운동(lateral trunk flexion movement)은 골반대와 가슴우리밴드의 양끝에 의해서 제한되며 한 쌍을 이루는 두 개의 힘은 허리뼈(요추)와 등뼈(흉추)의 돌림운동을 제한시킨다.

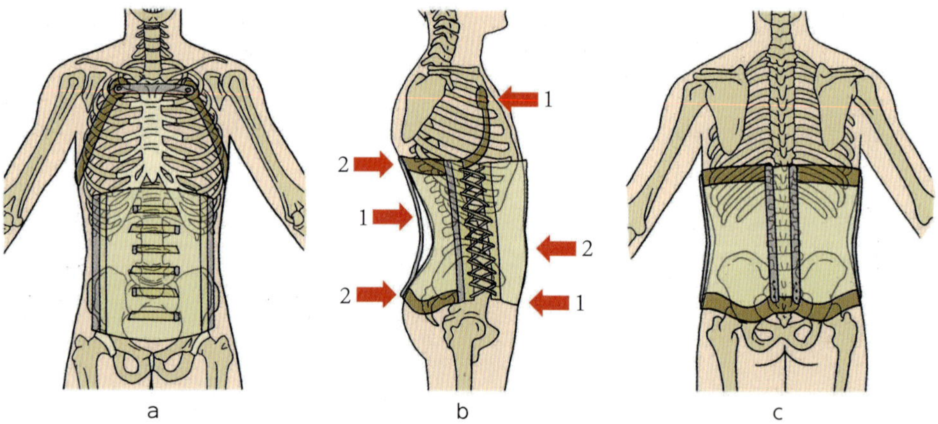

그림 6-23 thoracolumbosacral flexion lateral control orthosis (cowhorn spinal orthosis)
a. 앞면 b. 옆면 c. 뒷면 b에 그려진 화살표는 3점압 원리가 적용되는 것을 의미한다.

(4) 굽힘 제어 척추 보조기, 제윗 보조기 (그림 6-24, 6-25)

flexion(F) control(anterior hyperextension)(Jewett) orthosis

이 보조기는 앞면과 옆면의 금속 또는 플라스틱으로 되어 있고 여기에 복장패드, 위두덩패드, 등허리(흉요추) 패드와 두 개의 가쪽 패드(lateral pad)로 구성된다. 환자를 앉히고 보조기를 적절히 조절해야 한다. 복장뼈대는 복장패임(흉골절흔, sternal notch)의 바로 아래에 오게 하고 위두덩 패드는 두덩뼈 위에 오게 해야 한다.

기능

한 개의 3점압 원리는 등허리뼈(흉요추) 부위에 앞굽힘(foreward flexion)을 제한시키며, 지나치게 펴진 자세(hyperextension)로 유지시켜서 척추앞굽이(전만, lordosis)를 증가시킨다. 그러므로 이 보조기는 척추의 가쪽굽힘과 돌림운동을 억제시키려는 경향이 있다. 몸통굽힘의 조절과 지나치게 펴진 자세는 단지 패드로서 조절할 수 있다. 후레임은 환자 몸에 닿지 않도록 해야 한다. 이와 같은 보조기의 디자인은 다른 것도 있으나 본질적인 기능은 basic TLSO와 같다. 복장뼈 패드(sternal pad)와 위두덩뼈 패드(suprapubic pad)는 지지대에 의해 연결되며 몸통의 앞쪽 중앙부에 놓이게 된다. 수평바는 지지대의 중앙 지점에 부착되며 가쪽 패드는 수평바(horizontal bar) 양끝에 연결된다. 지지대와 수평바 안의 홈은 미끄러져 조절할 수 있다. 이 보조기는 가볍고 착용하고 벗기가 쉽다.

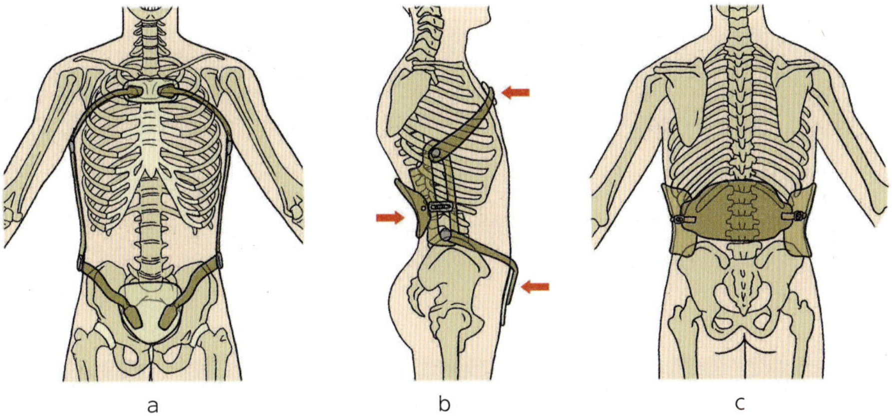

그림 6-24 thoracolumbosacral flexion control orthosis (Jewett spinal orthosis)
a. 앞면 b. 옆면 c. 뒷면 b에 그려진 화살표는 3점압 원리가 적용되는 것을 의미한다.

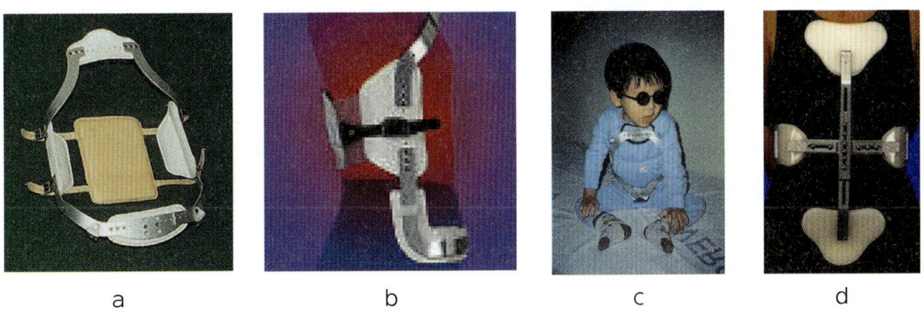

그림 6-25 제윗 보조기
a. 벗어 놓은 상태 b. 착용한 상태 측면
c. 유아용 제윗 보조기 d. 변형된 제윗 보조기(단순하고 편리하다)

(5) 굽힘폄가쪽돌림 제어 보조기, 플라스틱 바디재킷 (그림 6-26, 6-27)

flexion extension lateral rotation(F-E-L-R) control(plastic body jacket) orthosis

이 플라스틱 맞춤 보조기는 등뼈(흉추)와 허리뼈(요추)의 운동을 최대로 제한하고 고정하려고 할 때 사용된다. 이 보조기의 디자인은 척주옆굽음증을 효과적으로 교정하는 보조기로서 뼈가 돌출된 부위를 제외하고는 완전히 밀착되어 몸통의 정렬을 유지하는데 가장 효과적이다(그림 6-26). 열가소성 재료(예 : 폴리프로필렌)로 만든 재킷은 환자 몸통을 석고로 본뜬 형태에 따라 제작한다(그림 6-27). 석고를 뜰 때 환자는 서 있거나 테이블에 누워 있어야 한다. 허리척추앞굽음증을 위해서 척추의 위치를 다시 교정하려면 석고 뜨는 방법이 제일 좋다. 보통 이 보조기는 조개껍질 모양 양쪽으로 여닫게 만든다. 옆에서 열거나 또는 앞 뒤에서 열게 되어 있다. 이 보조기는 호흡하기가 어렵거나 결장조루술(colostomy)과 같은 특별한 상황일 때는 배부분(복부)의 플라스틱을 창문 모양으로 떼어낸다.

고려할 점

① 피부에 감각이 없는 환자는 이것을 맞출 때 특별한 연습을 해야 하며 모든 뼈의 돌출부를 적절히 보호해야 한다.

② 환자를 앉히고 보조기를 적당히 조절한다. 이 보조기 앞쪽의 아랫단은 두덩뼈(pubic)연접부 바로 위쪽에 와야 하며 살굴(서혜부) 주름에 따르도록 해야 한다.

③ 이 보조기의 디자인은 환자의 요구에 따라 고정을 시켜야 한다. 재킷은 뒤통수뼈(후두골)와 아래턱(하악)을 위쪽에까지 연장할 수 있으며 밀워키보조기와 같은 효과를 갖는다.

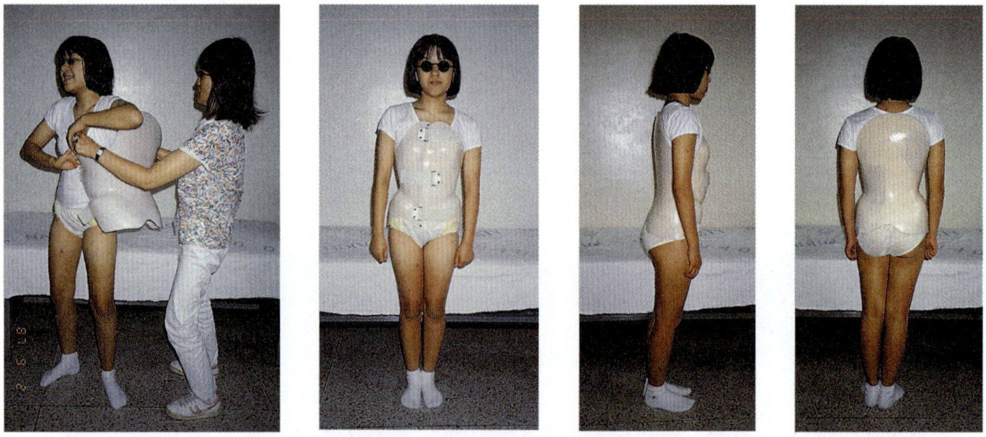

a b c d

그림 6-26 플라스틱 재킷의 착용

a. 옆으로 벌려 착용한다. b. 앞면 c. 옆면 d. 뒷면

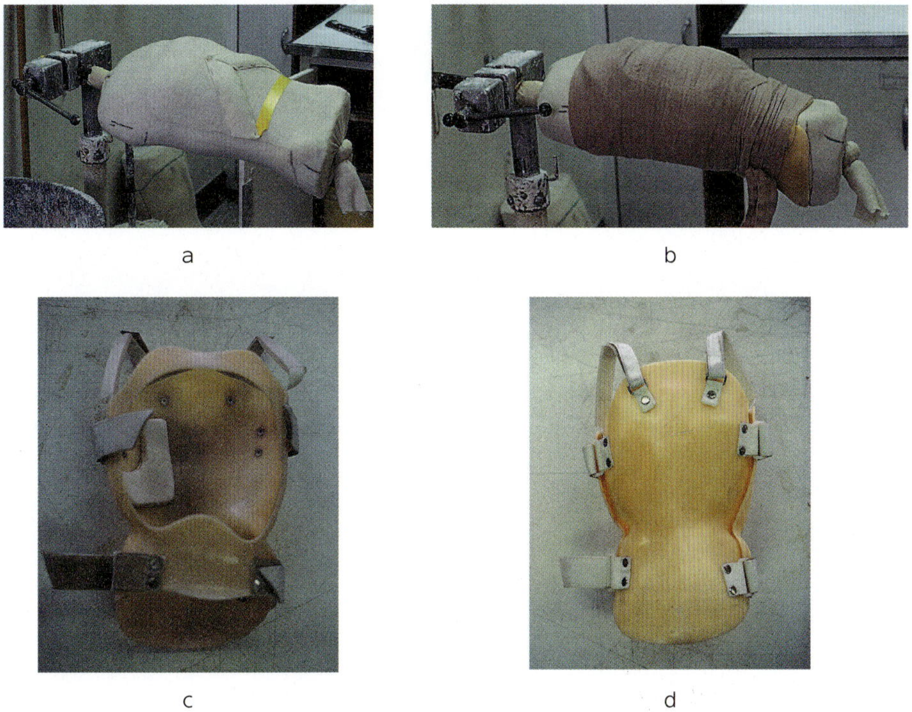

그림 6-27 플라스틱 바디재킷 성형과정

a. 환자 체형과 같은 석고 제작
b. 열 처리된 플라스틱을 성형하기 위하여 밀착시켜 놓은 상태
c, d. 고리와 끈을 달아 완성된 플라스틱 재킷(c. 앞쪽, d. 뒤쪽)

(6) 기타: 문헌상에 나타나 있는 허리엉치(요천추)보조기(LSO)와 등허리엉치(흉요천추) 보조기(TLSO)에는 다음과 같은 종류를 볼 수 있다(그림 6-28).

① 허리엉치(요천추)보조기(Lumbosacral orthosis)

㉮ 브라켓 보조기(Brackett brace)

㉯ 맥 오스랜드 보조기(McAusland brace)

㉰ 윌콕스 또는 립스콤 보조기(Wilcox or Lipscomb brace)

㉱ 오스굿 또는 골드웨이트 보조기(Osgood or Goldthwait brace)

② 등허리엉치(흉요천추)보조기(Thoracolumboscaral orthosis)

㉮ 매그누선 보조기(Magnuson)

㉯ 아놀드 보조기(Anold brace)

㉰ 스타인들러 보조기(Steindler brace)

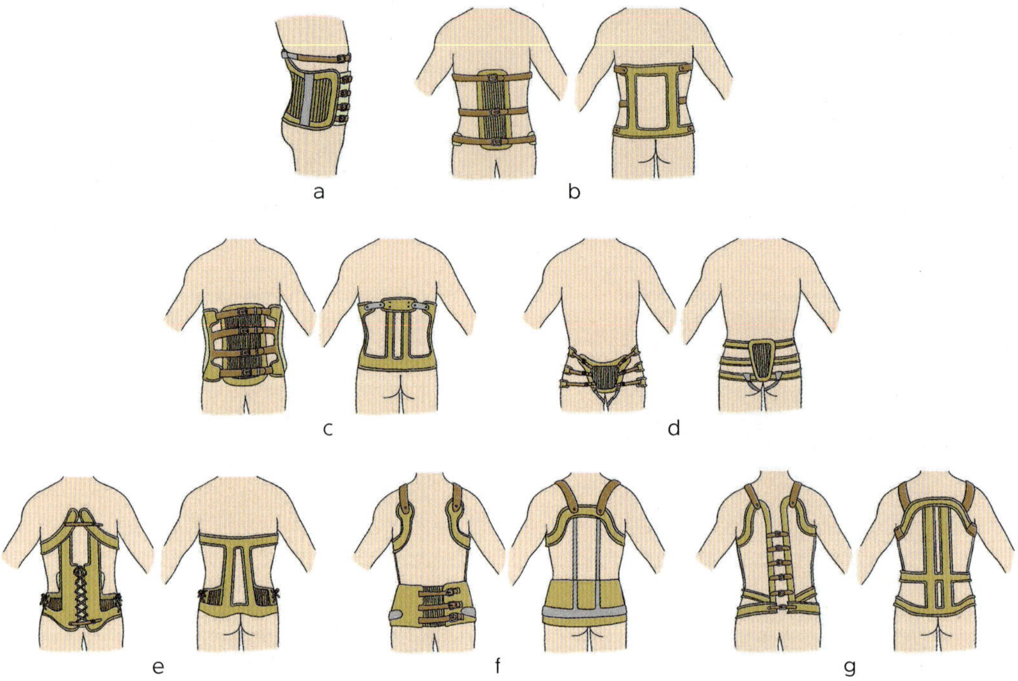

그림 6-28 문헌상에 나타나 있는 LSO와 TLSO 보조기
LSO : a. 브라켓 보조기 b. 맥 오스랜드 보조기 c. 윌콕스 또는 립스콤 보조기
d. 오스굿 또는 골드웨이트 보조기
TLSO : e. 매그누선 보조기 f. 아놀드 보조기 g. 스타인들러 보조기

3) 목 보조기(cervical orthosis, CO)

목 보조기는 목의 운동을 보조하거나 억제하거나 방지하고, 머리의 무게를 경감시켜 준다. 목 보조기의 착용 목표는 다음과 같다.

① 목의 자세를 바르게 한다.

② 근육을 이완시켜 동통을 경감시킨다.

③ 기형을 방지한다.

④ 목의 당김으로 신경근 압박을 감소시킨다.

⑤ 목의 운동을 제한하여 연부 조직의 치유를 돕는다.

⑥ 목뼈에 받는 머리의 하중을 경감시킨다.

목 보조기는 두 가지의 기본적인 타입이 있다. 즉, 목칼라(collar)와 목기둥장치(post appliance)이다. 그 밖의 디자인은 맞춤에 따라 기본적인 타입을 수정한 것이다. 타입이 다르더라도 모든 목 보조기는 머리와 목의 운동을 제한하기 위한 것이며 착용자에게 목을 함부로 움직이지 말라고 하는 경각심을 불러 일으키기 위한 것이다. 목뼈 보조기는 머리를 받쳐주며 목의 굽힘, 폄, 돌림, 가쪽굽힘을 제한시킨다.

목뼈 보조기에 따라 머리의 각도와 목의 고정은 매우 다르다. 예를 들어 soft collar는 목의 운동을 약간 제한하는데 반하여 맞춤 목 보조기(custom molded orthosis)나 하로형 목보조기(Halo type orthosis)는 모든 방향에서의 목의 운동을 제한시킨다.

(1) 목 칼라(cervical collar) : 일명 토마스칼라라고도 하며, 목의 둘레를 감싸는 것으로 목의 운동을 제어할 수 있다. 높이 조절을 할 수 있는 것도 있으며 한 겹 또는 여러 겹으로 된 것도 있고 재질의 단단한 정도도 다양하다. 재료는 폴리에틸렌, 고무스펀지, 휄트, 판형의 폴리에칠렌 등이 있다(그림 6-29).

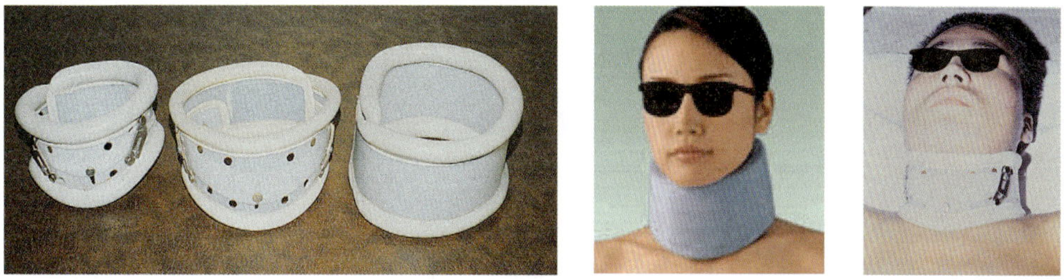

a b c

그림 6-29 기본적인 목 보조기(basic cervical collar)

a. 플라스틱 제품의 여러 종류　　b. 폼(foam)으로 된 연성 목뼈칼라
c. 목 보조기를 착용하고 누워 있는 상태

고려할 점

① 목 뒤에서 높이를 맞추어야 뒤통수(후두골) 아래가 편안하게 된다. 목 뒤의 높이에 따라 목의 폄 또는 젖혀짐에 저항하는 힘이 증감될 것이다. 목의 굽힘을 억제하려면 아래턱(하악골) 받침(mandibular support)을 덧대야 한다.

② 보조기의 외형과 환자의 외형에 따라 편안하게 느끼도록 하려면 맞춤으로 제작해야 한다.

기능

① 이것은 목뼈의 굽힘, 폄, 가쪽굽힘과 돌림(매우 적은 각도지만) 운동을 제어한다.

② 착용자에게 머리와 목의 운동을 제한하기 위한 생각을 갖게 한다. 기본 목칼라보다 좀더 머리와 목의 운동을 제한해 줄 수 있는 것으로는 필라델피아 목 보조기가 있다(그림 6-30). 이것은 폴리에틸렌폼으로 만들어져 있으며 앞뒤쪽의 단단한 플라스틱으로 받치고 있다. 이것은 기본 목칼라보다 머리와 목을 좀더 잘 받쳐줄 수 있다. 필라델피아 목 보조기의 윗면은 아래턱뼈(하악골) 뒤통수뼈(후두골)에서 끝나며 아랫면은 가슴우리(흉곽) 위에서 끝난다. 기능은 기본 목칼라와 비슷하다. 운동제한은 목의 앞뒤쪽에 있는 플라스틱을 보강함으로서 증가시킬 수 있다.

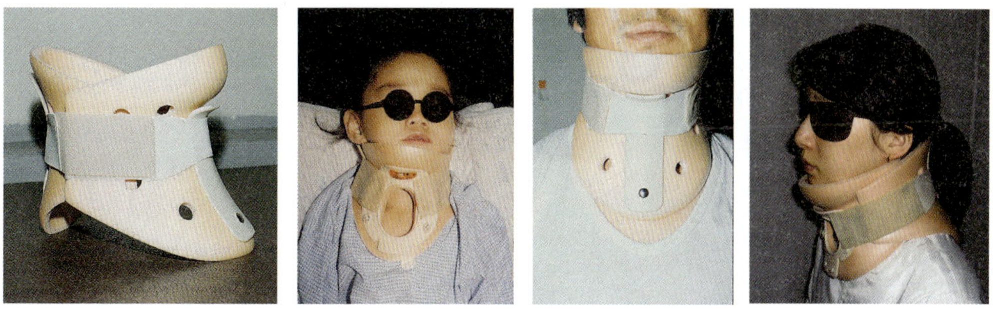

a b c d

그림 6-30 필라델피아 목 보조기

a. 원형　　b. 기관 절개술을 한 환자는 중앙에 구멍이 뚫려 있다.
c. 착용한 상태 (앞쪽)　　d. 착용한 상태 (옆쪽)

(2) 목기둥장치 보조기(post appliance) (그림 6-31)

이것은 복장판(sternal plate)이 가슴 앞쪽에 있으며 여기에 한 개 또는 두 개의 앞쪽지지대가 있고 그 위에 아래턱 받침(mandibular support)이 있다. 또한 뒷면에는 어깨뼈사이판(견갑간판, interscapular plate)이 있고 하나 또는 두 개의 뒤쪽지지대가 있으며 뒤통수 받침(occipital support)이 있다. 앞쪽과 아래턱 받침, 뒤통수 받침 사이를 끈으로 연결한다. 그리고 어깨뼈사이판과 복장판 사이는 어깨끈으로 연결한다(그림 6-31). 복장판에서부터 어깨뼈사이판까지 겨드랑이 끈을 덧대어 안정감 있게 고정시켜야 한다. 앞쪽과 뒤쪽에 있는 지지대는 높이를 조절할 수 있다. 복장판과 어깨뼈사이판의 각도는 지지대와 판 사이에 있는 회전고리(swivel attacthment)로 조절할 수 있다. 목기둥장치 보조기는 일반적으로 알루미늄으로 제작되며 신체에 접촉되는 부위는 플라스틱이나 가죽패드가 사용된다.

고려할 점

① 아래턱받침(mandibular support)과 뒤통수받침(occiput support) 사이는 단단히 고정할 수 있으며 접촉부위는 아래턱과 뒤통수의 외형을 본떠 잘 받쳐 줄 수가 있다.

② 어떤 것은 가슴우리 부위를 좀더 아래쪽으로 연장한 것도 있다. 이것은 거의 몸통의 윗 부위만 덮고 있는 보조기보다 목의 굽힘과 폄 운동(neck flexion and extension)을 잘 억제할 수 있다. 이런 것은 어느 정도 등뼈의 굽힘과 폄도 조절할 수 있다. 그러므로 이것은 목뼈와 등뼈의 굽힘폄 장치(cervicothoracic flexion extension device)로 분류할 수도 있다.

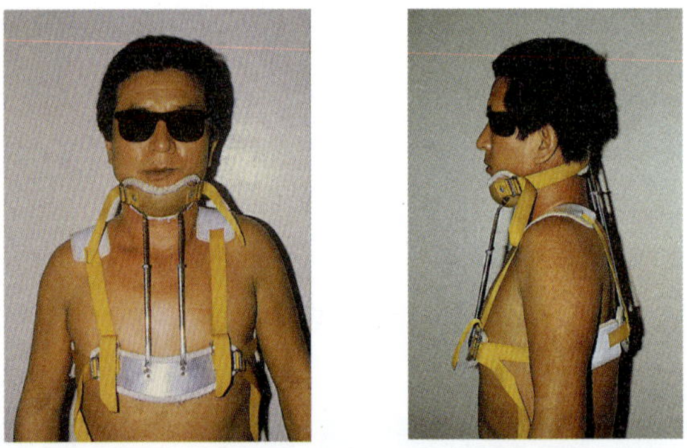

그림 6-31 Cervical flexion extension control orthosis(post appliances)
목 기둥장치 보조기로서 목의 굽힘 폄 조절 보조기라고도 한다.

③ 만일 이 보조기로 견디기 어렵다면 경성칼라(rigid collar)에 아래턱받침과 뒤통수 받침을 마련하여 같은 기능으로 대신할 수 있다.

기능

① 아래턱과 뒤통수 밑에 가해진 힘에 의하여 머리와 목의 굽힘과 폄을 제한한다. 또한 이 힘은 가쪽 굽힘과 돌림운동도 제한한다.

② 지지대의 길이에 따라 머리의 자세를 임의로 조절할 수 있다.

(3) 복장뒤통수아래턱 (흉골후두하악) 고정 보조기, 소미 (sternooccipital mandibular immobilizer(SOMI)) (그림 6-32, 6-33)

SOMI는 앞에 열거한 보조기와는 달리 복장판에서 두 개의 뒤쪽지지대가 위쪽과 뒤쪽으로 올라가 뒤통수 받침에 연결된다. 또한 한 개의 앞쪽지지대는 아래턱 받침에 연결되어 있으며 빠르고 쉽게 복장판에서 떼어낼 수 있다. 이것은 침상에 누워있는 환자에게 식사를 하고 세수와 면도를 할 수 있게 한 것이다. SOMI는 어깨뼈사이판(interscapular plate)이 없기 때문에 누워있는 환자도 별로 불편없이 적응할 수 있다.

이러한 보조기를 약간 보정한 폴리프로필렌과 대크론으로 만든 뒤통수 받침과 머리띠로 좀더 머리의 움직임을 제한시키는 작용을 할 수 있다(그림 6-33). 그림에서는 아래턱 받침을 볼 수 있으며 뒤통수 스트랩은 일차적으로 아래턱 받침을 떼어냈을 때 목의 굽힘 운동을 조절하기 위하여 사용된다. 그리하여 환자는 좀더 편안하게 음식을 씹을 수 있고 말할 수 있게 된다. 맞춤으로 제작한 척추재킷에 SOMI의 시설을 부착하여 척추의 모든 방향에서의 운동을 제어할 수 있다.

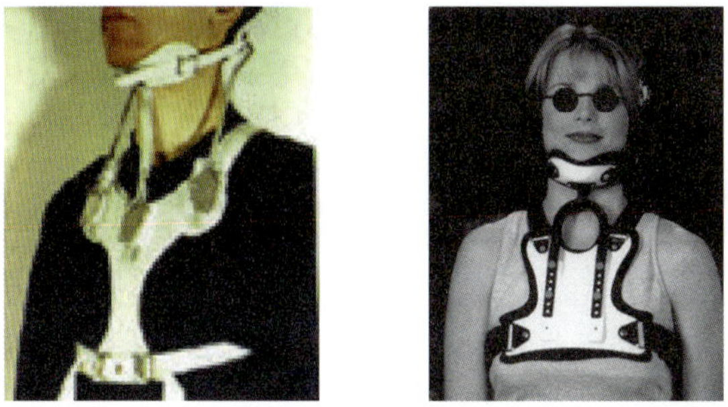

그림 6-32 복장뒤통수아래턱 고정 보조기(SOMI)

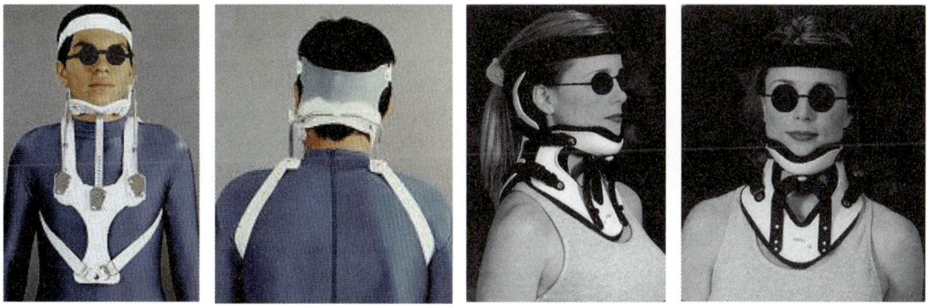

그림 6-33 뒤통수 받침과 머리띠로 머리의 움직임을 좀더 제한시킨 복장뒤통수아래턱(흉골후두하악) 고정 보조기(SOMI)

기능

비록 목뼈폄과 가쪽굽힘의 제어는 별로 중요하지 않다고 해도 다른 목뼈 기둥장치보조기(post appliance)와 마찬가지로 목의 굽힘과 돌림 운동을 제어할 수 있다.

(4) 맞춤 목 보조기(custom molded appliance)

이 보조기는 열경화성 플라스틱이나 가죽으로 환자의 두개골과 몸통을 본뜬 석고틀 위에서 제작할 수 있다. 또는 저온 열가소성 플라스틱을 환자의 몸에 직접 가하여 본떠 낼 수도 있다. 이 보조기는 목의 모든 운동을 제한시킬 수 있도록 고안되어 있다. 그리고 가슴아래쪽으로 연장하여 등뼈운동도 제한시킬 수 있다.

쿠이라스 타입(Cuirass type)(그림 6-34)은 턱, 아래턱뼈, 머리뼈 위까지 위쪽으로 연장되어 있다. 이것은 어깨뼈 아래모서리(견갑골 하각, scapular lower angle) 바로 위에서 끝나거나 조절각도에 따라 갈비뼈 아래까지 연장할 수도 있다.

미네르바 타입(Minerva type)(그림 6-35)은 머리뼈 뒤쪽을 완전히 싸고 있으며 밴드는 이마를 감싸고 갈비뼈 아래 모서리에서 좀더 아래쪽까지 연장되어 있다. 만일 목뼈와 등뼈의 운동을 좀더 크게 조절하려면 밀워키보조기와 같이 골반거들(pelvic girdle)을 만들어 그곳에 고정시켜야 할 것이다.

기능

① 맞춤 목 보조기는 머리와 목의 돌림, 가쪽굽힘, 폄, 굽힘을 제한하기 위하여 턱과 뒤통수 밑을 감돌아 고정하여 머리의 자세를 유지시킨다.

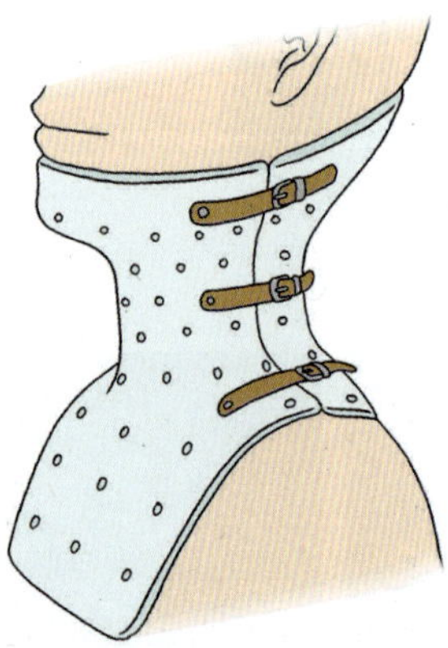

그림 6-34 쿠이라스 타입 목 보조기

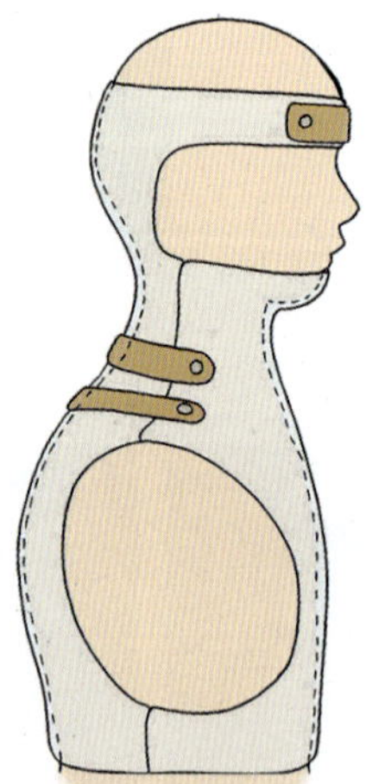

그림 6-35 미네르바 타입 목 보조기

(5) 하로 목 보조기(halo cervical orthosis) (그림 6-36)

이것은 모든 목 보조기 중에서 목의 운동제어를 가장 잘 할 수 있다. 이것의 기본구조는 하로링(halo

ring), 당김봉(distraction rod), 어깨바(shoulder bar), 지지대(fixation component)로 구성된다. 하로링은 머리를 감싸고 뒤통수 표면에 삽입된 고정핀에 의해서 고정된다. 길이를 조절할 수 있는 당김봉의 상단과 하단은 하로링과 어깨 바에 각각 부착되어 있다. 아래의 지지대는 조끼(vest), 바디재킷(body jactet), 골반대(pelvic girdle), 골반루프(pelvic hoop), 넙다리 고정핀(femoral transfixing pin) 또는 캐스트(cast)로 대신할 수 있다.

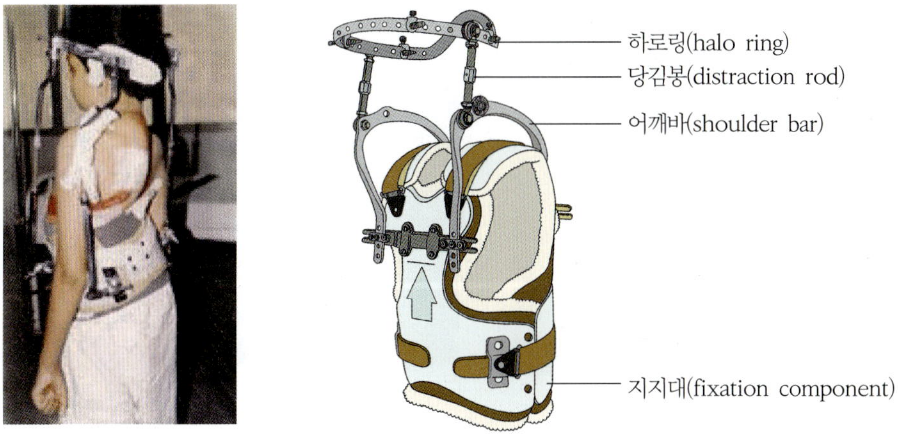

그림 6-36 하로 목 보조기

기능

① 하로 목 보조기(halo cervical orthosis)는 머리와 목을 고정시킨다. 이것은 척추를 안정시켜주며 목에서 머리의 하중을 감소시킬 수 있는 당기는 힘을 마련할 수 있다.

4) 목등허리엉치 보조기(경흉요천추 보조기, cervicothoracolumbosacral orthosis, CTLSO) (그림 6-37)

이 보조기는 척주옆굽음증(scoliosis) 또는 척주뒤굽음증(kyphosis)과 같은 척추의 기형을 교정하기 위한 목적으로 만들어진 보조기로서 일반적으로 밀워키 보조기(Milwaukee brace)라고 불리워지고 있다.

이 보조기는 1948년 Blount와 Schmidt에 의해서 고안된 것으로 처음에는 소아마비로 인해 척추 기형에 대한 수술 후의 척추 교정을 하기 위한 것이었으나 점차 척추기형에 대한 비수술적인 치료에도 효과가 있다는 것을 알게 되어 임상에서 척추 교정용 보조기로 적용하게 되었다. 밀워키 보조기는 골반부를 가죽이나 열가소성 플라스틱(폴리프로필렌이 가장 많이 사용된다)으로 본떠 그 위에 앞쪽에 한 개, 뒤쪽에 두개의 지지대를 세운다. 이 3개의 지지대 위에는 목둘레를 감는 목뼈 링(neck ring)으로 연결되어 있다. 골반부와 목뼈 링의 뒤쪽은 일정한 간격을 두고 떨어져 있다. 목뼈 링은 지지대를 고정시키지만 머리를 위로 잡아당기는 역할을 하는 것은 아니다. 환자가 편안하게 느끼도록 목뼈 링 위에 턱받침

(throat piece)과 뒤통수 받침(occipital rest)을 설치한다. 골반부 위에 세워진 지지대에 패드를 대고 척추가 휘어진 형태에 따라 패드의 모양을 만든다. 이 패드는 서 있는 자세나 바로 누운 자세에서 찍은 방사선 필름에 기초를 두고 척추가 휘어진 커브의 모양과 일치시키도록 한다. 밀워키 보조기의 세부적인 명칭은 그림을 참조한다(그림 6-37).

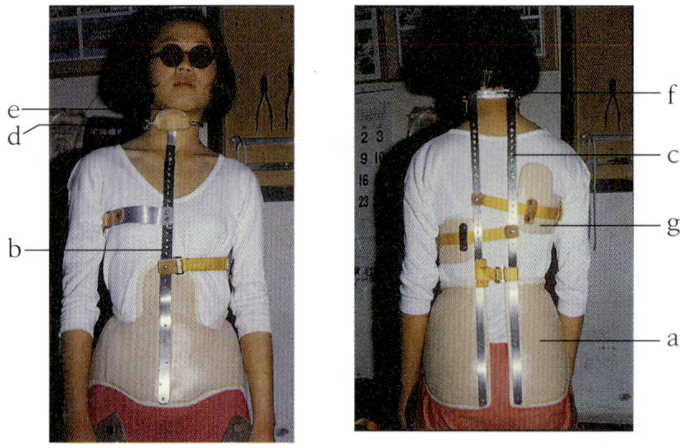

전면 후면

그림 6-37 밀워키 보조기(Milwaukee brace)와 세부 명칭
a. 골반부(pelvic section) b. 앞쪽지지대(anterior upright)
c. 뒤쪽지지대(posterior upright) d. 목뼈링(neck ring)
e. 턱받침(throat piece) f. 뒤통수뼈받침(occipital rest) g. 가슴우리패드(thoracic pad)

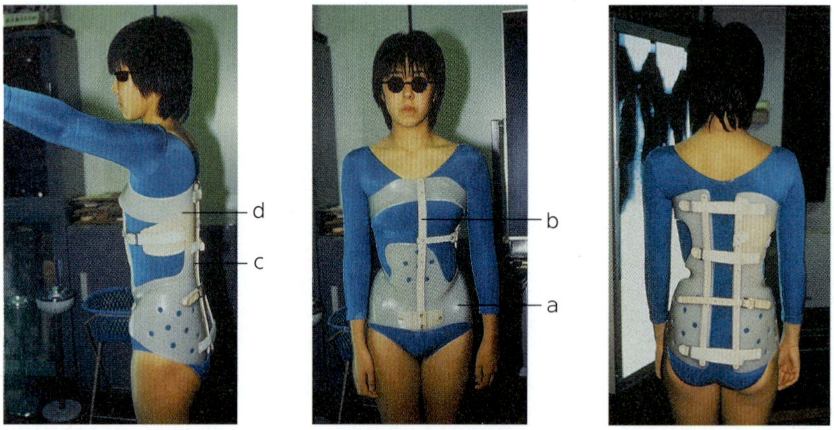

측면 정면 후면

그림 6-38 언덜암 보조기의 세부 명칭
a. 골반부 b. 앞쪽지지대 c. 뒤쪽지지대 d. 가슴우리패드

척추 교정을 위한 또 다른 보조기로는 언덜암 보조기(underarm orthosis)가 있다(그림 6-38). 이 보조기는 1960년대에 유럽에서 많이 제작되었으며 1970년대에는 미국에서도 사용하게 되었다.

이 보조기는 척추 보조기의 분류상으로 보면 등뼈(흉추)에서 엉덩이뼈(천추)까지 연결된 등허리엉치(흉요천추)보조기(TLSO)로 T_7 이하의 등뼈나 등허리뼈의 척추옆굽음증이나 척추뒤굽음증을 교정하기 위한 보조기이다. 이 보조기의 명칭은 지역이나 도시 이름을 따라 보스턴, 뉴잉턴, 파사데나, 마이아미, 리베라 보조기 등으로 불리워지고 있다. 보스턴 보조기는 기성제품으로 사이즈 별로 여러 가지가 있어 환자 체형에 맞게 선택하여 약간 다듬고 조립할 수 있다. 패드도 치료 부위에 따라 미리 본떠 놓은 것을 선택하여 달아준다. 그러나 시일이 오래 걸리고 제작의 난점이 있더라도 역시 맞춤 보조기가 정확하게 맞기 때문에 좋다.

오른쪽 등허리뼈(흉요추) 커브를 교정하기 위한 플라스틱으로 제작된 마이아미 등허리엉치 보조기(Miami TLSO)를 볼 수 있다(그림 6-39).

다음은 척추옆굽음증과 척추뒤굽음증에 대한 밀워키 보조기와 언덜암 보조기의 생역학적 관점을 살펴보기로 한다.

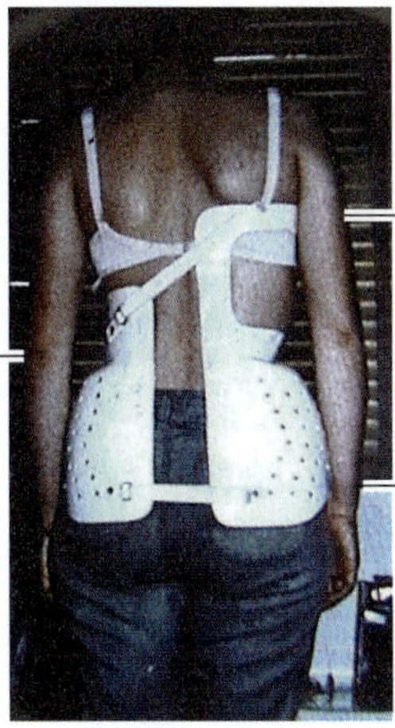

그림 6-39 오른쪽 등허리뼈(흉요추) 커브를 교정하기 위한 마이아미 보조기(Miami TLOS)
a. 가슴우리 부위의 플라스틱이 겨드랑 부위(액와부)까지 연장되어 있다.
b. 등허리(흉요추) 커브를 안쪽으로 미는 힘
c. 골반부 하단에서 b의 힘에 대한 반대 압력

(1) 척추옆굽음증(척추측만증, Scoliosis)(그림 6-40 a) : 해부학적으로 정 중앙의 축으로부터 척추가 가쪽으로 편위되거나 돌림이 일어난 변형을 말하며, 척추나 척추 주위의 변화로 발생되는 기형으로서 일반적으로 14세 이전에 발생되는 것이 보통이며, 남자보다 여자에서 3~5배 정도 많이 발생한다. 원인은 좋지 못한 자세로 인한 기능적 척추옆굽음증, 척추구조변형으로 인한 구조적 척추옆굽음증, 유아기, 연소기, 청소년기에 원인 없이 발생하는 특발성 옆굽음증, 선천성 옆굽음증, 신경근육성 옆굽음증, 기타 종양, 감염, 대사성 질환, 관절염으로 인한 옆굽음증이 있다. 치료는 보존적 치료와 수술적 치료가 있는데 여기서는 밀워키 보조기를 통하여 치료할 수 있는 범위에서 언급할 것이다(그림 6-40 b, c).

밀워키 보조기는 뒤통수(후두부)와 턱 그리고 골반에서 위아래로 당기는 교정력과 척추옆굽음증의 돌출부를 가쪽에서 패드로 누르는 교정력이 동시에 작용한다. 보조기 착용은 목욕과 운동하는 시간을 제외하고 거의 23시간 착용한다. 보조기 착용 후의 활동은 거의 정상적으로 보조기를 입은 채로 자고, 학교에 다니고, 운동도 할 수 있다. 교정이 이루어짐에 따라 목의 앞뒤의 받침을 높이고 옆의 패드는 더 조여야 한다. 밀워키 보조기 외에 등허리엉치(흉요천추)보조기(TLSO)가 있으며 이는 목 부분의 받침이 없어 편하지만, 아래허리(lower lumbar) 또는 등허리부(흉요부)만곡에만 효과가 있다. 보조기는 성장기의 어린 아동에서 20~40°의 경하고 유연성 있는 만곡에서 가장 효과적이고, 60° 이상에서는 별로 효과가 없다. 유아기 특발성 옆굽음증은 80~90%가 자연교정이 이루어지지만 만곡이 계속 진행하거나 30° 이상의 만곡일 경우에는 보조기를 착용해야 하고 청소년 특발성 옆굽음증(juvenile idiopathic scoliosis)은 보통 진행성이므로 15° 이상만 되어도 보조기를 착용하는 것이 안전하다.

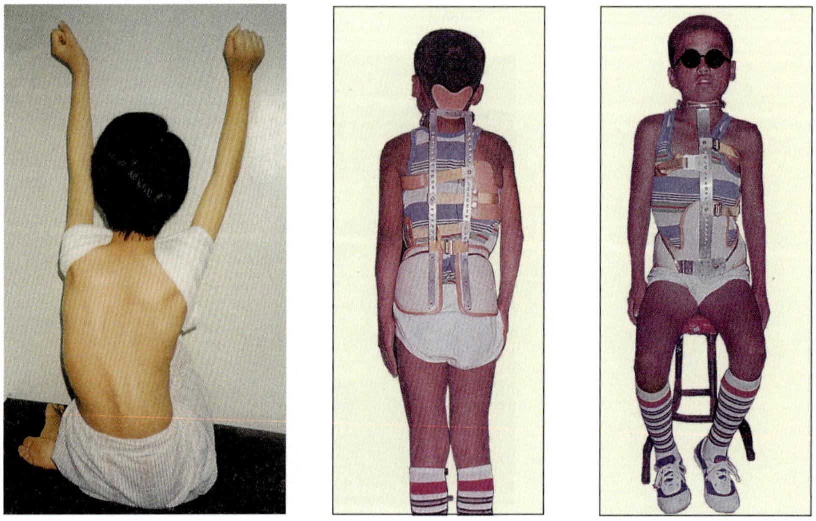

a b c

그림 6-40 척주옆굽음증(a)과 밀워키 보조기(b, c)

40~ 60°의 만곡은 소위 회색대(gray zone)로서 환자의 뼈, 연령, 만곡의 유연성, 등쪽 돌출 형태, 만곡 길이, 환자의 심리적 사회 경제적 등 여러 요소에 따라 적용시켜야 한다. 예를 들어 8세 아동의 50% 이상 진행되는 60%의 만곡증에서는 보조기가 효과적이다. 그러나 뼈의 성장이 거의 끝나가는 15세 여자의 40% 만곡증에서는 별 효과가 없다. 보조기 착용은 만곡이 증가되는 징후가 없을 때까지 착용하며 대개 성장이 끝날 때까지 계속한다.

① 척주옆굽음증에 대한 밀워키 보조기의 생역학적 관점

척주옆굽음증에 대한 밀워키 보조기의 역학적 원리는 겨드랑(액와)슬링(axillary sling) (B)과 골반부(pelvic section)의 가쪽면(D)의 받치는 힘과 가슴우리패드(thoracic pad)(C)가 안쪽으로 미는 힘에 의한 3점압 원리가 적용된다(그림 6-41 a). 밀워키 보조기를 착용한 후 몇 개월이 지나면 겨드랑 슬링은 별로 중요하지 않게 된다. 왜냐하면 목뼈링에 의해서 유발되는 바로서기반사(righting reflex)는 가슴우리패드에 역작용을 하게 되기 때문이다.

이 바로서기반사의 존재 여부는 6개월간 밀워키 보조기를 착용한 후 겨드랑 슬링을 떼어낸 후에 시도해 볼 수 있다. 만일 목이 목뼈링 중앙에 있다면 겨드랑 슬링을 계속할 필요는 없지만 그렇지 않을 때에는 계속해야 한다. 이 반사는 4~6개월 후에 다시 시험해 보아야 한다. 겨드랑 슬링을 제거한 후에도 가슴우리패드(C)와 반대쪽 골반의 가쪽면(D)과 같은쪽 골반의 아랫부분(E)에 의한 3점압 원리는 계속 유지된다(그림 6-41 b).

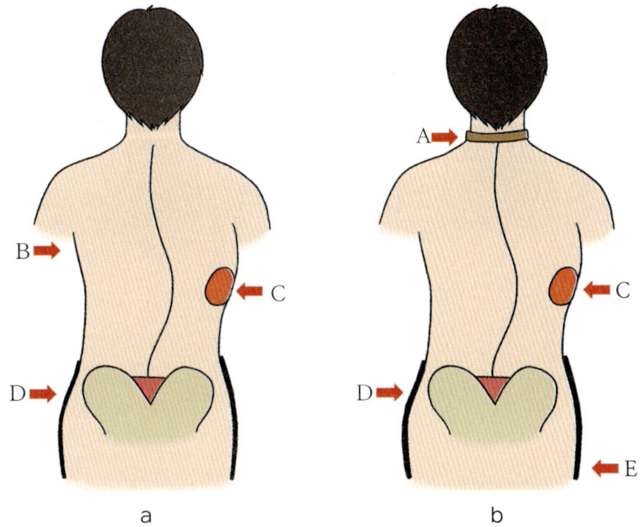

그림 6-41 오른쪽 가슴우리커브를 교정하기 위한 밀워키 보조키

a. 가슴우리(흉곽) 패드(C)에 반대되는 힘은 반대쪽 겨드랑 슬링(B)과 골반부 가쪽면(D)이다.
b. 목뼈링(A)의 가쪽으로 야기되는 바로서기반사는 가슴우리패드(C)에 대한 반대 작용을 하게 된다. 보조기를 고정시키기 위한 같은쪽의 골반부 아랫부분(E)은 3점압의 힘점으로 작용한다.

가슴우리 패드는 가슴우리나 등허리부위(흉요추부)에서 갈비뼈를 미는 힘으로 작용하며 허리뼈(요추)패드는 허리 뒤에서 앞쪽으로 밀게 된다. 이러한 위치 때문에 이 두 개의 패드는 앞쪽과 안쪽으로 미는 힘으로 작용한다. 따라서 패드의 모양과 위치는 중요하며 패드에 가해지는 힘은 갈비뼈가 돌출된 정도와 돌림된 정도 그리고 등뼈 뒤굽음증의 정도에 따라 달라지게 된다. 가슴우리(흉곽)패드는 갈비뼈 중앙부에 휘어진 커브의 끝부분이나 바로 그 밑에 가해져야만 된다.

② 척주옆굽음증에 대한 언덜암의 생역학적 관점

모든 TLSO는 3점압 또는 4점압 원리가 적용된다. 3점압 원리는 허리뼈(요추)나 등허리뼈(흉요추)에 C자형 커브에 적용하고 4점압 원리는 S자형 커브에 적용시킨다. TLSO는 모든 등뼈커브

(thoracic curve)에 적용되는 것은 아니며 제 7등뼈 이하의 커브를 가지고 있을 때에만 적용된다. 허리뼈나 등허리뼈에 C자 커브가 있을 때는 패드(B)를 허리뼈나 등허리뼈 바로 밑에서 안쪽으로 밀며, 반대쪽 등뼈(A)와 골반부 하단(C)은 패드의 역방향이 되도록 하는 3점압 원리가 적용된다(그림 6-42). 경우에 따라 TLSO의 A에 해당되는 부분은 신체의 바로서기반사를 유도하여 대신할 수도 있다. 그러나 보조기에 가해지는 힘은 반대쪽 골반부(C)와 같은쪽 골반부 아랫단(D)이 서로 역방향으로 작용하기 때문에 3점압 원리는 그대로 유지된다.

이러한 힘의 작용으로 보조기 자체가 돌림하려는 경향이 있으므로 골반부의 D부분을 좀더 아래쪽으로 연장하여 제작한다(그림 6-43).

등뼈나 허리뼈가 S자 커브가 되어 있을 때는 두 개의 패드로 미는 힘이 등뼈와 허리뼈의 볼록한 부분에 작용하며 반대쪽 힘은 겨드랑 아래의 가슴우리(A)와 골반부(D)에서 작용하게 된다. 따라서 4점압이 적용된다(그림 6-44).

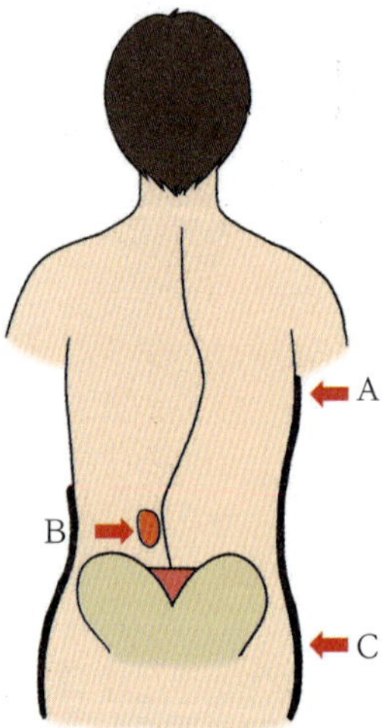

그림 6-42 허리뼈(요추)커브에 대한 언덜암 보조기의 생역학. 허리뼈 또는 등허리뼈(흉요추) 커브에 가해진 힘(B)은 가슴우리(A)와 골반부 아랫단(C)에 의해서 3점압이 이루어진다.

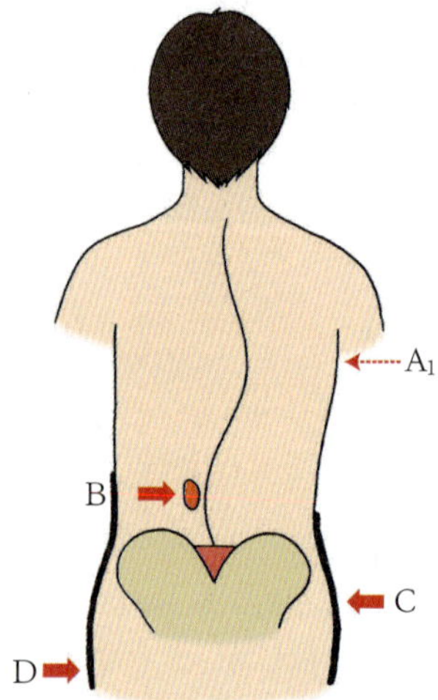

그림 6-43 허리뼈(요추)커브에 대한 가슴우리(A)가 없을 때는 허리뼈커브에 가해진 힘(B)은 반대쪽 골반부(C)와 같은쪽 골반부(D)가 이루어지는 3점압과 A1에 의해서 유발되는 바로서기반사에 의해 반대힘으로 작용한다.

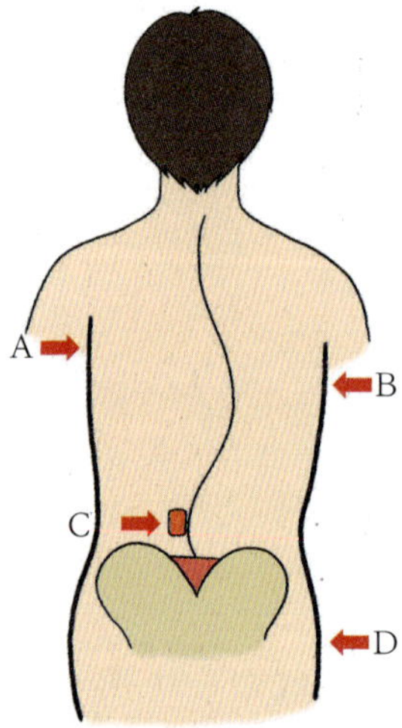

그림 6-44 등뼈와 허리뼈(요추)의 S자 커브에 대한 등허리엉치 보조기(TLSO)의 생역학. 등허리뼈(B)와 허리뼈(C)에 가해지는 힘과 겨드랑이까지 연장된 가슴우리(A)와 골반부(D)에 의해서 4점압이 이루어진다.

(2) 척주뒤굽음증(척추후만증, kyphosis) : 척추굽음이 뒤쪽으로 향할 때를 척주뒤굽음증이라 부른다. 뒤굽음증의 가장 큰 원인은 자세가 나쁜 경우이고, 그 외에 젊은 사람에게 발생하는 쇼이에르만병(Schuermann's disease), 선천성 뒤굽음증, 호산성 육아종, 노인에게 발생하는 노인성 뒤굽음증, 척추 결핵후유증으로 생기는 결핵성 척주뒤굽음증이 있다.

청소년기 척주뒤굽음증은 병의 원인이 잘 알려져 있지 않은 질병이다. 이것은 척추체의 성장 부위를 침범하여 정상적인 성장을 못하게 되어 추체가 쐐기모양으로 함몰되어 척추뒤굽음증이 된다. 때로 이것은 요통의 원인이 되기도 한다. 보조기는 동통이 있을 때 또는 동통을 수반한 60~65° 이상되는 지나친 척주뒤굽음증(hyperkyphosis)에 적용이 된다. 이때에도 역시 밀워키 보조기와 언덜암 보조기가 사용된다.

① 척주뒤굽음이 위 척추일 때의 척추 보조기의 생역학적 관점

척주뒤굽음증에 대한 밀워키 보조기는 척주옆굽음증에 사용되는 밀워키 보조기의 원리를 약간 수정하여 사용할 수 있다. 구부러진 척추를 똑바로 펴기 위해서 목뼈링은 약간 뒤쪽에 놓고 뒤쪽지지대는 척추 외형에 따라 놓는다. 패드는 커브가 볼록한 바로 밑에 놓는다. 등뼈 뒤굽음증은 뒤쪽 패드(B)가 앞위쪽으로 미는 힘과 골반부의 복대(C)가 안쪽으로 미는 힘과 골반 지지대의 뒤쪽아랫부분(D)에서 미는 힘으로 3점압 원리가 적용되며 보조기를 고정시키는 작용을 한다(그림 6-45). 목뼈링(A)에 의한 바로서기반사는 능동적으로 척추를 바르게 하려는 스스로의 의지를 말한다.

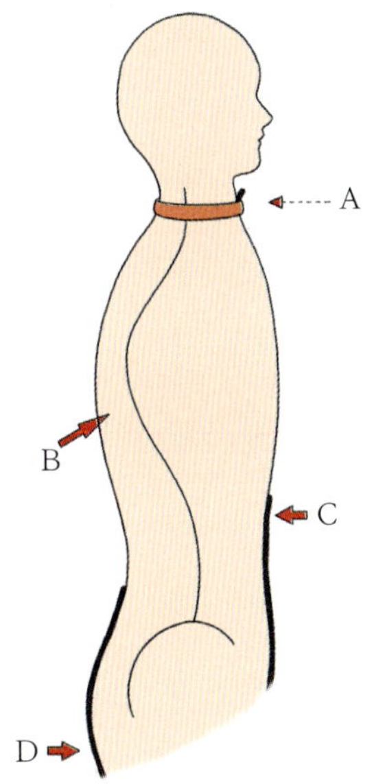

그림 6-45 등뼈 뒤굽음증을 교정하기 위한 등허리엉치 보조기(CTLSO)

A. 목뼈링(neck ring)
B. 뒤쪽패드(posterior pad)
C. 복대

뒤쪽 패드(B)는 척주뒤굽음의 첨단부위 바로 아래에 압력을 가한다.
목뼈링(A)에 의한 바로서기반사와 복대(C)는 반대압으로 작용한다.
이때 골반부 뒤쪽(D)은 보조기를 안정시켜 준다.

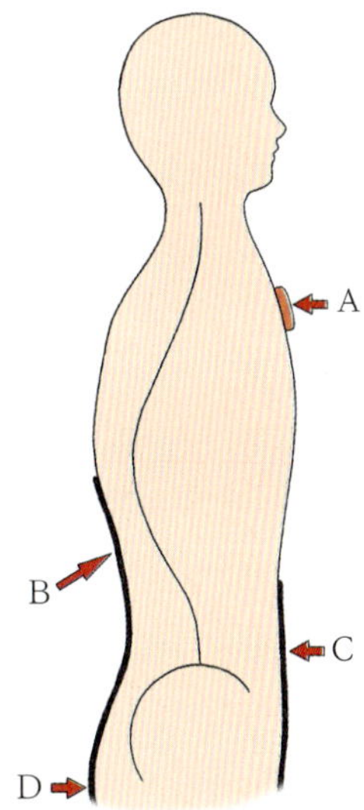

그림 6-46 등허리뼈 옆굽음증을 교정하기 위한 등허리엉치 보조기(TLSO)

A. 복장뼈패드(sternal pad)
B. 척주뒤굽음패드(kyphosis pad)
C. 복대(abdominal apron)

척주뒤굽음증의 커브 바로 아래에 가해진 힘(B)은 복장뼈패드(A)와 복대(C)의 힘에 의해서 3점압이 이루어진다. 이때 골반부 아랫단(D)은 보조기를 고정시키는 역할을 한다.

② 척주뒤굽음증이 아래 척추일 때 언덜암 보조기의 역학적 관점

척주뒤굽음의 첨단이 등뼈 아래나 등허리(요추부) 부위라면 TLSO가 사용된다. 이 보조기는 골반부에 플라스틱이나 금속으로 된 뒤쪽 벽과 패드로 구성된다. 역학적 원리는 척추뒤굽음증을 패드로 앞위쪽으로 미는 힘(B)과 복장뼈패드(A)와 골반부의 복대(C)가 이루는 3점압으로 형성된다(그림 6-46).

등뼈 중앙부의 뒤굽음증은 역학적으로 볼 때 비효율적이므로 TLSO를 사용하지 않는 것이 좋다. 그러나 등뼈 아래나 등허리뼈의 척추뒤굽음증은 상당히 효과적이다. 왜냐하면 척주 옆굽음증처럼 갈비뼈를 통하여 교정하는 것이 아니라 척추 위에서 바로 앞쪽으로 눌러주기 때문이다.

보조기로 척추를 뒤로 젖히는 힘은 척추 성장세포가 압박되는 것을 경감시켜주며 척추뼈의 성장발육이 형성되도록 도와준다. 쇼이에르만병(Sheuermann's disease)의 보조기를 이용한 단기치료의 결과는 매우 양호하다. 보조기 착용 후 척추의 커브는 정상 범위로 교정되고 쐐기 같던 척추도 제 모양을 찾게 된다.

Bradford 등의 연구에 의하면 평균 8.5°의 쐐기가 보조기를 34개월간 착용한 후에는 2.8°로 감소되었다고 보고했다. 장기간 보조기 착용에 대한 결과보고는 발표된 것은 없으나 일반적인 경험으로 비추어 볼 때 상당히 도움이 되리라 믿는다.

(3) 척주옆굽음증과 척주뒤굽음증에 대한 보조기에서의 알아둘 점

① 밀워키 보조기와 언덜암 보조기의 장단점

보조기를 처방할 때는 이 두 보조기의 장단점을 잘 살펴보고 처방해야 한다.

밀워키 보조기

- 장점 ① 보조기가 신체에 밀착되어 있지 않고 통기가 잘 되어 더운 날씨에도 견딜 수 있다.
  ② 아이들은 성장에 따라 높이를 늘릴 수 있다.
  ③ 커브 변화에 따라 패드를 쉽게 조절할 수 있다.
  ④ T_7 이상의 척추 커브에도 적용된다.
- 단점 ① 외관상 보기 흉하여 정신적으로 받아들이기 힘들다.
  ② 턱받침이 머리를 위로 당겨 올리는 작용을 하면 입을 움직일 때 불편하게 된다.
  ③ 제작이 어렵다.
  ④ 비싸다.

언덜암 보조기

- 장점 ① 목뼈링이 없기 때문에 보조기를 옷으로 감출 수 있으므로 심리적 부담이 적다.
  ② 제작이 쉽다.
  ③ 어린아이들은 쉽게 적응할 수 있다.
- 단점 ① 성장에 따른 높이 조절을 할 수 없다.
  ② 압박, 내부열, 보조기의 내부 순환장애 등으로 피부에 문제점이 생기기 쉽다.

③ 가슴우리가 원통형으로 되기 쉽다.

④ T_7 이상의 척추 커브는 조절할 수 없다.

② 보조기 벗기

적절한 시기에 보조기를 벗어버리는 것도 아주 중요한 일이다. 교정용 척추 보조기는 일반적으로 하루 23시간 이상 착용하게 된다. 특발성 척주옆굽음증일 때는 성장이 끝나는 시기에 보조기를 벗어야 하며 보조기는 서서히(1~2년) 또는 빨리(6개월 또는 그 이하) 벗어버릴 수도 있다.

그러나 가능한 한 서서히 벗는 것이 좋다 왜냐하면 보조기 착용을 그만두고 나면 대체로 척추의 커브가 다시 증가하기 때문이다. 보조기를 벗고 2~4시간 후에 X-ray를 촬영하여 커브의 상태를 관찰한다. 5° 미만으로 커브가 감소되면 하루에 보조기 벗는 시간을 증가시킨다. 매 3~4개월마다 방사선촬영을 하고, 다시 관찰하고 보조기를 벗는 시간을 4시간, 9시간, 12시간으로 점차 늘려나간다. 12시간 이상 벗게 되어도 6개월 내지 1년간은 잠자는 시간에는 보조기를 착용하는 것이 좋다. 이러한 과정을 모두 거친 다음에 보조기를 완전히 벗어버려야 한다.

③ 운동

일정한 운동 계획을 세워 보조기를 착용하고도 척추교정 운동과 근력유지 운동을 계속해야 한다. 운동 프로그램을 통하여 커브가 증가되었다는 것을 입증하는 논문은 없지만 운동을 계속한 어린이는 보조기를 벗은 후에도 편안하게 느끼지만 근력운동을 하지 않은 어린이는 보조기를 벗은 다음 동통을 느끼는 경우가 많은 것을 볼 수 있다. 따라서 척주옆굽음증과 척주뒤굽음증에 대한 보존적인 치료는 밀워키 보조기나 언덜암 보조기의 착용과 더불어 지속적인 운동계획을 세워 환자 스스로 꾸준히 노력해야 하며 정기적인 검진을 받아 교정여부를 확인해야 할 것이다.

II PROSTHETICS 의지학

1. 절단
2. 팔의지
3. 다리의지

01 절단 (Amputation)

❶ 절단술의 역사

신체의 일부가 어떠한 원인으로든 절단되었을 때 절단부 이하를 무엇으로든 대치하여 그 기능의 일부를 대신하려는 노력은 아마 원시시대부터 시작되었을 것이다. 예를 들어 야수에게 물려 달아난 다리의 일부를 막대기와 같은 형태의 의족을 만들어 사용하였을 것이라는 것을 상상해 볼 수 있겠다. 그러나 문헌상으로는 BC 484년경 헤로도투스 시대의 한 페르시아 병사가 포로가 되었을 때 그의 발을 끊고 탈주하여 후에 나무로 된 의족을 달았다는 기록을 볼 수 있다. 또한, BC 300년경에 제작되었다고 생각되는 동과 나무로 만든 인공다리가 1858년 이탈리아 카프리에서 발견되었다. 그러나 불행히도 이것은 제 2차 세계대전 때 폭격으로 파손되었다. 강철로 만든 인공 손은 15세기 때 기사(騎士)들에게 사용되었다. 이러한 것은 이탈리아 후로렌스에 있는 스티벌트 박물관에 소장되어 있다.

히포크라테스는 결찰사(ligature)를 사용하여 절단에 이용하였으나 중세기 동안 이 기술은 잊혀지게 되었다. 이 방법은 다시 1529년 프랑스의 군종외과 의사인 Ambroise Parie에 의해 다시 시도되었다. 그 결과, 절단은 생명을 구하는 방법으로 더욱 이용되었으며 결찰사를 사용했을 때 잔존율은 더욱 높아졌다. 1674년 Morel은 지혈대를 절단술에 사용하였고 Pare는 1536년 처음 팔꿉관절이단술(elbow dis-articulation)을 실시하였다. 1843년 영국의 외과의사인 James Syme경은 발목관절절단에 Syme절단술을 실시하였다. 1867년 Syme의 사위인 LordLister에 의해 무균성 기술(antiseptic technique)의 도입으로 절단술은 더욱 성공적으로 시행할 수 있었으며 이때 마취제인 클로로폼(chloroform)과 에텔(ether)이 사용되었다.

1898년 Vanghetti는 이디오피아 사람에 의해 양손이 절단된 이탈리아 군인의 팔 기능을 향상시킬 목적으로 운동성형절단술(kineplasty : 팔다리를 절단한 후 스텀프의 근육을 이용하여 의지의 수의 운동을 가능하게 하는 수술)을 처음으로 시도했다. 1916년 독일의 Sauerbruch는 skin-lined muscle tunnel방법을 제창하였고 1920년 알젠틴의 Bosch Arana는 이 방법의 임상적 연구를 시도하였다. 독일의 Ertl은 myodesis라고 알려진 기술을 발달시켰다. 그것은 스텀프의 잘린 근육의 하단을 매는 방법이다. 그러나 이 방법은 1950년 Dederich에 의해 다시 재현되기 전까지는 사용되지 않았었다.

전쟁은 절단술을 발달시켰을 뿐 아니라 의수족의 발달도 자극시키게 되었다. 제 2차 세계대전의 결과 많은 절단자가 속출되었으며 이들은 의수족을 제공 받을 수 있는 기회가 주어지기를 원했다. 그 이후 각

나라마다 절단자에 대한 각종 위원회와 협의체가 생기기 시작했으며 서로 정보교환이 이루어지고 체계적인 발전을 이룩하게 되었다.

❷ 절단의 원인

팔다리절단의 원인은 사고와 질병 그리고 선천적인 기형으로 대별해 볼 수 있다.

1) 사고

(1) 외상 : 폭력, 추락, 교통사고, 산업재해, 총상 등으로 신체의 일부가 이미 절단된 상태가 된 경우도 있으며 또는 팔다리조직의 손상으로 혈관, 골격 등의 파괴가 심하고 괴사를 피할 수 없고 기능적 재건이 불가능하여 치유불능일 때 절단한다.

(2) 열상, 화학적 화상, 감전 : 산업체에서 흔히 발생되는 사고로, 고열이나 화학물을 취급할 때 또는 고압전기로 감전되었을 때 팔다리조직의 심부손상이나 광범위한 손상으로 치유 불능일 때 절단한다.

(3) 동상 : 극심한 동상에 걸렸을 때도 팔다리의 말단 부위를 절단하게 된다.

2) 질병

(1) 동맥의 폐쇄성 질환 : 다리의 혈액공급이 혈전, 색전 또는 동맥경화증, 폐쇄성 혈전 혈관염(thromboangitis obliterans) 등으로 차단되었을 때 절단하게 된다. 팔다리절단의 원인 중 75%가 말초혈관장애로 인하며 대개는 다리에서 일어난다.

(2) 종양 : 팔다리에 골육종과 같은 원발성 악성종양이 발생하면 절단한다. 또 양성종양에서도 종양절제로 팔다리의 기능상실을 초래할 경우 절단한다.

(3) 감염 : 급성 중증감염이 몸쪽부로 확대되어 생명을 위협하고 다른 방법으로 제지할 수 없을 때 절단한다. 가장 흔한 감염은 독성이 높은 가스 괴저(gas gangrene)이다. 화농성 골수염과 같은 만성감염으로 약물요법이나 수술로 치유되지 않으면 국소 또는 전신의 후유증으로 절단하게 될 때가 있다. 전신적 후유증 즉, 유전분증(amyloidosis), 사구체성 신염(glomerular nephritis)과 세균성 심내막염 등은 절단하지 않으면 사망하게 된다. 만성감염의 국소후유증 즉, 근육과 뼈의 광범위한 결손, 변형성 구축 및 강직, 만성 궤양, 동통성 반흔, 저혈성 변화, 지속되는 누공 및 누공 근처의 암의 발생 등에는 절단하고 의지를 착용하는 것이 좋다. 그러나 이러한 염증으로 인한 팔다리절단은 항생물질의 발달로 많이 감소되었다.

3) 선천성 기형

(1) 선천적으로 절단된 경우 : 1961년 독일의 소아과의사 렌츠는 탈리도마이드란 약제를 임산부가 복용

하면 팔다리가 없거나 짧은 기형아를 출생시킨다는 충격적인 발표를 하였다. 탈리도마이드는 당시 임산부에게 인기있는 진정제로 아스피린 다음으로 많이 복용되고 있었다. 바로 이 탈리도마이드의 사용으로 인하여 유럽 전역에는 일시에 만명의 기형아를 탄생시키게 된 것이다. 이들은 지체의 일부가 기형으로 또는 절단된 상태로 출생되어 세상을 놀라게 했다.

이 밖에도 뚜렷한 원인은 밝혀지지 않았으나 팔다리가 절단된 형태로 출생되는 경우가 있다.

팔다리의 심한 선천성 결손이 있을 때는 의지착용에 적합한 스텀프를 만들기 위해 절단하기도 한다.

❸ 절단하기 위한 환자의 준비

신체의 일부를 절단해야 하는 최종적 결정은 의사가 해야 할 일이지만 환자의 동의를 얻어야 하며 환자에게 심적인 충격이 가지 않도록 절단해야만 하는 이유와 절단부위를 충분히 설명해 주어야 하는 일은 중요하다. 그리고 수술 후의 스텀프의 관리, 의수족에 대한 설명, 사회적인 적합, 가능하면 사회적으로 경제적으로 어떠한 도움을 줄 수 있다는 것도 곁들여 설명하면 좋고 절단 후에 환각통(phantom pain)도 느낄 수도 있다는 것도 미리 알려주는 것이 좋다. 절단을 해야 하는 사람들은 누구나 절단에 대한 심적인 불안과 공포를 느끼게 되며 절단 후의 직업적인 문제, 사회생활, 취미생활 등은 어떻게 할 것인가를 걱정하게 되며 남들이 자신을 어떻게 볼 것인가. 남들에 대한 자신의 태도는 어떻게 해야 할까, 의지(prosthesis)는 과연 얼마나 도움을 줄 것인가 등에 대한 문제를 갖게 된다. 이러한 모든 문제에 대한 해답을 얻는 데는 시간이 걸리게 될 것이며 재활팀의 모든 전문가들은 이에 대한 해답에 도움을 주어야 할 것이다.

❹ 절단의 종류

절단부에 감염이 현존하거나 잠재성으로 있을 때 절단하고 개방창으로 두는 것을 개방성절단(open amputation)이라고 하며 최종적으로 의지를 착용할 수 있도록 절단부를 폐쇄한 경우를 폐쇄성절단(closed amputation)이라고 한다.

절단부가 팔일 때를 팔절단(upper limb amputation), 다리일 때를 다리절단(lower limb amputation)이라고 하며 팔이나 다리의 각 관절에서 절단할 때는 관절이단(disartic- ulation)이라고 한다.

1) 팔절단(upper limb amputation)

팔은 손의 세밀한 조화를 이루는 운동, 촉감, 압박과 위치에 대한 고유감각 등의 기능을 필요로 하므로 다리절단과의 큰 차이점은 잘린끝의 길이에 대한 문제이다. 무릎관절 위절단(AK amputation)이나 무릎관절 아래절단(BK amputation)에서는 스텀프의 이상적인 길이가 존재하나 팔에서는 길수록 좋다고 할 수 있다. 왜냐하면 잔여부위가 길수록 감각이 많이 보존되어 팔기능에 가장 중요한 감각 피드백

(sensory feedback)을 기대할 수 있기 때문이며 앞팔의 엎침(회내), 뒤침(회외)운동이 보존될 수 있기 때문이다.

팔의 절단부위에 따라 다음과 같이 분류한다(그림 1-1).

(1) **손가락(수지)절단(finger amputation)** : 손과 손가락이 가능한 한 제 길이대로 보존되어 있는 것은 상당히 바람직한 일일 것이다. 때문에 손가락을 절단할 때는 아무리 적은 손가락 부분이라도 감각이 있는 한 남겨두는 것이 좋다. 그러나 손가락 끝의 뼈가 확장되어 뭉툭하게 되어 있는 것보다는 약간 짧은 것이 좋으며 손허리손가락관절(MP joint)에서의 절단은 피부가 과민하게 느껴지고 외상받기 쉽기 때문에 손허리뼈의 $\frac{2}{3}$ 지점에서 절단하고 손바닥의 피부를 스텀프의 끝 부분에 덮어 놓는 것이 좋다. 손가락 중에는 엄지손가락(모지)의 역할이 가장 중요한데 엄지손가락은 검지손가락 끝으로 물건을 집을 수 있으며(tip prehension) 각 손가락과 상대면으로 물건을 집을 수 있기 때문이다(lateral prehension). 손가락의 절단은 손가락뼈 또는 손가락 관절에 따라 명명된다(그림 1-2).

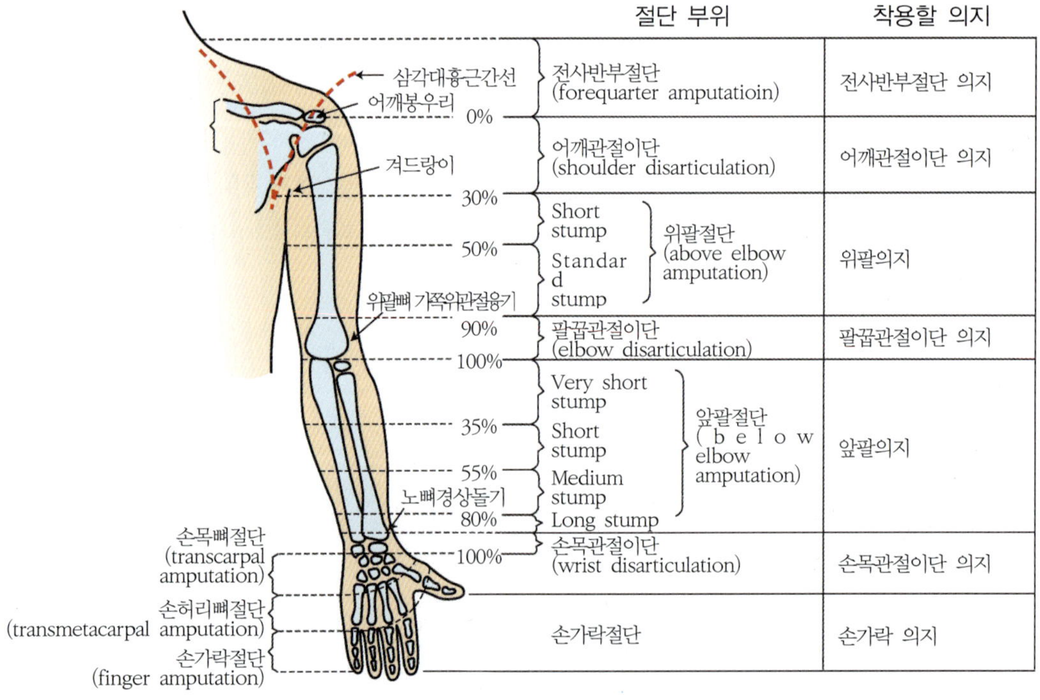

그림 1-1 팔절단 부위에 따른 분류

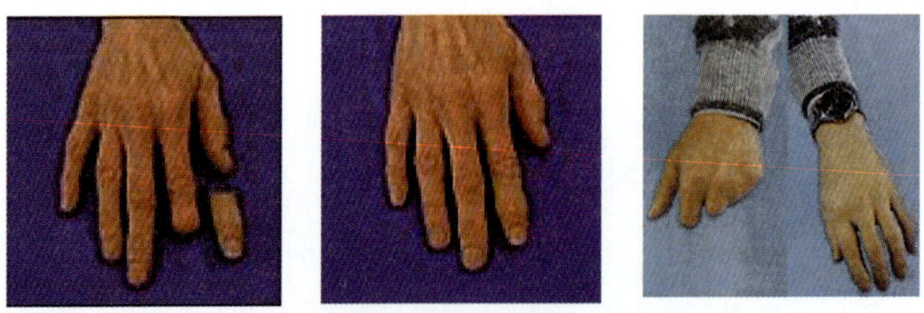

a b c

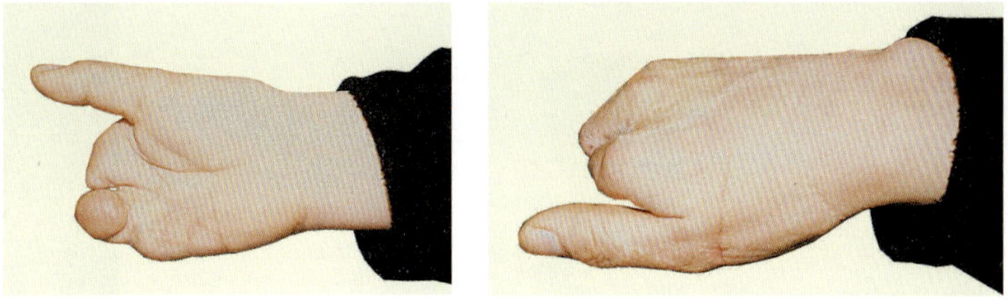

d e

그림 1-2 손가락(수지) 절단

a. 검지손가락절단 b. 인공 손가락으로 대체하여 미관상 보기가 좋다.
c. 손가락 모두가 절단되었으나 인공 손가락으로 대체하여 미관상 보완하고 있다.
d. 손가락절단(손바닥쪽) e. 손가락절단(손등쪽)

(2) 손목관절이단(wrist disarticulation) : 손목관절이단은 손목관절 부위에서 절단된 것(그림 1-3)을 말하며 의지를 팔꿉관절까지 할 필요가 없고, 앞팔의 엎침(pronation) · 뒤침(supination)을 할 수 있는 기능이 남아 있어 편리하다. 손목관절이단 의지의 발달로 의지를 지나치게 길게 하지 않고도 의지의 손목을 굽히고 젖힐 수도 있고 앞팔을 돌림할 수도 있다. 앞팔의 절단은 될 수 있는 대로 팔의 길이를 보존해야 한다.

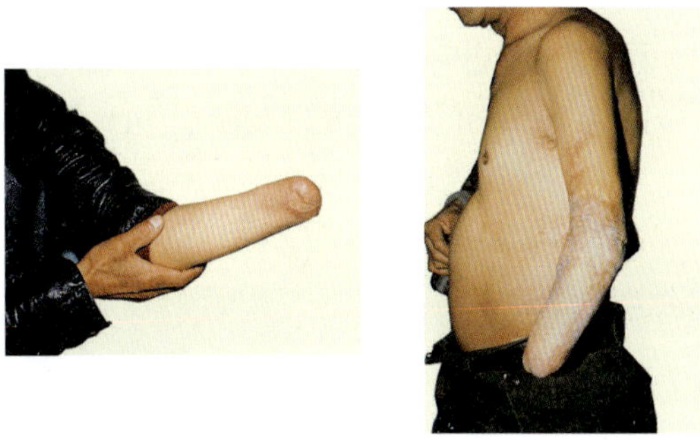

그림 1-3 손목이 절단된 손목관절이단

(3) 앞팔절단(팔꿉관절 아래절단)(below elbow amputation, BE amputation) : 팔꿉관절 아래인 앞팔에서 절단된 경우(그림 1-4)를 말하며 스텀프의 길이에 따라 긴앞팔(long below elbow(90~55%)), 짧은 앞팔(short below elbow(55~35%)), 매우 짧은 앞팔(very hort below elbow(35% 이하)) 절단으로 분류할 수 있다. 스텀프의 길이는 길수록 엎침과 뒤침 운동기능이 좋으며 짧을수록 앞팔의 힘도 약하고 엎침과 뒤침 운동범위는 감소되고 팔꿉관절굽힘운동 기능도 제한되게 마련이다.

(4) 팔꿉관절이단(elbow disarticulation) : 팔꿉관절에서의 절단을 팔꿉관절이단이라 부른다(그림 1-5). 위팔뼈 안쪽과 가쪽융기의 돌출로 말단부가 팽대되어 의지 제작상 문제점은 있으나 의지부착이나 체중부하 때에 장점이 되기도 한다. 팔꿉관절이단은 비교적 드문 편이다.

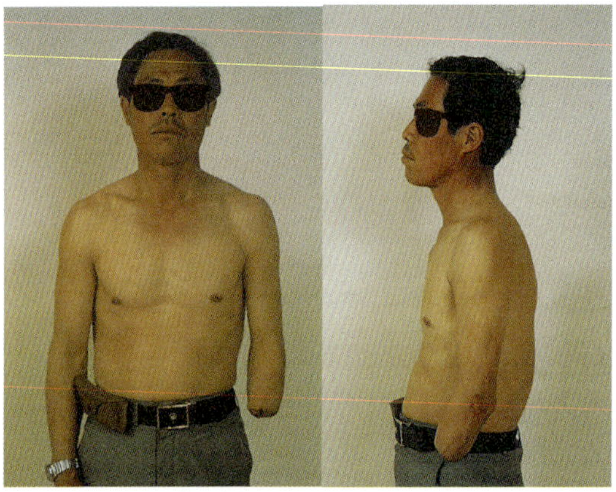

그림 1-4 앞팔절단

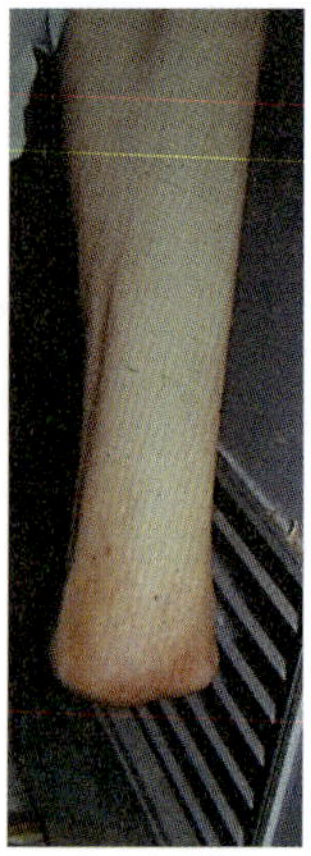

그림 1-5 팔꿉관절이단

(5) 위팔절단(팔꿉관절 위절단)(above elbow amputation, AE amputation)

팔꿉관절 위인 위팔에서 절단된 경우를 말하며(그림 1-6) 스텀프의 길이에 따라 표준 위팔(standard above elbow(90~50%)), 짧은 위팔(short above elbow(50~30%)), 위팔목(humeral neck(30% 이하)) 절단으로 구분되며 90% 이상인 것은 팔꿉관절이단(elbow disarticulation)과 같이 취급하고 30%보다 짧은 스텀프는 어깨관절이단(shoulder disarticulation)처럼 취급한다. 팔꿉관절 위절단은 위융기(과상) 부위가 가장 좋다. 이보다 위쪽은 몸쪽(proximal)으로 갈수록 기능이 감소된다. 적어도 겨드랑 앞면에서 5 cm는 되어야 한다.

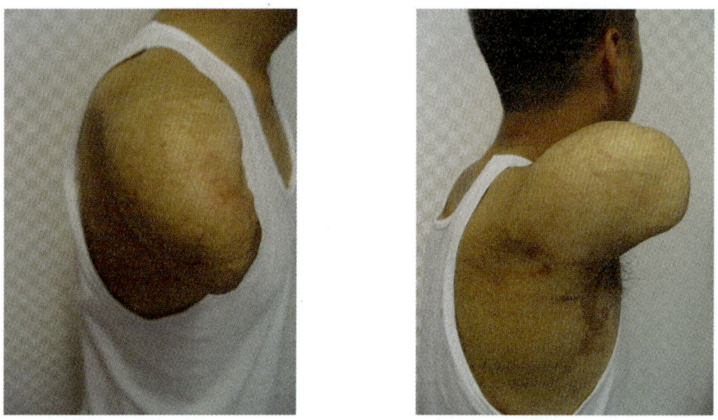

그림 1-6 위팔절단

(6) 어깨관절이단(shoulder disarticulation)

어깨관절이단은 어깨관절에서 절단되어 팔이 완전 제거된 경우를 말한다. 어깨관절에서의 절단은 가능한 한 외형의 손상을 적게 하기 위하여 위팔뼈머리(상완골두, humeral head)와 목(경부)을 남겨두는 것이 좋다(그림 1-7).

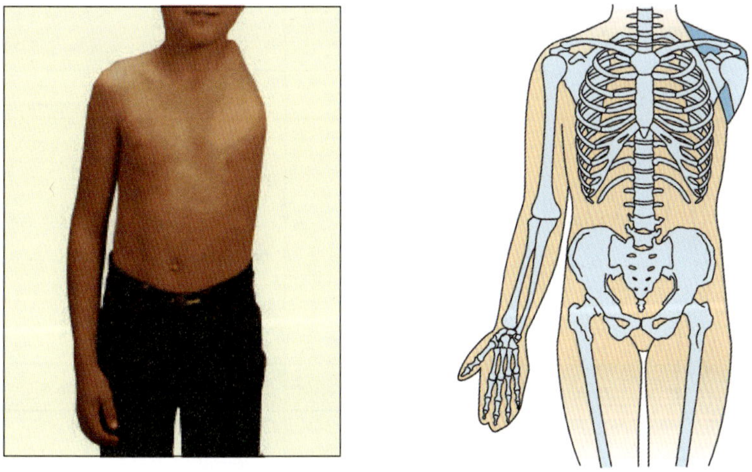

그림 1-7 어깨관절이단의 실제와 도해

(7) 전사반부절단(forequarter amputation) : 전사반부 절단은 어깨뼈와 빗장뼈(clavicle) 부분을 제거한 어깨뼈(견갑골, scapula)와 가슴우리(흉곽, thorax) 사이가 절단된 경우를 말하며, 극도로 외형을 흉하게 만드는 수술로서, 악성종양 치료에 시행된다.

2) 다리절단(lower limb amputation)

다리절단은 팔절단보다 5배나 많다는 보고가 있다. 다리절단에서 가장 중요한 것은 스텀프가 선자세에서나 보행 시에 하중을 받게 만드는 것이다.

다리의 절단부위에 따라 다음과 같이 분류한다(그림 1-8).

(1) 발가락절단(toe amputation) : 발가락의 절단을 의미한다(그림 1-9).

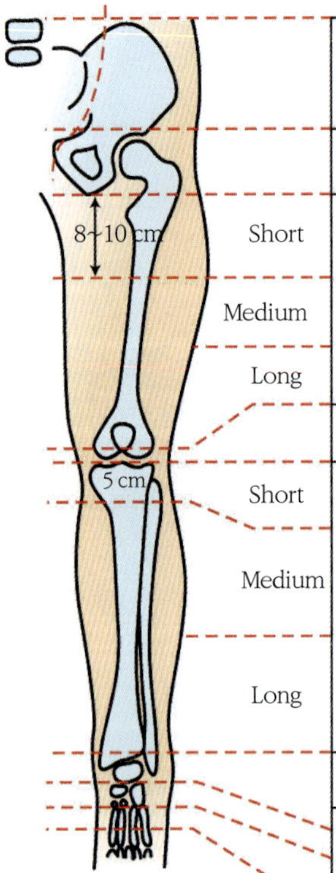

절단 부위	착용할 의지
골반절반절단 hemipelvectomy	골반절반절단의지 hemipelvetomy prosthesis
엉덩관절이단 hip disarticulation	(Canada식) 엉덩관절이단의지 hip disarticulation prosthesis
넙다리절단 above knee amputation	넙다리의지 above knee prosthesis
무릎관절이단 knee disarticulation	무릎관절이단의지 knee disarticulation prosthesis
종아리절단 below knee amputation	종아리의지 below knee prosthesis
싸임절단, Syme amputation	싸임의지, Syme prosthesis
쇼파르절단 리스프랑절단	ankle-foot prosthesis 발목·발 의지
발허리뼈절단 발가락절단	

그림 1-8 절단부위와 착용할 의지

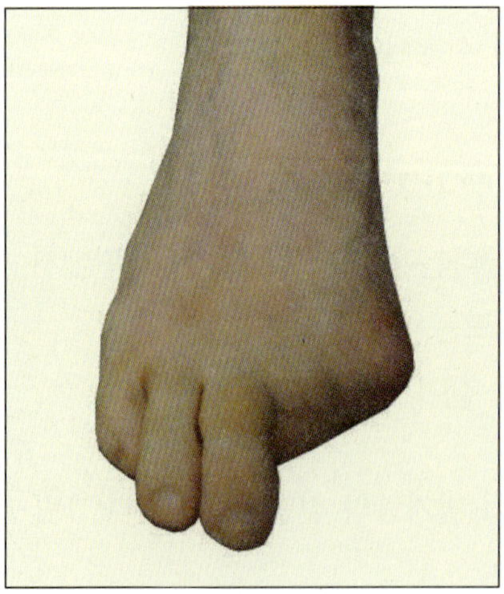

그림 1-9 발가락(족지) 절단

(2) 발허리뼈절단(tarsometatarsal amputation): 발허리뼈가 가로로 절단된 경우를 의미한다(그림 1-10).

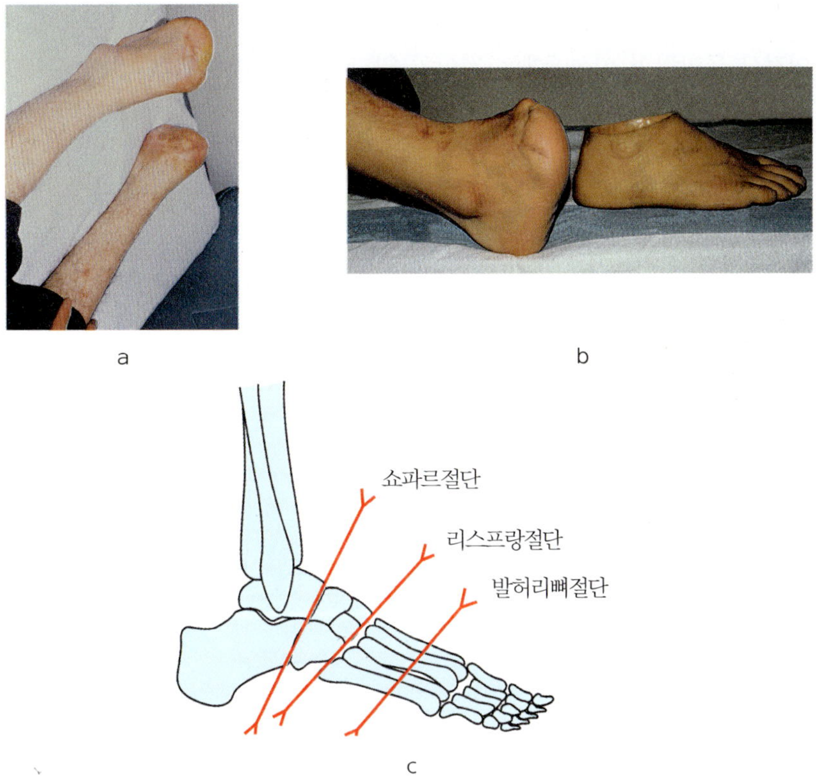

그림 1-10

a. 왼쪽다리 : 리스프랑절단, 오른쪽다리 : 쇼파르절단
b. 리스프랑절단과 미관용 의족　c. 발의 절단 분류

(3) 리스프랑절단(Lisfranc amputation)

발목발허리관절(족근중족관절, tarsometatarsal joint)에서의 이단을 의미한다(그림 1-10).

(4) 쇼파르절단(Chopart amputation)

목말뼈(거골, talus)-발배뼈(주상골, navicular) 및 발뒤꿈치뼈(종골, calcaneus)-입방뼈 사이의 발목뼈 중간관절(족근골간 관절, midtarsal joint)을 이단하여 목말뼈와 발뒤꿈치뼈만이 남는 절단을 말하며(그림 1-10) 앞발부위(전족부, fore foot)를 완전히 제거하기 때문에 발가락으로 가는 근육의 착점이 제거되므로 첨족 변형을 일으키기 쉽고 의지제작에 힘이 들거나 미관상 좋지 않아서 이러한 절단은 거의 시행하지 않는다.

(5) 싸임절단(Syme amputation)

발허리뼈의 먼쪽부위와 종아리 1/3부위의 먼쪽부 사이의 절단은 싸임절단이 가장 좋다. 싸임절단은 정강뼈와 종아리뼈를 발목관절보다 0.5 cm 위에서 절단하고 발뒤꿈치의 단단한 피부로 정강뼈끝을 덮는다(그림 1-11). 그러므로 곧바로 체중부하를 줄 수 있다. 그러나 싸임절단후에는 다리 길이가 5~7 cm 정도 짧아진다. 싸임의지(Syme prosthesis)는 종아리 플라스틱 소켓과 고정 발목관절, SACH발꿈치로 되어 있다. 스텀프는 외견상 투박하여 여성에게는 적합치 않다.

(6) 필로고프절단(Pirogoff amputation)

발뒤꿈치뼈와 힐패드 만을 남겨두는 절단술로서 체중부하를 즉시 할 수 있으며 의지 없이도 보행이 가능하다. 그러나 앞발부위(전족부, forefoot)가 없기 때문에 막대기 걸음(stomping gait)이 된다. 싸임절단과 다른 점은 다리 길이의 단축이 없기 때문에 의지기술이 발달되어 있지 않은 나라에서 흔히 시행되고 있다.

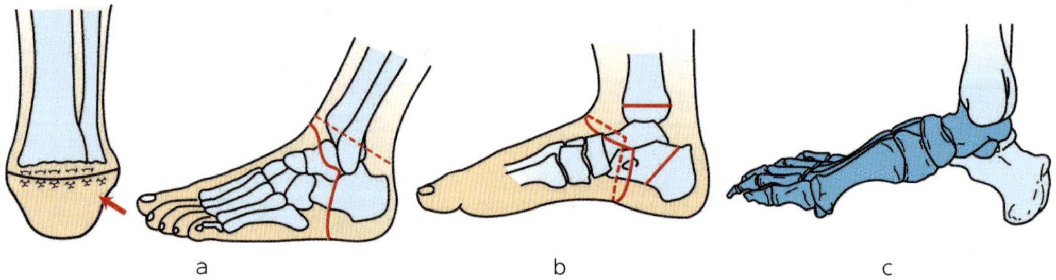

그림 1-11 발 뒤쪽 부위의 절단
a. 싸임절단(Syme amputation) b. 필로고프절단(Pirogoff amputation)
c. 보이드절단(Boyd amputaion)

(7) 보이드절단(Boyd amputation)

이것은 가쪽 복사뼈 바로 밑에서부터 안쪽 복사뼈 바로 밑에까지 절단하는 수술이다. 발등에서는 목말발배관절(거주관절, talonavicular joint)에서 가로질러 절단하고 발바닥에서는 발허리뼈의 바닥을 가로질러 절단한다. 목말뼈(talus) 전체를 축출해 내고, 발뒤꿈치뼈의 상면과 전체 발목관절 몰티스(mortise)로부터 관절연골을 제거한 다음, 발뒤꿈치뼈를 연접하여 관절유합을 시킨다. 다리의 장축을 따라 체중부하가 되도록 뒤꿈치에 체중부하가 되도록 한다.

(8) 종아리절단(무릎아래절단)(below knee amputation, BK amputation) : 싸임절단보다 몸쪽의 무릎아래절단을 종아리절단이라고 하며 정강뼈의 중간 1/3부위와 위 1/3부위에서 절단하는 것이 가장 이상적이다(그림 1-12). 대략 성인에서는 스텀프의 길이가 15 cm (6인치) 정도는 되어야 한다. 그보다 길면 의지에 잘 맞지 않고 혈액순환 장애와 절단 상처가 잘 낫지 않을 수가 있으며 피부손상을 일으키기 쉽다. 종아리뼈(fibula)는 정강뼈(tibia)보다 2~3 cm 정도 짧아야 한다. 전형적인 무릎아래절단은 스텀프를 덮는 피부가 튼튼하고 탄력성이 있고 기동력이 좋아야 한다.

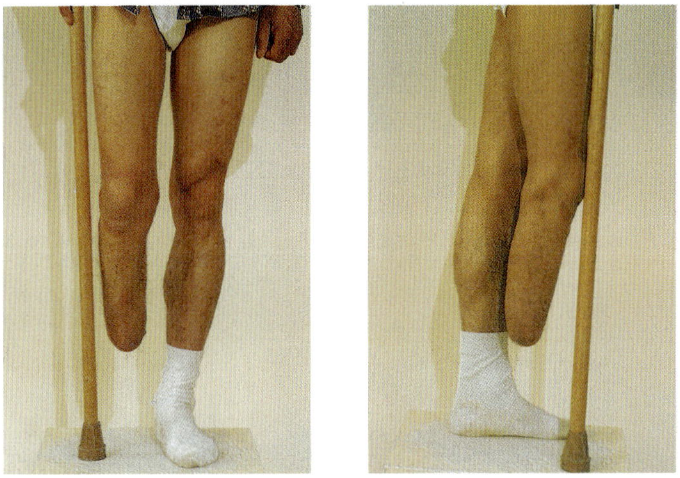

그림 1-12 종아리 절단

일반적으로 스텀프는 앞뒤 두 개의 피부판을 만들어 봉합하게 되는데 앞쪽 피부판을 뒤쪽 피부판보다 1~2 cm 길게 한다. 그렇게 하면 봉합 반흔은 뒤로 가게 되어 뼈끝(골단)과 의지 사이에서 압박을 받지 않게 된다. 그러나 말초혈관 질환이 있는 환자는 혈액순환이 좋고 뒤쪽 피부판을 길게 했다가 앞쪽으로 넘겨서 봉합하는 수술방법을 쓰기도 한다.

종아리절단에는 PTB의지를 주로 착용하게 되는데 5~6 cm 밖에 되지 않는 짧은 스텀프에도 PTB의지를 착용할 수 있다. 그러나 이보다 더 짧으면 스텀프와 소켓 사이에 안정성이 없게 되고 잘 벗겨지게 된다.

(9) 무릎관절이단(knee disarticulation) : 무릎관절에서 종아리를 절단한 수술을 무릎관절이단이라고 하며 말단 체중부하가 가능하다(그림 1-13). 그러나 긴 넙다리뼈와 말단 팽대부가 의지제작에 단점이 된다. 넙다리의 길이와 형태상의 문제를 해결하기 위하여 넙다리뼈를 약 5 cm 더 절단하고 무릎뼈를 그 끝에 붙여 주기도 한다(Critti-Stockes procedure).

(10) 넙다리절단(무릎위절단)(above knee amputation, AK amputation) : 무릎위 절단을 넙다리절단이라고도 하며(그림 1-14) 넙다리의 중간 $\frac{1}{3}$이 가장 이상적이며 적어도 무릎관절에서 8~10 cm 위쪽에서 시행하는 것이 가장 좋다. 그래야만 의지의 무릎장치(knee unit)를 설치할 수 있고 안정성을 갖게 된다. 스텀프가 너무 짧으면 의지의 소켓과 스텀프 사이가 불안정해져서 의지가 벗겨지기 쉽다.

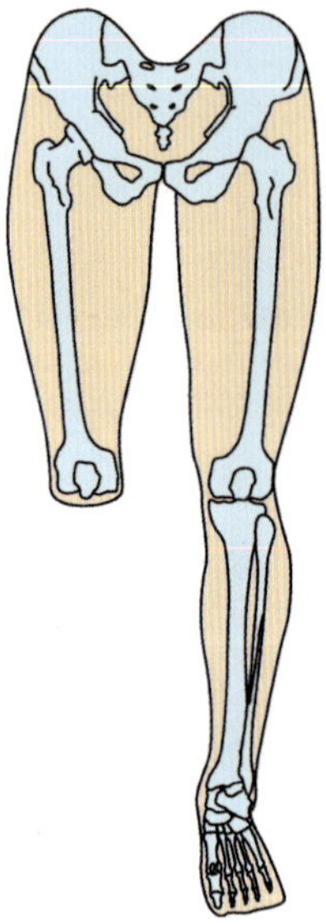

그림 1-13 무릎관절이단

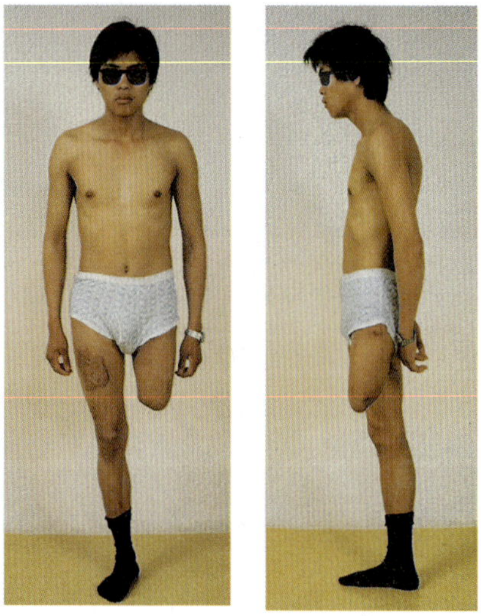

a b

그림 1-14 넙다리절단

a. 앞면 b. 옆면

(11) 엉덩관절이단(hip disarticulation)

넙다리뼈를 엉덩관절에서 완전히 제거하는 수술로서 넙다리 몸쪽의 골육종 또는 연골육종과 같은 악성종양이 있을 때 시행된다(그림 1-15). 가능한 한 넙다리뼈의 일부를 남겨두면 스텀프와 의지의 소켓 사이에 안정성을 취할 수 있어 좋다.

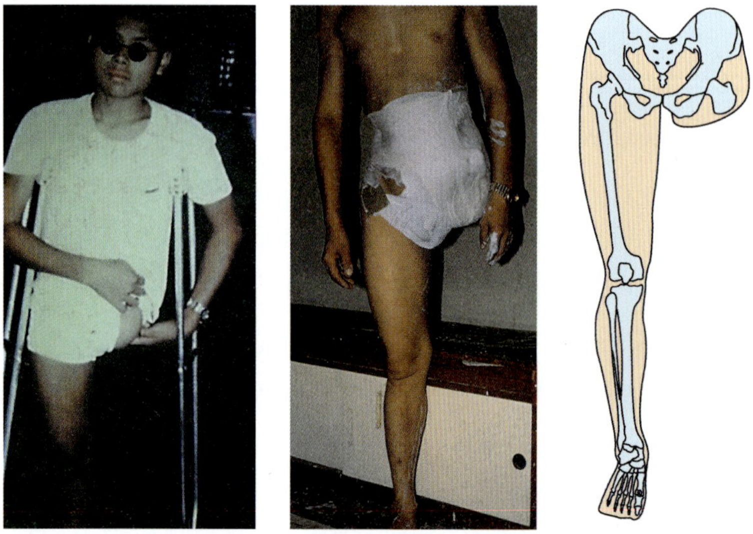

그림 1-15 엉덩관절이단의 실제와 도해

(12) 골반절반절단(hemipelvectomy)

골반의 한쪽과 다리 전체를 절단하는 수술로서 악성 종양 시에 시행된다.

(13) 하반신절단(hemicorporectomy) : 허리뼈 3~4번 위치 이하의 하반신을 모두 절제하는 절단술을 말한다.

5 스텀프의 관리(stump care)

절단술을 시행한 후 이상적인 스텀프(절단끝)를 만들기 위한 스텀프의 관리는 매우 중요하다. 이상적인 스텀프란 첫째, 환부에 동통이 없고 적당한 절단길이를 갖고 있어야 하며 반흔과 피부 유착이 없어야 하고, 신경종의 형성이 없어야 한다. 둘째, 잔여 관절에 정상 가동성이 유지되고 스텀프의 적당한 성숙과 수축으로 좋은 모양을 갖추어야 하고 셋째, 관절을 움직일 수 있는 적당한 근력이 유지되어야 한다. 이렇게 하기 위하여 스텀프를 잘 살펴보아 동통 및 압통 여부를 확인하고 동통이 있을 때는 온습포 치료 또는 경피신경 자극치료를 하여 동통을 경감시키고 압통이 있을 때는 초음파 치료를 하여 환부를 안정시킨다. 신경종이 심할 때는 의사에게 보고하여 적절한 치료를 하도록 해야 할 것이다. 절단 후 완전히 치료될 때까지는 스텀프에 종창(swelling) 또는 부종(edema)이 있게 된다. 이때는 탄력붕대로 감아 부종을 갈아 앉게 하고 스텀프를 원추 형태로 만들어 소켓에 잘 맞게 해야 하며 가능한 한 조기에 의지착용 훈련을 시도해야 하고 잔여 관절이 구축되지 않도록 방지해야 하며 정상 운동범위와 근력강화에 힘써야 한다. 또한 스텀프의 위생 상태도 항상 청결하게 유지해 주어야 한다.

1) 스텀프를 수축하기 위한 붕대 감는 방법

스텀프를 단단하게 하려면 봉합사를 제거한 다음 스텀프의 감각이 둔해지도록 스텀프를 찰싹찰싹 때리거나 두드린다. 또한 이상적인 스텀프의 모양을 만들기 위해서는 탄력붕대를 이용한다. 탄력붕대는 항상 건조하고 깨끗한 것을 사용해야 하며 먼쪽(distal)은 단단히 감고 몸쪽(proximal)은 약간 느슨하게 감아야 한다. 탄력붕대를 감을 때의 압력은 항상 일정해야 하며 너무 꼭 감아서 혈액 순환장애를 초래해서는 안 된다. 탄력붕대는 스텀프가 완전히 성숙되어 의지를 착용할 때까지 계속해야 하며 가족 중에 한 사람이 붕대 감는 방법을 배워두는 것이 좋다. 넙다리 절단과 종아리 절단의 붕대법은 그림 1-16, 1-17과 같다.

2) 구축방지를 위한 자세

절단 후의 스텀프는 그 스텀프를 움직이는 관절의 잔여 근육에 의하여 각종 변형을 일으킬 수 있다. 따라서 관절이 변형이나 구축될 수 있는 나쁜 자세나 옳지 못한 습관이 몸에 배지 않도록 해야 한다. 발목관절의 절단 시에는 첨족이 되기 쉽고 종아리의 절단 시에는 무릎관절굽힘 구축이 될 수 있고 넙다리

절단 시에는 엉덩관절벌림, 가쪽돌림, 굽힘 변형이 되기 쉽다. 위팔 절단 시에는 어깨관절굽힘·모음·안쪽돌림 되기 쉬우며 앞팔절단 시에는 팔꿉관절굽힘이 되기 쉽다(그림 1-18).

그림 1-19는 넙다리 절단과 종아리 절단 시에 침상에서 취해야 할 바른 자세와 주의해야 할 자세를 보여준다.

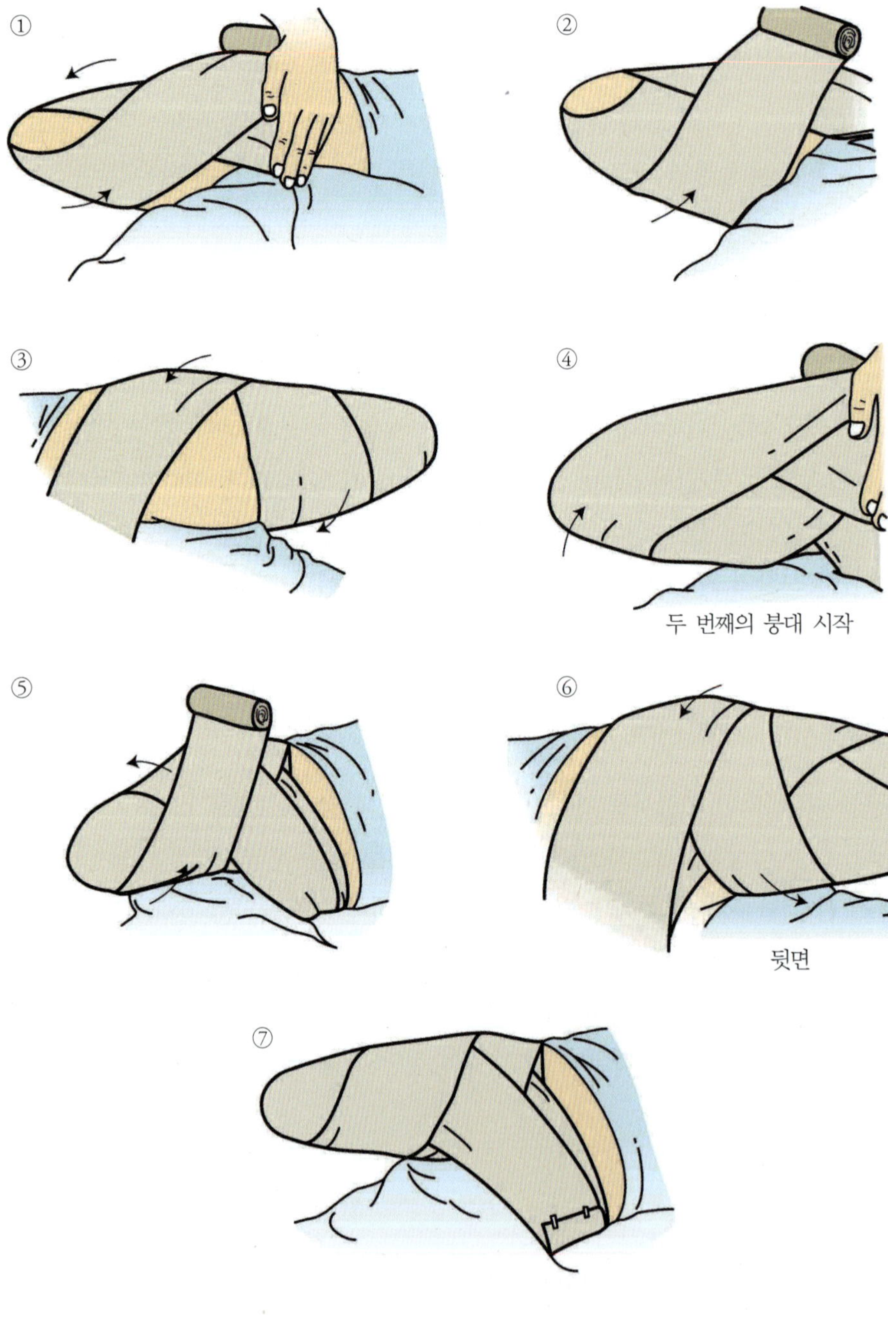

a

그림 1-16 a. 넙다리절단의 붕대법

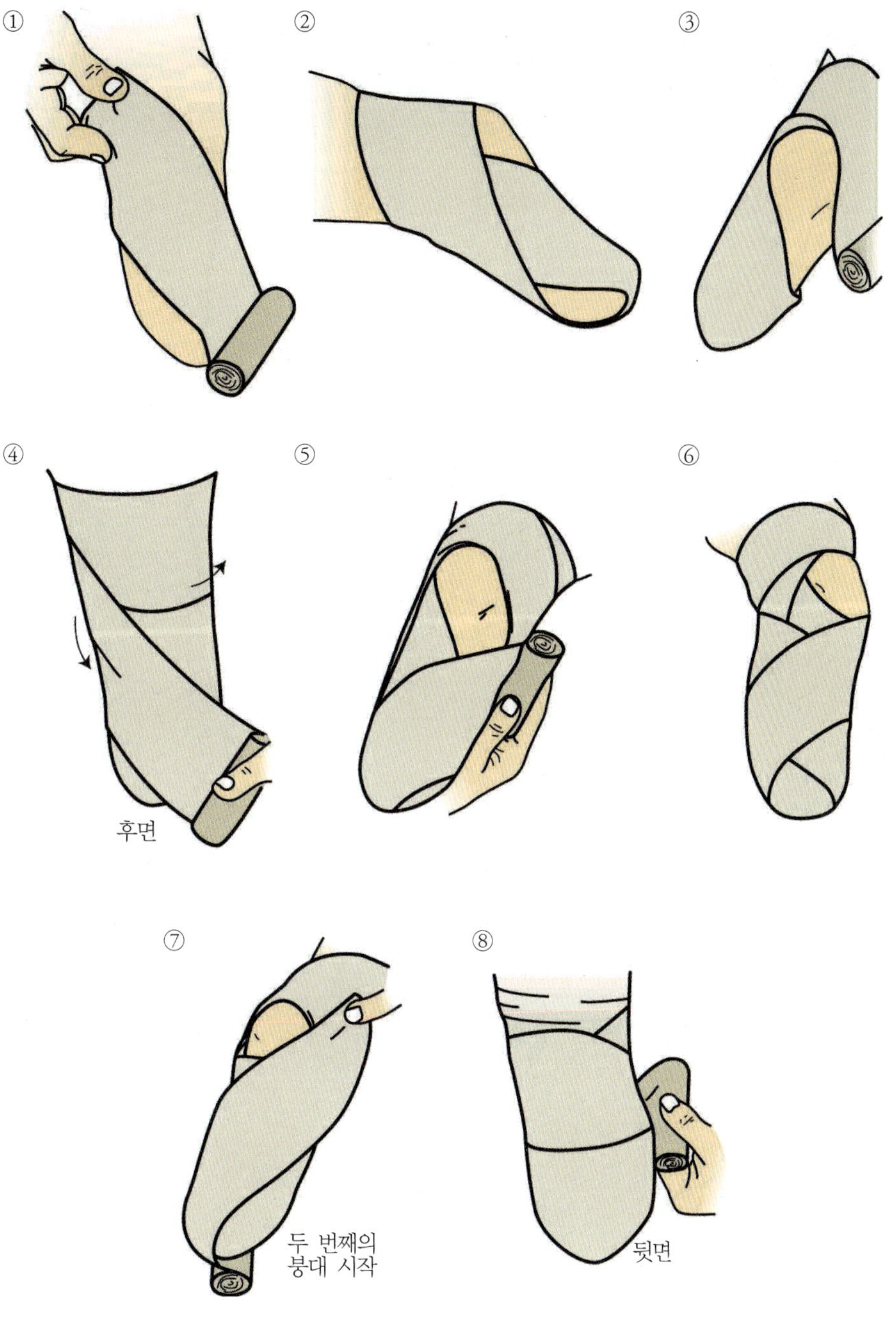

b

그림 1-16 (계속) b. 종아리절단의 붕대법

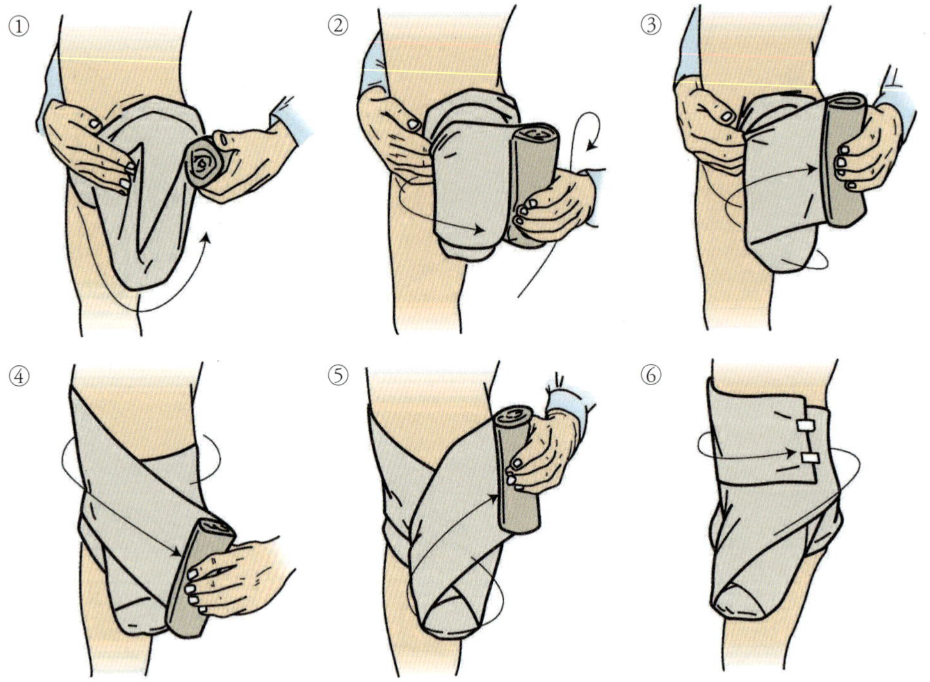

a

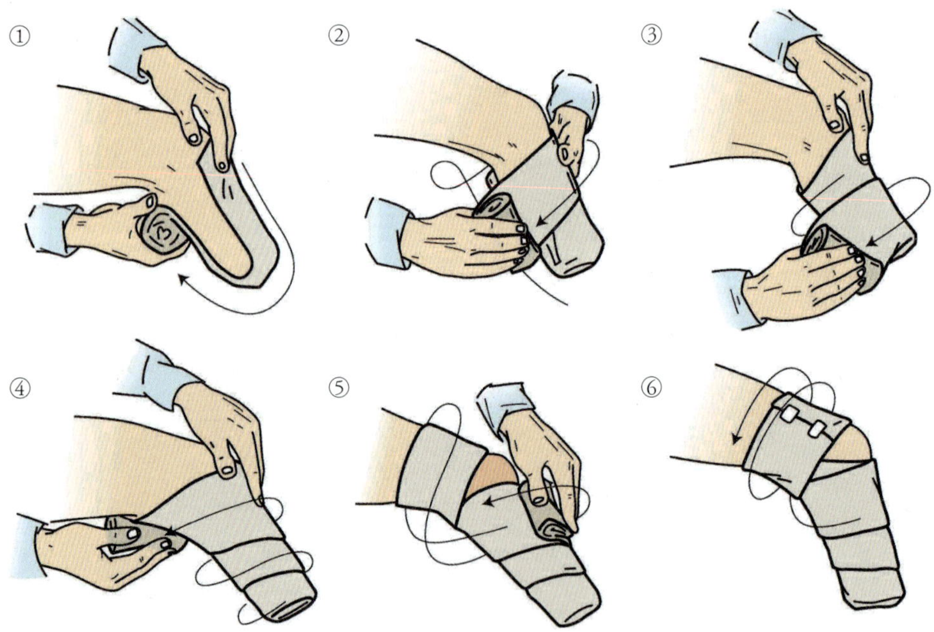

b

그림 1-17 a. 넙다리절단의 붕대법 b. 종아리절단의 붕대법

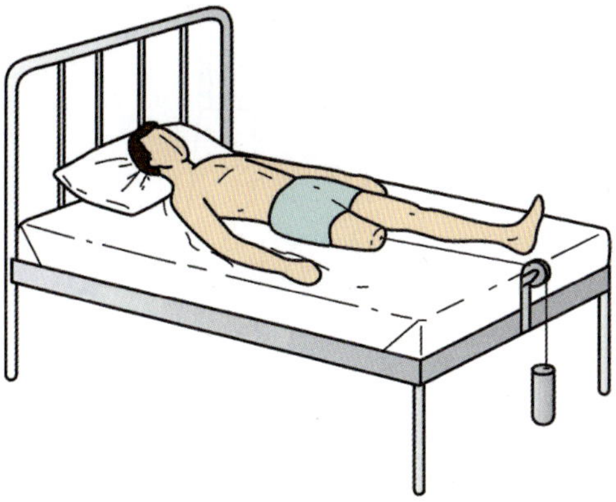

① 바로누운자세 : 골반은 수평을 유지해야 하며 스텀프는 건측다리와 나란히 해야 한다.

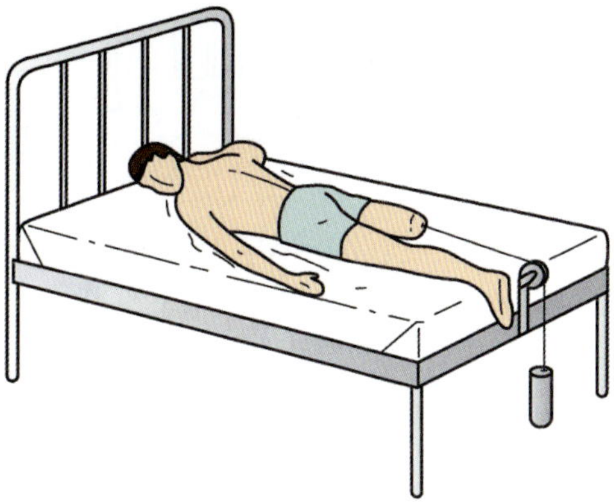

② 엎드려누운자세 : 몸을 똑바르게 한다.

a

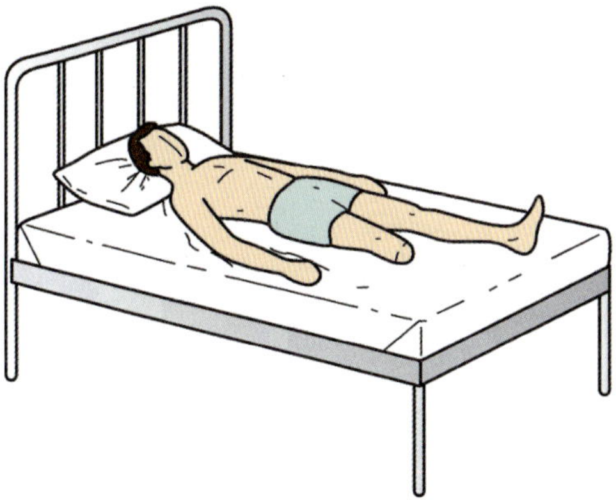

① 바로누운자세 : 무릎을 펴고 있어야 한다.

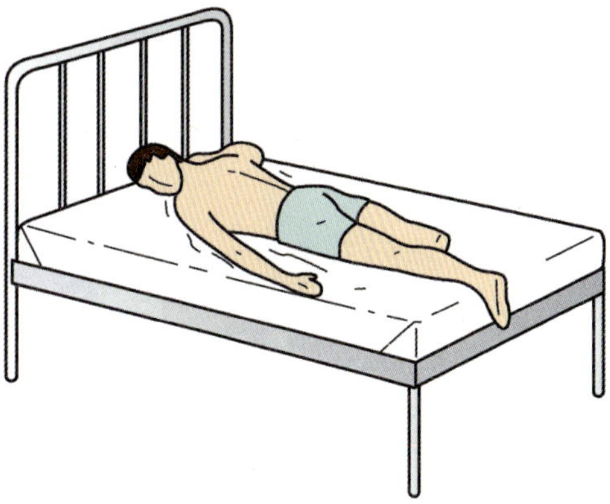

② 엎드려누운자세 : 무릎을 펴고 몸을 똑바로 해야 한다.

b

그림 1-18 구축방지를 위한 침상에서의 바른 자세
a. 넙다리절단자
b. 종아리절단자

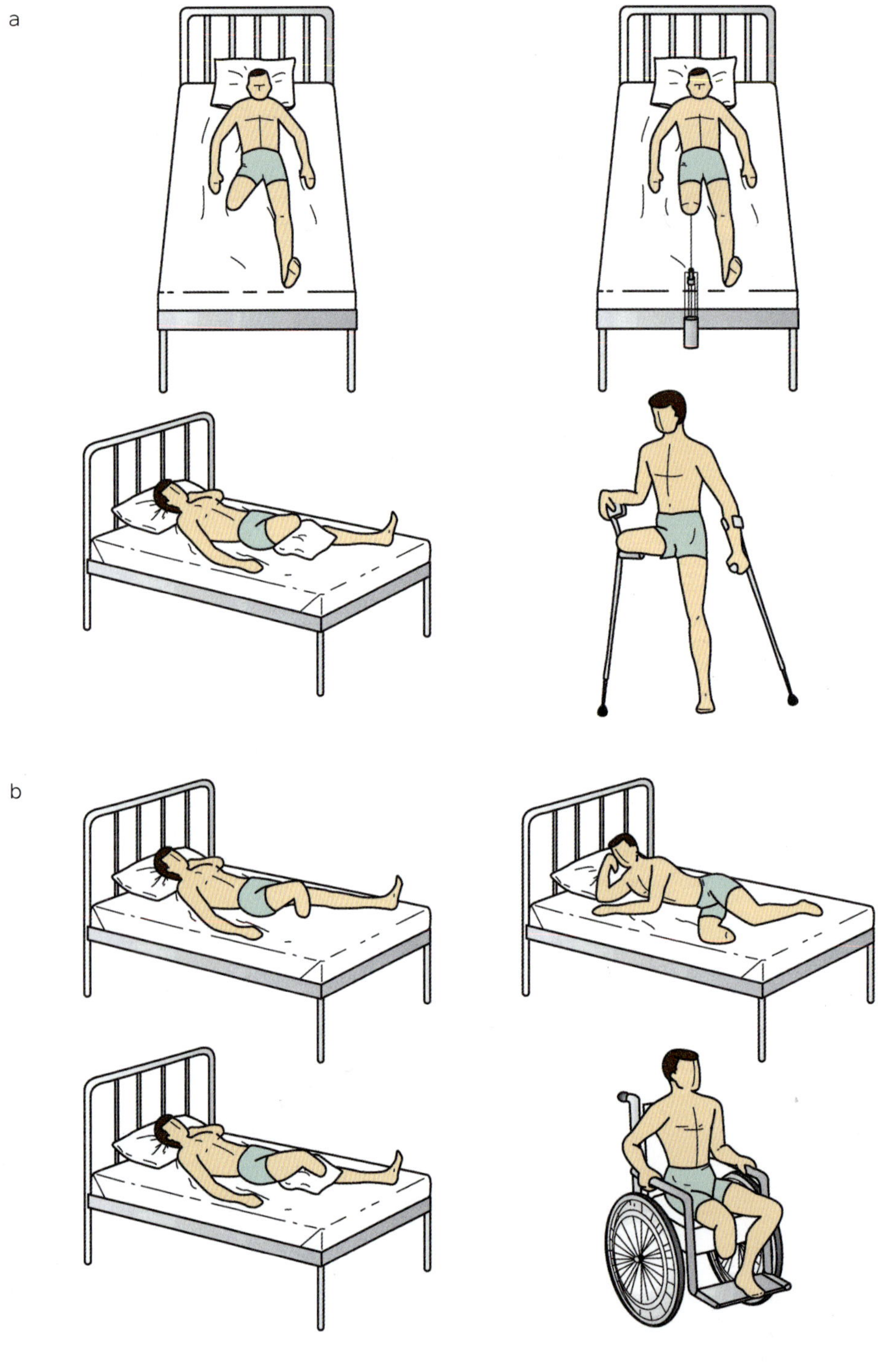

그림 1-19 구축이 되지 않도록 주의해야 할 자세
a. 넙다리절단자 b. 종아리절단자

3) 운동방법

절단을 한 다음 1주일부터는 견딜 수 있는 범위 내에서 관절운동 및 등척성 운동을 시켜서 근감각의 발달과 환각지와의 식별능력을 기르도록 한다. 최소 수술 후 3주간은 능동운동과 관절구축의 예방적 위치에 유지시키도록 해야 한다. 근력증강을 위한 운동은 대략 창상 및 스텀프의 동통, 종창 등이 감소된 후에 시작하는 것이 좋고 대개 수술 후 6주 후부터 시작한다(그림 1-20~23).

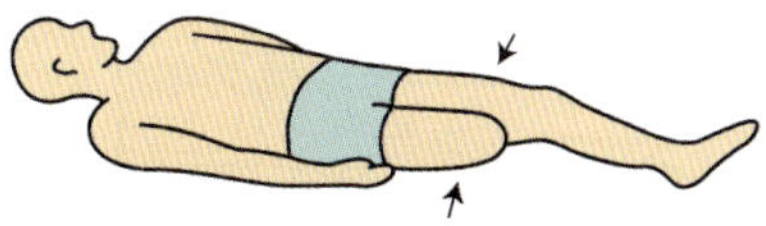

1) 스텀프의 구축 방지 운동
1. 목적 : 엉덩관절벌림근과 가쪽돌림근의 단축을 방지하기 위하여
자세 : 바로누운자세
방법 : 다리를 안으로 돌리고 양쪽 넙다리부를 꼭 붙게 한다.

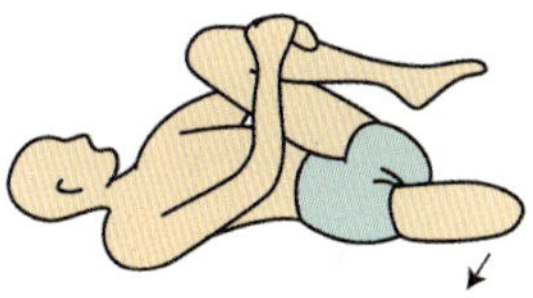

2. 목적 : 엉덩관절굽힘근의 단축방지
자세 : 바로누운자세
방법 : 정상쪽 다리를 가슴에 붙도록 구부린 다음 양쪽 손으로 감아쥐고 절단쪽 넙다리부를 지면에 꼭 붙친다.

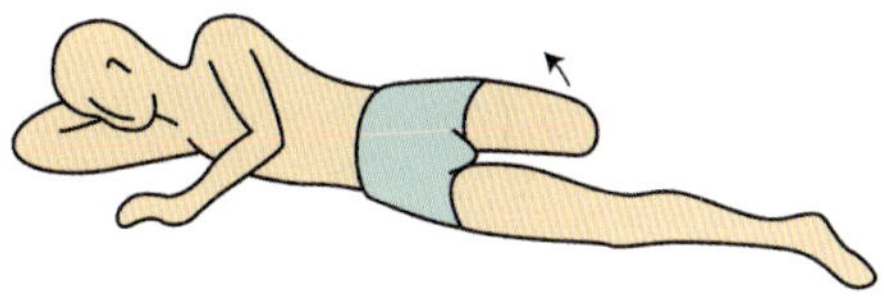

3. 목적 : 엉덩관절굽힘근의 단축방지
자세 : 옆으로누운자세(정상쪽을 밑으로)
방법 : 절단쪽 다리를 뒤로 뻗는다.

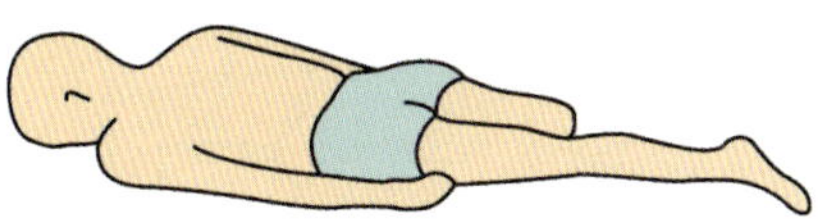

4. 목적 : 엉덩관절굽힘근의 단축방지
자세 : 엎드려누운자세
방법 : 하루에 30분 이상 엎드려 눕는다.

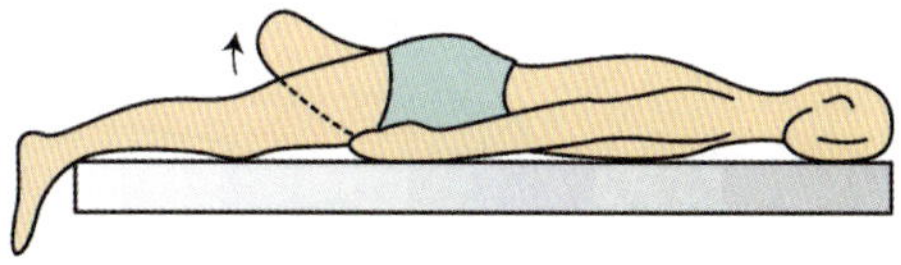

2) 스텀프의 항중력 운동
1. 목적 : 엉덩관절폄근 강화
자세 : 엎드려누운자세(엉덩관절 밑에 베개를 받친다)
방법 : 정상쪽 다리의 발목은 침상 가장자리에 내려 놓고 절단쪽 다리를 위로 올린다.

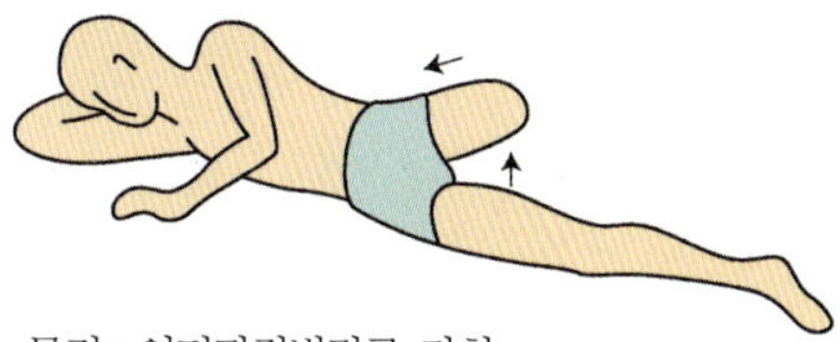

2. 목적 : 엉덩관절벌림근 강화
자세 : 옆으로누운자세(정상쪽을 아래로)
방법 : 절단쪽 다리를 뒤로 뻗은 다음 위로 올린다음 그대로 유지한다.

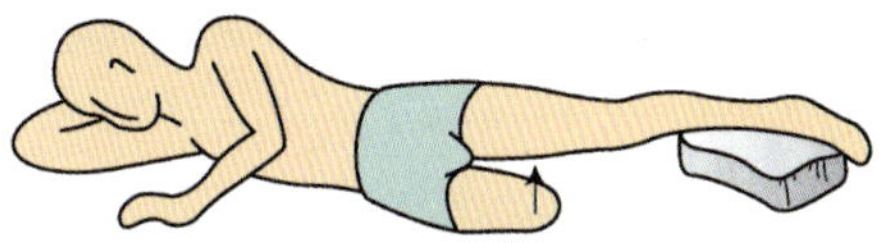

3. 목적 : 엉덩관절모음근의 강화
자세 : 절단쪽 다리를 밑으로 하여 눕고 정상쪽 다리밑에 작은 의자를 고여 둔다.
방법 : 정상쪽 넙다리까지 절단쪽 다리를 들어 올린다.

그림 1-20 넙다리절단자의 운동방법

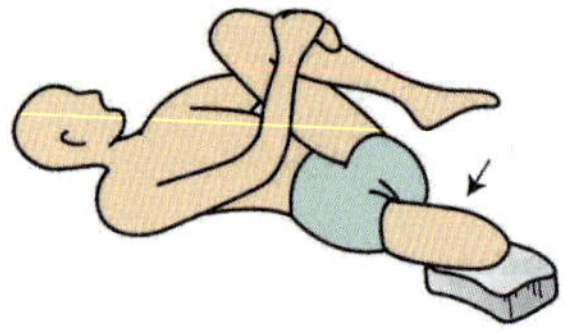

5. 목적 : 엉덩관절 폄근을 강화하기 위하여
   자세 : 바로누운자세에서 스텀프 아래에 모래주머니를 받치고 정상쪽 다리를 가슴까지 구부리고 양손으로 무릎 아래를 잡는다.
   방법 : 스텀프로 모래주머니를 누르고 엉덩이를 들어올린다.

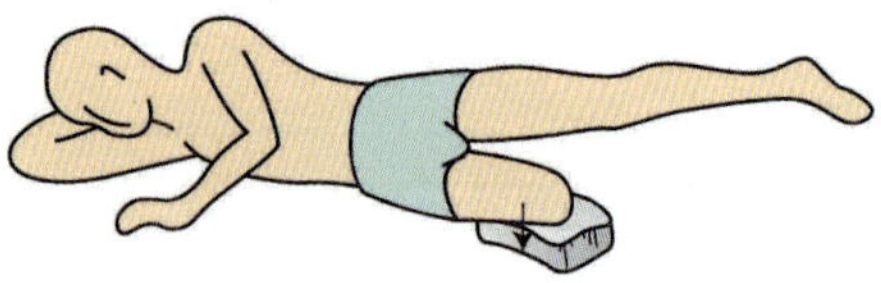

6. 목적 : 엉덩관절 벌림근을 강화한다.
   자세 : 옆으로누운자세(스텀프쪽)로 하고 스텀프 밑에 모래주머니를 받쳐 놓는다. 정상쪽 다리는 똑바로 뻗고 위로 올린다.
   방법 : 스텀프로 모래주머니를 꼭 누르고 엉덩이를 들어 올린다.

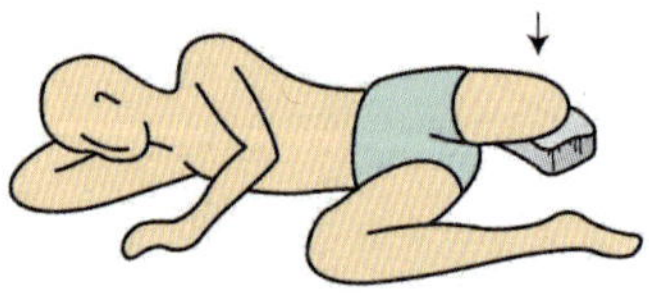

7. 목적 : 엉덩관절 모음근을 강화한다.
   자세 : 옆으로누운자세(정상쪽) 정상쪽 다리를 구부리고 옆으로 눕는다. 스텀프 밑에 작은 받침대를 놓는다.
   방법 : 받침대 밑으로 절단지를 내려 누른다.

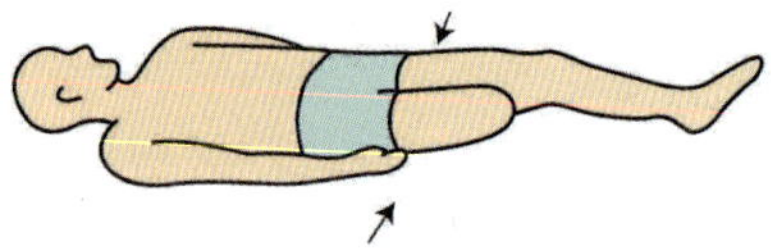

4. 목적 : 엉덩관절 양쪽 폄근을 강화한다.
   자세 : 바로누운자세
   방법 : 엉덩이에 힘을 주어 큰볼기근이 수축되게 한다.

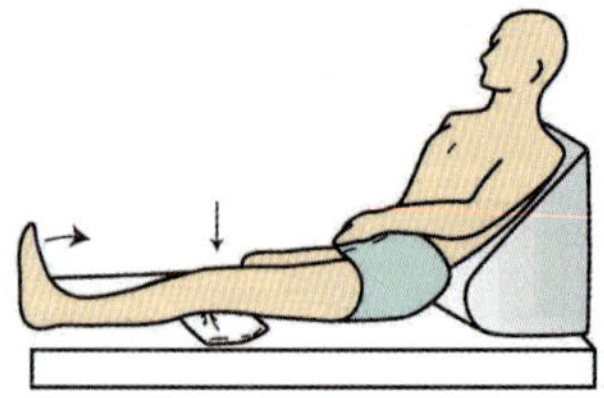

5. 목적 : 무릎관절 폄근을 강화한다.
   자세 : 바로누운자세 또는 기대어 앉은 자세
   방법 : 발목을 위로 올리고 무릎에 힘을 주어 타올을 누른 다음 뒤꿈치를 침상에서 들어 올린다.

6. 목적 : 무릎관절 폄을 강화한다.
   자세 : 걸터 앉은 자세
   방법 : 무릎을 완전히 펴고 유지한 다음 내려 놓는다.

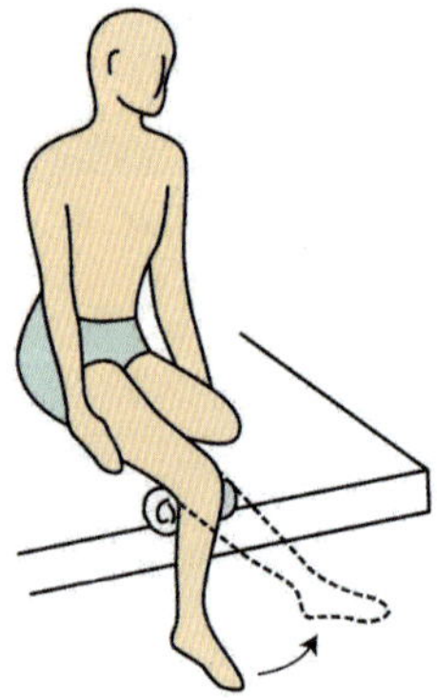

7. 목적 : 정상쪽 다리의 혈액순환을 돕는다.
   자세 : 앉은자세
   방법 : 발목을 위로 올려 몇 초간 유지하고 밑으로 내려 몇 초간 유지하는 것을 반복한다.

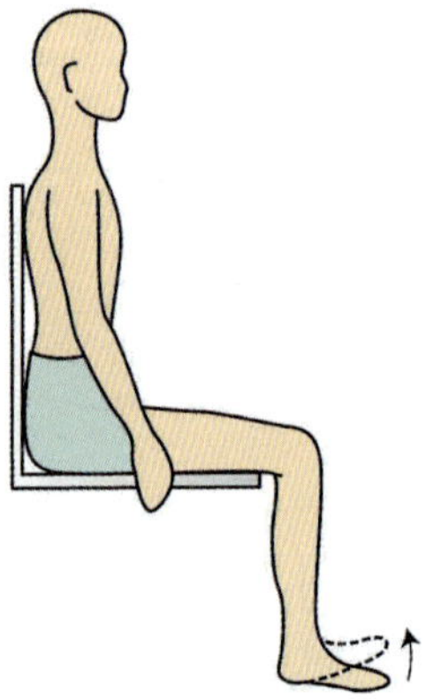

그림 1-20 (계속)

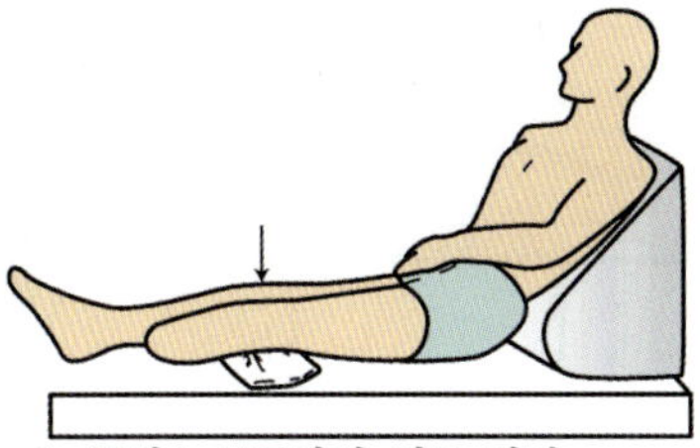

1. 목적 : 무릎관절 폄근 강화
   자세 : 앉은자세
   방법 : 무릎 밑에 타올을 고이고 무릎에 힘을 주어 밑으로 누른다.

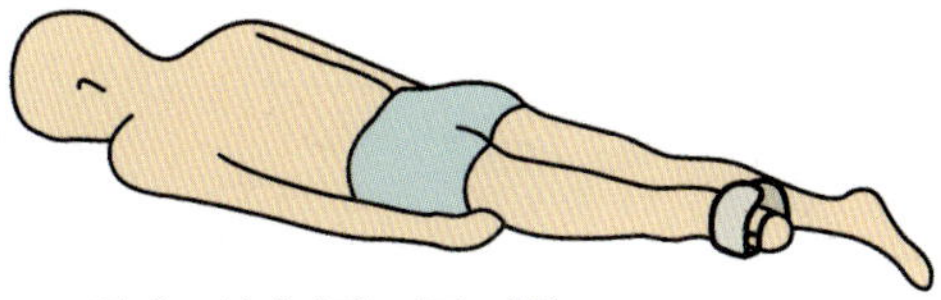

1. 목적 : 엉덩관절 폄근 강화
   자세 : 엎드려누운자세
   방법 : 스텀프 위에 모래주머니를 올려놓고 무릎을 편 채로 위로 올린다.

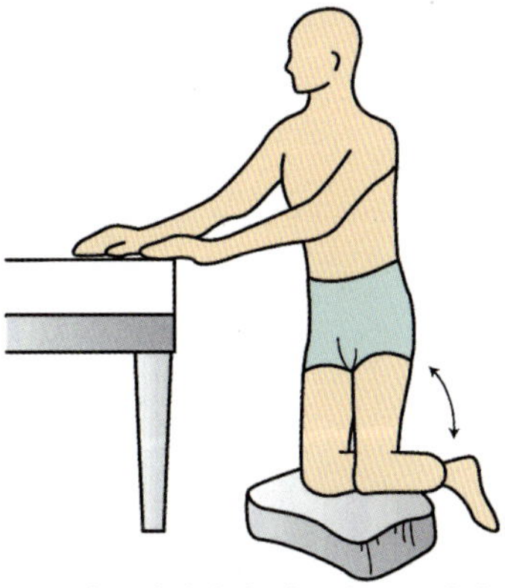

2. 목적 : 엉덩관절 폄근과 무릎관절 폄근을 강화한다.
   자세 : 무릎을 구부리고 앉는다. 무릎 밑에 방석을 놓는다.
   방법 : 무릎을 구부리고 앉은 상태에서 일어난다. 이때 책상 위에 얹은 손은 균형을 잡을 뿐이다. 끌어당기지 않도록 한다.

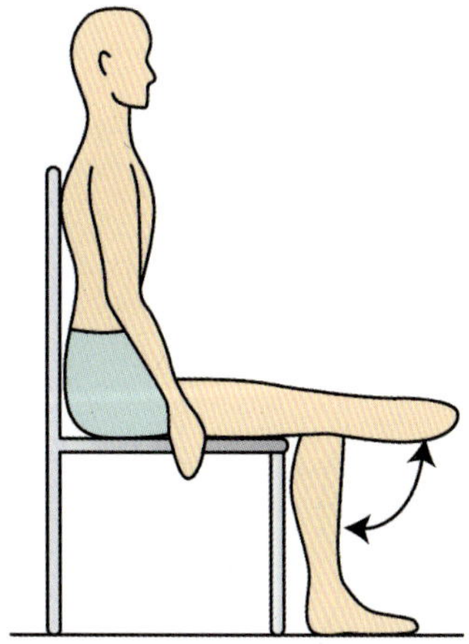

2. 목적 : 무릎관절 폄근 강화
   자세 : 걸상에 앉은자세
   방법 : 무릎을 구부렸다 편다. 편 채로 오랫동안 유지한 다음 내린다.

위의 동작이 가능하면 양손을 들고 균형을 잡는다.

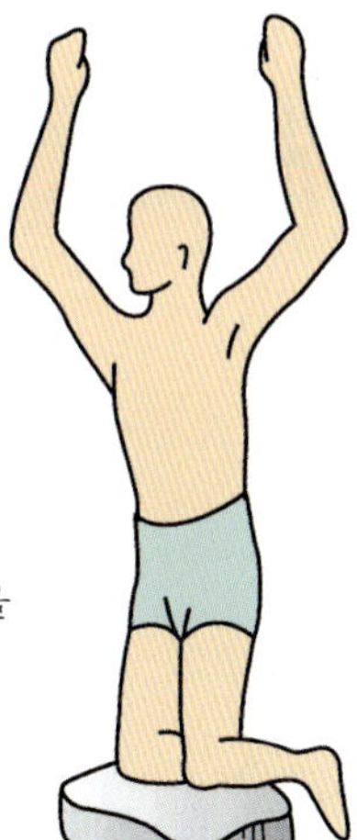

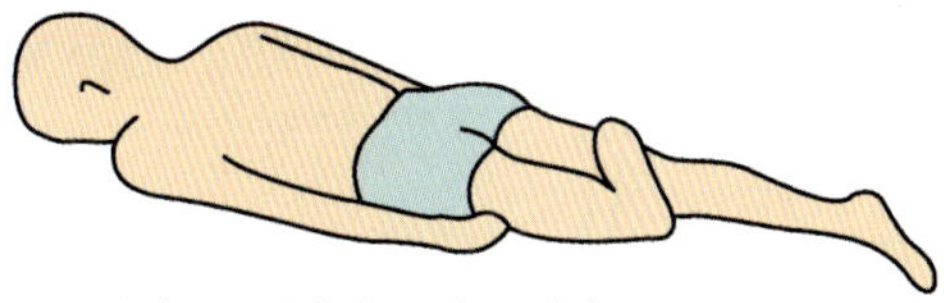

3. 목적 : 무릎관절 굽힘근 강화
   자세 : 엎드려누운자세
   방법 : 무릎을 구부린다. 치료사가 스텀프 위를 눌러준다.

그림 1-21 종아리절단자의 운동방법

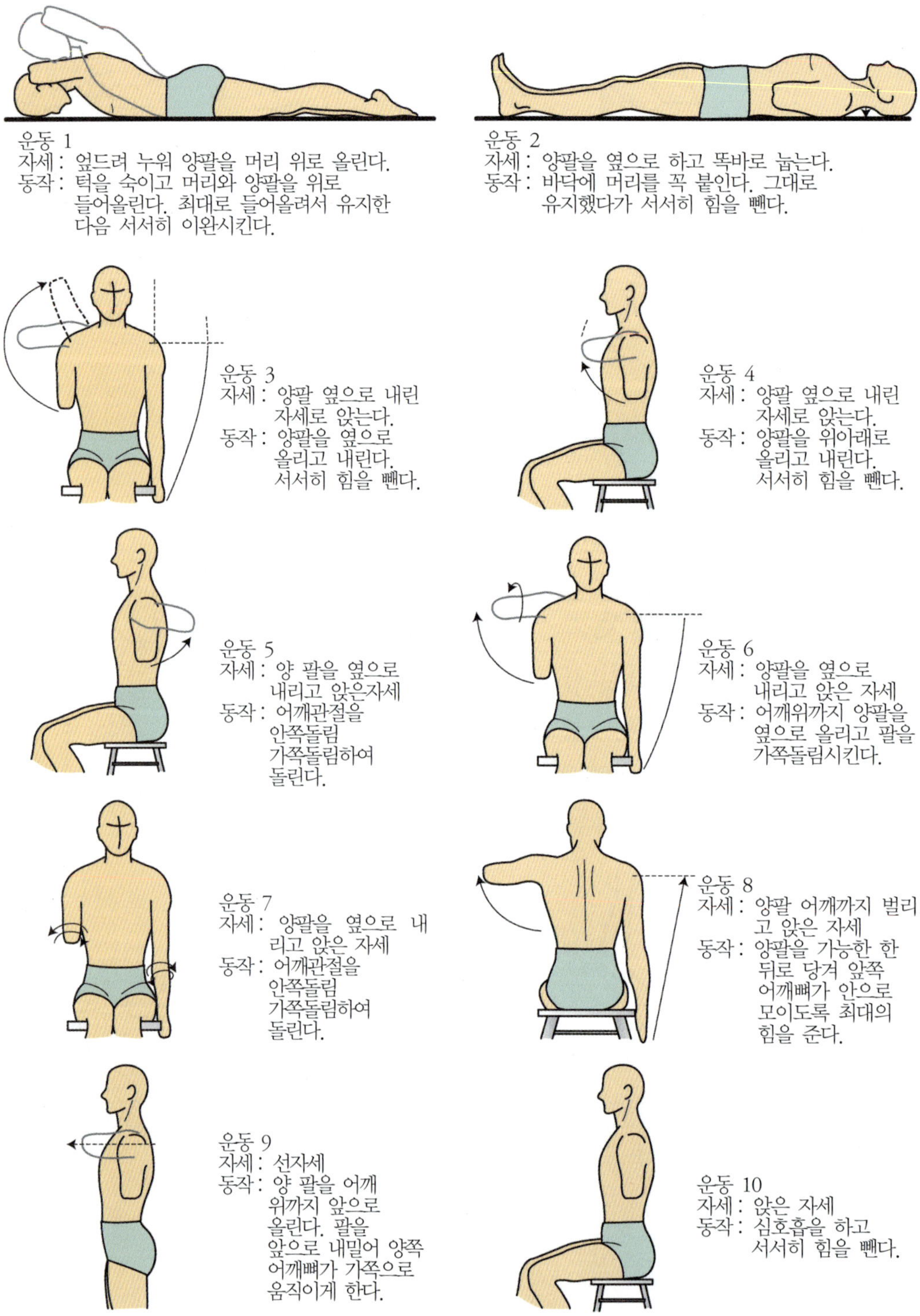

그림 1-22 위팔절단자의 운동방법

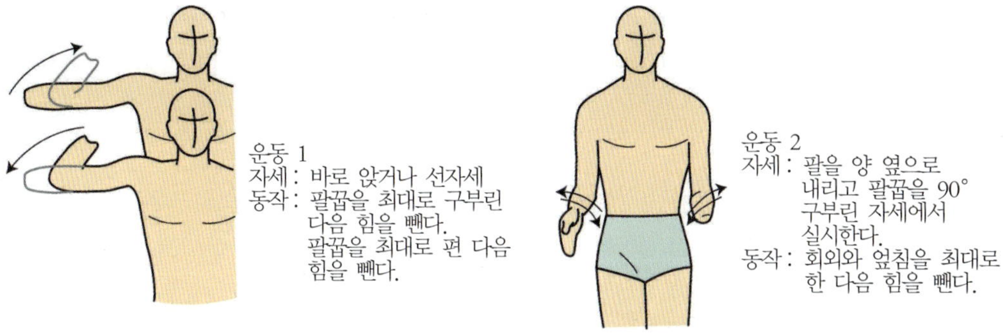

그림 1-23 앞팔절단자의 운동방법

4) 임시의지

넙다리 또는 종아리절단 후 스텀프의 부종이나 동통이 완전히 경감되고 스텀프가 완전히 성숙되었을 때 의지를 맞추어야 스텀프가 소켓에 잘 맞게 되어 좋은 의지로서의 역할을 하게 된다. 그러나 스텀프가 완전히 성숙되는 과정이나 의지를 제작하는데 소요되는 기간이 너무 길기 때문에 수술 직후부터 바로 의지를 착용하고 훈련하게 되는데 이것을 임시의지(pylon)라고 한다.

임시의지는 석고붕대로 스텀프를 본떠 소켓을 만들고 파이프를 연결하여 의지의 발을 끼워 만들기도 하며 (그림 1-24) 석고붕대 대신 소켓 형태의 비닐주머니 속에 공기를 넣어 공기의 압력으로 스텀프를 조이게 하여 스텀프에 받는 압력을 좀더 안락하게 만든 것도 있다.

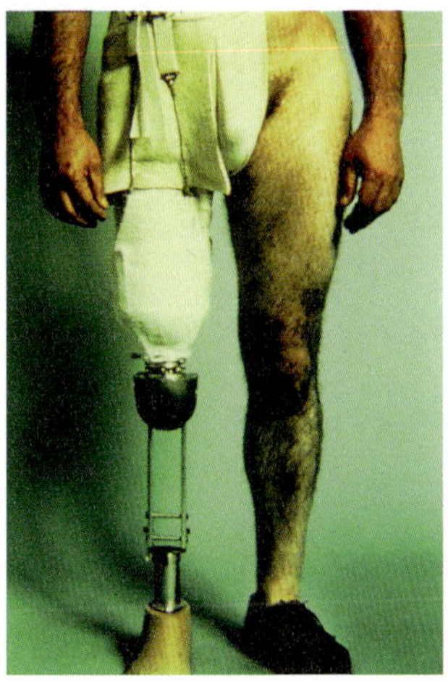

그림 1-24 석고로 본떠 만든 임시 의지(넙다리)

임시의지가 착용되기 시작한 것은 1963년 폴란드의 Weiss 박사가 수술 직후 바로 임시의지인 파이론을 착용하고 성공한 사례를 발표한 후 미국의 많은 대학병원에서 이 방법을 시행하고 있으며 이 방법은 환부의 치유촉진, 수술 후의 동통 경감, 환각통의 예방, 심리적 문제점의 경감 등 여러 가지 장점이 있다. 그러나 이와 상반되는 의견도 있기 때문에 이것은 의사의 판단에 따라야 할 것이다.

5) 스텀프의 위생관리

스텀프와 소켓, 탄력붕대, 스타키네트(양말) 등을 깨끗이 해야 하는 것은 스텀프의 피부관리를 위하여 상당히 중요하다. 이러한 것을 게을리 하면 스텀프에 예기치 않던 문제점이 발생하여 재활 과정이 늦어지게 된다.

(1) 스텀프의 피부에 발생될 수 있는 문제

① 찰과상(abrasion) : 피부가 소켓에 문질러져 벗겨질 수 있다. 이것을 방지하려면 항상 따뜻한 물로 환부를 깨끗이 닦고 소독거즈나 항생제를 바른다. 의지를 착용하기 전에는 항상 소켓 내부를 건조시켜야 하며 찰과상이 자주 발생하면 소켓 내부에 이상이 있는지를 알아보기 위해 의지 제작사와 상담하도록 한다. 찰과상이 심하면 진료를 받도록 한다.

② 물집(blister) : 소독약으로 닦고 그대로 건조시킨다. 그러나 물집이 터졌을 때는 감염의 위험이 있으므로 진료를 받도록 한다.

③ 세균감염(bacterial infection) : 모낭(hair root)이 감염되는 경우가 많으며 지체하지 말고, 바로 치료해야 한다. 소독약으로 매일 깨끗이 닦고 감염 부위를 공기소통이 잘 되게 하여 건조시킨다. 종기와 부스럼은 곧바로 의사에게 보인다.

④ 진균감염(fungus infection) : 스텀프에도 발에서처럼 무좀이 생기기 쉽다. 피부를 항상 청결하게 하고 건조시키도록 한다.

⑤ 부종(edema) : 오래 걸으면 발이 붓듯이 스텀프도 붓는 경우가 있다. 이때는 누워서 스텀프밑에 베개를 고여 놓도록 하면 도움이 된다.

(2) 스텀프의 위생관리 (그림 1-25)

① 항상 피부를 청결히 할 것

② 소켓 내부를 건조시키고 청결히 할 것

③ 양말을 깨끗이 빨 것

④ 탄력붕대를 깨끗이 빨고 그늘에 건조시킬 것

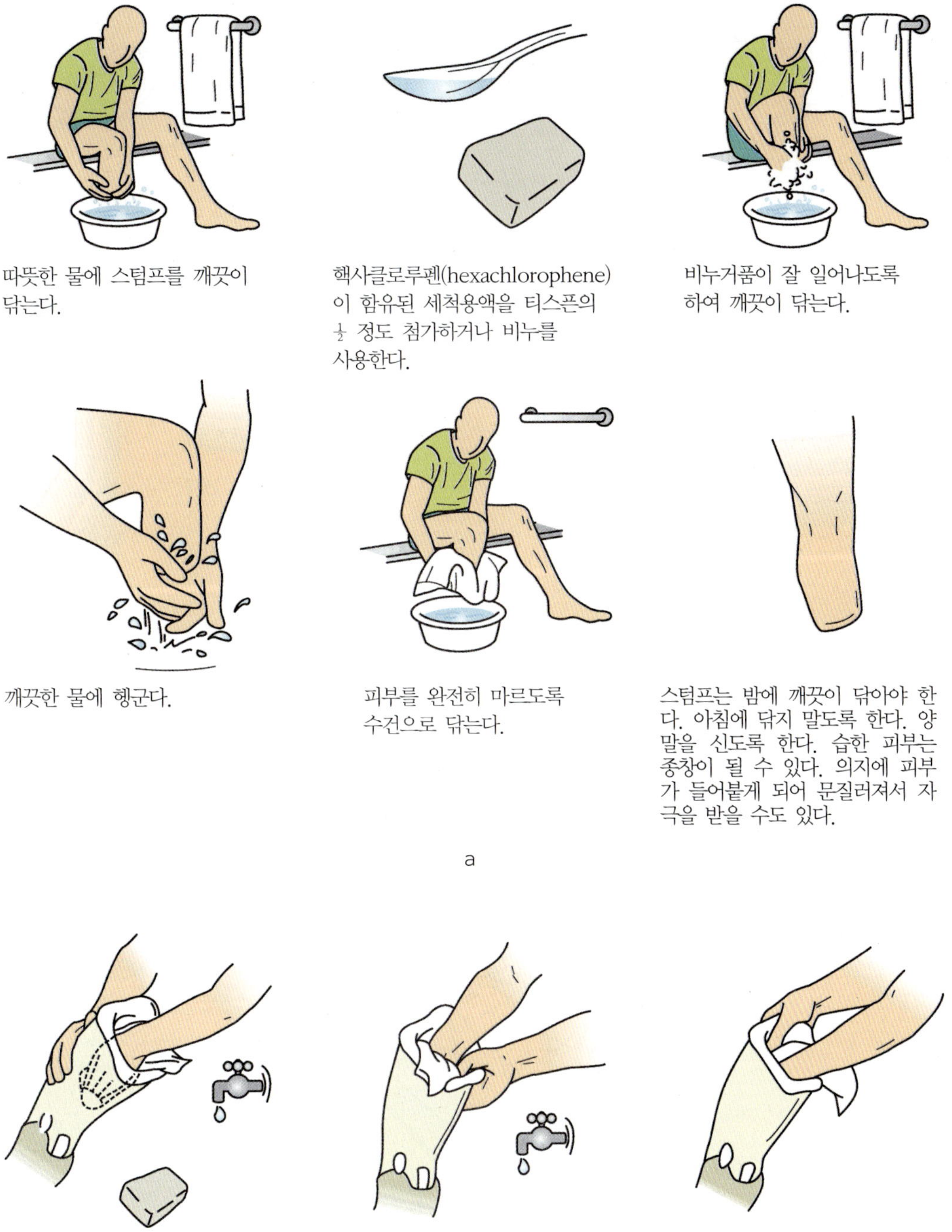

그림 1-25 a. 스텀프의 위생관리 b. 소켓의 위생관리

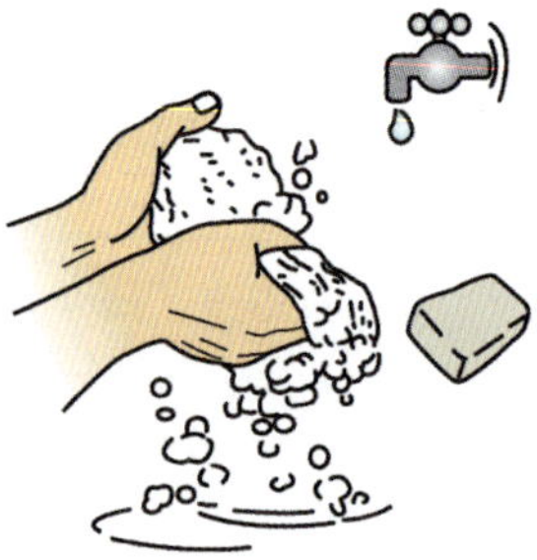

스텝프 양말은 매일 갈아 신어야 한다. 양말에 땀이 배기전에 벗자마자 곧 빨아야 한다.

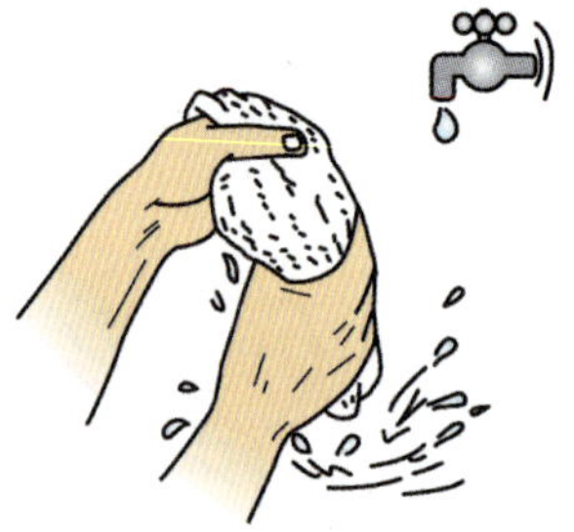

따뜻한 물과 중성비누를 사용한다. 절대로 뜨거운 물을 사용해서는 안 된다.

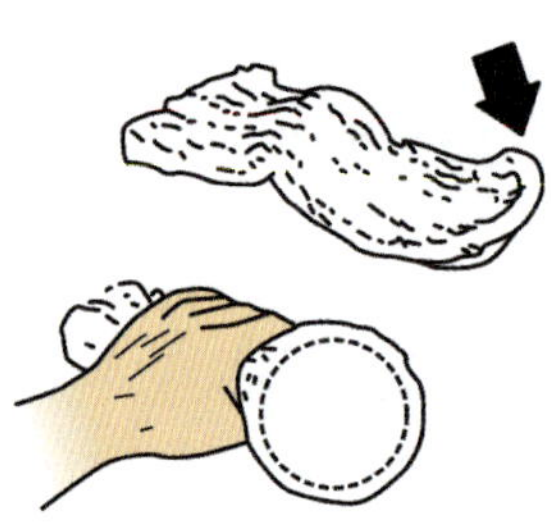

양말이 말라서 개의 귀처럼 되면 고무공을 양말 속에 넣어 모양이 일그러지지 않도록 한다.

c

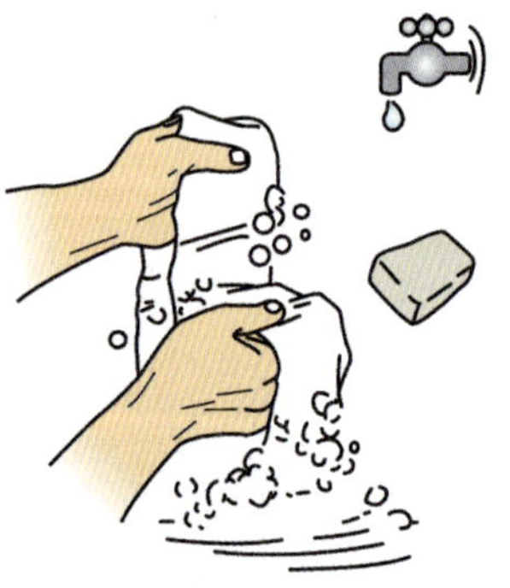

탄력붕대도 따뜻한 물에 중성비누로 빤다.

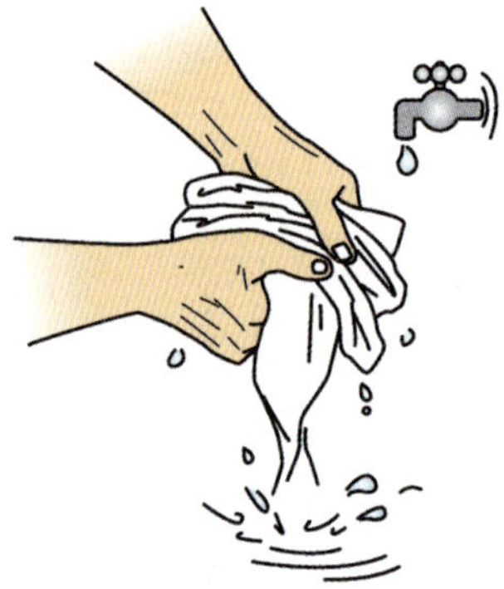

완전히 헹군다.

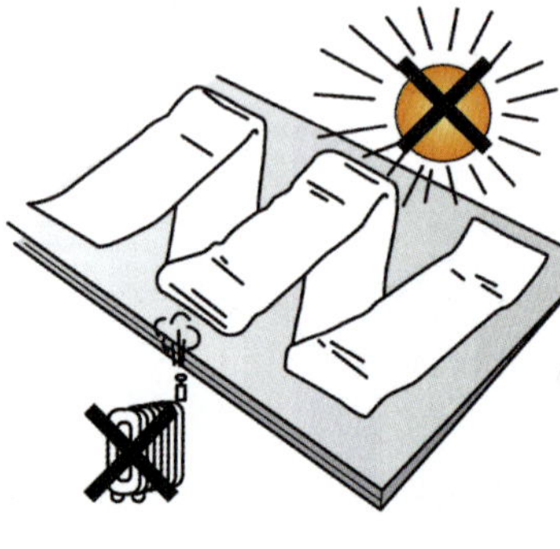

마를 때까지 걸어놓지 말아야 한다. – 이렇게 하면 탄력이 줄어든다. 편편한 곳에 넣어 말리고 직사광선이나 열로부터 멀리해야 한다.

d

그림 1-25 (계속)
c. 양말의 위생관리　d. 붕대의 위생관리

02 팔의지
(Upper limb prostheses)

팔의지는 절단부에 따라 앞팔의지(below elbow prosthesis), 위팔의지(above elbow prosthesis), 어깨의지(shoulder prosthesis)로 대별해 볼 수 있으며(그림 2-1) 각 의지의 구성은 ① 소켓(socket), ② 멜빵(harness), ③ 케이블(cable), ④ 의지의 관절(unit), ⑤ 의수(terminal device)로 구성되어 있고 세부 명칭은 그림 2-2~2-4와 같다.

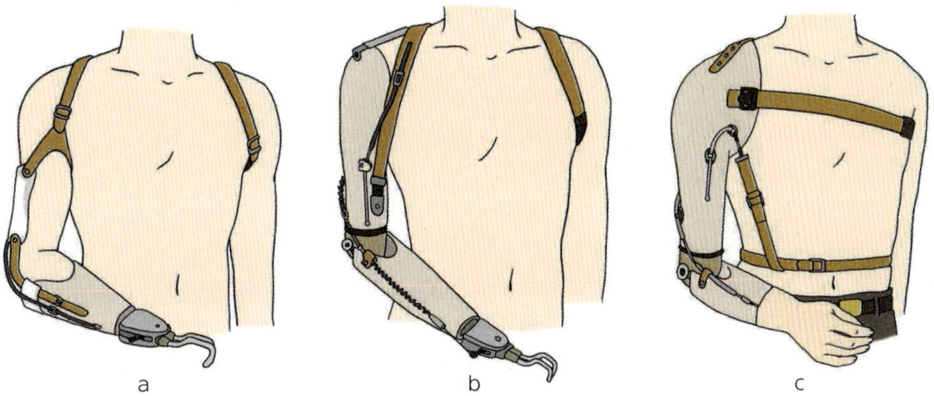

그림 2-1 팔의지의 종류와 구성
a. 앞팔의지 b. 위팔의지 c. 어깨의지

❶ 소켓(socket)

소켓은 스텀프(stump) 또는 잔여 지체를 덮는 의지의 한 부분을 말한다. 앞팔의지(BE prosthesis)는 의지의 손목관절(wrist unit)과 스텀프 사이가 공간으로 차 있으며 위팔의지(AE prosthesis)는 의지의 팔꿉관절(elbow unit)과 스텀프 사이가 공간으로 차있다. 관절에서 절단되었을 때는 잔여지체의 길이를 대치할 필요가 없기 때문에 공간이 없이 바로 절단부를 덮어씌운다. 소켓은 스텀프를 끼우고 스텀프 위쪽 관절을 움직여 의지를 움직여야 하므로 소켓과 스텀프는 일치되도록 잘 맞아야 한다.

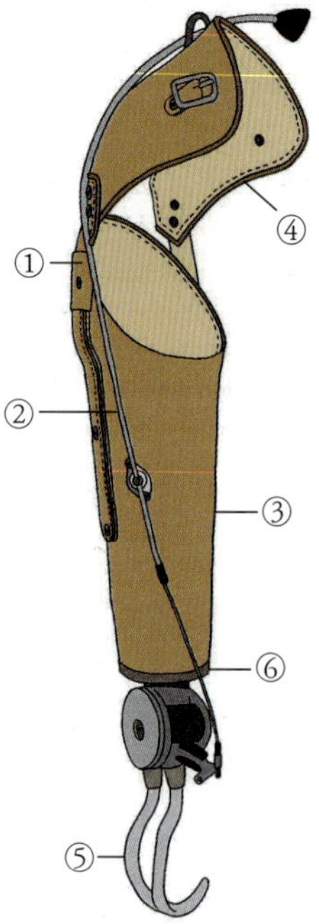

① 금속 지지대(위팔커프와 앞팔부를 연결)

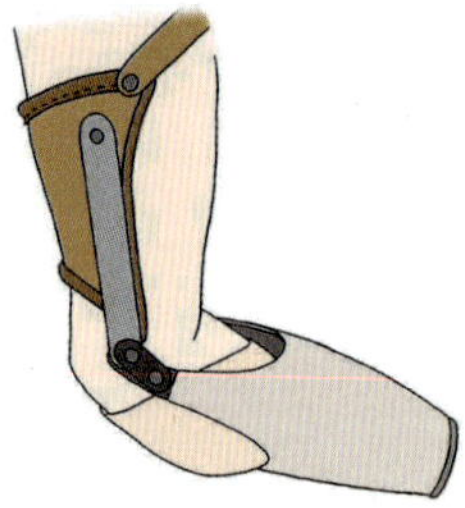

스텀프가 짧을 경우에는 경첩관절을 사용하면 좋다.

② 케이블(후크 조절용)
③ 앞팔소켓
④ 위팔커프
⑤ 후크
⑥ 손목유니트(후크와 연결부)

그림 2-2 앞팔의지(BE prosthesis)의 명칭

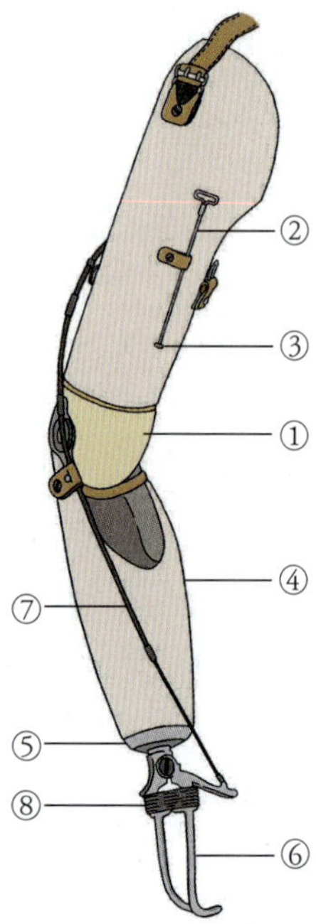

① 의지팔꿉관절(일반적으로 알루미늄으로 되어 있다)
② 케이블 : 의지팔꿉관절을 조절하는 케이블
③ 소켓
④ 앞팔부
⑤ 손목유니트
⑥ 후크
⑦ 케이블(후크 조절용)
⑧ 후크를 닫기 위한 스프링과 고무밴드

그림 2-3 위팔의지(AE prosthesis)의 명칭

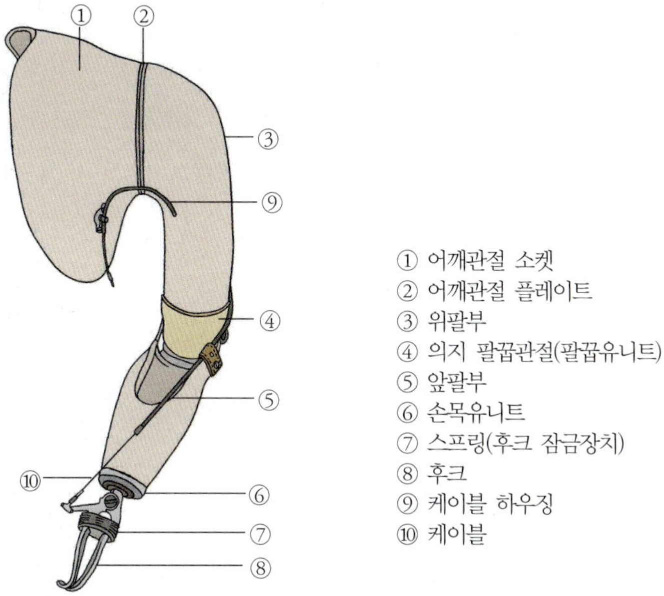

그림 2-4 어깨관절이단의지(shoulder disarticulation)의 명칭

소켓이 헐거우면 스텀프와 소켓 사이에 불필요한 동작이 일어나게 될 것이며 반대로 너무 꼭 끼게 되면 혈액순환장애, 동통 등이 유발될 수 있다. 또한 어느 한 부분에 집중적인 압박을 받지 않도록 해야 한다. 따라서 최적의 소켓 상태가 되려면 편안해야 하고 안정성이 있어야 하며 의지를 움직이는데 불편함이 없어야 한다.

1) 앞팔절단자(below elbow amputee)

앞팔에서의 절단은 손목관절이단(wrist disarticulation)과 앞팔절단(B-E amputation)으로 나누며 앞팔절단은 절단된 백분율(%)에 따라 매우 짧은(극단,very short), 짧은(단, short), 긴(장, long)절단으로 나눈다(그림 2-5). 여기서 설정되는 백분율은 다음 공식에 의한다.

$$\frac{\text{스텀프 길이} \times 100}{\text{정상쪽 위팔길이}} = \text{잔여 스텀프의 }\%$$

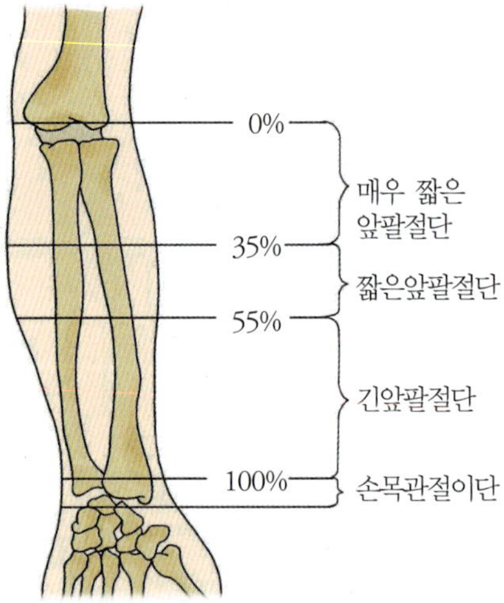

그림 2-5 앞팔절단(B-E amputation)의 분류

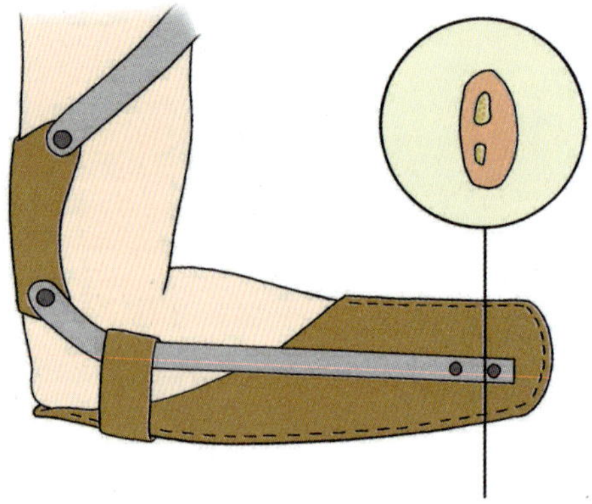

그림 2-6 손목관절이단(wrist disarticulation)에 대한 소켓

(1) 손목관절이단(wrist disarticulation) : 손목관절에서 절단된 스텀프는 팔굽관절의 굽힘, 폄, 앞팔의 엎침, 뒤침운동의 가동범위와 근력이 완전하기 때문에 이러한 동작이 잘 되도록 소켓의 하단은 안쪽과 가쪽으로 약간 납작하게 하여 타원형을 이루도록 하고 팔굽관절을 굽히고 펼 때 장애받지 않도록 소켓의 위(노뼈쪽, radial side)는 50%까지만 덮고 소켓의 아래(자뼈쪽, ulnar side)는 팔꿈치머리(olecranon)까지 덮어서 물건을 들어올릴 때 의수(terminal device)에서 아래쪽으로 내려가는 힘에 대한 저항을 받을 수 있게 한다(그림 2-6). 그러나 앞팔의 뒤침과 엎침을 할 때 소켓의 일부가 위팔뼈 안쪽융기(humeral medial condyle)나 가쪽융기(lateral condyle)에 닿지 않도록 해야 한다. 자뼈(척골)와 노뼈 붓돌기(요골 경상돌기, radial styloid process)가 돌출된 경우에는 이 돌출된 뼈가 압박받지 않도록 세심한 배려를 해야 한다.

(2) 긴앞팔스텀프(long below elbow stump) : 앞팔의 뒤침과 엎침의 운동범위는 스텀프의 길이에 비례한다(그림 2-7). 스텀프가 앞팔 길이의 55% 이상 될 때는 뒤침과 엎침 운동이 거의 완전하기 때문에 팔의지를 기능적으로 사용할 수가 있다. 소켓의 모양은 붓돌기의 돌출부에 해당되는 곳을 제외하고는 손목관절이단의 경우와 같다. 소켓 하단의 안쪽과 가쪽은 약간 편평하게 되어 그 절단면이 타원형을 이룬다. 소켓 상단의 위(노뼈쪽)는 비교적 낮게 되어 있고 소켓 상단의 아래(자뼈쪽)는 높게 되어 있다. 이러한 높이의 결정은 스텀프의 길이, 스텀프의 근육 정도, 잔여운동의 범위와 강도, 스텀프의 절단 단면과 형태에 따라 달라지게 되며 이러한 것은 의지 제작자의 경험, 숙련된 기술에 따르게 된다.

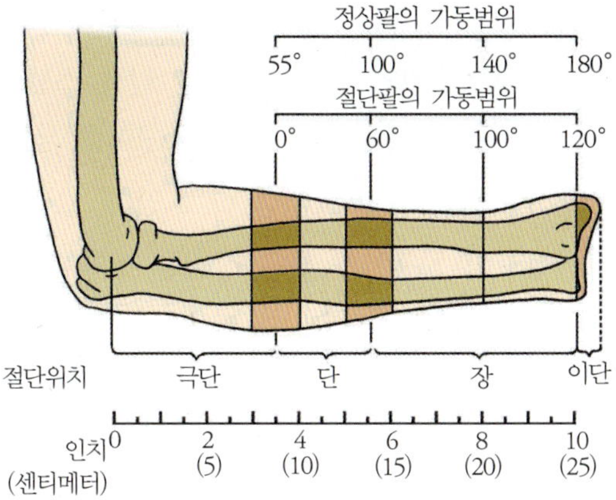

그림 2-7 앞팔의 뒤침와 엎침의 운동범위는 스텀프 길이에 비례한다.

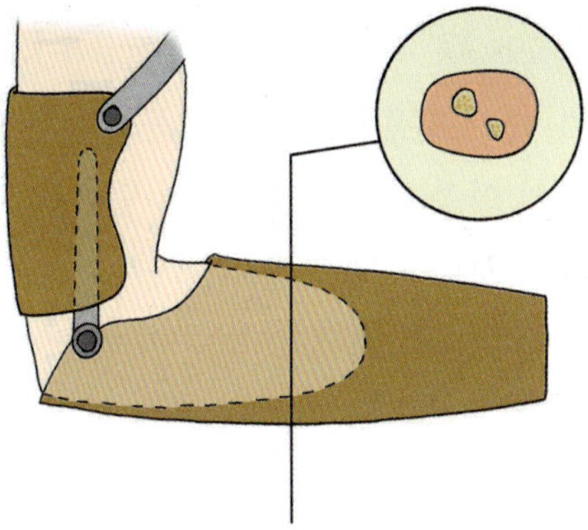

그림 2-8 짧은앞팔절단(short B-E amputation)에 대한 소켓과 단면

(3) 짧은앞팔스텀프(단전완스텀프, short below elbow stump) : 35~55%의 짧은 앞팔 스텀프의 엎침, 뒤침운동은 무시할 정도 밖에 안될 것이다. 그리고 그 단면은 거의 원형을 나타내게 된다(그림 2-8). 이러한 경우에는 뒤침과 엎침 운동은 포기하고 다만 관절의 굽히고 펴는 운동에만 일차목표를 둔다. 그렇게 하려면 소켓 상단 위는 위팔두갈래근힘줄(biceps tendon)에 일치시켜야 하며 경우에 따라서는 팔꿉관절굽힘(elbow flexion)을 정상운동범위까지 할 수 있도록 소켓 상단 위를 V자 형태로 하여 스텀프에 소켓이 편안히 걸리도록 한다(그림 2-9).

(4) 매우짧은앞팔스텀프(극단전완스텀프, very short below elbow stump) : 스텀프가 너무 짧은 경우에는 앞팔 뒤침, 엎침은 물론 팔꿉관절굽힘, 폄 운동도 거의 불가능하여 소켓의 운동성, 안정성, 안락성의 기본적인 목표를 성취하기가 어렵다. 따라서 특수한 방법의 소켓을 이용해야 한다.

① 분리형소켓(split socket)(그림 2-10) : 스텀프가 너무 짧아서 스텀프를 소켓에 끼우면 소켓이 안정되지 못하고 움직여지거나 불편하게 느껴지면 분리형 소켓을 하는 것이 좋다. 이것은 의지와 스텀프를 분리하여 이들 사이를 기계적으로 연결하는 방법이다. 예를 들어 의지스텝업경첩(step up hinge)을 2 : 1의 비율로 하면 스텀프를 65° 만 굽히면 의지는 130°로 굽혀진다. 이와 같은 방법은 소켓을 스텀프에 바로 끼우게 되면 팔꿈치를 구부릴 때 팔꿉관절에 소켓의 상단이 닿게 되는 불편함을 해소할 수 있다. 그러나 스텀프에 소켓을 바로 끼웠을 때보다는 힘이 배로 드는 단점이 있다. 그러므로 운동각도가 제한되어 있거나 근력이 약할 때는 기능적으로 사용할 수가 없다. 이럴 때에는 케이블이나 멜빵을 이용하여 팔꿉관절굽힘을 보조하기도 한다. 소켓은 팔꿈치머리(주두, olecranon)와 양쪽 위관절융기(상과, epicondyle)를 완전히 둘러싸야 하며 위팔두갈래근힘줄(biceps tendon)에 닿지 않도록 V자 모양으로 홈을 낸다. 소켓이 팔꿉관절에 완전히 잘 맞아야 스텀프와 소켓의 효과적인 안정성을 갖게 될 것이다.

② 뮌스터소켓(Muenster socket) : 뮌스터소켓(그림 2-11)은 분리형소켓의 단점을 보완하기 위한 것으로서 1950년 독일 뮌스터의 Hepp와 Kuhn 박사에 의해서 고안되었다. 이것은 앞팔 스텀프가 아주 짧을 때 소켓을 캡슐처럼 팔꿈치를 완전히 둘러싸게 하여 빠지지 않게 만든 것이다. 소켓 앞쪽은 팔꿈치 안쪽의 주름진 곳까지 덮여 있고 뒤쪽은 오목한 곳을 후크처럼 잡고 있다. 그리하여 분리형 소켓보다 물건을 들어 올릴 수 있는 힘과 안정성이 월등하게 좋은 장점을 갖게 된다. 그러나 운동범위는 35°에서 105°까지의 약 70° 정도 밖에 허용되지 않는다는 단점이 있다. 소켓을 끼울 때는 소켓의 입구가 팔꿈치 위까지 올라와 있고 위팔과 앞팔 사이가 35° 정도 굽혀져 있기 때문에 스텀프에 양말을 끼우고 소켓 안에 밀어 넣은 다음 양말을 바짝 위로 잡아당겨야 한다. 이러한 문제는 한쪽 앞팔 절단자에게는 별 문제가 되지 않지만 양쪽 앞팔 절단자에게는 운동각도의 제한 문제와 의지착용 문제 때문에 처방을 결정할 때 배려해야 할 것이다. 뮌스터 소켓을 편안하고 기능적이 되도록 맞추려면 의지제작사의 숙련된 기술이 필요하다. 특히 본을 뜰 때 더욱 기술을 요한다. 석고붕대를 스텀프에 감고 굳기 전에 팔꿈치 앞쪽에서는 위팔두갈래근힘줄(biceps tendon) 양쪽에 약간의 압력을 가하고 뒤쪽에서는 팔꿈치머리(olecranon) 뒤의 오목한 부분에 약간 압력을 가하여 떠낸다.

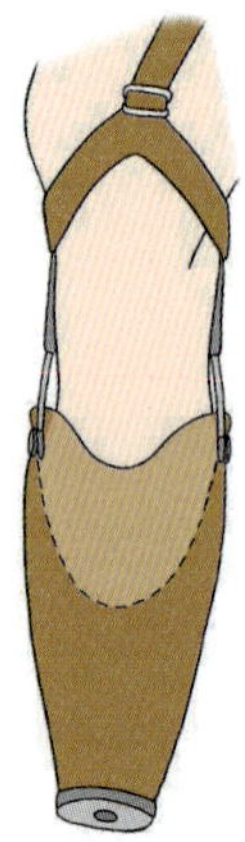

그림 2-9 짧은앞팔스텀프는 소켓 상단 위를 V자 형태로 만들어 팔꿉관절굽힘을 편하게 된다.

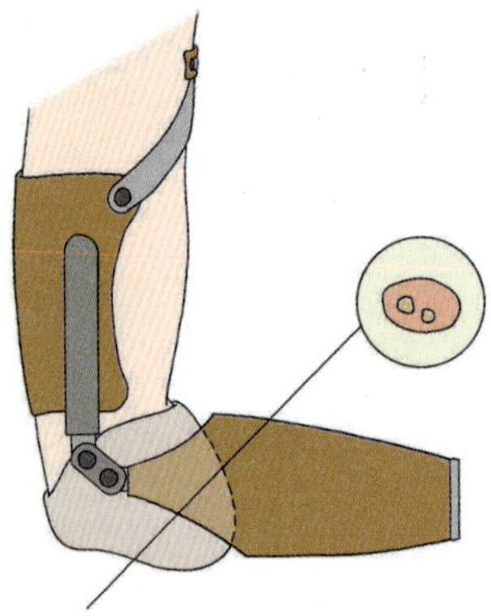

그림 2-10 분리형소켓(split socket) : 스텀프 하단 2.5 cm 지점에서의 단면

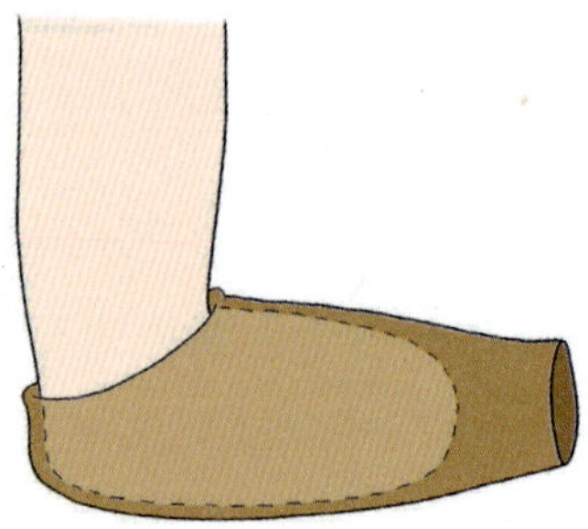

그림 2-11 뮌스터소켓(Muenster socket)

2) 위팔절단자(above elbow amputee)에 대한 소켓

위팔절단은 절단부의 백분율(%)에 따라 팔꿉관절이단 절단(elbow disarticulation amputation) 표준위팔절단(standard above elbow amputation) 짧은위팔절단(short above elbow amputation) 위팔뼈목절단(humeral neck amputation) 어깨이단절단(shoulder disarticulation amputation) 전사반절단(forequarter amputation)으로 나누어지고(그림 2-12) 백분율은 다음 공식에 의한다.

$$\frac{\text{스텀프 길이} \times 100}{\text{정상쪽 위팔길이}} = \text{잔여 스텀프의 \%}$$

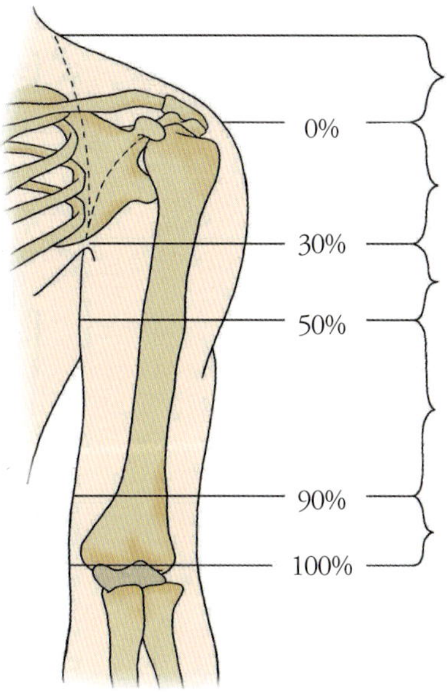

그림 2-12 위팔절단(A-E amputation)의 분류

그중 30~100%까지의 위팔절단의 경우에는 어깨관절의 굽힘, 폄, 벌림, 모음의 운동을 할 수 있으며 스텀프를 소켓에 끼우고 어깨관절 운동으로 멜빵과 케이블을 조절하여 의수(의지의 손 또는 후크)를 열고 닫으며 의지의 팔꿉관절을 굽히고 펴기도 하고 잠그고 풀기도 하며 팔의지를 공간에서 움직일 수 있게 한다. 어깨관절 가쪽돌림과 안쪽돌림은 의지의 일부분을 조작하거나 의지 전체를 공간에서 움직이는데 별로 작용되지 않는다. 그 이유는 멜빵끈과 케이블은 의지를 고정시키고 있어 소켓이 돌림되지 못하게 하고 있기 때문이다. 그러나 외형상 위팔절단의 스텀프는 돌아가기 쉽게 되어 있다. 팔꿉관절이단(elbow disarticulation)일 때는 위팔뼈 안쪽융기와 가쪽융기의 돌출로 위팔이 안쪽과 가쪽으로 돌림되는 것을 방지할 수 있다.

독일의 하이델베르그의 Marquardt와 Neff는 표준 위팔절단의 경우에는 절단시 위팔뼈 아랫단의 뼈를 후크처럼 만들어 소켓에 스텀프가 잘 걸리고 효율적으로 운동 전달이 되도록 하는 수술을 제시하고 있다.

(1) 팔꿉관절이단, 표준형, 짧은위팔스텀프(elbow disarticulation, standard, short above elbow stump)에 대한 소켓 (그림 2-13) : 팔의지를 훌륭히 사용하려면 스텀프와 소켓이 잘 맞아야 한다. 특히 스텀프 아랫단의 앞쪽면에 주의해야 한다. 왜냐하면 이 부위는 주로 의지를 굽힘 방향으로 구부려 압박을 받기 쉽기 때문이다. 또한 특히 주의를 요하는 것은 위팔뼈 스텀프에 압력이 가지 않도록 해야 하는 것이다.

스텀프의 앞뒷면은 넓은 타원형을 나타내고 있다. 특히 안쪽벽은 시상면에서 볼 때 편평하게 되어 있어 어깨관절 모음을 허락하며 돌림에 대한 안정성을 부여해 주고 있다. 안쪽의 편평한 면이 위팔뼈 위로 지나가므로 주요한 혈관이나 신경을 압박해서는 안 된다. 또한 소켓의 앞뒷면의 넓이를 너무 넓게 하여 헐겁게 해서도 안 된다. 소켓의 앞뒷면이 잘 맞고 편안하게 유지되려면 잔여 근육의 부피를 신중히 고려하여 스텀프와 소켓의 안정성이 부여되는 정도와 소켓이 스텀프에서 빠지지 않는 정도에 맞추어야 한다. 특히 위팔두갈래근의 부피를 고려해 넣어야 한다. 소켓을 스텀프에 잘 맞게 하려면 소켓 가쪽 윗면은 어깨봉우리의 위치에 오게 해야 한다. 짧은 앞팔절단(short A-E amputation)일 때는 소켓 가쪽 윗면이 어깨봉우리에서 약 5 cm 정도 어깨 위까지 올라가야 안정성이 있다. 소켓가쪽 윗면과 겨드랑 사이, 앞뒤 소켓면은 스텀프의 길이와 조직의 밀도에 따라 외형이 달라지기도 한다. 짧고 부드러운 스텀프는 소켓의 전후면이 안쪽으로 돌출되어 안정성을 높여 줄 수 있다. 그러나 앞쪽으로는 삼각큰가슴선(deltopectoral line)을 넘어서는 안되며 뒤쪽으로는 5 cm 이상 안쪽으로 넓게 해서도 안된다. 이러한 것은 스텀프의 길이와 성숙도에 따라 증가할 수도 있다.

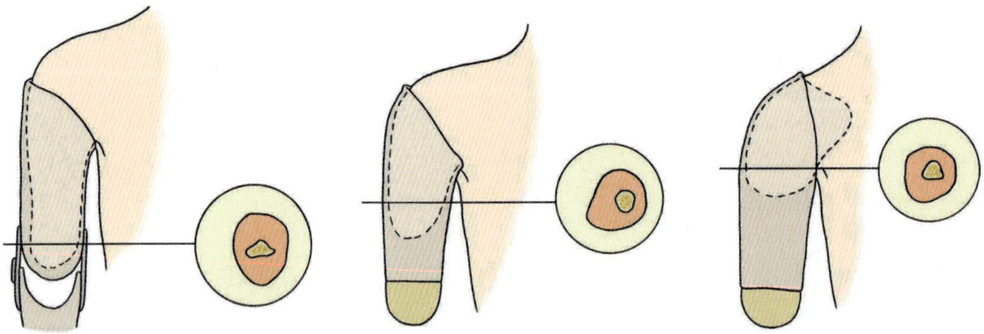

그림 2-13 위팔의지의 소켓

a. 팔꿉관절이단절단(elbow disarticulation amputation)(점선)과 소켓
b. 표준형 위팔절단(standard A-E amputation)(점선)과 소켓
c. 짧은팔절단(short A-E amputation)(점선)과 소켓

(2) 어깨관절스텀프(shoulder stump)에 대한 소켓 (그림 2-14) : 위팔뼈목, 어깨관절이단, 전사반절단(humeral neck, shoulder disarticulation, forequarter)일 경우에는 어깨관절의 어떠한 운동도 기대 할 수 없으며 다만 팔의지의 위치를 능동적으로 대처하는 데 뜻이 있다. 잔여운동은 어깨뼈의 모음, 벌림, 어깨관절 올림이 가능하며 이들 동작은 의지의 팔꿉관절(elbow unit)과 의수(terminal device)를 조절하는 데 사용된다. 그러나 팔의지의 각 부품을 움직이는 데 필요한 전위(displacement)와 실제로 어깨뼈에서의 동작은 서로 차이가 나기 때문에 쉬운 일은 아니다. 예를 들어 어깨뼈벌림은 해부학적으로 볼 때 5.6 cm의 전위가 되는데 반하여 케이블에서 조절되는 최대전위는 9.7 cm가 된다(의지의 팔꿉관절을 완전히 구부릴 때 Dorrance 5XA와 같은 voluntary opening hook를 사용했을 때). 그러므로 소켓을 붙잡는

것과 잔여 관절운동을 효율적으로 전달시키는 데는 피할 수 없는 문제점이 있다.

소켓은 그 자체의 안정성은 물론 어깨뼈의 잔여관절 위에 의지를 견고히 고정시키는 역할을 하므로 매우 중요하다. 따라서 소켓은 어깨뼈를 완전히 덮는 것이 편안하며 운동을 전달하는 데도 좋다. 그러므로 뒤쪽으로는 어깨뼈의 안쪽 가장자리까지, 앞쪽으로는 젖꼭지까지 오게 하며 어깨뼈벌림(scapular abduction)시에 방해가 되지 않도록 해야 한다. 소켓의 아래쪽은 가슴벽과 일치하도록 하고 겨드랑 아래쪽 7.5~10 cm까지 연장하여 어깨관절을 중심으로 소켓이 돌림되는 것을 방지할 수 있다. 같은 이유로 소켓의 위안쪽면은 목을 움직일 때 목이 소켓 가장자리에 닿지 않을 위치까지 오게 한다. 어깨관절에서 절단되었을 때의 소켓은 어깨봉우리(견봉, acromion)와 부리돌기(오구돌기, coracoid process)가 돌출되기 때문에 이곳에 압박이 집중되지 않도록 세심한 배려를 해야 한다. 위팔뼈목 절단(humeral neck amputation)의 장점은 어깨의 외형이 둥글고 돌출된 뼈가 없기 때문에 맞춤 문제에 별 어려움이 없으며 소켓의 안정성을 더욱 높여주는 점이다. 전사반부절단(forequarter amputation)은 문제가 독특하기 때문에 앞의 두 경우와는 다르며 소켓은 앞뒷면으로 좀더 넓게 가슴우리(흉곽)를 덮어야 한다. 더욱이 어깨관절 운동의 소실은 거의 의지를 조절할 수 없을 정도이며 이때는 기능적인 면보다 신체의 비대칭에 대한 것을 대칭으로 만들어 보려는 노력이 더욱 필요하다. 때문에 소켓의 디자인은 활동성이나 안정성보다는 가볍고 미관상 보기 좋게 하는 것이 바람직하다.

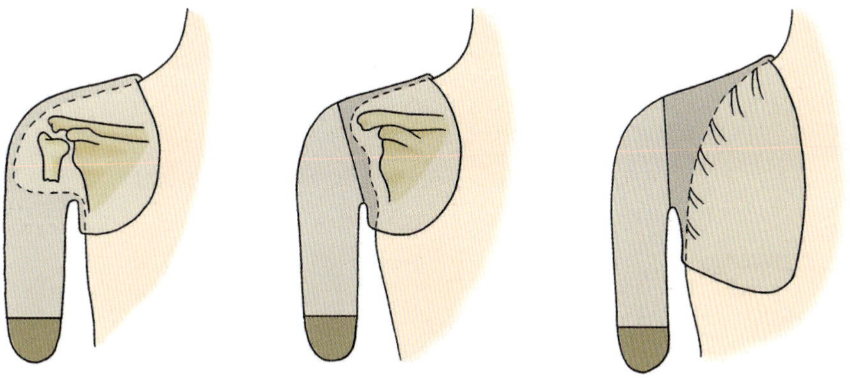

그림 2-14 어깨관절의지의 소켓 : 점선은 잔여 지체부분
a. 위팔목절단(humeral neck amputation)(점선)과 소켓
b. 어깨관절이단절단(shoulder disarticulartion)(점선)과 소켓
c. 전사반부절단(또는 흉견갑절단)(forequarter amputation)(점선)과 소켓

② 멜빵과 케이블(harness and cable)

멜빵은 소켓과 더불어 팔의지를 스텀프에 매달려 있게 하는 매달기 기능과 멜빵에 연결된 케이블을 작용시켜 의수(핸드나 후크)를 여닫는 조절기능이 있다. 따라서 이들에 대한 역학적 원리를 잘 알고 있어야 한다.

1) 앞팔의지 케이블

앞팔의지를 조절하는데는 스테인리스로 된 한 개의 케이블이 필요하다(그림 2-15). 이 케이블의 한쪽은 멜빵에 부착되어 있고 다른 한쪽은 의수에 부착되어 있다(그림 2-16). 의수는 절단쪽 어깨를 사용하여 케이블을 조절하여 움직이게 된다. 케이블의 장력은 의수의 엄지나 오퍼레이팅 레버에 연결되어 잡아당기면 열리고 늦추면 닫히게 된다(그림 2-17). 후크를 사용할 때의 여닫는 힘은 후크 바닥부위부에 있는 고무밴드의 장력과 수량에 따라 달라진다. 케이블은 스테인리스로 된 하우징(housing)으로 둘러싸여 있다. 케이블은 하우징 크로스바를 경유하여 위팔세갈래근 패드(triceps pad)에 부착되며 플레이트(plate)와 리테이너(retainer)는 의지앞팔의 중간쯤에 고정시킨다(그림 2-18).

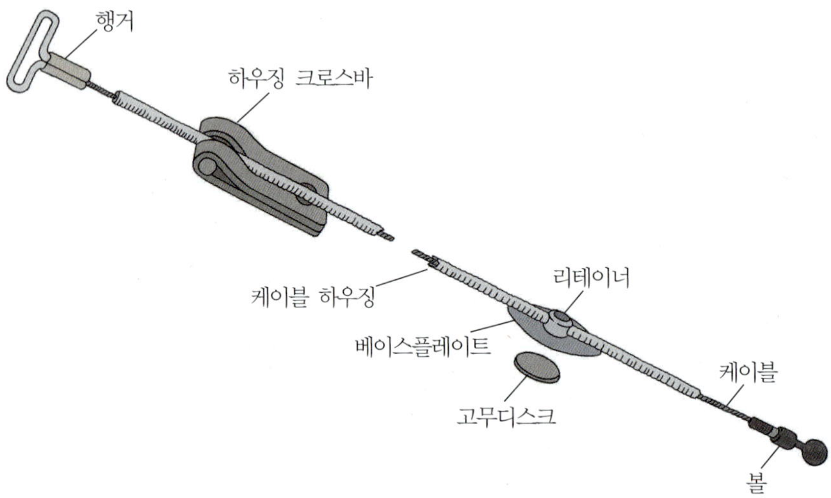

그림 2-15 앞팔의지(BE prosthesis)의 케이블과 주변 명칭

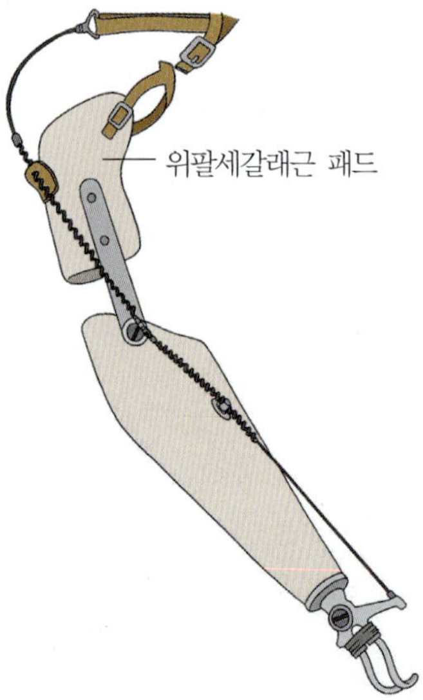

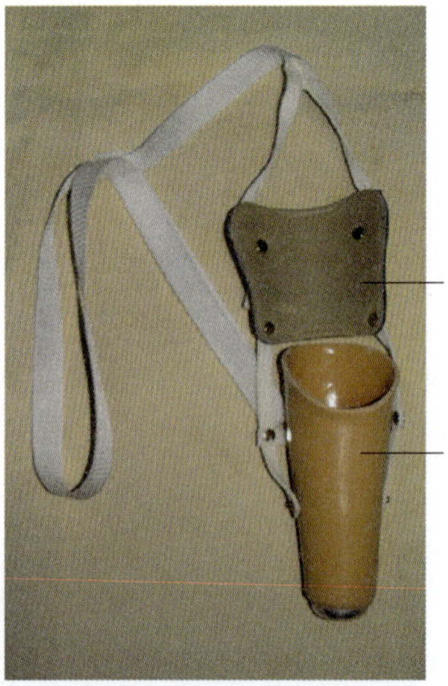

그림 2-16 앞팔의지(BE prosthesis)

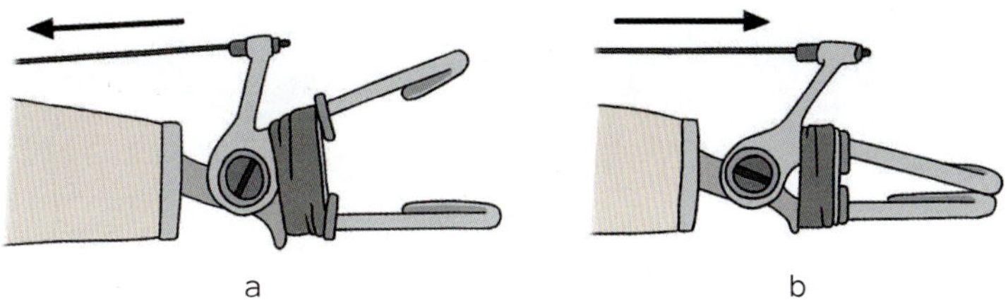

그림 2-17 케이블의 당김과 늦춤에 따른 후크의 개폐
a. 케이블을 당기면 후크가 열린다.
b. 케이블을 늦추면 후크가 닫힌다.

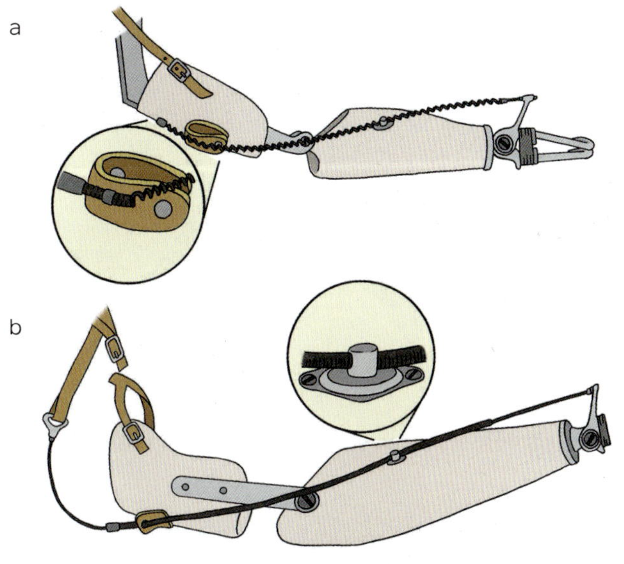

그림 2-18 크로스 바
a. 하우징 크로스 바(housing cross bar)
b. 플레이트와 리테이너(plate and retainer)

(1) **표준형 앞팔의지(standard below elbow prosthesis)에 대한 멜빵**: 멜빵은 약 2.5 cm되는 대크론 천으로 만들며 8자를 옆으로 놓은 형태로 되어 있다.

겨드랑루프(axillar loop)(그림 2-19 a)는 이름 그대로 건측의 겨드랑이를 고리모양으로 둘러싸고 있으며 다른 끈을 고정시키는 역할을 한다.

앞쪽지지끈(anterior support strap)(그림 2-19 b)은 겨드랑루프에서 시작해서 절단쪽 어깨 위를 통과하여 의지의 위팔세갈래근 패드(triceps pad) 앞쪽 몸쪽부에 부착한다. 이 끈의 기능은 팔의지로 무거운 물건을 들었을 때 소켓이 전위되는 것을 방지해 준다.

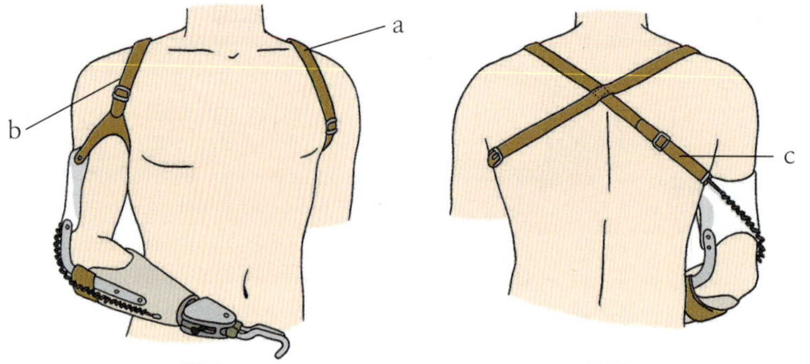

그림 2-19 겨드랑루프(axillar loop)
a. 겨드랑루프 b. 앞쪽지지끈 c. 케이블 조절끈

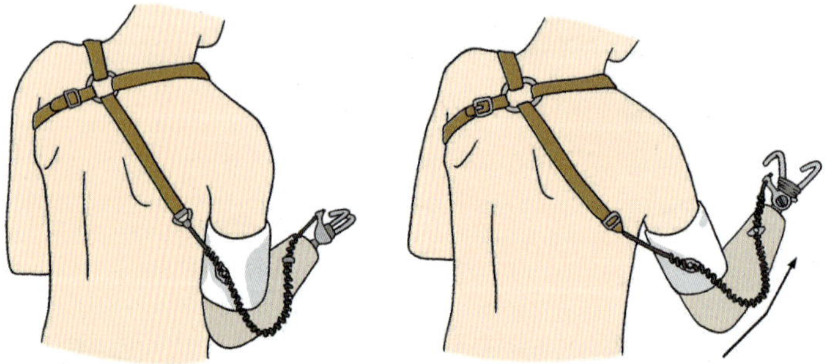

그림 2-20 어깨관절 굽힘(shoulder flexion)으로 의수(terminal device)를 열게 된다.

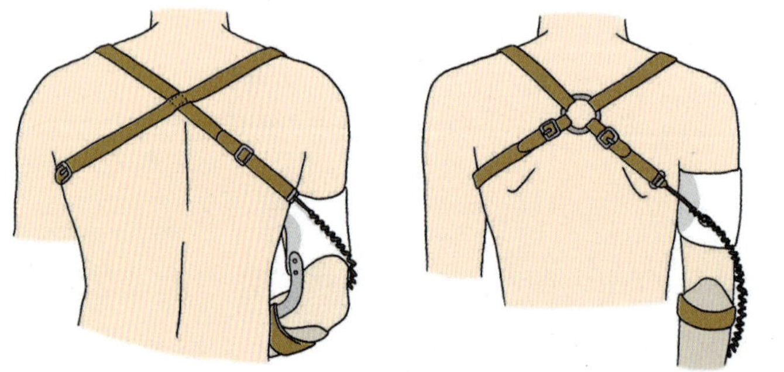

그림 2-21 멜빵의 뒤쪽 교차점
a. 실로 봉합한 멜빵 b. 링(ring)을 사용한 멜빵

케이블 조절끈(control attachment strap)(그림 2-19 c)은 겨드랑루프에서 시작되며 케이블 윗부분에서 끝난다. 이 끈은 어깨뼈 아래모서리(scapular inferior angle)와 어깨뼈가시(spine of scapula) 사이를 지나가며 절단쪽의 어깨뼈 벌림(scapula abduction), 어깨관절 굽힘(shoulder flexion)으로 케이블을 당겨 의수를 조작하는 역할을 한다(그림 2-20, 2-22). 멜빵의 뒤쪽 교차지점은 봉합하거나 링으로 연결한다(그림 2-21). 링 타입

으로 하는 것이 움직일 때 제한을 덜 받기 때문에 앞팔의지 착용자에게 주로 많이 이용되고 있다. 이 뒤쪽 교차지점은 C7 가시돌기(spinous process) 아래에 있어야 하고, 약간 정상 쪽에 위치하고 있어야 역학적인 효율을 높일 수 있다. 옷을 입을 때나 단추를 끼울 때처럼 신체 중앙에서 의수를 조작하려면 먼저 어깨관절을 굽혀야 하고, 양쪽 어깨뼈를 벌려야 한다(그림 2-22).

8자 형태의 멜빵의 단점은 겨드랑루프에 있다. 겨드랑루프 안쪽에 패드를 댄 케이블 조절과 앞쪽지지끈에 장력이 가게 되면 정상쪽 겨드랑이에 있는 겨드랑루프를 수직방향으로 움직이게 하여 겨드랑이에 과도한 압력을 주어 피부를 자극하게 되며 심한 경우에는 위팔온신경얼기(상완총신경, brachial plexus)를 압박하여 신경학적인 변화를 일으키기도 한다. 이러한 단점을 보완하기 위해서는 어깨 안장멜빵(shoulder saddle harness) 또는 튼튼한 멜빵(heavy duty harnes)을 사용한다(그림 2-23). 이것은 앞팔의지를 착용하고 일을 많이 해야 하는 사람에게 좋은 멜빵이며 절단쪽 어깨 위에 부하가 걸리게 하는 멜빵이다. 이 멜빵은 말안장 같이 넓은 가죽판을 대고 두개의 보조 끈으로 의지를 고정시키게 되어 있다. 어깨안장은 가슴끈(chest strap)으로 고정시킨다. 케이블 조절끈의 위치와 의수조절 동작은 표준형 앞팔의지의 경우와 같다.

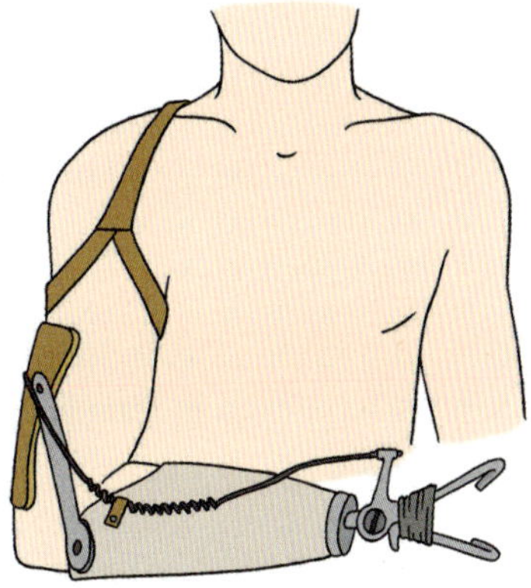

그림 2-22 어깨관절 벌림(shoulder abduction)으로 의수(terminal device)를 조절한다.

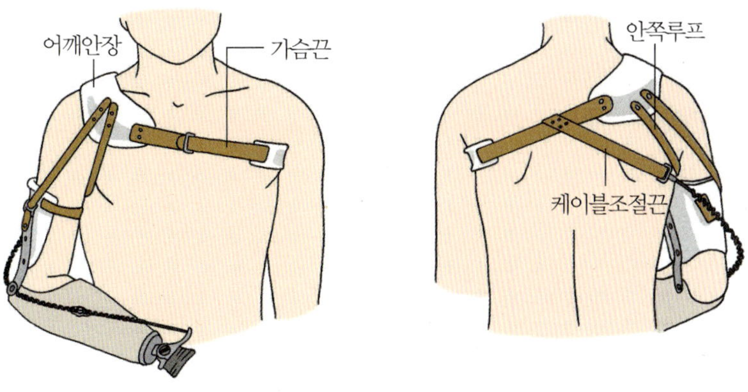

그림 2-23 어깨안장멜빵(shoulder saddle harness)

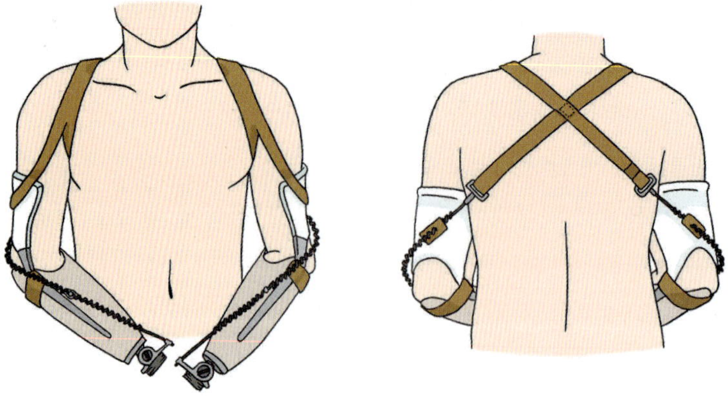

그림 2-24 양쪽 앞팔의지(bilateral B-E prosthesis)에 대한 멜빵

(2) 양쪽 앞팔의지(bilateral below elbow prosthesis)에 대한 멜빵: 양쪽 앞팔의지에 대한 멜빵(그림 2-24)은 뒤쪽에서 보면 오른쪽 의수를 조작하기 위한 케이블 조절끈은 등을 위쪽으로 비스듬히 가로질러 왼쪽 의지의 앞쪽지지끈으로 끝나고 반대로 왼쪽 의수를 조절하기 위한 케이블 조절끈은 오른쪽 의지의 앞쪽지지끈에서 끝나게 된다. 멜빵의 뒤쪽 교차지점은 링으로 연결한다. 의지를 조절하려면 어깨관절을 굽히고 양쪽 어깨뼈를 벌려서 움직인다. 아주 짧은 앞팔 스텀프에는 분리형 소켓을 사용하며 이때는 힘이 두 배로 든다는 것은 이미 언급한 바 있다. 그렇기 때문에 분리형 소켓을 사용할 때는 기계적으로 약간 수정을 가하면 외력을 얻을 수 있어서 의지의 팔꿉관절 굽힘을 쉽게 할 수 있게 된다. 이렇게 하려면 케이블 하우징을 위팔의지에서처럼 몸쪽부와 먼쪽부로 나누어 놓으면 절단쪽 어깨관절굽힘 시에 가해지는 케이블의 장력으로 의지의 팔꿉관절 굽힘 시 어느 정도의 힘을 보조 받을 수 있게 된다.

(3) 뮌스터소켓을 사용하는 앞팔의지에 대한 멜빵:

뮌스터소켓을 사용할 앞팔의지에도 멜빵을 사용할 수 있는데 이때는 건측어깨에 9자 형태의 겨드랑 루프를 걸고 케이블 조절끈은 비스듬히 등을 가로질러 의수조절 케이블(terminal device control cable)에 연결한다. 의수를 작용하는 방법은 절단쪽의 어깨관절 굽힘, 어깨뼈 벌림으로 의수를 조작한다. 이 멜빵의 단점은 긴소매의 옷을 입기 어렵다는 것이다.

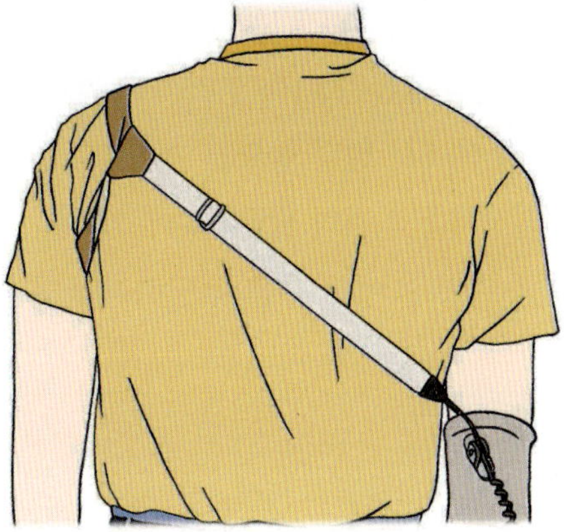

그림 2-25 9자 형태의 겨드랑루프

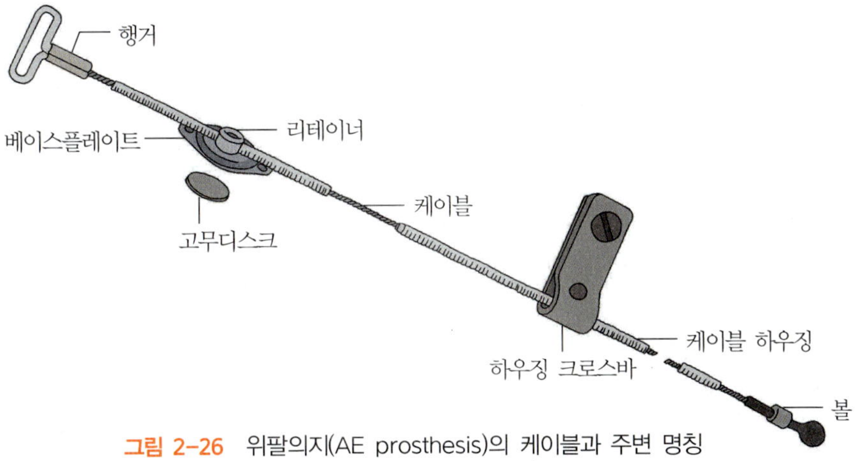

그림 2-26 위팔의지(AE prosthesis)의 케이블과 주변 명칭

2) 위팔의지 케이블

위팔의지의 케이블(그림 2-26)은 두 개의 분리된 케이블에 의해서 조작된다(그림 2-27). 한 케이블은 의지의 팔꿉관절 굽힘과 의수를 조작하기 위한 것이고 또 다른 케이블은 의지의 팔꿉관절을 잠그고 풀 때 사용하기 위한 것이다.

의지의 팔꿉관절 굽힘 및 의수 조절용 케이블(elbow flexion terminal device control cable) : 이 케이블이 통과하는 하우징은 둘로 분리되어 있다(그림 2-28). 몸쪽부(근위, proximal area)는 의지의 위팔부 앞쪽에 부착되고 먼쪽부(원위, distal area)는 앞팔부위에 부착된다. 이 케이블은 멜빵의 케이블 조절끈에서 시작하여 몸쪽부의 하우징을 통과하여 의지의 팔꿉관절을 지나 먼쪽부의 하우징을 경유하여 의수에 부착된다. 이 케이블은 의지의 팔꿉관절 축을 앞면으로 통과하기 때문에 케이블에 가해진 장력은 분리된 케이블 하우징에 걸려 의지의 팔꿉관절을 굽히게 된다(그림 2-29). 의지의 팔꿉관절 폄은 두 케이블 하우징 사이의 공간에 의해서 제한된다.

절단자는 팔꿉관절 굽힘 연결장치(elbow flexion attachment)로 의지의 팔꿉관절과 의수를 쉽게 조작할 수 있다. 팔꿉관절 굽힘 연결장치를 의지의 팔꿉관절 축에 가까이 놓으면 힘을 크게 얻을 수 있으나 케이블의 움직임은 적어지고 반대로 팔꿉관절 쪽에서 멀리 놓으면 케이블의 움직임은 커지게 된다(그림 2-30). 일단 스텀프가 길면 팔꿉관절 굽힘 연결장치를 의지의 팔꿉관절에 가깝게 놓고 스텀프가 짧으면 멀리 놓는다. 대개 이 위치는 팔꿉관절 축에서 먼쪽부로 3 cm가 가장 적당하지만 환자의 상태에 따라서 그 위치를 다르게 할 수 있다.

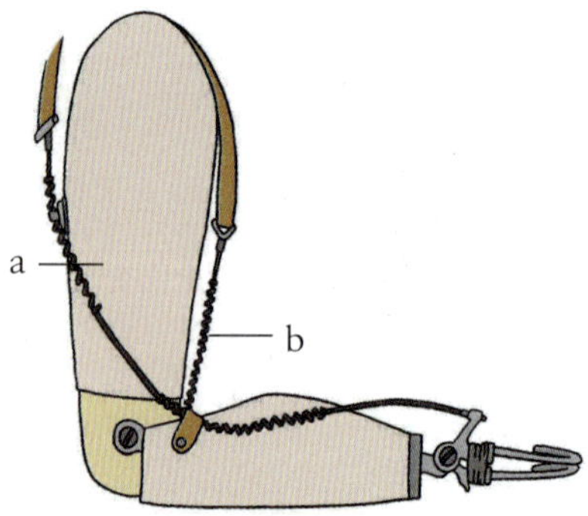

그림 2-27 위팔의지(A-E prosthesis)의 케이블
a : 팔꿉관절 굽힘 및 의수조절 케이블(elbow flexion/terminal device control cable)
b : 팔꿉관절 잠금 제어 케이블(elbow lock control cable)

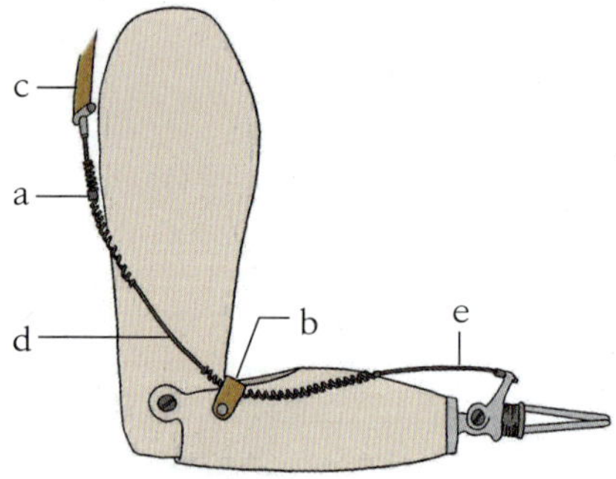

그림 2-28 팔꿉관절 굽힘 및 의수조절 케이블에 대한 케이블 하우징은 분리되어 있다.
a. 케이블 하우징
b. 팔꿉관절 굽힘 연결장치
c. 케이블 조절끈
d. 케이블
e. 의수에 부착된 케이블

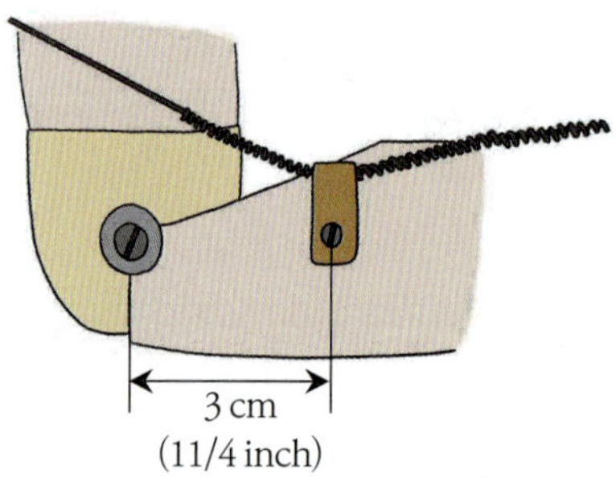

그림 2-29 분리된 케이블 하우징 때문에 의지의 팔꿉관절은 굽혀지게 된다.

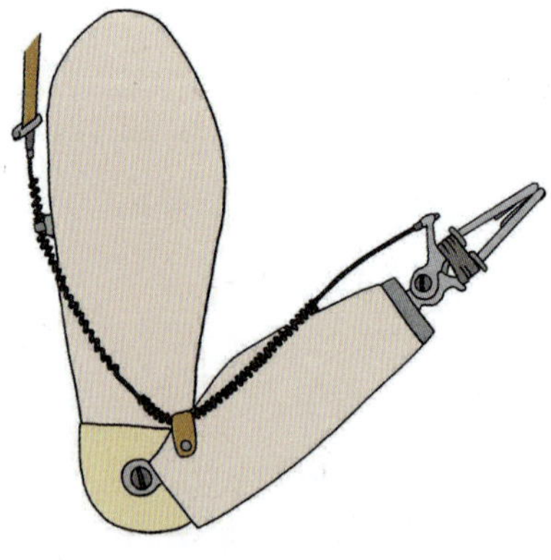

그림 2-30 팔꿉관절 굽힘 연결장치의 표준위치

의지의 팔꿉관절 잠금 제어 케이블(elbow lock control cable) (그림 2-31)

이 케이블은 앞쪽 매달기끈(anterior suspension strap)에서 시작되며 의지 위팔의 앞쪽, 안쪽면을 따

라 내려와서 케이블의 먼쪽 끝(distal end)은 의지 팔꿉관절의 자물쇠 작용을 한다. 이 자물쇠(lock)는 케이블을 당겼다가 놓으면 잠겨지고 다시 당겼다가 놓으면 열리게 되어 있다. 이렇게 한번 움직일 때 1.3 cm의 움직임과 0.9 kg의 힘이 필요하게 된다.

위팔의지에서 사용되는 두 케이블의 연속동작을 간추려보면 다음과 같다.

① 의지의 팔꿉관절 굽힘 및 의수조절 케이블에 가해진 장력은 의지의 팔꿉관절 굽힘을 촉진시킨다.

② 의지의 팔꿉관절을 요구하는 각도로 유지하려면 팔꿉관절 잠금 제어 케이블을 당겼다 놓으면 의지의 팔꿉관절이 잠겨지게 된다.

③ 의지의 팔꿉관절을 잠그고 다시 의지의 팔꿉관절 굽힘 및 의수조절 케이블을 당기면 의수를 조작할 수 있다.

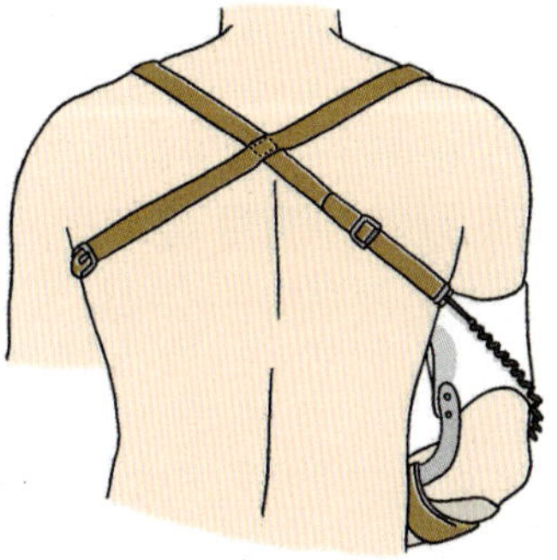

그림 2-31 팔꿉관절 잠금 제어 케이블(elbow lock control cable)

(1) 표준형 위팔의지(standard above elbow prosthesis)에 대한 멜빵 : 앞팔의지의 의수를 조작하려면 케이블을 5 cm 정도 움직이면 되지만 위팔의지에서 팔꿉관절과 의수를 조작하려면 케이블은 그보다 두 배 이상 움직여져야 한다. 따라서 위팔의지의 멜빵은 특별히 신경을 써야 한다. 멜빵이나 조절부품들에 대한 정확한 위치설정은 편안하고 기능적인 의지를 만드는 데 아주 중요하다. 위팔의지의 멜빵도 표준형 앞팔의지와 마찬가지로 대크론 천으로 만들며 8자를 수평으로 놓은 모양으로 되어 있다.

표준형 위팔의지의 멜빵에 대한 구성은 다음과 같다(그림 2-32).

① 겨드랑루프(axillar loop)

② 앞쪽지지끈(anterior support strap)

③ 가쪽지지끈(lateral support strap)

④ 조절부착끈(control attachment strap)

⑤ 등교차끈(cross back strap)

⑥ 팔꿉관절 자물쇠조절끈(elbow lock control strap)

① 겨드랑루프(axillar loop) : 건측의 겨드랑이를 감돌아 멜빵을 고정시키는 역할을 한다.

② 앞쪽지지끈(anterior support strap) : 앞쪽지지끈은 겨드랑루프에서 시작되며 etastic suspensor라고도 한다. 이 끈은 절단쪽 어깨 위를 넘어서 지나가며 의지의 위팔의 앞안쪽면 아래로 내려가 의지의 팔꿉관절 몸쪽부에서 끝난다. 앞에서 보면 이 끈의 2/3는 탄력끈으로 되어 있다. 이 끈의 기능은 의지를 스텀프에서 떨어지지 않도록 하며 앞쪽으로는 의지의 위팔부를 고정하고 뒤쪽으로는 겨드랑루프를 고정시키며 소켓이 회전되는 것을 방지해주는 역할을 한다.

③ 가쪽지지끈(lateral support strap) : 이 끈은 겨드랑루프의 윗면에서 수평으로 놓여있으며 앞쪽지지간에 봉합되어 있다.

이 끈의 기능은 의지의 매달기 기능과 팔꿉관절 굽힘 및 의수 조절케이블을 당길 때 소켓이 가쪽돌림되는 것을 방지해주는 역할을 한다.

④ 케이블조절끈(control attachment strap) : 겨드랑루프의 뒤쪽 교차점에서 시작해서 환자의 등을 비스듬히 아래쪽으로 내려가 팔꿉관절 굽힘 및 의수조절 케이블에 부착한다. 이 끈이 너무 높이 위치해 있으면 어깨관절 굽힘 시 케이블이 충분히 움직여지지 않아서 의지의 팔꿉관절과 의지를 조작하기 힘들게 된다. 반대로 너무 낮게 위치해 있으면 케이블이 느슨해져서 필요 이상의 힘을 쓰게 된다. 이 끈의 가장 적당한 위치는 어깨뼈와 어깨뼈 아래모서리(하각) 사이 즉 어깨뼈 중간쯤이 가장 적합하다.

⑤ 등교차끈(cross back strap) : 이 끈은 표준위팔의지의 멜빵에 가끔 사용한다. 이 끈은 겨드랑루프에서 수평으로 조절 부착끈에 연결되어 있다. 이 끈의 역할은 겨드랑루프가 수직 위쪽으로 올라가 겨드랑을 압박하게 될 때 위쪽으로 올라가는 힘을 감소시켜 주며 불편함을 덜어 주고 멜빵의 뒤쪽 교차점이 C7 이상 올라가지 못하도록 붙잡아 주는 역할을 한다.

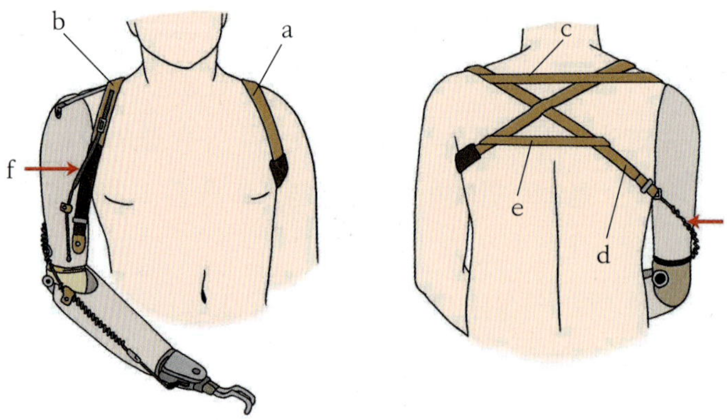

그림 2-32 위팔의지의 멜빵과 그 구성

a. 겨드랑루프 b. 앞쪽지지끈 c. 가쪽지지끈
d. 조절부착끈 e. 등교차끈 f. 팔꿉관절 자물쇠조절끈

⑥ 팔꿉관절 자물쇠조절끈(elbow lock control strap) : 앞쪽지지끈의 비신축성 부분에서 시작하여 팔꿉관절 자물쇠 조절 케이블의 아랫단에서 끝난다. 이 끈의 역할은 절단쪽 어깨관절을 약간 하강하면서 어깨관절을 펴고 벌려서 케이블과 이 끈을 잡아당기면 의지의 팔꿉관절을 잠그고 푸는 역할을 하게 된다. 멜빵의 뒤쪽 교차점을 링으로 연결하는 것은 봉합한 것만큼 끈을 충분히 당길 수 없으므로 위팔의지에서는 적용하지 않는다. 8자 멜빵은 편측 앞팔 절단자의 의지에는 이상적인 멜빵이지만 활동을 많이 해야 하는 위팔 절단자의 의지에는 적합하지 않다. 이때에는 어깨 안장멜빵(그림 2-33)을 착용한다. 양쪽 위팔 절단자의 의지에 대한 멜빵(그림 2-34)은 루프가 없는 두 개의 8자 멜빵으로 구성된다. 멜빵의 각 부분은 한쪽 위팔의지의 멜빵과 같으나 등교차 끈은 한쪽 위팔의지에서는 임의로 달 수 있는 것이었지만 양쪽 위팔의지에서는 필수적인 것이다. 의수의 조작은 어깨관절을 굽히고 어깨뼈를 벌려서 의지의 팔꿉관절과 의수를 조작할 수 있다. 팔꿉관절 자물쇠 조절(elbow lock control)은 어깨관절 내림과 폄 및 벌림에 의해 움직여진다. 양쪽 위팔의지에 멜빵을 사용할 때의 문제점은 양쪽 의수를 동시에 여닫는 것이 어렵기 때문에 반드시 한쪽 케이블을 늦추고 교대로 의수를 조작해야 하므로 양쪽으로 물건을 동시에 잡는 것이 힘들다는 점이다. 또 하나의 단점은 무거운 물건을 들어올릴 수 없다는 점이다.

(2) 어깨관절이단의지(shoulder disarticulation prosthesis)에 대한 멜빵 (그림 2-35)

어깨관절 부위에서의 절단은 어깨관절이 없으므로 대신 양쪽 어깨뼈를 벌려서 의지의 팔꿉관절과 의수를 조절하게 되며 어깨관절이단 의지는 가슴끈(cheststrap)과 탄력매달기끈(elastic suspension strap)이 멜빵 역할을 한다. 가슴끈은 4 cm 정도의 비신축성 끈으로 앞면에서는 건측겨드랑을 지나 가슴우리 앞면을 가로질러 소켓 앞의 겉면에 버클로 조이게 되어 있다. 뒤쪽에서는 팔꿉관절 굽힘 및 의수조절 케이블의 윗쪽에 부착되어 있다. 탄력매달기끈(elastic suspensor strap)은 의지를 견고하게 매달려 있게 하며 의지를 움직일 때 소켓이 가쪽돌림 되는 것을 방지해 준다. 이것은 절단쪽 어깨 위를 비스듬히 지나 소켓 위쪽에 부착된다.

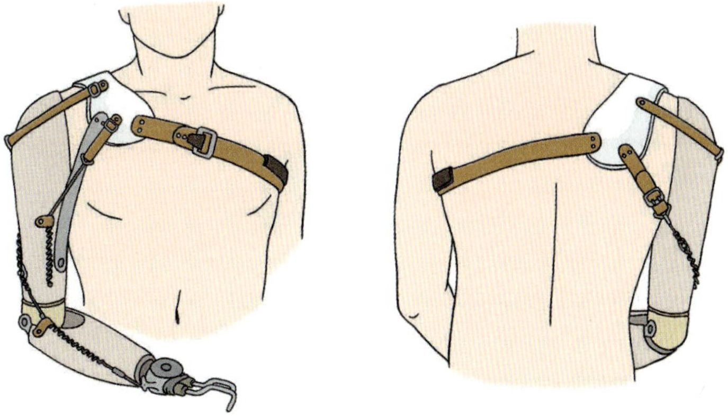

그림 2-33 위팔의지에 대한 어깨안장멜빵(shoulder saddle harness)

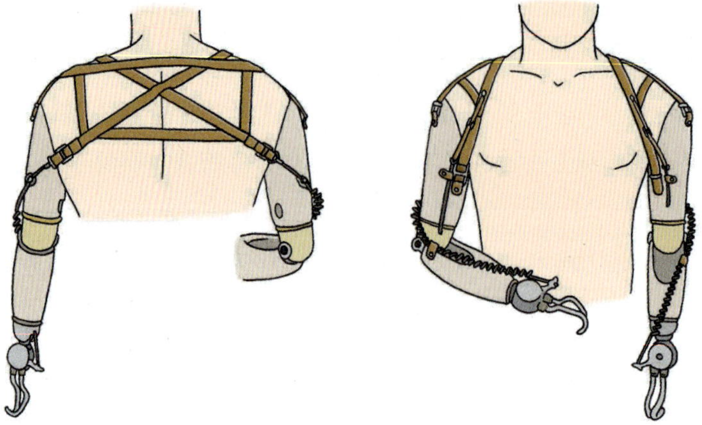

그림 2-34 양쪽 위팔의지에 대한 멜빵

어깨관절이단의지를 사용할 때는 어깨뼈 벌림(scapula abduction)만으로는 케이블을 움직이는 데 부적당하기 때문에 excursion amplifier를 덧댄다(그림 2-36). 이것은 작은 도르래를 소켓 겉면에 부착하여 케이블의 움직이는 범위를 크게 해준다. 또 다른 방법으로는 가슴끈을 둘로 나누고 그 사이에 끈을 연결하여 자물쇠조절끈(elbow lock control strap)의 역할을 하여 케이블을 조절하기도 하며(그림 2-37) 허리벨트를 착용하고 그곳에 팔꿉관절 자물쇠 조절끈을 연결하여 작동하기도 한다(그림 2-38).

장애가 아주 심한 경우, 예를 들면 양쪽 어깨관절이단 절단자일 때는 nudge control(그림 2-39)을 사용하여 턱으로 팔꿉관절 자물쇠 조절끈을 사용하기도 한다. 어깨관절의 소실은 어깨 둘레를 좁게 하여 어깨뼈 벌림운동을 감소시킨다. 이때는 플라스틱 캡을 의지반대 쪽의 견봉을 덮어 씌워 양쪽의 어깨뼈 벌림운동 범위를 넓게 해 준다(그림 2-40).

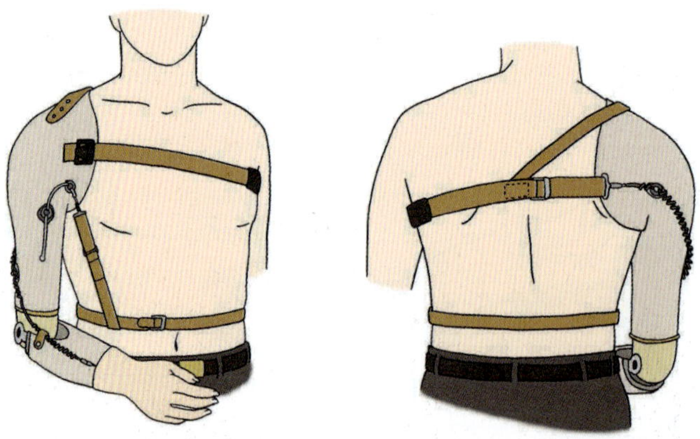

그림 2-35 어깨관절이단의지(shoulder disarticulation prosthesis)에 대한 멜빵

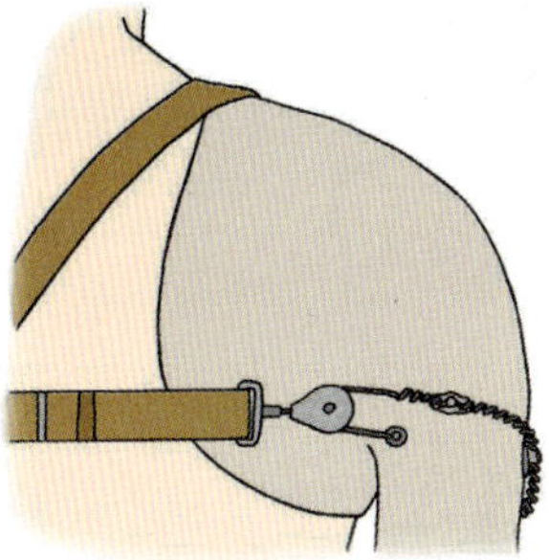

그림 2-36 Excursion amplifier

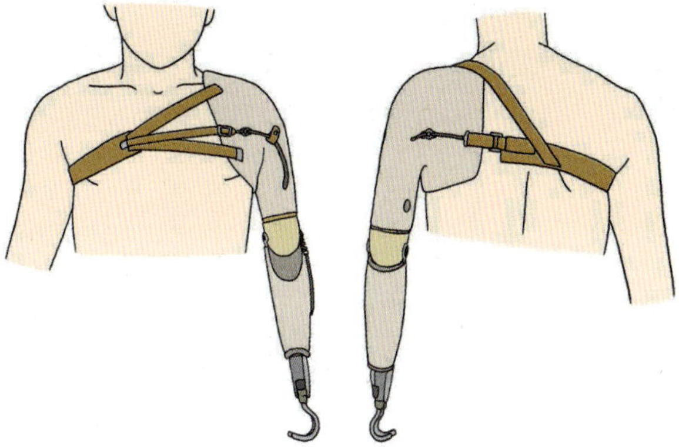

그림 2-37 팔꿉관절 자물쇠조절끈(elbow lock control starp)

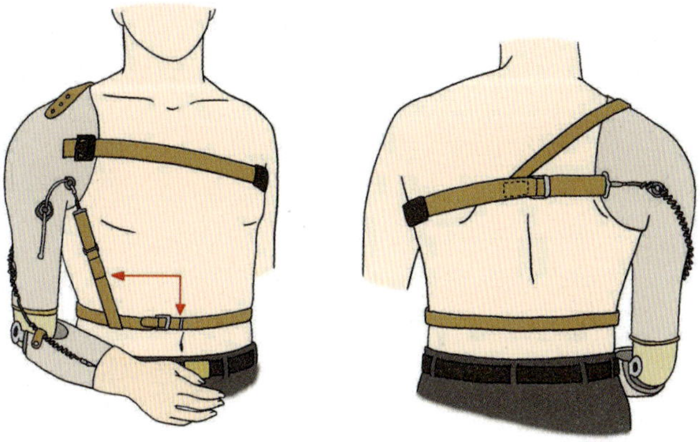

그림 2-38 어깨관절이단의지 착용자에 대한 팔꿉관절 자물쇠 조절은 허리 벨트에 장치할 수 있다.

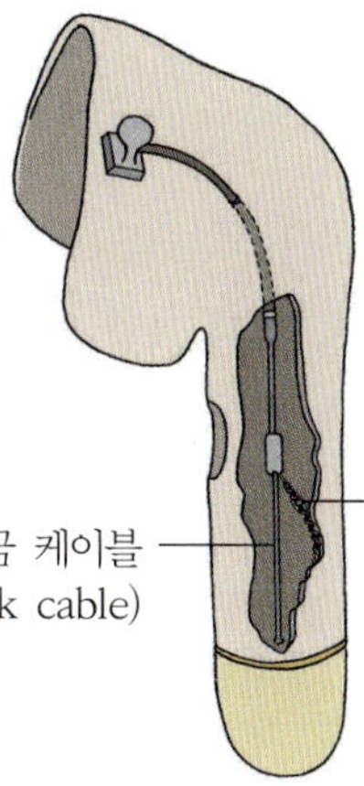

그림 2-39 또 다른 팔꿉관절 자물쇠 조절장치인 nudge control

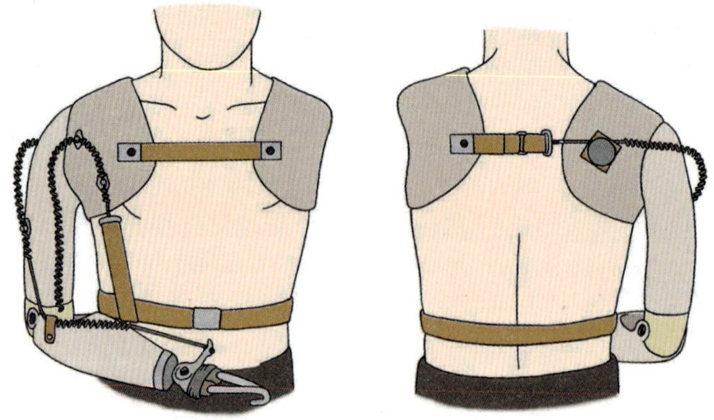

그림 2-40 양쪽 어깨관절이단절단일 때는 반대쪽 어깨를 플라스틱 캡으로 덮어씌운다.

❸ 팔의지의 관절

팔의지의 관절 역할을 하는 것을 유니트(unit)라고 하며 각 관절 부위에 따라 손목유니트(wrist unit), 팔꿉유니트(elbow unit), 어깨유니트(shoulder unit)라고 한다.

1) 손목유니트(wrist unit)

손목유니트의 기능은 의수(terminal device)를 의지의 앞팔에 부착하고 용도에 따라 의수를 교환할 수 있으며 의수를 임의로 돌림시켜 앞팔의 뒤침와 엎침의 동작을 할 수 있으며 위팔 절단자는 앞팔의 소실로 의지를 착용해도 엎침과 뒤침의 동작을 할 수 없으며 앞팔절단자라고 하더라도 절단부에 따라 어느 정도의 뒤침과 엎침의 운동제한은 있게 마련이다. 따라서 손목유니트는 앞팔의 뒤침과 엎침의 부족된 부분을 보조해 주는 역할을 하게 된다.

손목유니트에는 다음과 같은 여러 가지 종류가 있다.

(1) 마찰손목유니트(friction wrist unit) : 이 손목유니트는 알루미늄이나 스테인레스 스틸로 되어 있고 성인용(직경 5 cm)과 중간용(4.4 cm)이 있다. 원형으로 된(그림 2-41) 것과 타원형으로 된(그림 2-42)것 두 종류가 있고 타원형으로 된 것은 긴앞팔절단자의 절단부와 원형이 같기 때문에 미관상 보기 좋다. 손목관절이단(wrist disarticulation) 때의 손목유니트는 앞팔의 길이가 길어지지 않도록 두께가 얇은 것을 사용한다(그림 2-43).

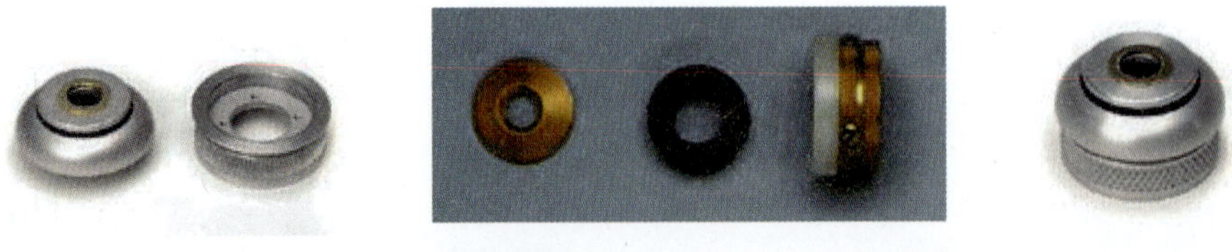

그림 2-41 마찰손목유니트(friction wrist unit) (원형)

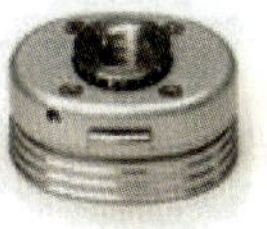

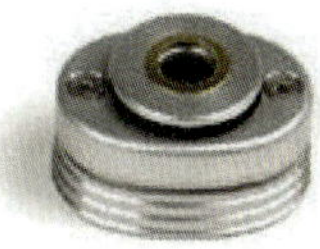

그림 2-42 마찰손목유니트(friction wrist unit) (타원형)

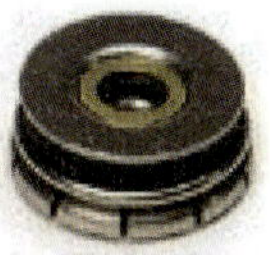

그림 2-43 손목관절이단절단자를 위한 마찰손목유니트 (얇아서 좋다)

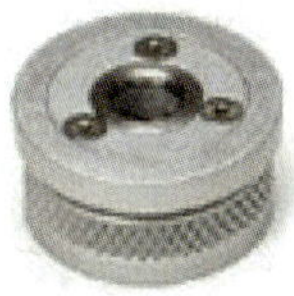

그림 2-44 정마찰손목유니트(constant friction wrist unit)

(2) 정마찰손목유니트(constant friction wrist unit) (그림 2-44) : 의수의 돌림범위에 따라 일정하게 마찰을 주도록 고안된 것으로 원형과 타원형이 이용되며 원형은 유아, 소아, 중간, 성인에 따른 네 가지 형태가 있고 타원형에는 성인용과 중간용 두 가지가 있다.

(3) 신속교환손목유니트(quick change wrist unit) (그림 2-45) : 이것은 의수를 쉽게 교환할 수 있도록 고안된 것이다. 손목유니트에서 의수를 뺀 다음 다른 의수를 넣고 건측손으로 엎침와 뒤침의 위치를 정한 다음 잠글 수 있다. 신속하게 교환할 수 있는 손목유니트는 레버를 아래로 약간 누르면 잠겼던 의수가 풀리고 다시 엎침과 뒤침의 위치를 정한 다음 축방향으로 누르면 잠겨진다. 레버를 아래쪽으로 세게 누르면 의수와 어댑터는 튀어나오게 된다. 원형으로 된 성인용만 있다.

손목굽힘유니트(wrist flexion unit, 그림 2-46)는 중립위, 30° 굽힘, 50° 굽힘이 가능하게 되어 있다. 건측으로 레버를 누르면 위의 세 위치에 고정시킬 수 있다. 이것은 의수 중에 후크만 사용할 수 있다. 성인용(5 cm), 중간용(4.4 cm), 소아용(3.8 cm)이 있다.

(4) 회전손목유니트(rotational wrist unit) (그림 2-47) : 이것은 일단 잠그면 다른 손목유니트보다 견고하게 고정시킬 수 있으므로 팔의지를 착용하고 활동적인 작업을 하는 사람에게는 아주 좋다. 엎침과 뒤침의 임의의 선택은 다른 것과 마찬가지다.

(5) 절구공이형손목유니트(ball & socket wirst unit) (그림 2-48) : 절구공이관절 형태로 되어 있기 때문에 의수를 자유자재의 위치로 놓을 수 있다.

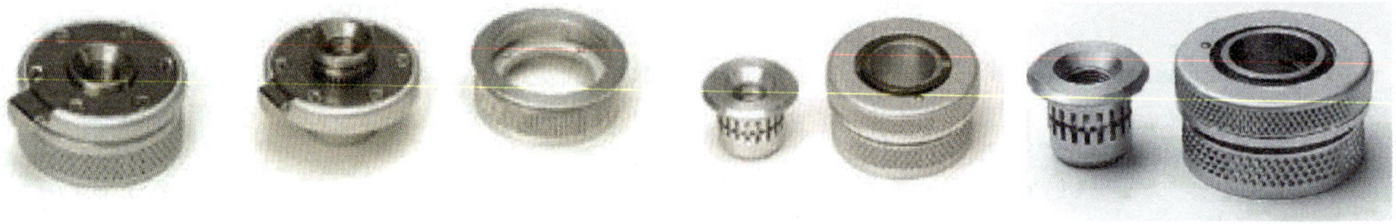

그림 2-45 신속교환손목유니트(quick change wrist unit)

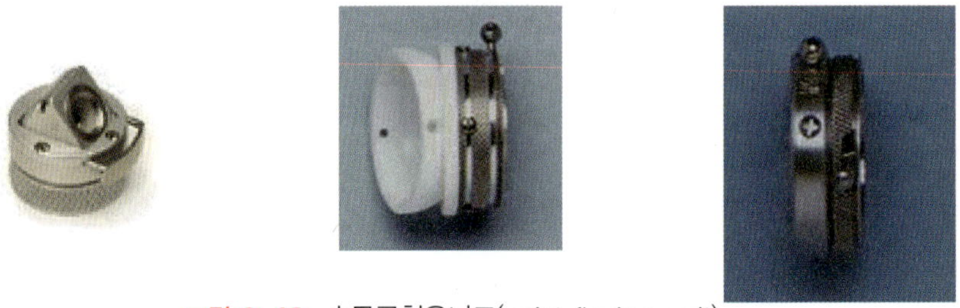

그림 2-46 손목굽힘유니트(wrist flexion unit)

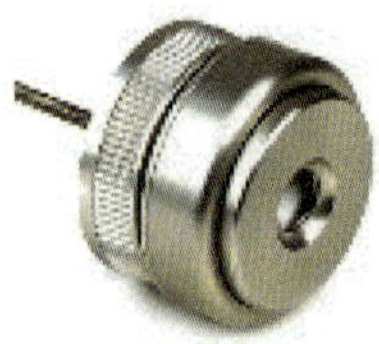

그림 2-47 회전손목유니트(rotational wrist unit)

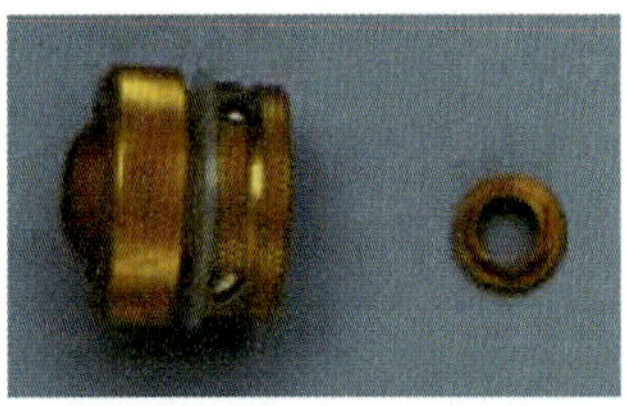

그림 2-48 절구공이형손목유니트(ball and socket wrist unit)

2) 팔꿉유니트(elbow unit)

(1) 앞팔절단자(below elbow amputee)에 대한 팔꿉유니트

앞팔의지에 대한 팔꿉유니트에는 유연성 경첩(flexible hinge)(그림 2-49)과 경직성 경첩(rigid hinge)(그림 2-50)이 있다.

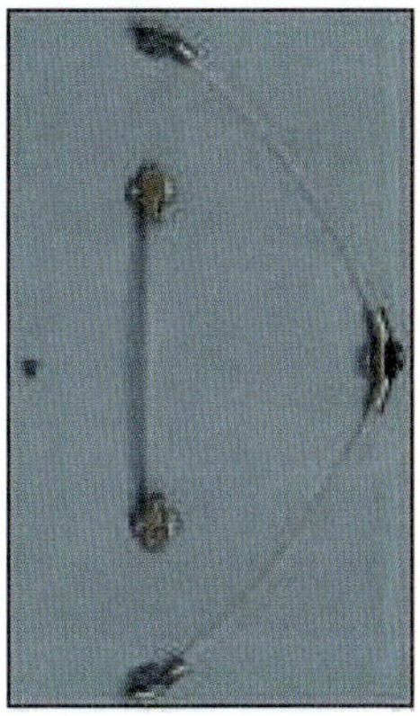

그림 2-49 앞팔 절단자(BE amputee)에 대한 유연성 경첩

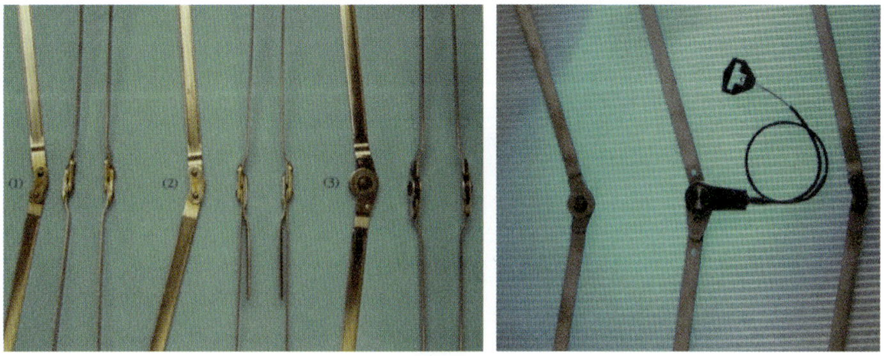

그림 2-50 경직성 경첩(rigid hinge)(단축경첩)

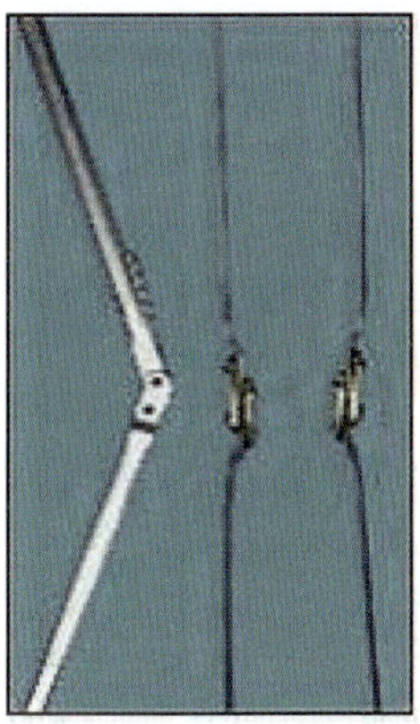

그림 2-51 경직성 경첩(rigid hinge) (다축경첩)

① 유연성 경첩(flexible hinge) : 이것은 유연한 금속이나 천, 가죽 등으로 되어 있으며 위팔에 있는 위팔세갈래근패드(triceps pad)에 부착되어 의지의 앞팔에 연결되어 의지를 좀더 견고하게 매달리게 하며 소켓을 고정시켜 줌으로서 결여된 앞팔의 뒤침과 엎침운동을 도와주는 역할을 한다. 주로 긴앞팔절단자에게 이용된다.

② 경직성 경첩(rigid hinge) : 경직성경첩은 금속으로 된 지주에 관절축을 연결하고 의지의 앞팔과 위팔의 패드에 연결하여 의지의 팔꿉관절을 능동적으로 사용할 때 잔여 스텀프와 소켓 사이의 회전성과 안정성을 높여 주기 위한 것으로 관절축에 따라 단축 경첩(single axis hinge)과 다축 경첩(polycentric hinge) (그림 2-51)으로 나눈다.

스텝업 경첩(step up hinge)(그림 2-52)은 매우 짧은 앞팔절단일 때 사용되며 이때는 의지의 소켓이 팔꿉관절 위쪽까지 올라와 있으므로 팔꿉관절이 90° 또는 그 이하로 제한된다. 이때 스텝업 경첩을 사용하면 팔꿉관절을 정상 운동범위 내에서 움직일 수 있게 된다. 스텝업 경첩은 의지의 앞팔 소켓이 분리되어 있을 때 주로 사용되기 때문에 흔히 분리소켓의지(split socket prosthesis)라고도 한다. 스텝업 경첩은 팔꿉관절 운동을 두 배 증가시킨다. 예를 들면 인체의 팔꿉관절을 60° 구부리면 의지의 팔꿉관절은 120° 굽혀지지만 힘은 두 배 정도 들게 된다.

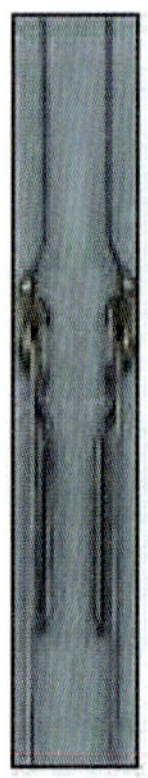

그림 2-52 경직성 경첩(rigid hinge) (스텝업 경첩)

(2) 위팔절단자(above elbow amputee)에 대한 팔꿉유니트

인체의 팔꿉관절에 대한 기능소실은 기계적으로 팔꿉관절의 정상운동 범위인 0°에서 135°를 구부리고 펼 수 있어야 되며 어느 각도에서든지 잠그고 풀 수 있어야 한다.

① 외부잠금 경첩(outside-locking hinge) (그림 2-53) : 팔꿉관절이단이나 위팔관절융기레벨의 절단은 특별히 고안된 팔꿉유니트가 필요한데 여기에는 7단계로 잠글 수 있게 설계된 표준유니트(standard unit)와 5단계로 잠글 수 있게 설계된 일체형 모델(heavy duty model)이 있다.

표준 유니트에는 성인용, 중간용, 소아용이 있으며 일체형 모델은 단지 성인용만 있다.

② 내부잠금팔꿉유니트(inside-locking elbow unit) (그림 2-54) : 팔꿉관절의 위쪽 5 cm에서의 절단은 내부잠금팔꿉유니트(inside-locking elbow unit)를 설치할 만한 공간이 있다. 이것은 11단계로 잠글 수 있게 설계되어 있다. 이것은 마찰-유지 턴테이블(friction-hold turntable)이 있어서 의지 앞팔의 손으로 움직이면 어깨관절 안쪽돌림과 가쪽돌림의 역할을 대신할 수 있게 되어 있다.

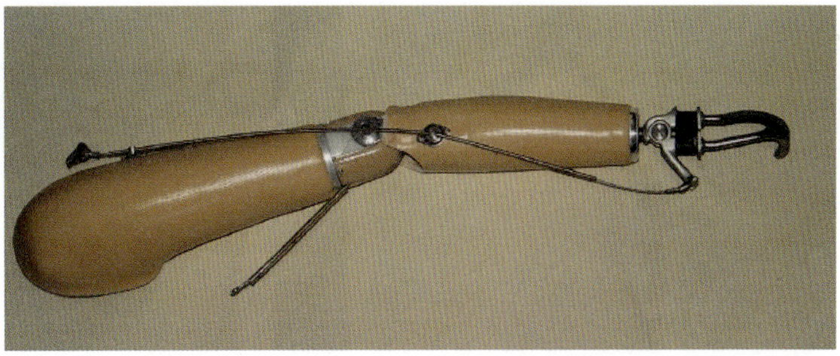

그림 2-53 외부잠금 경첩(outside locking hinge)은 팔꿉관절이단과 위관절융기(상과)레벨절단자의 팔꿉유니트로 사용된다.

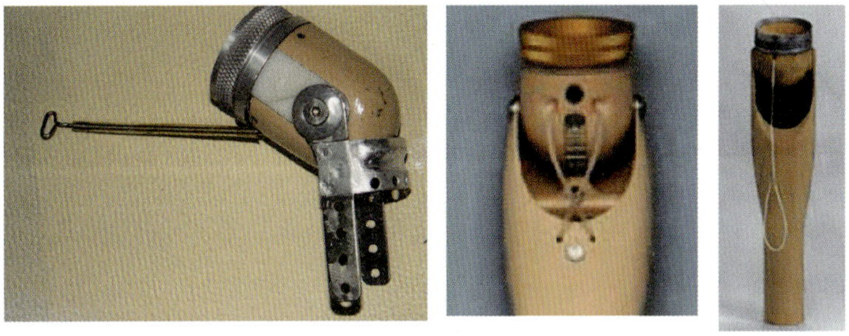

그림 2-54 내부잠금 팔꿉유니트(inside locking elbow unit)

3) 어깨유니트(shoulder unit)

어깨관절이단이나 전사반절단 시에는 의지의 어깨관절유니트(shoulder unit)(그림 2-55, 2-56)가 필요하며 식사를 할 때 옷을 입을 때 또는 글씨 쓸 때와 같은 일상생활동작을 할 때 수동적으로 움직여 기능상 도움을 줄 수는 있다. 의지의 어깨관절은 축에 따라 단축(single axis), 이중축(double axis), 삼중축(triple axis), 절구공이축(ball & socket axis)이 이용되며 단축은 어깨관절의 벌림, 이중축은 어깨관절 굽힘과 벌림, 삼중축과 절구공이축은 여러 방향으로 움직일 수 있다.

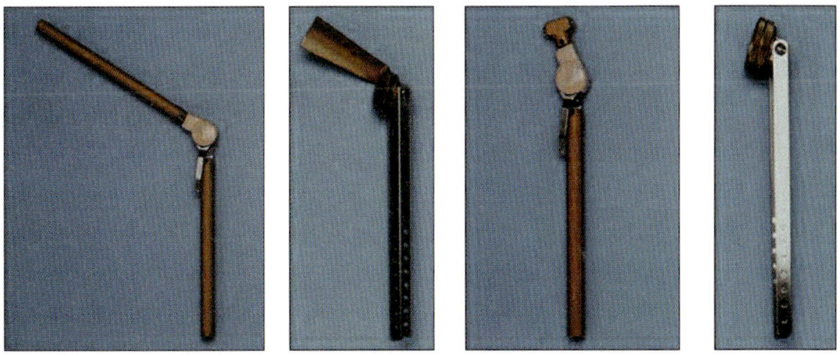

그림 2-55 어깨관절유니트(shoulder unit) : 수동으로 조절할 수 있다. (Otto Bock 제품)

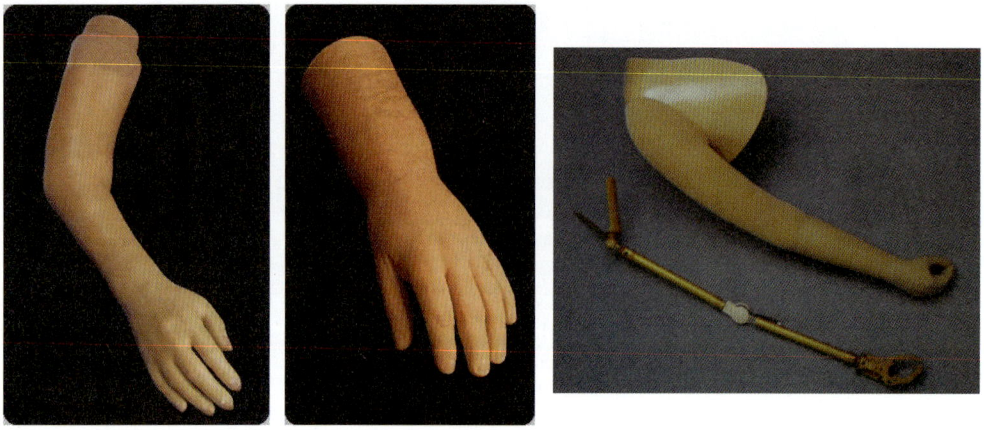

그림 2-56 미관용 팔과 손 그리고 어깨관절유니트(shoulder unit)(이중축) (Otto Bock 제품)

4) 모듈러 팔의지(modular upper limb prosthesis)

이것은 내골격 시스템으로 된 파이프로 된 앞팔과 위팔 그리고 그 위에 부드러운 스펀지나 폼(foam)을 씌우고 피부색의 스타키넷(stockinet)을 덮는다. 이렇게 하면 외관상 거의 신체의 팔과 비슷한 모양을 갖추게 된다(그림 2-56). 이와 같은 방법으로 하면 재래식보다 의지의 무게가 가볍고 미관상보기도 좋다. 위팔의지와 어깨관절이단에 대한 Otto Bock회사의 파이론 암 시스템(pylon arm system)은 케이블을 수동으로 조작하여 팔꿉관절을 굽힌다. 또한 회전어댑터(rotation adaptor)를 설치하여 앞팔의 뒤침과 엎침, 어깨관절의 안쪽돌림과 가쪽돌림을 성취할 수 있다. 어깨관절이단일 때는 어깨관절 굽힘, 폄, 벌림, 모음을 허용하는 절구공이관절의 어깨유니트(shoulder unit)를 사용한다. 내골격시스템(endoskeletal system)은 위팔절단, 앞팔절단, 어깨관절이단에 대한 것이 있다.

4 의수(말단장치, terminal device)

팔의지에서 손의 역할을 하는 의수에는 후크(hook)와 핸드(hand)가 있다.

기능적 관점에서 보면 후크는 내구성이 있고 무게가 가벼워 편리한 반면에 갈구리처럼 생겨 미관상 보기는 좋지 않다. 그러나 핸드는 무게가 무겁고 기계적으로 복잡하지만 손의 형태와 비슷하여 미관상 보기 좋은 장점이 있다.

미국에서 생산되는 후크와 핸드는 1.3 cm~50 cm까지 여러 가지가 있어 용도에 맞게 쉽게 교환하여 사용할 수가 있다(그림 2-57).

1) 후크(hook)

후크는 맘대로열림후크(voluntary opening hook)와 맘대로닫힘후크(voluntary closing hook)가 있다.

맘대로열림후크는 닫혀 있는 후크를 마음대로 케이블을 잡아당겨 후크를 열어 사용하는 것이고(그림 2-58) 맘대로닫힘후크는 열려있는 후크를 마음대로 케이블을 잡아당겨 후크가 닫치도록 하여 사용하는 것이다(그림 2-59). 맘대로열림후크는 기계적으로 단순하고 조작하기 쉽고 기능적으로 다양하고 크기가 다양하며 가격이 저렴하기 때문에 일반적으로 가장 많이 사용되고 있다. 맘대로열림후크는 오른손과 왼손의 모델이 있다(그림 2-60).

오른손 또는 왼손 후크의 결정은 조절 레버(operating lever) 또는 "후크 엄지"의 위치에 따라 결정된다. 오른손 후크는 "후크 엄지"가 후크 노뼈쪽(radial side)에 있다.

후크에는 다음과 같은 여러 가지 종류가 있다.

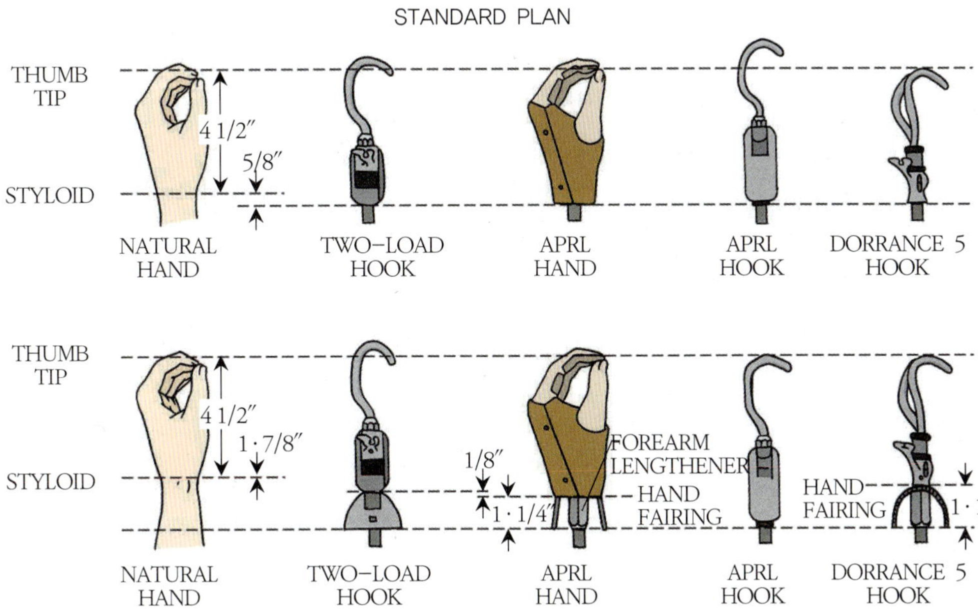

그림 2-57 여러 가지 핸드와 후크

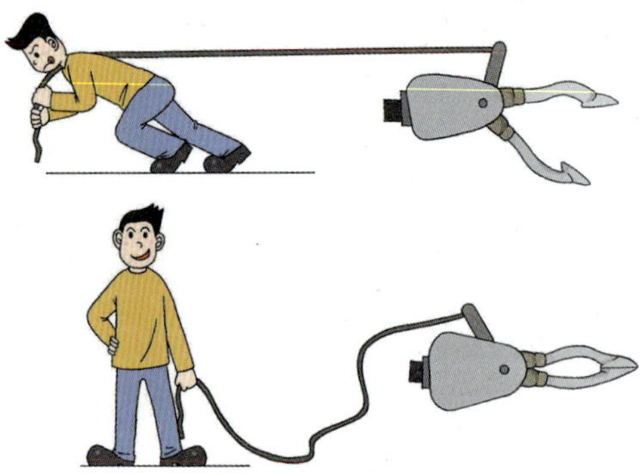

그림 2-58 맘대로열림후크(voluntary opening hook)
의수(후크)에 연결된 케이블을 힘을 주어 당기면 열리고 힘을 풀면 닫히게 되어 있는 장치

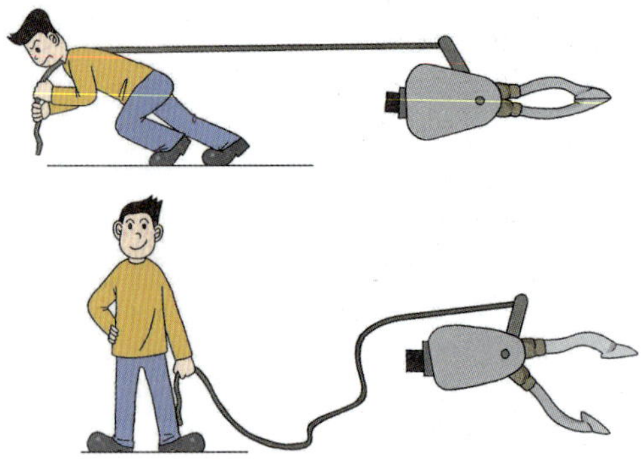

그림 2-59 맘대로닫힘후크(voluntary closing hook)
의수(후크)에 연결된 케이블을 힘을 주어 당기면 닫히고 힘을 풀면 열리게 되어 있는 장치

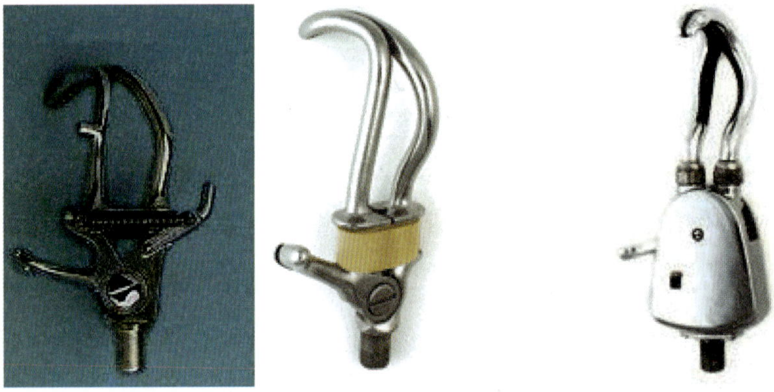

a b

그림 2-60 맘대로열림후크(a)와 맘대로닫힘후크(b)

(1) **호스머 도란스후크(Hosmer Dorrance hook)** : 이 후크의 기능은 다양하며 맘대로열림후크(VOH)이다(그림 2-61). 대부분 성인 남성 절단자에게 사용되며 여러 가지의 모델이 있다. 후크는 플라스티졸(plastisol)이나 네오프렌(neoprene)으로 덮어 씌워서 섬세한 물건을 잡을 때 손상이 안되도록 하고 미끄러지지 않아 잡아당기기 쉽게 된 것도 있다. 이것의 단점은 일단 벗겨지면 공장에서 다시 표면처리를 해야 되는 단점이 있다. 그러나 이러한 목적으로 간단히 사용하는 방법은 후크 양쪽에 호스같이 생긴 고무줄(아기 기저귀 채울 때 사용하는 노란색 찰고무줄)을 끼우면 쉽게 해결할 수 있다. 절단자가 여성이나 아주 젊은 사람일 때는 약간 작은 사이즈의 후크가 적합하며(그림 2-62) 어린아이나 유아는 특별한 사이즈나 모양의 후크가 적합하다(그림 2-63). 후크모델 3, 6. 6LO, 7, 7LO 등은 튼튼한 의수는 주로 성인 남성 절단자에게 적합하다(그림 2-64).

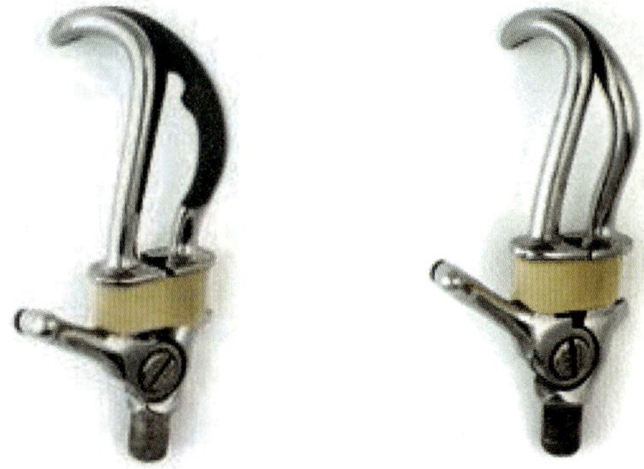

그림 2-61 호스머 도란스 맘대로열림후크(Hosmer/Dorrance voluntary opening hooks) (성인용)

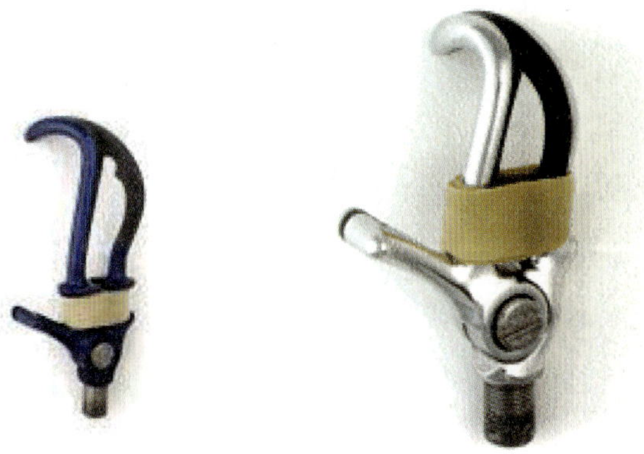

그림 2-62 호스머 도란스 맘대로열림후크(Hosmer/Dorrance voluntary opening hooks) (여성 또는 청소년용)

(2) 시에라 양부하후크(Sierra two load hook) (그림 2-65) : 단지 성인용만 있으며 악보꽂이 모양의 손가락으로 되어 있다. 시에라양부하 맘대로열림후크(Sierra two load hook voluntary opening hook)는 1.6 kg과 3.2 kg의 쥐는 힘이 분리되어 있어 사용하기 전에 미리 선택해 놓아야 한다. 후크엄지 밑에 있는 작은 스위치의 선택에 따라 한 개의 스프링(1.6 kg) 또는 두 개의 스프링(3.2 kg)을 사용하게 된다.

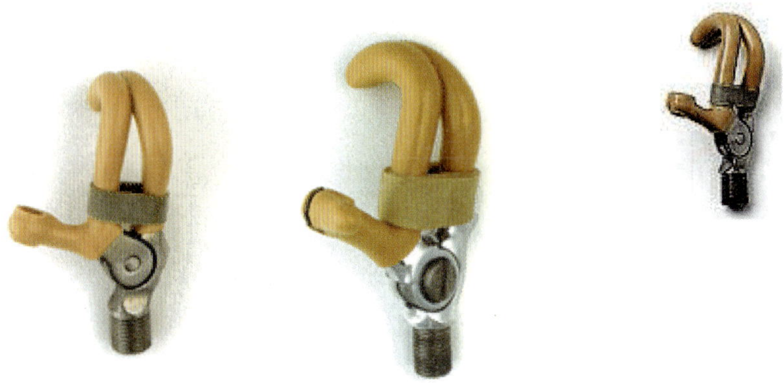

그림 2-63 호스머 도란스 맘대로열림후크(Hosmer/Dorrance voluntary opening hooks) (어린이 또는 유아용)

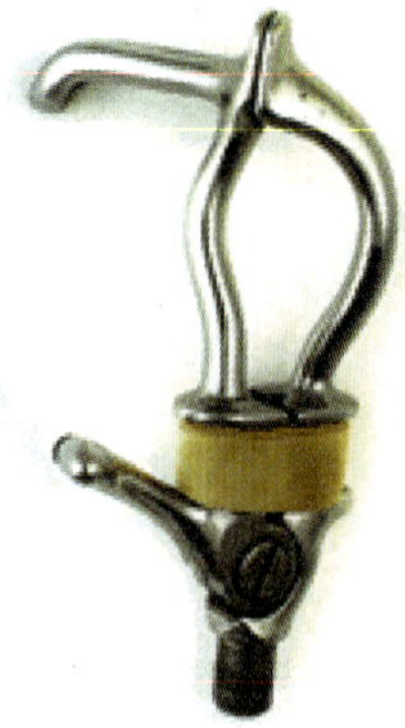

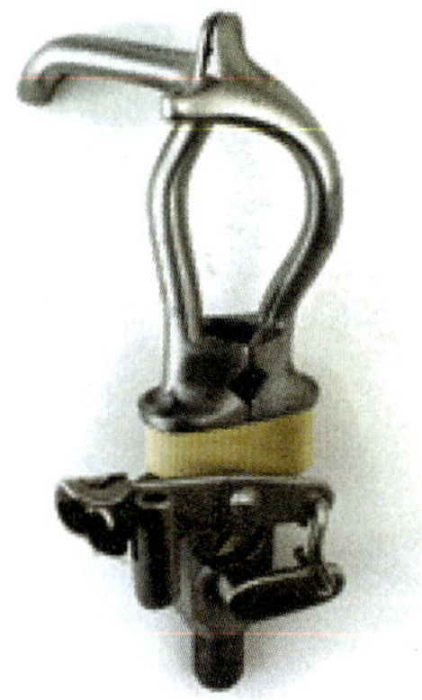

그림 2-64 호스머 도란스 맘대로열림후크(Hosmer/Dorrance voluntary opening hooks) (성인 남성용)

(3) APRL후크(Army Prosthetic Reseach Laboratory hook) (그림 2-66) : APRL후크는 맘대로닫힘후크로서 후크의 엄지는 어느 위치에서든지 정지시킬 수 있다. 후크 하우징 위에 있는 스위치는 절단자의 힘에 맞게 선택할 수 있다. 잠그는 장치가 달려 있어 후크의 손가락을 크게 또는 작게 벌릴 수 있으며 잠그는 장치를 사용하지 않을 수도 있다. 후크의 엄지는 자뼈쪽(ulnar side)에 있다. 이것은 후크 중에서 길이가 가장 길다(32 cm). APRL후크는 후크에 네오프렌을 씌웠으며 단지 성인 사이즈만 있다. 다른 후크와 마찬가지로 고정형 의지 엄지(stationary finger)와 가동형 의지 엄지(movable finger)를 가지고 있다. APRL후크의 가동형 엄지는 스프링에 의해 완전히 열려진 상태로 유지된다. 케이블을 잡아당기면 가동형 엄지는 고정형 엄지 쪽으로 닫히게 된다. 다시 한번 케이블을 잡아당기면 가동형 엄지는 다시 완전히 열린 상태로 되돌아가게 된다. 이 후크는 기계적으로 복잡하고, 길이가 길며 가격이 비싸기 때문에 이전에 APRL후크를 착용했던 사람 이외에는 좀처럼 처방되지 않는다.

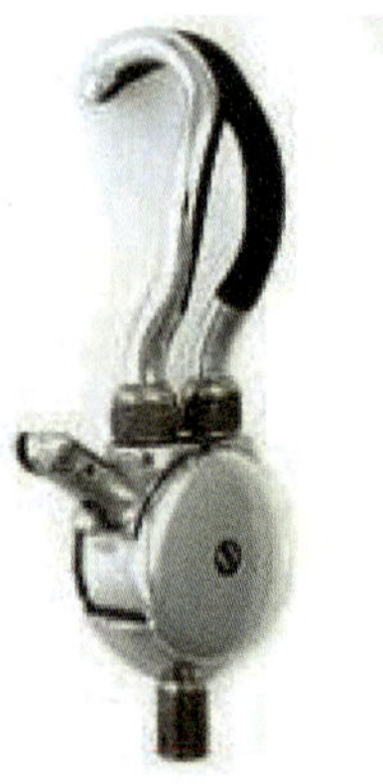

그림 2-65 시에라 양부하후크

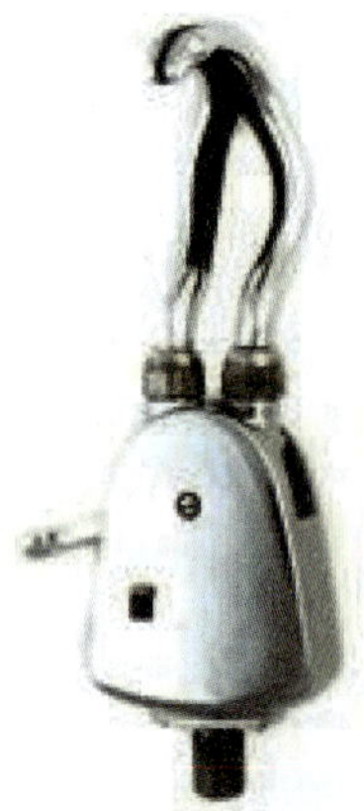

그림 2-66 APRL후크

2) 핸드(hand)

핸드에도 맘대로열림핸드(voluntary opening hand)와 맘대로닫힘핸드(voluntary closing hand)가 있으며 역할은 후크처럼 손으로 잡기 위한 역할을 하는 것이다. 후크보다는 미관상 보기가 좋아 일상생활에서는 주로 핸드를 사용하게 된다.

- 모든 핸드는 앞팔의지에 맞는 1.3~5.0 cm의 박아 넣은 볼트(stud)를 가지고 있어서 교환하여 사용할 수 있게 되어 있다.
- 쥐기와 잡기에 대한 손가락의 기본동작은 손바닥 쥠(수장파악, palmar prehension)으로 잡는다.
- 핸드의 사이즈는 정상쪽 손의 손허리손가락관절(MP joint) 둘레를 측정하여 결정한다.
- 모든 의수는 미관용장갑(cosmetic glove)을 끼울 수 있다.

다음과 같은 여러 종류의 핸드가 있다.

가. 소아용

① 아기주먹장갑의수(baby mit hand)

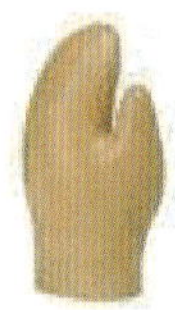

부드러운 폼(foam)으로 된 수동핸드로서 어린이가 양손으로 활동하는 시기부터 사용할 수 있다. 팔의 대칭발달에 도움이 되며, 선자세 앉은자세에서 밸런스를 취할 수 있어서 넘어질 때 아기를 보호할 수 있다. 의지와 병합하여 신체이미지를 발달시킬 수 있다. 미관상 글로브가 필요하지 않다.

② 어린이포복의수(child crawling prosthesis)

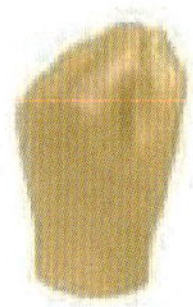

폼으로 제작된 부드러운 수동핸드(passive hand)로서 양손 활동을 가능하게 한다. 주먹 쥔 모양으로 만든 것은 손가락으로 다른 아기들을 찌르지 않도록 하기 위한 것이다.

③ 어린이수동핸드의수(child passive hand)

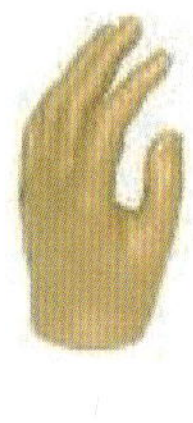

부드러운 폼으로 제작된 수동핸드는 유연한 손가락을 유지할 수 있다. 보강된 핸드는 와이어로 된 손가락으로 손목유니트까지 부착되어 있다. 아주 강하게 보강된 핸드는 손가락 안에 강철바를 넣고 손목까지 부착해 있다. 단단한 PVC 수동핸드는 무게가 가볍고, 외관상으로 보기가 좋아 별도의 글로브를 필요로 하지 않는다.

④ 어린이NY역학적핸드(child NY mechanical hand)

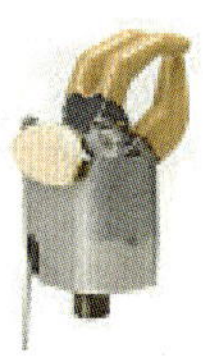

무게가 가볍고, 기능적인 핸드로 디자인되어 있다. 손가락으로 잡는 힘을 조절하기 위하여 여러 단계로 스프링을 조절할 수 있다.

⑤ 어린이도란스200역학적핸드(Child Dorrance 200 mechanical hand)

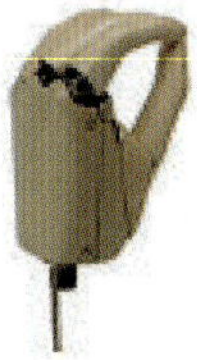

엄지, 검지, 가운데 손가락의 자발적 열림장치가 마련되어 있어서 집기의 힘을 조절할 수 있다. 만일 과도한 힘이 부가되면 착용자를 보호하기 위하여 자동적으로 해제된다.

⑥ 어린이근전기적핸드(Child myoelectric hand)

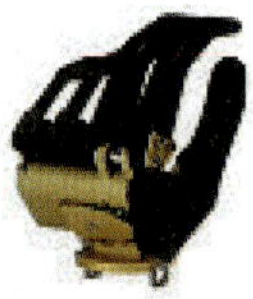

전기적 핸드로서 0.35초 이내에 빠르게 열고 닫을 수 있으며, 잘 조화롭게 조절할 수 있다. 무게는 가볍고, 핸드의 길이는 짧다.

자연스런 손의 기능과 비슷하게 손목의 운동이 가능하다. 집는 힘은 약 5.6 kg (13.86 Lb)이다.

⑦ 어린이CAPP핸드(child CAPP hand)

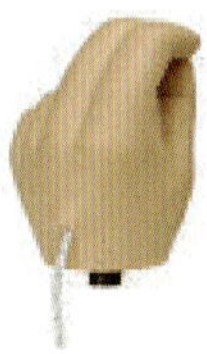

자발적으로 쉽게 여닫을 수 있는 기능과 외관이 훌륭한 후크라고 할 수 있다. 재질이 우레탄으로 되어 내구성이 강하며, 특별히 글로브가 필요하지는 않다. 3개의 스프링을 선택할 수 있다. 손목의 지름은 2.5~4 cm(1~1/2 inch)이며, 전체 길이는 7.5 cm(3 inch)이다.

나. 성인용

① 수동핸드(passive hand)

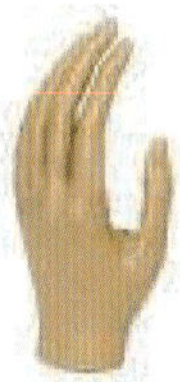

부드러운 폼으로 제작된 수동핸드는 유연한 손가락을 가지고 있다. 보강된 핸드는 와이어로 된 손가락으로 손목유니트까지 부착되어 있다.

아주 강하게 보강된 핸드는 손가락 안에 강철바를 넣고 손목까지 부착해 있다. 단단한 PVC 수동핸드는 무게가 가볍고, 외관상으로 보기가 좋아 별도의 글로브를 필요로 하지 않는다.

② 소프트맘대로열림핸드(soft voluntary opening hand)

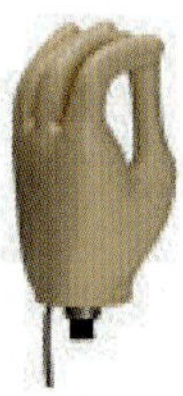

1~3 kg까지 잡기를 조절할 수 있고 가벼운 재질로 제작되어 있다. 표준형(손등케이블) 또는 손바닥 케이블을 선택할 수 있다.

③ 소프트맘대로닫힘핸드(soft voluntary closing hand)

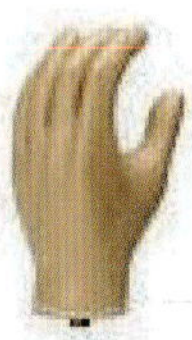

케이블을 당겨 어떠한 위치에서든지 잠글 수 있으며, 내부 스프링은 핸드쉘과 글로브를 대신하여 조절할 수 있다. 표준형(손등케이블) 또는 손바닥케이블을 선택할 수 있다. 가벼운 재질로 만들어져 있다.

④ 로빈에이드소프트역학적핸드(Robin-Aids soft mechanical hand)

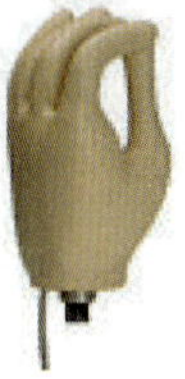

엄지, 검지, 가운데 손가락으로 잡을 수 있다. 반지손가락과 새끼손가락은 와이어폼으로 보강한다. 지름 0.8~1 cm까지의 물건을 집어 올릴 수 있다. 폼은 핸드의 바닥 측에서 사용되고 핸드는 플라스티졸로 커버되어 있다. 쥐는 힘은 스프링에 의해서 결정된다. 긴앞팔절단이나 손목관절이단 때 많이 사용된다. 여성용과 남성용이 있다.

⑤ 도란스300역학적핸드(Dorrance 300 mechanical hand)

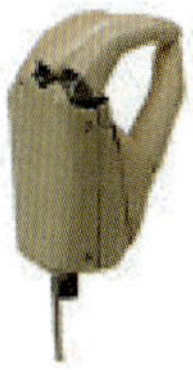

엄지, 검지, 가운데 손가락이 마음대로 열릴 수 있게 되고 잡는 힘을 조절할 수 있다. 과도한 힘이 가해지면 자동적으로 해제가 된다.

여성용과 남성용이 있다.

⑥ 근전기적핸드(myoelectric hand)

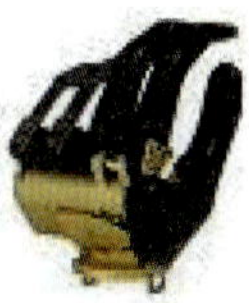

비율적으로 조절된다. 0.54초 내에 열고 닫기가 가능하다. 무게가 가볍고 핸드의 길이가 짧다. 손의 기능과 비슷하게 손목의 운동이 된다. 잡는 힘은 6.5 kg 정도 된다.

⑦ 베커럭그립핸드(Becker lock grip hand)

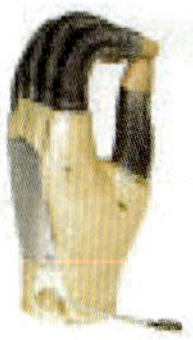

다섯 손가락 모두를 조작할 수 있으며 안전하게 잡을 수 있도록 되어 있다. 손의 사이즈는 손허리손가락관절(중수지절간관절)의 폭과 같게 한다.

⑧ 베커임페리얼핸드(Becker imperial hand)

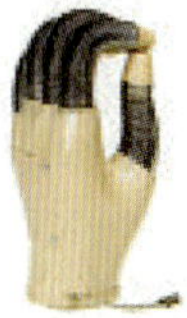

둥근모양의 와이어 손가락은 불규칙한 모양의 물건을 안전하게 잡을 수 있게 한다. 맘대로열림핸드(VOH)이다. 다섯 손가락 모두를 여닫을 수 있다. 럭그립(lock grip)모델은 손가락을 쥔 채로 잠그는 장치가 있다. 완전히 닫힌 상태에서 손을 열려면 케이블을 당겨야 열린다. 핸드그립은 드라이버를 사용하여 조절할 수 있다.

⑨ APRL맘대로닫힘핸드(APRL voluntary closing hand)

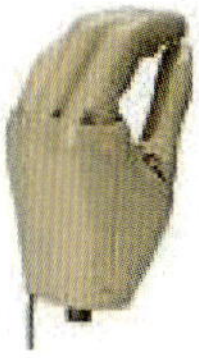

엄지, 검지, 가운데 손가락으로 잡을 수 있고, 어떠한 손가락 위치에서도 스스로 잠글 수 있다. 다양한 물건의 넓이에 맞도록 엄지손가락을 미리 벌려 놓고 나머지 손가락의 움직임으로 조절한다.

손허리손가락관절 둘레 : 8″(20.32 cm) 손목에서 손가락 끝까지 : 5″(12.7 cm)

무게 : 12.5 oz(354 g)

⑩ 시에라맘대로열림핸드(Sierra voluntary opening hand)

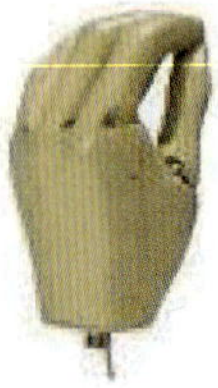

이 핸드의 특징은 모든 손가락을 조절할 수 있다는 것이며 엄지손가락은 두개의 위치로 조절 가능하여 쉽게 물건을 잡을 수 있게 되어 있다는 것이다.

손허리손가락관절 둘레 : 8″(20.32 cm) 손목에서 손가락 끝까지 : 5″(12.7 cm)

무게 : 12.5 oz(354 g)

⑪ 오토복시스템핸드(Ottobock system hand) (그림 2-67)

의수의 기본틀과 케이블에 의한 조절장치 그리고 고무장갑과 미관용장갑(cosmetic glove)으로 되어 있어서 완전히 착용하고 나면 인체의 손과 구별하기 어려울 정도이며 기능적으로도 아주 훌륭하다. 표준형 의수에 여러 가지 장치를 하고 기능을 다변화하여 수의적열림핸드 (VOH)또는 수의적닫힘핸드 (VCH)로 장착된 것도 있고 전기나 유압을 이용한 파워핸드로 장치된 것도 있으며 스프링으로 여닫기는 수동형 핸드로 만든 것도 있다.

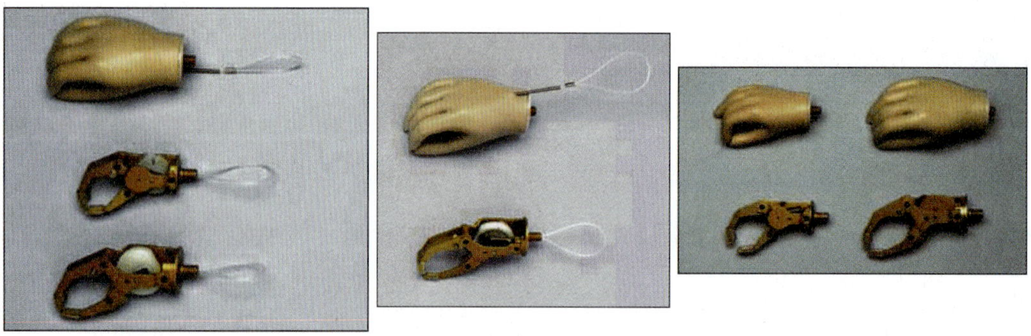

수의적열림핸드 수의적닫힘핸드 수동형 핸드

그림 2-67 오토복시스템핸드

다. 미관용핸드(cosmetic hand) (그림 2-68)

이것은 손의 기능은 전혀 없으며 단지 미관상 보기 좋게 손의 모양을 만들어 착용하는 것이다. 여러 가지 의공학 재질의 발달과 의지의 기술발달로 피부색, 주름, 혈관, 손톱 등 흡사 인체의 손과 거의 똑같이 제작할 수 있어서 심리적으로 보상받을 수 있게 되어 있다.

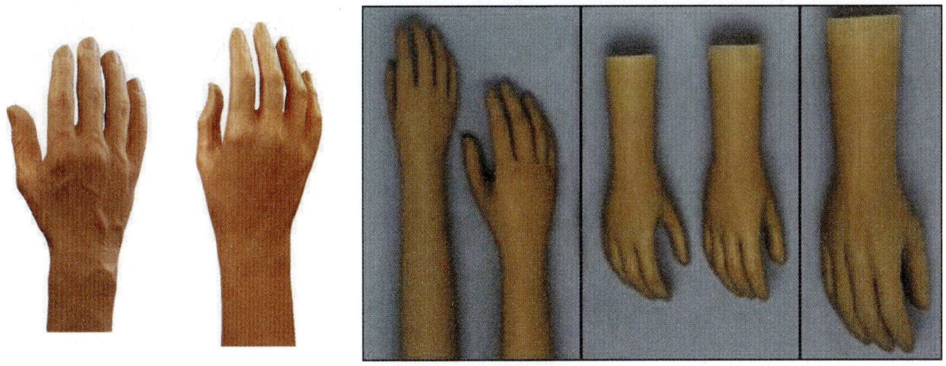

그림 2-68 미관용핸드

라. 작업용 말단장치(그림 2-69)

수동형 말단 장치에는 다음과 같은 여러 가지 장비를 삽입하여 작업을 하거나 식사를 하는데 도움을 줄 수 있다.

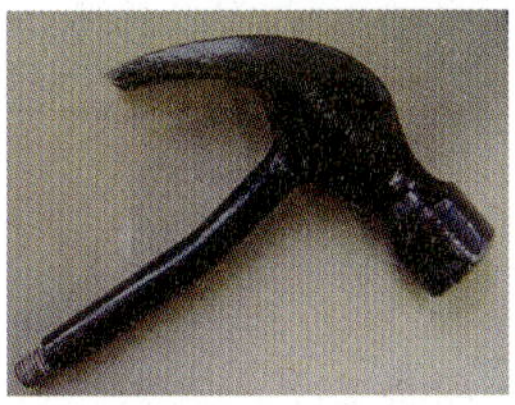

장도리

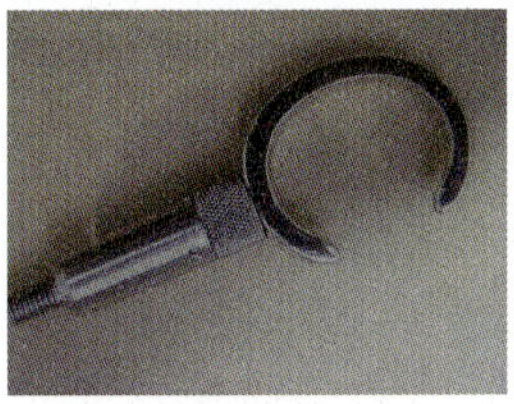

C형 갈고리

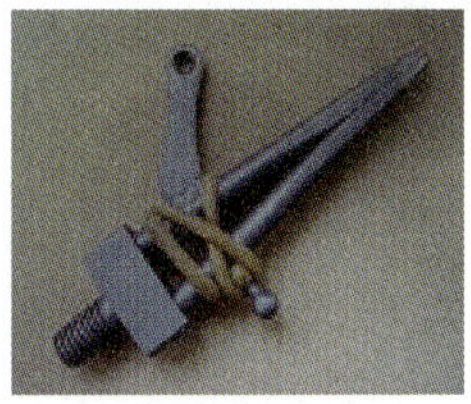

집게

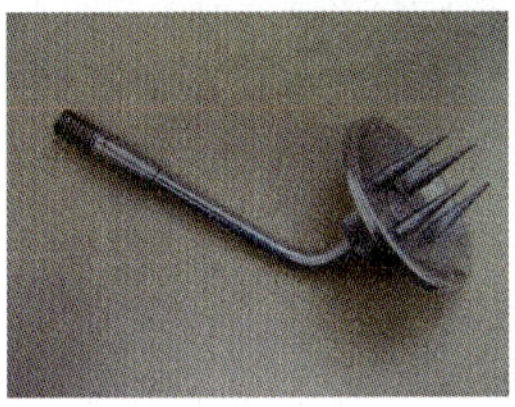

얼음꽂이창

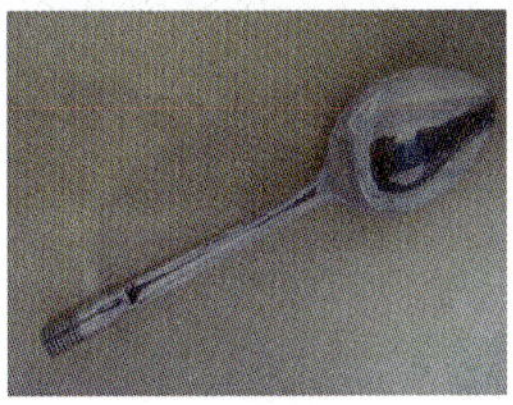

숟가락

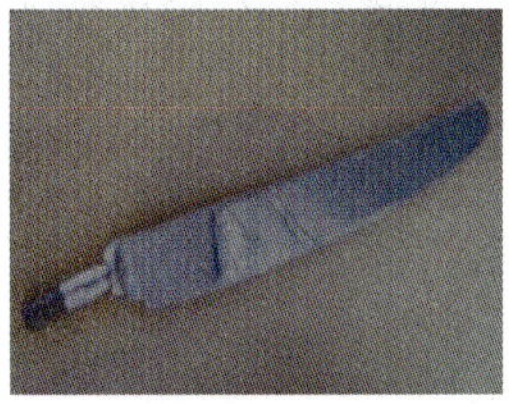

칼

그림 2-69 작업용 말단장치

❺ 팔의지의 관리

1) 후크와 손목유니트

① 후크를 충분히 열고 닫는 동작을 하도록 한다.

② 후크를 망치로 사용하지 않도록 해야 한다.

③ 만일 후크를 고무줄띠로 조작한다면 고무줄이 약한지를 살펴보고 즉시 교체해 주어야 한다. 후크를 사용하는 것을 배울 때는 한 개 또는 두 개의 고무밴드 정도면 충분하다. 그러나 정규적으로 사용하면 3개의 고무밴드를 사용하는 것이 좋을 것이다. 무거운 물건을 드는 작업이나 힘을 좀더 필요로 하는 작업을 할 경우에는 고무밴드가 더 필요할 것이다.

④ 강한 산성용액, 락카, 그리고 페인트는 후크의 안에 댄 네오프렌 러버(neoprene rubber)를 약하게 할 수 있기 때문에 이러한 물질들과는 접촉하지 않도록 해야 한다. 거칠게 사용하면 후크의 이 부분에 손상을 받을 수 있다. 후크는 내자재(안감)를 대었을 때는 다시 재생을 해 주어야 한다.

⑤ 후크를 깨끗하게 유지하여 더럽히지 않도록 해야 한다.

⑥ 후크에 절대로 오일을 사용하지 말아야 한다. 만일 기능이 적절하지 않다면 의지기사에게 보여 수선하도록 한다.

⑦ 손목유니트를 깨끗이 하고 먼지가 끼지 않도록 해야 한다. 청결하지 않으면 후크를 돌리기가 어려워져 말단장치를 교체해야 할 것이다.

2) 케이블

① 케이블이 끊어지면 반드시 의지기사에게 보여 수선하도록 해야 한다.

② 케이블 어댑터를 사용할 때 후크 또는 의수와 더불어 케이블도 잘 유지해 주어야 한다. 그리고 말단장치를 교체할 때 케이블도 교체하여 이용할 수 있게 해야 할 것이다.

③ 만일 테이블 하우징이 벌어지기 시작하면, 의지기사에게 점검을 받아야 한다. 하우징이 지나치게 벌어지면 케이블이 마모가 되는 원인이 된다.

④ 만일 케이블과 하우징 사이의 조절 시스템에 지나친 마찰이 있다면 케이블이 꼬여 있지 않은지를 점검해야 한다.

3) 경첩과 엘보유니트

① 앞팔의지의 경첩에 절대로 오일을 사용해서는 안 된다. 만일 엘보가 쉽게 구부러지지 않는다면, 의지기사에게 보이도록 해야 한다.

② 내부 기전과 더불어 엘보유니트에 절대로 오일을 사용하지 않도록 해야 한다. 만일 이러한 이유로 엘보유니트의 기능이 잘 되지 않는다면 의지기사에게 점검을 받도록 해야 한다.

4) 소켓

① 매일 소켓을 닦아야 한다. 이때 천을 물에 적시어 비눗물로 닦아내도록 한다. 착용하기 전에 소켓 내부를 완전히 건조시켜야 한다. 땀이 많이 나는 사람은 더욱 자주 그리고 잘 닦아야 한다.

② 격일로 소켓을 포르마린의 희석된 용액(1%) 또는 알코올로 닦아야 한다.

소켓을 닦는 방향

(1) 모직물로 소켓 안쪽을 용액으로 잘 닦아내야 한다.

(2) 닦은 다음에 건조를 위하여 1시간 또는 2시간 정도 내버려 두어야 한다.

(3) 알코올로 소켓 내부를 헹구어야 한다.

③ 소켓의 외형을 비눗물로 깨끗이 닦아야 한다.

④ 소켓의 금속 부착부에 오일을 사용하지 않도록 해야 한다.

5) 가죽

① 가죽커프의 안쪽을 깨끗이 하도록 한다(팔에 접촉되는 부분). 물에 적신 천으로 매일 닦아야 하며 착용 전에 완전히 건조되었는지를 확인해야 한다.

② 만일 가죽이 보호 코팅이 되어 있지 않다면 커프와 샌들(saddle)의 외형은 매주 비누로 닦도록 한다.

6) 멜빵

① 소켓에서 버클을 벗겨내고 매주 비눗물로 닦아내도록 해야 한다. 플라스틱 커버 아래도 깨끗이 닦도록 한다.

② 만일 멜빵의 끝이 닳거나 풀릴 수 있으므로, 가장자리를 불로 그슬려 두는 것이 좋다.

7) APRL핸드

① 스스로 핸드에서 글로브를 벗겨 내려고 하지 말아야 한다. 의지기사가 글로브를 교체해 주어야 한다.

② 적어도 3회 젖은 천이나 미지근한 물로 의수를 매일 닦아내도록 한다.
핸드의 기전이 되는 부분은 내부를 물로 닦아내지 않도록 한다.
만일 글로브에 균열이 있거나 단열이 있다면 이 부위를 습기가 차도록 해서는 안 된다.

③ 핸드를 착용하지 않았을 때는 암실 상자 안이나 플라스틱 상자 안에 보관해 두어야 한다. 글로브는 오래되거나 빛의 노출이 많은 곳에 오래 두면 색상이 약간 검어지게 될 것이다.

④ 다음은 비눗물로 즉시 닦아내야 할 물질들의 일부이다(크리너나 솔벤트가 아니라).
그리스, 만년필 펜 잉크, 음식물(겨자와 달걀노른자는 제외) 그리고 맥주나 위스키와 같은 알코올성 음료 등은 조심해야 할 것이다.

⑤ 다음 물질은 1시간 이상 글로브에 묻어 있으면 글로브를 약하게 할 것이다.
(개소린, 벤젠, 테로젠, 송진, 카본 4염화물)

⑥ 새로운 뉴스플린트, 카본지, 립스틱 염료, 담배, 겨자, 황란 등은 영구히 글로브에 얼룩이지게 할 것이다. 따라서 항상 이러한 물질로부터 멀리해야 한다. 만일 글로브가 얼룩이 졌다면 즉시 닦아내야 한다.

⑦ 볼펜 잉크도 접촉되면 영구히 글로브를 얼룩지게 하기 때문에 피해야 한다.

⑧ 락카나 도료는 글로브를 약하게 한다. 그래서 장기간 이들 표면에 핸드가 머물러 있지 않도록 해야 한다. 페인트나 락카 칠을 한 곳에 핸드가 있지 않도록 해야 한다. 반드시 플라스틱 주머니에 넣어서 놓아두도록 해야 한다.

⑨ 오일이나 그리스를 핸드 부분에 사용해서는 절대로 안 된다.

⑩ 요구하는 위치에서 의수를 잠그기 위한 충분한 힘을 사용해야 한다는 점을 기억해야 한다.

⑪ 만일 핸드 기전이 제대로 작동하지 않는다면, 의지 제작소에 맡겨 수선을 해야 한다.

☑ 앞팔의지 점검표

성명____________________ 나이 _____ 성별 ________ 작성일자 __________________
처음 점검일 ______________ 마지막 점검일 ______________
합격 ____________________ 이전에 합격 ______________ 불합격 __________________
수술 받은 날 _____________ 트레이닝 ________________ (　　　　　)
팔의지 종류 ______________ 직업 ____________________

	의 지		표준 실행
	벗 기	착용하기	
가동범위			
1. 스텀프의 회전 2. 엘보굽힘 최대폄각도 (초기 굽힘) 최대굽힘각도 범위	______° ______° ______° ______°	______° ______° ______° ______°	의지의 전체적인 회전은 의지를 벗었을 때 절반이 되어야 한다. 의지의 능동굽힘은 의지를 벗을 때 10° 의 범위내에 있어야 한다.
말단장치 열기와 닫기	후 크	핸 드	
1. 기계적인 범위	________ in	________ in	완전열기와 닫기는 모든 테스트 포지션에서 성공해야만 한다.
2. 능동범위(앞팔 90°)	________ in	________ in	
3. 능동범위(허리에서)	________ in	________ in	
4. 능동범위(입에서)	________ in	________ in	
조절시스템의 효율			
1. 말단장치에 가해진 힘	________lbs	________lbs	싱글 컨트롤 케이블 시스템보다 크거나 80% 정도가 되어야 한다.
2. 멜빵에 가해진 힘	________lbs	________lbs	
3. 효율 = 말단장치에서의 힘 / 멜빵에서의 힘	________%	________%	
안 정 성			
1. 스텀프의 소켓의 전위는 27 kg 축부하(어린이 체중의 1/3)		________in.	

1. 이 표는 중간 그리고 잘 형성된 스텀프에 적용되는 것이지만 손목이단과 긴앞팔 스텀프에는 때로 과도한 지표가 된다. 짧거나 늘어진 스텀프는 이 표의 50% 밖에 달성하지 못한다.
2. 뮌스터 소켓은 앞팔회전은 배제되고 팔꿉관절 최대굽힘은 105~110° 로 제한된다. 게다가 팔꿉관절굽힘의 감소 때문에 말단장치를 입에서의 열기방법은 적용하지 않았다. 그러나 말단장치는 팔꿉관절굽힘시 완전히 열어야만 된다.
3. 의지의 손가락들은 안쪽으로 향한다.
4. 뮌스터 소켓의 미끄러짐의 정도는 1/2인치 이상되어서는 안 된다.

☑ 앞팔의지 점검대조표

처방과의 일치성

_____ 1. 처방에 의해서 제작되었는가? 만일 재검이라면 이전의 권고는 성취되었는가?
_____ 2. 의지의 길이는 정확한가?

말단장치와 손목유니트

_____ 3. 말단장치와 손목유니트의 기능은 적절한가?
_____ 4. 만일 장식용 글로브를 사용하고 있다면 피부색과 같은지 탄성이 있는지?
_____ 5. 만일 길이 어댑터(length adapter)를 사용하면 손이나 후크를 교환할 수 있는지?

엘보경첩

_____ 6. 엘보경첩은 피부가 물리거나 불편함 없이 적절히 기능을 잘 하는지?
_____ 7. 앞팔을 고정하는 커프는 편안하게 잘 맞는지 그리고 말단장치의 조작은 잘 하는지?
_____ 8. 겨드랑루프는 작고 충분한지 그리고 8자 멜빵은 7번째 목뼈 아래에 그리고 약간 정상 쪽으로 잘 교차하여 충분히 유지하고 있는지?
_____ 9. 겨드랑루프는 편안하게 보호해 주고 있는지?
_____10. 어깨뼈 중간레벨 이하에 조절부착끈(control attachment strap)이 있는지 그리고 테이블을 당기기에 적절한 정도인지?
_____11. 만일 멜빵끈이 부수적으로 있다면 적절히 사용을 잘 할 수 있는지?
_____12. 삼각대흉근구(deltopectoral groove)를 통과하는 앞쪽지지끈(front support strap)은 편안한지?
_____13. 만일 가슴띠멜빵(chest strap harness)을 사용한다면 어깨안장(saddle)의 크기는 적절하며 놓여있는 위치는 적당한지? 그리고 편안한지?
_____14. 후크를 핸드로 교환할 수 있다면, 후크와 케이블이 적합되는 케이블은 적당한지?
_____15. 조절케이블은 strap bend로부터 자유로운지?
_____16. 조절케이블에 하우징은 의지의 앞팔과 케이블의 접촉을 방해할 정도로 아주 긴지? 짧은지? 오히려 약간 짧은 것이 기능을 방해하지는 않을 것이다.
_____17. 케이블 하우징은 하우징크로스바와 앞팔의 리테이너 사이에 절절한지, 또는 너무 이완되어 있거나 타이트한지를 살펴본다.

소켓

_____18. 소켓이 편안한지? 특히 힘이 가해지거나 비틀어졌을 때
_____19. 의지를 벗겨낸 후 물집이 있든가 변색과 같은 어떤 자극의 징후가 있는지?

일하는 솜씨

_____20. 일반적인 솜씨는 괜찮은지?

환자의 수행능력과 견해

_____21. 말단장치와 손목기전의 효과적인 사용을 환자가 입증할 수 있는지?
_____22. 환자는 편안하고, 기능적이고, 외형도 좋다고 만족하는지?

☑ 위팔의지 점검표

성명 ____________ 나이 ______ 성별 ______ 작성일자 ____________
처음 점검일 ____________ 마지막 점검일 ____________
합격 ____________ 이전에 합격 ____________ 불합격 ____________
수술 받은 날 ____________ 트레이닝 ____________ (　　　　　)
팔의지 종류 ____________ 직업 ____________

	의 지		표준 실행
	벗 기	착용하기	
가동범위			
1. 어깨관절굽힘	______°	______°	90°
2. 어깨관절 폄	______°	______°	90°
3. 어깨관절벌림	______°	______°	30°
4. 의지엘보 : 기계적 범위		______°	135°
5. 의지엘보 : 능동범위		______°	135°
6. 팔꿉관절을 완전히 구부리기 위하여 요구되는 위팔뼈 굽힘		______°	45° 를 넘어서는 안 된다.
말단장치 열기와 닫기	후 크	핸 드	완전열기와 닫기는 엘보 90° 에서 가능하다. 열고 닫기가 50% 이상 크면 허리와 입에서 여닫을 수 있다.
1. 기계적인 범위	________ in	________ in	
2. 능동범위(앞팔 90°)	________ in	________ in	
3. 능동범위(허리에서)	________ in	________ in	
4. 능동범위(입에서)	________ in	________ in	
조절시스템의 효율			
1. 말단장치에 가해진 힘	________lbs	________lbs	70% 이상 커야 될 것이다. 4.5 kg(10 lb)을 넘지 않도록 해야 한다. 말단장치의 조작을 소홀히 해서는 안 된다.
2. 멜빵에 가해진 힘	________lbs	________lbs	
3. 효율=말단장치에서의 힘 /멜빵에서의 힘	________%	________%	
4. 90° 위치로부터 엘보 굽힘에 요구되는 힘	________lbs	________lbs	
안정성			
1. 스텀프에서의 소켓의 전위는 22.7 kg(50 lb) 축부하(어린이는 체중의 1/3)		________in.	

1. 이 표는 중간 그리고 잘 형성된 스텀프에 적용되는 것이지만 손목이단과 긴앞팔 스텀프에게는 때로 과도한 지표가 된다. 짧거나 늘어진 스텀프는 이 표의 50%밖에 달성하지 못한다.
2. 뮌스터 소켓은 앞팔회전은 배제되고 최대 엘보굽힘은 105~110° 로 제한된다. 게다가 엘보굽힘의 감소 때문에 말단장치를 입에서의 열기방법은 적용하지 않았다. 그러나 말단장치는 엘보굽힘시 완전히 열어야만 된다.
3. 의지의 손가락들은 안쪽으로 향한다.
4. 뮌스터 소켓의 미끄러짐의 정도는 1/2인치 이상되어서는 안 된다.

☑ 위팔의지 및 어깨관절의지의 점검대조표

처방과의 일치성

______ 1. 처방에 의해서 제작되었는지? 만일 재점검이라면 이전의 처방은 적합한지?
______ 2. 의지의 길이는 정확한지?

말단장치와 손목유니트

______ 3. 말단장치와 손목유니트의 기능은 적절한지?
______ 4. 장식용 글로브를 사용하고 있다면 피부색과 같은지 탄성이 있는지?
______ 5. 길이 어댑터(length adapter)를 사용하면 손이나 후크를 교환할 수 있는지?

엘보유니트

______ 6. 기능은 불편함 없이 적절하게 잘 가동되는지?
______ 7. 앞팔은 적절하게 처음 굽힘위치로 맞추어져 있는지?
______ 8. 보행 시에 팔을 흔드는지? 그리고 불수의적으로 의지의 팔꿉관절을 잠그지 않고도 60°까지 올리는지?
______ 9. 앞팔의 위치는 만족스럽고 턴테이블은 잘 사용할 수 있는지?

멜빵

______10. 겨드랑루프는 8자 멜빵을 가로질러 유지하기에 충분할 정도로 작은지? 그리고 목뼈 7번 이하에서 건측으로 약간 벗어난 자리에 잘 유지하고 있는지?
______11. 겨드랑루프는 적절히 작용하고 있고 편안한지?
______12. 어깨뼈 중간 레벨 이하의 조절 부착띠와 적절하게 케이블을 이동해 줄 수 있는 충분한 힘이 있는지?
______13. 가쪽 지지띠는 적절히 잘 위치하고 있는지?
______14. 만일 부수적인 멜빵띠가 있다면 적절히 잘 사용되고 있는지?
______15. 삼각대흉구(deltopectoral groove)를 통해 지나가는 앞쪽의 지지띠(front support strap)는 편안한지?
______16. 탄력성인 의지를 달아매는 장치는 길이는 적당하고 적절히 위치해 있는지?
______17. 만일 가슴띠멜빵을 사용한다면 안장(saddle)의 크기는 적당하고 제 위치에 있는지 그리고 가슴띠는 편안한지?

케이블 시스템

______18. 만약 후크를 핸드로 교환할 수 있다면 후크에서 어댑터까지의 길이는 적절한지?
______19. 조절케이블은 샤프벤드(sharp bend)로부터 자유로운지?
______20. 조절케이블의 하우징은 의지의 앞팔로 케이블의 수축을 방지하지 않을 정도로 충분하지? 너무 길거나 짧아서 기능을 방해하지 않는지?
______21. 케이블 하우징은 앞팔굽힘을 제한하지 않고 적절하게 케이블을 커버하고 있는지?
______22. 가죽 리프트의 루프는 길이가 적당하고 완전 앞팔굽힘 후 말단장치조작을 적절히 허용하는지? 그리고 사용하는 동안 별안간 꺾여 지는 힘에 잘 버티는지?
______24. 엘보럭케이블은 삼각대흉근구(deltopectoral groove)의 구멍에 잘 들어갈 수 있는지?

소켓

______25. 소켓이 압력이나 비틀리는 힘을 받았을 경우에도 편안한지?
______26. 의지를 벗은 후에 스텀프에 자극을 주는 징후나 변색, 물집 등이 없는지?

일하는 솜씨

______27. 일반적인 솜씨는 괜찮은지?

환자의 수행능력과 견해

______28. 말단장치와 손목기전의 효과적인 사용을 환자가 입증할 수 있는지?
______29. 환자는 편안하고, 기능적이고, 외형도 좋다고 만족해하는지?

❻ 팔의지 착용자를 위한 트레이닝

1) 잔여 기능의 중요성

팔절단자의 대부분을 차지하는 한쪽 팔의 절단자는 다른 한 팔의 기능은 완전하게 보유하고 있어서 많은 기능을 할 수가 있다. 이 그룹은 앞팔절단의지(BE), 위팔절단의지(AE), 어깨관절절단의지(shoulder type)로 분류한다. 이들 타입 중에서 손목이단은 가장 적은 문제를 가지고 있다. 왜냐하면 어깨관절, 팔꿉관절, 앞팔 등 잔여기능이나 대치할 수 있는 점이 많기 때문이다. 그러나 절단의 레벨이 높아질수록 문제가 복잡하며 기능에도 제한이 있게 된다. 한 팔이 전사반절단(unilateral forquarter)의 경우가 최대의 기능장애를 가지게 된다.

(1) 한쪽절단자는 3개의 그룹으로 나누어 트레이닝한다.

① 앞팔절단자 : (BE) : 팔꿉관절이하절단자

② 위팔절단자 : (AE) : 위팔절단자

③ 어깨절단자 : (S) : 어깨부근절단자

(2) 양쪽절단자는 6개의 그룹을 기능상 3개의 그룹으로 분류하여 트레이닝한다.

① BE with BE, AE or Shoulder(BE-BE/AE/S)

어깨뼈, 팔, 팔꿉관절, 앞팔이 남아 있기 때문에 잔여 기능이 가장 크다.

② AE with AE or Shoulder(AE-AE/S)

적어도 어깨뼈와 팔의 한쪽 기능을 모두 보유하거나 부분적 기능을 가지고 있다.

③ Shoulder-Shoulder(S-S)

양쪽 어깨관절이 절단되어 최소의 잔여기능만 있다.

트레이닝의 과정이나 방법은 절단자의 타입에 맞추도록 해야 한다.

절단자의 잔여기능과 의지의 사용은 물리치료사나 작업치료사의 트레이닝으로 향상시킬 수 있다. 따라서 치료사는 트레이닝 프로그램을 시작하기 전에 절단자의 일반적인 신체와 정신 상태에 대한 평가를 해야만 한다.

2) 절단자 트레이닝의 원리

트레이닝의 일차적인 목적은 절단자의 요구에 필요한 모든 일상생활 활동이 가능해지도록 지도하여 절단자의 생활에서의 불편함을 줄이고 기능상으로도 스스로 만족할 수 있도록 가능하게 만들어 가는 것이다. 확실한 프로그램이 설정되어 있지 않더라도 경험상 활동의 선택과 기초과정을 실시할 수 있을 것이다.

트레이닝의 접근방법은 절단자가 수행할 수 있는 잠재력을 증가시키기 위하여 가능한 한 쉬운 동작에서부터 시작하여 어려운 동작과 복잡한 동작으로 수행능력을 길러 나아가도록 돕는 것이다. 그리고 절단자에게 필요한 일상생활 활동과 요구하는 특수한 동작에 대한 트레이닝의 부수적 프로그램을 조직화하는데 가장 훌륭한 가이드가 되어야 할 것이다.

트레이닝 프로그램에서 가장 중요한 관점은 절단자의 전 직업에 대한 활동 가능성이다. 이것은 직업재활 전문가와 합동으로 생각해 보아야 할 과제이다.

트레이닝 프로그램은 절단자가 지니고 있는 문제와 실제적인 작업이 일치하도록 제공해야 한다. 의지 자체의 문제, 멜빵의 재조절에 대한 필요성, 주변 환경 등을 인식하고 치료에 적합할 수 있게 해야 한다. 또한 프로그램은 개별적인 절단자의 요구에 대한 숙련된 평가와 임상팀에게 신체적으로나 정신적으로 피드백을 주어야 할 것이다.

만일 절단자 스스로 재활을 성취하려면 트레이너는 절단자에게 이러한 지식을 제공하기 위하여 트레이닝에 관한 지식을 잘 알고 있어야 할 것이다. 그렇게 하려면 절단과 의지에 대한 지식과 흥미를 가지고 학습을 하도록 동기부여를 해 주는 것이 중요한 열쇠가 될 것이다.

절단자 자신의 트레이닝에 대한 개념은 중요하다. 이것은 절단자 스스로가 자신의 의지를 효과적으로 사용할 수 있도록 배우기를 원해야 하고, 치료사는 절단자에게 트레이닝을 장려하고 용기를 부여해 줌으로서 작업에 열성을 가지고 임하도록 독려해 주어야 한다.

절단자에게 의지의 트레이닝이 왜 중요한지를 설명하는 것은 매우 중요하다.

다음은 절단자가 효과적으로 의지를 사용하도록 하기 위한 트레이닝의 목표이다.

① 일상활동의 독립적인 활동을 수립할 수 있게 한다.

② 이전 직업으로 복귀하여 직업적 능력을 획득하게 한다.
 이것은 개인의 경제적인 측면이나 사회적인 지위로서도 매우 중요하다.

③ 외형의 개선. 모습을 변화시키고 동작의 어색함을 감소시켜준다.

④ 취미와 오락을 즐길 수 있고, 새로운 기술을 습득할 수 있는 기회를 얻게 한다.

⑤ 잘 훈련된 절단자와의 경쟁의식을 고취시킨다.

⑥ 절단된 팔을 기능적으로 사용할 수 있다고 하는 좋은 느낌을 가질 수 있게 한다.
 경과가 좋아지는 느낌은 목표를 향해 나아갈 때 느낄 수 있다. 물리치료사나 작업치료사는 트레이너의 한 사람으로서 가장 중요하다. 트레이너의 가장 중요한 제공은 절단자에게 사기를 북돋아 주는 것이다. 목표를 유지하고 실천할 수 있도록 그리고 용기를 가질 수 있도록 항상 칭찬을 많이 해주어야 한다.

⑦ 트레이너와의 트레이닝하는 동안의 즐거움을 가질 수 있게 한다.
 이것은 트레이너의 인격이 좌우하다.

3) 말단장치(terminal device : TD) : 잡기위한 힘

새로운 절단자가 쥐기 위한 힘(prehension force)에 영향을 주는 3가지 요소는 다음과 같다.

(1) 절단자가 산출해낼 수 있는 저항의 힘의 총량

(2) 스텀프, 겨드랑, 압력받는 부위의 인내력

(3) 절단자가 사용하는데 필요한 실제의 잡는 힘

대부분 트레이닝에 필요한 힘은 트레이닝을 시작할 때부터 최소의 피로와 불편함이 없도록 하고, 지구력을 높이기 위하여 낮추어서 실시해야 한다.

① 맘대로닫힘장치(voluntary closing device)

절단쪽의 반대 쪽으로 향하는 부하된 스프링은 닫기 위한 작업을 하지만 후크핑거(hook fingers)는 조절할 수 없다. 그러나 대부분의 절단자는 맘대로 닫기의 기본원리에 따라 잡는 힘을 통제할 수 있다.

② 맘대로열림장치(voluntary opening device)

스프링으로 조절하는 두 개의 부하 후크(two load hook)는 처음에는 가벼운 부하로 세팅할 수 있지만(약 3.5 파운드), 필요하면 무거운 부하로 바꿀 수도 있다.

고무줄밴드로 조작하는 후크는 시작할 때 적어도 2개의 밴드로 시작해야 할 것이다.

위팔의지(AE)는 앞팔을 구부렸을 때 후크가 열리게 되는 것을 방지하기 위하여 충분히 고무줄밴드를 많이 사용해야 한다.

고무줄 밴드는 절단자의 지구력과 고려하는 트레이닝의 목적에 따라 최적의 힘으로 대비해야만 한다. 고무줄 밴드는 가위로 잘라 작은 밴드로 만들어 사용할 수도 있다. 트레이닝의 목적에 따라 다르겠지만 일반적으로 성인은 3~15 Lbs(1 Lb는 2.2 kg)까지 사용할 수 있다.

4) 신체 조절운동(body control motion)

신체조절 운동은 멜빵의 종류와 팔의지를 조절하는 컨트롤 시스템에 따라 달라진다.

시스템	멜 빵	신체조절 운동	팔의지 조작
앞팔절단자(Below Elbow Amputation, BE)			
Single control	8자형끈 또는 가슴끈 Double axillar loop	팔의 굽힘 어깨뼈 벌림	쥠(prehension) 쥠(prehension)
Dual control	8자형끈 또는 가슴끈	팔의 굽힘	쥠 앞팔굽힘보조
위팔절단자(Above Elbow Amputation, AE)			
Dual control	8자형끈 또는 가슴끈	팔의 굽힘 팔의 폄	쥠, 앞팔 굽힘보조 팔꿉관절 잠금
Triple control	가슴끈	어깨뼈 벌림 팔의 굽힘 팔의 폄	쥠 앞팔 굽힘 팔꿉관절 잠금
어깨절단자(Shoulder Amputation)			
Dual control	가슴끈	어깨뼈 벌림 어깨 올림, 폄, 굽힘 또는 손으로	쥠, 앞팔 굽힘보조 팔꿉관절 잠금

7 팔의지 종류에 따른 구체적인 트레이닝

1) 단순조절 8자 멜빵 앞팔의지(BE figure 8 harness with single control)

(1) 팔의지 착용하기와 벗기

착용하기: 절단자는 의지를 테이블 위에 올려놓고 그 앞에 서서 건측팔 쪽으로 의지의 말단장치(후크)가 놓이게 한다(그림 2-70). 그리고 다음과 같은 사항을 점검한다.

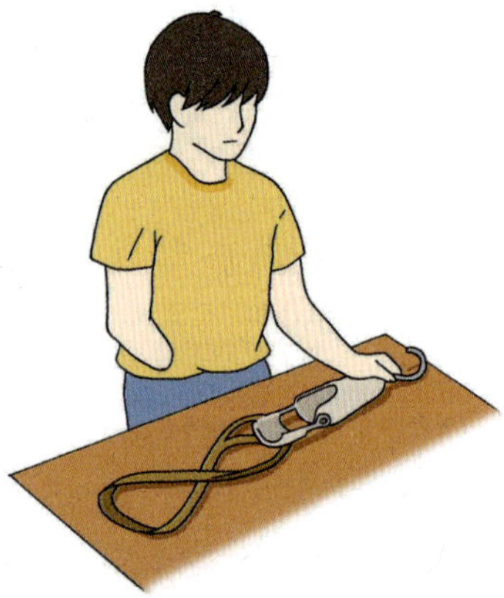

그림 2-70 의지착용 준비

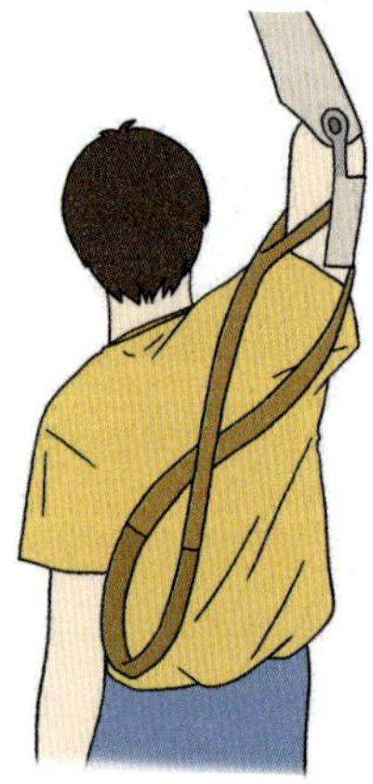

그림 2-71 의지쪽을 먼저 삽입한다.

① 멜빵이 뒤틀리지 않았는지
② 먼쪽 리테이너(distal retainer)는 베이스플레이트(baseplate)에 잘 삽입되어 있는지
③ 하우징바(housing bar)는 가죽 띠로 잘 잡아매어져 있는지
④ 케이블 하우징은 꼬이지 않게 풀어 놓았는지를 체크한다.

의지 착용자는 손으로 소켓을 잡고 Y자 스트랩(띠) 아래로 스텀프를 밀어 넣어 소켓에 삽입한다. 그리고 머리 위로 팔의지의 스텀프를 들어 올려 멜빵이 늘어져 매달리게 한 다음 코트를 입는 방법과 마찬가지의 방법으로 시도한다(그림 2-71).

그 다음에 등을 가로 질러 반대쪽 손을 넣고 멜빵을 가로 질러 겨드랑루프가 제 위치에서 비틀어지지 않게 하면서 팔을 끼운 다음 루프를 겨드랑이 쪽으로 올린다(그림 2-72). 그리고 한번 몸을 추슬러서 양쪽의 루프가 제 위치에 오도록 한다(그림 2-73).

유의사항: 다른 방법으로는 의지의 소켓 안으로 스텀프를 끼우고 건측에는 겨드랑루프 안으로 팔을 끼운 다음 8자 멜빵을 머리 뒤로 넘겨 착용하면 된다. 이 방법은 스웨터를 입는 방법과 비슷하다고 생각하면 된다.

벗기: 의지 착용자는 양팔을 머리 위로 올리고, 소켓을 잡고 스텀프를 움츠려 소켓에서 당겨 빼내면 된다. 조심해야 할 것은 멜빵이 엉키지 않게 해서 다음에 착용할 때 불편함이 없도록 해야 한다는 것이다.

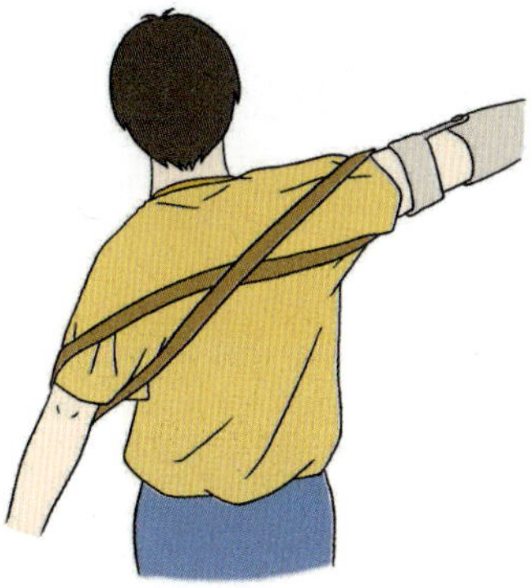

그림 2-72 정상쪽 팔에 루프를 끼워 넣는다.

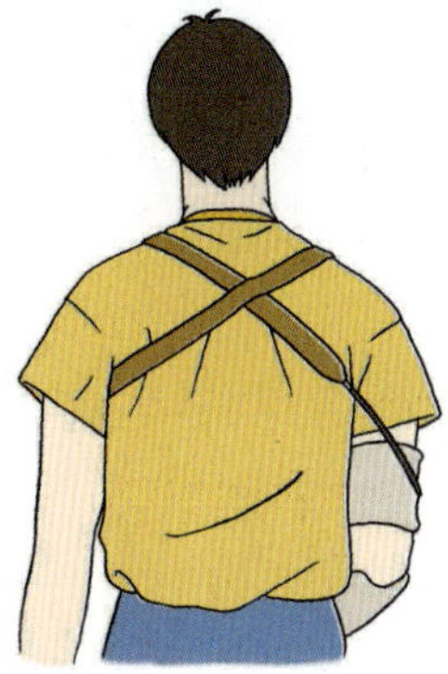

그림 2-73 양쪽 루프가 제 위치에 놓이도록 몸을 추스린다.

(2) 앞팔 조절(forearm control)

이것은 특별한 훈련을 요하지는 않는다. 왜냐하면 잔여 스텀프의 앞팔굽힘이나 돌림은 의지에서 같은 동작이 일어나기 때문이다. 그러나 VSBE(split socket)의지는 스텀프의 동작이 앞팔쉘(forearm shell)에서 스텝업경첩(step up hinge)까지 전달되기 때문인데 이것은 스텀프의 움직이는 속도와 앞팔쉘의 위치가 차이가 나기 때문이다. 따라서 앞팔을 조절할 필요가 있다. 그러나 이 조절은 보통 몇 번 구부리는 연습을 하면 착용자가 쉽게 작동할 수 있게 될 것이다.

(3) 말단장치의 조작(terminal device operation)

기본 조절 동작은 의지를 착용한 팔(위팔)을 구부리는 것이다. 팔꿉관절쪽의 어깨는 정상적인 동작에서 일어나는 동작보다 더 구부려서는 안 된다. 편안하게 하려면 앞으로 뻗는 동작을 취해야 한다. 반대쪽의 어깨는 구부려서는 안 된다. 그러나 멜방에 전달된 힘에 저항이 가해져야 하며 안정된 부위로서 작용해야 한다. 이 조절은 수의열림장치(voluntary opening device)에서 오픈(open)할 때 발생되며 수의닫힘장치(voluntary closing device)에서는 닫을 때 발생된다.

동작을 지도하는 방법은 다음과 같다.

절단자에게 앞팔을 90°까지 구부리게 하고 위팔은 수직이 되게 하고 조절케이블은 느슨하게 되는지를 관찰하게 한다(수의닫힘장치(VC)는 후크가 열린 상태에서 살펴보아야 한다).

치료사는 한손으로는 절단쪽 어깨를 고정하고 다른 손으로는 의지의 앞팔 중간을 잡는다. 앞팔은 조절케이블이 긴장 될 때까지 잡아당긴다(그림 2-74). 긴장이 증가되면 멜빵의 느낌에 주의하도록 하고 반대쪽 어깨에 필요한 저항이 느껴질 때까지 긴장시키도록 한다. 말단장치를 조절할 때까지 앞팔을 계속 움직이도록 한다.

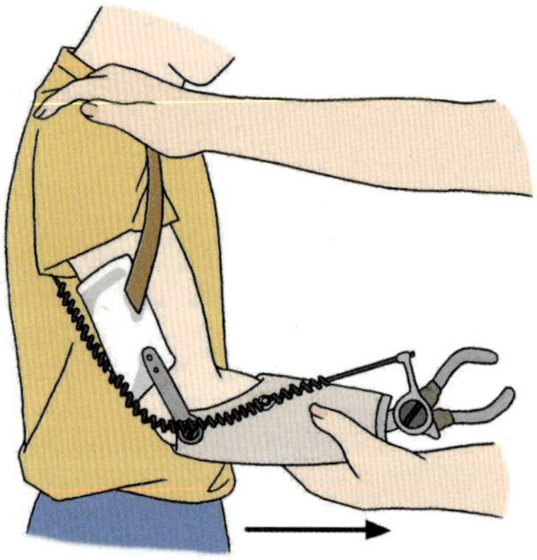

그림 2-74 조절 케이블이 긴장될 때까지 잡아 당긴다.

절단자는 반복해서 말단장치가 입을 열었다 닫았다 하는 것처럼 여러 위치에서 익숙해질 때까지 조절 운동을 반복해서 트레이닝을 하도록 한다.

한쪽 절단자의 손목유니트 조절(wrist unit control)은 건측손으로 조절할 수 있다. 매뉴얼 프릭션 타입(manual friction type)의 말단장치는 필요한 위치까지 돌려서 사용할 수 있고, 매뉴얼 락 타입(manual lock type)은 건측손의 조작으로 조절할 수 있다.

(4) 말단장치의 교환

절단자는 스텀프로부터 의지를 빼내지 않고도 말단장치를 교환할 수 있어야 한다. 수동잠금장치(manual lock type wrist unit)는 조작하기 쉽다. 케이블 어댑터(cable adapter)는 손과 후크를 교환할 때 필요하다.

2) 매우 짧은 앞팔의지 8자 이중조절(VSBE 8 figure dual control)

(1) 의지의 착용과 벗기

이 방법은 앞팔의지의 8자 멜빵과 단일조절(single control)의 경우와 같다.

(2) 앞팔조절(forearm control)

VABE에 사용되는 스텝업경첩(stepup hinge)은 스텀프의 동작이 앞팔쉘까지 증폭되어 있지만 이중조절 보조(dual control assist)를 설치해야 하며, 스텀프의 굽히는 힘은 레버루프(lever loop)의 조절 시스템을 통하여 작용하는 팔의 굽힘을 도와주는 앞팔쉘까지 분배하게 된다. 팔꿉관절의 안정(elbow stabilization)은 어떤 선택한 위치내로 스텀프를 마음대로 고정해서 안정을 취할 수 있다.

스텀프의 동력을 주는 잠금형 경첩관절(locking hinge)이 부착된 매우 짧은 앞팔의지는 이중조절(dual control)이 부착된 위팔의지의 경우와 같다.

(3) 말단장치 조절

말단장치를 여닫으려면, 스텀프는 말단장치에 전달된 힘을 발생시키는 위팔굽힘으로 인하여 레버루프(lever loop)에 굽힘 힘에 대항해야 하는 앞팔부(forearm shell)를 안정시켜야만 한다. 방법은 단일조절(single control)을 하는 8자 앞팔의지에서 하던 방법처럼 하면 된다.

3) 위팔의지 8자 이중조절(AE 8 figure dual control)

(1) 의지 착용하기와 벗기

만일 위팔절단자의 스텀프가 충분히 길면 의지는 앞팔의지에서 착용하던 방법과 마찬가지로 착용하면 될 것이다. 그러나 만일 스텀프가 짧다면 다음과 같은 방법으로 착용한다.

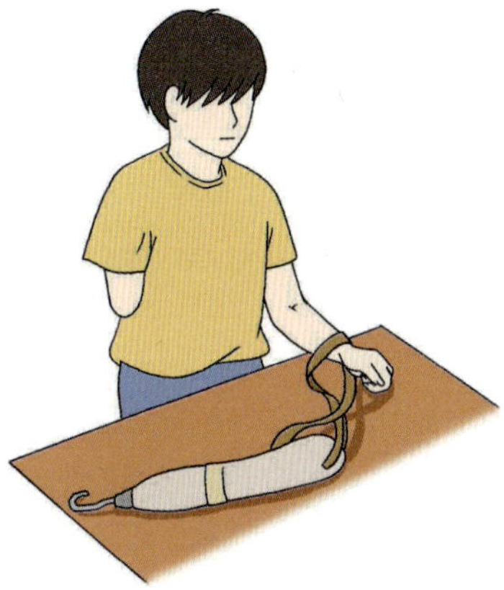

그림 2-75 착용 준비

착용하기: 절단자는 테이블 위에 의지를 놓고 그 앞에 서서 멜빵을 수평으로 놓는다(그림 2-75). 8자 형태의 멜빵에 있는 겨드랑루프 안에 먼저 건측을 끼운다. 팔을 들어 올리고 루프를 어깨 위에 미끄러지게 한 다음 등 뒤에서 멜빵이 일자로 걸리게 한다(그림 2-76). 절단자는 몸을 가쪽으로 기울여 건측으로 의지를 잡고 앞쪽으로 당겨 스텀프를 끼운다. 어깨를 추슬러서 제 위치에 멜빵이 걸리게 한다(그림 2-77).

벗기: 의지를 벗으려면 이와 반대로 하면 된다.

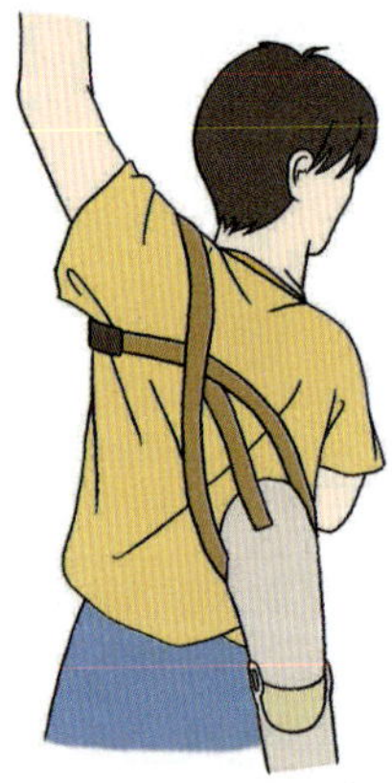

그림 2-76 건측어깨에 루프를 건다.

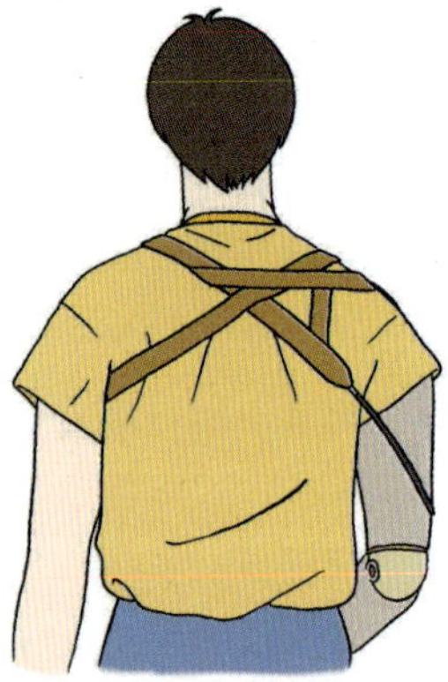

그림 2-77 완전 착용 후 멜빵이 제 위치에 오게 추스린다.

(2) 앞팔조절(forearm control)

앞팔기전(elbow mechanism)을 풀려면, 위팔 굽힘으로 앞팔이 굽혀지도록 조절하여 구부린다. 위팔의지 쪽의 어깨는 정상에서 일어나는 동작보다 더 많이 구부려서는 안 된다. 반대쪽 어깨는 구부려서는 안 되며, 멜빵에 전달되는 힘은 저항이 되어야 하고 안정 부위로서 작용해야 한다. 앞팔의 조절 방법은 다음과 같이 지도해 준다.

치료사는 위팔의지의 어깨를 안정시키고, 다른 한 손으로는 의지를 잡고 손으로 풀어 주어야 한다(그림 2-78 a). 앞팔은 90° 정도 구부리게 하여 동력을 제공하는 케이블이 늘어지지 않도록 주의를 환기시켜야 한다. 팔을 구부리려면 앞팔을 앞으로 움직여 이 움직임으로 케이블이 느슨해질 때까지 실시해야 한다(그림 2-78 b). 그 위치에서 앞팔을 유지하도록 한다(그림 2-78 c). 부하가 걸리면 즉시 앞팔을 해제하고 스텀프를 서서히 시작자세의 위치로 되돌리도록 한다. 이것은 앞팔을 펴진 상태로 되돌리기 위한 것이다. 절단자에게 스텀프를 앞으로 내밀게 하여 같은 결과를 성취하도록 한다.

주의: 만일 팔의 굽힘 동작이 의외로 강하면 말단장치가 얼굴을 치게 될 수 있기 때문에 이러한 일이 일어나지 않도록 방지하기 위하여 절단자의 얼굴 근처에서 항상 한손으로 막을 준비를 해야 할 것이다.

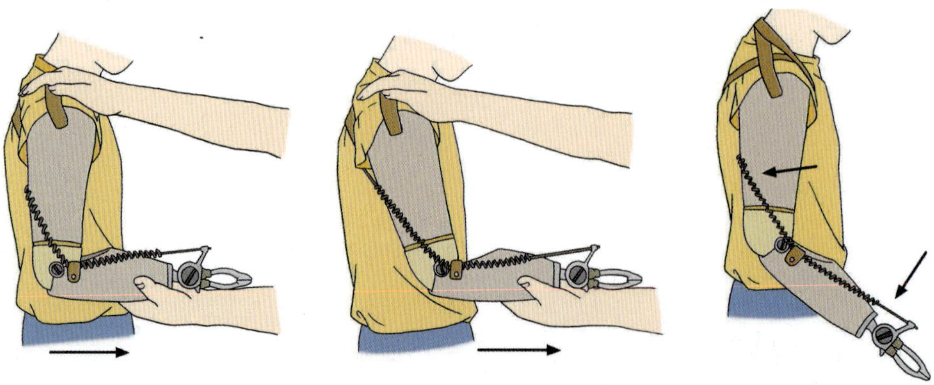

a b c

그림 2-78 의지의 앞팔 조절

(3) 팔꿉관절 잠금조절(elbow lock control)

이 조절에 대한 조작의 원리는 멜빵 부착점과 팔꿉관절 유니트(elbow unit) 사이의 거리를 증가시키기 위한 것이다. 기본적인 조절 동작은 팔을 뻗는 것이다. 왜냐하면 스텀프의 폄은 의지의 앞팔 폄이 되며, 명백한 스텀프의 폄만 앞팔 굽힘을 유지하는 동안 팔꿈관절잠금(elbow lock)을 사용할 수 없기 때문이다.

실제로, 팔의 폄, 벌림, 어깨뼈 벌림의 복합적 운동 구성은 조절동작을 감소시키거나 세련되게 다듬는데 필요하다.

팔꿉관절잠금 조절(elbow lock control)을 지도하는 방법은 다음과 같다.

손으로 팔꿈관절 유니트를 풀어준다. 한손으로는 위팔의지 쪽에서 어깨를 고정하고 다른 한 손으로는 말단장치를 잡는다(그림 2-79 a). 절단자는 힘을 빼도록 한다. 앞팔은 90˚로 하고 클릭하는 소리가 날 때까지 서서히 의지를 뒤로 밀고 팔이 펴지도록 한다(그림 2-79 b). 이때 치료사는 절단쪽 어깨를 견고하게 잡도록 한다(그림 2-79 c).

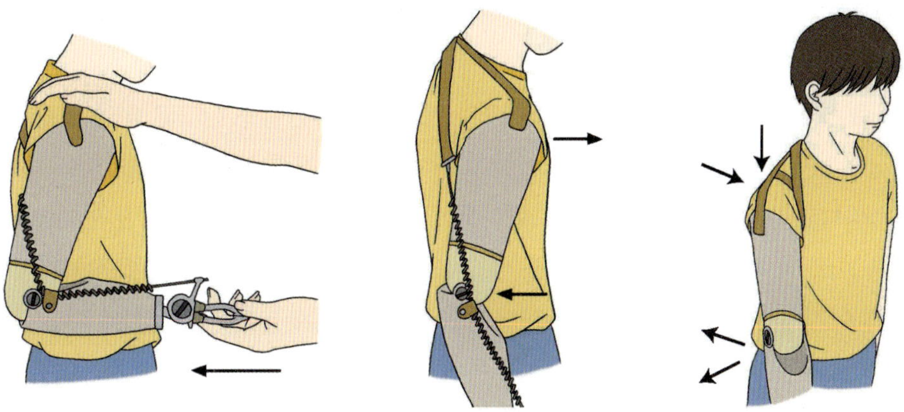

그림 2-79 팔꿉관절잠금의 조절

팔꿉관절 케이블(elbow lock cable)로부터 긴장을 제거하기 위하여 팔을 수직 위치로 되돌린다. 이때 약한 클릭음을 들을 수 있을 것이다. 클릭음이 들릴 때까지 의지를 뒤쪽으로 밀고 팔꿉관절 유니트를 풀어준다. 이 방법을 반복하고 그 다음에 절단자에게 스텀프의 동작과 더불어 이것을 복제하도록 하고, 동시에 앞팔은 완전히 펴서, 앞팔굽힘을 조절하려고 시도하지 말아야 한다.

이러한 방법으로 팔꿉관절잠금을 조작할 수 있게 되면 곧 절단자에게 스텀프를 펴게 하여 어깨를 앞으로 올리도록(어깨관절 굽힘)한다. 그리고 어깨관절 굽힘과 더불어 팔꿉관절잠금을 조작하기에 필요한 팔의 펴는 각도를 감소시켜 주도록 한다.

절단자가 이 복합적인 동작을 마스터하면, 어깨관절 내림(shoulder depression)도 시도해야 한다. 어깨관절 굽힘의 복합과 내림은 팔을 필요한 정도의 양이 될 때까지 감소하려는 경향이 있다. 이 지점까지, 앞팔을 조절하려고 시도해서는 안 된다. 이제 앞팔 굽힘(forearm flexion)과 팔꿈관절잠금 조작의 복합적인 동작을 시도해 나아가야 한다. 절단자는 팔꿈관절을 풀고 앞팔을 약 90°로 하려면 위팔을 굽힘해야 하고 팔꿈관절을 잠그려면 복합적인 동작을 사용해야 한다.

만일 앞팔이 떨어지려고 하면, 스텀프는 앞팔굽힘조절 케이블(forearm flexion control cable)의 긴장을 푸는 방법으로 뒤쪽 또는 펴는 동작을 취해야 한다. 이것은 팔을 올려서 대상작용을 할 수 있다(가쪽으로부터 스텀프를 가쪽으로 올리도록 한다). 케이블 위에 긴장이 유지되도록 그리고 앞팔굽힘을 팔꿉관절잠금장치를 하는 동안 앞팔굽힘의 일정한 각도를 유지하도록 한다.

절단자는 이 방법을 반대로 하여 팔꿉관절을 풀고 앞팔을 부드럽게 처음위치로 되돌아가도록 한다.

이 방법을 반복하고, 적절한 조절운동을 하고, 앞팔을 부드럽고 효율적으로 잠그고 어떠한 굽힘의 위치에서도 풀 수 있도록 하려면 손으로 절단자의 어깨와 스텀프를 인도(가이드)해야 한다.

(4) 말단장치의 조절

팔꿉관절유니트를 잠그려면, 좀더 스텀프를 굽혀서 말단장치를 조절할 때까지 이중조절케이블(dual control cable)내에 긴장을 증가시켜야 한다. 그러나 너무 많이 스텀프를 굽히면 앞팔을 완전히 굽혀서 사용해야만 하므로 케이블의 움직임이 적으면 완전히 굽힌상태에서 말단장치를 조작하여 사용해야만 한다. 지도 요령은 다음과 같다.

절단자는 바로 팔꿉관절을 풀려면 앞팔을 90°까지 굽혀서 팔꿉관절을 잠그고 팔을 올린다. 같은 방법으로 앞팔을 굽히면서 반대쪽 어깨멜빵을 잡아당겨 저항을 주어 말단장치를 조절한다(그림 2-80). 절단자는 앞팔굽힘의 다양한 위치에서 이 방법을 반복하여 팔꿉관절을 풀 수 있어야만 한다. 일단 기본적인 말단장치조절을 마스터 하고 나면, 말단장치를 열고 닫는 것을 공간에서 완전히 조작하기 위하여 입 쪽으로, 회음부 쪽으로, 팔 옆으로, 어깨 레벨로 가져가 보도록 하여 트레이닝을 시키도록 한다.

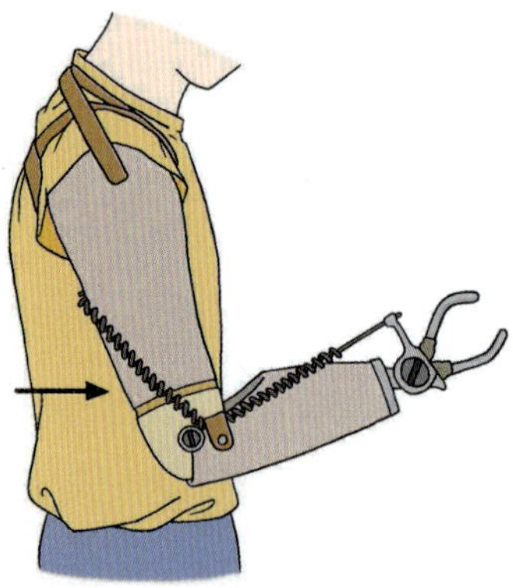

그림 2-80 팔꿈관절을 풀기 위한 조절

(5) 팔의 돌림조절(arm rotation control)

위팔절단자는 잔여 팔의 굽힘, 폄, 올림 및 어느 정도의 팔의 돌림을 보유하고 있다. 이 잔여 돌림은 안쪽돌림과 가쪽돌림에서 의지를 조절하기 위하여 사용된다. 표준형 위팔절단자와 짧은 위팔절단자에 있어서는 돌림은 제한되지만 팔꿉관절유니트의 턴테이블의 수동조절로 보충할 수 있다. 팔꿉관절이단 절단자는 이 동작으로 아주 잘 조절할 수 있다. 팔의 축에 대한 앞팔의 돌림은 신체의 중심선까지 근접하여 조작할 수 있도록 말단장치를 조절하는 것을 허용한다. 팔을 돌림시키려면 절단자는 앞팔을 90°로 놓고, 그 다음에 필요한 정도만큼 가쪽돌림 또는 안쪽돌림을 시키기 위하여 앞팔의 아래쪽에 힘을 가한다.

(6) 손목유니트의 조작(wrist unit operation)

손목유니트는 건측으로 조작한다. 조작은 손목유니트의 형태에 따라 다르다. 손목유니트에는 매뉴얼 프릭션 또는 매뉴얼럭 등이 있다.

4) 가슴띠가 달린 어깨관절의지(shoulder prosthesis with chest strap)

(1) 착용하기와 벗기

착용하기: 절단자는 리테이너(retainers)를 확실히 하기 위하여 베이스플레이트(base plate)를 똑바르게 하여 케이블 하우징에서 케이블이 꼬이지 않도록 한다. 절단자는 어깨관절의지의 뒤쪽에 있는 가슴띠(chest strap)를 잡고 이것을 바르게 하고 앞에서 조인다(그림 2-81). 만일 부수적으로 겨드랑루프(axilla loop)가 있다면, 가슴띠(chest strap) 밑으로 겨드랑루프가 눌려 있지 않도록 해야 한다. 건측팔로 가슴띠를 조이기 전에 루프는 안에 넣거나 코트 소매를 넣는 것처럼 뒤에 끼워야 한다.

벗기: 반대 방법으로 하면 의지를 벗을 수 있다.

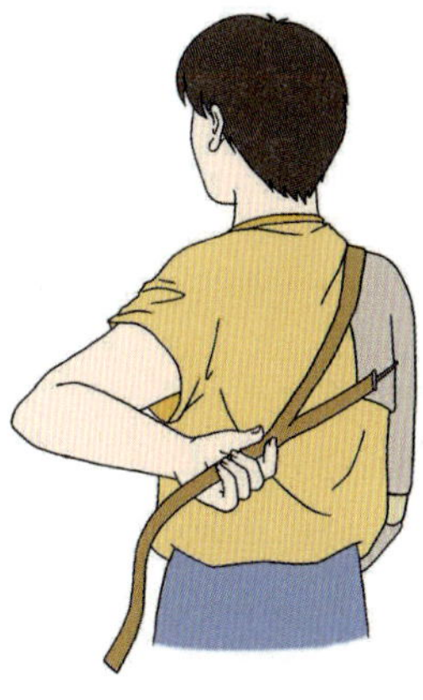

그림 2-81 가슴띠가 달린 어깨관절 의지의 착용

(2) 앞팔조절

이중조절(dual control)을 하는 기초어깨멜빵(basic shoulder harness)을 위하여 앞팔굽힘을 위한 신체 조절움직임은 환측의 어깨뼈를 벌리는 것이다(어깨관절굽힘). 멜빵을 반대쪽 겨드랑루프를 첨가하여 수정을 가하면, 조절동작은 양쪽의 어깨뼈를 벌리도록(양쪽의 어깨관절굽힘)해야 한다.

앞팔조절(forearm control)을 위한 방법은 시스템이 달라도 다음과 같이 한다.

치료사는 손으로 엘보를 풀어주고 앞팔을 약 90° 구부려 말단장치를 잡는다(그림 2-82). 케이블이 느슨해 지지 않는지를 살펴본다. 그 다음에 절단자는 어깨관절을 굽히기 위하여 케이블을 느슨하게 해야 한다. 부하가 걸리면 즉시 말단장치는 해제하고 절단자에게 어깨를 처음 위치로 되돌아가도록 지시한다. 이것은 앞팔을 펴는 위치로 낮추기 위한 것이다. 이제 절단자가 앞팔굽힘을 성취하려면 어깨관절을 굽혀야 한다. 이 동작의 스피드와 굽힘 각도를 조절할 때까지 이 방법을 반복하도록 한다.

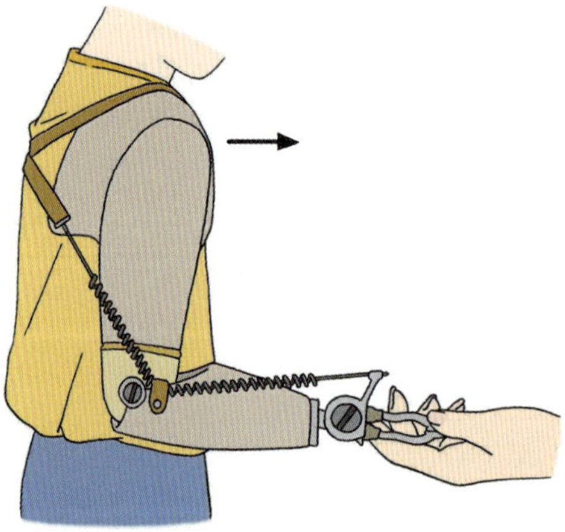

그림 2-82 치료사의 손으로 엘보를 풀어 준다.

(3) 팔꿉관절잠금컨트롤(elbow lock control)

기초어깨멜빵(basic shoulder harness)은 팔꿉관절잠금을 조절하기 위하여 어깨를 올리도록(shoulder elevation) 한다(그림 2-83). 그러나 다른 방법으로 반대쪽 어깨관절 굽힘, 어깨관절 폄 또는 손으로 조절하는 경우도 있지만 조작의 기본적인 원리는 멜빵이 부착된 지점과 팔꿉관절유니트 사이의 거리를 증가하기 위한 것이다. 팔꿉관절잠금의 지도요령은 다음과 같다.

손으로 팔꿉관절유니트를 푼다. 절단자는 잠금을 조절할 때까지 어깨관절을 위로 올린다(올림). 그러나 이러한 기전을 변경하려면 이완하도록 한다. 팔꿉관절유니트를 부드럽게 풀고 잠그고 할 때까지 이 방법을 반복한다.

팔꿉관절잠금 조작과 더불어 앞팔 굽힘도 함께 조작해야 한다. 팔꿉관절을 풀고 절단자가 어깨관절을 굽혀서 앞팔굽힘이 약 90°가 되도록 한다.: 팔꿉관절을 그 자세에서 유지하고, 어깨관절을 올려서 팔꿉관절을 잠근다. 절단자는 이 방법을 반대로 하여 팔꿉관절을 풀고, 처음자세로 부드럽게 되돌아오게 하기 위하여 앞팔을 조절한다.

앞팔을 어느 굽힘 위치에서도 부드럽고 효율적으로 잠그고 풀 수 있을 때까지 이 방법을 반복하도록 한다.

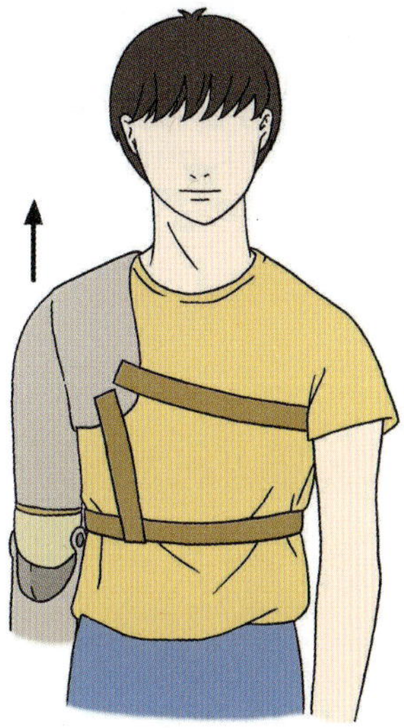

그림 2-83 어깨멜빵으로 팔꿉관절잠금을 조절하기 위하여 어깨를 들어 올린다.

(4) 말단장치조절

팔꿉관절유니트를 잠글 때, 스텀프 굽힘은 말단장치를 조절할 때까지 이중 조절 케이블 내에 긴장을 증가시켜야 한다. 그러나 너무 많이 스텀프를 굽히면 앞팔을 완전히 굽혀서 사용해야만 하므로 케이블의 움직임이 적으면 완전히 굽힘 상태에서 말단장치를 조작하여 사용해야만 한다. 지도 요령은 다음과 같다.

절단자는 바로 팔꿉관절을 풀기 위하여 앞팔을 90°까지 구부리고, 엘보를 잠그고 팔을 올린다. 같은 방법으로 앞팔을 굽히면서 말단 장치를 조작한다(그림 2-84).

절단자는 앞팔을 어느 굽힘 위치에서도 부드럽고 효율적으로 잠그고 풀 수 있을 때까지 이 방법을 반복하도록 한다.

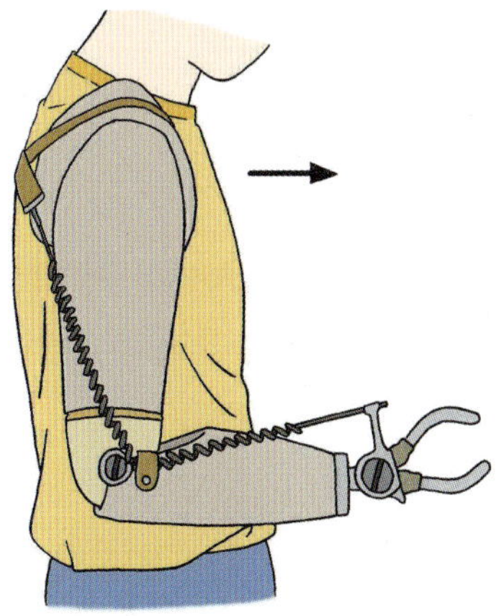

그림 2-84 팔꿉관절을 바로 풀려면 앞팔을 90°까지 구부려 잠그고 팔을 올린다.

(5) 팔의 회전조절(arm rotation control)

어깨관절절단자는 팔의 기능을 보유하고 있지 못하기 때문에 팔의 돌림은 팔꿉관절유니트에 있는 턴테이블을 손으로 조절하여 기능을 달성할 수 있다. 말단장치는 신체의 중심선에 근접하게 조절한다. 앞팔 90° 굽힘과 더불어 절단자는 앞팔의 먼쪽부를 잡고 필요한 만큼 안쪽과 가쪽 돌림을 일으킬 수 있는 힘을 가한다.

5) 양쪽절단자를 위한 조절 훈련(control training for bilateral amputee)

양쪽절단자는 양팔에 의지를 착용하고 있기 때문에 근본적으로 조절 훈련은 두 개의 양쪽 절단의지의 공동운동으로 생각해야 하며 다음과 같은 특별한 고려를 해야 할 것이다.

(1) 교차조절(cross controlling)

양쪽 의지의 조절 시스템은 보통 같은 멜빵에 부착되어 있고 의지를 조절하기 위한 조절 동작에 의해서 산출된 힘은 멜빵을 통하여 전달될 것이며, 다른 의지의 부분적인 조작의 원인이 되는 경향이 있다.

양쪽 위팔절단자의 이중조절의지의 앞팔의 위치는 효과적인 케이블의 움직임에 변화한다. 그것은 이때, 만일 한쪽의 앞팔이 완전히 잠겨 있다면(팔은 수직으로 늘어진다), 케이블과 멜빵에서 느슨해진다. 따라서 조절동작은 좀더 완전 앞팔 굽힘을 획득하기 위하여 필요하며 다른 쪽의 후크를 여는데 필요하다. 반대로, 만일 한쪽의 앞팔이 완전히 편 상태로 잠겨 있으면, 반대쪽은 최소의 조절동작이 요구된다.

원리는 식사와 같은 일상생활 활동에서 중요한데 그것은 물건을 떨어뜨리거나 잡기의 소실의 원인이 될 수 있는 케이블에서의 힘의 소실 또는 한쪽의 최대의 유연성이 필요하게 된다. 말단장치의 잡기의 세팅은 한쪽보다 높아야 교차조절(cross controlling)의 효율을 최소로 하여 도움이 될 것이다.

일반적으로 양쪽 절단자는 특별한 상황에 알맞는 기초조절동작(basic control motion)을 세련되게 해야 할 것이다. 멜빵의 이동 또는 조절 부착 띠는 세모근 위로 올라가 있어야 최적의 조절로 사용할 수 있게 될 것이다.

(2) 착용하기와 벗기

팔의지를 착용한 양쪽 절단자에 대한 착용하기와 벗기에는 두 가지 방법이 있다.

머리위로 넘기기: 의지를 테이블 위에 올려놓고 케이블 하우징이 꼬이지 않게 한 다음 멜빵을 똑바로 놓는다.

짧은 스텀프는 멜빵 밑으로 집어넣어 스텀프를 먼저 의지에 끼우고, 긴 스텀프는 의지를 붙들어서 고정시켜 준다. 긴 스텀프를 삽입한 다음 의지를 들어 올리고 멜빵은 재빨리 머리위로 넘겨서 제 위치에 놓이게 한다(그림 2-85 a).

코트 입듯이: 이 방법은 긴 스텀프를 먼저 의지 안에 넣는다. 그 다음에 스텀프를 올리고, 다른 쪽의 의지를 등을 가로질러 대각선으로 매달리게 한다(그림 2-85 b). 한쪽으로 경사지게 하면, 짧은 스텀프를 의지 안에 삽입할 수 있다. 어깨를 으쓱하고 올려 멜빵을 제 위치에 오게 한다.

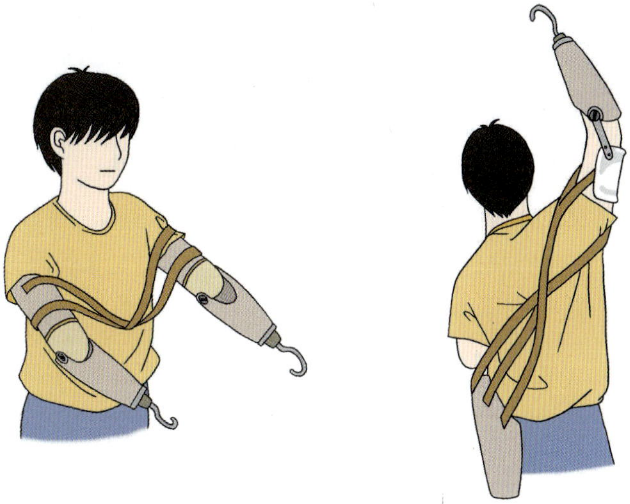

a b

그림 2-85 양쪽 의지의 착용 방법

(3) 손목유니트 조작(wrist unit operation)

이 방법은 한쪽 팔의지를 착용한 절단자가 사용했을 때보다 좀더 어렵다. 그러나 매뉴얼 마찰손목유니트(manual friction wrist unit)에서 말단 장치의 회전은 어떠한 경우라도 이 방법으로 성취할 수 있을 것이다.

① 엎침이 되도록 한쪽 후크의 엄지를 당긴다.

② 양 무릎 사이로 후크를 잡고 뒤침(supination)하려면 벌림(abduction), 엎침(pronation)하려면 모음(adduction)시킨다.

③ 무릎위에 또는 테이블 위에 놓고 뒤침이나 엎침을 시키려면 후크의 엄지 또는 손가락을 가볍게 치면 뒤침이나 엎침을 조절할 수 있다.

양쪽절단자에 대한 손목유니트의 조작에 대한 일반적인 방법은 다음과 같다.

모델 1.

절단자는 엎쳐진 후크, 손가락 끝, 테이블가장자리, 무릎 등으로 조절 버튼을 누른다.

만일 케이블의 당기는 선이 손목유니트의 굽힘 쪽의 안쪽으로 통과하고, 절단자는 요구하는 위치로 말단 장치를 굽히려면 의지의 조절 케이블에 긴장을 가하고 손목유니트를 잠그려면 버튼을 해제해야 한다.

만일 케이블이 가쪽으로 통과하고, 다른 후크와 더불어 교정위치 안으로 손목유니트를 당기기 위해 필요하거나 무릎을 이용하여 제 위치로 밀어 넣으려고 하거나 다른 조작을 성취하려면 중력을 이용해야 할 필요가 있게 될 것이다(절단자의 레벨에 따라). 말단 장치를 펴려면 버튼을 누르고 이것을 편 상태로 당기려면 손목유니트 내에 스프링을 허용하기 위하여 케이블을 느슨하게 해야 한다.

모델 2.

절단자는 유니트를 자유롭게 하려면 스위치 레버를 앞으로 누르고, 모델 1과 같은 방법으로 유니트를 굽혀야 한다.

말단장치를 펴려면, 반대쪽 말단장치의 움직임이 가능한 후크핑거로 레버를 누르면서 사용하도록 한다. 그 다음에 손목굽힘유니트 사이드(wrist flexion unit side) 위에 놓고 케이블의 긴장을 이완하면서 유니트는 다른 쪽 후크를 열어서 펴야 할 것이다. 따라서 이 고정된 후크핑거는 말단장치를 펴는 위치로 밀어야 하고 반면에 움직임이 가능한 손가락은 계속 레버를 누르도록 해야 한다.

유의사항: 손목굽힘유니트(wrist flexion unit)는 보통 "의지를 보조"하기 위하여 처방되며 이것은 일반적으로 짧은 스텀프에 적용된다. 따라서 한쪽이 앞팔의지인 양쪽 의지일 경우에는 앞팔의지쪽은 보통 굽힘 유니트(flexion unit)로 조작할 것이다. 위에 언급한 방법은 양쪽 위팔절단자는 성취하기가 어려울 것이다. 양쪽 위팔절단자는 만일 보정하지 않고 조작하기는 거의 불가능하며 모델 2가 좋다는 것을 알게 될 것이다. 따라서 이것은 이러한 심한 경우에 하는 것이 좋다. 펴기 위해서는 오퍼레이팅 레버를 첨가하거나 유니트를 조작하기 위하여 절단자가 가능하도록 버튼을 첨가하면 된다.

8 조절훈련의 완성에 대한 기준

조절훈련(control training)은 절단자가 공간에서 말단장치를 최대로 조절할 수 있도록 하는데 목적을 두어야 할 것이다. 절단자는 최소의 실수와 최소의 노력으로 그리고 왜곡됨이 없이 모든 구성품을 신뢰성 있게 조작할 수 있어야 한다. 절단자는 각 구성품의 목적을 이해해야 하고 기능을 이해하여 제 위치로 돌려놓을 줄 알아야 한다.

어떤 절단자들은 단시간에 조절 훈련이 완성되지만 어떤 절단자들은 장시간이 요하기 때문에 시간을 하나의 기준으로 적용하기는 어렵다. 그것은 신체외형에 있어서의 차이, 멜빵의 디자인, 폄근의 협응 그리고 그 밖의 요인들이 있기 때문이다.

시도해야 하는 것은 테스트의 용도로 조절 훈련의 완성을 만들어 가야 할 것이다. 그러나 가장 실질적인 신뢰를 줄 수 있는 것은 바로 훈련자 자신의 올바른 결정과 판단이다.

1) 훈련 용도

(1) 기본개념

미리 제 위치에 놓기(prepositioning): 작업을 시작하기 전에, 말단장치는 작업을 성취하기에 가장 좋은 위치에서 시행해야만 한다. 따라서 미리 제 위치에 놓기는 말단장치의 돌림, 앞팔의 굽힘, 팔꿉관절유니트의 잠금, 턴테이블의 돌림 등을 작업을 시도하기 전에 말단장치를 적절한 위치에 있도록 만들어 주어야 한다. 넓은 의미에 있어서 이것은 작업을 하는데 있어서의 용도로, 도구 또는 기구들을 적절한 위치에 놓아야 하는 것까지도 포함시켜야 한다. 그림 2-86은 "말단장치 미리 제 위치에 놓기"에 대한 용어를 표시한 것이다.

일반적으로, 팔의지의 구성품을 미리 제 위치에 놓기는 같은 작업에서 정상 팔 다리가 시행하는 것과 유사한 모양으로 공간에서 팔의지의 소재인식(orientation)을 할 수 있어야만 할 것이다.

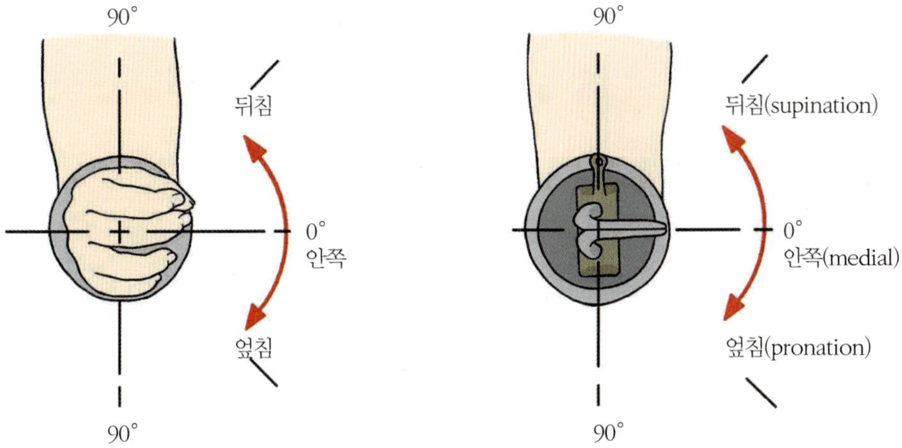

그림 2-86 말단장치 미리 제 위치에 놓기

일반적으로, 가장 어려운 것은 적절하게 미리 제 위치에 놓기를 하지 못하기 때문에 발생된다. 훈련자는 절단자가 후크를 잘못된 위치로 돌림시켜서 또는 잘 사용하지 못하여 신체를 뒤틀어 보기 흉한 모습을 하면서 어떤 작업을 시행하는 것을 발견하게 될 것이다.

미리 제 위치에 놓기의 중요성은 지나치게 강조하지 않을 수 없다. 왜냐하면 이것은 거의 모든 활동의 성공적인 완성을 이루기 위한 열쇠가 되기 때문이다.

말단장치에 있어서 물건(object)의 안정성 : 칼, 포크, 컵 등과 같은 어떤 물건을 줄 때, 이것을 사용하기 위한 가장 안정성을 주는 말단장치의 적합한 자세가 있다. 가장 적합한 잡기(grasp)에는 말단장치의 형태에 따라 다양하지만 시범을 보여 쉽게 결정할 수 있다.

(2) 접근하기(approach), 잡기와 놓기(grasp and release)에 대한 훈련

대부분 말단장치를 조작하는 동안 한손가락만을 움직인다. 이것은 물건을 잡기 위하여 접근할 때 중요한데 이것은 안정된 손가락으로 물건에 가까이 접근할 수 있기 때문이며, 손가락만을 움직여 물건을 움직이지 않고도 물건에 가까이 갈 수 있기 때문이다.

이것은 작은 나무토막을 이용하여 나무토막에 접근하기(그림 (2-87 a), 잡기와 놓기를 연습할 수 있다 (그림 2-87 b).

간단한 물건을 잡기에 있어서, 말단장치는 물건에 대한 가장 안정된 잡기의 면에 상응하는 말단장치의 잡기면(prehension plane)까지 미리 돌림시켜 제 위치에 놓기를 해야만 한다. 왜냐하면 말단장치는 공간에 대한 움직임을 해야 하기 때문이며 말단장치의 잡기면은 다양한 각도로 수행해야 하기 때문이다. 이

것은 절단자가 말단장치의 위치를 미리 알 수 있어야 하는 것이 중요하다. 그래야만 말단장치를 적절하게 미리 제 위치에 놓을 수 있게 될 것이며 몸을 심하게 뒤틀지 않도록 방지 할 수 있기 때문이다.

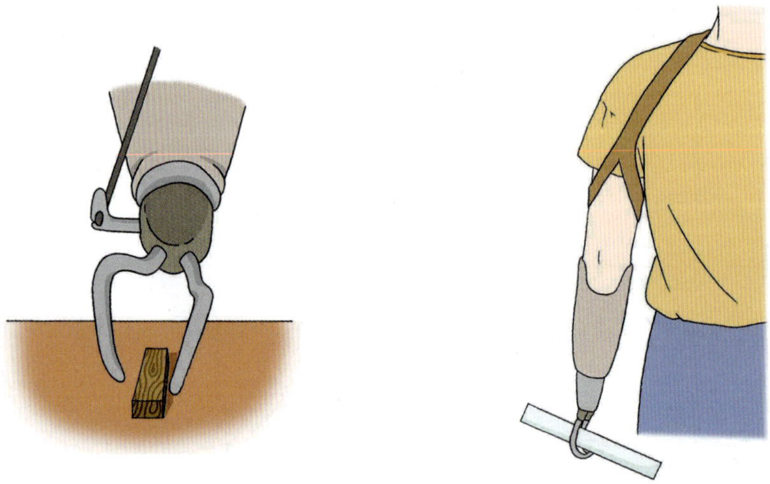

a b

그림 2-87 후크로 나무토막 잡기와 풀기

미리 제 위치에 놓기에 대한 유용한 훈련은 절단자가 말단장치를 회전하기, 접근하기, 자(ruler)를 잡기와 놓기를 할 때 공간에서 다양한 각도로 자를 잡고 놓을 수 있도록 구성해야 한다.

맘대로열림후크(VO)의 잡기에 대한 힘은 통제된 또는 선택적인 어떤 범위 내에서만 가능할 것이다. 이러한 목적을 달성하기 위해서는 절단자가 조절케이블에 적절한 긴장을 유지시켜서 말단장치의 손가락에 작은 힘을 부여해 줄 수 있는 훈련을 해야만 할 것이다. 따라서 훈련은 부서지기 쉬운 아이스크림 콘 또는 달걀 같은 것들을 깨트리지 않고도 잡을 수 있도록 해야 할 것이다. 이러한 목적을 위한 작업을 훈련하려면 종이뭉치, 종이컵, 또는 찌그러들기 쉬운 물건들을 이용하여 절단자가 아주 섬세하게 잡을 수 있도록 숙련될 때까지 훈련을 해야 할 것이다.

맘대로닫힘후크(VC)의 잡기에 대한 힘은 조절 레버(operating lever)에 가해진 힘의 량에 의해서 통제된다. 이 힘의 풀림(release)은 말단장치를 잠그게 되는 원인이 된다. 그러나 열림(unlocking)은 약간 큰 힘이 필요하게 된다. 이러한 원리 때문에 절단자는 안전하게 잡기 위해서는 필요한 정도 이상의 힘을 사용해야만 한다. 그러나 만일 지나친 힘을 사용하면 때로는 풀기가 어려워진다.

깨지기 쉬운 또는 변형되기 쉬운 물건은 수의적닫기장치(VC)로 안전하게 잡을 수 있는데 그것은 적절한 집기의 힘을 선택할 수 있기 때문이다.

이러한 조작을 하기 위한 훈련으로 나무조각, 고무조각 그리고 아이스크림 콘과 종이컵과 같이 부서지기 쉬운 물건들을 이용하여 절단자에게 잡고 풀고 하는 훈련을 시켜야 한다.

9 일상생활 활동에 따른 팔의지 착용자의 구체적 트레이닝

1) 한쪽 절단자를 위한 트레이닝 테크닉

(1) 옷입기 활동

① 바지입기(후크와 손)

앞팔의지 착용자에 대한 방법: 건측손으로 말단장치를 미리 45°의 위치로 엎침을 유지해 놓는다.

말단장치 잡기(TD grasp)는 허리밴드 또는 벨트루프 그리고 바지를 위로 당기는 것을 돕는다(그림 2-88 a).

말단장치 홀드(TD hold)는 건측손으로 셔츠 안으로 치켜 올리면서 바지를 올리고 허리띠를 조이거나, 단추를 끼운다(그림 2-88 b).

말단장치는 건측손으로 지퍼를 올리기 쉽게 하기 위하여 지퍼아래의 옷을 고정시킨다.

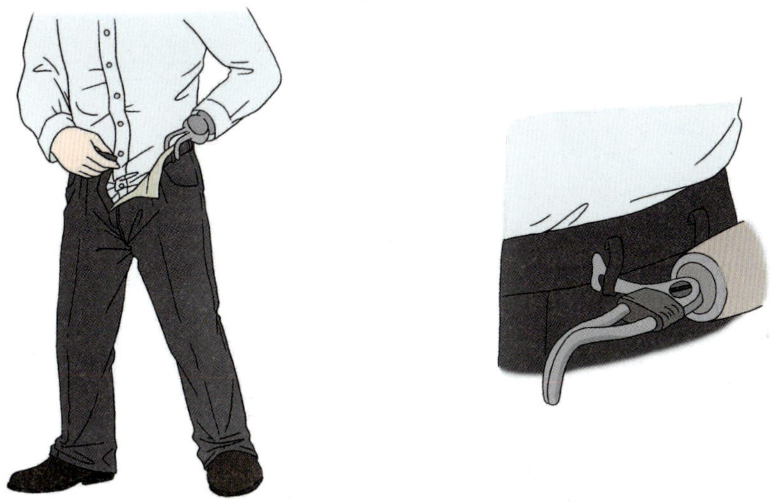

a b

그림 2-88 후크로 바지치켜 올리기

위팔의지 또는 어깨의지 착용자에 대한 방법: 앞팔은 굽히고 약 90°에서 잠근다. 그리고 턴테이블을 필요한 만큼 안쪽으로 돌림한다. 말단장치는 건측손으로 셔츠 안으로 치켜 올리면서 바지를 올리고 허리띠를 조이거나 단추를 끼운다. 일반적으로 의수의 작업 부위(working area)는 신체의 앞쪽으로 제한된다.

② 셔츠(후크)

앞팔의지 착용자에 대한 방법: 후크는 안쪽(0°) 위치로 미리 위치해 놓는다.

커프를 풀기 위하여, 단추 근처의 소매의 가장자리는 셋째, 넷째 손가락 사이와 모지구로 잡는다(그림 2-89 a).

몸을 향하여 셔츠를 잡거나 당겨서 이 조작이 잘 이루어지게 한다.

후크의 핑거팁은 단추구멍의 장축(long axis)의 반대쪽 단추 근처 소매 위에서 잡는다.

몸을 향한 후크당김의 복합운동 그리고 돌림과 건측앞팔의 폄은 단추 위에서 단추구멍을 푸는 일을 할 수 있게 한다(그림 2-89 b).

VO 후크로 확실하게 최대로 집으려면 케이블의 긴장을 풀어야 한다.

셔츠의 소매는 쉽게 건측손가락을 충분히 허용할 수 있도록 충분히 길어야만 한다.

소매 둘레는 단추를 충분히 자유롭게 풀 수 있도록 충분히 커야 한다(단추 구멍 끝에서 잠겨진 단추는 풀기가 매우 어렵다).

소매에서 단추를 풀려면 후크핑거 끝은 단추구멍 근처에서 반대쪽 장축으로 소매를 잡아당겨야 한다.

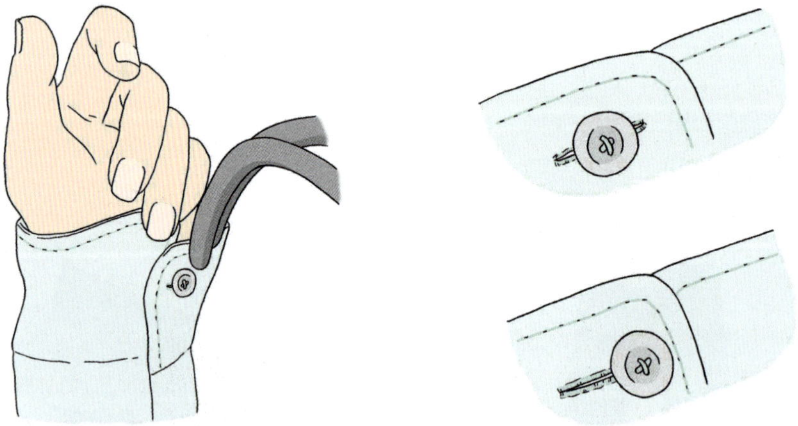

a b

그림 2-89 후크로 단추 풀고 잠그기

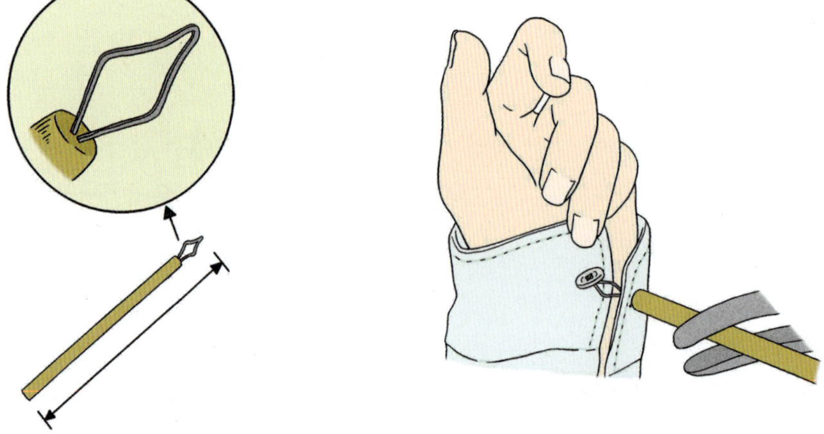

a b

그림 2-90 후크 팁과 후크 팁으로 단추 잠그기

건측손목(특히 폄)과 후크의 복합동작은 단추의 몸쪽 가장자리에서부터 먼저 구멍으로 단추를 넣어야만 단추를 끼울 수 있다.

단추 구멍 안에 반쯤 단추를 넣었을 때 건측손가락으로 소매를 고정해 주어야 후크를 풀 수가 있다. 그 다음에는 후크 팁으로(그림 2-90 a) 마지막 위치로 단추를 잡고 밀어 넣어야 한다(그림 2-90 b).

유의해야 할 점: 단추를 조작할 때의 보조장치는 빠르게 사용해야 한다. 이것은 페퍼클립이나 철사로 만들어진 여러 가지 버튼후크(buttonhook)들이 있다. 적절하게 미리 위치를 정해 놓고, 소매는 빨리 그리고 신중하게 버튼후크를 사용할 수 있다. 그러나 버튼후크는 한쪽 팔꿉관절 이하의 절단자에게는 필요하지가 않다. 이러한 절단자들은 양쪽의 테크닉을 배워야만 하며 가능하면 장치를 독립적으로 해야만 한다.

위팔의지 착용자 또는 어깨의지 착용자에 대한 방법: 앞팔의지 착용자의 훈련방법은 팔꿉관절이단의지 착용자도 이단절단자에 의하여 훌륭히 사용할 수 있을 것이다. 그리고 일부 표준형 위팔의지 착용자들도 사용할 수 있을 것이다. 만일 팔을 돌림하고 구부릴 수 있도록 의지의 안정성만 충분하다면, 앞팔은 90° 굽힘하여 잠근다. 이러한 활동은 위팔의지 착용자들은 버튼후크를 사용하면 간단하기 때문에 이것을 추천한다.

③ 넥타이(후크 또는 핸드)

앞팔의지 착용자에 대한 방법: 넥타이를 목 위에서 편안하게 작업을 할 수 있도록 건측손으로 말단장치를 미리 돌림하여 제 위치로 놓는다.

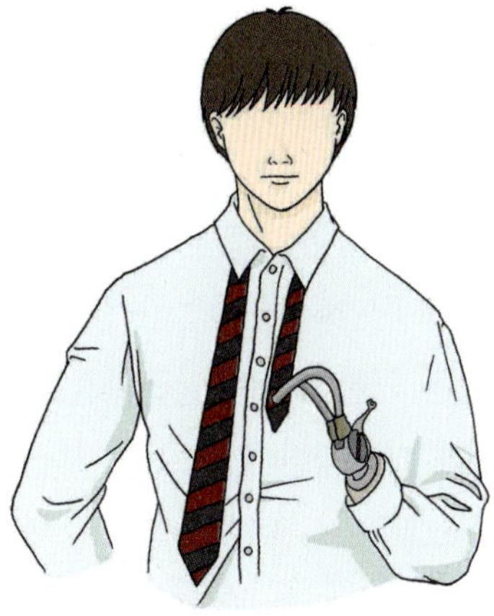

그림 2-91 넥타이 매기

넥타이는 와이셔츠 칼라 밑에서 목을 감아 걸쳐 놓고 넥타이의 좁은폭 쪽의 끝을 몸의 절단된 팔 쪽으로 놓는다(그림 2-91).

전통전인 조작방법으로 사용하면 팔의지는 보통 서서히 떨어지려는 경향이 있으며, 따라서 마지막 매듭에서 넥타이의 좁은폭 쪽이 너무 길게 내려오게 된다. 따라서 넥타이를 매기 시작할 때 부터 넥타이의 폭이 좁은 쪽의 끝을 약간 올려서 시작해야 한다.

위팔의지 착용자에 대한 방법: 앞팔은 완전히 굽히고 팔꿉관절을 잠근다. 신체의 중심 근처에서 말단장치를 조작하기 위하여 팔을 벌려서 사용한다. 필요하다면, 턴테이블은 안쪽돌림시키고 팔의 돌림은 증가시켜 사용하도록 해야 한다.

어깨의지 착용자에 대한 방법: 손목굽힘유니트(wrist flexion unit)는 몸의 중심 위치에서 다음 조작의 이점을 결정한다. 앞팔은 굽혀야 하고 안쪽돌림시켜야 한다.

④ 구두끈(후크와 핸드)

앞팔의지 착용자에 대한 방법: 케이블의 긴장을 줄이기 위하여 발은 바닥에서 올려서 팔 근처로 올려놓는 것이 좋다. 스툴, 의자, 스텝 등을 이용하거나 또는 무릎을 절반 구부린 자세를 취하는 것이 좋다.

말단장치는 미리 회전시켜 놓아서 후크핑거는 매듭을 향한 지점에 있게 한다.

말단장치 끝부분에서 최대로 보일 수 있게 하기 위하여 안쪽으로 앵글을 잡아야 한다.

먼저 매듭을 하려면, 건측손으로 말단장치의 잡기 안으로 이것의 한쪽 측면으로부터 끈을 가로 지른다. 건측손으로 매듭을 만드는 동안 말단장치로 끈을 단단히 잡는다. 양쪽 끈은 매듭이 단단해지도록 타이트하게 잡아당긴다(그림 2-92 a).

유의할 점: 구두끈은 말단장치로 잡아서 가쪽으로 당긴다(그림 2-92 b). 맨 처음 잡자마자 후크핑거 주위를 감돌아 획 잡아당기는 것은 피하도록 해야 한다.

두 번째 매듭을 만들기 위해서 건측손으로 고리를 만들 때, 말단장치로 구두끈을 잘 잡도록 한다(첫 번째 매듭 다음에). 고리는 약 1~1.5 cm 정도로 작게 만들어야 한다. 그리고 첫 번째 매듭 다음 장소에서 꽉 조여야 한다(그림 2-92 c).

팔의지는 고리를 감고(앞에서 뒤로 또는 뒤에서 앞으로), 건측손의 엄지와 검지손가락으로 잡고 있던 것을 풀어 주고, 구멍 안으로 끈을 넣어 고리를 만들어서 두 번째 고리를 만든다. 말단장치로 먼저 고리를 잡고 건측손으로 새로운 고리를 만든다. 양쪽의 고리는 활모양으로 견고하게 당긴다(그림 2-92 d).

위팔의지 착용자에 대한 방법: 앞팔은 편안하게 작업하려면 굽혀서 팔꿉관절을 잠근다. 턴테이블은 그에 맞는 위치에 놓는다. 끈매는 방법은 근본적으로 팔꿉관절 이하에 대한 경우와 마찬가지이다.

어깨의지 착용자에 대한 방법: 운동과 기능제한이 크기 때문에 건측손으로 구두끈을 매는 것이 좋다. 만일 절단자가 이렇게 할 수 없다면, 벨크로를 사용한 특별한 끈매기 방법을 사용하거나 또는 간편한 구두를 신도록 해야 한다.

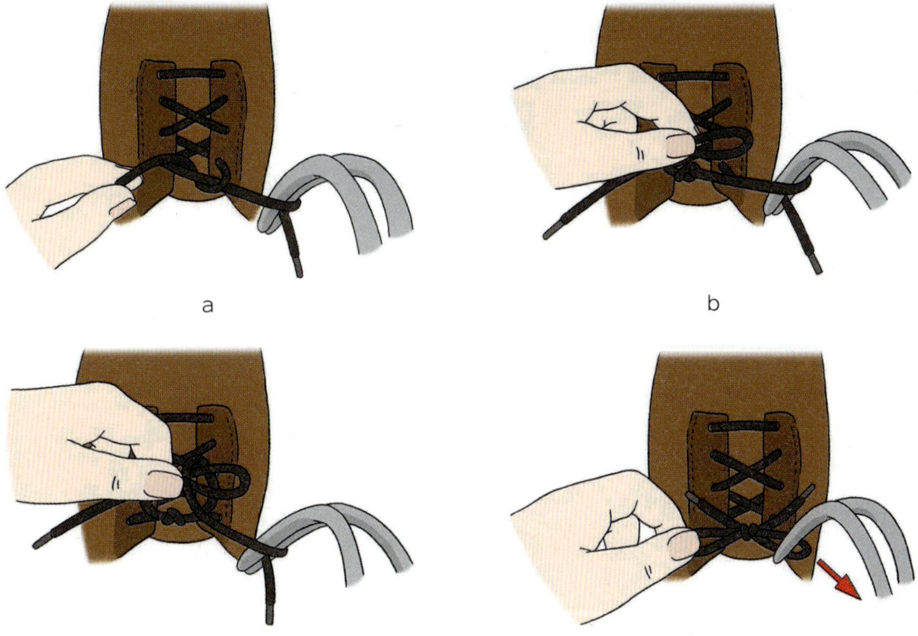

그림 2-92 후크를 이용하여 구두끈 매기

⑤ 코트, 스웨터, 셔츠(후크 또는 핸드)

앞팔의지 착용자에 대한 방법 : 옷소매를 보호하기 위하여, 손수건을 사용하여 중심을 잡고 후크를 위로 늘어뜨려 마찰을 감소시켜 옷소매 안으로 플라스틱 글로브와 함께 손이 부드럽게 미끄러져 들어가도록 해야 할 것이다.

코트를 입을 때는, 의지의 말단장치가 옷소매 밖으로 나올 때까지 의지를 소매 안으로 넣는다(그림 2-93). 그 다음에 건측팔로 다른 소매 안으로 이 방법을 손으로 조절한다. 그리고 옷이 제자리에 가도록 추슬러 입는다.

위팔의지 착용자 또는 어깨의지 착용자에 대한 방법 : 팔꿉관절 이하 절단자에 대한 방법을 유의해 본다. 코트 소매는 앞팔을 편 상태로 의지 위에 끌어당긴다. 말단장치가 소매로부터 두드러질 때 앞팔은 90° 이상으로 약간 구부려 놓고 잠가야 한다. 이것은 어깨 위로 올라가는 동안 소매가 미끄러지는 것을 방지하기 위한 것이다.

위팔절단자는 팔을 굽혀서 장점으로 이용할 수 있을 것이다.

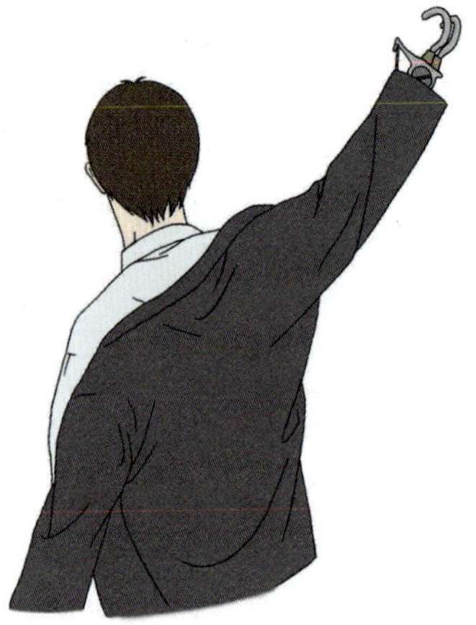

그림 2-93 윗옷 입기

(2) 식사하기

① 음식 자르기(후크 또는 핸드)

앞팔의지 착용자에 대한 방법: 후크핑거로 포크핸들의 편평한 면을 잡는다.

포크는 후크엄지로부터 멀리 떨어진 지점을 잡는다.

포크핸들은 후크엄지의 등쪽 면 위에 올려놓는다.

손목유니트는 포크가 쉽게 놓여질 때까지 돌림시키고 접시면과 나란히 되게 한다(후크핑거는 거의 신체를 향하여 끝지점이 수평으로 놓이게 한다).

나이프는 건측손으로 잡는다.

음식을 고정하기 위한 포크의 힘은 아래쪽 그리고 뒤쪽으로 힘을 준다.

나이프를 톱처럼 사용하고 아래쪽으로 눌러 음식을 자르도록 한다.

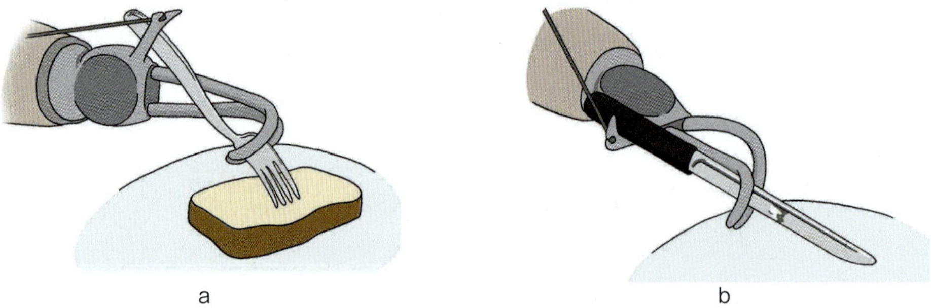

a b

그림 2-94 후크로 포크와 칼 사용하기

훈련시에는 소성용 점토(plasticine clay)로 만든 모형음식을 사용해야 할 것이다. 그러나 실제 음식으로 트레이닝하는 방법을 선호하게 될 것이다. 점토는 접시에 들러붙고, 테이블 표면 위에서 미끄러지는 원인이 되는데 반하여 대부분의 음식은 접시 위에서 미끄러지게 된다. 처음에는 구운 감자와 같이 쉽게 자를 수 있는 음식을 선택해서 시도하는 것이 좋다.

다른 방법으로는, 나이프의 칼날은 후크로 잡고 후크엄지의 등 뒤에 핸들을 올려놓은 다음 후크핑거의 아래쪽으로(90° 엎침) 나이프를 향하게 하여 나이프의 칼날이 적절한 각도를 이루게 해야 할 것이다(그림 2-94 a).

포크는 세 손가락 모아잡기로 잡고, 나이프를 이용하여 음식을 적당히 잘라 입으로 음식이 전달되도록 한다(그림 2-95). 만일 후크잡기에 힘이 너무 많이 들어가면 나이프는 후크잡기에서 미끄러지는 경향이 있다. 만일 손을 후크 대신 사용한다면 미리 위치 잡기는 다음과 같이 한다.

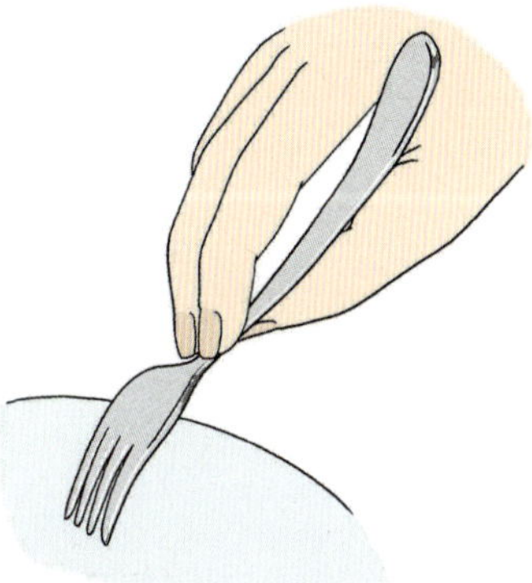

그림 2-95 포크를 세 손가락 모아잡기로 잡는다.

포크핸들의 바닥은 가운데 손가락 끝의 노뼈쪽 가장자리 위에 놓도록 한다. 포크의 살은 아래를 향하게 한다. 포크의 핸들은 엄지와 검지손가락 사이로 손에 편평하게 놓는다. 손은 근접시켜, 포크 핸들의 기저부를 세 손가락 모아잡기(3 jaw chuck prehension)로 잡고 나이프는 건측손으로 잡는다.

위팔의지 착용자에 대한 방법 : 앞팔절단의지 착용자에 대한 지침으로 말단장치와 유텐실의 위치를 미리 정해 놓는 것에 유의하도록 한다. 팔을 벌려 힘을 주고 턴테이블은 만일 안쪽돌림이 필요하다면 사용한다. 앞팔은 앞팔굽힘의 앵글로 잠가야 한다. 이것은 가장 자연스럽고 시행하기에 가장 좋은 방법이기 때문이다.

어깨의지 착용자에 대한 방법 : 앞팔절단의지 착용자에 대한 지침의 말단장치와 유텐실의 위치를 미리 정해 놓는 것에 유의하도록 한다. 만일 가능하다면 테이블은 팔꿉관절 레벨보다 약간 낮추도록 한다. 턴테이블의 위치, 앞팔굽힘의 앵글 그리고 말단장치의 포크 위치는 가능한 한 효율적이고 자연스럽다고 생각되는 지점으로 바꾸어 주어야 한다.

이 타입의 절단자의 경우에는 나이프를 말단장치로 잡는 것은 바람직하지 않다.

② 빵에 버터 바르기(후크 또는 핸드)

앞팔의지 착용자에 대한 방법 : 나이프의 칼날은 칼날의 가장자리 지점이 후크핑거 팁을 향하게 하고 후크핑거 안에 놓는다. 나이프의 핸들은 후크엄지의 등쪽 면을 향하게 놓는다.

손목유니트는 약 45° 엎침(supination)시켜 놓는다. 빵은 건측손으로 잡는다. 버터를 잘라 빵 위에 올려놓는다. 칼날 끝은 아래로 내려 몸으로부터 떨어진 위치에서 실시한다.

건측손으로 빵을 잡아 버터를 잘 펼쳐지도록 도와준다(그림 2-96 a). 나이프의 부하 방향은 힘이 부족하다. 그것은 나이프가 움직이는 경향이 있기 때문이다.

만일 핸드를 후크 대신 사용한다면, 다음과 같이 미리 위치를 정해 놓아야 한다.

나이프의 칼날은 손에서 멀리 떨어지게 잡고 나이프의 손잡이는 엄지와 검지손가락 사이에 놓고 나이프를 세 손가락 모아잡기(3 jaw chuck prehension)로 잡는다(그림 2-96 b).

위팔의지 착용자(AE prosthesis)에 대한 훈련 방법: 앞팔의지 착용자에 대한 지침인 말단장치와 나이프의 위치를 미리 정해 놓기를 유의해서 참고하도록 한다. 앞팔은 버터를 자르기와 펴기에 대한 정상 한계의 굽힘 정도에서 잠근다. 펴는 동작은 의지에 의한 팔의 벌림과 나이프로 빵을 버터에 바르는 쪽으로 향한 복합 동작이다.

어깨의지 착용자에 대한 방법: 이 활동은 거의 불가능하다. 아마 가능하다면 의수로는 빵을 고정시키고 정상 쪽으로 버터를 바르는 것이 가장 효과적일 것이다.

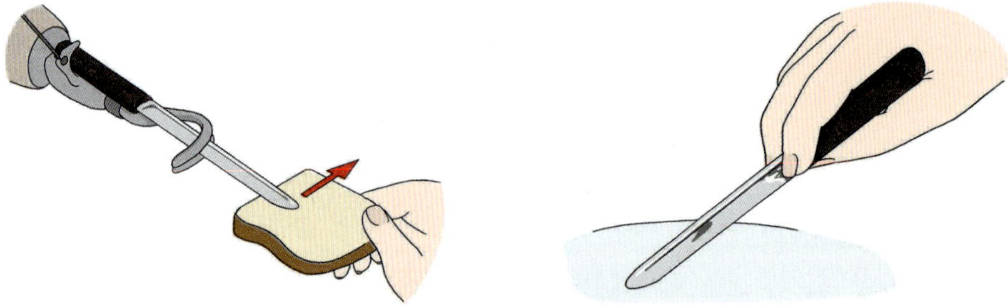

그림 2-96 빵에 버터 바르기

③ 깡통이나 병 뚜껑열기(후크 또는 손)

앞팔의지 착용자에 대한 방법: 병의 중앙을 말단장치로 잡는다. 손목유니트는 편리한 각도로 돌림시킨다. 확실하게 최대로 잡기 위하여 케이블의 모든 긴장은 빼도록 한다. 그리고 뚜껑을 열도록 한다.

위팔의지 착용자 또는 어깨의지 착용자에 대한 방법: 앞팔절단자에 대한 점에 유의한다. 앞팔은 약 90°로 잠그고 턴테이블은 작업에 편리하고 편안한 위치에 대한 필요한 정도로 안쪽으로 돌려 놓는다.

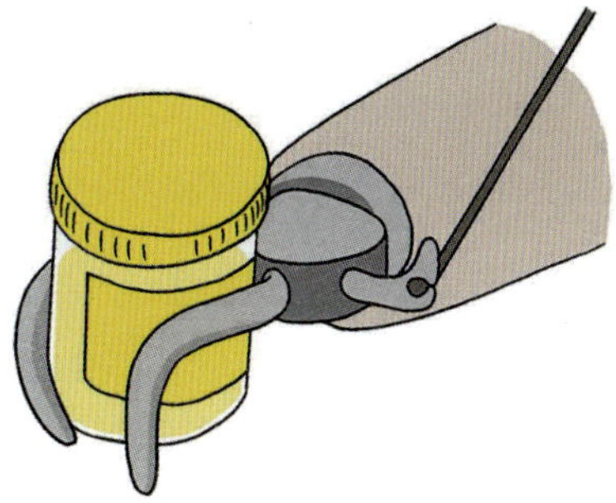

그림 2-97 병뚜껑 열기

④ 쟁반 옮기기(후크 또는 핸드)

앞팔의지 착용자에 대한 방법 : 후크핑거는 미리 위치를 정해 놓고 허리에서 트레이와 같은 라인에 있게 하거나 다른 선호하는 운반레벨을 정하도록 한다. 그것은 거의 안쪽에 위치한다. 말단장치와 정상쪽 손으로 쟁반의 가쪽 가장자리를 잡도록 한다.

트레이를 받쳐서 이동할 경우 말단장치를 열어서 트레이의 가장자리에 가능한 한 깊이 넣으면 안전하다(그림 2-98). 트레이를 운반할 때 밸런스를 잡는 일은 스트레스를 줄 것이다. 밸런스는 건측손보다 말단장치를 몸에서 멀리 위치하게 하면 균형잡기가 편할 것이다.

위팔의지 착용자 또는 어깨의지 착용자에 대한 방법 : 앞팔절단 방법을 참고하라. 앞팔은 약 90° 굽히고 건측의 패턴에 일치하도록 잡는다. 턴테이블은 필요하다면 안쪽으로 돌려 놓는다. 만일 말단장치로 트레이를 잡을 때 안정성이 좋지 못하면, 트레이를 앞팔 부위에 올려놓는 것이 안전하다. 잡기와 밸런스를 잘 취하려면 건측손으로 트레이를 잡아주어야 할 것이다.

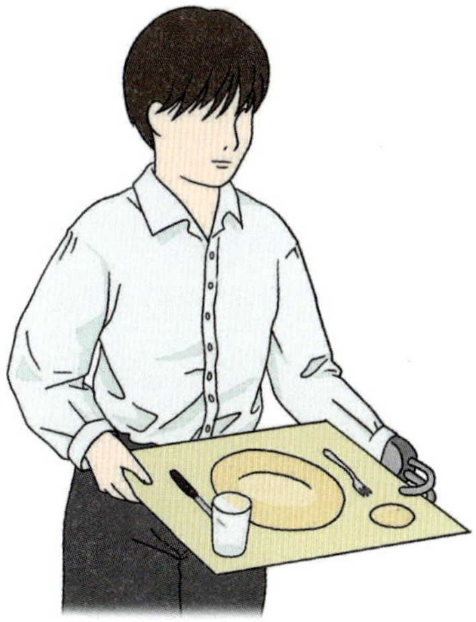

그림 2-98 트레이를 운반할 때 후크를 열어 트레이를 잡으면 안전하다.

(3) 사무업무

① 연필깎이(후크와 핸드)

앞팔의지 착용자에 대한 방법: 오른손 절단자일 경우 연필깎이의 손잡이를 후크 또는 핸드로 잡으려 할 때, 팔의 벌림과 굽힘 그리고 앞팔굽힘을 해야 한다(그림 2-99 a). 연필은 건측손으로 잡는다. 앞팔은 핸들을 잡고 돌리기 위하여 돌림운동을 실시한다. 케이블이 긴장되지 않도록 한다. 연필이 너무 견고한 경우에는 힘이 들고 어려운데 그러한 경우는 거의 없다. 만일 말단장치를 잡기가 부적합하면, 양팔을 가로질러 잡아야 한다. 연필은 후크로 잡고(그림 2-99 b) 건측손으로 연필깎이 핸들을 잡고 돌려야 한다(그림 2-99 c).

왼손 절단자를 위해서는 연필은 말단장치로 잡는다. 후크핑거의 두 지점의 접촉이나 세손끝모아잡기(3 jaw chuck prehension)는 아주 큰 안정성을 부여한다. 케이블의 긴장은 피해야 한다. 연필이 연필깎이에서 부러지거나, 불규칙하게 돌아가는 것을 피하기 위하여 연필깎이 구멍과 일직선으로 잡아야 한다. 건측손으로는 핸들을 돌린다.

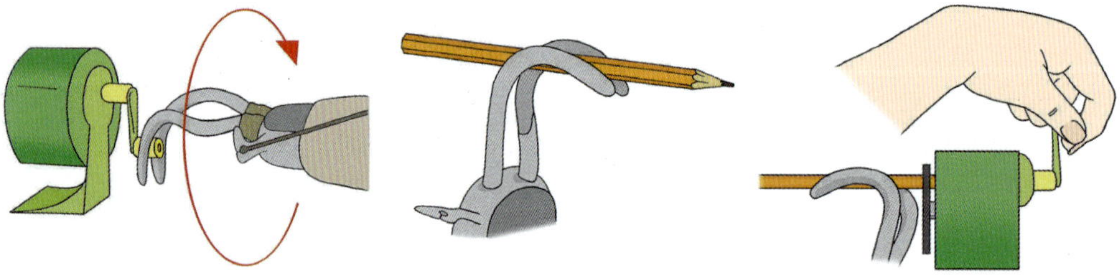

그림 2-99 전동식 연필깎이 사용하기

위팔의지 착용자에 대한 방법: 오른손 위팔절단자, 말단장치는 핸들을 돌리거나 양손을 가로질러 잡고 연필을 쥐어야 한다. 앞팔은 굽혀서 잠그고, 턴테이블은 가장 편안하도록 조절하고, 연필깎이의 위치에 상응하는 실질적인 각도로 조절해야 한다. 핸들을 돌리기 위하여 어깨와 스텀프의 복합운동은 앞팔을 돌려야 효과적으로 사용할 수 있다. 팔의 벌림은 거의 90°로 유지한다.

만일 양팔을 서로 교차하여 잡는 방법을 선택한다면, 절단자는 말단장치로 연필깎이의 적절한 배열을 맞추어 연필을 유지할 수 있을 것이다.

왼손 위팔절단자는 말단장치로 연필을 잡아야 하며 핸들은 건측으로 돌려야 할 것이다.

어깨의지 착용자에 대한 방법: 말단장치는 연필깎이에서 연필을 잡아야 한다. 왜냐하면 팔 부위에 아주 작은 운동이 일어나기 때문이다. 이 작업을 성공적으로 하려면 연필깎이의 높이를 잘 조절해 주어야 한다.

② 쓰기(후크)

앞팔의지 착용자에 대한 방법: 연필은 후크핑거로 잡고 연필 전체는 엄지 위에 올려놓는다(그림 2-100). 후크는 안쪽으로 돌림한다. 만일 잡는 힘이 아주 많다면, 연필은 반쯤 수직상태로 후크핑거를 이용해서 잡아야 한다. 건측손으로 쓰기 위하여 종이를 잡으려면 말단장치를 약 45° 또는 편안하게 붙잡는 위치로 엎침한다.

종이의 코너는 후크로 잡거나 후크의 팁을 올려놓아 안정시켜야 한다(그림 2-101). 또는 앞팔 소켓으로 종이를 잡아야 한다.

유의사항: 소켓과 후크가 미끄러지면 불안정해진다.

고무줄은 후크를 잡을 수 있게 해주고 고무줄의 마찰력은 잡는 것을 보조하는 용도로 사용된다. 외과용 고무줄 튜브는 고정된 후크핑거 위로 미끄러질 수 있으므로 조심해야 한다.

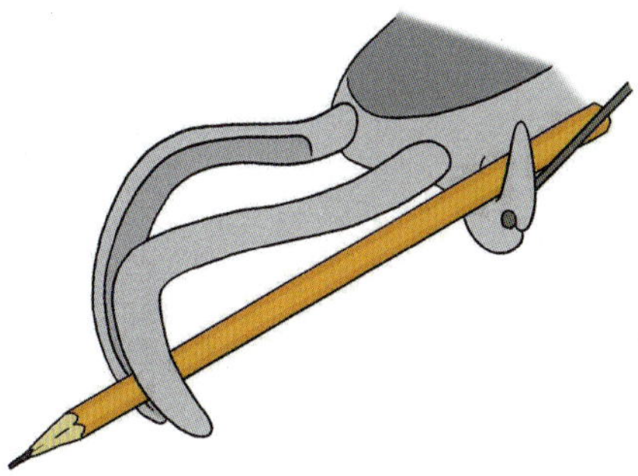

그림 2-100 후크로 연필 잡기

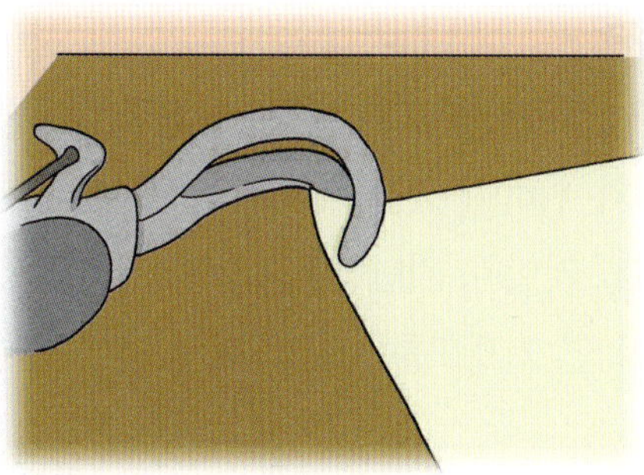

그림 2-101 후크로 종이의 코너 잡기

③ 전화(후크와 핸드)

앞팔의지 착용자에 대한 방법: 전화 걸고 받기를 테스트하려면 여러 전화기의 모델에 따라 말단장치의 위치는 달라지게 될 것이다.: 작업에 따라 위치를 미리 정하기는 전화기에 따라 지정해야 하겠지만 일정한 방법은 항상 알아 두어야 한다.

핸드폰을 건측으로 잡는다. 만일 건측손으로 무엇인가 글을 쓰려면 핸드폰은 후크 쪽으로 이동하여 잡는다.

최근에는 일반 전화기보다는 개인용 전화기가 일반화되어 어디에서든지 걸고 받을 수 있게 되어 있고 항상 헤드폰처럼 귀에 착용하고 입으로 말 할 수 있는 마이크 달린 전화기도 있어 이러한 점은 생활 자체의 개선으로 많은 불편함을 해소시켰다고 볼 수 있다.

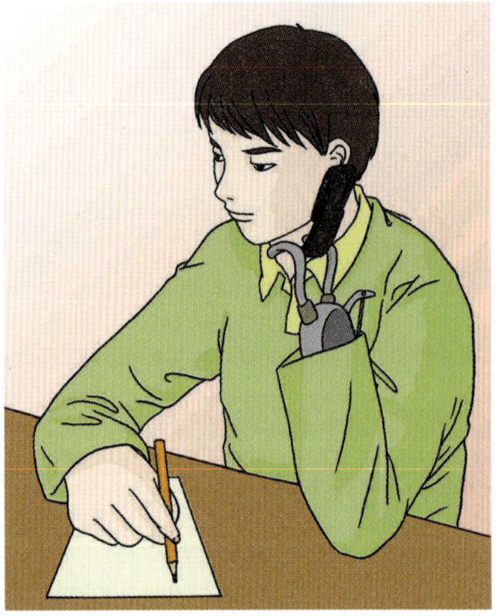

그림 2-102 후크로 핸드폰 잡고 오른쪽 손으로 받아 적기

④ 컴퓨터 자판기(후크 또는 핸드)

앞팔의지 착용자에 대한 방법 : 후크핑거는 90° 엎침하여 잡는다. 핸드를 사용하여 지우개가 달린 연필을 사용하기 위하여 잡을 때는 세손끝모아잡기(3 jaw chuck prehension)를 이용한다. 또는 후크핑거만 사용해도 될 것이다. 말단장치로 키보드 쪽에서 키를 누르도록 한다. 고무달린 연필을 거꾸로 하여 잡고 키보드를 치면 키보드를 치는 면적이 넓어져 키와 키 사이의 공간에 연필이 빠지는 일이 줄어든다(그림 2-103).

위팔의지 착용자 또는 어깨의지 착용자에 대한 방법 : 이 작업은 정상쪽 손으로 타이핑을 하는 것으로서. 일부 위팔절단자에게는 사용할 수 있지만 효율적이지는 못하다. 어깨관절이단자는 의수를 사용하여 이 작업을 할 수는 없다.

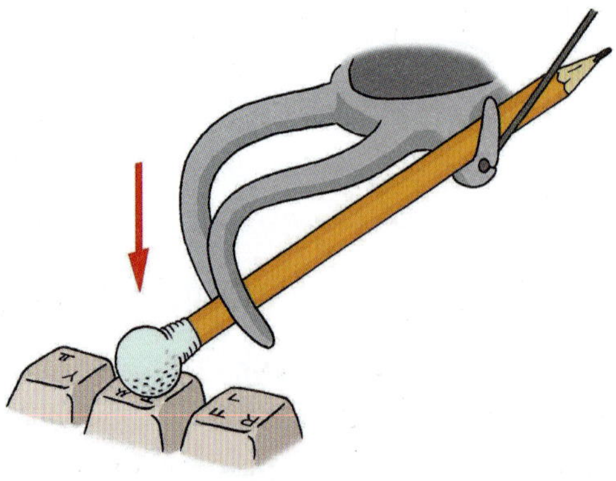

그림 2-103 연필의 고무달린 쪽을 잡고 컴퓨터 자판기를 누르면 미끄러지지 않아서 편리하다.

⑤ 가위질(후크 또는 핸드)

앞팔의지 착용자에 대한 방법: 잘라야 할 재료를 말단장치 안에 넣고 가위는 건측손을 이용하여 가위질을 하여 자른다(그림 2-104). 말단장치는 자르는 부분까지 약간 뒤침시키면 쉽게 가위질을 할 수 있다. 자르는 부위는 실제로 잡는 부위에 근접시켜야 한다. 이것은 자르려는 재료의 흔들거림을 피하기 위한 것이다. 재료는 자르려는 각도를 변화시켜 제 위치로 해 주어야 한다.

위팔의지 착용자 또는 어깨의지 착용자에 대한 방법: 앞팔절단자의 지침 참고, 앞팔은 안쪽돌림, 굽힘, 그리고 가장 효과적인 작업을 수행할 수 있는 위치를 정해야 한다.

다른 사무활동으로는 신문읽기, 자 사용하기. 스태핑하기, 클립핑하기 풀 붙이기, 봉투 개봉하기 등이 있다.

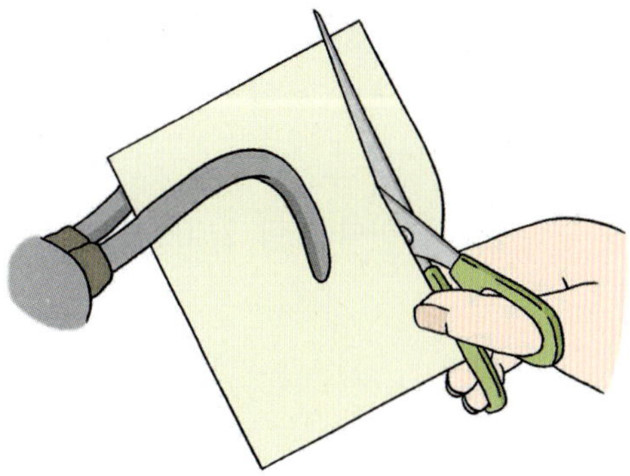

그림 2-104 후크로 종이를 잡고 손에 쥔 가위로 종이를 자른다.

(4) 가사일

유의사항: 다음 활동에 있어서 어깨관절 절단자에 대한 테크닉은 주어지지 못했다. 기능제한은 크며 어깨 제한도 크기 때문에 많은 기능에 차이가 있고 쉽게 특수테크닉을 줄 수도 없다. 치료사는 자신이 한쪽 앞팔절단과 위팔절단에 대한 과정과 친숙해 지고 난 다음에 어깨관절 절단자에 대한 특수한 방법의 필요성과 맞춤 테크닉을 개발할 수 있을 것이다.

① 접시닦기(후크) (그림 105)

접시를 잘 닦기 위해서는 실제로 건측손을 이용하여 접시를 잘 잡아야 할 것이다.

자루걸레, 수재용 주먹장갑, 셀루로즈 스펀지 등이 많이 사용된다. 합성세제의 사용은 피해야 한다. 왜냐하면 후크와 손목유니트 메커니즘에 윤활하는 오일을 용해시키기 때문이다. 자주 접시를 닦는 절단자는 의지를 계속 깨끗이 해야 하고 오일은 무명실로 잘 닦아내야 한다.

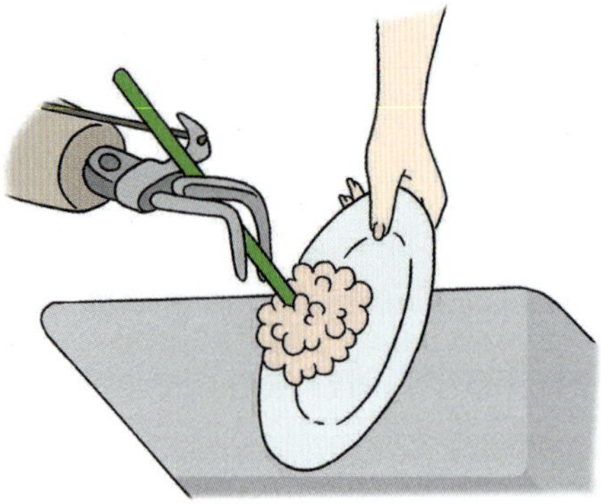

그림 2-105 후크로 접시 닦기

위팔절단자는 말단장치로 접시를 잡고 건측손으로 접시를 닦는다. 만일 이 방법을 사용하면 후크주먹장갑 또는 스펀지 후크, 핑거커버는 조립하여 사용한다. 접시를 건조시킬 때 건측손은 접시를 잡고 말단장치로 타올을 잡아 접시를 닦는다. 타올은 후크에 뭉쳐서 사용하면 좋고 터키쉬타올로 닦으면 도움이 될 것이다.

다음과 같은 여러 가지 동작을 연습하도록 한다(그림 2-106).

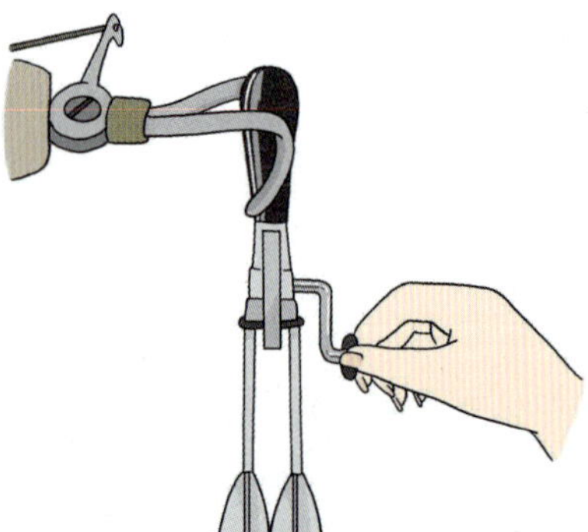

a. 달걀 거품내기(후크)

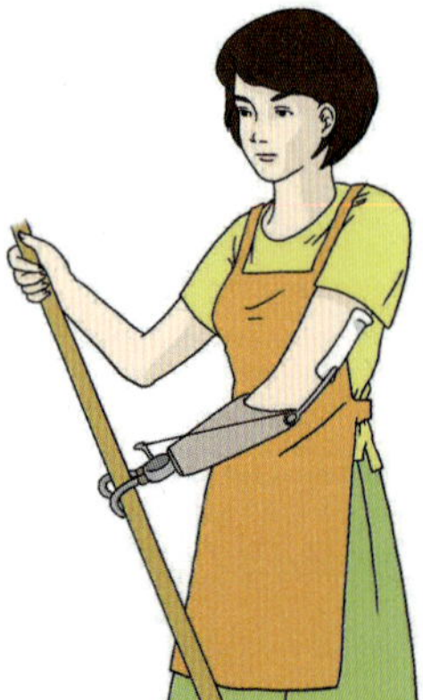

b. 청소하기(후크 또는 핸드)

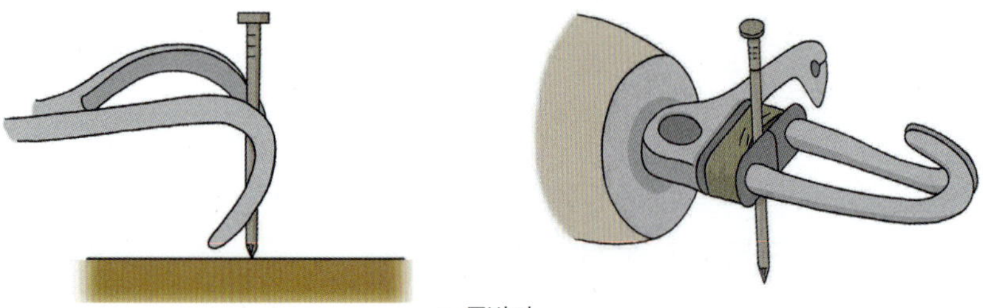

c. 못박기

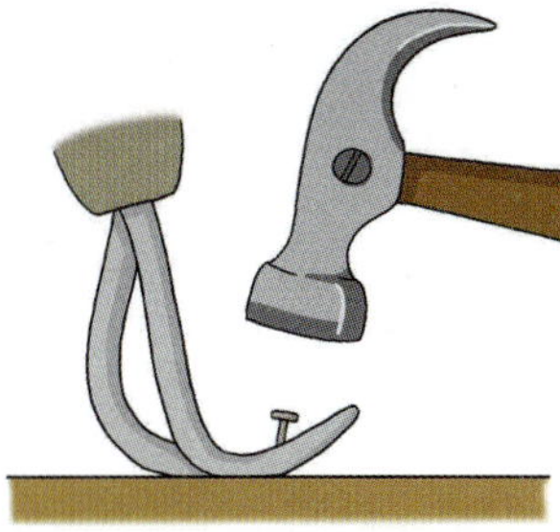

d. 망치질하기 대못박기(후크)

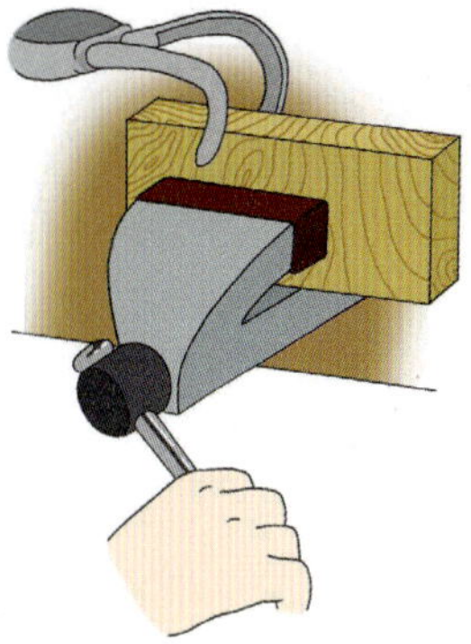

e. 바이스 조이기(후크)

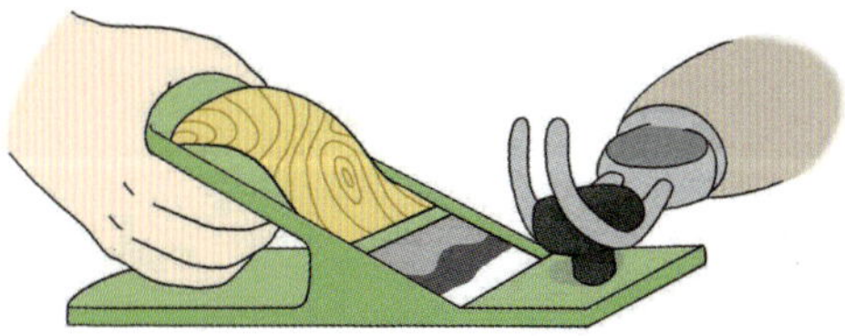

f. 대패질하기(후크)

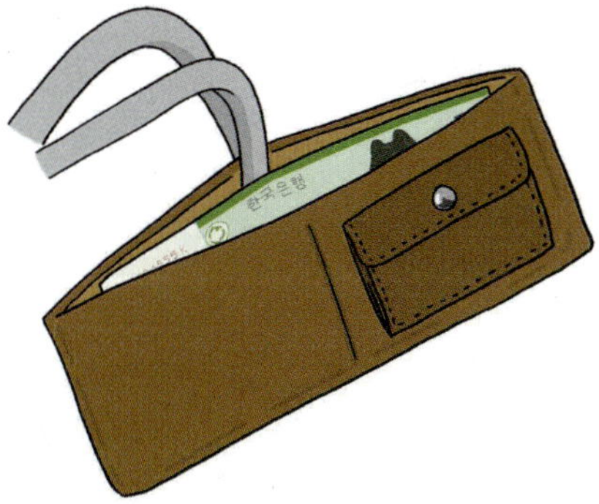

g. 지갑 열고 꺼내기(후크 또는 핸드)

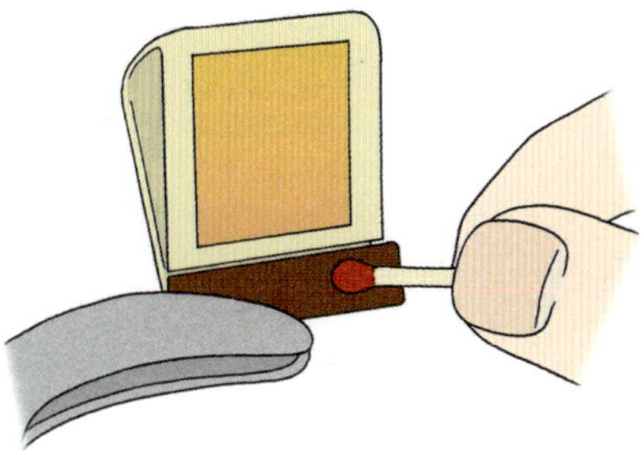

h. 성냥불 켜기(후크와 핸드)

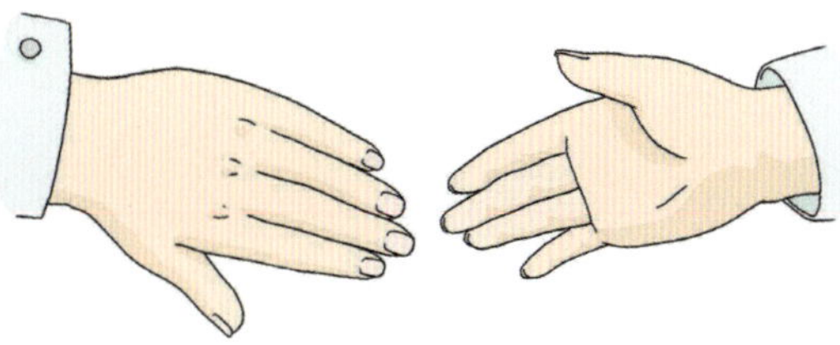

i. 악수하기

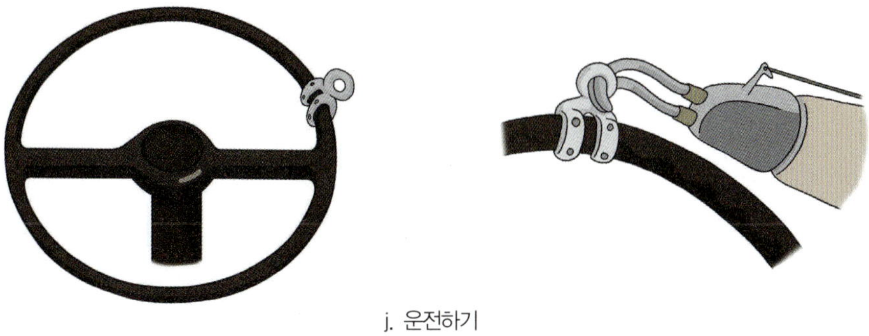

j. 운전하기

그림 2-106 (계속)

2) 양쪽 팔의지 착용자를 위한 트레이닝 테크닉(BE-BE/AE/S)

트레이너는 양쪽 절단자에 대한 트레이닝을 시작하기 전에 한쪽 절단자에게 적용되었던 테크닉을 재고해 보아야 할 것이다. 말단장치를 미리 제 위치에 놓기(prepositioning), 절단자의 타입 등을 유의해 보아야 할 것이다. 여기에 제시된 테크닉은 하나의 가이드로서 안내하는 것이며 개개인의 절단자의 상황에 따라 다르기 때문에 트레이닝 하기 전에 평가를 하여 그에 적합하게 실시해야 할 것이다.

(1) 옷 입고 벗기

① 티셔츠

입고자 하는 티셔츠를 테이블 위에 펼쳐놓는다. 앞팔 스텀프는 먼저 티셔츠 소매 안에 넣고 팔꿉관절에서 주름을 잡아 올린다. 셔츠를 머리 위로 올려 머리를 넣은 다음, 팔을 내려 셔츠가 제자리에 들어가도록 아래로 당겨 내린다(그림 2-107).

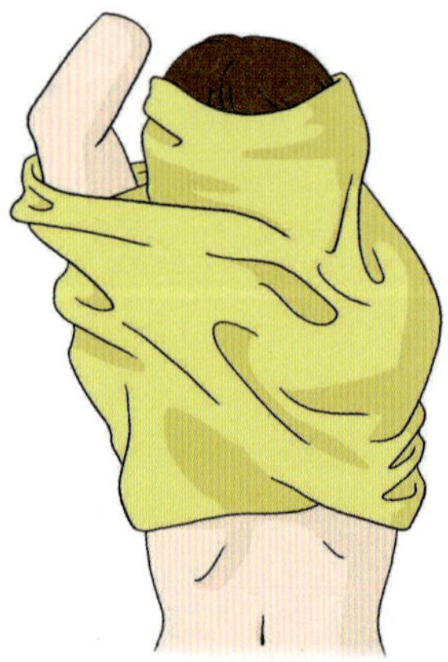

그림 2-107 티셔츠 입기

② 브래지어

끈이 안달린 브래지어나 앞에서 조일 수 있는 브래지어가 좋다. 끈이 없는 브래지어는 앞에서 조인 후 뒤로 돌려서 입거나 또는 먼저 조이고 머리 위로해서 입기도 한다.

③ 스텀프 양말

스텀프 양말은 편평한 면에 놓고 한쪽 스텀프를 양말 안에 넣은 다음 반대쪽 스텀프로는 양말이 미끄러지지 않도록 붙잡아 주도록 한다. 그리고 치아로 양말을 타이트하게 잡아당겨 신도록 한다.

④ 내복이나 팬티

팬티를 적절한 위치에 놓고 말단장치로 양다리를 팬티 안에 넣을 때 옷을 잡는다(그림 2-108). 앞팔의 지라면 위로 당기는 것을 할 수 있다. 팬티는 단추나 똑딱이를 사용하기 보다는 고무줄로 된 팬티를 사용해야 입기가 쉬울 것이다.

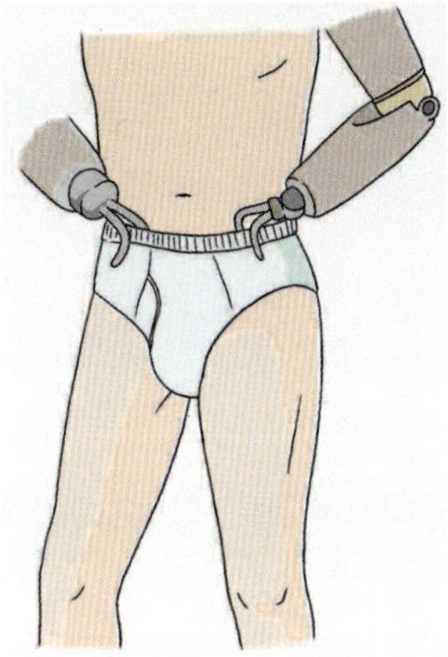

그림 2-108 내복 입기

⑤ 양말

양말은 앞팔의지의 말단장치의 측면을 이용하여 잡아주면서 발을 양말 안으로 넣는다. 나일론 양말이나 실크 양말은 후크로 찍어서 구멍을 내지 않도록 조심해야 한다.

⑥ 구두

양쪽 앞팔절단자는 전통적인 끈 달린 구두를 신을 수 있지만 대부분의 양쪽 절단자들은 지퍼로 된 구두나 벨크로로 구두를 고정하는 방법의 구두를 착용하는 것이 편리하다. 만일 끈달린 구두를 착용하였다면 간단하고 특별한 방법으로 조작할 수 있도록 해 주어야 한다. 그림처럼 구두 한쪽 끝을 고정시켜 놓고 미리 매어 놓은 상태에서 구두를 신고 후크를 이용하여 구두 아래끈에서부터 올라오면서 차차로 구두끈을 조여주고 마지막 끈은 풀리지 않도록 그 사이에 넣어두거나 매어주면 된다(그림 2-109). 그러나 이렇게 번거로운 구두를 착용할 필요는 없을 것이다. 간단히 벨크로로 탈 부착할 수 있는 구두를 신는 것이 편리할 것이다.

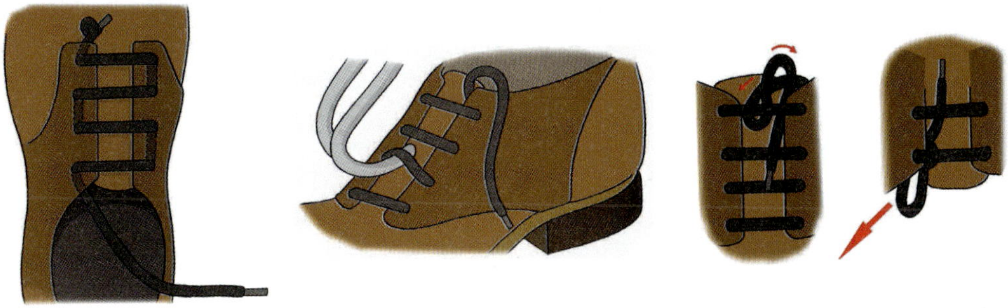

그림 2-109 구두끈 매기

⑦ 셔츠

셔츠를 입기 전에 소매 끝의 단추는 미리 잠그도록 해야 한다. 보조하는 말단장치는 각 소매끝을 잡고 테이블 아래로 고정하고 단추를 끼우도록 한다.

의지의 말단장치를 소매 안에 삽입하려면 앞팔은 90°로 구부리고 우세한 말단장치로 어깨위로 셔츠를 올린 다음 우세한 쪽으로 몸을 기울여 옷의 소매가 늘어지게 한 다음 팔을 집어넣어 옷을 입는다(그림 2-110 a). 단추는 의수로 직접 잡아당겨 넣을 수도 있고(그림 2-110 b) 버튼후크를 사용하여 단추를 잠글 수도 있다(그림 2-110 c).

⑧ 바지 또는 스커트

벨트는 우세한 쪽의 말단장치로 스커트나 바지를 벨트고리와 구멍을 맞추어 넣는다. 절단자는 다리를 스커트나 바지 안에 집어넣는다. 앉거나 서서 입을 수 있다. 바지나 치마는 허리까지 당겨 올려 입는다(그림 2-110 d).

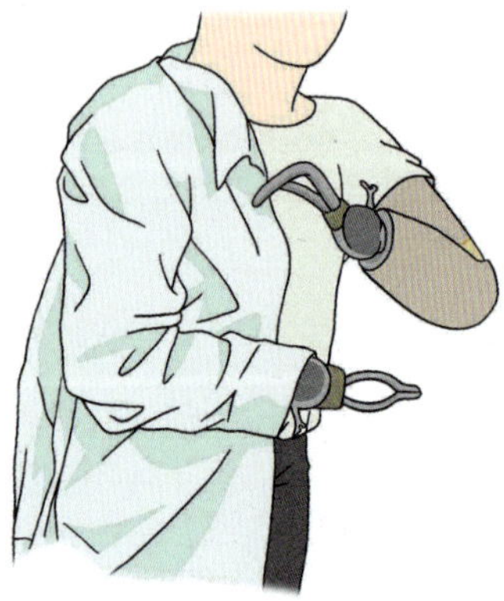
a. 셔츠 입기

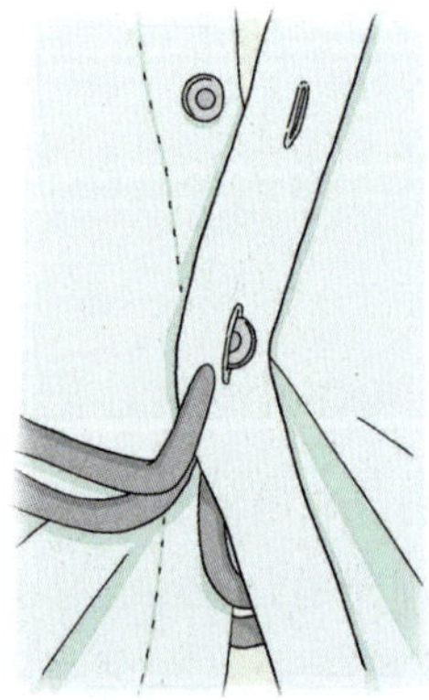
b. 후크로 단추 잠그기

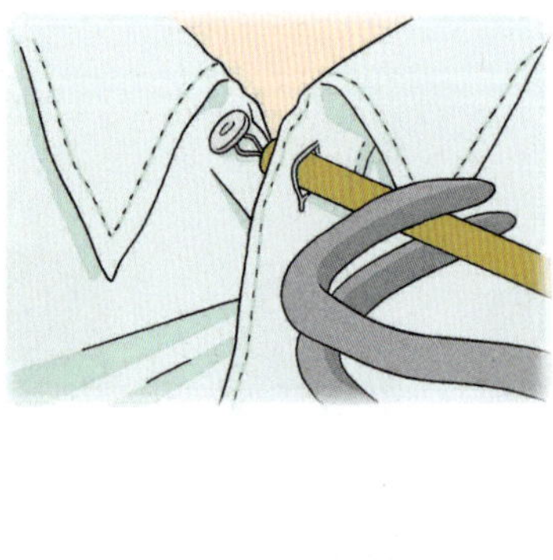
c. 버튼 후크를 사용하여 단추 잠그기

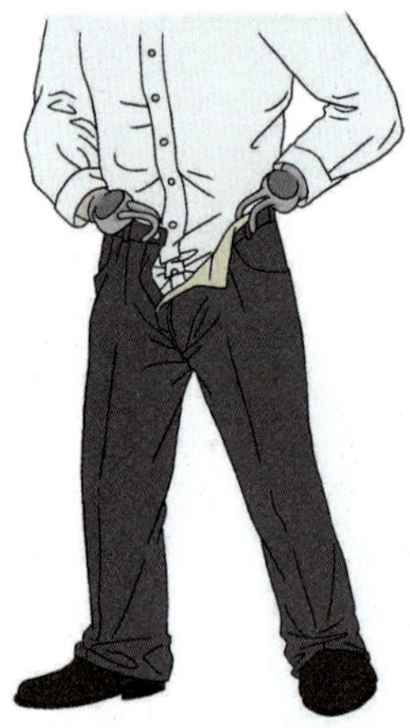
d. 바지 치켜 올리기

그림 2-110 옷 입기

이 밖에도 넥타이 매기, 스웨터 입기, 코트입기와 같은 일상생활 동작 중 옷입기에 필요한 동작들을 훈련 해둘 필요가 있다.

(2) 식사하기를 위한 훈련으로는 다음과 같은 동작을 시도한다(그림 2-111).

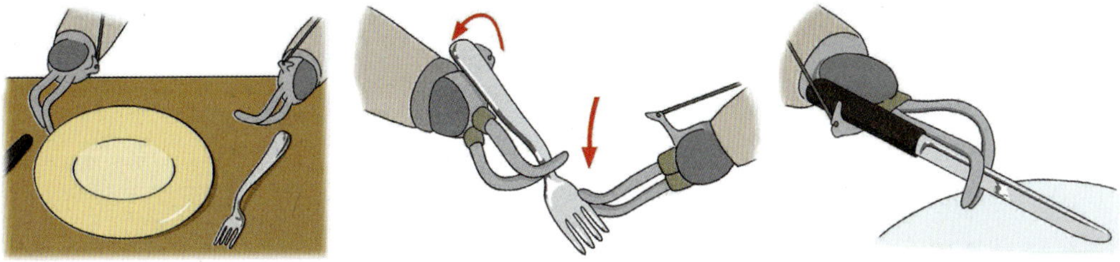

a. 식사준비

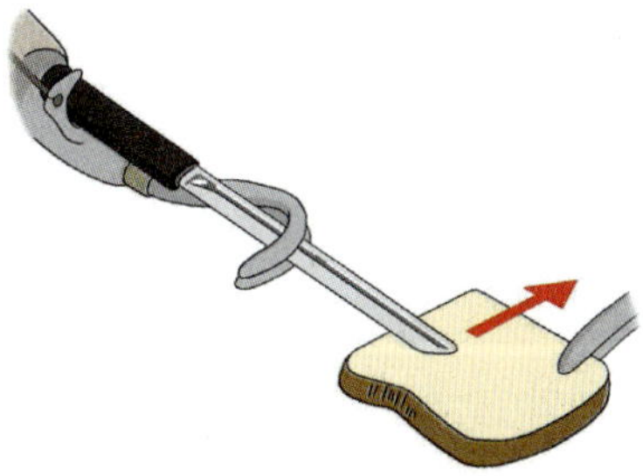

b. 빵에 버터 바르기

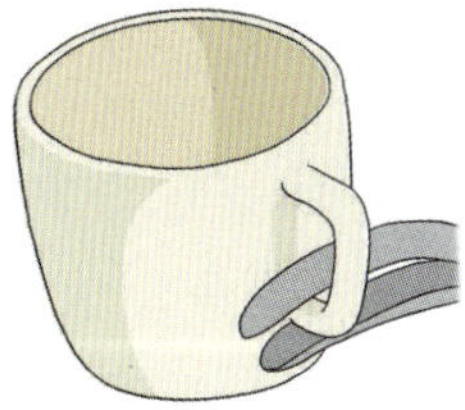

c. 음료 마시기

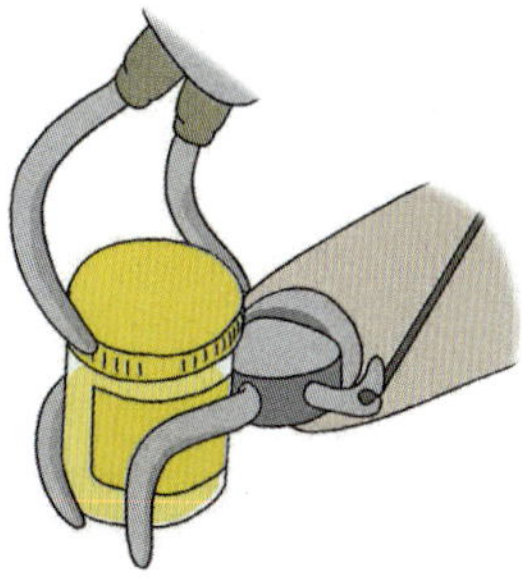

d. 병뚜껑 열기

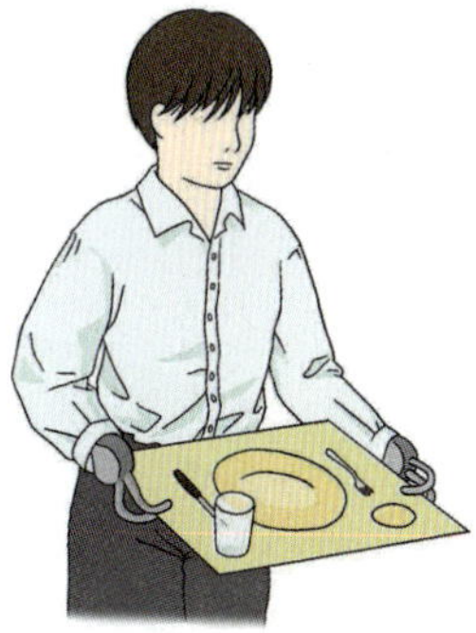

e. 트레이 운반하기

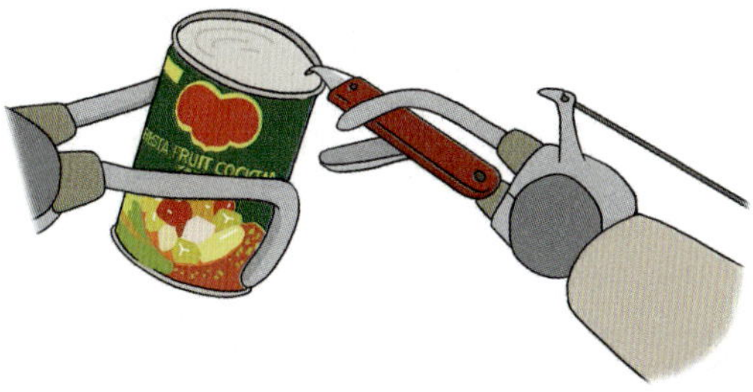

f. 깡통 따기

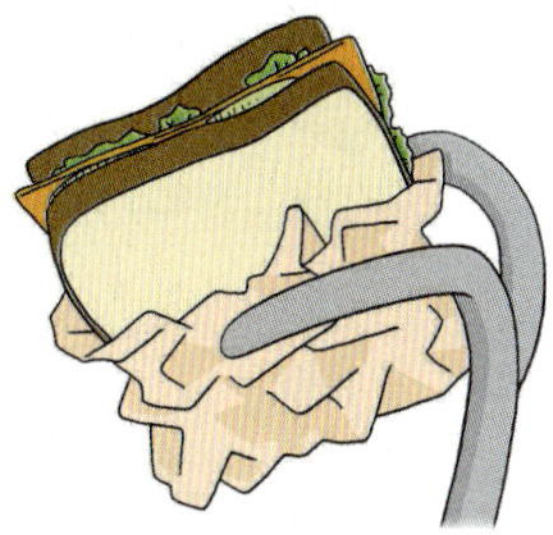

g. 샌드위치 핸드링 하기

그림 2-111 양쪽 의수를 사용하여 여러 가지 일상생활 활동을 트레이닝하도록 한다.

(3) 개인위생을 위한 트레이닝으로는 다음과 같은 동작을 시도한다(그림 2-112).

① 칫솔질하기 ② 면도하기

③ 목욕하기 ④ 머리 빗기

⑤ 화장하기 ⑥ 화장실 사용하기

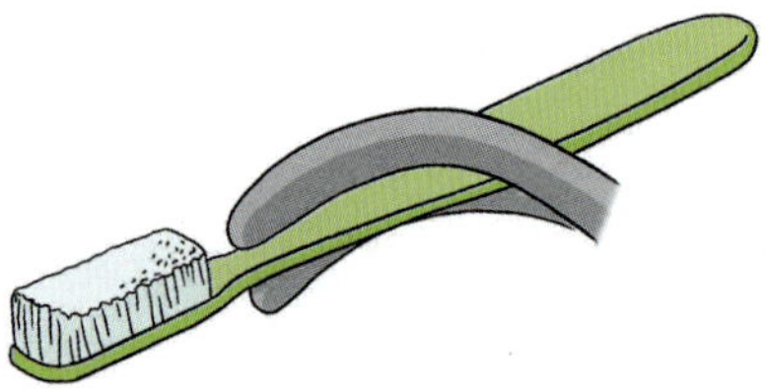

a. 칫솔질하기

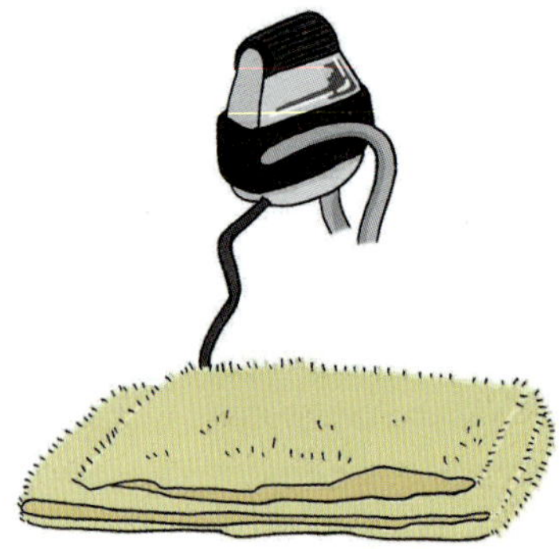

b 면도하기

그림 2-112 개인위생 트레이닝

(4) 일반적인 업무를 위한 트레이닝으로는 다음과 같은 동작을 시도한다(그림 2-113).

① 지갑 열고 지폐와 동전 넣고 꺼내기
② 동전 끌어 당겨 집어 올리기
③ 담배 피우기
④ 도어 열기와 닫기
⑤ 운전하기
⑥ 전화하기
⑦ 수도꼭지 열고 닫기

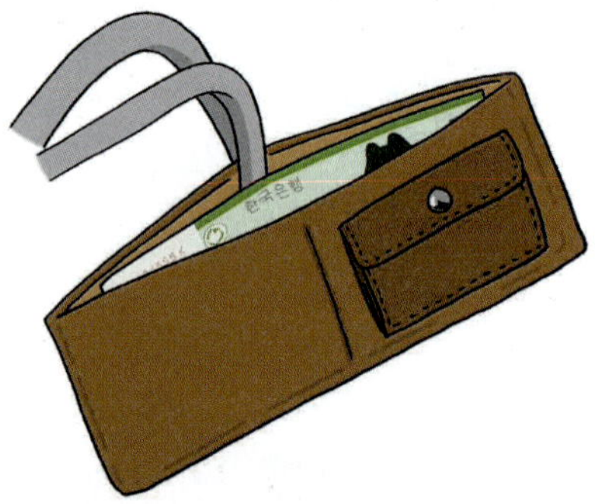

a. 지갑열고 지폐와 동전 넣고 꺼내기

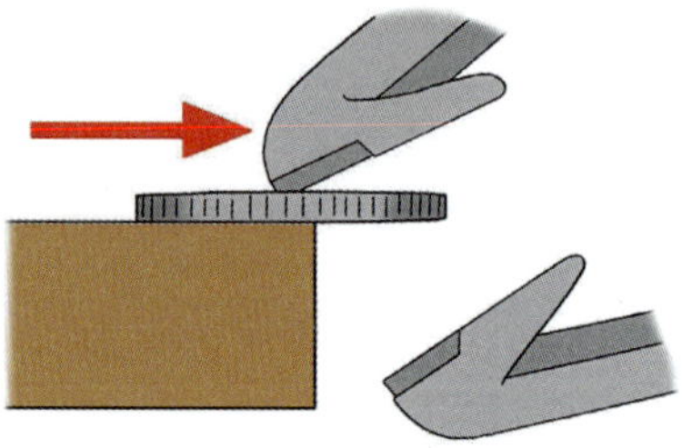

b. 동전 끌어 당겨 집어 올리기

그림 2-113 일반 업무 트레이닝

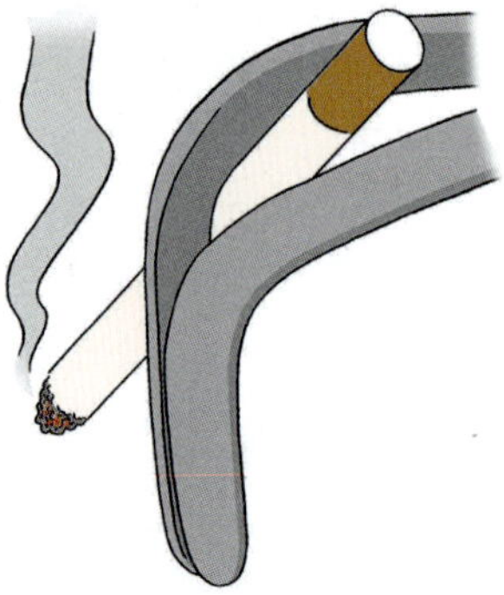

c. 담배 피우기

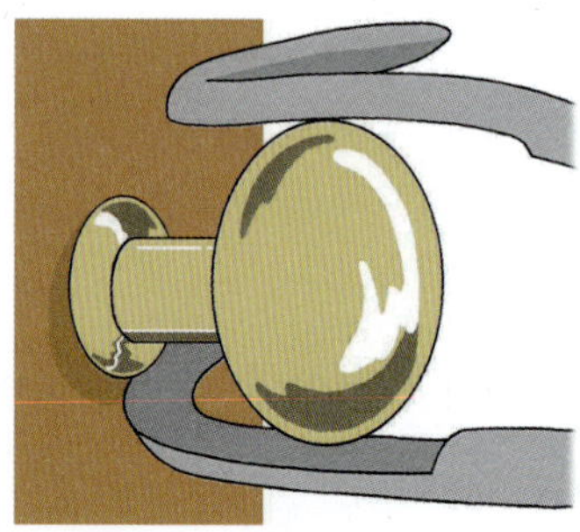

d. 도어 열기와 닫기

그림 2-113 일반 업무 트레이닝(계속)

3) 양쪽 팔의지 착용자에 대한 트레이닝 테크닉 AE-AE/S

이 부류의 절단자들은 일상생활 활동을 시도하는데 있어서 어려움이 많다. 특히 양쪽 팔꿉관절이단의 경우가 가장 어렵다. 양팔의 짧은 위팔의지나 어깨관절이단의지의 타입은 더욱 힘들어서 절단자의 맞춤에 의한 트레이닝을 해야 할 것이다. 이들의 가장 어려움은 앞팔 스텀프가 없기 때문에 공간에서의 말단장치의 조절이나 위치를 설정할 수가 없다. 따라서 특수한 장치를 고려해야 할 것이다.

(1) 옷입기

① 티셔츠

만일 스텀프가 충분히 길다면 티셔츠 안으로 넣을 수 있을 것이다. 그 다음에 머리 위로 올려 머리를 티셔츠 안에 넣고 제 위치에 오도록 추스르면 된다. 다시 말해서 셔츠는 침상 위에 올려놓거나 의자 뒤편에 걸쳐 놓은 다음에 티셔츠를 입을 수 있을 것이다.

스텀프가 짧은 사람에게 있어서는 이 동작이 가장 어렵기 때문에 만일 이 작업이 불가능하다면 도움을 필요로 할 것이다.

② 스텀프 양말

양말을 당기기 위해서는 입술이나 치아로 사용해야 할 것이다.

③ 브래지어

가능하다면 끈없는 브래지어를 사용하고 앞에서 조여서 뒤로 돌려 입어야 한다.

④ 속옷 또는 팬티

절단자가 충분히 잔여기능을 가지고 있다면 팬티는 우세한 위팔의지를 이용하여 팬티를 당겨 올리는 것이 가능할 것이다.

위팔의지는 앞팔굽힘의 작은 각도에서 엘보를 잠글 수 있다. 즉, hooking clasp fastener 를 가진 boxer style을 사용해야 할 것이다.

⑤ 양말

잘 늘어날 수 있는 나일론 양말이 좋다. 우세한 말단장치는 발을 양말에 넣는 동안 양말을 잡아줄 수 있다. 양말은 뒤꿈치 위로 잡아당기고 너무 타이트하지 않게 한다. 한쪽 발은 양말을 신을 때 도와 줄 수 있다.

⑥ 구두

구두는 끈 매는 구두는 신지 않는 것이 좋으며 간편한 구두가 좋다.

⑦ 셔츠

단추가 달린 옷은 단추후크(buttonhook)를 사용할 필요가 있다.

굽힘유니트(flexion unit)는 신체 앞에서 말단장치로 잠그는 작업을 할 때 요구된다.

⑧ 바지 또는 스커트

만일 충분한 기능을 가지고 있다면 보조하는데 도움이 될 것이다.

우세한 말단장치에 의해서 바지나 스커트를 당겨 올릴 수 있을 것이다.

⑨ 넥타이 매기

넥타이 매기는 아주 어렵기 때문에 하지 않는 것이 좋다.

⑩ 코트 입기

절단자의 레벨에 따라서 코트를 입는 것은 가능하다.

(2) 식사하기

① 음식 자르기

이 동작은 짧은 위팔의지나 그 이상의 의지에서는 다루지 않는 것이 좋다.

미리 위치하기(prepositoning)의 순서는 본질적으로 BE_BE/AE/S 의지의 경우와 같다.

포크나 스푼 사용은 접시를 입으로 가져와야 하며 앞팔은 보통 90°로 잠근 상태를 유지해야 한다. 팔의 올림과 굽힘은 입으로 수저를 가져갈 때 사용한다(그림 2-114).

만일 이것이 불가능하다면 팔꿉관절은 팔아 놓아야 할 것이다. 앞팔굽힘은 테이블 가장자리로 앞팔을 눌러서 입으로 수저나 컵이 도달되도록 할 수 있다.

② 음료 마시기

팔꿉관절을 잠근 상태로 유지하고 팔을 올리거나 굽히면 컵이나 잔을 입으로 가져갈 수 있다(그림 2-115).

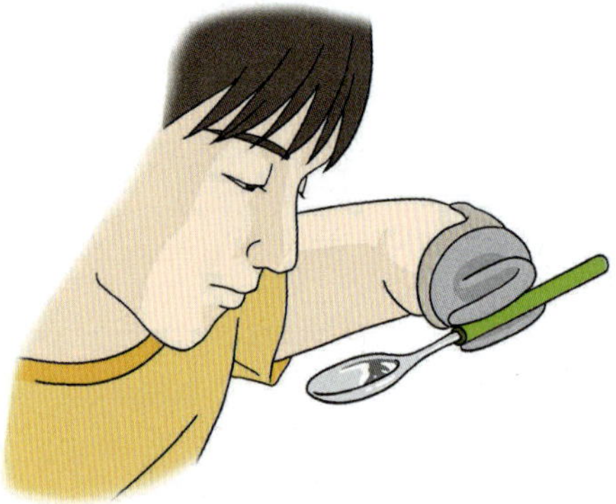

그림 2-114 팔의 올림과 굽힘으로 수저를 입으로 가져갈 수 있다.

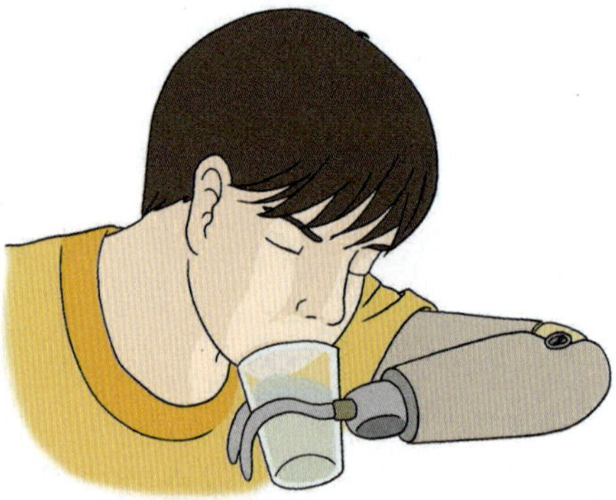

그림 2-115 팔꿉관절을 잠그고 팔을 올림, 굽힘하면 컵을 입으로 가져갈 수 있다.

(3) 개인위생

① 목욕하기

우세한 스텀프로는 신체의 어떤 부위를 닦기 위하여 탄력성으로 된 목욕 타올이나 스펀지를 잡을 수 있다. 특수장치의 개발이 필요한다.

② 칫솔질 하기

스텀프가 충분히 길다면 스텀프 사이로 칫솔을 잡고 치아를 닦을 수 있을 것이다. 칫솔은 말단장치로도 잡을 수 있다. 앞팔을 충분히 구부리고 잠그고 칫솔을 그대로 잡고 머리를 움직여서 치아를 닦는다.

③ 면도하기와 머리 빗기

면도기의 손잡이나 전기 면도기는 앞팔장치를 잠그고 완전히 팔꿈치를 굽힌 위치에서 잡고, 면도하고자 하는 부위의 턱이나 볼을 움직여서 면도한다.

머리 빗는 방법도 같은 방법으로 시도하여 빗고자 하는 머리의 위치를 이동하여 빗는다.

(4) 화장실 사용하기

만일 절단자가 옷을 입고 매고 하는 정도가 가능하면 소변을 보거나 대변을 보는 것도 스스로 혼자서 할 수 있을 것이다. 위팔의지 착용자의 대변 후 뒤처리하기는 앞팔의지 착용자처럼 효과적으로 할 수는 없을 것이다. 위팔의지 착용자는 몸을 뒤로 하는 움직임도 안정성도 충분하지 않기 때문이다. 그러나 일부 위팔의지 착용자는 만족할 정도로 잘 하는 경우도 있다. 그러나 그렇게 하려면 수개월에 걸친 트레이닝을 해야만 가능해 질 것이다.

① **앉아서 뒤처리 하는 방법** : 여러 겹의 화장지를 변기의자에 가로질러 펴놓거나 또는 욕조 가장자리나 욕조의자에 가로질러 펴 놓는다(그림 2-116). 휴지 끝을 젖게 해 놓으면 여러 겹의 화장지를 겹쳐 놓을 수 있고, 화장지를 안정시키기 위한 도움이 된다. 그 다음에 절단자는 엉덩이를 벌리고 화장지를 펼쳐놓은 변기 위 또는 의자의 가장자리에 앉는다. 골반을 좌우로 움직여서 대변 후 뒤처리를 완전히 하도록 한다. 이것은 어려운 동작이기는 하지만, 이 방법을 트레이닝하여 자신감을 얻고 숙련되게 해야 한다.

② **뒤꿈치로 뒤처리 하는 방법** : 이것은 발뒤꿈치에 화장지를 여러 겹 겹쳐놓고 약간 습기를 준 다음, 무릎을 구부려 항문에 발뒤꿈치를 대고 골반을 좌우로 움직여서 뒤처리를 하는 방법이다(그림 2-117). 골반의 오른쪽, 왼쪽, 앞뒤 동작은 뒤처리를 하는데 있어 중요한 동작이다. 뒤처리를 끝낸 화장지는 후크로 잡아 쓰레기통에 넣는다. 반복적으로 시도하면 뒤처리를 깨끗이 할 수 있을 것이다.

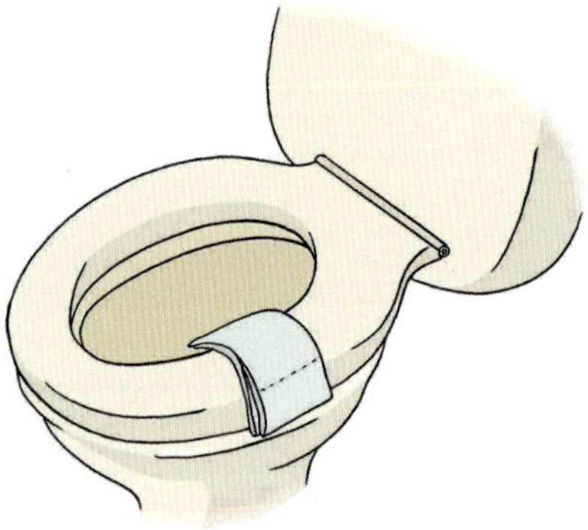

그림 2-116 변기 위에 화장지를 미리 여러 겹 접어 놓는다.

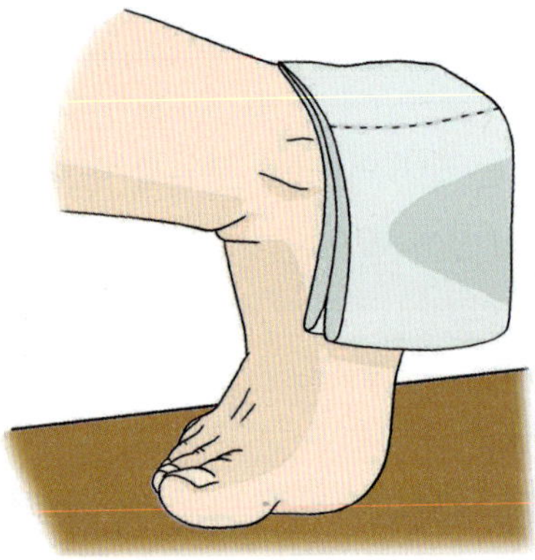

그림 2-117 발뒤꿈치에 화장지를 여러 겹 접어 올려 놓고 뒤처리하는 방법이다.

최근에는 가정마다 비데가 설치되어 있어 이러한 불편은 거의 해소되고 있으나 만일을 대비하여 연습하여 두는 것도 좋을 것으로 생각된다.

4) 양쪽 어깨관절의지 착용자에 대한 트레이닝 테크닉(Technique for the S-S amputee)

양쪽 어깨관절절단자의 경우에는 실제로 팔의지를 이용하여 일상생활에서 실행할 수 있는 동작은 아주 미미하거나 거의 불가능하며 트레이닝 방법도 실제로 알려져 있는 것이 별로 없는 상황이다. 왜냐하면 임상에서 양어깨관절절단자는 거의 볼 수 없기 때문에 그에 대한 경험과 정보도 거의 없기 때문이다.

다만 전통적인 어깨관절의지를 맞추어 주어 단지 외견상 보기 좋게 해주는 것만으로 만족해하고 있는 정도이다. 그렇다고 하더라도 트레이너의 가장 좋은 접근방법은 하위레벨의 양쪽 타입의 테크닉에 친숙해 지는 것이고 그것을 적용해 보는 것이라고 할 수 있겠다.

필자가 뉴욕에서 개최된 세계 장애자 올림픽 대회에서 만나 본 사람은 프랑스의 수영선수였는데 탈리도 마이드의 복용으로 인하여 양팔이 절단된 채로 태어난 선천성 장애였다. 그러나 특별히 위팔의지를 착용하지 않고도 별로 불편함이 없이 지내고 있었고, 식당에서도 양 발을 이용하여 식사도 잘 하는 것을 본적이 있다. 그러한 심한 장애를 가지고 있음에도 불구하고 생활에 적합을 잘 하고 있는 것을 보면 참으로 놀랍고, 무엇이 부족해서 하지 못한다고 하는 말을 감히 할 수조차도 없다는 것을 새삼 느끼게 되었다.

컴퓨터의 발전과 기계공학의 발전으로 팔의지도 이미 많은 개선이 되고 있으나 아직 어깨관절 절단자가 쉽게 착용하고 사용하기에는 여러 가지 제약과 제한이 있다. 앞으로 인체공학적인 측면이 많이 발전되어 이들에게도 일상생활에 불편함이 없이 사용될 수 있는 좋은 의지가 제공되기를 기대하는 바이다.

03 다리의지

(Lower limb prostheses)

다리의지는 무릎관절을 중심으로 무릎관절 아래의 종아리절단 시에 착용하는 종아리의지(무릎아래의지)(슬하부의지, below knee prosthesis)와 무릎관절 위인 넙다리절단 시에 착용하는 넙다리의지(무릎위의지)(슬상부의지, above knee prosthesis)로 대별해 볼 수 있으며 발목관절이단 절단시에 착용하는 싸임의지(Syme prosthesis)와 무릎관절이단 절단시에 착용하는 무릎관절이단의지(knee disarticulation prosthesis) 그리고 엉덩관절 이단 절단시에 착용하는 엉덩관절이단의지(hip disarticulation prosthesis)로 대별할 수 있다(그림 3-1).

1 종아리의지(무릎아래의지)(below knee prosthesis)

종아리의지는 외골격형(exoskeletal)과 내골격형(endoskeletal)이 있으며, 매달기장치에 따라 재래식 종아리의지와 무릎뼈힘줄 부하 종아리의지로 나누기도 한다.

종아리의지의 기본적인 구성은 의족(foot-ankle assembly), 의지의 종아리(shank), 소켓(socket), 매달기장치(현가장치, suspension device)로 되어 있다(그림 3-2).

1) 의족(foot-ankle assembly)

여기에서 설명하는 의족은 순수하게 의지의 발과 발목관절을 의미하는 것으로 다리의지 전체를 의족이라고 하는 의미와는 다르다는 점을 이해하여 주길 바란다.

다리의지에서 가장 널리 사용되고 있는 의족의 발목관절에는 단축 발목관절과 SACH foot 그리고 다축 발목관절이 있다. 그러나 점점 에너지 저장의족과 인공지능을 이용한 마이크로 프로세서 의족으로 발달되어 정상 발목관절의 기능에 가깝도록 제작되고 있다.

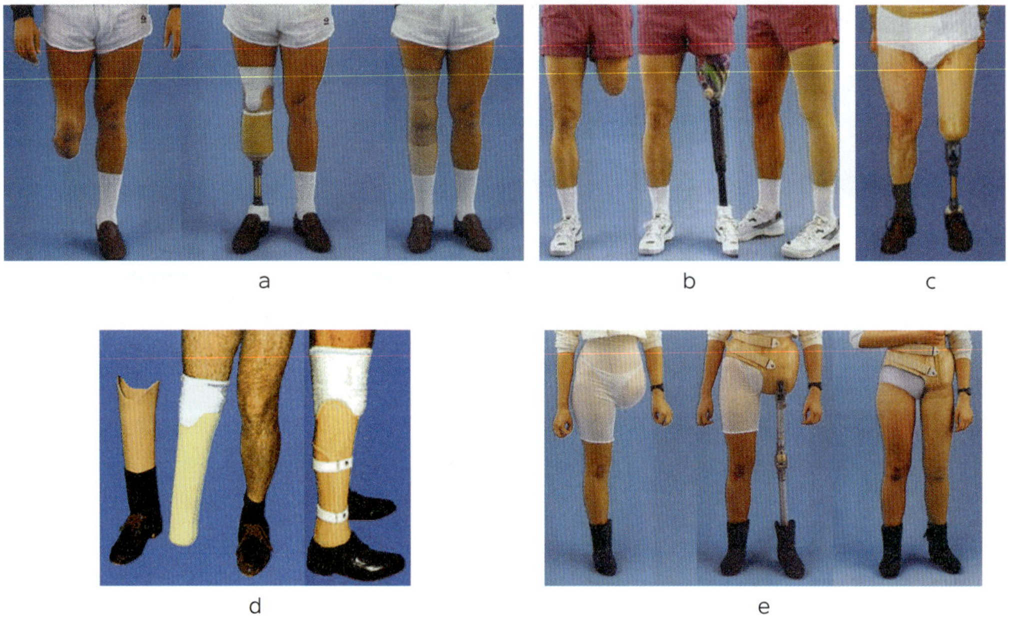

그림 3-1 절단부위에 따른 다리의지의 분류 (독일 Otto Bock사 제공)

a. 종아리절단과 내골격형 종아리의지(BK prosthesis)
b. 넙다리절단과 내골격형 넙다리의지(AK prosthesis)
c. 무릎관절이단의지(Knee disarticulation prosthesis)
d. 싸임절단과 싸임의지(Syme prosthesis)
e. 엉덩관절이단과 내골격형 엉덩관절이단의지(Hip disarticulation prosthesis)

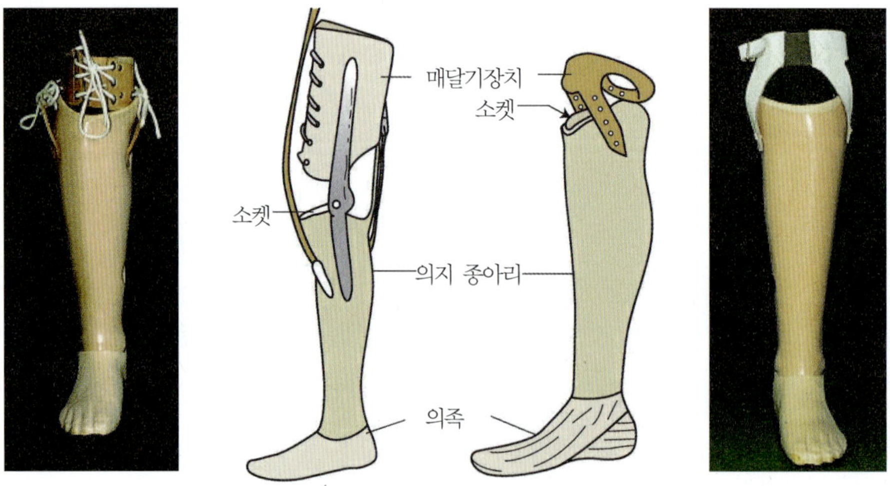

그림 3-2 종아리의지의 기본적인 구성 (외골격형)

(1) 단축발목관절(single axis foot-ankle asembly) : 이것은 의족에 볼트(bolt)가 수평으로 연결되어 한 개의 축을 이루며 의족의 발바닥굽힘(plantar flexion)과 발등굽힘(dorsiflexion)을 허용한다(그림 3-3 a, b). 의족이 발바닥굽힘될 때는 발목관절 축의 뒤쪽에 있는 범퍼가 압박되어 그 이상 발바닥굽힘이 되지 않게 한다. 따라서 이 범퍼의 작용은 인체의 발등굽힘근의 작용과 같은 역할을 하게 된다. 이 범퍼는 약 15°의 발바닥굽힘만 허용한다. 이와 반대방향의 동작은 발목관절 축의 앞쪽에 있는 범퍼에 의해 운동 제한을 받게 된다. 범퍼의 재질은 고무나 휄트, 플라스틱 등으로 되어 있다. 의족의 발등굽힘은 5°를 넘어서는 안 된다. 왜냐하면 의족의 발가락 부분은 보행 시에 발끝떼기(push off) 단계에서 구부러졌다가 원 상태로 되돌아와야 하는데 발목관절이 너무 발등굽힘이 되면 이러한 작용이 되지 않기 때문이다. 이와 같은 작용은 의족의 발허리발가락관절 부분이 휘어지도록 토우범퍼가 있거나(그림 3-3 a) 단단하면서도 유연한 재질이 의족의 족지 부분에 들어 있어야 한다(그림 3-3 b).

(2) SACH의족 : SACH는 Solid Ankle Cushion Heel의 약자이다. SACH의족은 나무로 된 용골대(keel)가 중심에 있고 그 주위는 부드러운 재질로 덮여있다(그림 3-4). 용골대 밑으로 벨트가 의족의 족지 부분까지 깔려 있다. 의족과 의지의 종아리(shank)는 볼트로 연결하며 의족 뒤꿈치는 어느 정도 쿠션이 있는 쿠션힐(cushion heel)로 되어 있다. SACH의족은 의족의 재질에 따라 운동이 허용된다. 쿠션힐의 탄력성의 정도는 절단 부위, 체중, 의지와 조절능력 등에 따라 선정된다. SACH의족에는 움직일 수 있는 관절이 없기 때문에 의족과 의지 의 종아리 사이의 접선은 거의 붙어있다. SACH의족은 용골대가 외부에 있는 것도 있다(그림 3-5). 이것은 내부에 있는 것보다 좀더 안정성이 요구되는 환자에게 사용된다. 또한 종아리의지 제작의 마무리 단계에서 플라스틱으로 의지의 종아리를 덮어씌울 때 의족까지 함께 덮을 수 있어서 미관상 보기 좋게 할 수 있다.

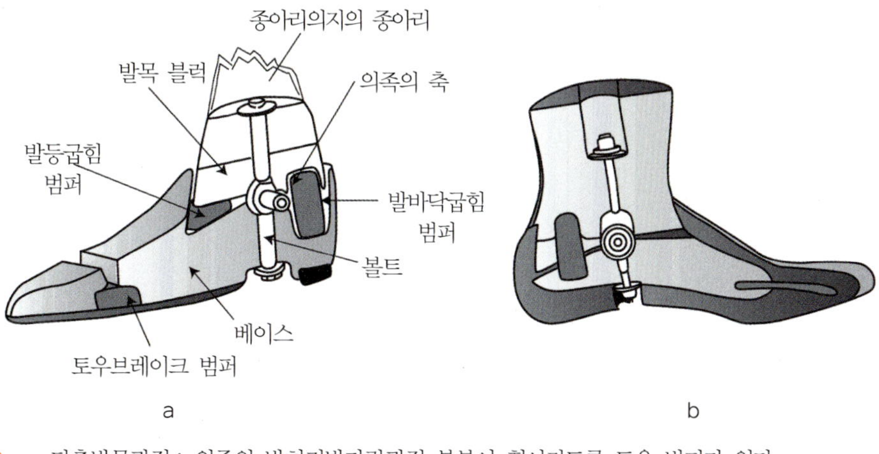

그림 3-3 a. 단축발목관절 : 의족의 발허리발가락관절 부분이 휘어지도록 토우 범퍼가 있다.
b. 단축발목관절 : 의족의 발허리발가락관절 부분에 단단하면서도 유연한 재질이 들어 있다.

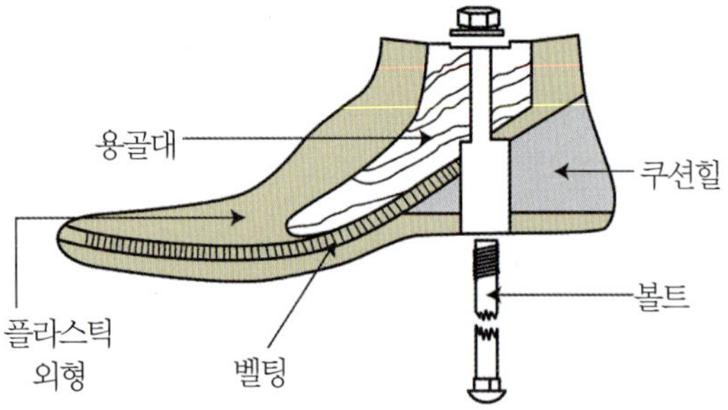

그림 3-4 용골대가 중심에 있는 SACH의족

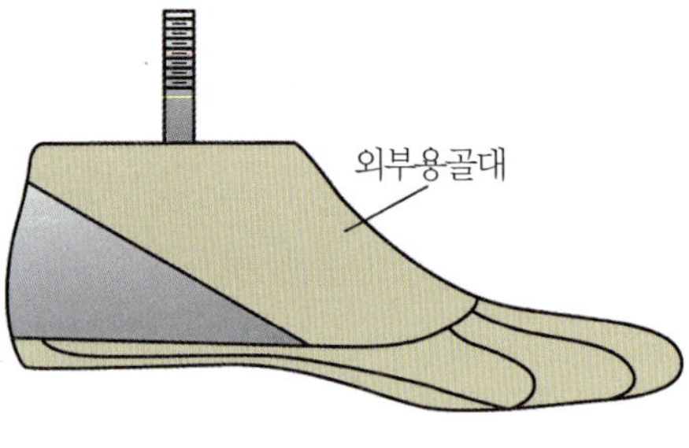

그림 3-5 용골대가 외부에 있는 SACH의족

SACH의족은 모든 다리의지의 의족에 널리 사용된다. 특히 종아리의지에 가장 많이 사용된다. SACH 의족의 장점은 단순하고 움직여지는 부분이 없어 안정성이 좋고 조용하며 외형이 보기 좋고 특별히 관리할 문제가 없으며 굽 높은 구두도 신을 수 있다는 것이다. 단점은 발목관절운동이 제한되어 있다는 것이며 고령의 환자들은 보행 시 뒤꿈치 닿기(heel strike)에서 의족의 뒤꿈치가 불충분하게 눌려지게 되어 보행하기 어렵다는 것이다. 이러한 문제는 쿠션힐의 탄성을 서서히 잃어버리게 되면 더욱 큰 문제로 남게 된다.

(3) **다축발목관절** : 다축발목관절(그림 3-6)은 발목관절의 모든 동작인 발바닥굽힘 발등굽힘, 안쪽번짐(내반, inversion), 가쪽번짐(외반, eversion), 수직축에서의 돌림 등을 할 수 있게 한다. 이러한 동작은 압축고무와 이것을 관통하는 유연성 케이블에 의해 이루어진다. 뒤쪽 케이블은 인체의 아킬레스 힘줄처럼 늘어나고 줄어들어 의지의 발등굽힘과 발바닥굽힘을 가능하게 해준다. 압축 고무받침 뒤쪽에 뚫려 있는 작은 구멍은 의족의 발등굽힘과 발바닥굽힘 동작시에 저항을 덜 받게 하기 위한 것이다. 다른 형태의 다축 발목관절은 그림 3-7과 같이 발목관절 아랫부분의 고무받침 위에 약간 휘어진 금속판이 있고 이 금속판이 의족의 가로축(횡축)에서 움직여 발등굽힘과 발바닥굽힘을 허용한다. 이 가로축은 유연한 조인트 홀더(flexible joint holder) 내에 있으며 유연성이 있기 때문에 발목관절의 안쪽번짐과 가쪽번짐 운동을 허용하며 수평면에서도 약간 돌림할 수 있다. 다축관절의 장점은 고르지 못한 지면에서 걸을 때 좋다. 또한 보행 시에 일어나는 어느 정도의 비틀림(torsion)을 흡수할 수 있어 소켓과 스텀프 사이의 비트는 힘(염력, torque)을 감소시킬 수 있다. 단점은 단축관절이나 SACH의족보다 부피가 크고 소음이 있으며 미관상 보기 좋지 않다는 점이다.

(4) **에너지저장의족(energy storing prosthetic feet)**

일반적인 의족을 착용하고 편평한 지면에서 보통 보행속도로 걸을 경우에는 SACH 또는 단축, 다축 의족을 사용해도 보행상 별 문제가 없으나 빨리 걷거나 달리는 경우에는 가속도가 생겨 지상반응힘(ground reaction force)이 체중의 2~3배로 증가하여 일반 의족으로는 감당할 수 없기 때문에 빨리 걷거나 달리기는 불가능하다.

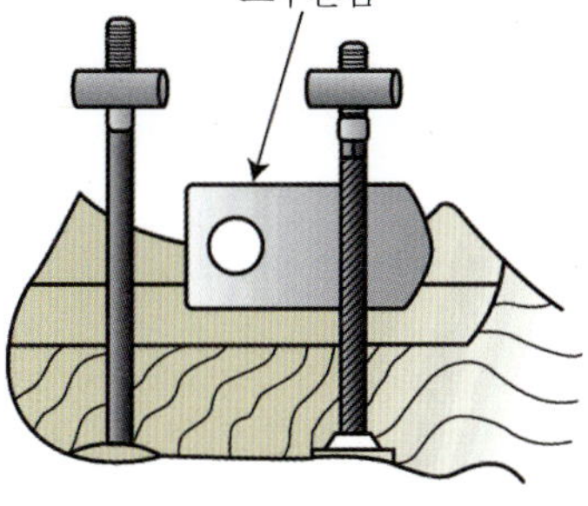

그림 3-6 다축발목관절(두 개의 케이블로 조절된다)

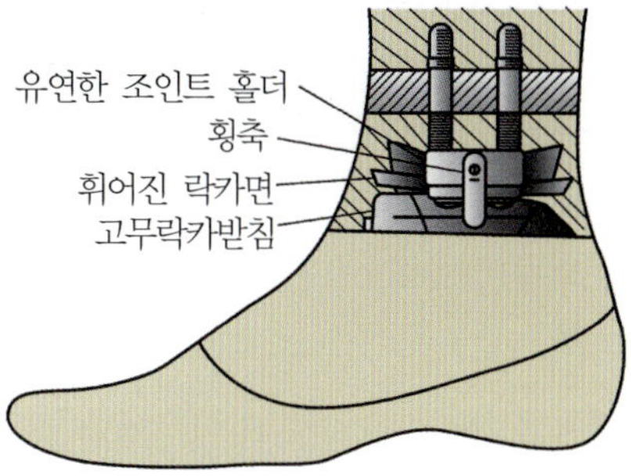

그림 3-7 다축발목관절(유연한 조인트 홀더가 있다)

정상인은 발바닥굽힘근의 강력한 수축으로 빨리 걷거나 달릴 때, 증가하는 지상반응힘을 극복할 수 있지만 의족일 경우에는 그에 상응하는 근력이 없기 때문에 환측의 골반과 다리가 지면을 밀어내지 못하고 아래로 떨어져 빨리 걷거나 달리기가 불가능하다. 이를 보완하기 위하여 만들어진 의족이 에너지 저장 의족이다(그림 3-8).

생역학적 원리는 의족의 2/3는 탄성 재질로 만든 플레이트를 설치하여 입각기 중반을 지나면서 이 플레이트에 체중을 실어 플레이트가 휘어지게 한다. 입각기가 끝남과 동시에 휘어진 플레이트가 제자리로 돌아가는 과정에서 강력한 발뒤꿈치 밀어 올리기(push up)가 일어나 이 힘으로 증가된 지상반응힘을 감당할 수 있게 한다. 즉, 탄성 플레이트를 휘어지게 함으로써 에너지가 저장되고 입각기가 끝날 때에는 저장된 에너지가 방출되게 하는 것이다.

현재 임상에서 주로 사용하고 있는 에너지저장 의족은 경성 유연성 내골격의족(SAFE), 시아틀의족, 플렉스의족, 토탈 컨셉의족, 프로프리오 풋, 얼라이트, C-레그 등 여러 종류가 있으며, 의공학의 발달로 나날이 발전되어 가고 있어서 거의 정상보행은 물론 각종 스포츠도 즐길 수 있게 되어 있다.

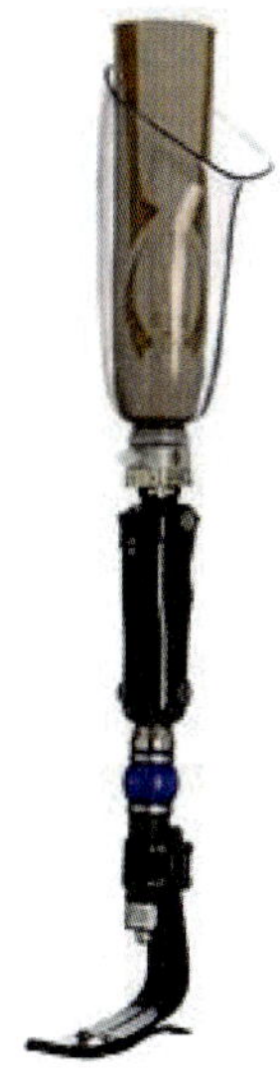

그림 3-8 에너지저장 의족이 장착된 내골격형 의지

① **경직성 발목 유연성 내골격의족(SAFE, solid ankle flexible endoskeletal)**은 에너지 저장과 에너지 흡수의 특징을 가지고 있다. 이것은 본질적으로 SACH foot과 같은 작용을 하고 있다. 이 의족은 시상면의 움직임이 아닌 동작을 약간 더 허용하는 것이 장점이지만 SACH foot보다는 무거운 것이 단점이다.

② **시아틀의족(Seattle foot)**은 의족 내부에 스프링 역할을 하는 플라스틱 용골대(keel)로서 에너지 저장형 의족이다. 이것은 초기 입각기에 에너지를 저장하고 뒤꿈치 들기(push up)를 돕기 위하여 입각기의 말기 동안에는 해제한다. 이 의족은 SAFE의족보다 약간 더 무겁다. 가로자른면(횡단면, transhorizontal plane)에서의 좌우의 움직임을 어느 정도 허용한다. 외형이

미관상 좋고 위로부터 받는 체중에 아주 민감하게 작용한다.

이 의족은 스포츠와 조깅을 위한 의족이긴 하지만 일반적으로 많은 절단자들이 일상생활에서의 의족으로 선호하고 있다.

③ **플렉스의족**(flex-foot)은 20년 이상의 연구로 제작된 의족으로 탄소섬유(carbon fiber)로 만들어져 있으며 디자인, 내구성, 기능면에서 가장 이상적인 의족이다. 탄소섬유는 원래 항공산업에서 발달된 재질로서 무게가 가볍고, 부식되지 않기 때문에 의족으로 적합한 특징을 가지고 있다. 생크를 연결하면 모양이 마치 포고스틱(pogo stick : 죽마를 타고 노는 놀이에서 사용하는 스틱)과 같은 모양으로 되어 있다(그림 3-9). 입각기 동안 에너지를 저장하고 입각기 말기에 에너지를 해제하여 발끝떼기에 도움을 준다. 또한 이 의족은 적은 에너지가 필요하기 때문에 다른 의족보다 더 먼 거리를 보행할 수 있다. 이 의족은 가격이 고가이고 일부 내구성에 문제를 가지고 있다. 특히 종아리의지 착용자로서 달리기(주로 마라톤)를 하는 사람들에게 유용하고 종아리의지를 착용한 농구선수가 뛰어 오르는 동작에 큰 장점이 있다.

이와 비슷한 의족으로 얼루리언의족이 있는데 이것은 종아리절단지가 긴 사람에게 주로 사용된다. 이러한 의족은 산악용 및 육상용으로 분류되며 목적에 따라 다양하게 그 성능을 발휘할 수 있다(그림 3-10).

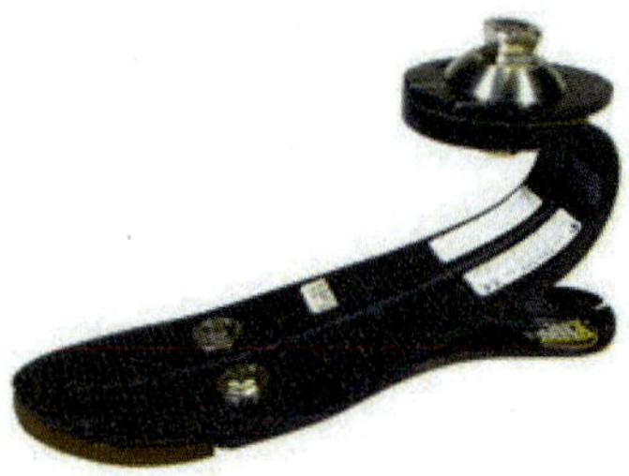

그림 3-9 플렉스의족

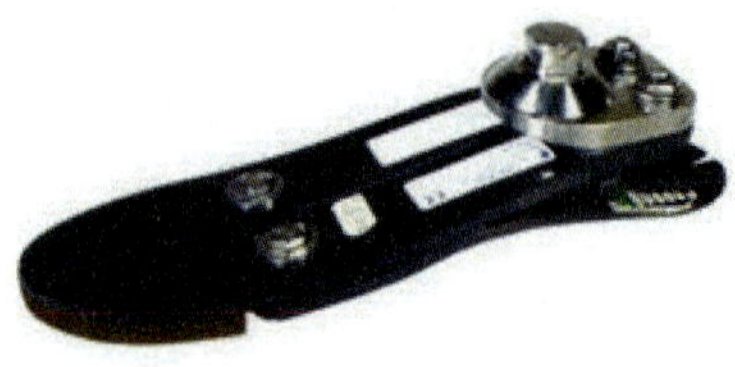

그림 3-10 얼루리언의족

④ **토탈컨셉의족**(그림 3-11) : 의족의 발목에 있는 단추를 눌러 힐 높이를 5 cm까지 조절할 수 있다. 중립 위치에서 의족의 발목관절이 위로 25°, 아래로 10°의 범위로 움직일 수 있게 되어 있다. 따라서 샌들이나 힐이 높은 구두도 신을 수 있다.

⑤ **프로프리오 풋**(proprio foot) : 프로프리오 풋(그림 3-12)은 지형논리(terrain logic) 소프트웨어에 의한 인공지능을 이용한 마이크로 프로세서 의족이다. 15회의 보행 사이클(단지 15걸음만)로 사용자의 걷는 스타일이 컴퓨터칩에 기록되고 저장되며 걸음을 내딛는 순간부터 자동으로 적용된다.

지형논리 소프트웨어는 지면변화에 따라 즉시 조절되고 작동되어 지면이 울퉁불퉁하거나 계단이어도 비틀거리거나 넘어지지 않고 신속하게 대처하여 적응하게 되어 있다. 자연스럽게 앉고, 걷고, 경사진 곳을

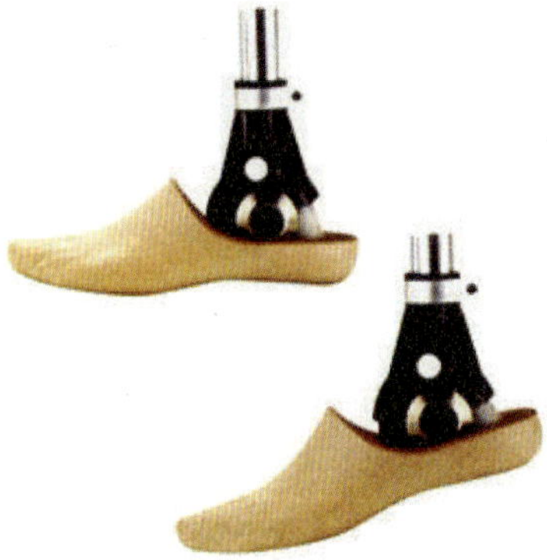

그림 3-11 토탈 컨셉 의족

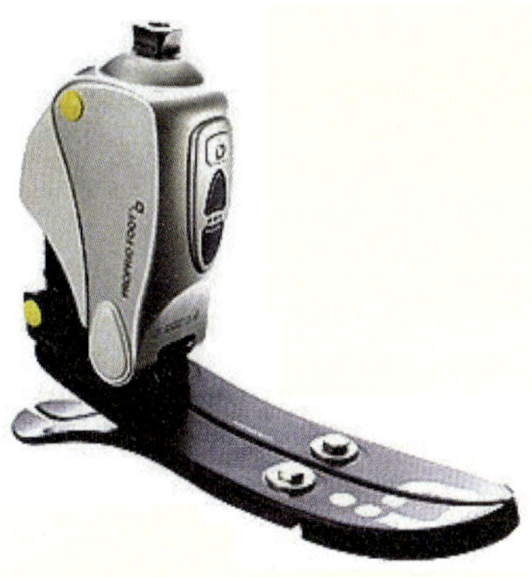

그림 3-12 프로프리오 풋

오르내리는 것도 가능하다. 자연스러운 동작을 통해 운동성을 향상시키고 사용자의 걷는 모습이 정상보행에 가깝게 되어 착용자가 심리적으로 편안하고 안정되게 느낄 수 있다.

단 2개의 버튼으로 쉽게 조작이 가능하며, 앉거나 일어날 때 자연스럽게 발목의 각도를 설정해 주고, 계단이나 고르지 못한 지면에 발을 견고히 접지시켜 보행의 안정과 균형을 강화시킨다. 제어장치가 훌륭하여 정렬을 잘 조정하고 무릎관절이 부적절하게 구부러지거나 너무 지나치게 펴지는 것을 방지해 준다.

⑥ 여러 가지 종류의 최신 의족

발의 기능과 미관을 고려하여 다음과 같은 여러 가지 의족들이 사용되고 있다(그림 3-13).

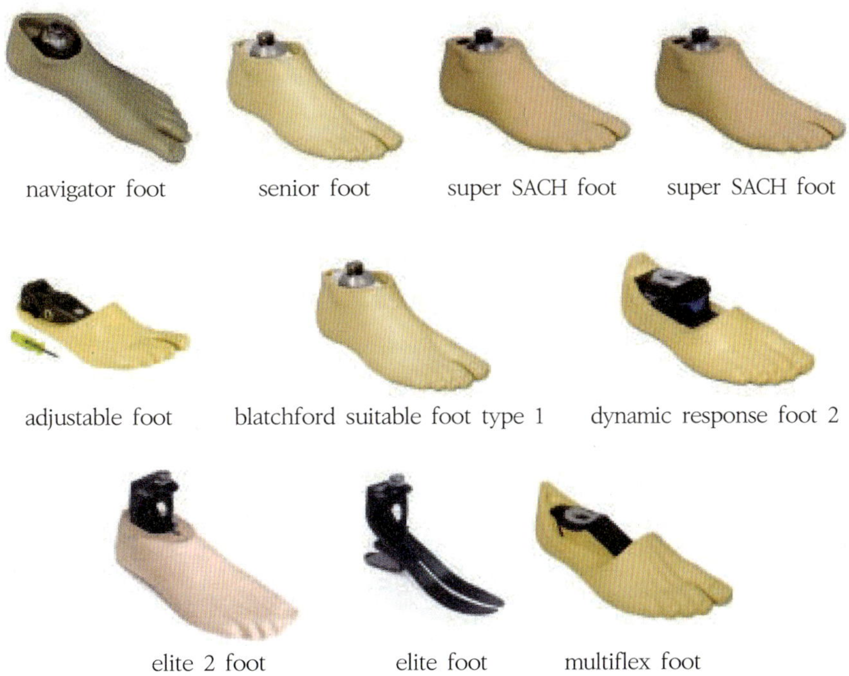

그림 3-13 인체의 발모양대로 만든 의족

2) 의지의 종아리(shank)

의지의 종아리는 외골격(exoskeletal)으로 된 것과 내골격(endoskeletal)으로 된 것이 있다(그림 3-14). 외골격 종아리는 소켓 하단이 공간으로 되어 있고 외골격에 의하여 체중이 받쳐지고 있다. 내골격 종아리는 의족에서 소켓까지 금속 또는 플라스틱 파이프로 연결되어 있다. 이러한 방법은 조기에 그리고 즉시 의지를 맞추기 위한 방법으로 사용되며 모듈러의지(modular prosthesis)에서 사용한다. 이것은 금속 또는 플라스틱 파이프 위에 부드러운 재질을 덮어 자연스러운 인체의 다리처럼 보이게 만든 것이다(그림 3-15).

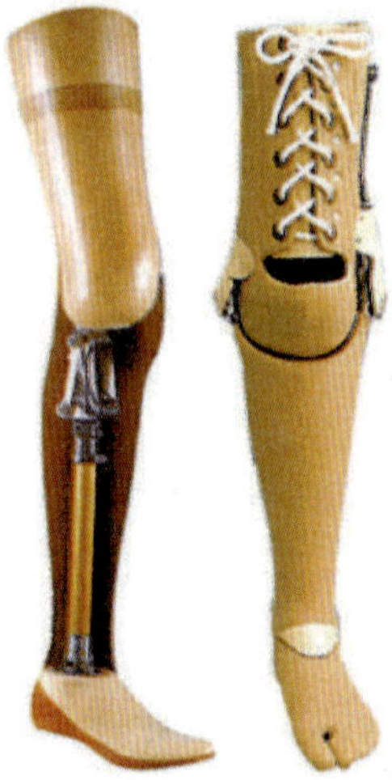

a b

그림 3-14

a. 내골격 구조로 된 종아리의지(endoskeletal shank construction, BK modular prosthesis)

b. 외골격 구조로 된 종아리의지(exoskeletal shank construction)

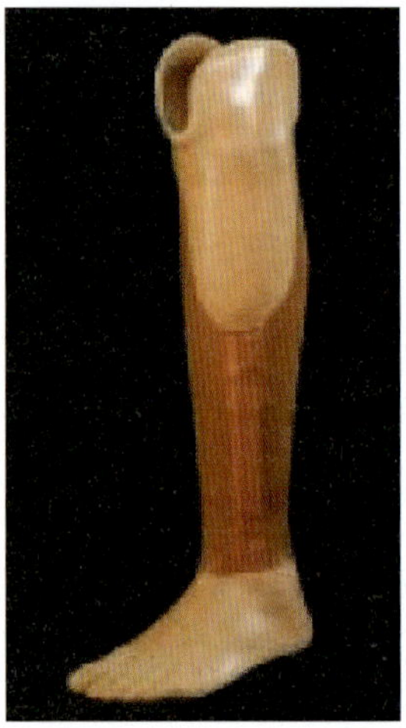

그림 3-15 자연스런 인체의 다리 형태로 만든 내골격형 종아리의지(modular prosthesis)

3) 소켓

소켓은 절단지에 내려 받는 체중부하를 받쳐 주고 의지를 움직이고 조절하기 위한 힘을 전달해 주는 역할을 한다. 1958년 이전에 대부분의 종아리의지에 이용된 소켓은 나무를 깎아서 만들었으나 현재는 거의 플라스틱으로 제작된다. 만일 소켓이 단지 체중을 받쳐주기 위한 것이라면 소켓의 벽은 지나치게 압력을 받게 될 것이다. 따라서 이러한 압력을 감소시키기 위해서는 넙다리코르셋(thigh corset)이 필요하게 된다. 이러한 목적으로 사용되는 소켓은 소켓 하단이 허공으로 되어 있어 스텀프가 접촉되지 않게 되어 있다. 따라서 스텀프 하단이 부종을 일으키게 되고 넙다리코르셋의 압축으로 인하여 더욱 부종을 악화시킬 수 있다. 이러한 단점을 극복하기 위하여 개발된 것이 1958년 미국 캘리포니아 대학의 생체역학 연구소에서 개발된 PTB소켓(patellar tendon bearing socket)이다.

(1) PTB소켓(patellar tendon bearing socket)

PTB소켓은 종아리 스텀프의 모양을 그대로 본을 떠서 제작해야 하며, 체중부하는 무릎뼈힘줄(슬개건)에 지지되도록 하고, 스텀프 전체는 소켓에 접촉되게 하여 생역학적인 체중지지와 안정성이 부여되도록 제작해야 한다. 이 소켓은 스텀프 자체에 체중을 받게 되는 재래식 방법보다 역학적으로 볼 때, 보다 효과적이기 때문에 널리 쓰이고 있으며 넙다리코르셋 대신에 간단한 커프로 무릎뼈 바로 위의 넙다리 하단을 둘러싸서 종아리의지가 잘 매달려 있도록 한다.

종아리의지에 대한 종아리의 해부학 및 기능학적인 측면에서 살펴볼 때, 종아리 상단을 가로절단(횡단)하여 보면 거의 삼각형의 형태를 이루고 있다. 앞쪽면은 삼각형의 정점에 해당되며 정점의 좌우를 안쪽면과 가쪽면으로, 뒤쪽면은 삼각형의 뒷면으로 구분하여 생각해 볼 수 있다.

① 앞쪽 벽(anterior wall) (그림 3-16 a)

소켓을 세로절단(종단)하여 보면 위쪽 끝부분이 오목하게 들어가 있는 부분이 있는데 이 부분이 무릎뼈받침(patellar shelf)이 되는 부위로서 정확한 위치는 무릎뼈와 정강뼈결절 사이에 있는 무릎뼈힘줄(슬개건)이 있는 위치(그림 3-17)로서 대부분의 체중이 여기게 걸리게 되어 있다.

② 뒤쪽 벽(posterior wall) (그림 3-16 b)

소켓의 위쪽 가장자리 중 뒷면의 위치는 가장 낮고 앞면의 무릎뼈받침의 정점위치보다 1 cm 높게 위치한다. 뒷면벽의 중요기능은 스텀프를 뒤쪽에서 앞쪽으로 밀어 무릎뼈받침에 체중이 부하되도록 하기 위하여 뒷면벽의 윗부분을 불룩하게 앞쪽으로 약간 밀게 하여 장딴지근에 압박을 가하도록 한다. 이 부위를 장딴지근압박부(gastrocnemius compressor)라고 한다. 뒷면의 양쪽은 안쪽과 가쪽 넙다리뒷근(hamstrings)의 힘줄이 위치하는 부위여서 압박을 받지 않도록 약간 패이게 만든다.

③ 안쪽벽(medial wall)

안쪽벽은 넙다리뼈 안쪽융기(femoral medial condyle)와 정강뼈안쪽융기(tibial medial condyle)를 완전히 덮고 있어 안쪽면의 안정성을 잘 유지하고 있다. 안쪽벽은 스텀프의 윤곽대로 만들어져 있어서 접촉 효과를 제공한다.

④ 가쪽벽(lateral wall)

가쪽벽의 높이는 안쪽벽과 같으며 위는 넙다리뼈 가쪽융기(femoral lateral condyle)와 정강뼈가쪽융기(tibial lateral condyle)를 밀착하여 덥고 있다. 이 벽면은 종아리뼈목(비골두, fibular neck)에 종아리신경(peroneal nerve)이 밀착해 있는 부위이기 때문에 종아리신경이 압박되지 않게 소켓 부위가 닿지 않도록 공간을 두어야 한다. 또한 종아리뼈의 아래끝 부위도 약간 돌출되어 있으므로 이 부위가 눌리지 않도록 약간의 여분을 두어야 한다.

⑤ 소켓의 정렬과 체중부하(alignment and weight bearing)

체중이 무릎뼈받침에 부하되게 하려면 소켓의 수직축이 중력의 수직선에 대하여 앞쪽으로 약 5~15° 정도 기울어지게 해야 한다(그림 3-17).

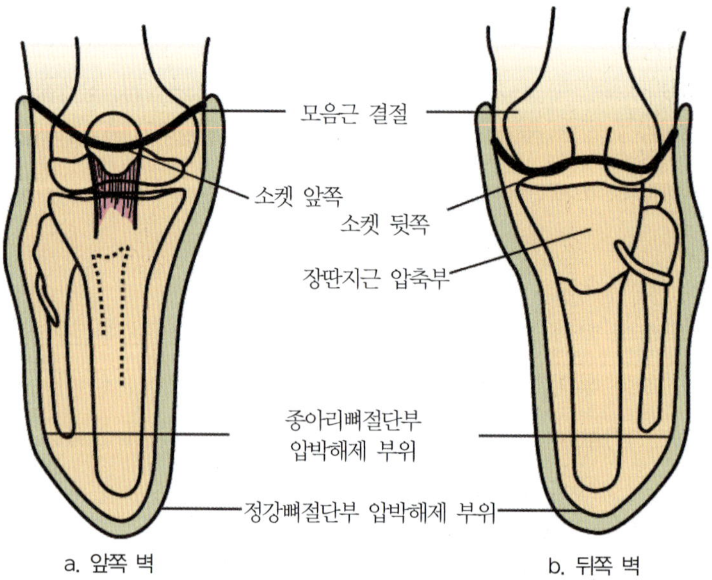

그림 3-16 PTB소켓의 앞면과 뒷면

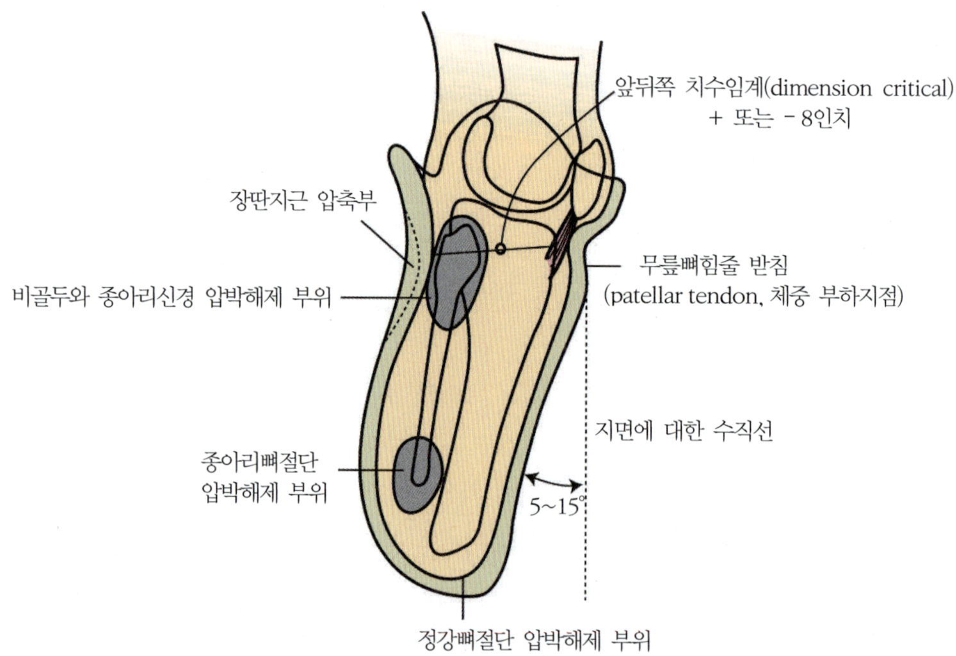

그림 3-17 소켓의 수직축과 중력선과의 관계

(2) 넙다리 관절융기위소켓(대퇴상과소켓, supracondylar socket)

(3) 넙다리 관절융기위소켓과 위무릎뼈소켓(상슬개소켓)(sc/sp socket)

(4) KBM소켓

(2)(3)(4)의 소켓은 PTB소켓의 윗부분을 약간 보정하여 만든 것으로서 주로 매달기장치를 벨트나 코르셋 없이 소켓의 구조 변경만으로 해결하여 보다 편리하고 간편한 종아리의지를 추구하고자 한 것이다. 이것은 아래의 매달기장치에서 자세히 설명할 것이다.

4) 매달기장치(suspension)

종아리의지를 절단지에 매달려 있도록 하는 매달기장치에는 다음과 같은 여러 가지 방법이 이용되고 있다.

(1) 커프에 의한 매달기장치: PTB의지는 넙다리의 양쪽 위관절융기(상과)와 무릎뼈를 감싸는 커프에 의해서 신체에 매달려 있다. 이 커프를 위관절융기커프(supraconldylar cuff)라고 한다(그림 3-18). 이것은 의지를 스텀프에 유지시켜 주는 역할을 하며 무릎관절의 안쪽과 가쪽 안정성을 어느 정도 도와주기도 하고 무릎이 지나치게 펴지게 되는 것을 막아주기도 한다. 동통이 심하거나 아주 짧은 종아리 절단지를 제외하고는 대부분의 종아리절단자들은 이와 같이 간단한 커프에 의한 매달기장치에 의해서도 스텀프에 받는 압력을 잘 견디어 내고 있다.

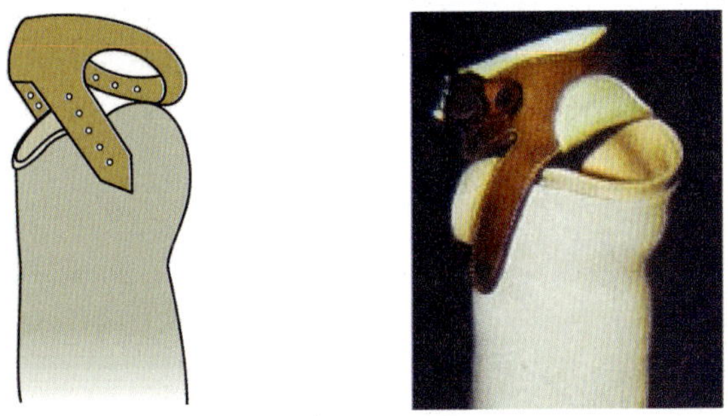

그림 3-18 위관절융기 커프(supracondylar cuff suspension)

(2) 넙다리위관절융기소켓(대퇴상과소켓, supracondylar(SC) socket)

이것은 소켓에 의한 매달기장치로서, PTB소켓보다 소켓의 안쪽과 가쪽면을 높여 넙다리위관절융기에 걸려 밑으로 미끄러져 내려가지 않도록 하여 종아리의지를 매다는 방법이다. 넙다리위관절융기 위에 종아리의지를 매달 때는 구두주걱처럼 생긴 플라스틱 웨지(wedge)를 소켓의 안쪽에 집어넣어 스텀프를 소켓 안으로 밀어 넣은 다음 웨지를 위로 잡아당겨 빼면 소켓 안에 스텀프를 쉽게 삽입할 수 있다(그림 3-19). 마치 구두주걱을 이용하여 구두를 신는 원리와 같다.

(3) PTS소켓(prosthese tibiale supracondylienne socket) 또는 SC/SP 매달기장치 (supracondylar/suprapatellar suspension)

이것은 1960년 초기에 프랑스에서 처음 소개된 것이다. 이것은 PTB소켓보다 소켓의 안쪽과 가쪽 그리고 앞쪽을 높여 넙다리 양쪽관절융기 위와 무릎뼈를 완전히 덮어주고, 소켓을 안쪽으로 휘어지게 만들어 커프나 코르셋 없이도 확실하게 의지가 잘 매달려 있도록 고안한 것이다(그림 3-20). 이 소켓의 위쪽 끝은 수평으로 평행하게 되어 있고, 앞쪽 위쪽 끝은 무릎뼈 위를, 그리고 안쪽과 가쪽 면의 위쪽 끝은 넙다리의 안쪽 관절융기와 가쪽 관절융기를 완전히 덮어 씌워서 소켓으로부터 스텀프가 벗겨지지 않게 되어 있다(그림 3-20 a, b). 소켓 안에는 스텀프와 일치되는 부드러운 재질의 인서트를 삽입하여 쉽게 착용하고 벗을 수 있게 되어 있다(그림 3-20 c).

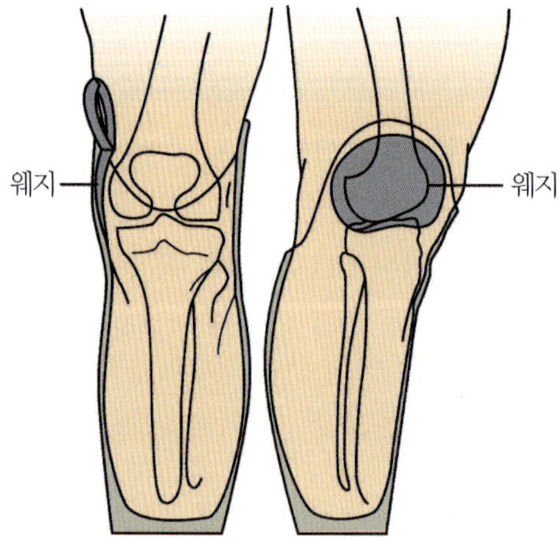

그림 3-19 넙다리위관절융기 소켓

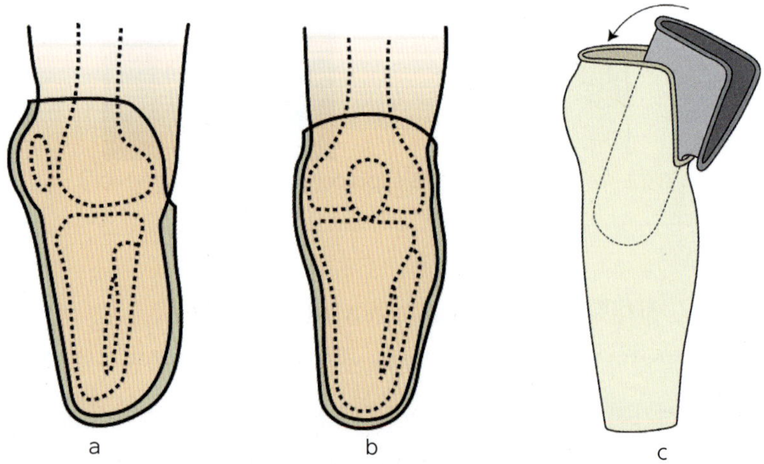

그림 3-20 PTS 또는 SC/SP 매달기장치

이것은 길이가 짧은 스텀프, 무릎관절의 안쪽과 가쪽 불안정성, 혈액순환장애로 커프나 코르셋을 하기 어려울 경우에 선택한다. 장점은 피스톤 작용이 생기지 않는다는 것이고 단점은 표준형 PTB소켓보다 제작하기가 어렵고 부피가 크고, 무릎을 완전히 펴기가 어렵다는 것과 바지를 입고 앉으면 소켓의 가장자리가 불룩하게 드러나 보인다는 것, 그리고 바지를 밀어 올리게 되는 문제와 여성은 스타킹 손상이 잘 일어난다는 점이다.

(4) KBM소켓(Kondylen Bettung Munster socket)

이 소켓은 서독 문스타 대학의 Kuhn 교수에 의해 고안된 것으로 KBM은 Kondylen Bettung Munster 라는 독일어의 앞머리의 약자를 뜻하는 것이다.

KBM소켓의 앞쪽은 무릎뼈(슬개골)가 완전히 노출되도록 하고 양쪽의 안쪽과 가쪽면은 넙다리 관절융기 위를 둘러싸게 되어 있다(그림 3-21 a, b). 일반적으로 체중지지는 PTS 소켓과 같게 하지만 아래쪽은 PTB소켓에 준한 모양으로 만든다. 앞에서 보면 토끼 귀처럼 생긴 소켓 위의 안쪽과 가쪽은 넙다리 관절융기 위에 잘 적합하게 하기 위하여 관절융기위 바로아래의 안쪽과 가쪽 둘레를 좁게 제작하기 때문에, 스텀프를 넣을 때 약간 불편함이 있다. 따라서 안쪽 위관절융기(과상부)에 고무 플라스틱이나 쐐기를 이용하기도 하고, 소켓 안쪽부위를 일부 끊어서 삽입하기, 또는 탄성 플라스틱을 이용하기도 한다.

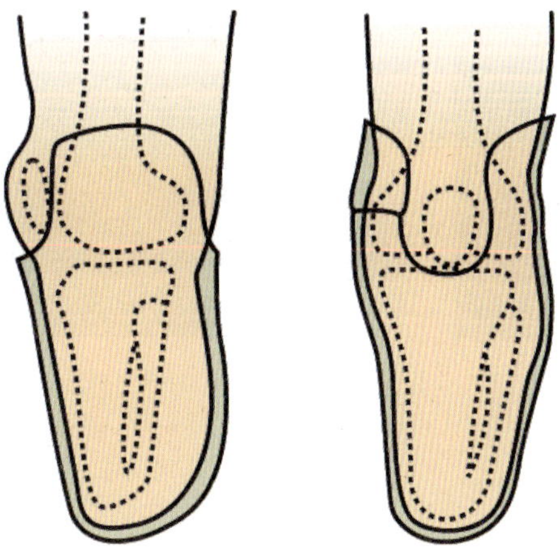

그림 3-21 KBM소켓
a. 옆면 b. 정면

• 장점

① 별도의 매다는 장치가 필요하지 않다.

② 소켓 안쪽과 가쪽이 조여지기 때문에 무릎의 가쪽 안정성이 PTB소켓보다 좋다.

③ 피스톤 운동이 적다.

④ 외관상 보기 좋다.

PTS처럼 무릎뼈의 앞쪽을 덮고 있지 않기 때문에 무릎을 구부려도 소켓이 앞으로 돌출되어 나오지 않으며, 보행 중 바지가 소켓 안으로 접혀 들어가지 않고, 매다는 장치도 필요하지 않아 외관이 깨끗하다.

• **단점**

앞면의 덮개가 없어서 무릎이 지나치게 펴질 수 있으며, 앉은 자세에서 안쪽과 가쪽 관절융기위의 압박으로 불편함을 호소할 수 있다.

(5) 실리콘 흡인 매달기장치(silicon suction suspension)

이것은 실리콘 재질로 만들어져 있으며 스텀프를 끼운 양말 하단부에는 기다란 나사를 부착시켰다. 소켓 내부의 바닥에는 이 나사못을 끼우는 자물쇠(shuttle lock system)가 장치되어 있다. 사용법은 스텀프를 소켓 내에 완전히 삽입한 후 소켓의 가쪽에 부착되어 있는 자물쇠로 잠그면 강력하게 의지를 매달 수 있다(그림 3-22).

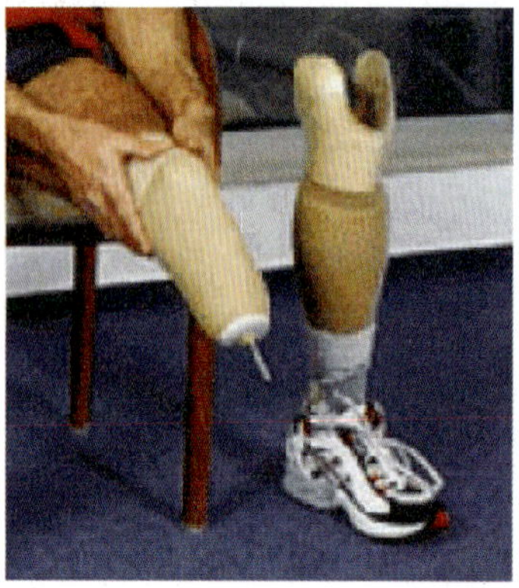

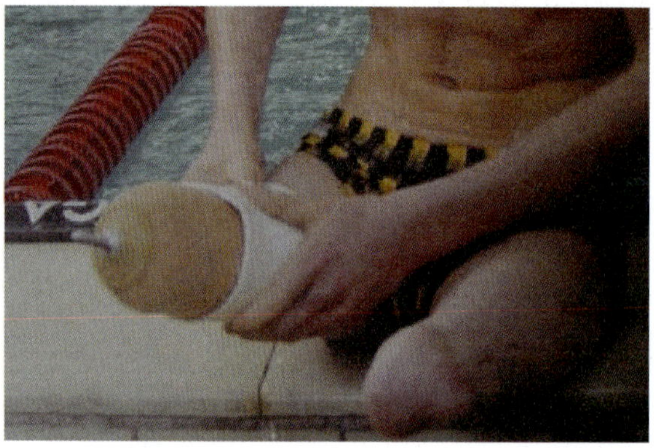

그림 3-22 실리콘 흡인 매달기장치

장점은 강력한 매달기와 피스톤 작용의 방지 그리고 전단력 감소 및 소켓과 스텀프 사이의 돌림운동이 일어나지 않는다는 것이고, 단점은 가격이 비싸고 통풍이 안 되어 땀이 많이 나서 피부병이 잘 생길 수 있다는 것이다.

종아리절단의 스텀프는 얇은 근육이나 피하층으로 덮여 있고 절단된 뼈의 노출이 심하여 플라스틱으로 만들어진 소켓을 신고 걸을 때 눌려서 아프고 심하면 상처가 생긴다. 이것을 보호하기 위하여 폴리에칠렌 폼으로 만든 스텀프 양말이 있는데 이것을 신고 소켓을 착용하면 스텀프의 압통을 감소시키고 손상된 상처를 최대한 보호할 수 있다.

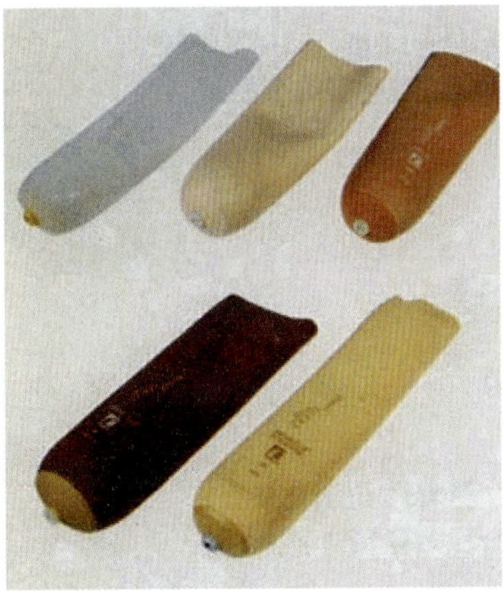

그림 3-23 여러 가지 형태의 실리콘 재질의 아이스로스

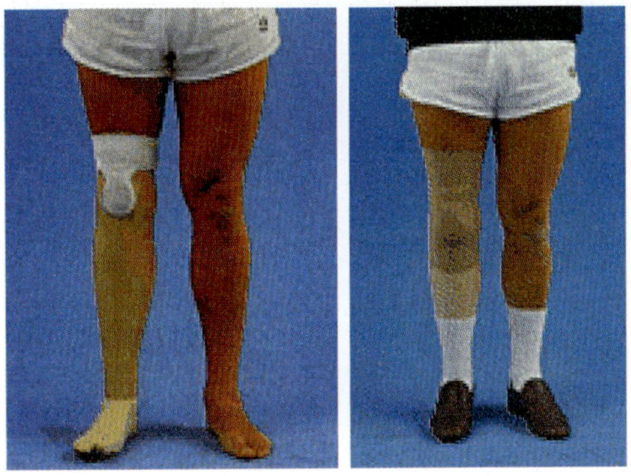

그림 3-24 KBM소켓 종아리의지에 슬리브를 착용하여 소켓에 의한 매달기장치를 보조해 준다(Otto bock 의지).

최근에는 종아리의지 삽입시 양말이나 스타키네트 대신 실리콘 재질로 만든 실리콘 아이스로스가 이용되고 있다(그림 3-23). 이것은 아주 부드러우면서도 내구성을 갖추고 있다. 재료의 탄성으로 스텀프의 형태에 잘 적응하게 되어 있고, 보행 시 피부에 받는 힘과 압력을 가장 적게 하여 의지를 착용하고도 불편함 없이 편안하게 보행을 할 수 있게 해준다. 아이스로스는 의지에 잘 맞는 쿠션(소프트 티슈)을 사용하면 안전함과 편안함을 주고, 소켓 내의 어떠한 움직임도 없어서 장시간 피곤하지 않게 보행할 수 있다.

(6) 매달기의 보조장치

네오프렌이나 미카코프(micacorp)로 만든 슬리브(소매)를 종아리의지를 착용한 다음에 부수적으로 덧신어 더욱 든든한 매달기(매달기장치)가 될 수 있도록 도움을 준다(그림 3-24). 그 밖에는 허리띠에 폄 보조띠를 부착시켜 매달기를 돕기도 한다(그림 3-26).

(7) 넙다리코르셋(thigh corset)에 의한 매달기장치

넙다리코르셋은 의지의 종아리(shank)와 소켓 측면에서 연결된 의지의 무릎관절이 달린 안쪽과 가쪽 지주에 가죽이나 천으로 넙다리를 감싸고 넙다리 앞쪽은 끈으로 조여 맬 수 있게 되어 있다(그림 3-25). 넙다리코르셋의 역할은 다른 매달기장치와 마찬가지로 입각기(stance phase)에서는 무릎관절의 안정성을 돕고 유각기(swing phase)에서는 종아리의지가 신체에 매달려 있도록 한다. 이 방법은 종아리의지를 가장 견고하게 매달아 주기 때문에 스텀프가 짧은 절단자나 고령자의 절단지에는 가장 적합하다. 그러나 이 매달기방법의 단점은 인체의 무릎관절은 단축관절이 아니기 때문에 단축 관절을 의지의 무릎관절로 사용하면 지체와 의지 사이에 어느 정도의 불필요한 피스톤 움직임이 생기게 마련이다. 이러한 움직임은 스텀프가 자극 또는 압력을 받게 되어 피부가 쓸려 벗겨지게 된다.

그 밖의 단점은 의지의 부피가 커지고 무게가 증가되며 코르셋으로 인하여 넙다리의 근육이 위축되고 부종이 생길 수 있다. 어떤 절단자의 경우에는 무릎관절을 펼 수 있도록 돕기 위하여 허리벨트와 포크처럼 양쪽으로 갈라진 탄력성 끈을 허리벨트에서부터 의지의 종아리까지 연결한다(그림 3-26). 이 끈은 무

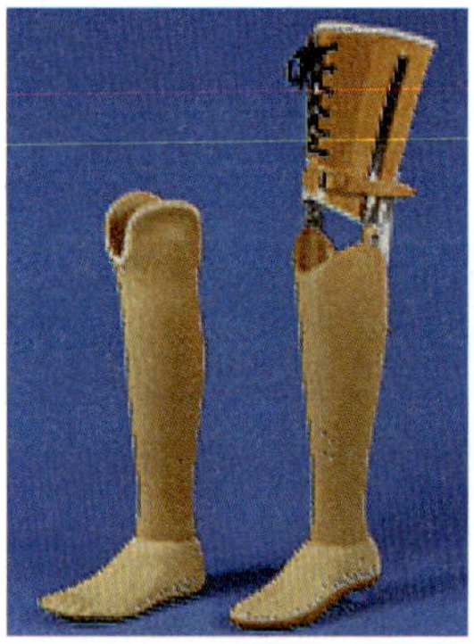

a b

그림 3-25 넙다리위관절융기(SC)소켓의 종아리의지(a)와 PTB종아리의지에 매달기장치인 넙다리코르셋(b)

릎을 구부렸을 때 늘어나게 되고 증가된 장력은 무릎을 펴는데 도움을 주게 되며 의지를 위쪽으로 잡아당겨 매달기를 돕는 역할을 하게 된다.

5) 회전유니트(rotator unit)

절단자가 의지를 착용하고 보행을 할 때 스텀프와 소켓 공유면적에서 일어나는 전단효과(shearing effect)로 인하여 소켓은 비틀려 돌아가려는 경향이 있다. 어느 정도의 비틀려지는 힘은 의족에서 흡수되며 나머지 비틀려지는 힘(염력, torque)은 별로 문제시 되지 않는다. 그러나 활동적인 절단자의 스텀프에 반복적으로 가해지는 염력은 불편하게 느껴지는 문제가 되며 이러한 문제점을 대처하기 위하여 염력흡수회전기전(torque absorber rotator mechanism)을 종아리의지에 사용한다(그림 3-27). 이것은 일반적으로 커프가 달린 PTB절단자에게는 적용되지 않지만 넙다리코르셋을 한 절단자에게는 매우 용이하게 사용된다. 회전유니트는 의지의 종아리 아랫부분과 의족 사이에 끼운다. 돌림유니트의 윗부분과 아랫부분의 합병된 탄력성 있는 재질은 발이 지면에 접촉되는 동안 의지의 종아리가 돌림되는 것을 허용한다. 종아리의지의 내골격이나 외골격의 형태에 따라 여러 가지의 회전유니트가 사용된다. 그림 3-28은 종아리의지에 장착된 회전유니트를 보여준다.

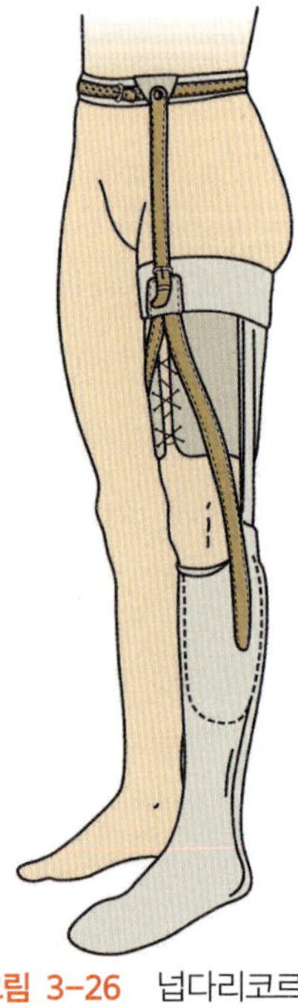

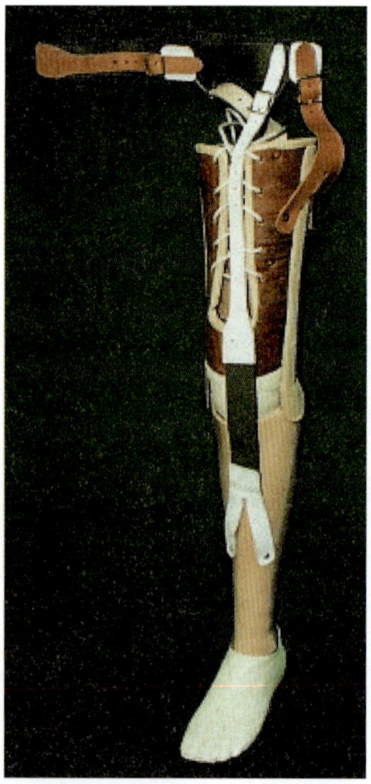

그림 3-26 넙다리코르셋과 탄력성 스트랩으로 종아리의지의 매달기장치를 보강하였다(재래식의 골격종아리의지).

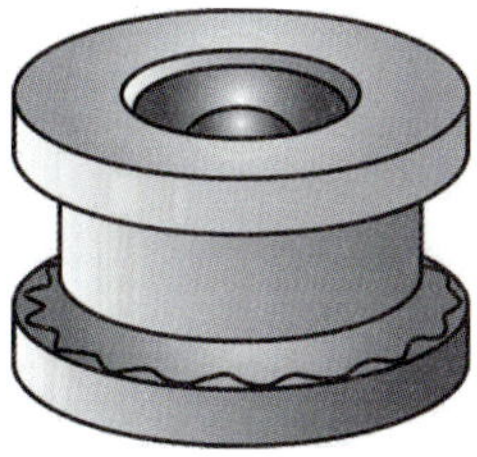

그림 3-27 염력흡수회전기전(torque absorber rotator mechanism)

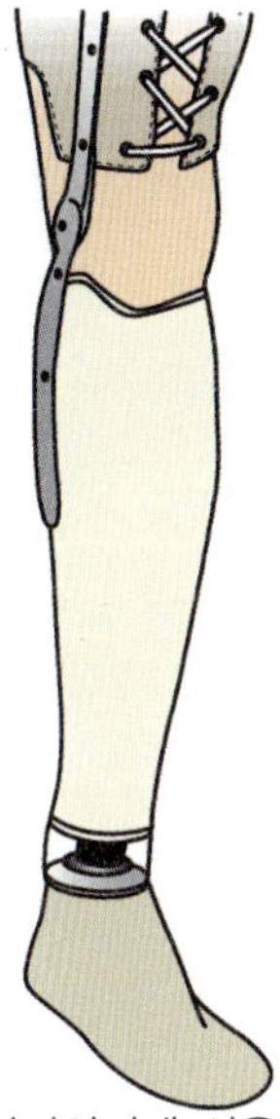

그림 3-28 종아리의지에 사용된 회전유니트
회전유니트는 의지의 종아리 하단과 의족 사이에 끼워져 있다.

6) 모듈러시스템(modular system) (그림 3-29)

이것은 소켓과 의족을 내골격으로 조립할 수 있는 것으로서 정형화된 그리고 교환할 수 있는 여러 부품으로 이루어져 있다. 모듈러시스템은 여러 가지가 있으며 절단자의 상태에 따라 그에 알맞은 형태의 부품을 이용할 수가 있다. 그러나 기본적인 구조나 형식은 비슷하다. 내골격이 완성된 다음 연질의 재료를 씌워 외형을 인체의 다리처럼 만들면 외관상 보기 좋고 기능상 좋다(그림 3-30).

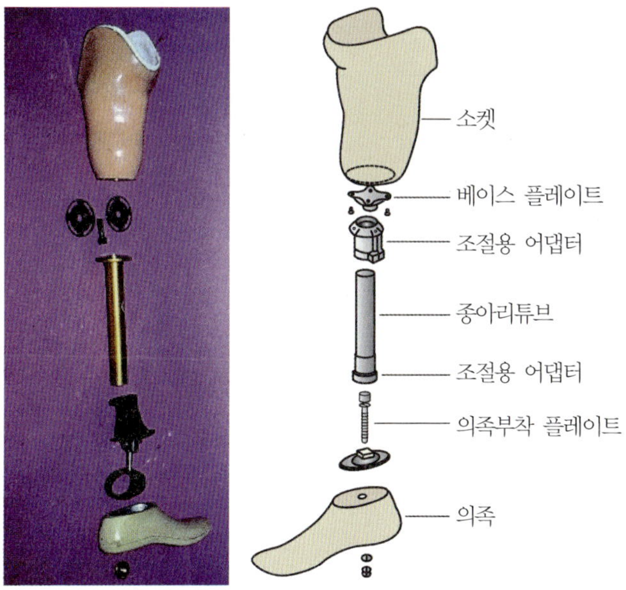

그림 3-29 모듈러 종아리의지의 부품

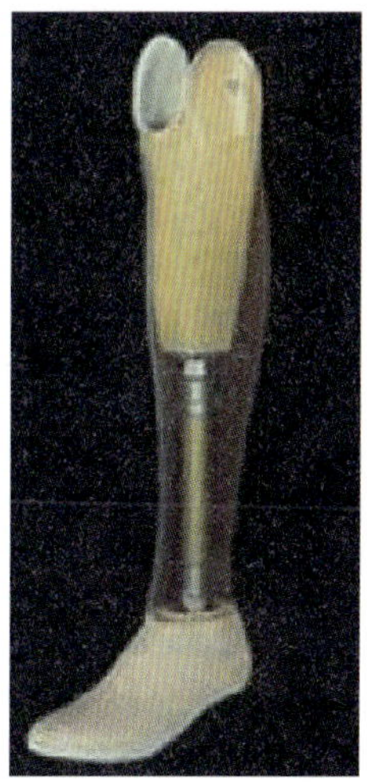

그림 3-30 조립되어 인체의 종아리와 같은 모양으로 된 모듈러 종아리의지

② 넙다리의지(무릎위의지, 무릎관절위의지, above knee prosthesis)

넙다리의지는 외골격형과 내골격형이 있다.

넙다리의지의 기본구조는 의족(foot and ankle assembly), 의지 종아리(shank), 의지 무릎관절(knee assembly), 의지 넙다리(thigh piece), 소켓(socket), 매달기장치(suspension device)로 되어 있다(그림 3-31).

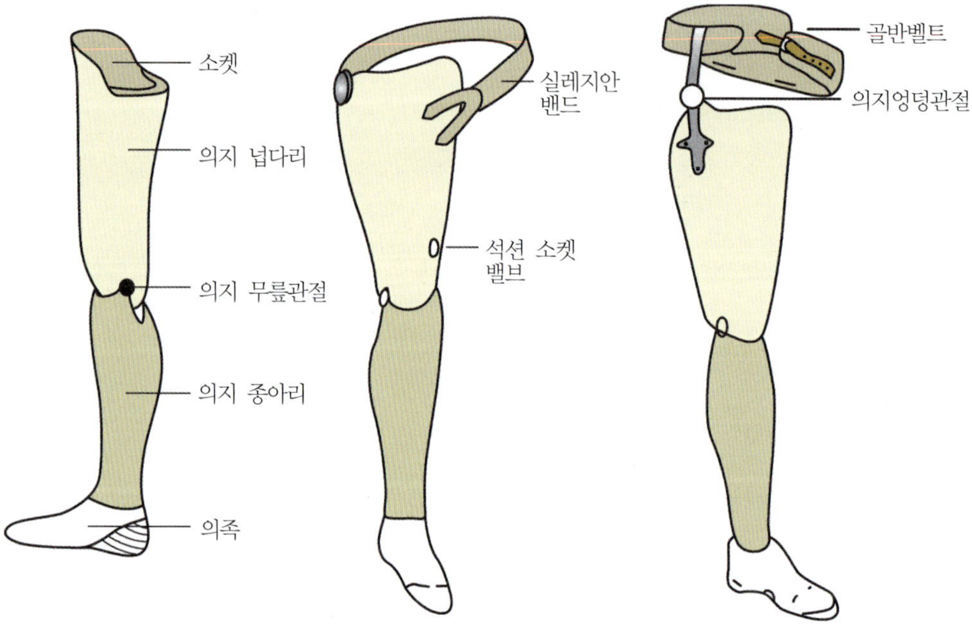

그림 3-31 넙다리의지의 기본구조

1) 의족(foot and ankle assembly)

의족은 종아리의지의 경우와 같다.

2) 의지 종아리(shank)

넙다리의지의 종아리는 의족과 의지 무릎관절을 연결하는 부분으로 종아리 모양을 나무로 깎아 만들고 그 위에 플라스틱을 입힌 것도 있으며 금속 또는 PVC파이프를 내골격으로 하고 표면에는 부드럽고 미관상 보기 좋은 재질을 덮어 인체의 다리 모양으로 만든 것도 있다. 소켓과 의지의 무릎관절을 제외하고는 종아리의지의 경우와 같다.

3) 의지 무릎관절(knee assembly)

외골격형 의지의 무릎관절은 무릎블럭(knee block), 의지 무릎관절 축(knee axis), 무릎볼트(knee bolt), 무릎마찰장치(knee friction device), 익스텐션 스탑(extension stop)으로 구성되어 있다(그림

3-32). 무릎블럭은 나무나 플라스틱으로 되어 있으며 무릎블럭(knee block)의 윗부분에는 소켓의 아랫부분이 부착된다. 무릎볼트는 메탈스트랩 경첩에 의해서 의지 종아리(shank)에 부착된다. 의지의 무릎관절 축은 무릎관절을 굽히고 펼 때 축으로 작용하며 익스텐션스탑은 무릎관절이 지나치게 펴지는 것을 방지해준다.

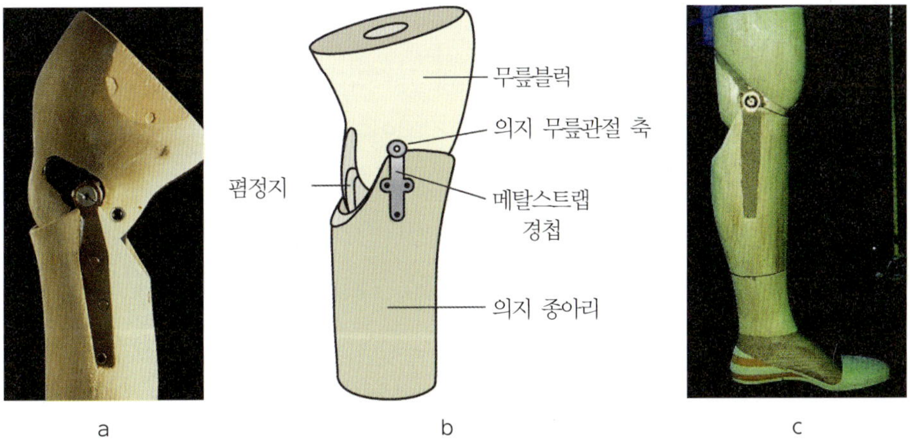

그림 3-32 넙다리의지의 무릎관절 구성

의지의 무릎관절은 입각기의 초기와 중기에는 안정성이 있어야 하며 유각기 때나 입각기의 말기에는 구부러져야 된다. 물론 앉을 때나 무릎을 구부려야 할 때도 의지 무릎관절이 잘 구부러져야 한다. 의지의 무릎관절 부품은 내구성이 있고 편안해야 하며 외형이 보기 좋아야 한다. 의지 무릎관절이 체중부하를 받아도 안정성이 있으려면 다음 조건 중 한 가지 이상을 갖추고 있어야 한다.

① 입각기의 뒤꿈치 닿기(heel strike)에서나 똑바로 선자세로 있을 때 절단지는 소켓 안에서 뒤쪽으로 힘을 주어 무릎을 안정시킬 수 있어야 한다.
② 의지의 무릎관절축은 체중부하선의 뒤쪽에 있어야 한다.
③ 브레이크나 그 밖에 잠글 수 있는 장치를 설치하여 무릎이 갑작스럽게 구부러지지 않도록 해야 한다.

정상보행처럼 걸으려면 의지의 무릎관절은 유각기에서 부드럽게 굽히고 펴져야 한다. 무릎관절의 구부리고 펴는 것은 절단지의 운동과 중력 그리고 운동량에 따라 영향을 받게 된다. 유각기를 조절하기 위하여 의지의 무릎관절은 단순한 기전으로 이루어져야 좋다. 의지의 무릎관절은 무게가 가벼워져야 의지를 들어올릴 때나 앞으로 내밀 때 필요 이상의 힘이 들어가지 않게 되며 무릎관절도 잘 움직여져야 쉽게 무릎을 구부리고 펼 수 있게 된다. 의지의 무릎관절이 인체의 무릎관절처럼 유연하지는 않겠지만 그렇다고 기계처럼 뻣뻣해 보여서도 안될 것이다. 외관상 기계적인 부품의 노출이 적어야 좋고 모양이나 크기가 인체의 무릎과 비슷하고 기능도 좋아야 한다.

(1) 넙다리의지의 무릎관절축(knee axis) : 다리의지의 무릎관절축으로 가장 많이 사용되는 것은 단축(single axis)이지만 때로 다축(polycentric axis)이 사용되기도 한다.

① 단축 무릎관절 (그림 3-33)

이것은 한 개의 축으로 되어 있으며 축을 감돌아 의지의 무릎관절을 구부리고 펴게 할 수 있다. 이 관절축의 장점은 간단하고 소음이 적고 관리할 문제가 별로 없다는 점이다.

② 다축 무릎관절 (그림 3-34)

이것은 의지 무릎과 의지 종아리 사이를 4개의 금속막대로 연결하여 단축 무릎관절보다 돌림이 잘 되도록 한 것으로서 안정성이 좋다는 것이 장점이다. 따라서 짧은 넙다리절단자 또는 양쪽 넙다리절단자에게 주로 사용된다. 옛날에 사용되었던 다축관절은 무겁고 부피가 크고 특별한 관리가 필요하고 유각기에서 무릎관절의 조절기능이 없었지만 최근에 개발된 새로운 디자인의 다축관절은 간결하고 유각기에서 무릎관절을 조절할 수 있는 마찰장치(friction device)가 설치되어 있다(그림 3-35).

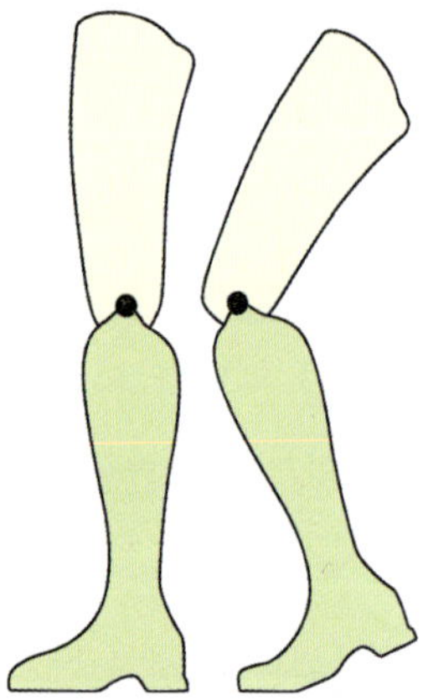

그림 3-33 넙다리의지의 단축 무릎관절

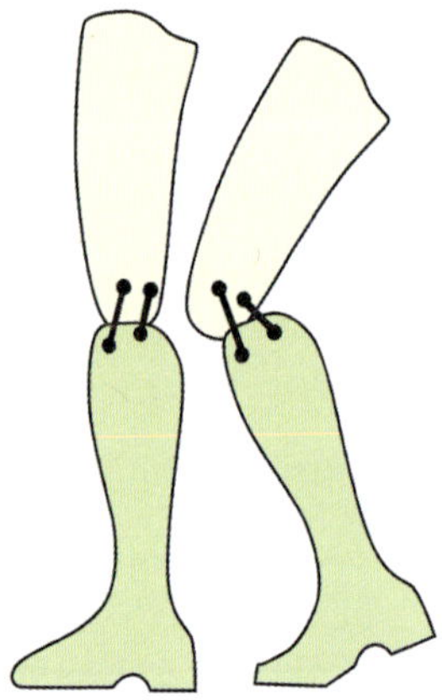

그림 3-34 넙다리의지의 다축 무릎관절

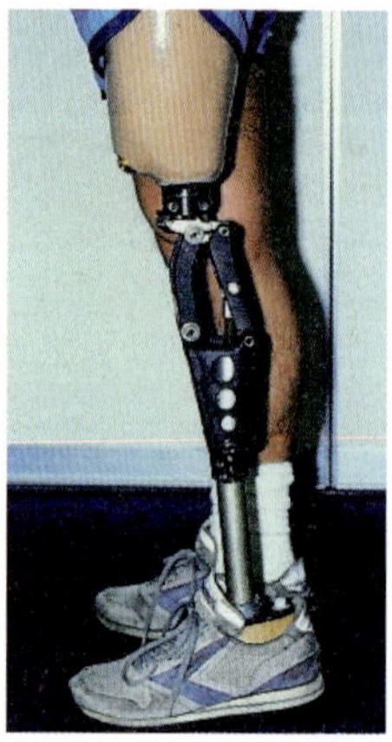

그림 3-35 내골격으로 사용된 넙다리의지의 다축 무릎관절

(2) 무릎관절의 제어(knee control) : 보행의 유각기 때 의지의 종아리 동작을 제어하기 위하여 또한 입각기 때 의지의 안정성을 주기 위하여 기계마찰식(mechanical friction), 유압식(hydraulic system), 공기식(pneumatic system) 등의 무릎관절 제어장치가 이용된다. 보행을 빠르게 할 때 만일 의지의 무릎관절에 제어장치가 없다면 유각기에서 의지의 무릎관절은 지나치게 구부러지게 되고 유각기의 말기에는 의지의 뒤꿈치가 지면에 급격히 부딪치게 될 것이다. 따라서 무릎관절 축의 돌림에 저항을 가하여 브레이크 작용을 하게 되면 이와 같은 것을 제어할 수 있게 된다.

① 지속성 마찰장치(constant friction device) 또는 정마찰장치

가장 일반적으로 사용되는 무릎관절의 제어장치는 지속성 마찰장치이다. 이 장치는 무릎관절축을

감싸고 도는 금속판에 조임쇠를 끼워 나사로 조이고 푸는 것에 따라 무릎관절축의 마찰을 강하고 약하게 할 수 있으며 그에 따라 보행의 유각기 때에 일정하게 저항을 주거나 브레이크 역할을 할 수 있게 된다(그림 3-36). 이것을 때로 "전통적 단축(conventional single axis)"이라고도 한다. 지속성 마찰장치는 간단하고, 가격이 싸고 무게가 가볍고, 소음이 적고, 조절하기 쉽고 취급하기 쉽다는 것이 장점이다. 단점은 보행속도에 따라 변화를 줄 수 없다는 것이다. 즉, 빠른 속도로 보행할 때는 지나치게 뒤꿈치를 들어올리는 경향이 있으며 유각기 때 유각중기(swing through)가 지연될 수 있고 무릎관절이 완전히 펴졌을 때 지면에 과도한 충돌을 하게 된다는 점이다.

② 가변성 마찰장치(variable friction device) (그림 3-37)

의지 무릎관절의 가변성 마찰장치는 의지 무릎관절의 마찰 정도를 다변화 할 수 있으며 유각기 동안 브레이크 작용도 변화해 줄 수 있다. 이러한 형태의 무릎관절은 유각기의 초기와 말기에 상당히 큰 저항을 줄 수 있으며 유각중기에는 마찰저항이 적어진다. 이런 형태의 제어장치는 무릎관절축과 함께 돌림하는 여러 개의 분절로 마찰성분(friction elements)의 작용에 의해서 브레이크의 변화를 줄 수 있다. 마찰조절휠(friction adjustment wheel)은 마찰의 증감에 따라 시계 방향 또는 시계 반대방향으로 돌림하게 된다. 객관적으로 증명할 수는 없지만 이 장치는 지속성 마찰장치보다 보행 시에 에너지 소모가 적게 될 것이다. 왜냐하면 유각중기에서는 비교적 저항을 덜 받게 되기 때문이다. 이 장치는 보행속도에 따라 경도에서 중등도까지의 변화를 줄 수 있다. 이 무릎관절의 단점은 소음이 많고 부품이 많기 때문에 유지비가 든다는 것이다.

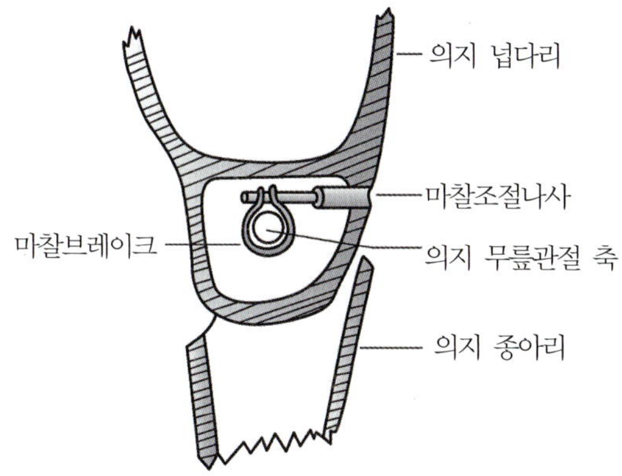

그림 3-36 지속성 마찰장치

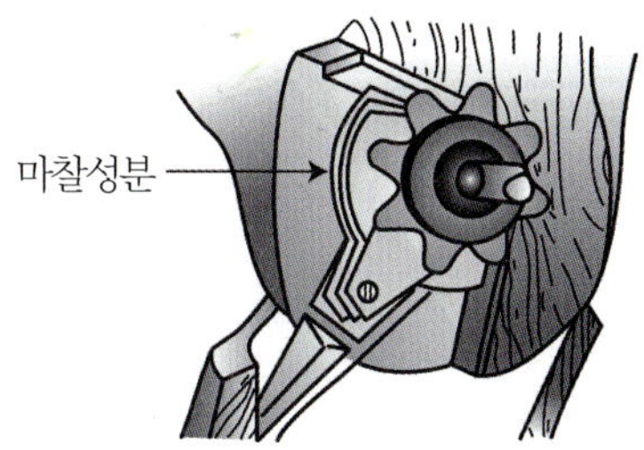

그림 3-37 가변성 마찰장치

③ 하중마찰브레이크(weight activated friction brake) (그림 3-38)

무릎이 갑자기 구부러지게 될 때 그에 대한 저항을 주어 구부러지지 않도록 하기 위하여 하중마찰브레이크를 사용함으로써 입각기 동안 의지의 안정성을 기할 수 있다. 이 무릎관절 제어장치는 유각기 동안에는 지속성 마찰 유니트처럼 작용하지만 무릎관절굽힘이 처음 15~20°에서 의지에 체중부하가 될 때는 브레이크가 자동적으로 작용하여 그 이상의 무릎관절 동작이 일어나지 않도록 저항을 주게 된다. 이러한 장치에는 여러 가지 모델이 있다. 의지 무릎의 아랫부분과 의지 종아리의 윗부분의 브레이크 장치는 유각기에서는 가볍게 접촉하게 된다. 그러나 의지 위에 체중을 실었을 때는 이들 두 브레이크 면은 견고하게 고정되고 힘을 받게 되어 부주의로 무릎이 구부러지는 것을 방지해준다. 다른 모델에서 이용되는 브레이크의 기전도 세부적으로는 차이가 나지만 근본적인 원리는 같다. 이 형태의 무릎관절 제어장치의 장점은 안정성이 좋다는 것이다. 따라서 근력이 약한 절단자나 고령 절단자 또는 직업적으로 오래 서서 작업해야 하는데 의지의 무릎관절이 불안정한 절단자에게 처방된다. 단점은 무겁고, 소음이 있고, 가동 부품이 많아서 자주 손질해야 한다는 점이다.

④ 매뉴얼락(manual lock) (그림 3-39)

입각기에서의 최대 안정성을 얻기 위해서는 수동잠금장치인 매뉴얼락을 사용하면 된다. 이것은 절단자가 로킹러버(locking lever)를 손으로 잠그면 된다. 로킹러버를 가이드 프레이트 안에 있는 슬러트 안으로 들어 올려 놓으면 무릎관절에 자물쇠 장치는 풀리게 되어 무릎을 자유롭게 구부리고 펼 수 있으며 앉은 자세에서 일어설 때처럼 무릎을 폈을 때는 자동적으로 레버가 아래로 내려와 무릎관절이 잠겨지게 된다. 매뉴얼락은 근력이 약하거나 협응능력이 좋지 못하여 최대의 무릎관절 안정성이 요구되는 절단자에게 적용된다. 또는 직업상 무릎관절의 안정성이 절대로 필요한 활동적인 절단자에게도 적용된다. 매뉴얼락의 단점은 무릎을 편 채로 걸어야 하기 때문에 힘이 많이 들어 에너지 소모가 많고 걸음걸이가 자연스럽지 못하게 된다. 따라서 보상작용을 하기 위하여 의족을 지면에서 많이 들어 올려야 한다. 잠금장치를 사용하려면 팔의 기능이 좋아야 한다. 앉으려고 할 때에는 잠금장치를 풀어야 한다.

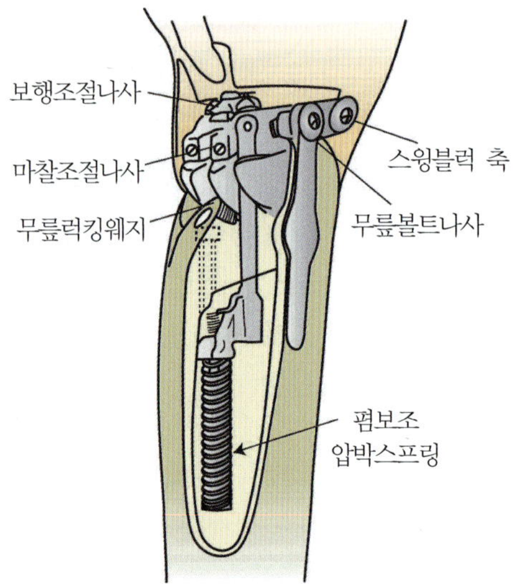

그림 3-38 하중마찰브레이크

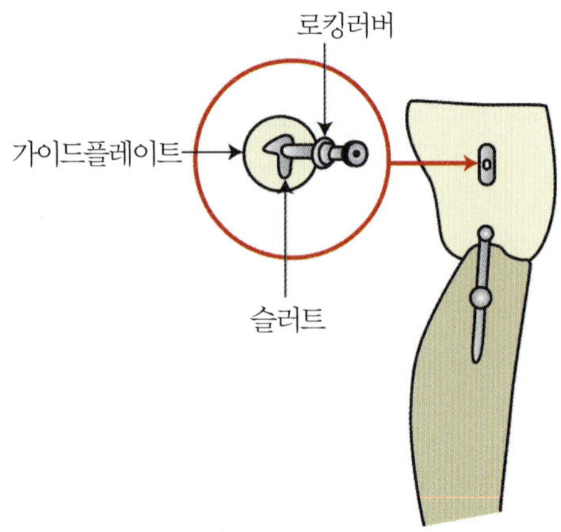

그림 3-39 매뉴얼락(수동장금장치)

⑤ 유압조절 무릎관절 또는 공기압 조절 무릎관절(hydraulic or pneumatic control knee)

유압조절 무릎관절은 유체가 들어있는 실린더 내에 피스톤이 들어있어 자동적으로 다양한 분속수의 유각기 조절을 할 수 있게 되어 있으며, 주로 활동량이 많은 사람들에게 적합하다.

공기압조절 무릎관절은 유체대신 공기가 채워진 것으로서 활동량이 적거나 중등도의 활동량을 가진 사람들에게 적당하다.

⑥ Mauch Swing-N-Stance

의지의 무릎관절 조절 기능을 유압조절 무릎관절의 기능보다 좀더 향상시킨 것으로 보속에 따른 유각기 조절의 기능 뿐 아니라 입각기 말기에 굽힘에 대한 저항을 서서히 감소시켜 유각기로 쉽게 넘어갈 수 있도록 하는 기능도 갖추고 있다.

⑦ 절충형 무릎관절(hybrid control knee)

다중심 무릎관절의 안정성에 유압 조절 무릎관절의 특성인 보속수에 대한 반응성을 합친 것으로서 여러 가지 모델들이 임상에서 사용되고 있다.

⑧ 마이크로 프로세서를 이용한 무릎관절(endolite intelligent knee)

유각기의 조절을 개개인에 따라 조절할 수 있도록 사전에 프로그래밍을 한 무릎관절로서 여러 가지 모형이 있으나 유압 무릎관절과의 절충형인 오토복회사의 C-leg와 엔도라이트회사의 endolite가 임상에서 많이 사용되고 있다.

⑨ 인공지능 의지 무릎관절

의용공학의 발달로 점차 외골격의지에서 내골격의지로 변화되고 있고, 의지 무릎관절 내에 프로그램화된 소프트웨어로 인공지능형 넙다리의지가 일반화 되어가고 있다(그림 3-40).

최신의 의지 무릎관절들은 컴퓨터 칩이 내장되어 있어서 어떠한 지면의 상태에서도 스스로 착용자의 보폭을 감지하여 자연스러운 보행이 가능하도록 하며 제동장치가 우수하여 경사진 길에서도 오르내리는데 있어 안전한 보행이 가능하도록 해준다. 무릎의 충격완화 장치는 외부에서 들어오는 충격을 자체 흡수, 소멸시켜주어 안전하다. 특히 토탈 고활동(total high activity) 의지 무릎관절은 넙다리절단에 사용되는 유압식, 기계식의 의지 무릎관절의 모든 기능을 가지고 있으며, 체중 125 kg까지도 지탱할 수 있는 능력이 있다. 그러나 재질은 티타늄과 카본으로 되어 있어서 그 자체의 무게는 아주 가볍다(925 g). 보행 시 무릎이 자동으로 굽혀지고, 경사진 길을 오르내릴 때 무릎이 별안간 꺾여지는 것을 방지해 주어 거의 정상인의 보행과 유사하게 잘 걷도록 해 주고 있다. 다만 가격이 고가여서 경제적 부담이 되고 있다.

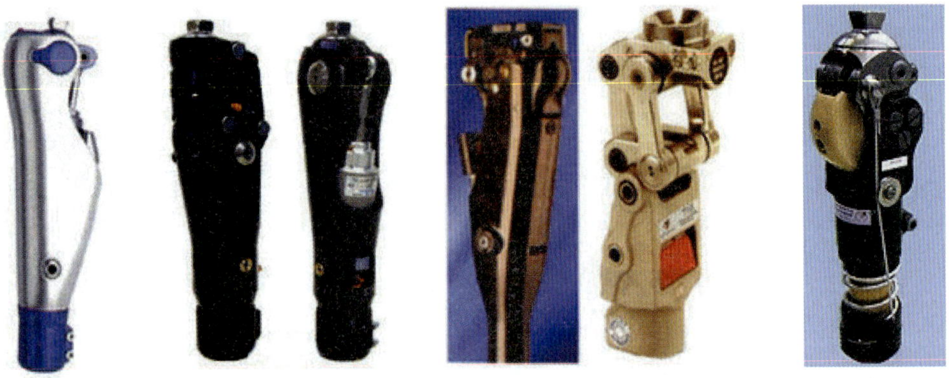

그림 3-40 여러 회사에서 제작한 각종 인체공학적 의지 무릎관절

(3) 폄장치(extension aid) : 이것은 뒤꿈치올리기(heel rise)를 제어할 필요가 있을 때, 앞쪽으로 의지를 내밀 때, 의지 종아리를 가속화할 필요가 있을 때 사용된다.

① 킥스트랩(kick strap) (그림 3-41)

이것은 폄장치의 한 종류로서 탄력성 스트랩으로 되어 있으며 골반벨트나 소켓을 감아 앞쪽에서 조이고 의지 무릎의 앞으로 내려와서 의지 무릎 속으로 들어간 다음 노쪽팔(radial arm)에 감기게 된다. 의지 무릎을 구부리면 킥 스트랩은 늘어나 장력이 생기게 되고 이것은 뒤꿈치 올리기에 대한 제어를 돕고 의지 종아리를 앞쪽으로 내밀기 시작할 때 가속도를 돕게 된다. 이 장치의 장점은 단순하고 가격이 저렴하고 쉽게 조절할 수 있고 관리유지비가 들지 않는다는 것이며 단점은 앉을 때 무릎이 앞으로 뻗치려는 경향이 있다는 것과 외관상 보기 좋지 않다는 점이다.

② 폄레버(extension lever) (그림 3-42)

폄레버는 의지의 무릎관절 속에 장치된 것으로 레버의 윗쪽은 무릎관절축 뒤쪽에 부착되어 있고 아랫부위는 익스텐션 바이어스 스프링(extension bias spring)에 연결되어 있다. 무릎을 구부리면 스프링은 늘어나고 뒤꿈치 올리기에 저항하는 힘이 되며 유각기의 첫 단계에 의지 종아리를 가속화시키는 힘으로 작용한다. 때로는 긴장 스프링(tension spring) 대신에 압박 스프링(compression spring)이 사용되지만 근본적으로는 다를 바 없다. 폄레버의 장점은 의지 내에 설치되어 있어서 외관상 보기 좋으며 앉을 때 발이 앞으로 뻗치지 않게 되어 좋다. 그러나 소음이 있고 조절하는데 불편한 단점이 있다.

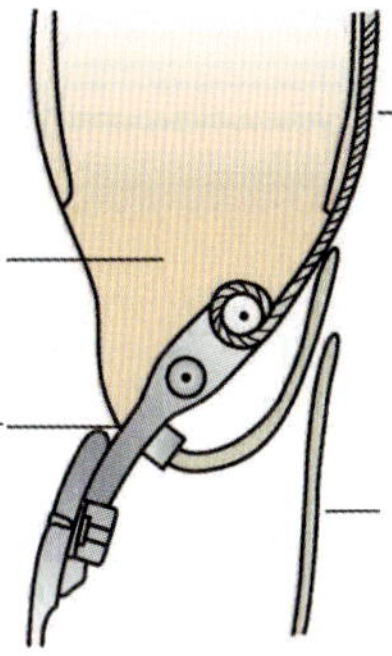

그림 3-41 킥스트랩

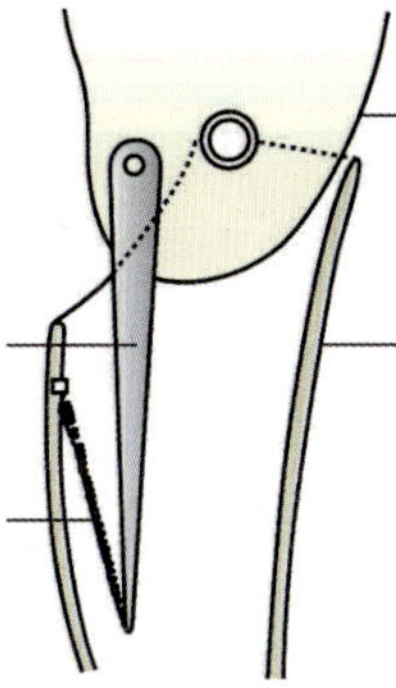

그림 3-42 폄레버

4) 소켓(socket)

넙다리의지의 소켓은 대부분 합성수지로 만들며 소켓 윗면의 외형에 따라 사변형소켓(quadrilateral socket)과 플러그핏(plug fit)으로 나누며 스텀프의 접촉에 따라 스텀프 전체가 접촉되는 완전접촉 소켓(total contact socket)과 스텀프의 먼쪽은 접촉되지 않는 비완전접촉 소켓(non-total contact socket)으로 분류한다.

(1) 원형소켓(plug fit socket) (그림 3-43) : 이 소켓의 내부는 위에서 보면 원형으로 생겼으며, 옆에서 보면 넙다리의 형태에 따라 원통형으로 생겼고 스텀프의 모양과 일치하도록 구성되어 있다. 이러한 형태의 소켓은 구조적으로 넙다리 스텀프의 말단 근육에 체중부하를 받게 된다. 그러므로 잔여근육은 그 능력을 충분히 발휘할 수 없으며 절단지를 위축시키고 근육조직을 스텀프의 위쪽으로 전위시키고 소켓 밖으로 근육이 두드러져 나오게 되는 결과를 초래하게 된다. 이 소켓은 사변형소켓의 출현으로 점차 밀려나고 있다.

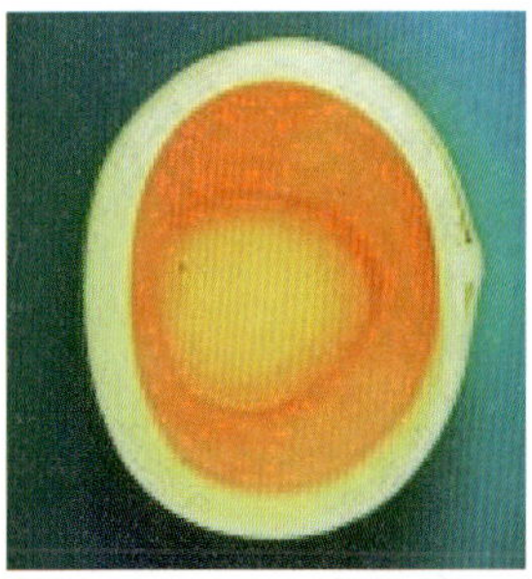

그림 3-43 원형 소켓

(2) 사변형소켓(quadrilateral socket) (그림 3-44) : 이 소켓의 윗면을 위에서 보면 거의 사각형의 형태로 되어 있다. 이러한 이유는 넙다리 외형의 모습에서 소켓의 외형을 본뜬 것이 아니라 넙다리의 해부학적 구조에 맞도록 본뜬 것이기 때문이다(그림 3-45).

이 소켓은 스텀프의 전체 표면이 소켓과 완전히 일치되도록 되어 있다. 스텀프의 먼쪽끝은 플라스틱으로 단단하게 된 것도 있고 패드를 대서 부드럽게 만든 것도 있다. 이러한 것은 스텀프의 감각이나 반흔 조직, 동통의 여부에 따라 선정된다.

사변형소켓은 오른쪽과 왼쪽의 길이가 길고 앞뒤의 길이는 짧은 특징을 가지고 있으며, 다음과 같은 원칙을 가지고 제작해야 한다.

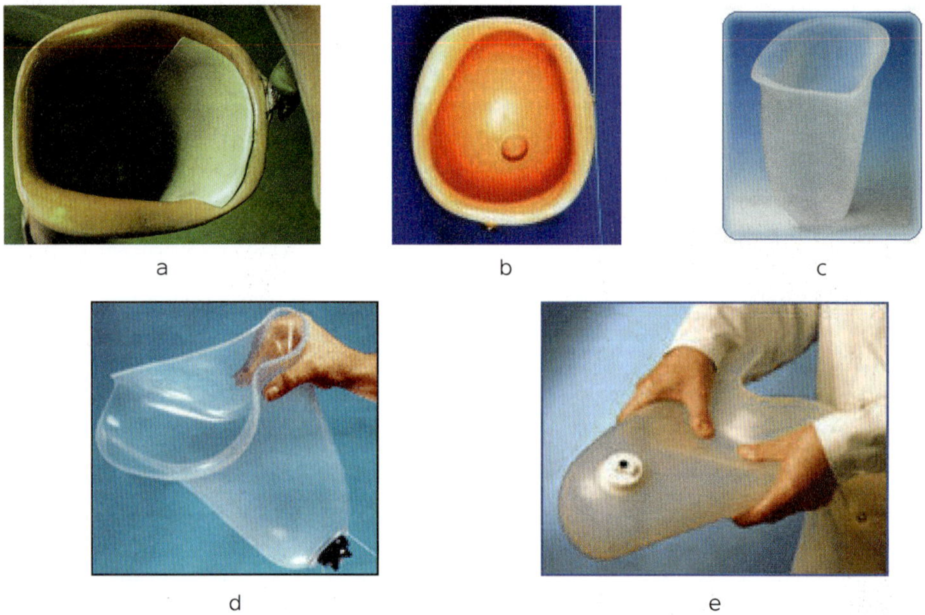

그림 3-44 위에서 본 사변형소켓

a. 위에서 본 사변형소켓 b. 에어밸브 구멍 c. 연질의 넙다리소켓
d. 부드러우나 형태가 변형되지 않는다. e. 에어밸브

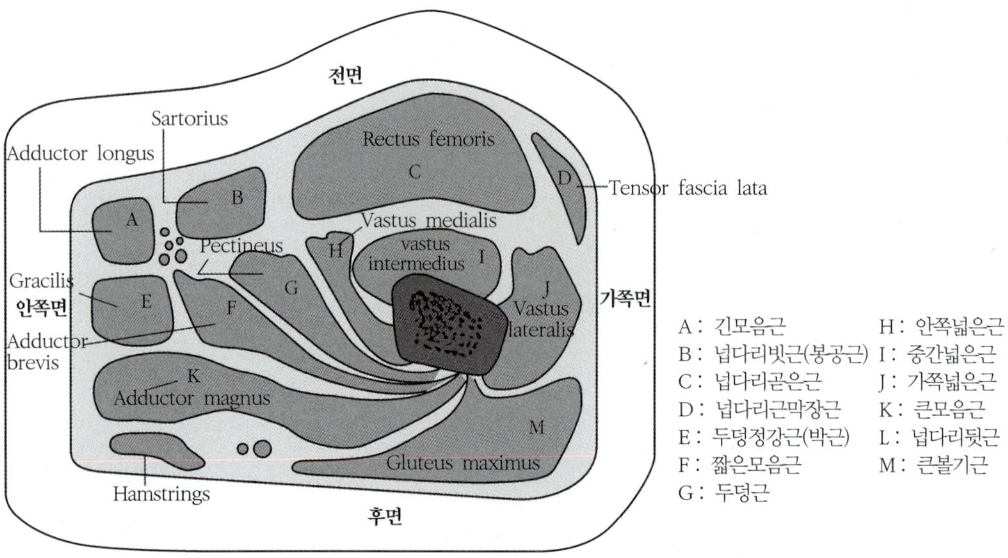

그림 3-45 사변형소켓의 해부학적 단면도

① 엉덩관절 운동의 주동근이 작용하도록 네 모퉁이에 공간이 마련되어 있어야 한다.
② 앞, 뒤, 가쪽면은 돌림되지 않도록 압력을 부여해 주어야 한다.
③ 엉덩관절 벌림근과 폄근을 신장시켜 주동근의 작용이 잘 되도록 해야 한다.
④ 국소의 과도한 압력을 피하기 위하여 압력이 고루 퍼지게 해야 한다.
⑤ 짧은 스텀프일수록 많이 구부러지게 해야 한다.

사변형소켓의 체중부하는 주로 궁둥뼈와 엉덩이근육에서 지탱하게 된다. 이것은 근골격의 해부학적 위치에 따라 지면과 평행이 되는 가장 넓은 지탱점이 될 수 있는 소켓의 뒷면에 체중부하가 걸리게 되는 것이다. 또한 이를 지탱하기 위한 반대 방향에서의 지지는 주로 스칼파 삼각(Scarpa's triangle)에 맞추어져 있는 소켓의 안쪽 1/3면과 앞쪽면에 의해 이루어진다.

소켓의 앞면은 뒷면보다 2~2 1/2(5~6.5 cm)인치가 높으며, 소켓의 앞뒤 길이는 주로 해부학적 요소에 의해 결정된다. 소켓을 제작할 때, 흔히 실수하게 되는 문제는 스칼파 삼각을 위한 공간을 너무 깊고 두드러지게 만들게 되는 것이다. 그러나 소켓의 전체 면적에 접촉시켜야 하는 개념이 도입되어 앞쪽면의 반대 방향으로의 지지는 별로 중요하지 않게 되었다.

사변형소켓은 골반에 대하여 정상적인 넙다리뼈의 모음 각도를 유지하는 것이 중요하다. 왜냐하면 이것은 소켓 가쪽면의 형태에 따라 이루어지기 때문이다. 가쪽면의 역할은 체중이 궁둥뼈에 부하될 때, 스텀프를 고정시켜 골반을 수평으로 유지시키는 것이다. 가쪽면과 앞쪽면이 만나는 모퉁이는 넙다리곧은근(rectus femoris)과 넙다리근막긴장근(tensor fascia lata)이 위치하여 이 근육들의 주작용을 해야 하기 때문에 공간을 마련해 주어야 한다. 가쪽면은 전체적으로 모아진 넙다리뼈를 따라 편평하게 이루어져 있다.

안쪽면의 윗부분은 수평으로 되어 있으며, 높이는 뒷면과 같고 90°를 이루고 있다. 몸쪽 안쪽면은 입각시기에 체중을 부하할 때, 샅굴(회음부)이 편안하게 느껴지도록 해야 한다. 만일 모음근 부위에서 피부나 근육이 밀리게 되면 소켓의 안쪽면을 좀더 위쪽으로 올리도록 해야 한다. 또한 사변형소켓은 입각기를 시작할 때, 무릎관절을 안정시키고 발가락 떼기에서 허리척추앞굽음증을 최소화하려면 소켓의 정렬(alignment)은 굽혀져 있어야 한다.

(3) 궁둥뼈 수납형소켓(ischial containment socket) : 이 소켓은 넙다리근육의 몸쪽부위의 형태를 따라 만들어지는 사변형소켓과는 달리 골반의 해부학적 구조에 따라 만들어진다.

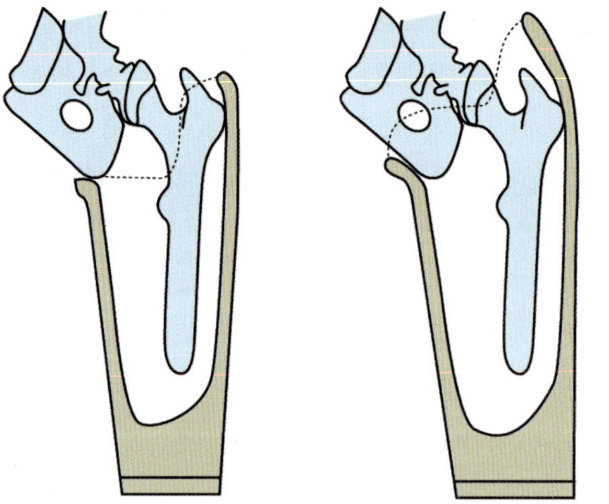

그림 3-46 넙다리의지의 사변형소켓과 궁둥뼈 수납형소켓

(그림 3-46). 이 소켓은 앞뒤쪽의 움직임이 별로 일어나지 않고도 안쪽과 가쪽의 조절과 뼈조직에 의한 고정을 이룰 수가 있다. 그리고 궁둥뼈거친면(ischial tuberosity) 레벨은 오른쪽 왼쪽의 폭은 좁고 앞뒤의 폭이 넓은 것이 특징이다. 이 소켓에서의 체중부하는 주로 궁둥뼈와 궁둥뼈가지(ischial ramus)의 안쪽면에서 지탱이 이루어지며, 궁둥뼈거친면과 궁둥뼈가지를 포함한다. 소켓의 형태는 스텀프의 뼈의 구조, 근육, 연부조직에 따라 결정된다. 여성과 남성을 비교해 볼 때, 여성은 궁둥뼈의 큰돌기(greater trochanter)는 남성에 비해 더 가쪽에 있다는 것을 소켓을 제작할 때에는 항상 생각해 두어야 한다. 궁둥뼈, 큰돌기, 넙다리뼈의 가쪽고정은 샅(회음부)의 생역학적인 힘을 고려해 볼 때, 훨씬 더 안정화된 고정을 이룰 수가 있으며, 골반과 몸통을 조절하기가 더 쉽고 샅고랑(서혜부)이 더욱 편안해진다. 또한 사변형소켓에 비해 궁둥뼈 수납형소켓은 스텀프의 표면을 더 넓게 포함하기 때문에 짧은 스텀프, 넙다리벌림근이 약한 환자에게는 특히 도움이 된다.

(4) **비완전 접촉소켓**(non-total contact socket) : 이것은 스텀프 아랫부분이 공간으로 되어 있는 소켓을 말한다. 이 공간은 공기구멍(밸브)을 통하여 소켓의 내부와 공기가 자유로이 소통할 수 있게 되어 있어 소켓 내의 공기를 환기시키고 열을 소산시킬 수 있다. 에어석션(air suction)을 의지의 매달기 목적으로 사용한다면 스텀프를 소켓에 끼우고 공기구멍을 막아 소켓 내부에 음압이 생기도록 한다. 그러나 이러한 음압은 스텀프에 부종, 울혈, 궤양 등을 발생시키는 요인이 되어 현재는 완전접촉 소켓이 주로 이용되고 있다.

5) 매달기장치(suspension device)

넙다리의지(AK prosthesis)는 다음과 같은 매달기장치에 의해 신체에 매달려 있게 된다.

① 흡인매달기 소켓
② 흡인소켓과 밴드 또는 벨트 추가
③ 실레지안밴드
④ 골반벨트
⑤ 특수장치

(1) 흡인매달기소켓(suction suspension socket): 이것은 스텀프의 모양이 원추형으로 되어 있고 근력이 강한 절단자에게 일반적으로 사용된다. 이 소켓은 특히 젊고 활동적인 절단자에게 사용된다. 이 소켓은 소켓 내부의 공기를 빼낼 수 있는 밸브가 달려 있다(그림 3-47). 유각기에서는 중력과 의지 자체의 무게로 스텀프에서 소켓이 밑으로 빠질 우려가 있지만 흡인 소켓은 스텀프에서 의지가 떨어지지 않도록 소켓을 붙들어 주고 있다. 흡인 소켓을 사용할 때는 스텀프 양말은 신지 않는 것이 좋다. 왜냐하면 스텀프에 소켓이 꼭 맞아야 소켓 내부의 공기가 새지 않기 때문이다. 스텀프 양말은 스텀프를 소켓에 넣을 때 매끄럽게 들어가도록 하기 위한 것이고 이 양말은 소켓 아래쪽에 있는 밸브구멍으로 빼내도록 한다. 이러한 매달기방법은 착용자의 운동을 자유롭게 하며 잔여근육을 충분히 사용할 수 있고 절단지와 소켓 사이의 피스톤 작용을 경감시켜 준다. 더욱이 벨트나 스트랩 등이 필요하지 않기 때문에 외관상으로도 보기 좋다. 소켓 내부의 공기가 새지 말아야 하기 때문에 소켓에 스텀프가 정확히 잘 맞아야 하는 것은 필수적이며 경우에 따라 약간의 수정과 조절이 필요하게 된다. 고령의 절단자에게 늘 의지를 착용하기가 쉽지 않기 때문에 대체로 이 소켓의 매달기 방법은 적합지 않다. 매달기장치를 보조하기 위하여 실레지안밴드를 함께 사용할 때도 있다.

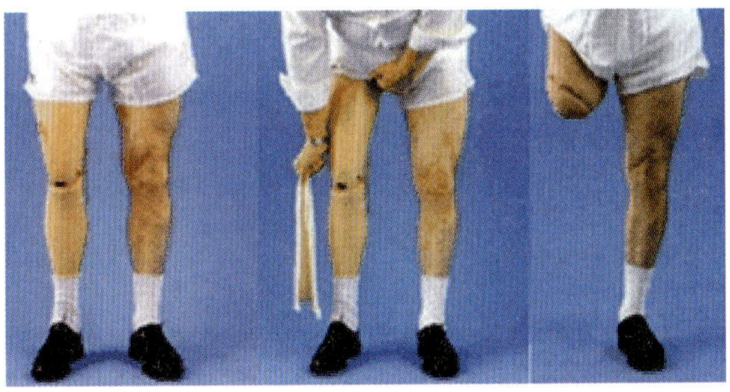

a

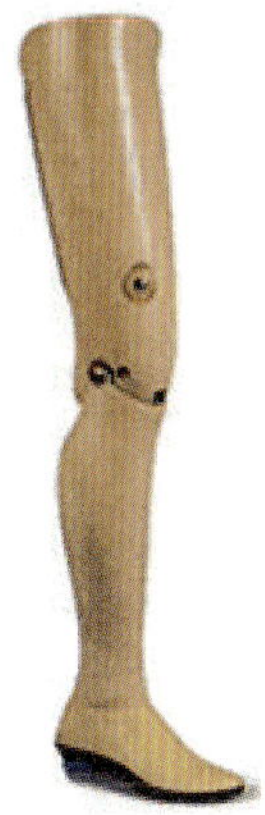

b

그림 3-47

a. 넙다리절단자가 넙다리소켓에서 에어밸브를 통하여 넙다리양말(스타키넷)을 빼내어 스텀프가 완전히 소켓에 밀착되도록 하여 착용하고 있다.
b. 외골격 넙다리의지에도 에어밸브가 있다.

(2) 흡인소켓과 밴드 또는 벨트 추가: 소켓에 스텀프를 끼울 때는 양말은 신지 않는 것이 원칙이지만 착용하기 어렵거나 압력을 참아내지 못할 사람은 양말을 신은채로 소켓에 스텀프를 밀어 넣는다. 그러나 양말의 직물 사이를 통하여 공기가 소켓 안으로 들어가게 되기 때문에 음압이 형성되지 않아 스텀프가 꼭 맞지 않게 된다. 이럴 때는 소켓이 헐거워져서 빠질 수 있기 때문에 흡인 소켓과 더불어 실레지안밴드나 골반벨트와 같은 부수적인 매달기장치를 함께 사용한다.

(3) 실레지안밴드(Silesian bandage) (그림 3-48): 이것은 소켓에 부착된 넓은 직물로 된 밴드로서 몸통운동은 거의 제한하지 않는다. 이 밴드의 한쪽 끝은 소켓의 가쪽 위쪽에 부착되고 골반을 감돌아 소켓의 앞쪽에 벨크로나 버클로 맬 수 있게 되어 있다.

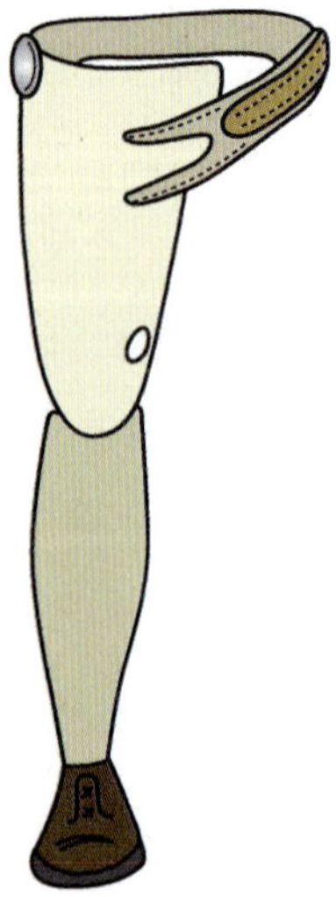

그림 3-48 실레지안밴드가 달린 흡인 소켓 (외골격형 넙다리의지)

실레지안밴드에 의한 매달기장치는 사변형소켓에서도 적용할 수 있으나 일반적으로 근력이 약하거나 스텀프가 짧거나 혹은 흐늘흐늘한 스텀프를 갖고 있는 절단자가 흡인 또는 부분흡인 소켓에 의한 매달기장치를 했을 때 의지가 돌림되는 것을 방지해 주고 의지의 안정성을 높여주려고 할 때 사용된다. 그밖에 흡인에 의한 매달기만으로는 의지가 빠질 것이 불안하게 느껴지는 환자에게도 간단한 실레지안밴드를 부착해 줌으로서 정신적 안정감을 갖게 된다. 산을 오른다든지 활동적인 직업을 갖고 있는 절단자에게도 실레지안밴드를 부착하여 미리 안전 대비해 두는 것도 좋은 일이다. 의지를 착용하는 것이 점점 숙달되고 익숙해지면 흡인만으로도 의지가 빠질 염려가 없다는 확신이 자연히 서게 될 것이다. 그때는 실레지안밴드를 떼어내도 무방하다.

(4) 골반벨트(pelvic belt) (그림 3-49): 이것은 단단한 가죽과 금속으로 된 벨트로서 골반을 감돌아 소켓의 가쪽 위쪽에 있는 관절이 달린 금속지지대에 연결되어 있으며 흡인이나 부분흡인만으로는 의지의

매달기가 불가능한 절단자에게 사용된다.

골반벨트는 의지를 스텀프에 유지시켜주고 의지가 돌림되는 것을 막아주며 절단지에 가해지는 힘을 도와주고 안쪽과 가쪽 안정성을 높여준다.

골반벨트에 받는 압력과 불필요한 동작을 피하려면 의지의 엉덩관절은 큰돌기의 앞위쪽에 위치해야 인체의 엉덩관절과 상응하는 곳이 된다.

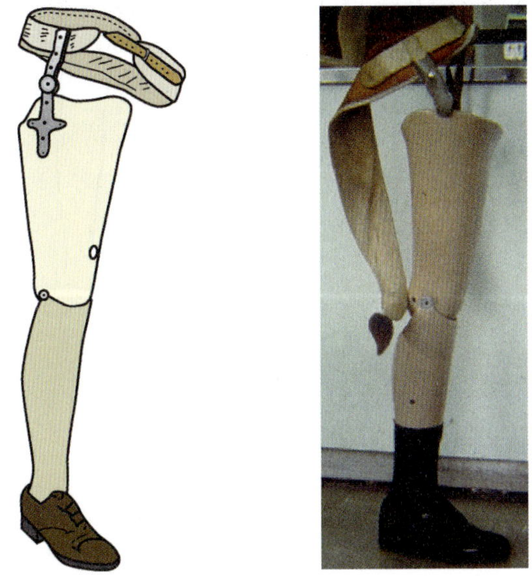

그림 3-49 골반벨트가 달린 부분흡인 소켓

골반벨트는 스텀프가 짧거나 근력이 약한 절단자, 스텀프의 형성이 좋지 않은 절단자, 소심하고 기력이 없는 절단자, 협응능력이 저하된 절단자, 흡인 소켓으로 문제가 생기는 절단자에 적용된다.

골반벨트의 단점은 앉을 때 불편하고 엉덩관절 운동을 제한시키며 의지의 엉덩관절에서 소음이 나고, 소켓과 스텀프 사이의 과도한 피스톤 작용이 있으며, 의지의 무게를 증가시키는 것 등이다. 골반벨트의 가죽은 땀을 잘 흡수하지만 청결하게 사용하지 않으면 위생상 좋지 않으며 피부에 문제가 생길 수도 있다. 의지의 외형이나 보행상태는 흡인타입의 의지 착용자보다 좋지 못한 편이다.

(5) 특수장치(special device): 절단자가 지나치게 뚱뚱하든지, 임신 중이라든지, 장애가 심하다든지, 반흔이나 피부질환이 있을 때에는 특수하게 매다는 장치를 해야 할 것이다. 이와 같은 경우에는 거들이 부착된 어깨매달기스트랩(shoulder suspension strap)으로 의지를 매달아 주면 될 것이다(그림 3-50). 또는 특수한 장치를 고안하여 절단자에게 제공해줄 수도 있다.

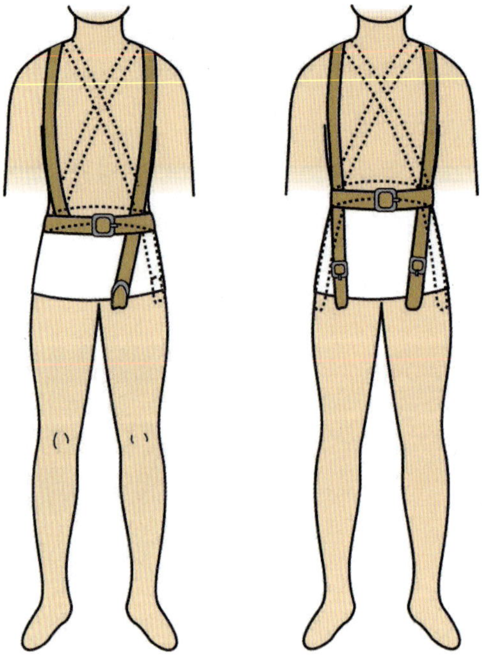

그림 3-50 어깨매달기스트랩

6) 회전유니트(rotator unit)

종아리의지 때 설명한 의지 종아리(shank)의 염력을 흡수하는 회전유니트는 넙다리의지 때에도 사용할 수 있다.

7) 모듈러 구조(modular construction)

종아리의지 때와 마찬가지로 의지의 중심을 내골격으로 하여 미리 제작된 여러 부품을 조립한다. 종아리 파이프의 양단은 의족과 의지의 무릎관절을 연결하고 넙다리파이프는 의지의 무릎관절과 소켓을 연결한다. 파이프 양단에는 조절장치가 있어 늘리고 줄일 수 있다. 그림 3-51은 모듈러 넙다리의지(above knee modular prosthesis)의 완성품과 구성부품을 보여준다.

특별한 무릎관절 장치를 사용하면 동양인의 온돌생활에 맞게 엉덩관절 가쪽돌림과 굽힘이 충분히 될 수도 있어 기능상 편리한 점도 있다.

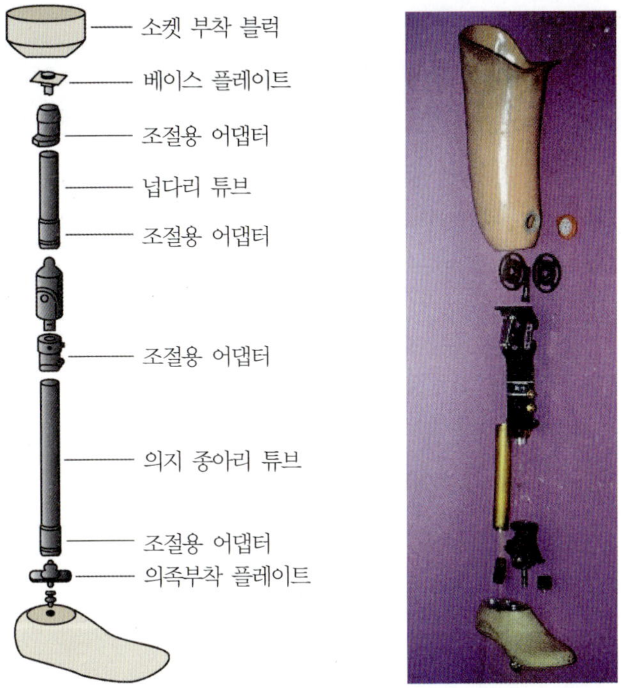

a　　　　　　　　b

그림 3-51 a. 모듈러 넙다리의지의 부품 도해
b. 모듈러 넙다리의지의 실제

❸ 양쪽 다리 절단자(bilateral amputation)에 대한 의지

양쪽 다리가 절단된 경우는 중증 당뇨병이나 버거스병(Buerger's disease)과 같은 질병으로 심한 혈관 장애가 있을 때 피치 못하여 절단한 경우와 철도나 자동차 사고로 인하여 절단된 경우를 예로 들 수 있겠다.

양쪽 다리절단은 절단 부위에 따라 양쪽 넙다리절단, 넙다리와 종아리절단, 양쪽 종아리절단으로 대별해 볼 수 있다.

일반적으로 양쪽 다리절단에 사용되는 의지의 형태는 넙다리의지나 종아리의지와 마찬가지겠지만 양쪽 다리를 모두 의지를 했기 때문에 쉽게 피로를 느낄 수 있고, 불안정한 상태이므로 의지는 좀더 가볍고 내구성이 있도록 구성되어야 한다. 보행 시에는 의지의 안쪽이 서로 부딪치지 않도록 주의해야 하며 안정감을 취하기 위해서는 양쪽 다리의 의지착용과 더불어 한쪽 또는 양쪽에 지팡이나 크러치를 짚고 걷도록 해야 한다.

1) 양쪽 넙다리절단자에 대한 의지

양쪽 넙다리절단자에 있어서 무엇보다도 중요한 의지의 문제는 안정성이다. 양쪽 넙다리절단자는 때로 엉덩관절 굽힘과 벌림 구축이 될 수 있으므로 주의해야 한다. 이렇게 되면 입각기에서의 안정성을 취할 수 없으며 구축이 심하면 의지를 착용하기도 어려울 뿐 아니라 입각기에서도 안정을 취할 수가 없을 것이다.

의지의 무릎관절은 익스텐션에이드(extension aid)가 달린 두 개의 단축지속성 마찰무릎장치(single axis constant friction knee unit)를 사용한다. 이 무릎관절 부품들은 비교적 가볍고 안정감이 있고 큰돌기 뒤쪽에 무릎관절 축이 놓이므로 정렬상태도 좋은 편이어서 부주의로 무릎이 구부러지는 것을 방지할 수 있다. 심약한 환자는 매뉴얼럭(manual lock)을 하든가 하중마찰브레이크(weight activated friction brake)를 장치한다. 그러나 이와 같은 장치를 양쪽 넙다리의지에 맞추게 되면 편평한 곳은 걸을 수 있으나 경사진 곳은 걷기가 어렵다. 유압식 무릎장치(hydraulic knee unit)(그림 3-52)는 일반적으로 양쪽 다리 절단자에게 적용되지는 않지만 균형을 잘 취할 수 있는 젊은 사람에게는 적용할 수 있다.

의족도 SACH의족이나 단축(single axis)의족을 사용한다. 단축의족은 발목관절 운동을 조절할 수 있기 때문에 좀더 정상에 가까운 발목관절 운동을 허용하는 장점이 있다. 뒤로 넘어지는 것을 방지하기 위하여 양쪽 발목관절은 앞쪽으로 체중을 약간 기울인 상태로 발목관절이 발등굽힘되도록 하고 발바닥굽힘 범퍼(plantar flexion bumper)나 힐쿠션(heel cushion)은 저항을 이겨낼 수 있도록 좀더 단단한 것을 사용한다. 근력이 약한 환자는 다리를 약간 벌리고 걸으면 어느 정도 안쪽과 가쪽 균형을 잡을 수 있어 안정성을 유지할 수 있게 된다.

의지의 길이는 절단자의 본래 다리 길이보다 5~7 cm 정도 짧게 만들어 중심을 낮추면 키는 작아지겠지만 균형을 유지하는 데는 크게 도움이 된다. 이러한 이유로 무릎관절이 없는 땅딸이(stubby) 의지를 사용하는 수도 있다(그림 3-53).

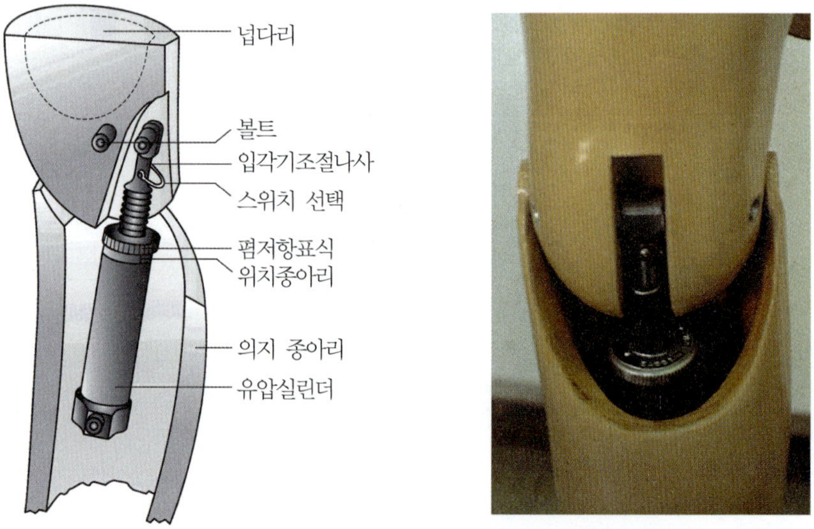

그림 3-52 유압식 무릎관절(hydraulic knee unit)

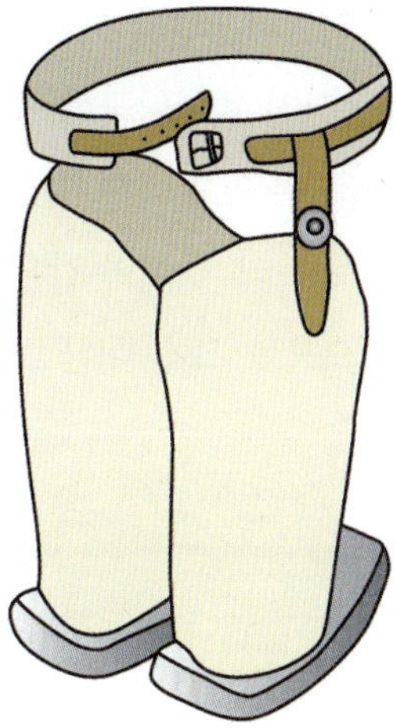

그림 3-53 땅딸이 의지(stubby prosthesis)

이 의지의 소켓은 완전접촉 사변형 소켓(total contact quadilateral socket)으로 되어 있고 무릎관절 부위에는 흔들의자 받침과 같은 둥근 밑받침을 부착시켜 뒤로 넘어가지 않도록 되어 있다. 매달기장치는 소켓, 의지의 엉덩관절, 골반벨트에 의해 매달려 있다. 이 의지는 안정성은 있으나 외관상 보기 흉하기 때문에 절단자가 받아들이지 않으면 사용할 수가 없다. 이 의지를 착용한 절단자는 몸통을 돌리면서 다리를 앞으로 내밀어 뒤뚱뒤뚱 걷게 된다. 물론 이 의지도 훈련이 반드시 필요하다.

내골격으로 된 임시의지를 사용할 수 있는데 이것은 종아리의지와 의족도 달려있다. 종아리의지의 길이는 의지착용 후 선자세나 보행이 능숙해짐에 따라 서서히 증가시킨다. 이러한 의지는 땅딸이의지보다 미관상 보기 좋으나 앞뒤쪽의 안정성은 그보다 못하다.

2) 한쪽은 넙다리절단자, 다른 한쪽은 종아리절단자에 대한 의지

한쪽은 넙다리절단 다른 한쪽은 종아리절단 시에 착용하는 의지와 그 구성부품 및 매달기장치는 개개인의 절단 상태에 따라 결정해야 할 것이다. 그러나 일반적으로 이러한 환자는 절단되기 전 본래의 다리 길이보다 5 cm(2 inch) 정도 짧게 의지를 맞추는 것이 안정감이 있어 좋다. 또 넙다리의지는 종아리의지보다 0.7~1.4 cm(¼~½인치) 정도 짧게 만들어야 쉽게 발끝을 뗄 수가 있다.

계단을 오르내리거나 경사진 길 또는 보도 턱을 오르내릴 때 넙다리, 종아리절단자의 체중을 들어 올리고 내리는 것은 종아리절단쪽 무릎을 사용하게 된다. 그래서 올라 갈 때는 종아리의지가 먼저 올라가게 되고 내려갈 때는 넙다리의지가 먼저 내려오게 된다.

3) 양쪽 종아리절단자에 대한 의지 (그림 3-54)

양쪽 종아리절단자에 대한 의지는 PTB의지를 양쪽 다리에 맞추어 주어야 하며 매달기장치는 개개인의 절단 상태와 스텀프의 길이에 따라 결정해야 한다. 의지는 절단되기 전의 정상쪽 다리 길이보다 2.5 cm(1인치)

정도 짧게 만들어야 안정감이 있다. SACH의족을 사용해야 하지만 뒤로 넘어지지 않도록 단단한 힐쿠션을 사용한다. 만일 의족에 단축(single axis)을 사용하면 발바닥굽힘 범퍼(plantar flexion bumper)는 좀더 단단한 것을 사용해야 한다. 양쪽 종아리절단자는 걸을 수 있고 계단도 오르내릴 수 있으며 경사진 길이나 보도 턱도 쉽게 오르내릴 수 있지만 정상인보다는 속도가 느리다. 이와 같은 절단자가 장시간 앉아있게 되는 작업을 하면 엉덩관절과 무릎관절굽힘이 구축될 수 있으므로 그에 대한 예방책을 강구해야 할 것이다.

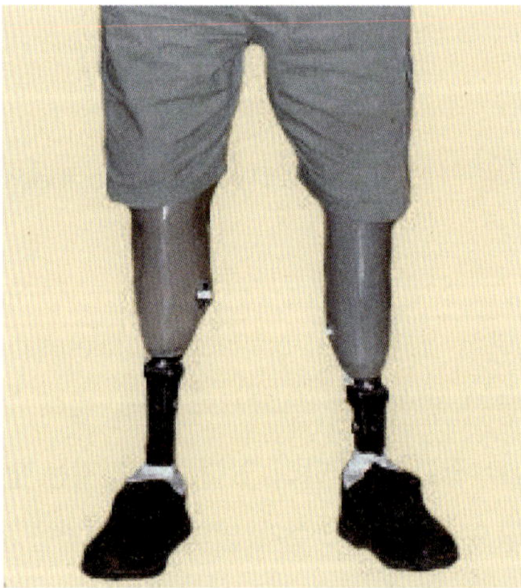

그림 3-54 양쪽 종아리의지의 착용 모습

④ 발의 부분 절단에 대한 의지

발의 부분 절단은 압상, 외상, 괴저에 의한 혈관장애, 심한 기형 등으로 절단된다. 발의 어느 위치에서의 절단이라도 어느 정도의 보행 장애는 있게 마련이고 소실된 부분에 대한 복원 문제는 여러 가지 형태의 의지로서 대체할 필요가 있다.

1) 발가락절단(toe amputation)과 족부의지 (그림 3-55)

발가락은 엄지발가락을 제외하고는 발가락 한 두 개가 절단되어도 기능상이나 미관상 크게 문제가 되지는 않지만 엄지발가락이 소실되거나 발허리발가락 관절이 완전히 절단되면 보행 시 입각기 말기에 발끝떼기(push off)를 할 수 없게 되기 때문에 약간 저는 듯이 보이며 빨리 걷거나 뛰게 되면 뚜렷이 나타나게 된다. 이러한 경우에는 탄력성 있는 재질을 절단된 발가락과 구두 사이에 끼워 넣고 구두 본창에는 발바닥의 형태를 본뜬 발받침(mold insole)을 넣거나 유연한 강철판으로 된 발받침(flexible spring steel plate)을 넣어 보행 시 발끝떼기(push off)를 쉽게 할 수 있게 도와주고 구두의 외형도 찌그러지지 않도록 해준다.

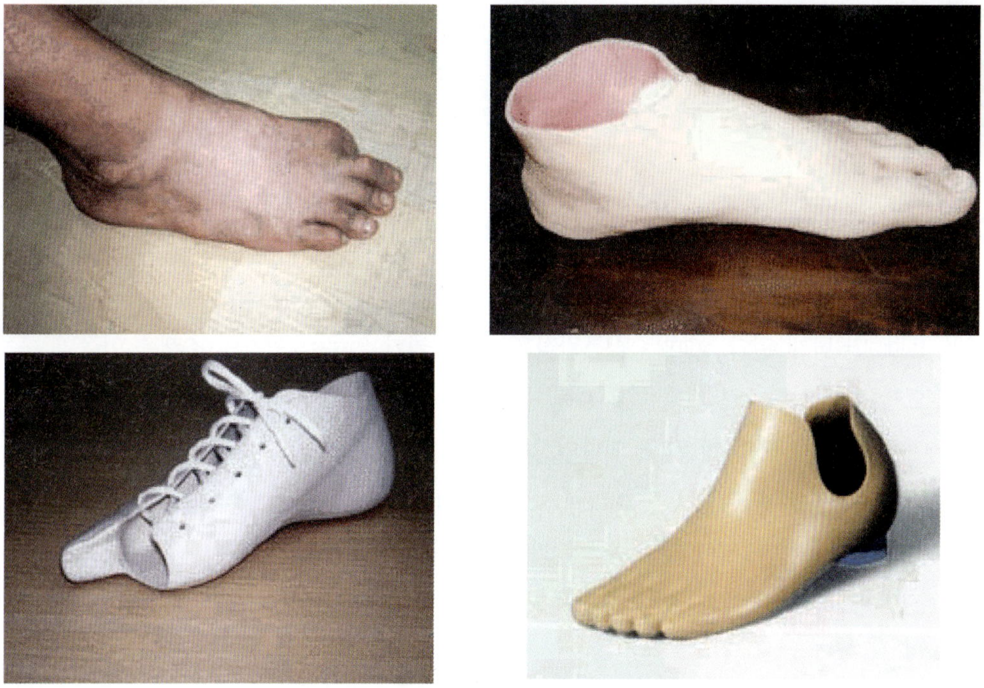

그림 3-55 엄지발가락의 절단과 여러 가지 의족

2) 리스프랑절단에 대한 의지

리스프랑절단은 발허리뼈를 가로질러 절단하든가 발목발허리관절(tarsometatarsal joint)에서 절단한 경우를 말하며 앞쪽 체중부하점인 발허리뼈머리가 절단되었기 때문에 좀더 심한 기능장애를 갖게 된다. 절단된 발은 첨족자세(equinus position)를 취하게 되고 절단된 발끝은 민감하게 되며 보행 시 발끝떼기(push off)를 전혀 못하게 된다. 이러한 문제를 극복하기 위하여 발바닥 형태를 본뜬 발받침(mold sole plate)을 발가락 부분까지 연장하고 절단부와 구두 앞쪽 사이의 공간을 부드럽고 탄력성 있는 재질(toe filler)을 채워 스텀프를 보호하고 보행 시 발끝떼기(push off)가 잘 되도록 도와준다. 이때 구두 본창에 발허리뼈 바(metatarsal bar)를 대주면 더욱 효과적이다. 또 다른 방법으로는 합성수지로 정상적인 인체의 발 모양으로 만들어 신고 그 위에 양말을 신고 구두를 신으면 실내에서도 절단된 부위를 쉽게 알아볼 수 없을 정도가 된다(그림 3-56).

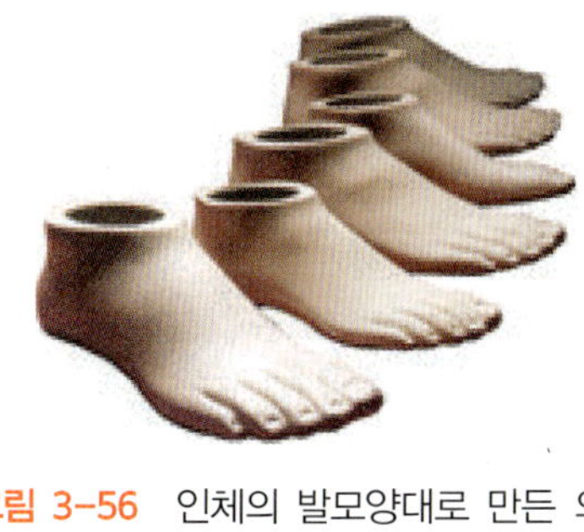

그림 3-56 인체의 발모양대로 만든 의족

발허리뼈가 가로방향으로 절단된 경우에는 발허리뼈 사이를 연결해 주는 근육이나 인대의 손실로 발허리뼈가 옆으로 벌어지게 되는데 이러한 문제는 발허리뼈를 둘러싸는 코르셋을 하고 발받침(sole plate)을 하면 효과적이다.

3) 쇼파르절단(Chopart amputation)에 대한 의지

쇼파르절단은 족근부 중앙(mediotarsal amputation)에서 절단하는 것을 말하며 발뒤꿈치뼈(calcaneus)와 목말뼈(거골, talus)만 남게 된다. 이때는 발목관절을 안정시키기 위하여 의지의 소켓을 안쪽과 가쪽 복사뼈 바로 위까지 오게 해야 하며 소켓의 뒤쪽을 여닫게 하여 소켓 안으로 스텀프를 넣고 다시 닫으면 스텀프는 의지의 소켓 내에 견고히 고정하게 된다. 의족의 앞쪽에는 발끝떼기가 잘 되도록 토우브레이크(toe break)를 넣고 SACH foot을 사용하여 뒤꿈치 닿기(heel strike)에서 압축되어 마치 발바닥굽힘(planter flexion)하는 것처럼 보이게 만들어야 한다. 절단부 먼쪽끝의 과민한 반응은 발의 모든 절단자에게 공통적인 문제로서 스텀프가 앞쪽으로 미끄러져 내려가면 압박되어 과민한 반응이 일어날 수 있기 때문에 가능한 한 낮은 구두를 신도록 해야 한다.

외과적인 관점에서 볼 때 스텀프가 적당히 성숙된 환자는 의지도 잘 맞고 기능으로도 만족하게 될 것이다.

4) 싸임의지(Syme prosthesis)

1840년도 초기에 영국의 제임스 싸임경은 정강뼈와 종아리뼈의 관절면에서 바로 몸쪽부위를 절단하고 환자의 체중을 받을 수 있도록 발뒤꿈치의 조직을 부착하는 발목관절이단 절단술을 개발하였다. 이 수술방법은 발의 심한 외상, 감염, 기형, 혈관질환이 있을 때 시행된다. 절단자는 스텀프 끝에 체중을 줄 수 있다는 것과 의지가 길기 때문에 충분한 지렛대의 역할로 의지를 조절하기 쉽다는 것, 그리고 의지 없이도 보행이 가능하다는 것이 장점이다. 단점은 절단부의 치유가 좋지 못하고 뼈가시(골극, spur)가 생길 수 있으며 미관상 보기 좋지 않다는 것과 먼쪽끝이 구근형태로 뭉툭하다는 것이다.

초기의 싸임의지는 가죽으로 된 소켓과 금속지지대, 의지의 발목관절로 이루어져 있었다. 이러한 본래의 디자인으로부터 파생된 싸임의지는 캐나다의 토론토에서 개발되었다. 캐나다식 싸임의지는 플라스틱 소켓과 SACH의족으로 되어 있다. 소켓은 스텀프의 모양대로 석고로 본 뜨고 체중부하에 대한 먼쪽끝과 몸쪽부위의 비율은 개개인의 상태에 따라 결정한다. 캐나다식 싸임의지(그림 3-57)는 스텀프를 소켓에 쉽게 넣도록 하기 위하여 소켓 뒷면을 열었다 닫을 수 있게 되어 있다. 그 다음은 미국의 Veterans Administration Prosthetic Center에서 개발된 싸임의지(그림 3-58)로서 의지 소켓의 안쪽면의 일부를 잘라 창문처럼 열고 닫을 수 있도록 만들어 스텀프를 소켓에 삽입한 다음 플라스틱 윈도우를 닫고 두 개의 끈으로 묶어 스텀프가 소켓에서 빠지지 않도록 한 것이다.

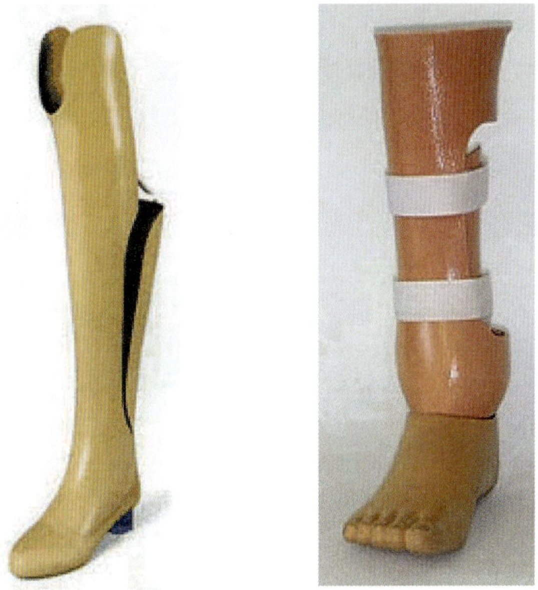

그림 3-57 캐나다식 싸임의지와 VAPC 싸임의지

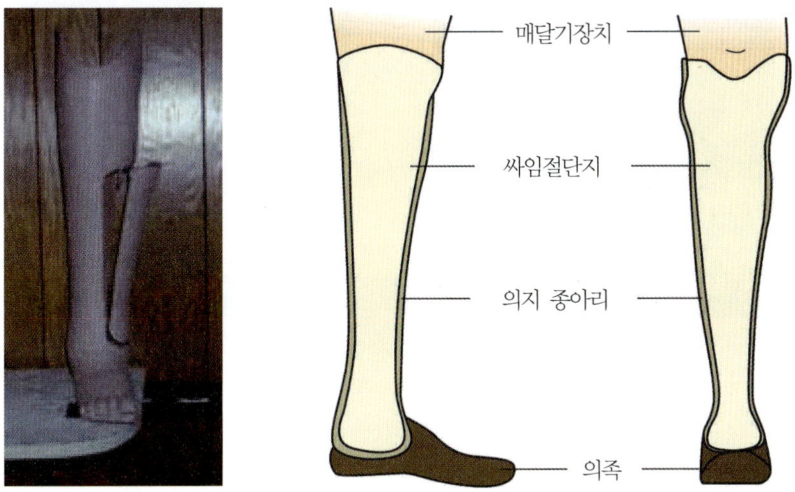

a b

그림 3-58 VAPC 싸임의지(a)와 싸임의지의 구성(b)

❺ 무릎관절이단의지(knee disarticulation prosthesis) (그림 3-59)

무릎관절 부근에서 절단하는 수술 방법에는 세 가지 종류가 있다. 넙다리 잘린 끝에 넙다리네갈래근힘줄(quadriceps tendon)을 덮는 힘줄성형 절단술(tenoplastic amputation), 넙다리 잘린끝에 무릎뼈를 관절유합(patellar arthrodesis)시키는 골성형 절단술(osteoplastic amputation), 무릎관절에서 절단하는 무릎관절이단술(knee disarticulation)이 있다. 이 중 가장 간단하고 외상도 적고 넙다리 안쪽과 가쪽 관절융기(epicondyle)를 그대로 보존하게 되는 수술은 무릎관절이단술이다.

수술방법에 관계없이 무릎관절이단의 장점은 우선 스텀프의 길이가 길어서 의지를 자유자재로 조정할 수 있고 넙다리를 통하여 체중부하가 되기 때문에 별도로 궁둥뼈거친면에 체중부하를 줄 필요가 없으며 절단부에 안쪽과 가쪽 관절융기가 두드러져 나와 의지를 매달기 쉽고 의지가 돌림되는 것을 방지해 줄 수 있어서 좋다. 이 의지의 생역학적인 문제는 넙다리의지 때와 같다. 입각기(stance phase)의 초기에 있어서 무릎관절의 안정성은 엉덩관절폄근의 작용과 의지의 무릎관절축이 인체의 무릎관절축보다 약간 뒤쪽에 있기 때문에 안정되어 있고 중기 입각기(mid stance)에서의 무릎관절의 안쪽과 가쪽 안정성은 엉덩관절벌림근과 소켓의 가쪽면에 의해서 안정성이 유지된다. 그러나 넙다리의 지렛대가 길고 넙다리 부위의 면적이 넓기 때문에 입각기 전반에 걸쳐 스텀프와 소켓 사이에 받는 압력은 줄어들게 된다.

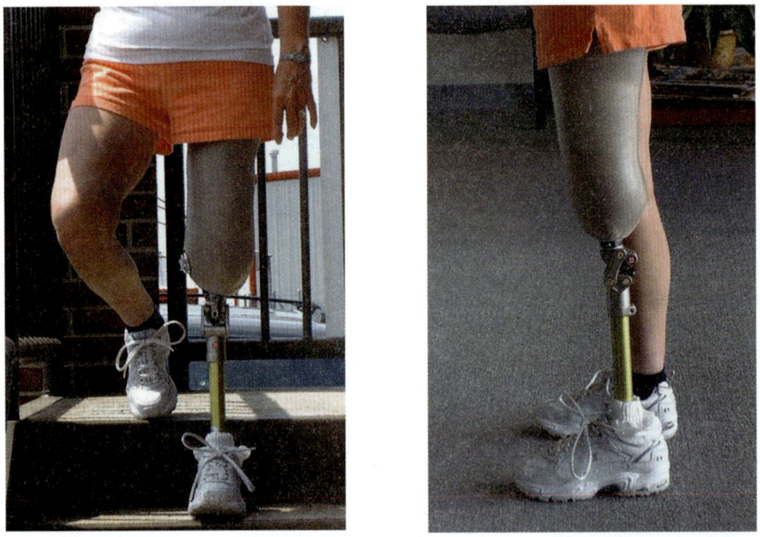

그림 3-59 무릎관절이단의지(knee disarticulation prosthesis)

유각기(swing phase)에서는 의지 종아리(shank)의 운동제어와 매달기가 필요하게 된다. 그러나 넙다리의지처럼 골반벨트나 실레지안밴드가 필요하지는 않다. 무릎관절이단의지의 매달기는 양쪽 넙다리관절융기(상과)의 돌출로 스텀프가 마치 구근처럼 생겨서 돌출부 바로 위를 꼭 맞게 하면 의지는 자연히 매달기가 잘 되지만 착용하고 벗는데 문제가 있다. 그래서 재래식 무릎관절이단의지에서는 이러한 문제를 해결하기 위하여 가죽으로 된 넙다리코르셋을 넙다리에 감싸고 앞으로는 끈으로 붙들어 매었으나 이것은 일일이 끈을 풀고 매야 하기 때문에 시간이 많이 걸리고 귀찮은 일이 되어서 현재에는 잘 사용하지 않는다. 또한 가죽은 비위생적이고 나무나 플라스틱보다 견고하지 못하다는 단점도 있다. 최근에는 폴리에스테르로 된 여러 가지 형태의 소켓이 나와 있으며 스텀프 아래쪽의 구근 같은 구조는 소켓의 좁은 부분을 통과하여 삽입하기 어렵기 때문에 플라스틱 소켓의 안쪽에 창문처럼 만들어 착용하고 벗기 쉽게 만든 것도 있다. 소켓과 스텀프가 일치하지 않으면 플라스틱 라이너 또는 압축되고 탄력 있는 재질을 삽입하거나 넙다리를 감싸는 인서트를 착용한 다음 소켓에 삽입할 수도 있다. 소켓 윗면의 형태는 사변형으로 되어 있어서 스텀프가 돌림되지 않는다. 재래식 의지는 유각기에서 의지 종아리(shank)의 운동을 제어하기 위하여 금속으로 된 안쪽과 가쪽지지대와 의지의 무릎관절, 폄보조장치 등을 했거나 기계식의 무릎관절 장치(knee unit)를 했다. 재래식 무릎관절 장치는 단축으로 되어 있고 마찰제어기전(friction control mechanism)이 설치되어 있지 않아 보행 시 유각기에서 종아리 운동을 제어할 수 없으며 기계식 무릎관절 장치는 무릎관절이 전위되는 단점을 가지고 있으므로 걸음걸이가 역시 비대칭으로 될 수밖에 없다. 이러한 문제를 해결하기 위하여 유압식 또는 공기식의 무릎관절 장치가 이용된다. 유각기에서의 종아리 운동조절과 보조(cadence)를 조절해 줄 수 있는 유압식의 작은 시린다(cylinder)를 의지의 종아리에 설치한 것도 있으며, 어떤 것은 다축 무릎관절 장치(polycentric knee joint)에 4개의 금속막대를 연결하여 내골격 종아리에 설치하고 부드러운 재질로 덮어 미관상 인체의 다리처럼 제작한 것도 있다. 이러한 새로운 소재의 부품들과 소켓제작의 기술 향상으로 편안하고 기능적이고, 미관상 좋고 에너지를 절약할 수 있는 의지가 나오게 되어 같은 조건의 넙다리의지보다 우수하다고 볼 수 있다.

⑥ 엉덩관절이단의지(hip disarticulation prosthesis)

엉덩관절이단의지(그림 3-60)는 매우 짧은 넙다리절단(very short above knee amputation), 엉덩관절이단(hip disarticulation), 골반절반절단(hemipelvectomy)일 때 적용된다.

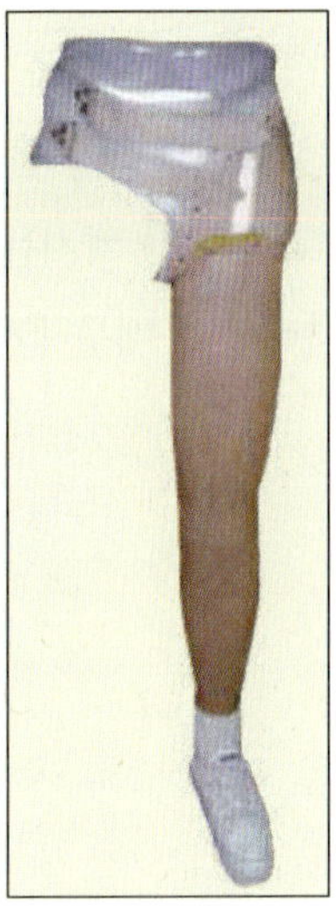

그림 3-60 캐나다식 엉덩관절이단의지(Canadian hip disarticulation prosthesis)

1) 엉덩관절이단의지의 소켓

엉덩관절 부위에서의 절단은 대부분 외상이나 악성종양 때문에 절단하게 되지만 드물게는 질병에 의해서도 절단하게 된다. 이러한 절단자들에게 가장 일반적으로 사용되는 의지는 캐나다식 엉덩관절 이단의지(Canadian hip disarticulation prosthesis)이다(그림 3-60). 이 의지의 소켓은 전면 접촉(total contact)으로서 절단부에 따라 그리고 체중부하와 매달기하는 모양에 따라 여러 가지 형태가 있으며 플라스틱으로 제작하므로 기능적이고 미관상 보기 좋고 편안하게 되어 있다. 소켓의 형태에 따라 기본형 소켓(basic socket), 사선형 소켓(diagonal socket), 골반절반 절단형 소켓(hemipelvectomy socket)으로 나눈다.

(1) 기본형 소켓(basic socket) : 엉덩관절이단 의지의 기본형 소켓(그림 3-61)은 플라스틱으로 되어 있고 스텀프를 감싸 허리까지 올라오며 골반을 단단히 둘러싸고 있어서 스텀프와 소켓 사이에서 일어나는 움직임을 최소화하고 있다. 척추의 가시돌기(spinous process)나 앞위엉덩뼈가시(ASIS)와 같은 뼈의 돌출부는 압박되지 않도록 하며 체중부하는 궁둥뼈거친면(좌골결절)과 큰볼기근(대둔근, gluteus maximus)에 받도록 한다. 정확한 체중부하점은 석고로 소켓의 본을 뜰 때 설정해야 한다. 소켓의 앞쪽과 뒤쪽에도 어느 정도 지지점을 구축하여 소켓의 앞뒤쪽의 움직임을 극소화하고 아래쪽에 집중되는 압력을 다소 분산시켜 동통의 원인을 제거한다. 소켓의 입구는 시상면에서의 안정감을 증가시키기 위하여 앞가쪽(anterolateral)으로 되어 있다. 체중부하가 되는 곳은 단단한 플라스틱으로 보강하고 소켓의 뒤쪽과 반대쪽은 연질의 플라스틱으로 만든다. 소켓의 앞쪽 테두리는 착용하기 쉽게 약간 밖으로 휘도록 한다. 매달기 장치는 소켓의 테두리가 엉덩뼈능선 윗부분의 움푹 들어간 곳에 걸치게 되어 소켓이 돌림되는 것을 막아주며 소켓을 정확한 위치에 놓여있게 한다.

(2) 사선형 소켓(diagonal socket) : 사선형 소켓(그림 3-62)은 넙다리의 작은돌기(소전자, lesser trochanter) 위치에서 절단된 경우에 가장 적합하다. 왜냐하면 엉덩뼈능선과 큰돌기 사이는 매달기장치를 설치할 수 있는 든든한 부위이기 때문이다. 사선형 소켓도 기본형 소켓처럼 소켓의 입구는 정상 쪽을 향하여 비스듬히 되어 있다. 소켓의 매달기장치는 정상쪽 엉덩뼈능선에 걸친 소켓과 절단쪽 엉덩뼈능선을 가로지르는 끈으로 매달려 있게 된다. 소켓으로부터 스텀프가 빠지는 것을 방지하기 위하여 끈을 바짝 조여 매는 것이 좋다. 이 소켓은 가볍고 절단 쪽으로 내려진 옷매무새가 좀더 자연스럽게 보이는 것이 장점이다.

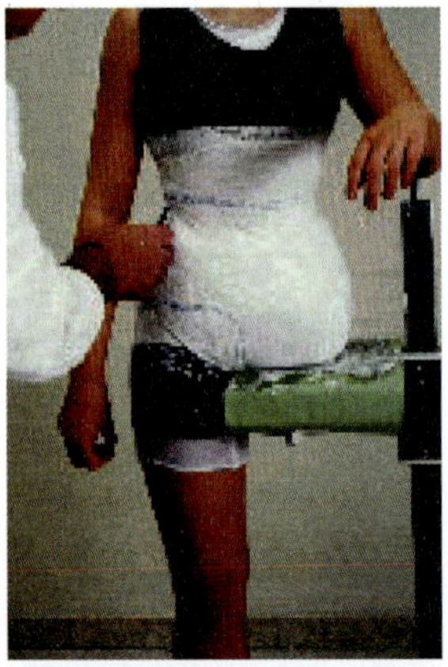

그림 3-61 엉덩관절이단에 대한 기본형 소켓(basic socket) 제작과정

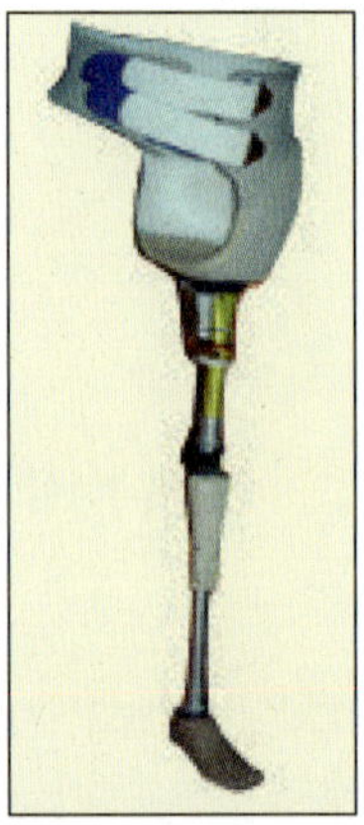

그림 3-62 사선형 소켓(diagonal socket)

(3) 골반절반절단형 소켓(hemipelvectomy socket) (그림 3-63) : 골반에서의 절단은 복강을 받쳐주고 골반을 절제했기 때문에 절단부의 복부와 몸통은 마치 물주머니처럼 되어 있다. 따라서 소켓은 뼈가 없이 흐늘흐늘한 복강을 잘 싸서 받쳐주어야 한다. 이렇게 하려면 소켓의 외벽을 단단히 하여 체중을 잘 받쳐 줄 수 있게 해야 하며 복부의 연부조직을 위쪽과 안쪽 방향으로 밀어 올려 받쳐주어야 한다. 그러나 방광이 있는 곳은 소변이 찰 것을 대비하여

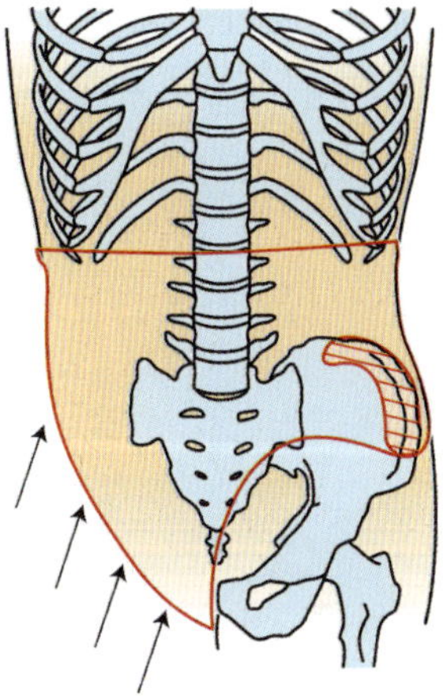

그림 3-63 골반절반절단형 소켓(hemipelvectomy socket)

조금 여유를 주어야 한다. 소켓의 윗면은 10번째 갈비뼈(늑골)의 높이까지 오게 하여 골반뼈에 의해서 절단부의 복부와 몸통이 잘 받쳐지도록 한다. 그러나 소켓의 윗면이 갈비뼈까지 올라와 있기 때문에 몸통굽힘이 제한된다. 그래서 어떤 경우에는 소켓 윗면을 갈비뼈 바로 아래까지 오게 하고 아주 견고한 탄력성 직물로 된 것을 사용하여 복부도 잘 받쳐 주고 몸통굽힘도 가능하게 하는 수도 있다. 그러나 뚱뚱한 사람은 배가 나와 있으므로 좀더 높은 부위까지 소켓의 윗면이 오도록 해야 하고 마른 사람은 배가 홀쭉하므로 뒤쪽은 11, 12번째 늑골까지 오게 하고 앞쪽은 단지 복부만 압박을 가하면 될 것이다.

2) 스텀프와 소켓의 제어(stump-socket control)

소켓의 모양이나 절단 부위에 관계없이 소켓과 스텀프는 잘 맞아야 한다. 그렇지 않으면 스텀프가 소켓 안에서 불필요하게 움직여지게 되어 불편하게 느껴지게 될 것이다. 따라서 이러한 불필요한 움직임을 제어하고 스텀프를 잘 받쳐주어야 하는 것은 스텀프와 소켓 사이에서 일어나는 필수적인 문제인 것이다.

(1) 앞뒤쪽의 제어(anteroposterior control) : 스텀프를 소켓이 잘 받쳐주지 못하거나 소켓 내에서 스텀프의 앞뒤쪽의 움직임을 제어하지 못하면 골반은 소켓 내에서 돌림하게 된다. 골반이 앞쪽으로 돌림하면

샅굴(회음부)에 소켓이 닿게 되어 불편하게 느껴지게 되고 엉덩관절의 안정성도 유지하기 어렵게 된다. 골반을 뒤쪽으로 기울게 하려면 의지에 가해지는 힘은 앞쪽 몸쪽과 뒤쪽 먼쪽으로 가하는 것이 가장 효과적이다(그림 3-64).

(2) **안쪽과 가쪽의 제어**(mediolateral control) : 소켓의 과도한 샅굴의 압력을 피하고 안정성을 갖게 하려면 소켓 내에서 스텀프의 안쪽과 가쪽 움직임을 제어해 주어야 한다. 의지의 입각기 동안 신체중심(W)은 수직받침점(V)에 대해 안쪽으로 힘이 쏠리게 된다. 따라서 몸통은 정상 쪽으로 쏠리게 되고 소켓은 빠지게 될 것이다. 그러나 중력선과 수직받침점 사이의 짧은 거리는 전액면상에서의 중심이동을 극소화시키기 때문에 별 문제가 되지는 않는다. 또한 소켓은 의지의 반대쪽 엉덩뼈능선의 허리밴드(C)와 동측 소켓벽(S)의 사선으로 받쳐지는 힘에 의해서 안정을 갖게 된다(그림 3-65).

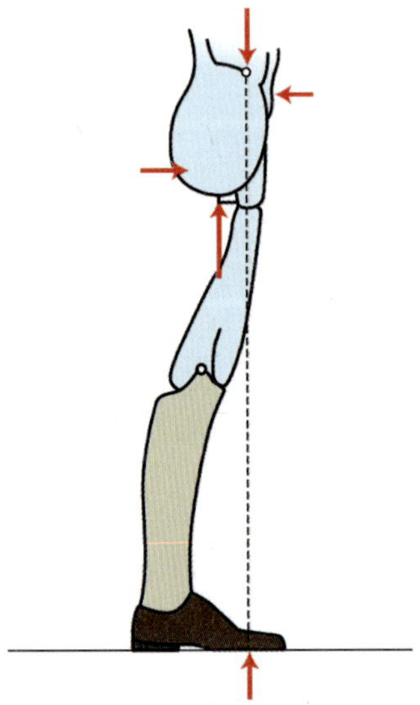

그림 3-64 골반의 안전성을 유지하기 위하여 의지에 주어지는 힘의 방향

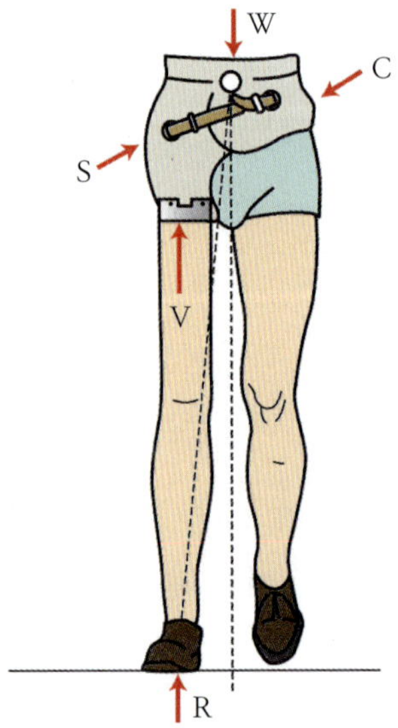

그림 3-65 의지의 입각기에서의 균형

3) 의지와 정렬(alignment)

캐나다식 의지의 엉덩관절과 무릎관절은 관절을 잠그는 장치가 없어도 관절의 독특한 배치에 의해 안정성을 갖게 된다(그림 3-66).

(1) **시상면에서의 안정성** : 엉덩관절은 체중부하선의 앞쪽에 위치하고 있으며 무릎관절은 체중부하선의 뒤쪽에 위치하여 무릎관절과 엉덩관절을 안정시킨다. 무릎관절의 안정성은 엉덩관절의 위치에 따라 영향을 받게 된다. 엉덩관절이 지나치게 앞쪽에 위치하게 되면 무릎관절이 불안정해지고 반대로 너무 뒤쪽에 위치하게 되면 엉덩관절이 불안정하게 된다.

엉덩관절 폄정지(hip extension stop)는 엉덩관절이 지나치게 펴지는 것을 방지하기 위한 것으로 의지 넙다리의 뒷면과 맞닿아 소켓의 앞 먼쪽 부위에 있다.

활보길이 조절끈(stride length control strap)은 탄력성 있는 넓은 끈으로서 엉덩관절 뒤쪽의 소켓에서 시작하여 무릎관절 앞쪽을 지나 종아리에 고정된다. 이것은 엉덩관절을 15° 이상 굽히지 못하도록 제한하고, 의지의 과도한 보폭이 일어나지 않게 하며, 무릎관절에서는 익스텐션에이드(extension aid) 작용을 한다. 그리하여 유각기에서 입각기로 넘어갈 때 부드러운 감속작용으로 다리를 지면에 내려놓을 수 있다. 의자에 앉을 때에는 무릎이 90°가 될 때까지 무릎관절 축을 유지해주고 의족을 지면에 평편하게 유지해 준다.

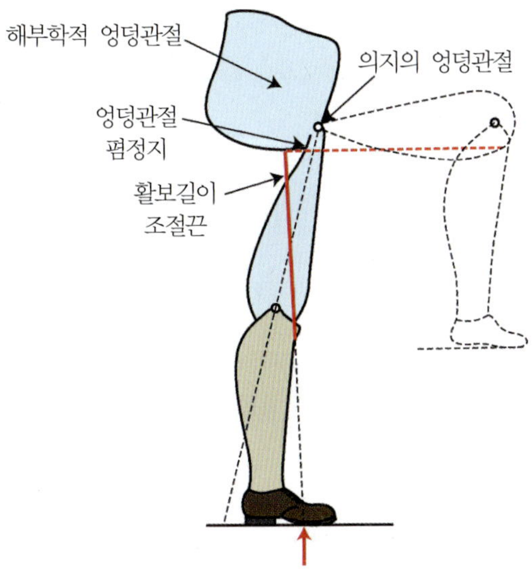

그림 3-66 캐나다식 엉덩관절이단 의지의 독특한 정렬 상태

연질의 힐(soft heel)은 무릎의 안정성을 유지해 준다. 그러나 단축 발바닥굽힘 범퍼(plantar bumper)가 너무 부드럽거나 SACH의족의 힐 웨지(heel wedge)가 너무 부드러우면 오히려 입각기에서 불안정하게 느껴지게 될 것이다.

(2) **이마면(frontal plane)에서의 안정성**: 엉덩관절이단 의지를 뒤에서 볼 때 뒤꿈치 사이의 약 7.5 cm의 좁은 기저면 위에서 의지의 안정성이 이루어지고 있다. 기저면이 넓으면 의지 위에 중심을 이동하기 위하여 몸통을 옆으로 많이 구부려야 한다. 의지의 뒤꿈치는 궁둥뼈결절을 수직으로 통과하게 된다. 의지의 엉덩관절은 소켓과 의지의 넙다리 사이에 금속으로 된 관절을 사용하면 몸통을 옆으로 구부릴 때 엉덩관절에 받는 저항을 충분히 이겨낼 수 있을 것이다. 그래서 최초의 캐나다식의지의 엉덩관절은 무릎관절에서처럼 모듈러 시스템(single axis)을 사용한다(그림 3-67). 최근에는 종아리의지나 넙다리의지에서와 같이 모듈러 시스템이 많이 이용되고 있다.

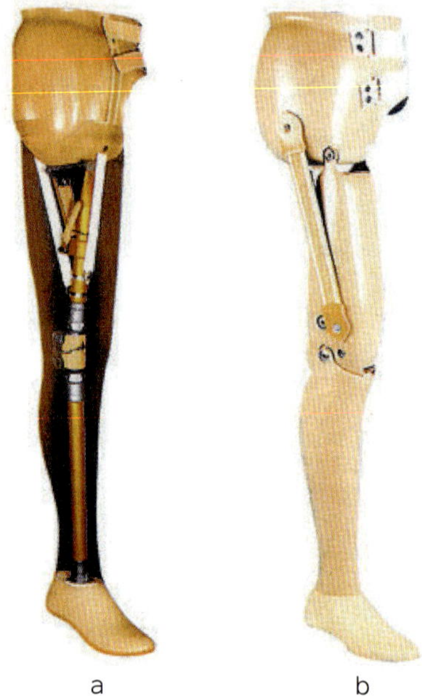

그림 3-67 내골격(a)과 외골격(b) 형태로 만든 캐나다식 엉덩관절이단 의지

7 하반신절단의지(hemicorporectomy prosthesis)

하반신절단술(hemicorporectomy) 주: paracorporectomy라고 해야 옳을 것 같다.

하반신절단술은 허리횡단절단술이라고도 하며, 골반, 골반 내의 모든 장기, 다리, 외부생식기 및 허리뼈와 허리척수를 횡절단하여 제거하는 것이다. 골반 내의 장기, 피부, 근골격계의 악성종양일 경우 이 절단술을 감행하게 된다.

하반신절단술은 복잡하고 여러 단계의 과정을 거쳐야 하며, 생리학적 및 정신신경학적 합병증을 나타내고 수술 후에도 사망률이 높기 때문에 고려해야 할 점이 많다.

수술 후 체액의 대체, 체온 조절, 폐의 관리 등은 특히 주의를 요하며, 장기간의 관리는 고혈압, 체중조절, 온도조절, 스토마 관리와 피부관리 등이 필요하다.

수술 전 평가에서 재활에 이르기까지의 자세한 평가는 성공여부를 가름하는 열쇠가 된다.

하반신절단의지는 특수한 디자인을 필요로 하며 팔의 기능이 상당히 좋아야만 가능하다. 양동이 모양으로 된 소켓 내에 몸통을 삽입하고 특별한 장치를 한 의지를 착용하고 목발을 짚고 걷게 된다. 실용성의 가능성은 의심되지만 인간의 무한한 능력과 하고자 하는 성취의욕은 그 벽을 넘어 뜻을 이룰 것이라고 생각한다.

8 다리의지 착용자의 보행과 일상 활동 트레이닝

절단자를 위한 재활임상팀은 처방, 제작, 의지의 점검 및 훈련에 대한 노력을 기울여야 한다.

만일 다리절단자가 의지를 착용했을 때 적절한 보행과 일상 활동의 트레이닝을 받지 못한다면 팀의 노력은 허사로 돌아가기 쉽고, 의지에 대한 불신과 의지가 무용지물이 되거나 거추장스러운 것이 된다면 심각한 문제가 발생하게 될 수도 있다. 따라서 제작된 의지의 점검과 실질적인 트레이닝은 매우 중요하며, 의지를 훌륭하게 사용할 수 있도록 최선의 노력을 기울여야 할 것이다.

종아리와 넙다리절단자의 의지트레이닝의 중요관점은 다음과 같다.

1) 의지를 정확하게 착용하기
2) 의지 착용 후 균형잡기
3) 편평한 지면에서 보행하기
4) 의자에 앉고 서기
5) 계단 오르내리기
6) 비탈길 오르내리기
7) 바닥에 떨어진 물건 집어올리기
8) 무릎 꿇은 자세에서 일어나기
9) 바닥에서 앉고 일어서기
10) 장애물 넘기
11) 달리기 할 때 뛰어넘기
12) 넘어질 때 자신을 보호하기

1) 의지를 정확하게 착용하기

절단자가 의지의 좋은 기능을 획득하고, 편안하게 사용하려면 소켓 안에 스텀프를 잘 넣고 특별히 압박 받는 곳과 불편한 느낌이 없어야만 한다.

(1) 준비물

① 탄력붕대(길이 : 75 cm, 폭 : 5~15 cm) 또는 스텀프 양말

② 파우더

③ 평행봉

④ 의자

(2) 넙다리의지의 착용순서 및 유의사항

① 절단자는 서거나 앉는다. 소켓의 내부가 습하고 땀에 차 있거나 근육이 무기력하다면 소켓 내부에 파우더를 넉넉하게 칠한다. 그러나 파우더는 밸브 사이에 들어가 이물질로서 장애물이 되기도 한다는 것을 생각해두어야 한다. 서혜인대 레벨에서 스텀프의 양말이나 붕대를 감기 시작하여 스텀프의 끝에서 천을 느슨하게 남겨둔다. 탄력붕대는 양말(목면 스타키넷)보다 착용하기가 쉽다. 만약 양말을 사용한다면, 스텀프에 주름이 잡히지 않고 편안하게 잘 맞아야 된다. 그러나 너무 조여서 빼내기 어려워도 안 된다.

② 의지의 밸브는 손가락으로만 빼내야지 도구를 사용해서는 안 된다.

③ 소켓 안에서 양말이나 탄력밴드 끝은 느슨하게 해서 밸브구멍으로 그것을 빼내기 쉽게 해야 한다. 그리고 스텀프가 소켓에 잘 맞아야 한다.

④ 스텀프를 소켓 안에 넣을 때, 대부분의 절단자들은 선자세를 취한다. 의지의 발은 약간 건측발 앞에 놓는다. 그래서 의지의 뒤꿈치는 거의 건측발의 발가락의 위치에 놓이게 한다.

⑤ 무릎이 구부러지는 것을 방지하기 위하여 넙다리 위에 한 손을 짚고 다른 한 손으로는 양말이나 밴드를 잡아당겨 팽팽해지게 한다(그림 3-68).

⑥ 소켓을 돌려서 긴모음근(장내전근, adductor longus)의 위치에 맞춘다. 또는 스텀프를 소켓의 앞안쪽 코너 안에 긴모음근의 힘줄이 위치하도록 한다. 만일 모음근 힘줄이 그곳에 확실히 위치하면 궁둥뼈 결절은 저절로 정확한 위치에 맞게 되어 있다.

⑦ 정상 무릎을 약간 구부렸다 폈다 하면서 스텀프를 펌프하듯이 한다. 그렇게 하면서 양말이나 밴드를 아래로 지속적으로 당기면 잘 움직여진다. 스텀프를 소켓 안에 다시 끼울 경우에는, 밴드나 양말을 다시 조절해야 하므로 펌핑을 멈추어야 한다.

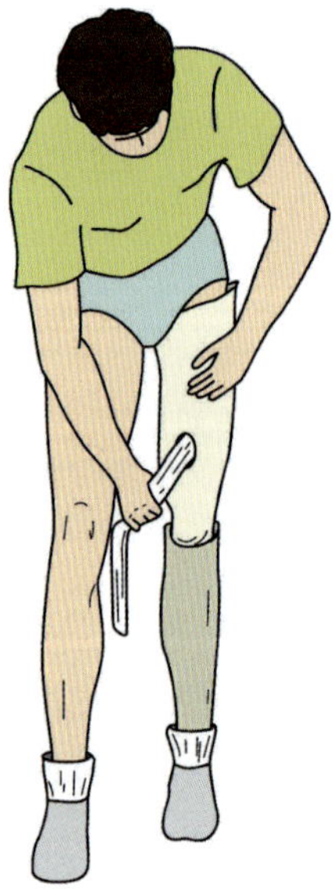

그림 3-68 넙다리의지의 착용방법

⑧ 소켓 주위의 피부의 긴장력을 조절한다.

⑨ 밸브를 제자리에 돌려 넣는다.

넙다리절단자는 앉은 자세에서 의지의 소켓 안에 스텀프를 삽입한 다음 약간 다리를 가쪽돌림하고 일어서서 벨트를 조인다.

종아리절단자는 스텀프 양말을 신고, 커프가 달린 무릎뼈힘줄 부하 의지(patellar tendon bearing prosthesis with cuff)에 스텀프를 삽입한 다음에 일어서서 적절하게 소켓 안으로 스텀프가 제자리에 잘 위치하도록 한다. 서 있는 동안에는 안정을 유지하기 위해서 의지를 착용한 쪽을 책상에 가깝게 서도록 한다. 마지막으로 커프 또는 코르셋을 조인다. 또는 서 있는 동안 안쪽 웨지(medial wedge)를 삽입하거나 앉은 자세에서 웨지를 삽입하고 일어서서 스텀프와 의지 사이가 헐거워지지 않도록 웨지를 잘 조절한다.

2) 의지 착용 후 균형잡기

평행봉 안에서 똑바로 서서 거울과 마주 보면서 다음과 같은 훈련을 시도한다.

(1) 체중부하와 균형

① 양발 사이를 10~15 cm 정도 벌리고 서고, 자세를 똑바로 하고 좌우의 체중이 똑같이 분배되도록 한다.

② 자세가 완전히 익숙해질 때까지 계속 양다리에 대칭적으로 체중부하를 주도록 한다.

(2) 체중부하 : 오른쪽 왼쪽으로

① 의지 쪽으로 체중부하를 쏠리게 할 경우에는 무릎을 똑바로 펴고 지면에 양 발을 편평하게 유지한다. 체중이동은 골반의 움직임으로 시도해야지 몸통을 오른쪽 왼쪽으로 구부려서는 안 된다. 이때 어깨와 골반은 수평으로 유지해야 한다.

② 건측다리로 체중을 쏠리게 한다.

위의 순서를 반복하고 부드럽게 오른쪽 왼쪽으로 체중을 쏠리게 하는 연습을 한다.

(3) 체중이동 : 체중을 앞뒤로 쏠리게 한다.

① 먼저 의지의 발 앞쪽으로 체중을 쏠리게 한다. 이때 무릎 또는 엉덩관절은 구부리지 않도록 한다.

② 그 다음에 발뒤꿈치 쪽으로 체중을 쏠리도록 한다.

(4) 다리를 앞뒤로 흔든다(forward and backward swing).

① 건측다리 쪽으로 체중을 쏠려 균형을 취한 다음 의지를 앞뒤로 흔든다(그림 3-69).

② 원위치를 취하고 이번에는 의지 쪽으로 체중을 쏠리고 건측다리를 앞뒤로 흔든다.

③ 교대로 체중이동과 다리 흔들기를 시도한다.

(5) 다리를 오른쪽 왼쪽(모음·벌림)으로 흔든다(abduction and adduction).

① 건측다리로 체중을 이동한다.

② 의지를 건측 앞으로 가로질러 오른쪽 왼쪽으로 흔든 다음 원위치하게 한다(그림 3-70).

③ 의지를 회선하는 동작으로 원을 그린다.

④ 교대로 의지와 건측을 흔든다.

이 운동은 1~2 cm 판자 위에 건측다리로 딛고 서서 의지를 돌림하면 흔들기가 쉬워진다.

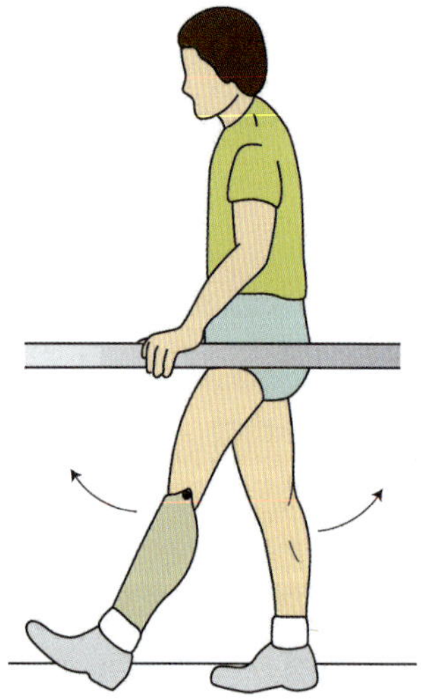

그림 3-69 건측다리로 지탱을 하고 의지를 앞뒤 방향으로 흔들어 스윙연습을 한다.

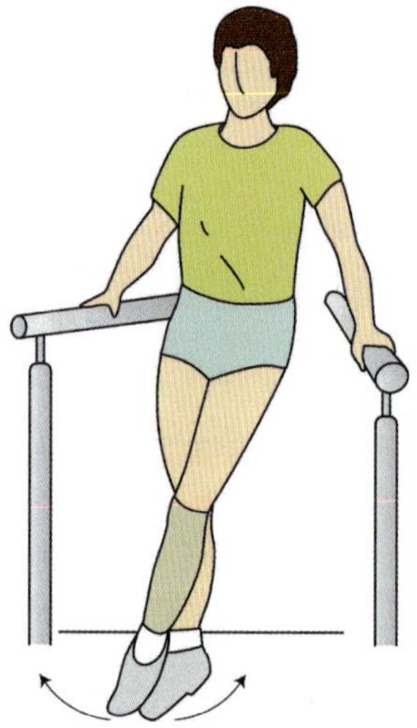

그림 3-70 건측다리로 지탱하고 의지를 오른쪽 왼쪽 방향으로 흔든다.

(6) 뒤꿈치를 축으로 하여 발가락을 안으로 밖으로 돌리기

① 뒤꿈치 쪽으로 체중을 쏠리게 한다.

② 뒤꿈치를 축으로 발가락을 밖으로 돌린 다음 원위치 한다.

③ 뒤꿈치를 축으로 발가락을 안으로 돌린 다음 원위치 한다(그림 3-71).

(7) 발가락을 축으로 하여 뒤꿈치를 안으로 밖으로

① 발가락으로 체중을 쏠리게 한다.

② 발가락을 축으로 하여 뒤꿈치를 밖으로 돌린 다음 원위치한다(그림 3-72).

③ 발가락을 축으로 뒤꿈치를 안으로 돌린 다음 원위치한다.

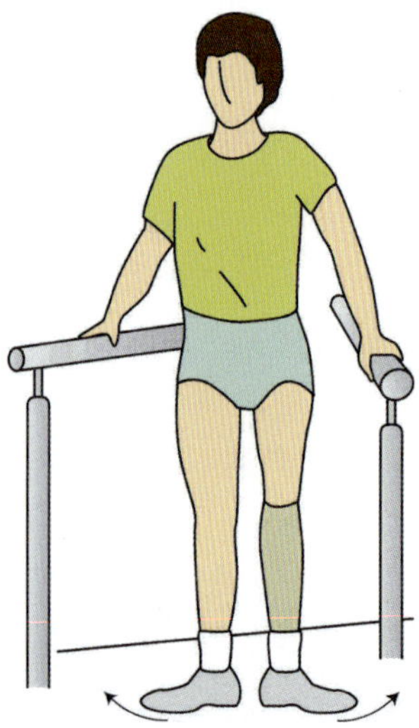

그림 3-71 뒤꿈치를 축으로 발과 의족을 가쪽돌림한다.

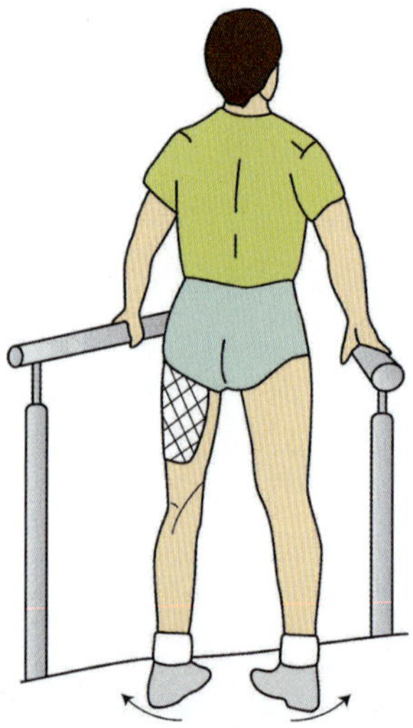

그림 3-72 뒤꿈치를 축으로 발과 의족을 안쪽돌림한다.

3) 편평한 지면에서 보행하기

① 보행을 시작하기 전에 먼저 정상쪽 무릎과 절단쪽 무릎을 교대로 구부렸다 폈다 하면서 원위치 한다.

② 건측다리 쪽으로 체중을 쏠린다. 지면으로부터 의지의 뒤꿈치를 들어올릴 때까지 절단 쪽의 무릎을 구부린다.: 의지발의 발가락을 지면에 접촉하여 유지한다.

③ 절단 쪽 무릎을 바로 펴서 의지를 들어 올린다음 다시 원위치한다. 이때 무릎과 엉덩관절은 펴도록 한다. 의지 쪽으로의 체중이동은 건측다리를 구부리고 건측발의 뒤꿈치만 들어 올리도록 한다.

④ 건측무릎을 펴고 뒤꿈치는 원위치 한다. 운동을 계속하고 걷는 동안 무릎을 리듬 있게 구부린다.

⑤ 절단자는 제자리걸음도 같은 방법으로 시도하고, 약 2.5 cm(1 인치) 발가락이 들어 올려 질 때까지 충분히 무릎과 엉덩관절을 구부린다(그림 3-73).

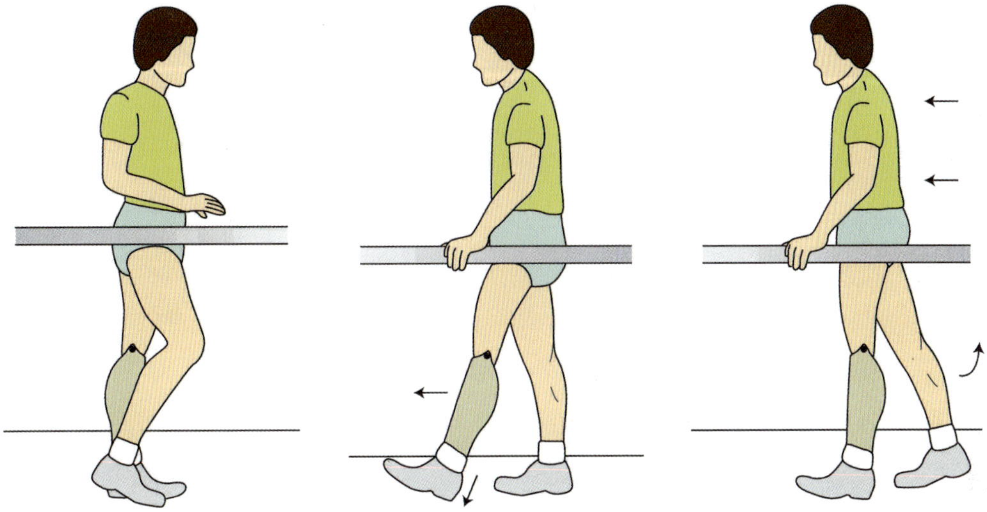

그림 3-73 의지로 지탱하도록 건측다리를 구부린다.

그림 3-74 의지의 뒤꿈치 닿기

그림 3-75 의지의 뒤꿈치 닿기에서 체중 앞쪽으로 쏠리기

(1) 체중이동 - 제자리에 선자세에서

① 의지의 발을 건측발보다 5~10 cm 정도 앞으로 내어 뒤꿈치가 지면에 닿게 하고 선다(그림 3-74).

② 의지 쪽으로 체중을 쏠리게 하기 위하여 골반과 몸 전체를 앞쪽으로 움직인다. 이때 의지의 무릎과 엉덩관절은 똑바로 펴도록 하고 건측무릎은 약간 구부리도록 한다(그림 3-75).

③ 체중을 뒤로 이동한 다음 처음 자세로 되돌아온다.

④ ①에서 ③까지 반복하고 건측발을 앞으로 내민다. 의지의 무릎을 구부리도록 허용하고 발가락을 지면에 닿게 유지하도록 한다.

(2) 유각기 - 다리의 교대

① 의지의 발을 건측발보다 5~10 cm 정도 앞으로 내어 뒤꿈치가 지면에 닿게 하고 선다(그림 3-76).

② 의지 쪽으로 체중을 이동하고 건측다리를 앞으로 스윙하여 발걸음을 앞으로 내어 놓는다.

③ 건측발 쪽으로 체중을 쏠리게 한다(그림 3-77).

④ 처음위치로 되돌아간다.

⑤ ①에서 ④까지 반복하고 건측발을 앞으로 내민 다음 의지를 앞으로 스윙하여 의지의 발을 건측발의 앞쪽으로 내밀도록 한다. : 절단 쪽에 최소의 엉덩관절굽힘을 허용하게 한다.

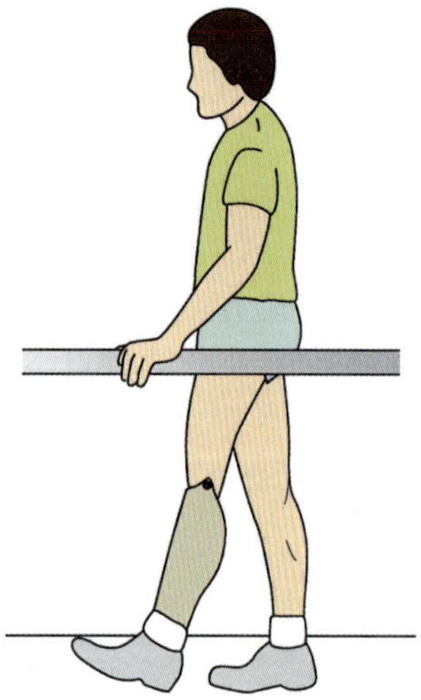

그림 3-76 의지의 발뒤꿈치 닿기

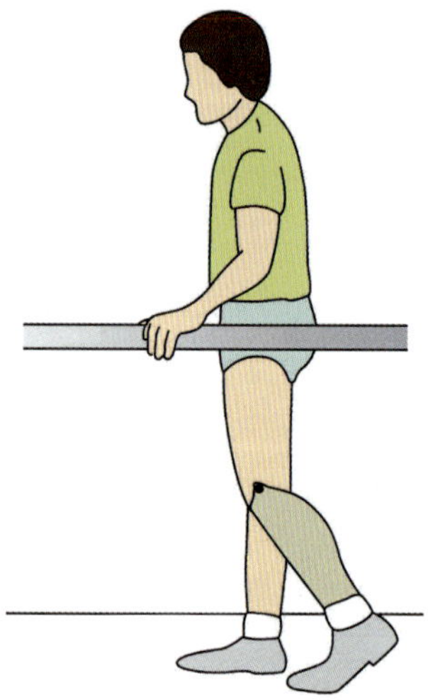

그림 3-77 건측으로 체중 쏠려 의지측 한 걸음 내딛기

(3) 이동과 스윙의 복합

① 의지의 발을 건측발보다 5~10 cm 정도 앞으로 내어 뒤꿈치가 지면에 닿게 하고 선다. 의지 쪽으로 체중을 앞쪽으로 이동한 다음에 건측다리쪽을 뒤로 향하게 한다. 다시 의지 쪽으로 체중을 이동한다. 의지의 앞쪽으로 몸을 기울이고 건측발을 스윙한다.

② 건측다리 앞으로 체중을 이동한다. 그 다음에 의지의 뒤쪽으로 체중을 이동한다.

다시 건측다리 쪽으로 체중을 이동하고 의지를 앞으로 스윙한다.

(4) 균형 회복

① 절단자는 평행봉에 서서 거울과 마주보고 선다.

② 의지의 뒤꿈치가 지면에서 떨어질 때까지 앞쪽으로 체중부하를 주고 균형을 잘 잡도록 한다. 다시 체중이동을 뒤로 하여 균형을 잡는다.

③ 거의 균형을 잃어버릴 정도로, 앞쪽으로 체중이동을 한다.

④ 균형을 취하려면 건측발을 빨리 앞으로 내어 딛도록 한다.

(5) 앞쪽 보행

① 양 발을 10 cm 정도 벌리고 서서 체중을 대칭으로 유지한다.

② 체중은 앞쪽으로 이동한다.: 균형을 취하지 못할 정도로 체중이 앞으로 쏠리면 건측다리를 앞으로 내어 놓는다.

③ 건측다리로 체중이 이동되면 의지의 무릎을 약간 구부리고 의지를 앞으로 스윙한다. 의지의 발이 건측다리의 앞으로 나아갈 때까지 몸을 부드럽게 앞으로 율동적으로 움직인다.

④ 의지 쪽으로 체중을 이동한다. 그리고 건측다리를 의지의 앞으로 한 걸음 내딛는다(그림 3-78와 3-79).

⑤ 건측발의 뒤꿈치가 지면에 닿게 되면, 즉시 건측다리 쪽으로 체중을 이동하고 의지의 발은 건측발 옆에 가져다 놓도록 한다. 다시 양 발의 체중분배가 대칭이 되도록 한다.

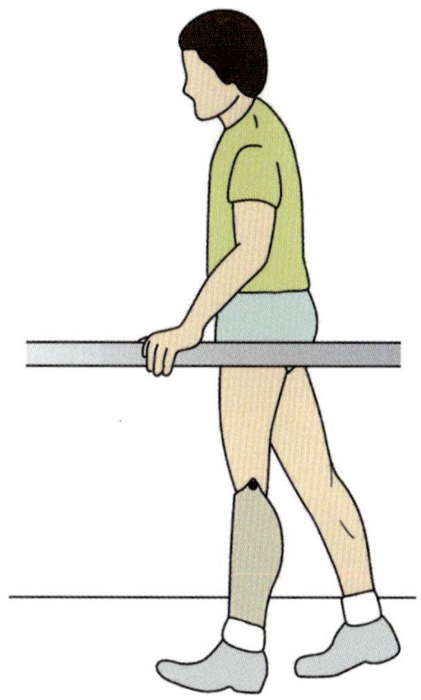

그림 3-78 의지 쪽으로 체중이 쏠린다.

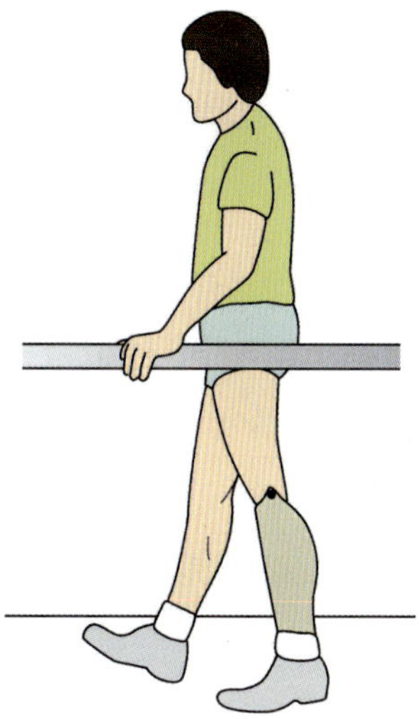

그림 3-79 건측다리를 앞으로 한걸음 내딛는다.

(6) 뒤로 걷기

① 절단자는 평행봉에 서서 거울과 마주보고 선다.

② 짧은 보폭으로 뒤쪽으로 걷는다.

③ 의지 쪽으로 체중이동이 잘 되도록 한다.

주의: 넙다리절단자는 의지의 무릎이 꺾여지는 것을 방지해야 한다. 왜냐하면 체중이 뒤쪽으로 이동되기 때문이다. 무릎이 구부러지는 것을 방지하기 위하여 스텀프를 펴야 한다.

(7) 좁은 베이스로 걷기

① 양발을 10 cm 정도 벌리고 걷는다. 이 보행의 목적은 골반과 몸통의 흔들림 없이 보행할 수 있는

능력을 기르기 위한 것이다.

② 이 보행을 좀더 정확하게 걸으려면 10 cm 넓이의 보드를 사이에 두고 걷는다.

(8) 의지 쪽으로 옆으로 걷기

① 양손으로 한쪽 평행봉을 잡고 옆으로 선다.

② 건측다리로 체중을 이동한다.

③ 건측발 쪽으로 의지의 발을 끌어당긴다.

④ 의지의 발이 건측발에 닿게 되면 체중을 의지 쪽으로 이동하고 건측발을 옆으로 한걸음 내어 딛는다.

⑤ ②~④까지 반복한다.

(9) 정상 쪽으로 옆으로 걷기

① 양손으로 한쪽 평행봉을 잡고 옆으로 선다.

② 의지 쪽으로 체중을 이동한다.

③ 의지의 발을 향하여 건측발을 끌어당긴다.

④ 건측발이 의지의 발에 닿게 되면 체중을 건측다리로 이동하고 의지의 발을 가쪽으로 미끄러뜨린다.

⑤ ②~④까지 반복한다.

(10) 다양한 보행 운동

① 원을 크게 그리고 그 안쪽에서 보행을 한다.

② 원을 그리고 그 바깥쪽에서 보행을 한다.

③ 8자 모양의 형태를 그리고 그 모양을 따라 보행한다.

④ 일직선으로 걷다가 90° 직각으로 걷는다.

의지의 발을 앞으로 내어 놓는다.

의지의 발 앞쪽으로 체중을 이동하고 무릎의 안정성을 유지한다.

의지의 앞발을 축으로 하여 건측을 향하여 90° 돌린다.: 건측발의 걸음을 앞으로 내어 딛는다.

①에서 ③까지 건측발의 앞발을 축으로 하여 반복한다. 이때 의지를 짧은 보폭으로 앞으로 내어 딛는다. 절단 쪽의 무릎의 안정성을 유지한다.

4) 의자에 앉고 서기

(1) 의자에 앉기

의자에 앉는 연습을 시작할 때 무거운 의자를 선택하고 의자를 벽에 기대어 놓는다.

① 의자와 마주 선다(그림 3-80).

② 건측발을 축으로 하여 건측다리의 뒤쪽이 의자에 닿게 하고 몸을 돌린 다음 절단자는 의자의 시트나 팔걸이를 건측손으로 잡아서 평형을 보강한다.

주의: 의자의 뒤쪽을 향하여 기대지 않도록 한다.

③ 의자 안쪽으로 앉기 위해서 몸을 낮추고 허리를 앞으로 굽히면서 건측엉덩관절과 무릎관절을 구부려서 천천히 앉도록 한다.

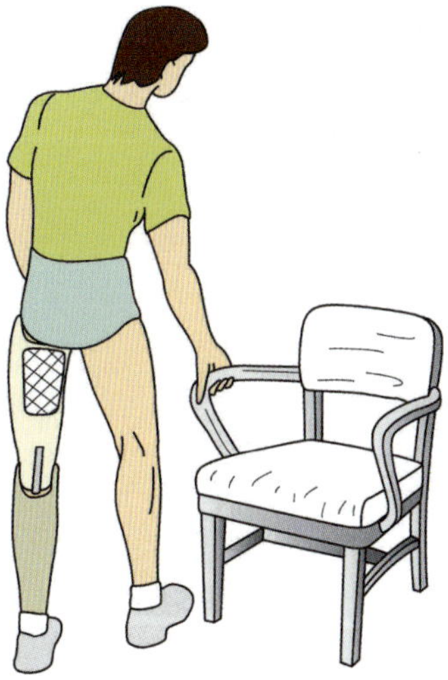

그림 3-80 의자를 벽에 기대어 놓고 의자와 마주선다.

(2) 의자에서 일어나기

① 건측다리를 의자 안쪽으로 약간 구부려 넣는다. 균형 잡기가 어려우면 건측무릎이나 넙다리 또는 건측의 팔걸이, 또는 양쪽의 팔걸이를 짚고 일어서는데 도움이 되게 한다(그림 3-81).

② 허리를 앞으로 구부리고 건측엉덩관절과 무릎관절을 펴서 선자세를 취하도록 한다. 필요하다면, 무릎, 넙다리, 또는 팔걸이를 양손으로 짚고 일어서도록 한다.

③ 의지 쪽으로 체중을 이동하고 건측발을 앞으로 내어 딛는다(그림 3-82).

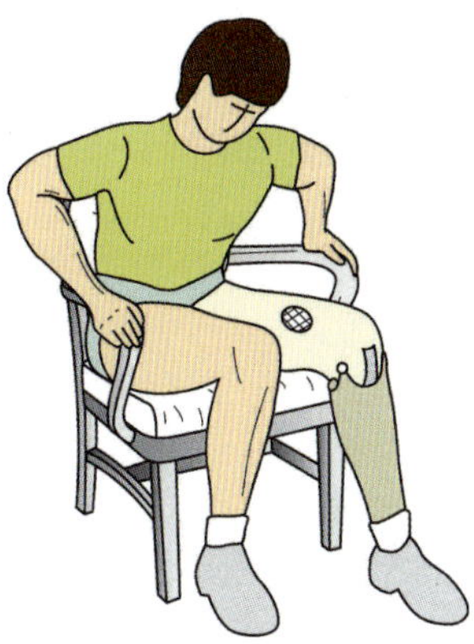

그림 3-81 건측다리를 의자 안으로 구부려 넣는다.

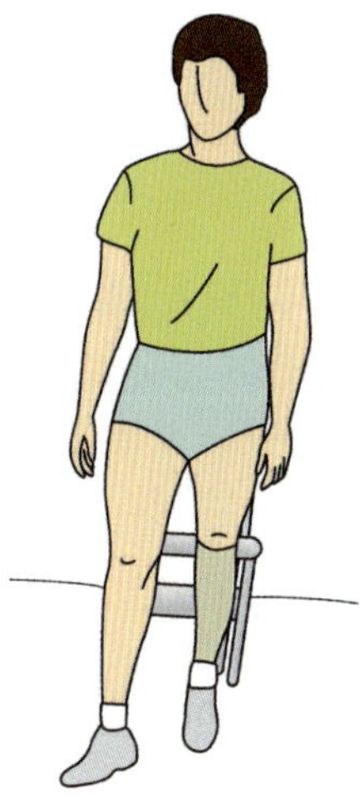

그림 3-82 의자에서 일어난다. 일어날 수 없으면 팔걸이를 잡거나 넙다리를 누르고 일어난다.

5) 계단 오르내리기

(1) 계단 올라가기

① 건측발을 계단 위에 올려놓고 체중을 그쪽으로 쏠리게 한 다음(그림 3-83)

② 건측엉덩관절과 무릎관절을 펴서 건측발 옆에 의지의 발을 올려놓도록 한다.

주의: 종아리절단자는 계단을 각각 한발로 올라 갈 수 있지만 넙다리절단자는 넙다리의 힘이 약하기 때문에 한번에 한 계단씩 올라가는 방법을 사용해야 안전하다.

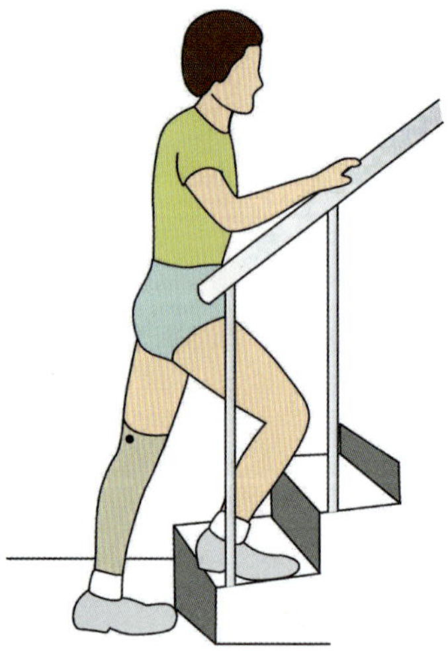

그림 3-83 계단 올라갈 때는 건측다리를 먼저 계단 위에 올려 놓는다.

(2) 계단 내려가기

① 내려갈 계단 위에 똑바로 선다.

② 먼저 건측다리에 체중을 이동한다.

③ 건측엉덩관절과 무릎을 구부리면서 환측의지를 아래 계단에 내려놓는다.

④ 환측 의지로 체중을 이동하고 건측다리를 내려놓는다.

이 방법은 항상 의지의 발을 먼저 내려놓고 건측발을 의지의 발 바로 옆에 내려놓도록 하는 것이다.

주의: 대부분의 절단자는 균형을 잃지 않고 빨리 올라가려고 양손으로 레일을 잡고 옆으로 올라가는 것을 좋아한다.

(3) 한계단 한계단 내려가기

주의: 이 방법은 계단을 내려가는데 능숙한 넙다리절단자만 가능하다. 한계단 한계단씩 별도로 내려가는 방법은 손으로 무릎장치(knee unit)를 잠그거나 마찰장치(friction unit)를 잠그는 절단자는 적합하지 않다.

대부분 종아리절단자는 계단을 각각 딛으면서 내려 갈 수 있다.

① 계단의 앞쪽 가장자리에 의지의 뒤꿈치를 걸쳐 놓는다(그림 3-84).
유압식장치를 착용한 넙다리절단자는 계단 앞쪽 가장자리에 의지의 발가락 정도만 내밀어 놓아야 한다.

② 건측의 골반과 몸통을 앞으로 이동시키기 위하여 의지 쪽으로 체중을 쏠리게 한 다음 무릎을 완전히 펴서 유지한다.

③ 건측발은 의지를 지나 앞으로 내어놓고, 의지 쪽은 스텝프를 이완시켜 무릎을 구부리면서 계단 아래로 건측발을 내려놓고 건측다리로 체중을 이동한다(그림 3-85).

④ 다음 계단의 가장자리까지 의지의 뒤꿈치를 내려놓기 위하여 의지를 스윙한다.

⑤ 교대로 계단을 내려간다. 그래서 건측발은 첫 계단에 내려놓는다. 그 다음에 의지의 발은 두 번째 계단에 내려놓는다. 건측발은 세 번째 계단을 내려가고 계단의 바닥에까지 도달한다.

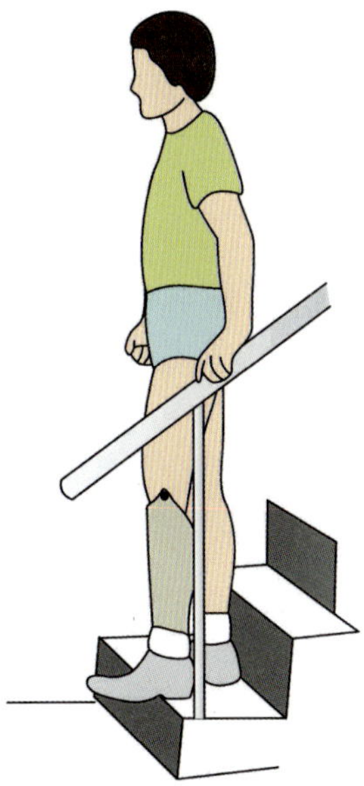

그림 3-84 계단 앞쪽 가장자리에 의지의 뒤꿈치를 걸쳐서 발을 편평하게 한다.

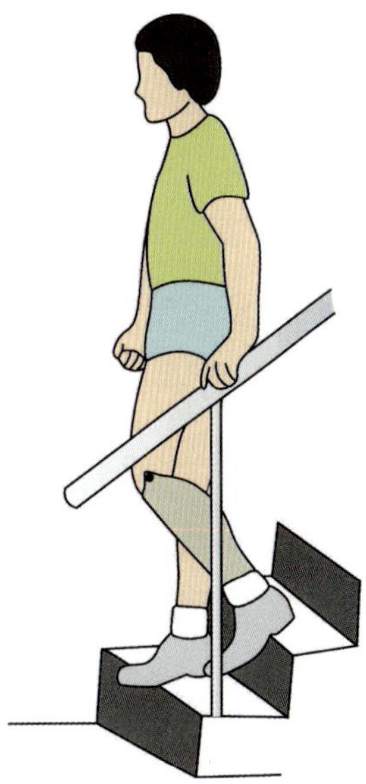

그림 3-85 무릎을 구부리면서 계단 아래로 건측발을 내려 놓고 체중을 지탱한다.

6) 비탈길 오르내리기

(1) 비탈길 올라가기

① 건측발로 리드한다.

② 의지를 앞으로 내미는 동안 의지쪽의 무릎을 약간 구부린다.

③ 의지의 발걸음을 짧게 하고, 건측발을 약간 지나거나 건측발의 위치에 바로 도달하게 한다. 절단쪽의 엉덩관절과 무릎은 펴도록 한다.

의지의 발걸음을 짧게 하는 것은 의지의 무릎굽힘을 조절하기 어렵기 때문인 것으로서, 의지위에 체중이동을 쉽게 하기 위한 것이다.

만일 절단자가 경사가 가파르거나 몸이 약하기 때문에 비탈길을 내려가기를 힘들어하면, 대각선으로 내려가는 것이 좋다. 건측다리는 오르막측으로 유지해야 한다.

내려가기가 아주 힘들면 옆으로 걷는 방법을 선택한다. 건측발로 리드하고 건측 쪽으로 의지쪽을 가져오게 한다.

(2) 비탈길 내려가기

① 의지의 발로 리드하고, 보폭을 짧게 하여 걷도록 한다. 절단 쪽의 엉덩관절과 무릎을 펴서 뒤꿈치 닿기(heel strike)를 하게 한다.

② 의지 쪽으로 체중을 이동한다.

③ 건측발을 앞으로 스윙한다. 건측다리를 앞으로 내어 딛어 통과할 때 절단쪽 무릎이 약간 굽혀지도록 허용해야 한다.

④ 건측다리 위에 체중을 지탱하도록 한다.

만일 절단자가 비탈길을 내려가기 힘들어 하면 의지의 발을 앞으로 통과하지 말고 발을 건측에 붙이도록 해야 한다. 뒤꿈치 닿기에서, 절단쪽의 엉덩관절과 무릎을 펴고, 체중을 의지 쪽으로 이동한다. 그 다음에 건측다리를 약간 의지의 뒤쪽으로 가져온 다음 건측발쪽으로 체중을 이동한다.

올라갈 때와 마찬가지로 절단자는 대각선으로 또는 가쪽으로 내려가기를 원하게 될 것이다. 모든 경우에 의지는 내리막쪽에 유지하여 절단쪽의 무릎의 굽힘을 조절해서 줄여주어야 한다. 종아리절단자는 비탈길을 오르내릴 때, 동일한 방법으로 시도하면 될 것이다.

7) 바닥에 떨어진 물건 집어 올리기

① 건측발을 의지 발의 앞에 놓는다.

② 체중을 건측으로 쏠리게 한다.

③ 허리와 건측엉덩관절과 무릎을 구부린다. 절단쪽 무릎은 편 상태로 유지하거나 약간 구부린다.

8) 무릎 꿇은 자세에서 일어나기

(1) 무릎 꿇기

① 건측발을 의지의 발 앞에 잘 놓는다. 절단쪽 무릎을 구부린다.

② 체중을 건측발 쪽으로 쏠리게 한다.

③ 부드럽게 지면으로 내려가기 위하여 양쪽 무릎을 구부린다.

④ 절단쪽 무릎을 완전히 구부려 유지한다. 그리고 앞으로 넘어지는 것을 피하기 위하여 체중을 뒤로 유지한다.

(2) 무릎 꿇은 자세에서 일어나기

① 건측발을 세워 지면에 편평하게 놓는다.

② 허리를 앞으로 구부린다.

③ 건측발의 엉덩관절과 무릎을 펴면서 일어난다. 일어나기 힘들면 양손으로 건측넙다리 위를 짚고 일어난다. 의지의 발을 앞으로 가져와서 건측발의 약간 뒤쪽에 놓는다.

9) 바닥에서 앉고 일어서기

(1) 바닥에 앉기

① 체중은 건측다리와 팔과 엉덩이에 점진적으로 부하를 준다. 의지를 약간 앞쪽으로 놓는다.

② 건측발에 체중을 이동한다.

③ 건측을 향하여 몸을 돌린다.

④ 허리부터 구부리고 절단자는 양 무릎과 엉덩관절을 구부린다.
지면 위에 건측손을 짚기 위하여 몸을 서서히 뒤아래쪽으로 낮춘다(그림 3-86).

⑤ 지면으로 부드럽게 몸을 내리고 건측엉덩이로 앉는다.

⑥ 지면으로 앉아서 몸을 직각으로 돌린다.

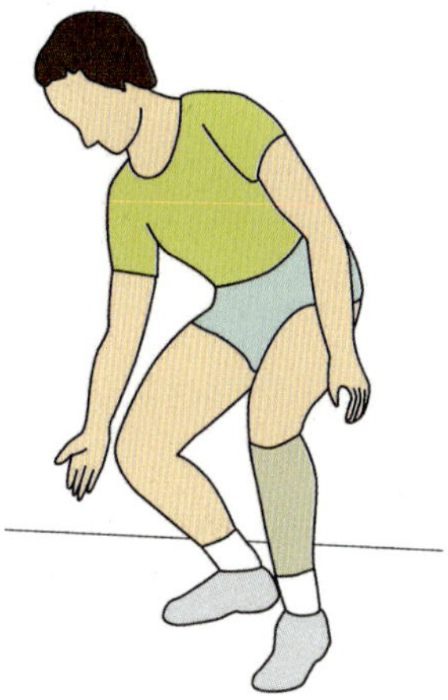

그림 3-86 건측손을 지면에 짚기 위하여 서서히 무릎을 뒤아래쪽으로 낮춘다.

(2) 고령자는 다음과 같은 방법으로 바닥에 앉는 것이 안전하다.

① 건측발을 약간 의지 앞에 놓는다.

② 얼굴을 앞으로 향하면서 내려앉고 양손을 지면에 지탱한다.

③ 엉덩이를 낮추고 1/4 정도 몸을 건측으로 돌려 앉는다.

④ 몸을 바르게 하여 양쪽 엉덩이로 앉도록 한다.

(3) 바닥에서 일어나기

① 바로 앉은 자세에서 건측다리를 최대로 구부린다.

② 몸 뒤쪽으로 건측 양손을 지탱하여 놓는다(그림 3-87).

③ 건측을 향하여 몸을 돌려 엎드린자세를 취하면서 양손으로 지면을 지탱한다.

④ 건측다리를 축으로 힘을 주고 양쪽 무릎을 완전히 펴면서 일어난다.

(4) 고령자는 안전하게 바닥에서 일어나려면 네발기기를 해야 한다.

① 건측발을 의지 쪽으로 가로질러 놓고 엉덩관절과 무릎관절은 가능한 한 많이 구부린다.

② 의지 쪽으로 몸을 돌린다.

③ 100 m 달리기 자세처럼 유지한다(그림 3-88).

④ 건측발을 축으로 하며 힘을 주면서 일어나도록 한다.

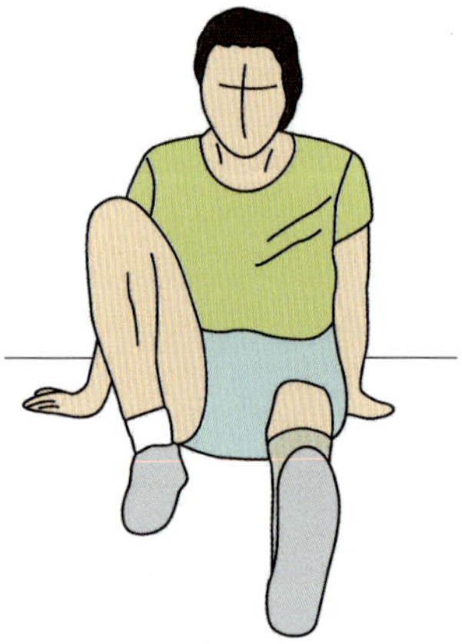

그림 3-87 양손을 뒤쪽에 지탱하여 앉는다.

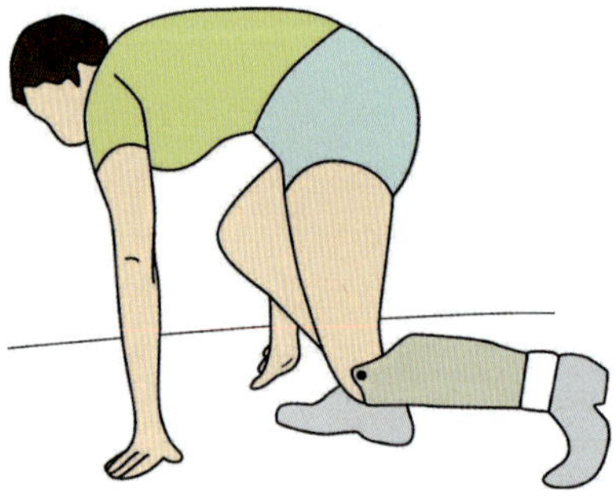

그림 3-88 엎드린 자세를 유지한다.

10) 장애물 넘기

(1) 바로 접근하기

① 장애물을 앞에 놓고 8 cm 정도 떨어진 위치에 선다.

② 건측으로 체중을 이동한다.

③ 장애물 위로 의지를 힘 있게 올려 장애물을 돌림하여 넘어간다(그림 3-89).

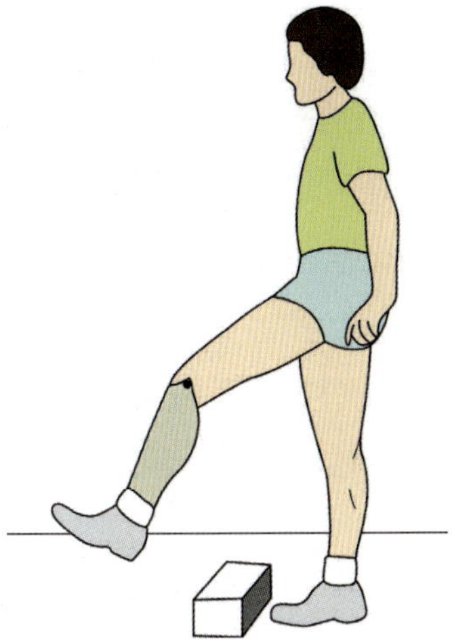

그림 3-89 건측을 지탱하고 의지 쪽으로 장애물을 넘는다.

④ 의지의 뒤꿈치가 지면에 닿게 되면, 의지쪽의 엉덩관절과 무릎관절은 안정성을 취하기 위하여 강하게 펴도록 하고 지면에 확고한 지탱을 해야 한다.

⑤ 건측다리는 장애물 위를 넘어가고 다시 밸런스를 취한다.

(2) 측면 접근하기

이 방법은 비교적 높은 장애물을 넘으려고 할 때 적용된다.

① 장애물로부터 약 13 cm(5인치)되는 지점에 옆에 선다.

② 장애물을 넘을 때는 무릎을 펴하여 절단쪽에서 엉덩관절굽힘의 힘을 강력하게 사용한다.

③ 뒤꿈치 닿기에서 안정성을 얻기 위하여 강하게 절단쪽의 엉덩관절을 편다.

④ 장애물 위로 건측다리를 가져오고 다시 밸런스를 취하도록 한다.

⑤ 위의 단계를 ①에서부터 ④까지 실시하고 건측다리로 리드를 한다. 약간 앞쪽으로 체중을 이동하고, 절단쪽의 엉덩관절을 펴고 장애물 위로 건측다리를 흔들어서 넘어간다.

11) 달리기할 때 뛰어넘기(hop-skip)

① 건측발을 앞으로 내어 놓는다.

② 건측발 쪽으로 체중을 이동하면서 건측다리를 앞으로 껑충 뛰면서 뛰어넘기 한다.

③ 의지를 앞으로 스윙하고, 순간적으로 의지 쪽으로 체중을 이동한 다음 아주 빠르게 건측발을 스윙한다.

④ 다시 건측발 쪽으로 체중을 이동한다. 의지의 스윙을 통하여 건측으로 한번 껑충 뛰게 한다.

⑤ 이러한 과정을 지속하고 건측다리로 한번 깡충 뛰고 그 다음에 의지를 앞으로 내어 균형을 취한다.

12) 넘어질 때 자신을 보호하기

넘어지는 두 가지 이유는 넙다리의지의 무릎이 갑자기 무너지는 것처럼 꺾여지는 것과 종아리의지 또는 넙다리의지에서 의지의 발이 미끄러지는 것이다. 보행하다가 의지 쪽으로 지탱이 일시 소실되어 넘어질 수 있다는 것을 미리 알려 주고 이러한 일이 발생되었을 때 다치지 않고 넘어질 수 있는 방법을 가르쳐 주는 것은 매우 중요하고 바람직한 것이다. 넘어지기를 방지하기 위한 균형잡기 훈련은 매우 중요하며, 넘어지는 것 못지않게 중요한 것은 안전하게 바닥에서 일어나는 방법을 알아 두는 것으로서 절단자 자신은 물론이려니와 가족과 도움이들도 알아 두어야 응급 시에 적용될 것이다.

9 넙다리의지 착용자의 보행 시의 문제점

넙다리의지 착용자의 보행에서의 가장 일반적인 보행의 문제점은 다음과 같다.

1. 벌림 보행
2. 몸통의 가쪽굽힘
3. 휘돌기
4. 유각기 넘어가기
5. 뒤꿈치 닿기(heel strike)에서 발의 돌림
6. 고르지 못한 뒤꿈치 들림
7. 유각기 마지막 단계에서의 지면과의 충돌
8. 발이 힘없이 털썩 떨어짐
9. 발걸음의 폭이 고르지 못함
10. 허리척추앞굽음증
11. 도약

1) 벌림보행

특징 : 보행 기저부의 넓이는 정상 범위인 5~10 cm(2~4인치)이상 벌리고 걷는다. 보통 골반의 가쪽전위가 과도하게 일어나거나 몸통을 옆으로 구부리고 걷게 된다.

관찰시기 : 양쪽 다리 지지(double support) 기간 동안

관찰위치 : 환자의 뒤에서

원인 :

① 샅(groin)의 통증 또는 불편함이 있을 때 피부감염, 모음근 밀림, 안쪽 소켓 벽의 압력 등이 일어나게 된다. 따라서 절단자는 통증이나 불편함이 있는 부위로부터 소켓의 안쪽이 압박되지 않도록 의지를 옆으로 벌려 이러한 요인을 경감시키려 할 것이다(그림 3-90).

② 스텀프의 모음근 구축이 있을 때

③ 의지가 너무 길 때 절단자는 벌림 보행으로 걷는다. 왜냐하면 의지는 유각기 동안 지면에서 쉽게 떨어질 수 있게 하기 때문이다.

④ 의지의 종아리가 넙다리 부위에 대해 무릎외반 위치로 배열되어 있을 때

⑤ 기계적으로 엉덩관절이 잘못 맞추어져 소켓과 스텀프가 벌어지게 될 때

⑥ 심리적으로 불안정하게 느낄 때 다리를 벌려 보상하려고 한다.

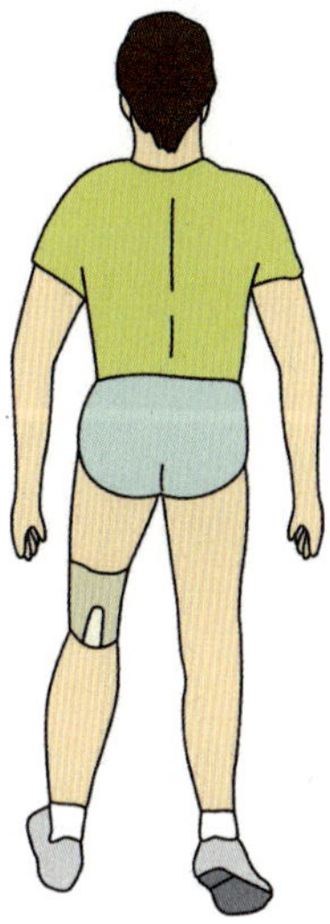

그림 3-90 샅굴(회음부)에 통증이 있으면 의지를 벌리고 걷게 된다.

2) 몸통의 가쪽굽힘

특징: 입각기에서 몸통을 절단 쪽으로 향하여 구부린다. 이 동작은 의지 쪽으로 중심을 이동하기 위한 것이다(그림 3-91).

관찰시기: 뒤꿈치 닿기를 할 때부터 중간 유각기 동안

관찰 위치: 환자의 뒤쪽에서

원인:

① 몸통의 가쪽굽힘은 보통 절단자가 벌림 보행을 할 때 나타난다. 벌림 보행의 원인이 되는 같은 요인은 가쪽굽힘(lateral bending) 때문에도 일어난다.

② 소켓 외벽의 지지가 불충분할 때 넙다리의 가쪽 움직임을 충분히 막아줄 정도로 지지되어 있지 않으면 골반은 의지의 입각기 시기에 정상쪽 골반이 떨어지는 경향이 있다.
이러한 경향을 보상하기 위하여 절단자는 몸통을 가쪽으로 구부려 의지를 중심 쪽으로 이동하려는 결과를 초래한다.

③ 소켓이 벌림되어 있을 때 이것은 골반의 안정성에 있어서 엉덩관절벌림근의 효과를 줄여주는 잘못된 배열을 보인다. 골반이 건측으로 떨어지려는 경향을 초래하는 골반의 역작용을 하기 위하여 몸통을 구부린다.

④ 벌림근의 근력이 약할 때 위에서와 같이 가쪽굽힘은 건측으로 골반이 떨어지려는 경향에 대한 역작용을 하기 위하여 가쪽굽힘이 일어난다.

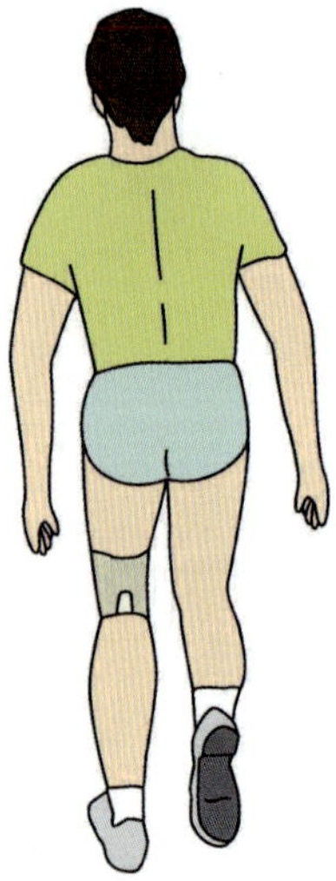

그림 3-91 입각기에서 몸통을 의지 쪽으로 향하여 구부린다.

⑤ 통증 또는 스텀프의 가쪽 먼쪽 면이 불편할 때

의지 쪽으로 중심이 쏠릴 때 스텀프의 측면에 부여되는 압력을 해제하기 위하여 가쪽으로 구부리게 된다.

⑥ 의지가 건측다리에 비하여 짧을 경우

3) 휘돌기(회선, circumduction)

특징 : 의지는 가쪽으로 휘돈다(그림 3-92).

관찰시기 : 유각기 동안

관찰 위치 : 환자의 뒤쪽

원인 :

① 의지가 너무 길어서 유각기를 시작할 때 지면에서 옆으로 벌려야만 가능해질 때

② 절단자가 불안정하거나 두려워서 무릎관절을 약간 또는 전혀 구부리지 못할 때

③ 수동 무릎관절 잠금장치, 과도한 마찰, 또는 타이트한 펌 보조장치가 무릎의 구부림을 방해할 때

④ 의지가 부적절하게 매달려 있어서 스텀프 내에서 피스톤 작용이 일어날 때

⑤ 소켓이 너무 작아서 궁둥뼈결절이 궁둥뼈시트(ischial seat) 위에 있을 때

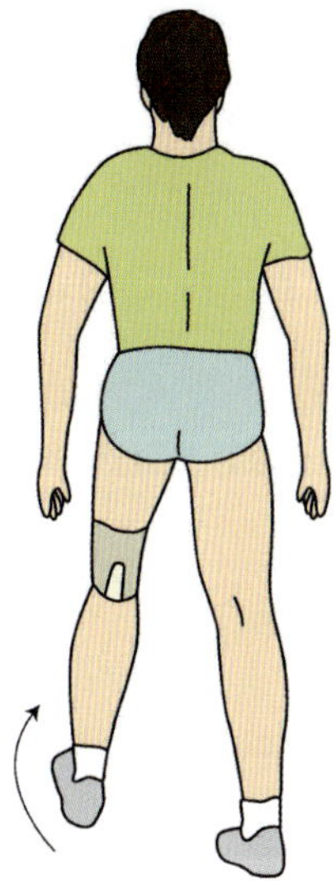

그림 3-92 의지는 가쪽으로 휘돈다.

4) 유각기 넘어가기

특징 :

안쪽쏠림(medial whip) - 발끝떼기(toe off)에서 뒤꿈치는 안쪽으로 움직인다(그림 3-93).

가쪽쏠림(lateral whip) - 안쪽쏠림(medial whip)과 반대로 일어난다. 발끝떼기에서 뒤꿈치는 가쪽으로 움직인다(그림 3-94).

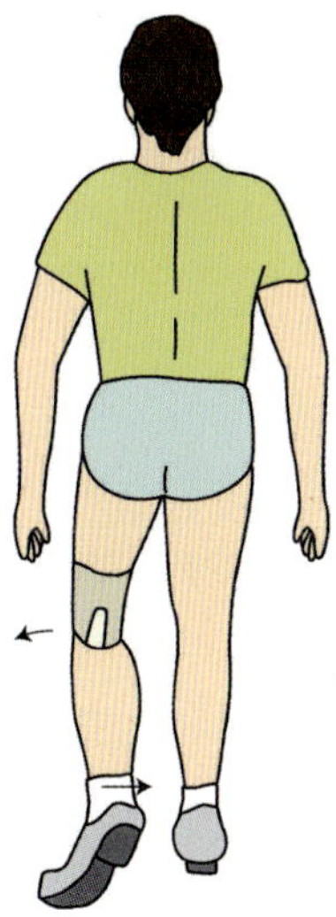

그림 3-93 유각기에서 발뒤꿈치는 안쪽을 향하고 무릎관절은 가쪽을 향한다.

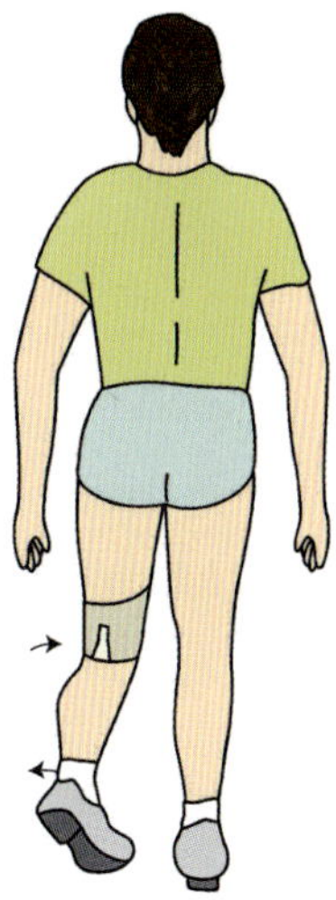

그림 3-94 유각기에서 발뒤꿈치는 가쪽을 향하고 무릎관절은 안쪽을 향한다.

관찰시기 : 발끝떼기(toe off)를 하자마자

관찰 위치 : 환자의 뒤쪽

원인 :

① 스텀프가 약해서 넙다리 주위의 근육이 이완되어 소켓 내에서 자유롭게 돌아갈 때

② 소켓이 너무 타이트하거나 근육을 조절하기에 불충분한 외형을 가지고 있을 때
수축하는 근육의 압력은 장축을 따라 의지를 돌림시키는 원인이 된다.

③ 토우브레이크(toe break)를 진행선(line of progression)에서 직각으로 맞추어 놓지 않았을 때

④ 횡단면(transverse plane)에서 무릎 볼트(knee bolt)의 배열이 부적합하게 되어 있을 때

5) 뒤꿈치 닿기(heel strike)에서 발의 돌림

특징 : 지면에 발뒤꿈치가 닿게 될 때(heel contact), 발이 가쪽으로 돌아가고 때로 움직임에 진동이 발생한다(그림 3-95).

관찰시기 : 발뒤꿈치 닿기(heel strike)에서

관찰위치 : 환자의 앞쪽에서

원인 :

① 힐쿠션(heel cushion) 또는 범퍼(bumper)가 너무 단단하게 발바닥굽힘될 때

② lateral whip 한 후에 교정한다.

③ 새로운 흡인소켓을 착용하였을 때 (발의 돌림은 스텀프에 대한 소켓의 부족한 조절로 인한 것이다)

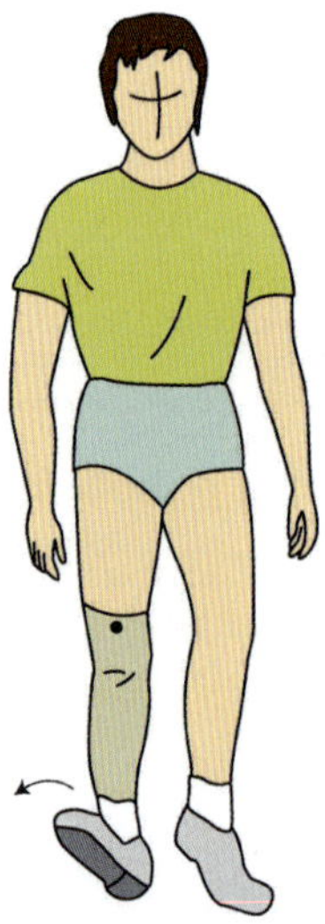

그림 3-95 발의 뒤꿈치 닿기에서 발이 가쪽으로 돌아간다.

6) 고르지 못한 뒤꿈치 들림

특징 : 일반적으로 의지의 뒤꿈치는 건측뒤꿈치보다 높이 들리게 된다(그림 3-96). 그러나 반대의 경우도 볼 수 있다. 즉, 의지의 뒤꿈치가 건측뒤꿈치보다 조금밖에 들려지지 않는 경우도 볼 수 있다.

관찰시기 : 유각기의 첫 부분에서

관찰위치 : 가쪽에서 관찰

원인 : 뒤꿈치가 너무 들려지는 이유

① 의지의 무릎관절의 불충분한 마찰이 있을 때

② 폄 보조장치가 없거나 장력이 불충분할 경우

③ 불안정하게 스텝프를 강하게 굽힘할 경우(의지 종아리는 뒤꿈치 닿기에서 완전히 펴진다)

불충분한 뒤꿈치 들림이 되는 이유

① 의지 무릎관절의 과도한 마찰이 있을 때

② 폄 장치가 너무 타이트할 때

③ 심리적으로 두려움이나 불안정할 때(절단자는 무릎을 약간 구부리거나 전혀 구부리지 않는다)

④ 수동 무릎관절 잠금장치(manual knee lock)를 했을 때

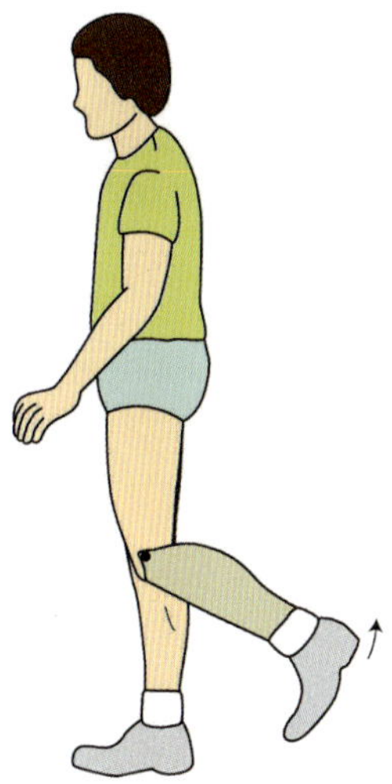

그림 3-96 일반적으로 유각기에서 의지의 뒤꿈치는 정상보다 높이 들리게 된다.

7) 유각기 마지막 단계에서의 지면과의 충돌

특징 : 의지의 무릎을 펴려고 할 때 의지 종아리는 갑자기 멈추고 심하게 충돌된다(그림 3-97).

관찰시기 : 유각기 말기에서

관찰위치 : 가쪽에서 관찰

원인 :

① 의지의 무릎관절의 불충분한 마찰이 있을 때

② 폄 장치가 너무 타이트할 때

③ 갑자기 무릎이 꺾일 것에 대한 두려움이 있을 때 왜냐하면 무릎을 완전히 펴려고 스텀프를 재빨리 펴게 된다. 이렇게 하면 의지의 무릎을 완전히 폈을 때 무릎 앞쪽에 충격이 가해지게 되고 지면을 발뒤꿈치로 박차게 된다.

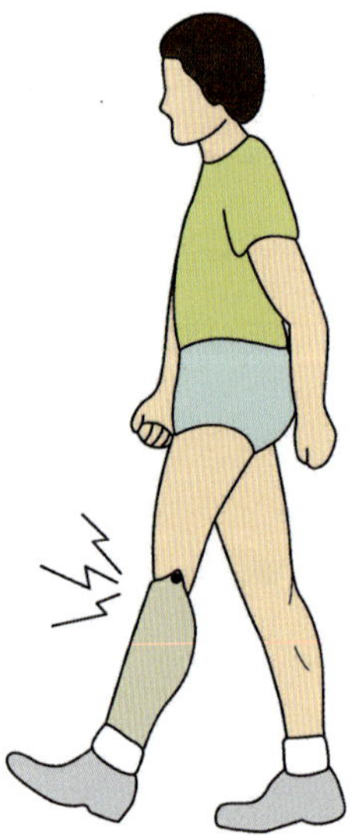

그림 3-97 유각기 마지막 단계에서의 지면과 충돌. 넘어지려는 두려움 때문에 의지를 빨리 내어 딛게 되면 의지의 무릎에 충격과 지면의 의족 충돌이 일어난다.

8) 발이 힘없이 털썩 떨어짐(foot slap)

특징 : 발이 너무 빨리 발바닥굽힘되어 지면에 털썩하고 떨어지게 된다(그림 3-98).

관찰시기 : 뒤꿈치 닿기(heel strike) 후 바로

관찰위치 : 가쪽에서 (털썩 떨어짐을 들을 수 있다)

원인 :

① 발바닥굽힘범퍼(plantar flexion bumper)가 너무 짧을 때

② 의지에 전달되는 무게가 발의 동작에 충분한 저항으로 제공되지 못할 때

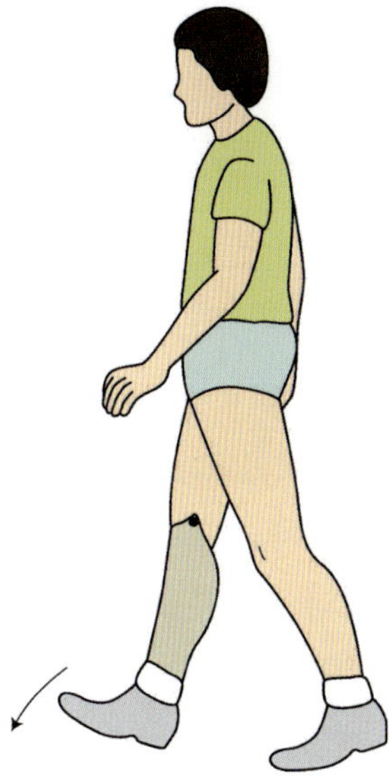

그림 3-98 의족의 발등굽힘근에 힘이 없어 빨리 발바닥굽힘되어 지면에 털썩 닿게 된다.

9) 발걸음의 폭이 고르지 못함

특징 : 의지에서 발생되는 스텝의 길이는 정상쪽 발에서 일어나는 스텝의 길이와 다르다.

관찰시기 : 보행하는 동안

관찰위치 : 가쪽에서 관찰

원인 :

① 동통이나 두려움이 있을 때 절단자는 의지를 얼른 내려놓고 건측다리로 빨리 딛으려고 하기 때문에 보행이 급해지게 된다.

② 의지 무릎의 불충분한 마찰이 있을 때 의지 종아리의 시계추 모양의 스윙은 의지 측의 보폭의 길이가 건측의 보폭보다 길어지게 된다.

③ 엉덩관절의 굽힘 구축 또는 소켓의 불충분한 굽힘이 있을 때 (엉덩관절의 폄 가동범위의 제한은 건측의 보폭의 길이가 짧아지게 된다)

스텝(step)이라고 하는 용어는 건측발과 의지발의 연속하는 위치 사이의 거리를 말한다. 각 발에 활보(stride)의 전체 길이는 같을 것이다. 활보(stride)라고 하는 용어는 같은 발의 연속적인 위치 사이의 거리를 의미한다.

10) 허리척추앞굽음증

특징 : 의지가 입각기에 있을 때, 허리뼈는 정상 만곡보다 앞으로 휘어 허리척추앞굽음증을 나타낸다 (그림 3-99).

관찰시기 : 입각기 내내

관찰위치 : 가쪽에서 관찰

원인 :

① 엉덩관절의 굽힘 구축이 있을 때, 골반은 아래쪽과 앞쪽으로 경사를 이룬다. 왜냐하면 중심은 지지점의 앞쪽에 있기 때문이다(논리적으로 지탱하는 힘은 균형을 취하는 지점).

굽힘 구축은 앞쪽으로 골반이 경사지는 경향이 있다. 왜냐하면 짧아진 엉덩관절굽힘근은 아래쪽으로 작용하고 허리뼈와 골반은 앞쪽으로 당겨지고 스텀프는 엉덩관절 펴기에 제한을 주고 있기 때문이다. 절단자는 골반의 앞쪽 경사로 안정성을 유지하기 위하여 양 어깨를 뒤로 젖히게 된다.

② 소켓의 불충분한 초기 굽힘이 있을 때

③ 앞쪽 소켓벽의 가장자리(brim)로부터의 불충분한 지지가 있을 때

④ 엉덩관절폄근의 약증이 있을 때 : 폄근들은 골반의 앞쪽 경사의 경향을 억누르는 것을 돕는다. 이 억누르는 힘이 소실되면 골반은 앞쪽으로 기울어지고 몸통은 뒤로 젖히게 되어 척추앞굽음이 이루어진다. 의지 무릎은 안정성을 조절하기 위하여 약한 폄근을 보조하려고 골반을 앞쪽으로 기울이게 된다.

⑤ 복부근의 약증이 있을 때 : 복부근은 골반 앞쪽 경사를 억제하는 경향이 있다. 만일 복부근이 약하다면, 억제기능이 소실되어 절단자는 허리척추앞굽음증을 보일 것이다.

⑥ 궁둥뼈부하의 통증이 있을 때 : 절단자는 골반을 앞쪽으로 기울여 궁둥뼈의 압력을 경감하려고 시도할 것이다.

11) 도약(vaulting)

특징 : 보행 시에 몸이 상하로 지나치게 움직이게 되는데 이것은 건측을 지나치게 발바닥굽힘하여 들어올려 몸 전체가 과도하게 들어 올려지게 되기 때문이다. 수직전위(vertical displacement)의 진폭의 크기는 정상보행보다 훨씬 초과한다(그림 3-100).

관찰시기 : 의지의 유각기 동안

관찰위치 : 절단자의 뒤에서부터 가쪽에 이르기까지

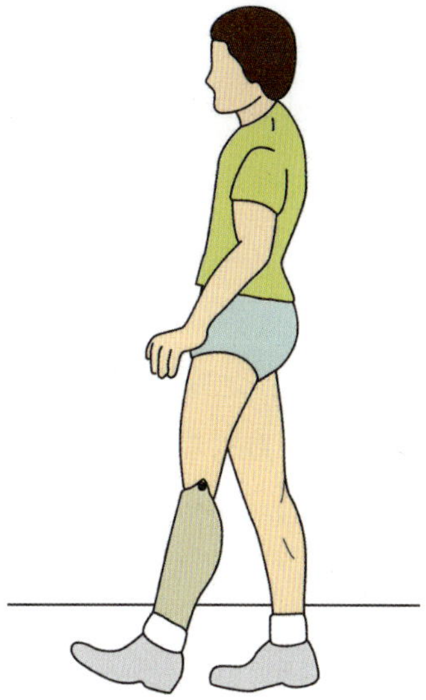

그림 3-99 의지가 입각기일 때 허리뼈 앞굽이를 나타낸다.

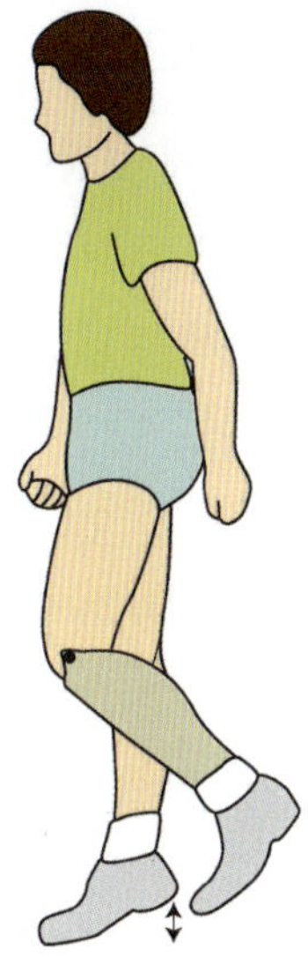

그림 3-100 건측의 과도한 발바닥굽힘으로 몸 전체를 들어 올렸다 내렸다 하면서 보행한다.

원인 :

① 의지 무릎의 부적절한 마찰. 정상 패턴에서 몸의 최대 올림은 입각기의 중간에서 몸을 지탱하고 있고 반대쪽 다리는 유각을 하고 있을 때이다. 의지 무릎의 불충분한 마찰이 있을 때 보통 과도하게 뒤꿈치를 들어 올리게 되고 의지 종아리는 앞으로 스윙하는 시간이 길어지게 된다. 이 시간이 늘어지기 때문에 신체는 더 이상 최대의 올림을 하지 못한다. 따라서 의지의 발은 가장 낮은 지점에서 유각을 해야 하기 때문에 의지의 발은 절단자가 부수적인 시간과 도약에 의한 간격이 없으면 지면에서 발을 뗄 수가 없게 될 것이다.

② 의지의 길이가 너무 길 경우. 절단자는 의지를 지면에서 발을 떼기 위하여 유각기에 도약을 하게 된다. 다음과 같은 요소는 과도한 길이의 원인이 될 것이다.

ⓐ 절단자는 불안정과 두려움 때문에 무릎을 약간 구부리거나 전혀 구부리지 않는다.

ⓑ 수동 무릎관절 잠금장치를 했거나 마찰이 지나치게 많았을 때

ⓒ 스텀프가 의지 내에서 헐거워져서 피스톤 작용이 생길 정도로 의지의 매다는 장치가 부적합한 경우

ⓓ 소켓이 너무 작을 때 절단자는 궁둥뼈 시트에 근접하여 앉을 수 없다.

ⓔ 의족을 발바닥굽힘으로 맞추어 놓았을 때

⑩ 종아리절단자의 보행분석

보행분석의 목적은 조기에 보행이상을 발견하고 그 원인을 찾아내고자 하는 것이다. 따라서 보행분석을 정확하게 하기 위해서는 정상보행과 이상보행에 대한 기능해부학, 생체역학, 의지에 관한 정보를 잘 알고 있어야 한다. 정상보행은 대칭적이며 정확한 박자와 리듬을 가지고 있고, 팔과 다리가 서로 교차되어 걷는다는 특징을 지니고 있다.

종아리절단자의 보행이상을 이해하기 위해서는 정상보행의 진행 과정을 잘 알아야 하며, 보행의 시기에 따라 세밀하게 분석해야 할 것이다. 보조기를 착용한 다리의 입각기와 유각기에 대한 분석은 매우 중요하다. 일반적으로 보행이상의 관찰은 의지를 착용한 쪽에서 잘 나타나 보이지만, 중기 입각기에서의 보행이상은 뒤쪽에서 잘 관찰할 수 있다.

1) 입각기에서의 보행이상

(1) 뒤꿈치 닿기(heel strike)에서의 이상

① 과도하게 무릎관절이 굽혀진 경우

정상보행의 뒤꿈치 닿기에서는 무릎관절을 완전히 편 상태로 유지한다. 이것은 발바닥이 지면에 완전히 밀착된 직후까지 계속된다. 일반보행에서 무릎관절굽힘은 15~20° 정도이다. 과도한 굽힘이 일어나게 되는 원인은 다음과 같다.

ⓐ 과도한 발등굽힘 또는 소켓이 과도하게 앞쪽 경사가 된 경우

뒤꿈치 닿기 후 발바닥이 지면에 닿게 되는 것은 발바닥굽힘과 무릎관절굽힘에 따르게 되는데 의지가 너무 발등굽힘되어 있거나 소켓이 5° 이상 앞쪽 경사되어 있으면 무릎을 더 많이 구부려야만 발이 닿게 된다.

ⓑ 의족의 견고한 뒤꿈치 또는 발바닥굽힘된 범퍼

발의 발바닥굽힘의 제한으로 스텀프가 지나치게 굽혀지게 되거나 뒤꿈치 닿기에서 충격을 완화하지 못하여 별안간 과도한 무릎관절굽힘이 일어나게 된다.

ⓒ 소켓이 의족 앞쪽에 위치한 경우 (그림 3-101)

소켓이 의족 중심의 앞쪽에 놓이게 되면 소켓에서 내려받는 힘과 지면에서의 반작용에 의해 무릎은 굽힘 방향으로 돌림이 일어나게 된다.

ⓓ 굽힘 구축이나 매달기장치의 끈이 뒤쪽에 위치할 경우

의지를 스텀프에 매달기 하는 커프는 무릎관절운동 축의 뒤쪽에 부착되어 있어서 무릎

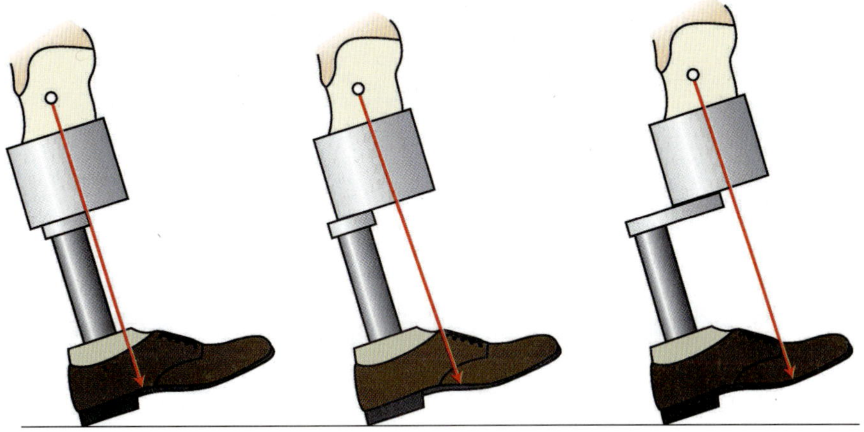

그림 3-101 소켓이 의족 앞쪽에 위치한 경우

을 구부릴 경우에는 커프가 헐렁하게 되고 무릎을 펴게 되면 팽팽하게 된다. 따라서 커프가 너무 뒤쪽에 있게 되면 무릎을 펴는데 방해를 받게 된다.

넙다리위관절융기(supracondyle, 과상부) 매달기장치를 설치한 의지인 경우에는 소켓 앞쪽 벽의 오목한 면이 무릎뼈에 잘 맞아야 의지가 잘 고정되지만 오목한 면이 너무 깊으면 무릎을 펼 때 방해를 받게 된다.

② 무릎관절이 굽혀지지 않거나 충분히 굽혀지지 않는 경우

보행 중 절단쪽 무릎이 충분히 구부러지지 못하는 원인은 다음과 같다.

ⓐ 의족이 과도하게 발바닥굽힘된 경우

정상보행에서는 무릎관절굽힘이 끝나고 펴기 시작할 때 발바닥은 완전히 지면에 밀착하게 된다. 그러나 의족이 발바닥굽힘되어 있어서 발바닥이 지면에 미리 밀착하게 되면 정상적으로 무릎이 굽혀지지 않는다.

ⓑ 지나치게 부드러운 의족의 발뒤꿈치 또는 발바닥굽힘 범퍼

SACH heel이 너무 부드러우면 발뒤꿈치 닿기에서 무릎이 구부러지는 시간이 약간 지연되어서 의족의 발뒤꿈치가 완전히 압박된 후에야 무릎이 구부러지기 시작한다. 이때 의족의 단축발목관절의 발바닥굽힘 범퍼가 힘이 약하면 발바닥굽힘이 쉽게 일어나 발의 앞쪽(전면) 바닥이 지면에 먼저 닿게 된다. 이렇게 갑자기 발이 지면에 밀착되면 무릎을 구부리는데 제한을 받게 된다.

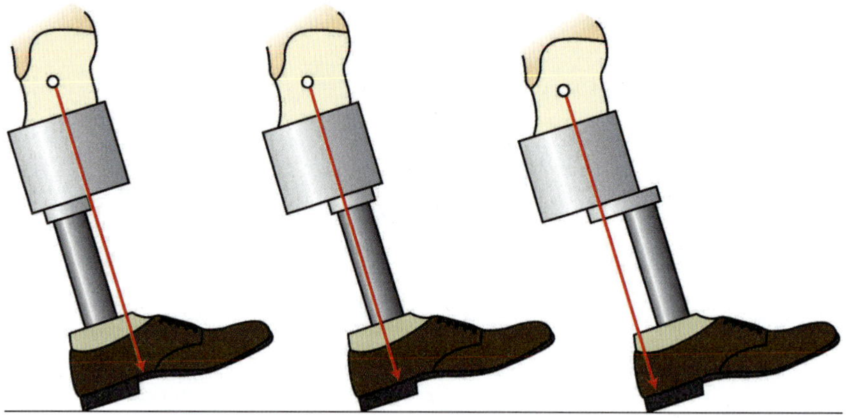

그림 3-102 소켓이 의족 뒤쪽에 위치한 경우

ⓒ 소켓이 의족의 중심보다 뒤쪽에 위치한 경우 (그림 3-102)

소켓이 의족의 위치보다 뒤쪽에 위치하면 스텀프에서 아래쪽으로 내려가는 힘과 지면에서의 반작용에 의해 무릎관절이 펴지는 방향으로 회전력이 생겨 결과적으로 무릎관절굽힘이 불충분하게 된다. 또는 내려받는 힘과 지면에서의 반작용에 의해 일어나는 앞쪽회전력이 감소하게 된다.

ⓓ 먼쪽 앞면이 불편한 경우

무릎을 구부린 상태에서 체중을 부하하려면 넙다리네갈래근의 편심성 수축이 작용해야 하는데 넙다리네갈래근이 수축하게 되면 정강뼈의 앞아랫 면과 소켓 사이에 압력이 높아지게 된다. 따라서 절단자는 뒤꿈치 닿기를 할 때 통증이나 불편함을 호소하게 될 것이다. 이것을 피하기 위하여 절단자는 무릎을 구부리지 않고 펴서 정강뼈 아랫면에서 받는 압력을 감소시키려고 할 것이다.

ⓔ 넙다리네갈래근이 약한 경우

이 근육이 약하면 절단자는 무릎을 펴서 안정성을 얻으려고 할 것이다.

ⓕ 습관적으로 무릎을 펴고 다닌 경우

습관적으로 무릎을 펴고 다니던 사람은 무릎뼈인대 체중부하의지(PTB prosthesis) 착용 후에도 다리를 펴고 걷게 된다. 이러한 경우에는 습관을 바꾸도록 지속적인 교육과 훈련을 실시하면 정상에 가까운 보행을 할 수 있게 될 것이다.

(2) 중기입각기에서의 보행이상

중기입각기에서의 보행이상은 의지가 스텀프를 중심으로 돌림할 경우에 볼 수 있다. 이때는 소켓 안쪽이 밀착되어 넙다리뼈가골이 압박을 하게 되고 소켓 가쪽은 스텀프와 떨어져 있게 된다. 소켓이 어느 정도 가쪽으로 밀릴 수는 있지만 지나치게 가쪽으로 밀리게 되면 환자는 무릎 안쪽에 통증을 호소하게 되고 심하면 그 부위의 피부와 인대를 손상시키게 된다.

소켓이 가쪽으로 밀리게 되는 경우는 다음과 같다.

① 의족이 너무 안쪽에 위치할 경우 (그림 3-103)

중기입각기에서 건측다리는 허공에 들려 있으므로 모든 체중은 의지 쪽에서 지탱하게 된다.

만일 의족이 너무 안쪽에 있게 되면 소켓은 가쪽으로 돌림되는 힘을 받게 된다. 대개 의족을 약간 가쪽으로 이동시키면 소켓이 가쪽으로 밀려가는 것을 방지할 수 있다.

② 소켓이 옆으로 벌어져 있을 경우(abduction)

소켓이 안굽이무릎(외반슬, genu valgus)처럼 지나치게 벌어져 있다면 소켓의 입구가 안쪽으로 쏠리게 되고, 의지의 말단부는 안쪽으로 이동되어 절단자의 체중은 의족의 가쪽으로 쏠리게 된다. 따라서 소켓의 입구는 가쪽으로 밀리게 된다.

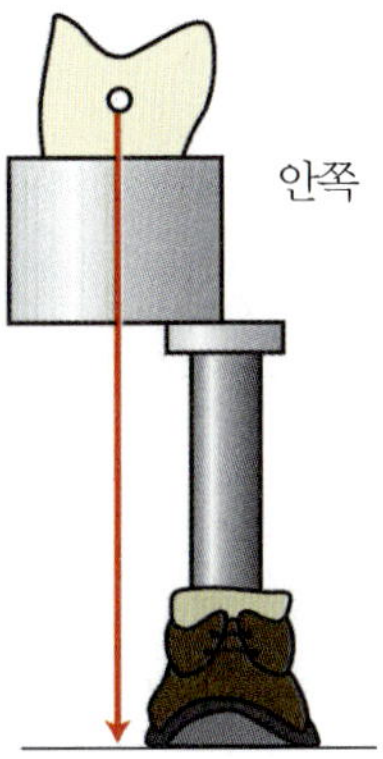

그림 3-103 의족이 너무 안쪽에 위치한 경우 소켓이 가쪽으로 밀리게 된다.

2) 유각기에서의 보행이상

(1) 무릎관절 굽힘이 미리 되는 경우

정상 보행에서 발뒤꿈치떼기(heel off) 직전에 무릎은 펴지고 뒤꿈치 닿기 때 또는 바로 직후에 무릎은 다시 구부러지기 시작한다. 이처럼 무릎이 구부러지는 것은 중력의 중심이 발허리발가락(중족지절)관절을 통과하는 시기와 일치하기 때문이다. 무게의 중심이 너무 빨리 무릎관절을 통과하면 앞쪽면으로 지탱할 수 없으므로 무릎이 미리 구부러지게 된다. 이렇게 앞쪽면으로 지탱이 되지 않는 원인은 다음과 같다.

① 소켓이 의족보다 앞쪽에 위치할 경우

이것은 소켓으로부터의 힘의 전달선이 SACH의족의 용골 끝이나 토우브레이크와 근접할 경우에 일어난다. 따라서 체중부하선과 의지의 발허리발가락 관절이 너무 근접되어 무릎이 미리 구부러지게 되는 것이다.

② 토우브레이크나 용골이 뒤쪽에 위치할 경우

③ 의족이 너무 발등굽힘(DF)되어 있거나 소켓이 지나치게 앞쪽에 위치할 경우

④ 발등굽힘 범퍼가 너무 약할 경우

이 경우에도 체중부하선이 통과해야 할 앞쪽 지탱 부분의 거리 단축으로 무릎이 미리 구부러지게 되는 것이다. 즉, 거리 단축이 짧으면 짧을수록 더 빨리 무릎이 구부러지게 되는 것이다.

(2) 무릎관절굽힘이 지연되는 경우

이것은 체중부하선과 앞쪽 지탱 부분의 거리가 멀 경우에 발생된다. 이러한 경우에는 입각기 후반까지 무릎은 계속 펴진 상태로 유지하게 된다.

앞면 지탱 부분의 거리가 먼 것은 다음과 같은 원인 때문이다.

① 소켓이 의족보다 뒤쪽에 위치할 경우

② 토우브레이크나 용골이 지나치게 앞쪽으로 나와 있을 경우

③ 발등굽힘 범퍼가 너무 견고할 경우

☑ 종아리의지의 점검

1. 처방대로 제작이 잘 되었는가? 재검이라면 이전에 수정한 것이 제대로 되었는가?
2. 의지를 쉽게 착용할 수 있는가?

선자세에서의 점검

1. 환자는 선자세에서 양 발이 중앙선에서 15 cm 이상 벌어지지 않고 잘 서있는가?
2. 의지는 앞뒤 및 안쪽과 가쪽 정렬이 잘 맞는가?
3. 의지의 길이는 올바른가?
4. 의지를 들어 올렸을 때 피스톤 작용은 일어나지 않는가?
5. 소켓의 앞쪽, 안쪽, 가쪽의 높이는 적절한가?
6. 안쪽과 가쪽 벽은 넙다리 가쪽융기(외상과)에 잘 밀착되며, 무릎뼈힘줄(슬개건) 체중부하지점은 합당한가?

넙다리코르셋

1. 지지대는 넙다리가쪽융기(외상과) 바로 위에 일치하는가?
2. 의지의 무릎관절은 넙다리가쪽융기에 밀접해 있는가? (약 1/8~1/4인치 간격 유지)
3. 넙다리코르셋은 잘 맞는가? 코르셋은 잘 조절할 수 있는가?
4. 넙다리코르셋의 길이와 구성은 체중부하 또는 안정성의 기능에 적합한가?

앉은자세에서 점검

1. 무릎을 90도 구부리고 앉았을 때 오금이 배기지 않고 잘 앉을 수 있는가?

보행시 점검

1. 평지에서 만족스럽게 보행을 하는가?
   보행 시 편위나 어떠한 주의점을 요하지 않는가?
2. 스텀프와 소켓 사이에서 피스톤 동작은 일어나지 않는가?
3. 소켓과 매달기장치는 편안한가?
4. 무릎 커프는 제 위치에 잘 유지하고 있는가?
5. 무릎을 꿇는 자세를 취할 수 있는가?
6. 의지에서 어떠한 잡음은 발생하지 않고 기능은 잘 하는가?
7. 크기, 외형 색상은 거의 건측과 같은가?

의지를 벗어놓은 상태에서의 점검

1. 의지를 벗고 나서 물집, 변색, 과도한 발한은 없는가?
2. 스텀프에 체중부하는 고르게 잘 되고 있는가?

3. 웨지의 사이즈는 정확한가?
4. 소켓의 뒤쪽 벽의 높이는 적당한가?
5. 스트랩은 조절하기에 적합한가?
6. 작업 솜씨는 만족한가?

☑ 넙다리의지의 점검

1. 처방대로 제작이 잘 되었는가? 재검이라면 이전에 수정한 것이 제대로 되었는가?
2. 의지를 쉽게 착용할 수 있는가?

선자세에서의 점검

맞춤과 정렬

1. 환자는 선자세에서 양 발이 중앙선에서 15 cm 이상 벌어지지 않고 잘 서 있는가?
2. 긴모음근힘줄은 사변형소켓의 채널에 잘 위치하는가? 그리고 스텀프의 앞쪽과 안쪽 면에 과도한 압박을 받지 않는가?
3. 궁둥뼈거친면(좌골결절, ischial sheat)은 궁둥뼈시트 위에 적절하게 잘 받쳐 있는가?
4. 의지의 길이는 적당한가?
5. 의지의 무릎은 체중부하시 안정을 취하고 있는가? 스텀프를 뒤쪽으로 압박하는데 있어 별로 힘들이지 않고도 가능한가?
6. 소켓의 뒤쪽 벽은 지면과 평행을 이루는가?
7. 샅굴(회음부)에 수직 압력을 받지 않는가?
8. 완전 밀착 소켓의 밸브를 빼내었을 때, 밸브의 구멍으로 살이 삐져나오지 않는가?

매달기장치

1. 실레지안밴드는 정확하게 앞 안쪽에 부착되어 있는가?
2. 골반밴드는 몸의 외형에 잘 맞는가?
3. 엉덩관절의 중심은 큰돌기의 약간 위쪽과 앞쪽에 위치하는가?
4. 밸브는 양말을 빼내기 쉬운 위치에 놓여 있는가? 압력은 손으로 해제할 수 있는가?

앉은자세에서의 점검

1. 스텀프는 소켓에 잘 맞는가?
2. 의지 종아리의 정렬은 잘 되어 있는가?
3. 무릎 볼트의 중심은 정강뼈 안쪽 고평 부위에 ½~¾ 위치에 놓여 있는가?
4. 앉을 때 넙다리 뒤쪽에 화끈거림이 있는가?

5. 의지는 잡음 없이 잘 올리고 내릴 수 있는가?

보행시의 점검

1. 환자는 평지에서 보행을 잘 할 수 있는가?
   아래의 보행 편위와 주의를 요하는 것에 표기를 한다.
   a) 벌림보행 ______
   b) 몸통의 가쪽쏠림 ______
   c) 휘돌기(회선)보행 ______
   d) 종아리안쪽쏠림(medial whip) ______
   e) 종아리가쪽쏠림(lateral whip) ______
   f) 발뒤꿈치 닿기에서 발의 회전 ______
   g) 고르지 않은 발뒤꿈치 들림 ______
   h) 발뒤꿈치 닿기에서 충돌 ______
   i) 발쳐짐 ______
   j) 고르지 않은 스텝의 길이 ______
   k) 허리척추앞굽음증 ______
   l) 도약 ______
   m) 기타 ______

   지시와 권고사항 ____

   ____

2. 소켓의 흡인은 보행 시 그대로 유지되고 있는가?
3. 완전 밀착 소켓에서 환자는 입각기와 유각기에 있어서 스텀프와 소켓이 잘 밀착되어 있는가?
4. 비탈길을 잘 오르내릴 수 있는가?
5. 계단을 잘 오르내릴 수 있는가?

소켓

평가를 실시한 후에 다음 사항을 점검한다.

1. 궁둥뼈거친면은 궁둥뼈 시트 위에 적절하게 잘 받쳐 있는가?
2. 소켓 위에 살이 삐져나오는 정도가 경미한가?
3. 소켓의 가쪽벽은 견고하게 유지되어 있는가? 그리고 스텀프의 가쪽 면에 잘 밀착되어 있는가?

기타

1. 의지는 조용히 기능을 잘 하는가?
2. 크기, 외형, 색은 거의 건측과 같은가?
3. 환자는 의지가 편안하고 외형과 기능을 만족해하는가?

의지를 벗어 놓은 상태에서 점검

** 스텀프에 대한 점검

1. 의지를 벗고 나서 물집, 변색, 과도한 발한은 없는가?

** 의지의 점검

1. 앞쪽 벽과 가쪽 벽은 뒤쪽 벽보다 적어도 5 cm 정도 높은가?
2. 소켓의 안쪽은 부드럽게 마무리가 잘 되었는가?
3. 의지의 발목관절과 무릎관절의 피부와의 간격은 적절히 떨어져 있는가?

4. 의지의 무릎을 완전히 구부렸을 때, 압력이 집중되는 곳은 없는가?
5. 무릎을 꿇은 자세에서 의지의 넙다리부는 최소한의 수직 위치로 가져올 수 있는가?
   완전밀착 소켓에서 밸브는 소켓이 하단에 있는가? (연질의 인서트를 사용할 경우에는 가능한 한 낮아야 한다)
6. 백패드(back pad)는 소켓 뒤쪽 벽에 부착되어 있는가?
7. 작업 솜씨는 만족한가?
8. 각 부품의 기능은 적합하게 잘 되고 있는가?

☑ 엉덩관절이단과 반신절단 의지의 점검

1. 처방대로 제작되었는가? 재검이라면 이전에 수정한 것이 제대로 되었는가?
2. 의지를 쉽게 착용할 수 있는가?

앉은자세에서 점검

1. 환자는 의지를 편안하게 느끼는가?
2. 스텀프는 소켓 안에 제대로 위치하고 있는가?
3. 궁둥뼈거친면은 궁둥뼈시트에 잘 유지되어 있는가?
4. 매달기장치는 적절한가?
5. 엉덩뼈능선, 앞위엉덩뼈가시(ASIS), 가슴우리에 과도한 압력을 받고 있지 않는가?
6. 의지의 길이는 정확한가?
7. 의지의 엉덩관절과 무릎관절은 체중부하에 안정을 취할 수 있는가?

앉은자세에서 점검

1. 의지넙다리의 뒤쪽면은 의지에 떨어져 있는가?
2. 두덩뼈가지, 궁둥뼈, 앞위엉덩뼈가시는 압력을 받고 있지 않은지?
3. 허리밴드는 불편하지 않은가?
4. 소켓의 몸쪽 가장자리는 숨쉬고, 먹고, 소화하는데 전혀 불편함이 없는가?
5. 의지는 잘 정렬되어 있는가?
6. 의지의 무릎은 구부린 채로 유지할 수 있는가?

보행시 점검

1. 환자는 평지에서 보행을 잘 할 수 있는가?
   아래의 보행 편위와 주의를 요하는 것에 표기를 한다.

a) 벌림보행 ______

b) 몸통의 가쪽쏠림 ______

c) 다리휘돌기 보행

d) 종아리 안쪽쏠림(medial whip)

e) 종아리 가쪽쏠림(lateral whip)

f) 발뒤꿈치 닿기에서 발의 회전

g) 고르지 않은 발뒤꿈치 들림

h) 발뒤꿈치 닿기에서 충돌

i) 발처짐

j) 고르지 않은 스텝의 길이

k) 허리앞굽음증(lumbar lordosis, 요추전만)

l) 도약

m) 기타

2. 피스톤 작용은 엉덩관절이단에서는 ½인치 이상 그리고 반신절제술 의지에서는 2.5 cm 정도에서 허용한다.
3. 살이 최소한으로 말리지(roll) 않았는가?
4. 계단을 잘 오르내리는가?
5. 비탈길은 잘 오르내리는가?

기타

1. 의지는 조용히 작동되는가?
2. 크기, 색상, 외형은 정상 쪽과 거의 같은가?
3. 환자는 제작된 의지를 외형, 색상, 기능상 만족해하는가?

의지를 벗어 놓은 상태에서의 점검

스텀프의 점검

1. 의지를 벗고 나서 물집, 변색, 과도한 발한은 없는가?

의지의 점검

1. 소켓의 가장자리는 마무리가 잘 되어 있는가?
2. 의지의 엉덩관절, 무릎관절, 발목관절의 거리는 적절하게 떨어져 있는가?
3. 의지의 엉덩관절, 무릎관절, 발목관절이 지나치게 놀거나, 잡음이 있거나 마찰 없이 만족스럽게 조작을 잘할 수 있는가?
4. 넙다리와 종아리의 뒤쪽면의 형태로 인하여 무릎을 구부렸을 때 집중된 압력을 받지 않는가?
5. 무릎을 꿇은 자세에서 의지의 넙다리부는 최소한의 수직 위치로 가져올 수 있는가?
6. 미관상 넙다리는 의지의 넙다리 부위를 잘 커버하고 있는가?
7. 작업 솜씨는 만족한가?

III 보조장비

1. 기립, 보행, 이동을 위한
   보조장비

01 기립, 보행, 이동을 위한 보조장비

물리치료사의 가장 중요한 역할은 환자의 장애 정도를 정확히 평가하고 그에 대한 적합한 운동과 기능훈련을 통하여 환자를 조기에 기동할 수 있게 하는 것이다. 즉, 누워만 있는 환자는 앉도록 하고 앉을 수 있는 환자는 세우고, 설 수 있는 환자는 걷게 하여 일상생활의 모든 동작을 가능한 한 혼자서 수행할 수 있도록 유도하고 이차적인 기능장애의 정도를 최소한으로 줄여 주어야 한다.
이러한 일련의 과정에서 장애의 정도에 따라 여러 가지 보조장비가 필요하게 되는데 이를 기립, 보행, 이동의 세 단계로 나누어 설명하고자 한다.

❶ 기립을 위한 보조장비(standing aid)

팔다리마비, 하반신마비, 편마비 또는 다리의 골절이나 뼈관절 계통의 질병 등으로 기립이 불가능한 환자라고 하더라도 가능한 한 조기에 일으켜 세워야 운동감각도 증가되고 여러 가지 합병증도 미연에 방지할 수 있게 되며 재활기간도 단축시키게 된다. 그러나 자신의 힘으로는 기립하는 것이 불가능할 때는 다음과 같은 특별한 테이블을 이용해야 한다.

1) 틸트테이블(tilt table)

틸트테이블은 기계나 전동을 이용하여 테이블 자체가 수평에서 수직으로 움직일 수 있게 되어 있으며 기동할 수 없는 환자를 테이블에 눕히고 무릎과 골반과 가슴을 스트랩으로 묶어 일으켜 세우기 위한 것이다(그림 6-1).

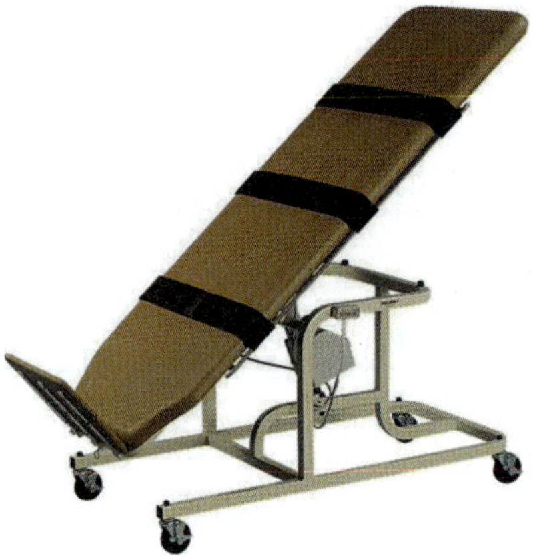

그림 6-1 틸트테이블

(1) 틸트테이블에 환자를 세우는 목적

① 다리 근육에 긴장(tension)이 생기게 되며 운동감각(kinetic sense)이 증가된다.

② 기립성 저혈압(orthostatic hypotension)을 방지한다.

③ 다리의 혈액순환을 돕는다.

④ 요로 결석을 방지한다.

⑤ 뼈연화증(osteoporosis)을 방지한다.

⑥ 구축이나 기형을 방지한다.

(2) 틸트테이블의 종류

① 수동 틸트테이블(manual tilt table)

기계식으로 되어 있으며 손으로 핸들을 돌려 테이블을 수평상태에서 수직상태로 세운다.

② 전동 틸트테이블(electric tilt table)

전동식으로 되어 있으며 스위치로 틸트테이블을 수평과 수직 상태로 쉽게 조절할 수 있다.

③ 체위배담 틸트테이블(postural drainage tilt table)

이것은 다른 틸트테이블과 같은 역할을 한다. 다만 호흡기 질환자의 체위배담 시에 필요한 여러 가지 자세를 쉽게 변화해 줄 수 있도록 테이블이 수평상태에서 반대쪽으로도 기울어지게 되어 있다는 것이 다른 점이다.

④ 프론보드(prone board, prone stander)

프론보드 또는 프론스탠더라고 하는 것은 어린아이나 청소년 환자를 기립시키기 위한 것이다(그림 6-2). 높이를 99 cm~150 cm까지 조절할 수 있으며 90 kg까지의 하중을 지탱할 수 있다. 바닥에는 바퀴가 달려 있어 서 있는 상태로 이동하기 쉽게 되어 있다. 다른 틸트테이블과 다른 점은 엎드려 누운 자세에서 허리와 골반 그리고 무릎을 묶는 것이다(그림 6-2). 이 밖에도 어린환자들을 조기에 세우기 위한 여러 가지 보조장비들이 있다. 하반신마비 환자를 위한 프론스탠더와 유사한 방법으로 세우는 스탠딩테이블도 있다(그림 6-3).

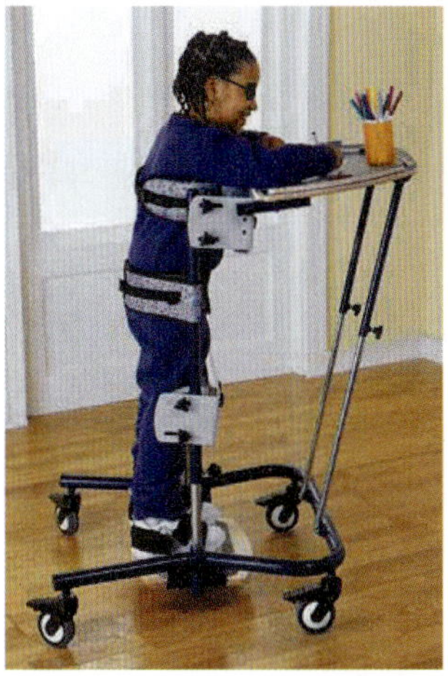

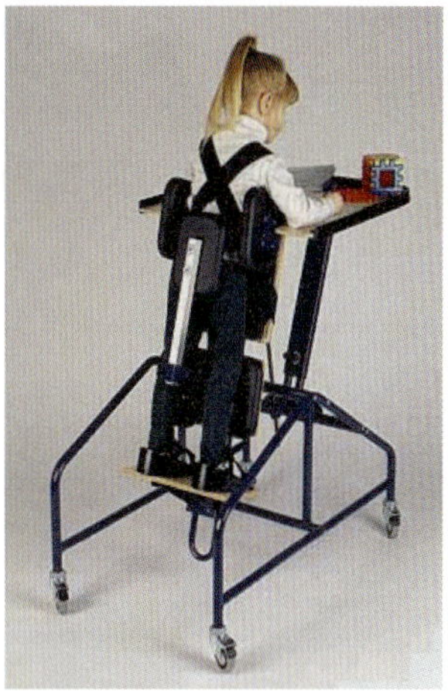

그림 6-2 프론보드

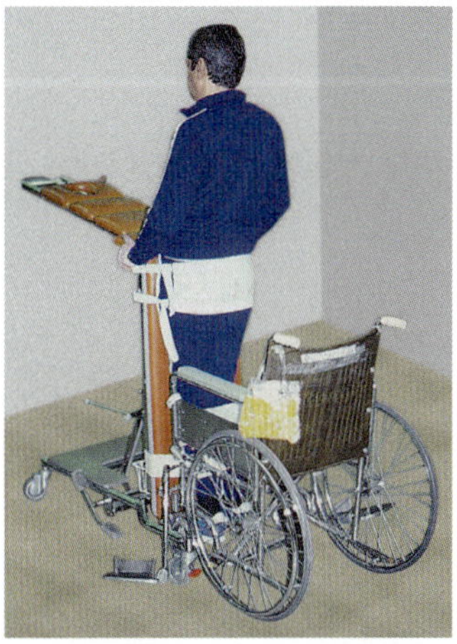

그림 6-3 스탠딩테이블

(3) 틸트테이블에 환자를 세울 때 고려할 점

틸트테이블에 환자를 세우기 전에 먼저 환자의 상태를 파악해야 한다. 일반적으로 스트레처(stretcher)로 운반되어 오는 환자는 중증환자이며 휠체어로 운반되어 오는 환자는 이미 앉아서 올 수 있기 때문에 틸트테이블에 서는데 크게 문제가 되지 않는 환자라는 것을 알 수 있다.

틸트테이블에 환자를 세울 때는 서서히 기울여 세워야 하며 20~30° 정도 세운 다음 조금 기다렸다가 환자에게 어떻게 느껴지는지 물어본다. 어지럽고 울렁거리거나 식은땀이 나고, 숨이 차거나 얼굴이 창백해지면 뇌혈관에 혈액순환이 지연되어 기립성 저혈압이 생긴다는 신호이기 때문에 다시 수평 상태로 내려주고 머리를 낮게 하여 안정시켜 주어야 한다. 그러나 신체에 특별한 변화가 없으면 계속 기울여 환자가 견딜 수 있는 각도까지 세워야 한다. 치료사는 틸트테이블의 기울기와 시간의 경과, 환자의 상태를 염두해 두고 계속 지켜보며 상태를 점검해야 한다.

다리의 혈액순환이 원활하지 못하여 정맥환류가 늦어지게 되면 발과 다리가 빨갛게 되고 시간이 더욱 경과

되면 자줏빛으로 변하게 된다. 다리는 저리고 아프다고 호소하게 되는데 이럴 때에는 틸트테이블을 수평으로 눕힌 다음 혈색이 원상태로 돌아오면 다시 세우도록 한다.

환자의 맥박과 혈압을 틸트테이블에 세우기 전과 세운 다음 각각 측정하여 비교해 두는 것은 환자의 상태를 점검하기 위하여 매우 중요하며 의료사고 시에 대처할 수 있는 자료가 되기도 한다.

스트레처에서 틸트테이블로 옮길 때 특히 주의해야 할 점은 스트레처와 틸트테이블은 밑에 바퀴가 달려있기 때문에 고정하지 않으면 양 옆으로 서로 밀려 환자가 그 사이로 떨어질 수 있다는 점이다.

틸트테이블에 스트랩으로 환자를 묶을 때는 환자의 상태에 따라 묶는다(그림 6-4). 팔다리마비 환자는 무릎관절과 골반 그리고 가슴을 묶어세우며 다리마비환자는 양쪽 무릎관절과 골반을 묶는다. 흔히 골반에 묶는 대신 복부를 묶어주는 경우가 많은데 이렇게 하면 안정감은 있겠지만 몸통을 움직일 수가 없어서 몸통의 균형을 잡는 연습을 할 수가 없게 된다. 그러므로 몸통이 정상일 때는 앞위엉덩뼈가시와 큰돌기 사이의 골반을 묶어 허리운동을 자유롭게 하여 몸통의 균형을 잡아야 한다. 편마비일 경우에는 건측다리의 근력이 정상이라면 환측무릎관절만 묶고 골반을 묶어주는 것이 좋다. 그러나 이 모든 것은 환자의 신체적, 정신적 상태를 감안하여 맞추도록 해야 하며 점진적으로 실시해야만 한다. 틸트테이블을 90°로 세워도 특별한 신체적 변화없이 정상상태를 유지하면 다음 보행단계인 파라렐바에서 기대지 않고 똑바로 혼자서는 연습과 보행을 해야 한다.

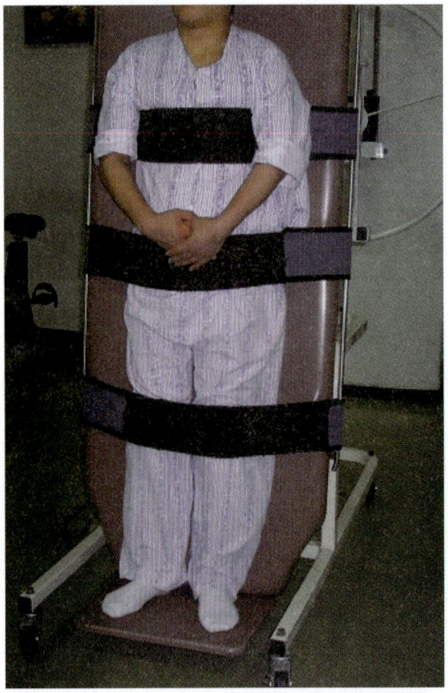

그림 6-4 틸트테이블

❷ 보행을 위한 보조장비(walking aid)

다리에 장애가 있는 사람이 보행을 할 때, 팔은 그것을 돕기 위하여 여러 가지 보행보조장비가 필요하게 될 것이다. 보행보조장비를 단계별로 살펴보면 밑면이 고정된 파라렐바(평행봉), 네 점이 지지되어 있는 워커(보행기), 두 점을 지지할 수 있는 크러치(목발), 한 점만 지지할 수 있는 케인(지팡이, 단장)으로 나누어 볼 수 있으며 장애의 정도에 따라 이러한 단계를 거치지 않고도 이들을 선택하여 사용할 수 있다.

1) 파라렐바(평행봉, parallel bar)

파라렐바는 두 개의 파이프가 평행상태로 지면에 고정되어 있기 때문에 보행보조장비 중에는 가장 안정성이 있고 견고하다. 이 안에서 똑바로 서는 연습과 몸의 균형을 잡는 연습 그리고 보행연습을 충분히 훈련해야 다음 단계인 워커나 크러치를 사용할 때 균형을 잘 잡을 수 있고 보행의 리듬이 맞게 되어 걷기 편하게 될 것이다.

(1) **파라렐바에서의 보행연습** (그림 6-5)

파라렐바의 높이는 보행자의 넙다리의 큰돌기에 맞추고 팔꿈치는 20~30° 정도 구부리면 된다. 폭은 어깨 넓이보다 약간 넓은 정도면 좋다. 폭이 너무 넓거나 너무 좁으면 균형잡기가 어렵다. 파라렐바 안에서는 다음과 같은 보행훈련을 시도한다.

① 발은 10~15 cm 가량 벌리고 머리를 똑바로 들고 양손은 앞으로 내밀어 파라렐바를 잘 붙들고 몸통은 균형을 잘 잡으며 똑바로 서도록 한다.
② 의자에 앉고 일어나는 연습을 한다.
③ 바를 잡고 선 채로 체중을 오른쪽 왼쪽으로 옮긴다.
④ 손을 바에서 교대로 뗀다.
⑤ 양팔에 힘을 주고 발을 교대로 뗀다.
⑥ 오른쪽 손, 왼쪽 발, 왼쪽 손과 오른쪽 발을 한번씩 교대로 떼며 걷는다(4점 보행연습).
⑦ 오른쪽 손과 왼쪽 발, 왼쪽 손과 오른쪽 발을 동시에 교대로 떼며 걷는다(2점 보행연습).
⑧ 양손으로 바를 잡고 환측다리를 뗀 다음 건측다리를 떼는 연습을 한다(3점 보행연습).
⑨ 양팔로 체중을 들고 다리를 끌어 모아 놓는다(삼각 보행연습).
⑩ 양팔로 체중을 들고 양쪽 다리를 손잡은 위치 이하까지만 건너뛴다(뛰기 보행연습).
⑪ 양팔로 체중을 들고 양쪽 다리가 손잡은 위치를 넘어가도록 건너뛴다(건너뛰기 보행연습).
⑫ 옆으로 걷기, 뒤로 네발걷기, 양발 모두 뒤로 뛰기, 앞으로 돌기, 뒤로 돌기를 연습한다.

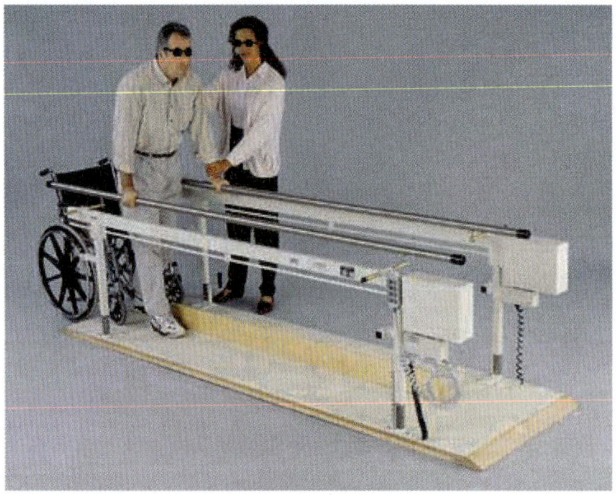

그림 6-5 파라렐바에서의 보행연습

2) 워커(walker) : 보행기 (그림 6-6)

워커는 일반적으로 알루미늄 파이프로 만들며 네 지점이 받쳐지므로 안정성은 있으나 고정되어 있지 않기 때문에 넘어질 수도 있다는 점을 염두에 두어야 한다. 빨리 걸을 수 없고 비탈길이나 계단 오르내리기가 어렵다는 단점도 있다. 워커는 대체로 중증 장애자일 때 많이 사용되며 보행 단계로 볼 때 파라렐바에서는 균형을 잘 잡을 수 있으나 크러치를 사용하기에는 아직 미숙한 단계에 있는 사람에게 적용된다. 보행은 삼각보행(tripod gait), 뛰기보행(swing to gait), 2점보행(two point gait)을 할 수 있다. 워커의 종류는 여러 가지가 있고 이름도 각양각색이지만 크기에 따라 성인용, 소아용, 유아용이 있으며 여러 가지 형태가 있다(그림 6-7).

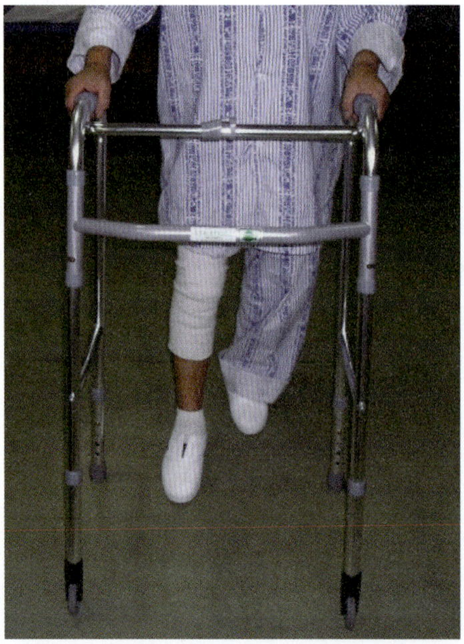

그림 6-6 워커를 이용한 보행연습

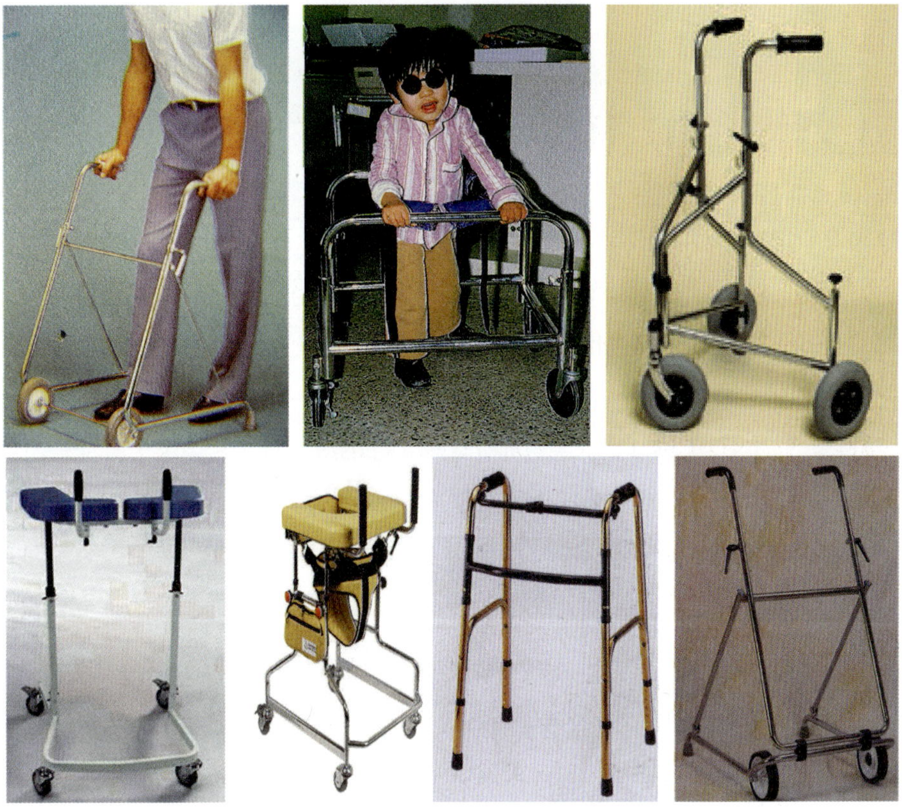

그림 6-7 여러 가지 모양의 보행기

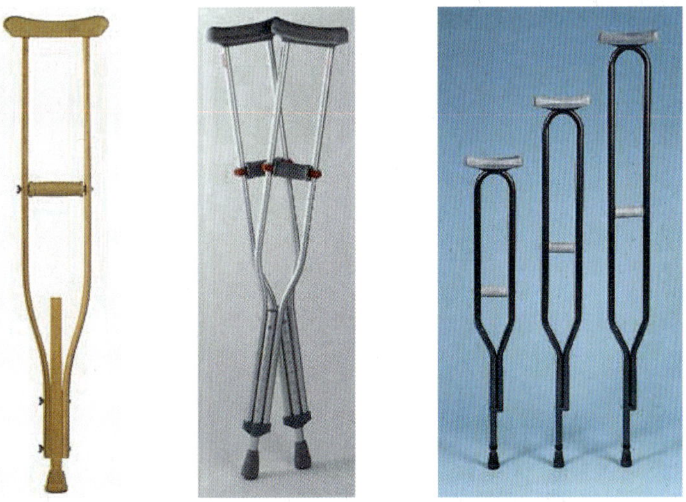

a. 목재 b. 알루미늄 c. 철재

그림 6-8 표준형 크러치

3) 크러치(crutch)

목발 또는 크러치라고 하며, 보행 보조장비 중 가장 널리 쓰이는 것으로서 나무나 알루미늄으로 제작된다. 크기에 따라서는 성인용, 소아용이 있으며 용도에 따라서는 여러 가지 종류가 있다(그림 6-8).

(1) 크러치의 종류

① 표준형 겨드랑 크러치(standard axillary crutch, standard underarm crutch)

표준형 겨드랑 크러치는 높이가 고정된 것과 조절 가능한 것이 있다. 고정된 것은 장애가 영구적인 성인에게 주로 쓰이며 조절 가능한 것은 일반적으로 널리 사용되고 있다. 표준형 겨드랑 크러치는 두개의 지지대와 그 사이에 손잡이(hand piece), 겨드랑받침(axillary bar) 그리고 크러치의 길이를 조절할 수 있는 길이 조절대(extension piece)로 구성되어 있다.

② 캐나다식 크러치(Canadian crutch, elbow extension crutch, triceps crutch)

캐나다식 크러치의 형태는 두 개의 지지대에 겨드랑 아래쪽과 팔꿉관절 위쪽을 받쳐 주도록 두 개의 커프가 부착되어 있다. 이 크러치는 위팔세갈래근(triceps)의 근력이 약하여 지지능력이 없을 때 사용된다. 겨드랑 받침이 없기 때문에 체중을 받칠 수 없어서 크러치를 짚은 채로 문을 여닫을 때 불편하며 장거리를 걸을 때 지구력을 갖고 걷기가 어렵고 계단을 올라갈 때 불안정한 것이 단점이다.

③ 밴드 달린 크러치(axillary crutch with band) (그림 6-9)

이 크러치의 형태는 표준형 겨드랑 크러치에 한 개 내지 두 개의 금속밴드를 부착시켜 팔꿉관절폄근이 약할 때 받쳐주는 역할을 하도록 구성되어 있다. 이것은 표준형 겨드랑 크러치와 캐나다식 크러치의 장점을 취한 것이다.

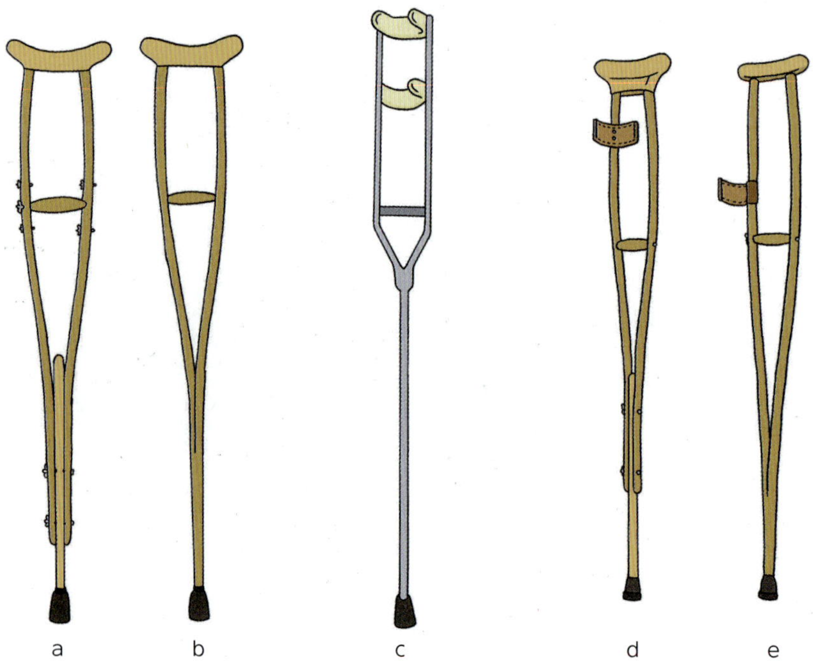

그림 6-9

a. 다리 길이를 조절할 수 있는 표준형 겨드랑 크러치 b. 붙박이 표준형 겨드랑 크러치
c. 캐나다식 크러치 d와 e. 밴드달린 크러치

④ 플래트홈 크러치(platform crutch) (그림 6-10)

이것은 케인처럼 수직으로 된 철봉 또는 알루미늄 봉 위에 앞팔을 지지할 수 있는 앞팔 지지대를 고정시켜 수직으로 된 손잡이를 부착시킨 크러치로서 팔꿉관절굽힘 구축으로 완전히 팔꿈치를 펼 수 없는 환자 또는 크러치를 잘 붙잡지 못하는 환자에게 사용된다. 팔꿉관절과 앞팔에 체중을 받치고 크러치를 옮겨 사용해야 하기 때문에 계단이나 비탈길을 오르내릴 때는 힘들게 된다.

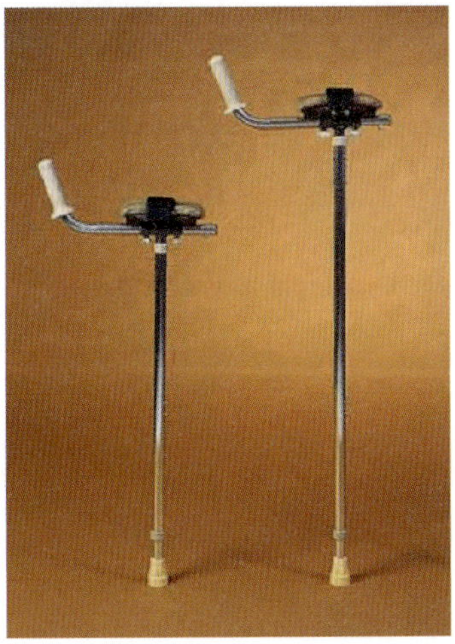

a

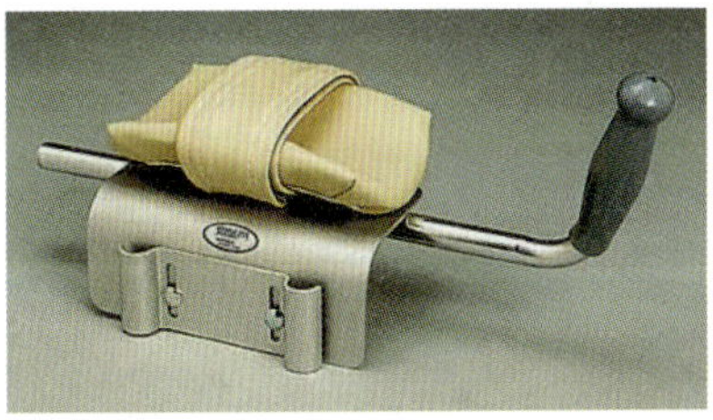

b

그림 6-10 플래트홈 크러치
a. 사이즈 선택 b. 팔을 얹어 놓는 부분과 손잡이

⑤ 앞팔크러치 또는 로프스트랜드 크러치(forearm crutch, Lofstrand crutch, elbow crutch) (그림 6-11 a, b)

이 크러치는 겨드랑 받침이 없이 팔꿉관절 이하에 달린 앞팔 커프와 손잡이에 의해 체중 지지를 할 수 있게 되어 있다. 앞팔 커프는 고정된 것도 있고 수평에서 수직으로 움직이게 된 것도 있다. 구성은 조절 가능한 알루미늄 지주와 손잡이, 스프링 금속 앞팔 커프로 이루어져 있다. 이 크러치는 표준형 겨드랑 크러치보다 간편하여 팔 기능이 좋고 몸통 균형을 잘 잡을 수 있는 사람에게 사용되며 대개 4점 보행이나 2점 보행 시에 사용되지만 아주 숙련된 환자는 건너뛰기 보행(swing through gait)도 가능하다.

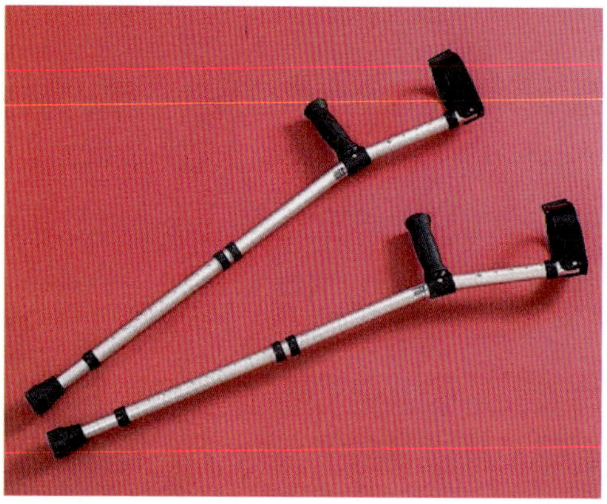

a

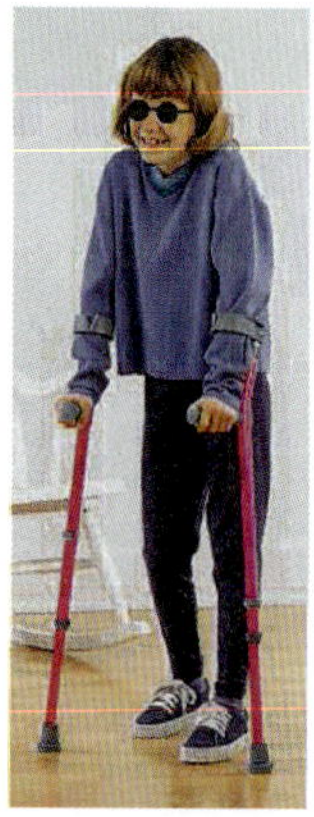

b

그림 6-11
a. 앞팔크러치 b. 보행모습

(2) 크러치의 부품

① 고무로 된 겨드랑 받침과 손잡이

겨드랑 받침은 겨드랑이에 걸치는 것은 아니지만 옆구리에 닿게 되므로 압박될 때 아프지 않게 하기 위하여 고무로 된 겨드랑 받침을 끼운다. 손잡이에 체중을 주게 되므로 오래 걸으면 손바닥이 아프고 저리게 되는데 이러한 것을 방지하기 위하여 고무로 된 손잡이를 끼운다(그림 6-12). 손의 굽힘근이 약하여 손잡이를 잘 붙잡지 못하는 환자는 고무줄 달린 장갑을 끼우면 효과적으로 손잡이를 잡을 수 있다(그림 6-13).

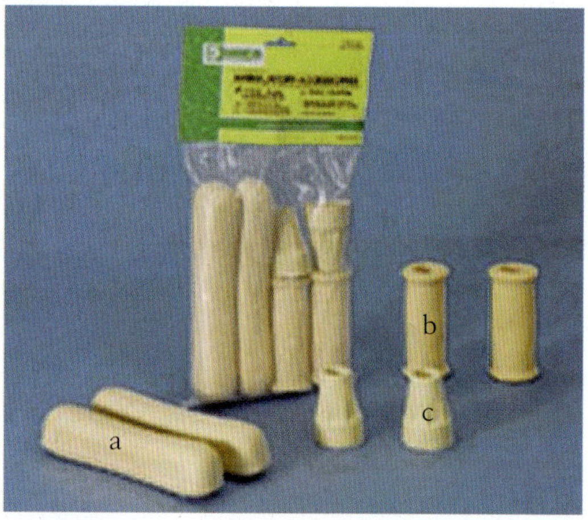

그림 6-12 표준형 크러치의 고무 겨드랑 받침(a), 손잡이(b), 크러치팁(c)

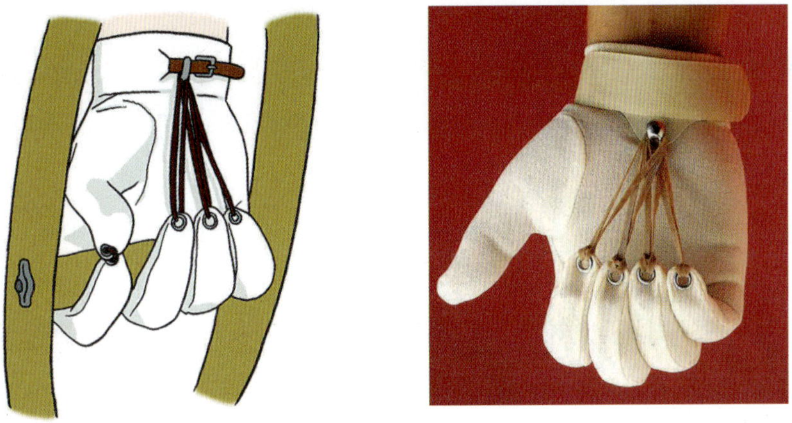

그림 6-13 쥐는 힘이 약한 환자를 위한 보조장갑

② 크러치팁

크러치팁은 음압흡입식의 고무로 되어 있어서 지면에 미끄러지지 않도록 되어 있다. 이것을 보완하여 좀더 넓고 마찰이 되도록 고무받침 안쪽을 오돌도돌하게 만든 것도 있고 겨울에 얼음판에 미끄러지지 않도록 하기 위하여 크러치를 누를 때는 송곳처럼 생긴 금속이 얼음이나 눈에 박히고 크러치를 들어올릴 때는 다시 원상태로 들어가게 된 것도 있으며 톱날처럼 생긴 것들도 있다(그림 6-14).

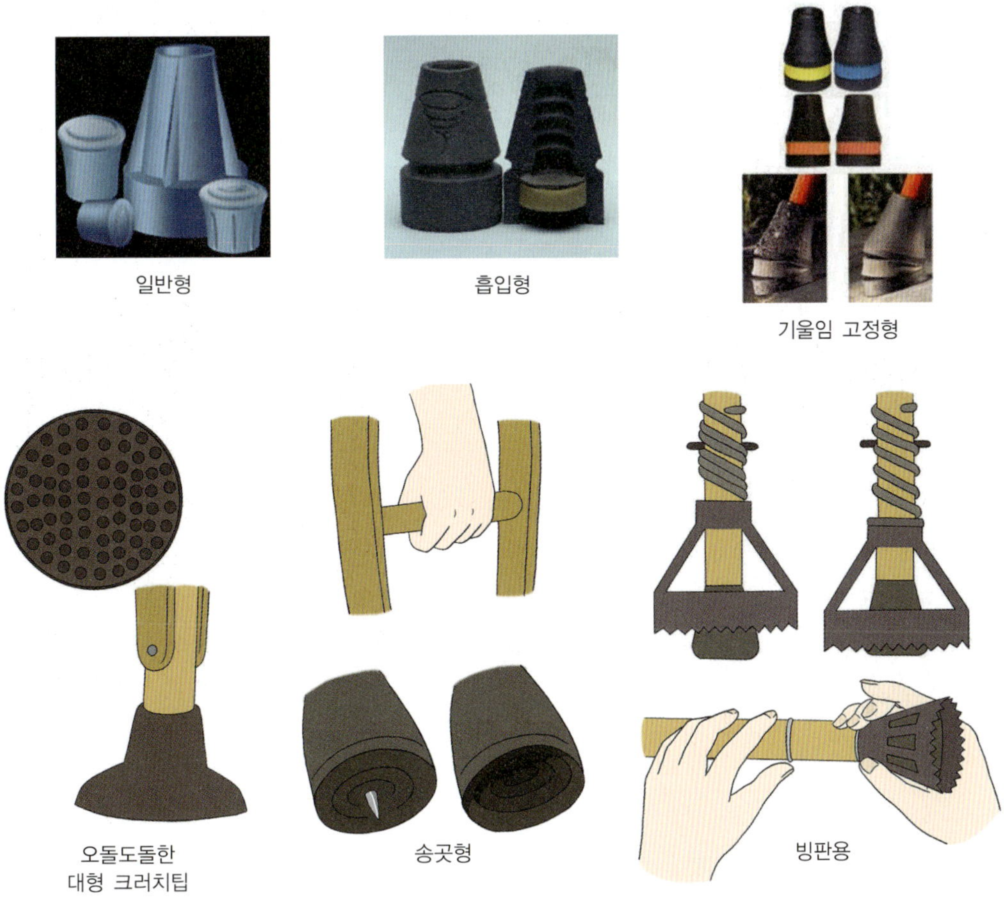

그림 6-14 여러 가지 형태의 크러치팁

(3) 크러치의 측정 방법

① 일반적인 관점

(a) 크러치 보행을 하기 전에 먼저 생각해야 할 점은 크러치의 전체 길이와 손잡이의 높이를 결정하는 것이다.

(b) 크러치가 너무 길면 어깨는 위로 올라가게 되고 환자는 지면에서 발을 떼기가 어렵게 된다. 또한 위팔온신경얼기(상완신경총)를 압박하여 크러치 마비(crutch palsy)를 유발시킬 수도 있다. 반대로 크러치가 너무 짧으면 몸통이 앞으로 기울어지게 되어 자세가 구부정하게 된다.

② 측정 방법

(a) 키에서 40 cm(16인치)를 뺀다.

(b) 키에 대한 77%의 길이를 크러치의 길이로 정한다.

(c) 겨드랑에서 구두 뒤꿈치의 아래쪽 끝까지의 길이로 한다(구두를 신지 않았을 때는 겨드랑에서 발뒤꿈치까지의 길이에 남자는 2~3 cm, 여자는 4 cm를 더한 길이로 한다).

(d) 선자세에서 측정할 때는 겨드랑 아래쪽 3 cm 떨어진 곳에서부터 제 5 발가락에서 가쪽으로 15 cm(6인치) 떨어진 곳까지의 길이를 측정한다.

(e) 임상에서 가장 편리하게 크러치를 맞추어 주는 방법은 똑바로 선 자세에서 겨드랑에서부터 신고 다니는 신발이나 구두 뒤꿈치까지 꼭 맞도록 하고 환자 상태에 따라 약간씩 증감하면 된다.

(f) 손잡이의 위치는 양팔을 느슨하게 하고 똑바로 선 상태에서 자뼈(척골)의 붓돌기(경상돌기)의 높이에 맞춘다. 또는 넙다리의 큰돌기의 위치에 맞춘다. 서 있는 자세에서 크러치를 잡고 있을 때 팔꿉관절의 굽힘 각도는 25~30°가 되는 것이 가장 이상적이다. 건너뛰기 보행을 할 때는 팔꿉관절을 완전히 편 상태가 오히려 안정감이 있다.

(g) 앞팔크러치는 제 5발가락에서 가쪽으로 15 cm(6인치)떨어진 곳에 크러치팁이 놓이게 하고 팔꿉관절을 25~30° 정도 구부리면 적당한 높이가 된다.

(4) 크러치의 선자세 (그림 6-15)

① 이상적인 선자세(ideal stance)

머리는 똑바로 하고 몸통과 양쪽다리는 수직으로 하고 골반도 다리의 위치와 같게 한다. 어깨를 자연스럽게 내리고 크러치를 양쪽 겨드랑이 아래의 갈비뼈부위에 부치고 팔꿉은 25~30° 구부리고 손목은 뒤로 젖히고 손가락으로는 크러치의 손잡이를 견고하게 잡는다. 크러치팁은 성인에서는 양발 옆으로 15~20 cm 떨어진 지점에서 다시 앞으로 15~20 cm 떨어진 지점에 크러치팁이 놓이게 한다. 일반적으로는 크러치팁의 위치는 제 5발가락에서 환자의 발 길이 만큼 옆으로 떼고 다시 그 지점에서 앞으로 한 발 길이만큼 뗀 지점이 좋다. 왜냐하면 대체로 발의 길이는 키에 비례하기 때문이다.

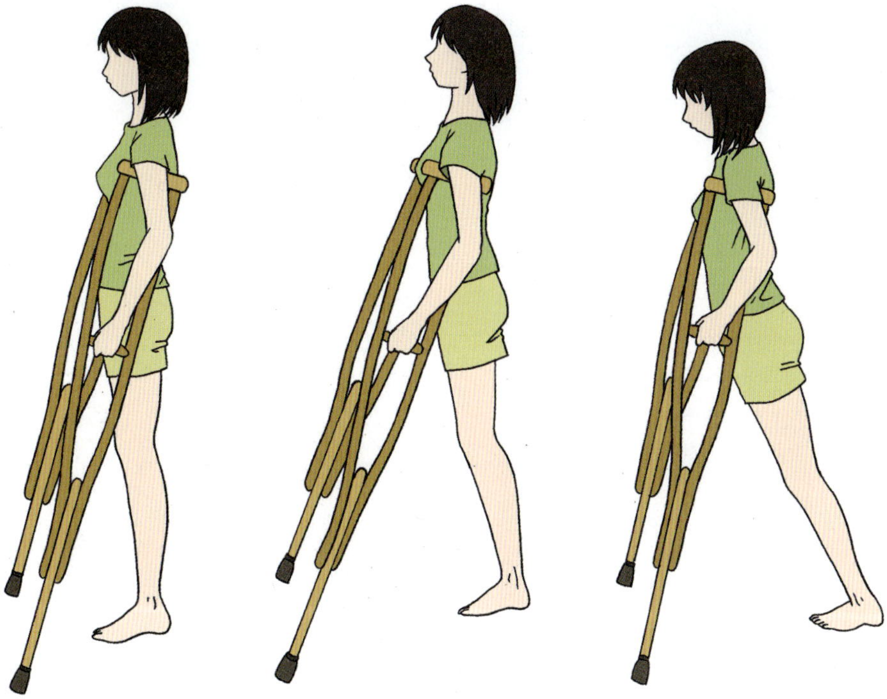

a b c

그림 6-15 크러치의 선자세
a. 이상적인 선자세 b. 삼각 선자세 c. 과도한 삼각 선자세

② 삼각 선자세(tripod stance)

몸통을 발의 위치보다 약간 앞으로 굽힌다. 엉덩관절은 뒤로 젖히고 골반도 발의 위치보다 앞으로 오게 한다. 머리와 몸통은 똑바로 한다. 양쪽 크러치에 걸리는 체중이 발에 걸리는 체중보다 많이 걸리게 된다.

크러치 잡는 방법은 위와 마찬가지며 크러치를 놓는 장소는 좀더 앞으로 놓아 사진기의 삼각대처럼 만든다. 균형을 유지하지 못하는 환자 또는 다리의 근력이 약한 환자에게는 이 자세가 안정되어 좋다.

③ 과도한 삼각 선자세(exaggerated tripod stance)

삼각자세 때보다 좀더 몸통을 앞으로 기울이고 체중은 거의 크러치에 의존한다.

크러치 잡는 방법은 위와 같으며 크러치 놓는 장소는 훨씬 앞쪽에 놓는다. 이러한 자세는 삼각 선자세로는 균형을 잡기 어려운 환자일 때 적용된다.

(5) 크러치 보행 (그림 6-16)

① 크러치 보행훈련을 시킬 때의 일반적인 관점

(a) 크러치 보행연습을 하기 전에 팔의 힘을 기르도록 하고 몸통의 균형을 잡는 연습을 시킨다.

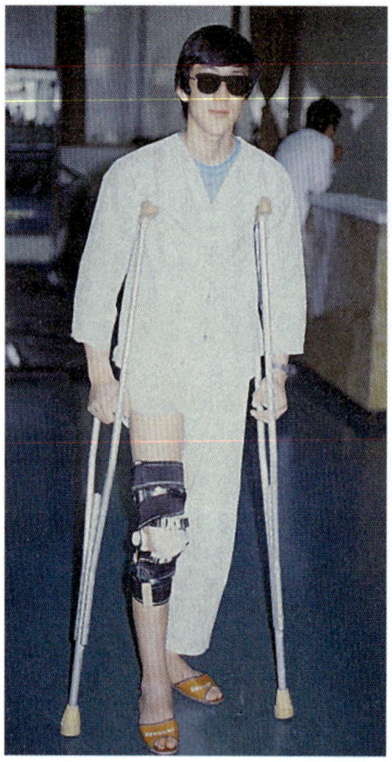

a

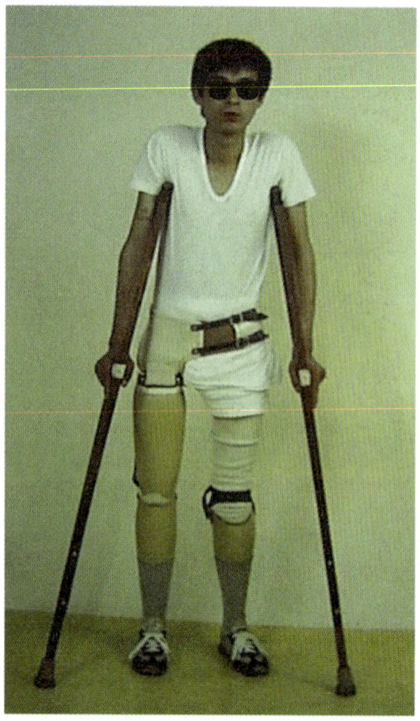

b

그림 6-16 전형적인 표준형 크러치를 사용하여 짚고 있는 모습
a. 무릎관절에 디로테이션 보조기를 착용한 환자
b. 오른쪽 넙다리의지, 왼쪽 종아리의지를 착용한 환자

(b) 서서 균형을 잡을 때까지는 보행연습을 시키지 않는다.
(c) 크러치의 손잡이를 정확히 잡고 자세를 바르게 하며 발의 위치도 정확히 놓도록 한다.
(e) 크러치가 잘 맞는지의 여부를 확인한다.
(f) 바닥이 미끄럽지 않은지 확인한다.
(g) 환자의 신발은 걷는 동안 벗겨지지 않게 꼭 맞는 신발을 신어야 한다. 병실환자의 경우 흔히 슬리퍼를 신고 있는 경우가 많은데 슬리퍼를 신은 채로 보행연습을 하면 넘어지기 쉽다.
(h) 필요시에는 환자의 가족에게 보행훈련 연습을 설명하고 방법을 가르쳐 준다.
(i) 보행을 할 때 불안정하면 벨트를 허리에 둘러 뒤에서 잡아주고 점차 안정되면 벨트없이 걷게 한다. 아주 익숙하기 전까지 치료사는 크러치 보행 시에 동반해야 한다.
(j) 병약하고 쉽게 피로를 느끼고 신경질적이고 정신이 불안정하거나 비정상적인 사람은 감독없이 혼자 걷게 해서는 절대로 안 된다.
(k) 보행의 리듬을 정확히 맞추고 발걸음의 나비를 같게 하며 불필요한 동작을 하지 않도록 한다.
(l) 보행의 스피드와 지구력을 기르도록 해야 한다.
(m) 평지에서의 보행이 익숙해지면 계단이나 비스듬한 길을 오르내리는 연습을 하며 일상생활에서 활동하는 모든 동작을 익히도록 해야 한다.

② 크러치 보행의 종류

(a) 4점 보행(four point gait) : 4박자

걷는 순서는 ① 왼쪽 크러치 ② 오른쪽 발 ③ 오른쪽 크러치 ④ 왼쪽 발의 순서로 진행되며 항상 지면에 3점이 받쳐 주고 있기 때문에 가장 안전한 보행이지만 걸음을 빨리 걸을 수 없는 단점이 있다. 혼잡한 거리나 작은 공간에서 걸을 때 적합하다.

(b) 2점 보행(two point gait) : 2박자

① 왼쪽 크러치와 오른쪽 발 ② 오른쪽 크러치와 왼쪽 발이 각각 동시에 딛게 되는 보행으로 정상보행에 가까운 크러치 보행이며, 걸음을 빨리 걸을 수 있다.

(c) 3점 보행(three point gait) : 4박자, 3박자, 2박자

① 양쪽 크러치와 환측다리를 딛고 ② 정상쪽 다리를 딛게 되는 보행이다. 그러나 훈련이 익숙하지 않을 때는 ① 양쪽 크러치를 내놓고 ② 환측을 딛고 ③ 정상쪽을 딛을 수도 있다. 주로 정형외과 환자들의 크러치 보행으로 이용되며 부분적인 체중부하(partial weight bearing)를 줄 때 적용된다.

(d) 삼각보행(tripod gait) : 느린 3박자

① 왼쪽 크러치 ② 오른쪽 크러치 ③ 양발 모두 끌어놓기 또는 양쪽 크러치를 동시에 앞으로 짚은 다음 양발을 끌어놓는 보행으로 하반신마비 환자가 아직 건너뛰기 보행이 익숙하지 않을 때 적용된다.

(e) 뛰기보행(swing to gait) : 2박자

① 양쪽 크러치를 앞으로 짚은 다음 ② 양쪽 크러치를 이은 가상의 선을 넘지 못하는 점까지 몸을 들어 양발을 뛰어 놓는 보행이다.

(f) 건너뛰기보행(swing through gait) : 2박자

① 양쪽 크러치를 앞으로 짚고 ② 껑충 뛰어 크러치 사이를 통과하는 보행으로 가장 빨리 걸을 수 있으며 장애물을 넘을 수 있기 때문에 좋다. 치료사는 환자에게 적합한 보행방법을 선택하여 가르쳐주어야 하며 환자는 위의 여러 가지 크러치 보행 중 두 가지 이상 익혀 두어 적합하게 사용할 수 있어야 된다.

(g) 동통이나 근력약화로 인하여 한쪽 발에 부분 체중부하(partial weight bearing)를 주어야 하는 환자가 계단을 오르내리는 연습을 할 때는 다음과 같이 한다.

계단을 올라갈 때는 ① 정상쪽 다리를 먼저 계단에 올려놓고 발을 딛으면서 ② 환측다리(또는 약한 다리)와 크러치를 동시에 올려놓는다(그림 6-17 a, b, c). 반대로 계단을 내려갈 때는 ① 환측다리(또는 약한다리)와 크러치를 동시에 계단 아래로 내려놓은 다음 ② 정상쪽 발을 내려놓는다. 익숙하지 않을 때는 ① 양쪽 크러치를 먼저 아래 계단에 내려놓고 ② 환측다리를 내려놓고 ③ 건측다리를 내려놓는다(그림 6-17 d, e, f).

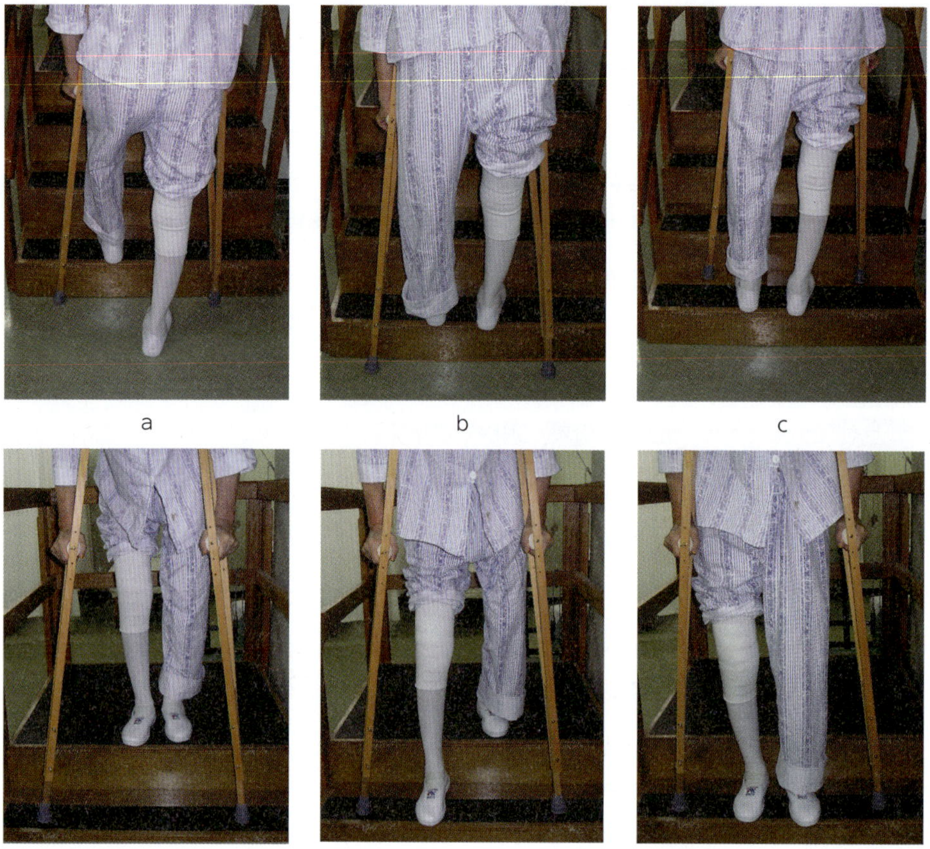

a b c d e f

그림 6-17

a. 건측발을 계단 위에 올려 놓는다. b, c. 환측발과 크러치를 동시에 들어서 계단에 올려 놓는다.
d. 크러치를 내려 놓는다. e. 환측발을 내려 놓는다. f. 건측발을 내려 놓는다.

4) 케인(cane)

케인은 우리말로 지팡이 또는 단장이라고 하지만 임상에서는 케인이라는 용어가 주로 사용되고 있으므로 케인이라는 용어로 사용한다. 케인도 역시 환자의 체중을 받쳐주어 약한 다리를 보조해주거나 체중을 덜어주어 동통이 있는 부위의 아픔을 감소시켜줌으로써 좀더 자연스러운 보행을 할 수 있도록 한다. 케인은 일반적으로 나무로 된 것과 알루미늄으로 된 것이 있는데 알루미늄으로 된 것은 길이를 줄이고 늘릴 수 있도록 되어 있으며 손잡이나 팁의 형태에 따라 여러 가지가 있다(그림 6-18). 어떤 것은 케인 끝부분에 3개나 4개의 발을 만들어 좀더 잘 받쳐 주고 균형을 잡을 수 있고 안정감이 있도록 만든 것도 있다(그림 6-19). 이처럼 생긴 케인은 천천히 걷는 환자에게 적합하다. 어떤 환자는 크러치 대신에 두 개의 케인을 잡고 걷는 사람도 있다. 그리하여 4점 보행, 2점 보행, 3점 보행으로 걷는다. 케인은 대략 40파운드(약 16킬로그램) 정도의 체중을 지탱해 준다고 한다. 케인은 반드시 환측의 반대쪽에 잡도록 해야 한다. 왜냐하면 팔과 발이 교대로 나가기 때문에 보행할 때에 아주 자연스럽게 보이며 환측다리와 케인 사이의 바닥이 넓어서 안정감이 있게 되어 균형을 잘 잡을 수 있으며 무게의 중심이 좌우로 흔들리지 않기 때문에 안전하게 걸을 수 있게 된다.

그러나 대부분은 환측다리 쪽에 케인을 짚고 있는 것을 볼 수 있는데 이것은 케인이 스플린트 역할을 하여 환측다리를 보호해 줄 것이라고 생각하기 때문이다. 이렇게 짚는다고 안 될 것은 없겠지만 보행할 때 환측다리와 케인을 잡은 손이 동시에 나가게 되므로 보행이 이상해 보이며 환측발과 케인이 이루는 기저부의 면적이 좁아 입각기 때에 상당히 불안정하게 된다. 이러한 현상은 한 개의 크러치를 짚고 다니는 환자에게 흔히 볼 수 있다. 이때도 환측의 반대쪽에 크러치를 짚게 해야 한다.

케인의 높이는 환자의 넙다리부 큰돌기(greater trochanter)의 위치에 맞추는 것이 가장 적당하다. 또는 팔꿈치를 20~30° 정도 구부린 상태에서 다섯째 발가락의 가쪽 15~20 cm 떨어진 곳에 케인의 팁을 맞추면 된다.

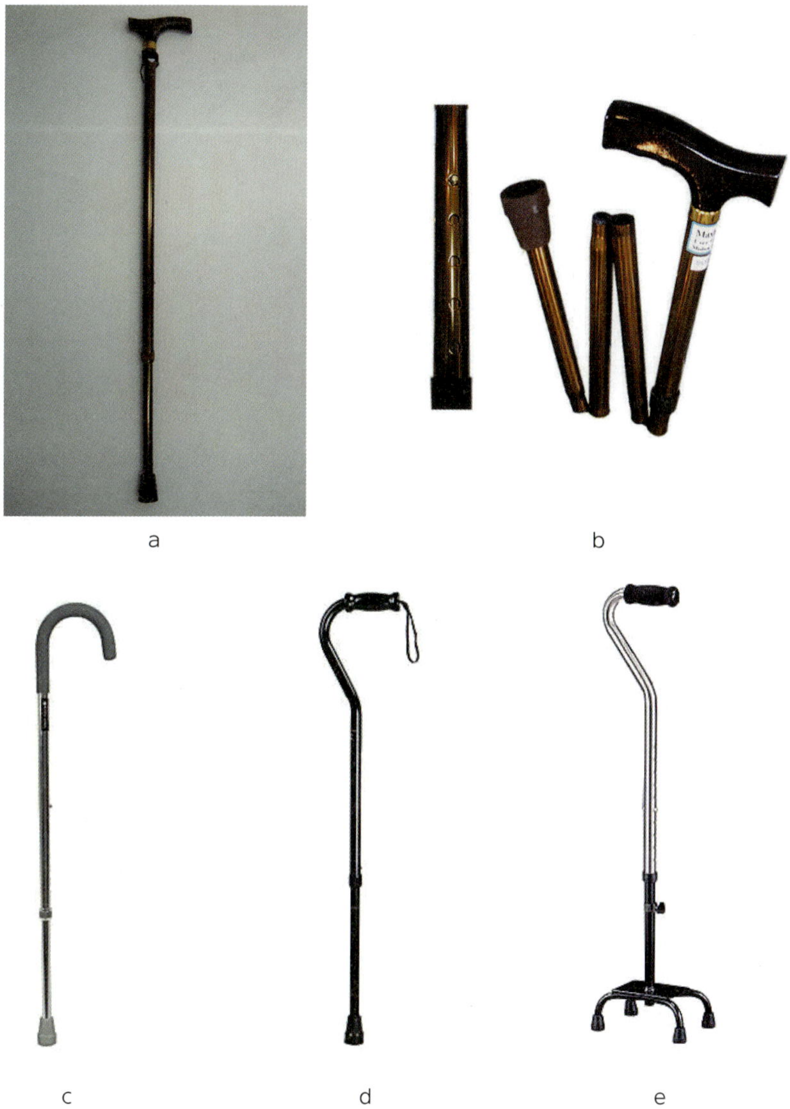

그림 6-18 케인의 종류

a. 전형적인 케인 b. 접이식 케인 c. 우산형 케인
d. 직선형 케인 e. 사발이 케인

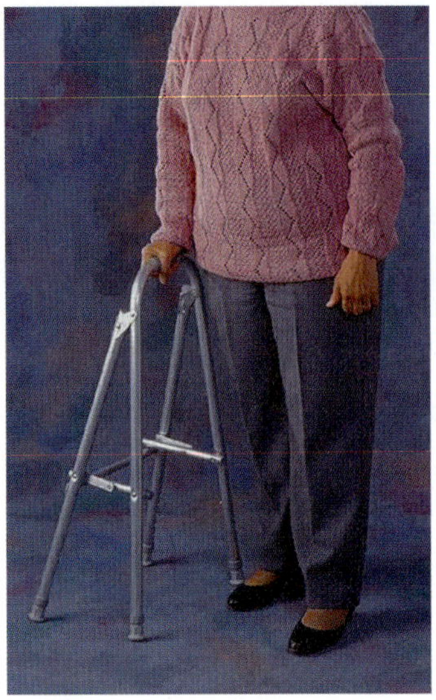

a

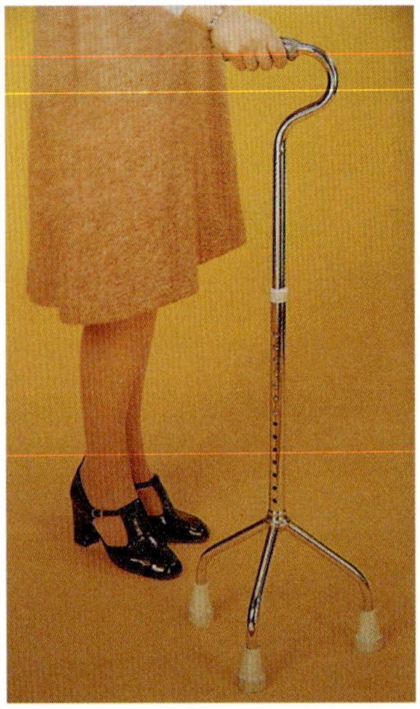

b

그림 6-19
a. 사발보조 케인 b. 삼발이 케인

③ 이동을 위한 보조장비(transfer aid)

환자 또는 장애자를 운반하기 위한 장비들은 여러 가지가 있겠으나 가장 흔히 사용되는 것은 휠체어와 스트레처이다.

1) 휠체어(wheel chair)

휠체어는 의자에 바퀴를 달아 보조자가 밀고 다닐 수 있는 것과 스스로 밀고 다닐 수 있는 것이 있다. 일반적으로 휠체어라 함은 후자를 말한다. 휠체어는 실내형 휠체어(indoor wheel chair)와 실외형 휠체어(outdoor wheel chair)로 나눈다. 실내형 휠체어는 큰바퀴가 앞쪽에 달려있고 작은 바퀴가 뒤에 달려 있어(그림 6-20) 작은 면적의 실내에서 회전하기가 쉽고 움직이는 범위가 적어 편리하지만 약간 몸통을 앞으로 구부려야 하는 단점이 있다. 그와 반대로 실외형 휠체어는 작은 바퀴가 앞에 달려 있고 큰바퀴가 뒤에 달려 있어 안정감이 있고 보도턱과 같은 장애물을 쉽게 넘어 다닐 수 있어 편리하다(그림 6-21). 실제로는 실내에서만 휠체어를 사용하는 경우는 드물기 때문에 대부분 실외형 휠체어가 사용되고 있다.

이밖에도 넙다리절단자를 위한 절단자 휠체어(amputee wheel chair)가 있는데 이것은 발받침이 없으며 큰 바퀴가 실외형보다 약간 뒤쪽에 달려 있다. 이러한 이유는 다리의 무게가 절단되어 없기 때문에 휠체어가 뒤로 넘어지려는 것을 방지해 주기 위한 것이다.

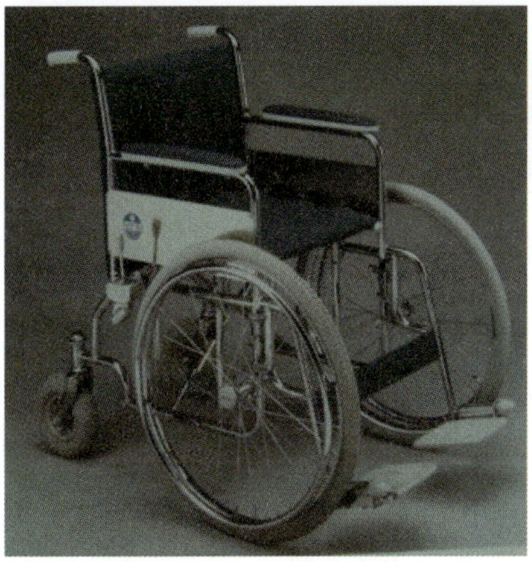

그림 6-20 실내형 휠체어

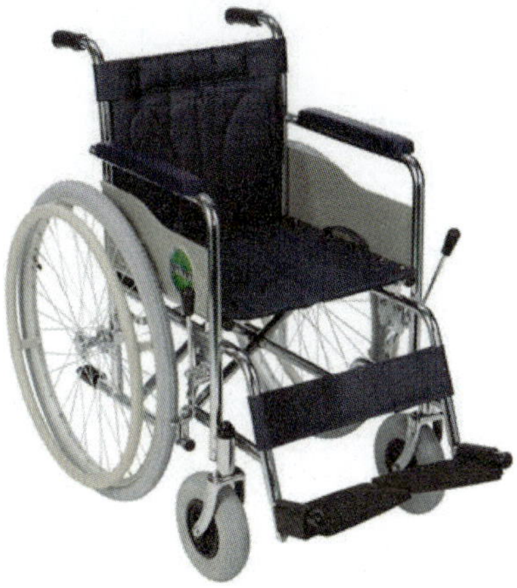

그림 6-21 실외형 휠체어

(1) 휠체어의 구성과 명칭

휠체어는 무게에 따라 표준형, 중형, 경형으로 나누며 크기에 따라 성인용, 청소년용, 소아용으로 나눈다. 휠체어의 구성과 명칭은 다음과 같다(그림 6-22).

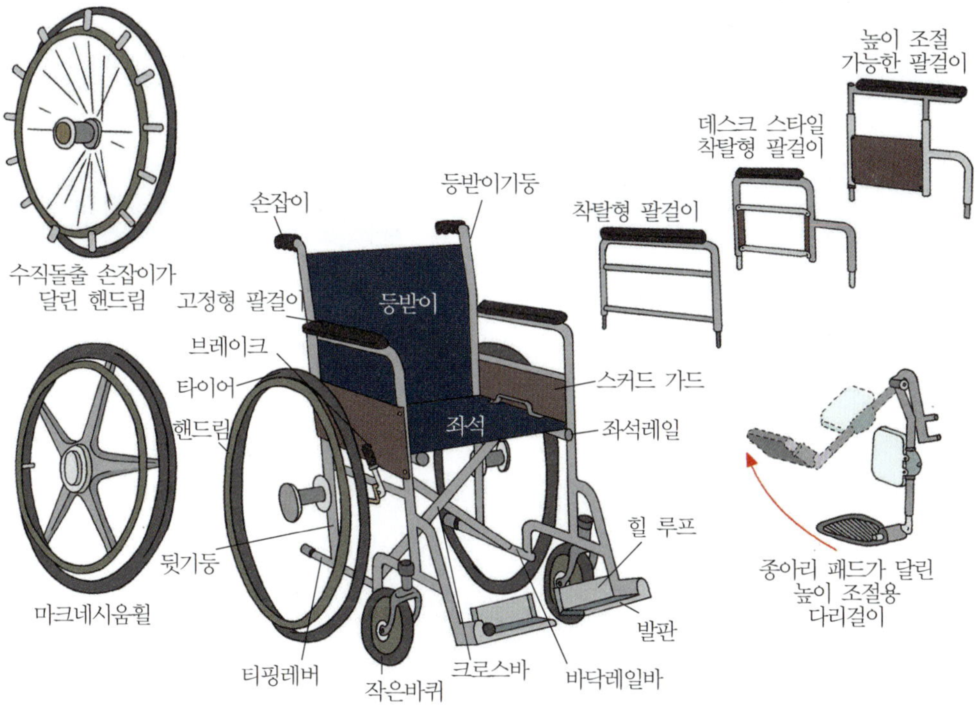

그림 6-22 휠체어의 구성과 명칭

① 큰바퀴(large wheel)

큰바퀴는 지름이 60 cm(24인치)가 되는 것이 표준형이며 여러 가지 크기가 있다. 타이어는 경고무로 된 것도 있고 실외에서 사용하기 좋은 공기를 넣은 타이어로 된 것도 있다.

② 작은바퀴(caster)

작은 바퀴는 지름이 13 cm 되는 것과 20 cm되는 것이 가장 많이 사용되고 있다. 큰 바퀴와 마찬가지로 경고무로 된 것도 있고 공기 넣는 타이어로 된 것도 있다.

③ 핸드림(hand rim)

핸드림은 큰바퀴의 바깥쪽에 있는 원형의 금속테를 말하며 환자는 이것을 손으로 돌려 휠체어를 앞뒤 오른쪽 왼쪽으로 움직인다. 핸드림은 큰바퀴의 정렬을 유지해 주고 바퀴의 살로부터 다치지 않게 보호해 주는 역할도 한다. 손의 기능이 좋지 못하여 핸드림을 잡지 못하는 환자를 위하여 손잡이를 단 것도 있으며(그림 6-23) 막대모양으로 삐죽삐죽 나오게 만들어 바퀴를 돌리기 쉽게 만든 것도 있다. 편마비 환자처럼 한쪽 손만 사용할 수 있는 사람을 위하여 두 개의 핸드림을 정상쪽 손쪽에만 설치한 것도 있고(그림 6-24) 핸드림 대신에 특수한 손잡이가 달린 지렛대를 만들어 앞뒤로 움직이면 휠체어가 움직일 수 있도록 고안된 것도 있다(그림 6-25).

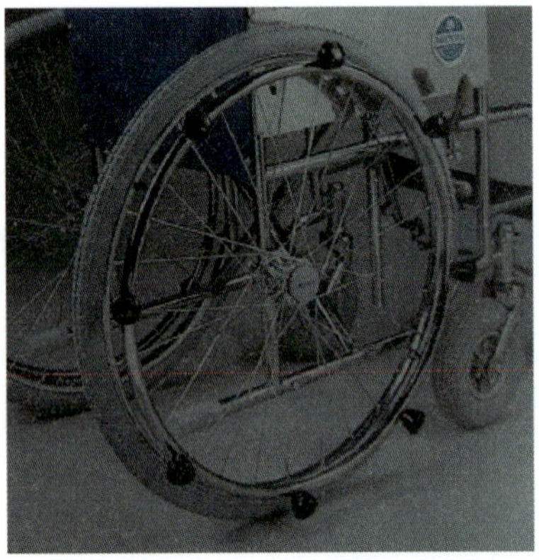

그림 6-23 핸드림에 손잡이를 설치하여 밀기 쉽게 만든 휠체어

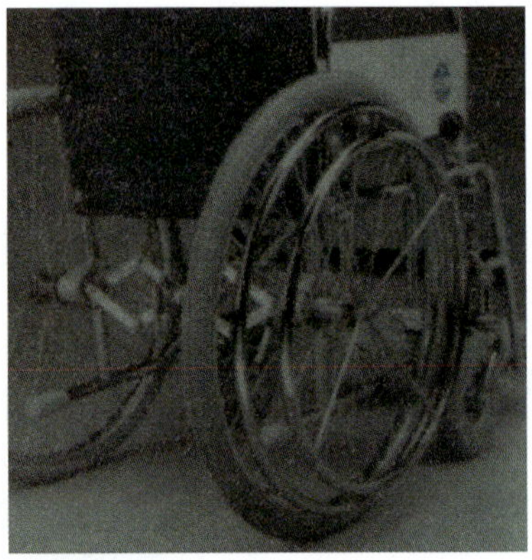

그림 6-24 한쪽 손으로만 휠체어를 사용해야 하는 사람을 위한 두 개의 핸드림

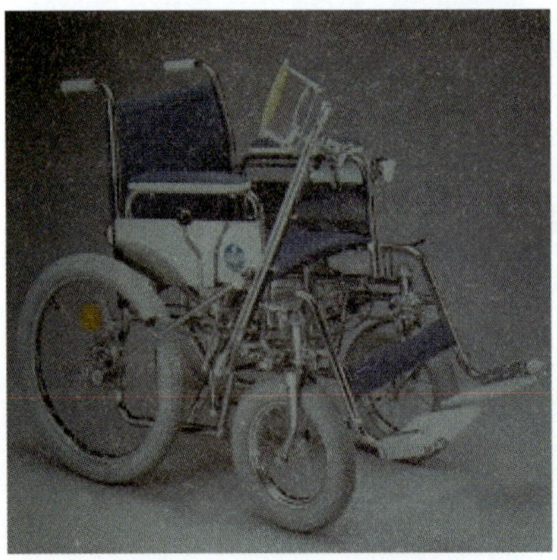

그림 6-25 지렛대를 전후로 움직여 밀고 가는 휠체어

④ 브레이크(break)

브레이크는 큰 바퀴를 고정하여 움직이지 못하게 하는 장치이다.

⑤ 등받이(back)

등받이는 환자의 체구, 몸통 지지의 필요성 여부, 활동 능력에 따라 결정되지만 일반적으로 몸통의 균형을 잘 유지하는 사람은 겨드랑 높이에서 5~10 cm(2~4인치)를 뺀 높이로 하여 팔운동을 자유롭게 한다(그림 6-26 a). 그러나 균형을 잘 취하지 못하는 사람은 어깨뼈 중간 부위까지 하게 된다. 등받이는 대부분 가죽이나 두꺼운 비닐로 만들며 침상에서 휠체어로 쉽게 이동할 수 있도록 등받이를 지퍼로 만들어 여닫을 수 있게 만든 것도 있다. 장애가 심하여 똑바로 앉아 있을 수 없거나 엉덩관절굽힘이 제한되었거나 심한마비 상태로 몸통을 잘 받쳐 주어야 하는 사람에게는 등받이를 뒤로 기울일 수 있게 만든 것도 있다(그림 6-27). 머리를 잘 가누지 못하는 사람은 등받이를 높게 하여 머리까지 받쳐줄 수 있게 만든 것도 있다(그림 6-28).

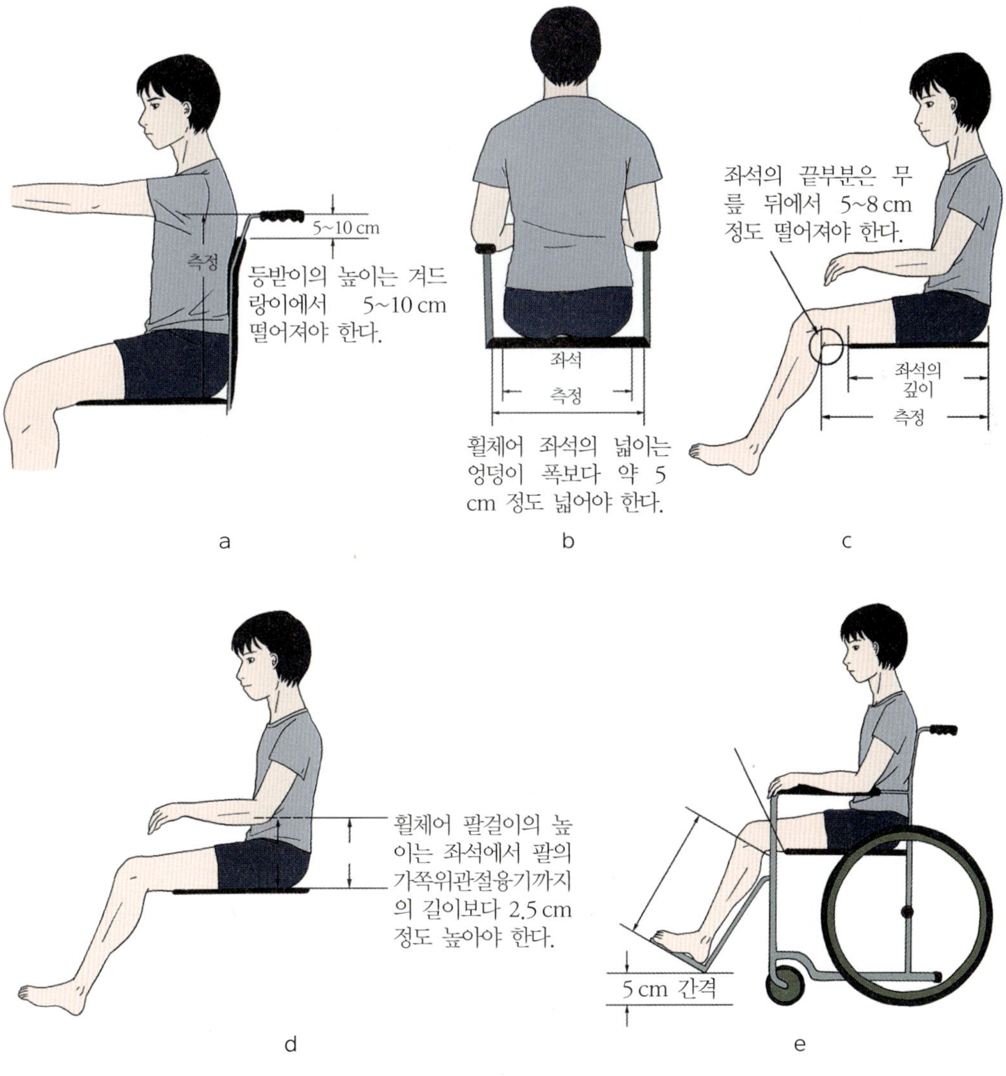

그림 6-26 휠체어 맞춤

⑥ 좌석(seat)

휠체어의 좌석은 앞뒤 오른쪽 왼쪽에 충분한 간격이 있어서 압박받는 곳이 없어야 한다. 좌석의 오른쪽 왼쪽면이 너무 넓으면 핸드림에 손이 닿기 어렵고 몸통의 균형을 잡기가 힘들게 된다. 또한 욕실과 같은 좁은 문을 드나들기 어렵다. 반대로 너무 좁으면 피부가 문질러 져서 벗겨지기 쉽고 넙다리나 엉덩관절 부위에 욕창이 생기기 쉽다. 그러나 약간 좁은 것이 기능상 편리하다. 좌석의 앞뒷면이 너무 넓으면 무릎 뒤가 좌석 끝에 닿게 되어 압박을 받게 되고 너무 좁으면 체중이 뒤로 쏠려 둔부에만 압박을 받게 된다. 좌석의 넓이는 엉덩관절 또는 엉덩이의 가장 넓은 부위에다 5 cm를 더한다(넙다리의지 착용 시에는 10 cm를 더한다)(그림 6-26 b). 좌석의 깊이는 무릎관절 뒤에서 엉덩이 뒤까지 길이에서 5~8 cm를 뺀다(그림 6-26 c). 좌석의 높이는 휠체어를 앉은 채로 양쪽 발 또는 한쪽 발의 뒤꿈치까지의 높이로 정하여 환자가 발뒤꿈치로 밀고 다닐 수 있게 한다. 발받침은 45° 정도 앞쪽으로 경사지게 하고 지면에서 5 cm 정도 간격이 떨어지도록 한다.

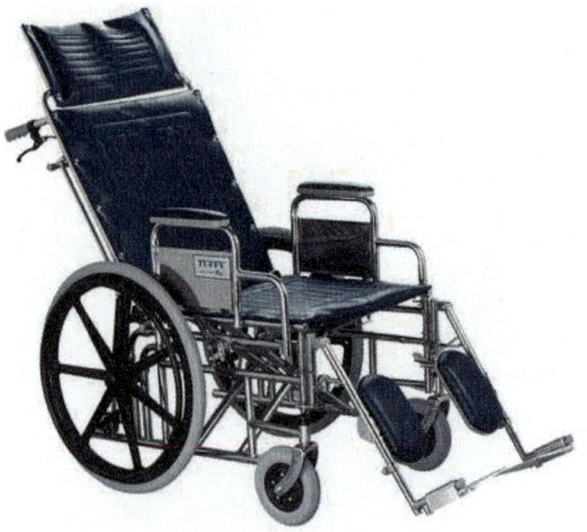

그림 6-27 등받이를 뒤로 경사지게 할 수 있는 휠체어

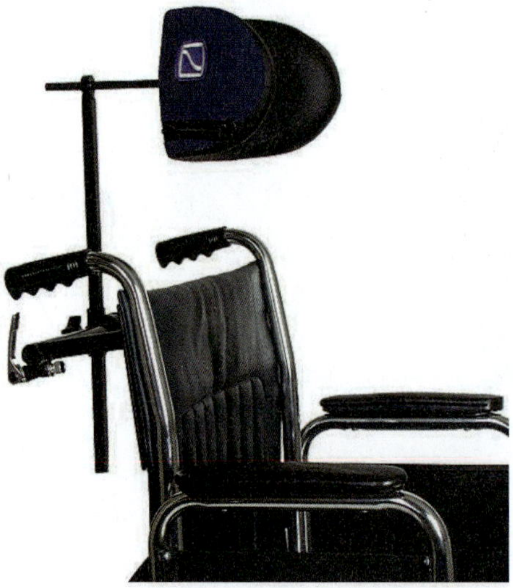

그림 6-28 머리를 잘 가누지 못하는 사람을 위한 머리 받침

⑦ 팔걸이(armrest)

팔걸이는 양손과 팔을 받쳐주기 위한 것이며 자리를 이동할 때 양손으로 눌러 몸통을 들어 올릴 때 사용된다. 팔걸이의 적당한 높이는 좌석높이에서 위팔뼈 가쪽위관절융기까지의 길이에다가 2.5 cm(1인치)를 더한 길이로 정한다(그림 6-26 d). 그러나 좌석의 쿠션을 사용한다면 그 높이도 생각해야 한다. 팔걸이의 높이가 낮으면 몸통이 앞으로 숙여지게 되어 몸통의 균형을 잃게 되며 호흡하기도 불편하게 된다. 반대로 팔걸이가 너무 높으면 어깨가 올라가게 되어 장시간 똑바로 앉아 있기가 어렵게 된다. 팔걸이는 고정된 것과 빼고 끼울 수 있는 것이 있고 접고 펼 수 있는 것도 있으며 요구하는 높이만큼 올리고 내릴 수 있는 것도 있다. 책상에서 작업하기 쉽도록 팔걸이의 절반이 턱이 진 것도 있다(그림 6-29).

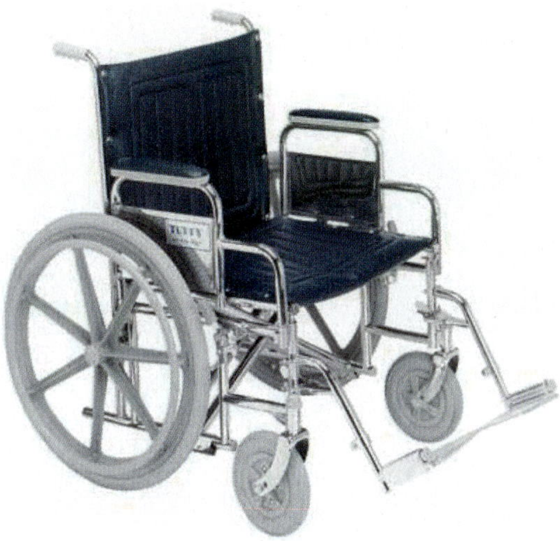

그림 6-29 책상 밑으로 휠체어를 밀어 넣을 수 있도록 팔걸이가 층이 져 있다.

양발을 얹어 놓고 다니는 환자는 발받침이 지면에 닿지 않도록 5 cm 정도의 간격을 두어야 하므로 뒤꿈치에서부터 무릎 뒤의 길이에다 5 cm를 더해야 한다. 무릎 뒤가 좌석 끝에 닿지 않게 하기 위하여 2.5 cm를 높여야 하므로 발받침을 약간 위쪽으로 올려야 한다(그림 26 e). 좌석의 형태는 여러 가지가 있으며 욕창이 생기지 않도록 특수한 방석이나 깔개를 사용하기도 한다(그림 6-30).

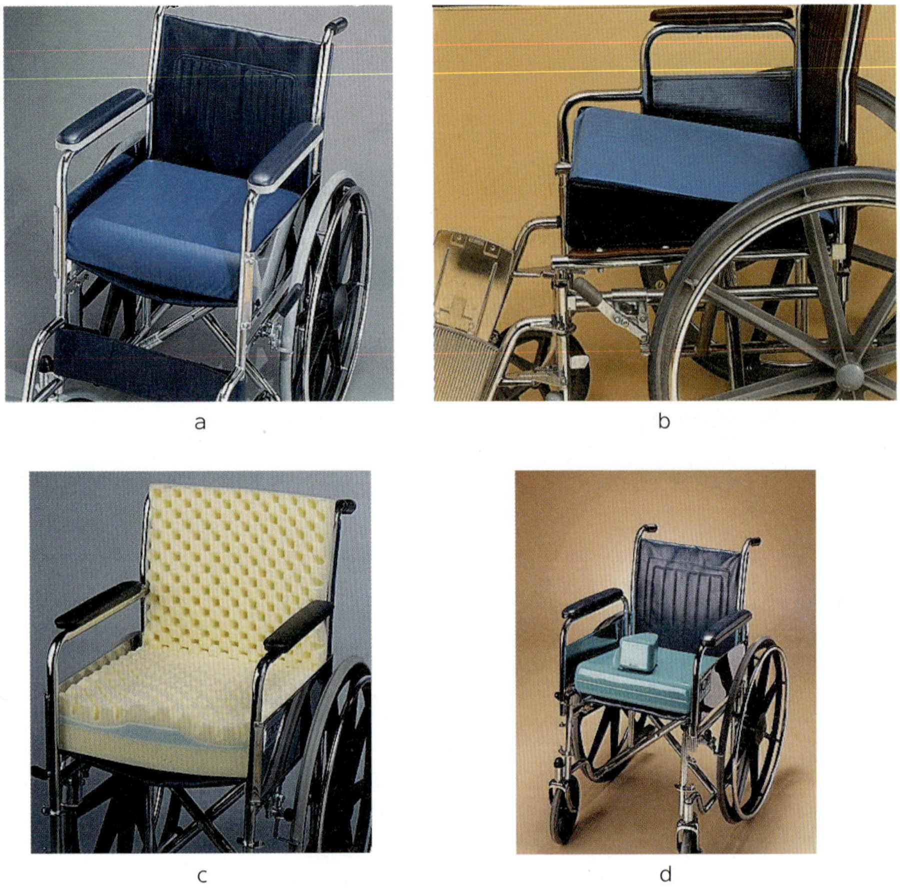

그림 6-30 공기, 거푸집 등으로 제작된 욕창방지용 깔개

⑧ 다리걸이(leg rest)

다리걸이는 종아리가 발판 뒤로 떨어지지 않도록 받쳐주는 것으로 다리마비환자에게는 반드시 필요하다(그림 6-31).

⑨ 발판(foot plate)

양 발을 각각 얹어 놓아 다리를 편안하게 받쳐 준다. 발판에는 발을 좀더 확실히 고정하고 뒤로 미끄러지지 않도록 뒤꿈치받침(heel loop) 또는 발등이나 발목을 조이는 스트랩을 달기도 한다(그림 6-31 a, b, c).

종아리를 좀더 편안하게 받혀 주기 위한 방법으로 스트랩 대신 방석처럼 된 것도 있고(그림 1-32 a) 발판을 방석처럼 편안하게 만든 것도 있다(그림 1-32 b).

힘없는 다리가 휠체어의 기둥에 닿아서 배기지 않도록 보조해 주기도 하고(그림 6-32 c) 발판의 높낮이를 조절하게(그림 6-32 d) 되어 있는 것도 있다.

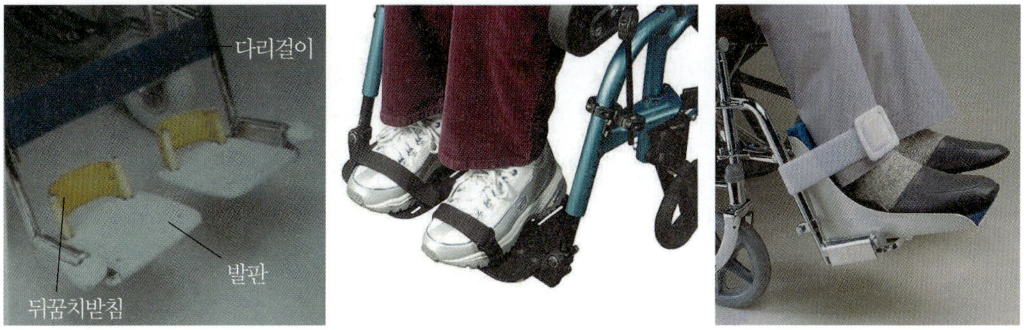

a b c

그림 6-31
a. 다리걸이와 발판 b. 발등 스트랩 c. 발목 스트랩

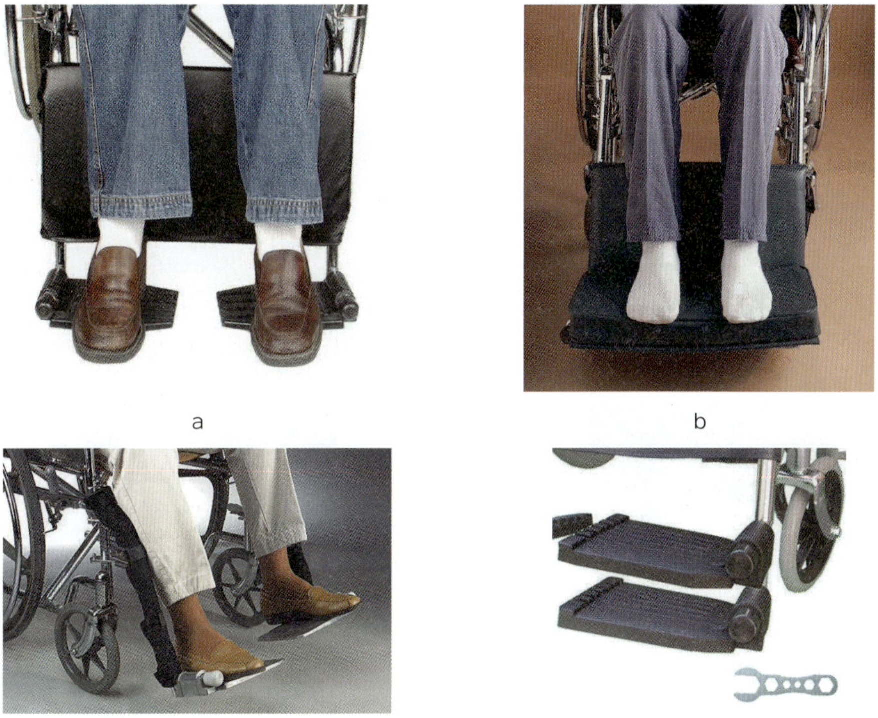

a b c d

그림 6-32 여러 가지 휠체어의 발판과 다리걸이
a. 종아리를 받쳐 주고 있다. b. 발판과 종아리를 받쳐 주고 있다.
c. 발받침 옆면 금속 바에 보호대를 대어 압박되지 않게 한다.
d. 높낮이 조절형 발받침

⑩ 스커트 가드(skirt guard)

넙다리부가 바퀴에 닿지 않도록 보호하기 위한 철판이다.

⑪ 하브(hub)

휠체어의 축을 보호하기 위한 금속 캡이다.

(2) 특수한 휠체어

장애가 심한 경우에는 전동 휠체어(그림 6-33)나 스탠드업 휠체어(그림 6-34) 같은 특수한 휠체어를 사용하며 휠체어의 조작도 버튼이나 간편한 스위치 또는 바람을 들이마시고 내뿜는 것에 따라 움직이는 특수한 휘파람 스위치(whistle switch)를 사용하거나 음성으로 움직이는 마이크 스위치를 사용하기도 한다(그림 6-35). 장애인 스포츠를 위한 특수한 휠체어도 있다. 그 밖의 특수한 장치로는 휠체어는 아니지만 승강장치를 하여 의자가 오르내리는 것도 있고 휠체어만 오르내릴 수 있는 특수한 엘리베이터를 설치할 수도 있다.

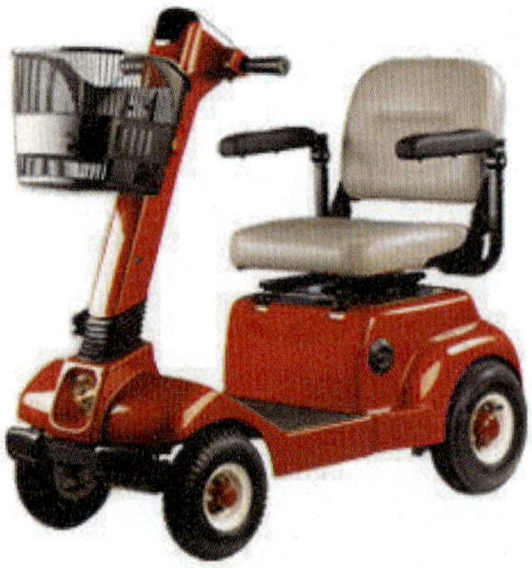
a

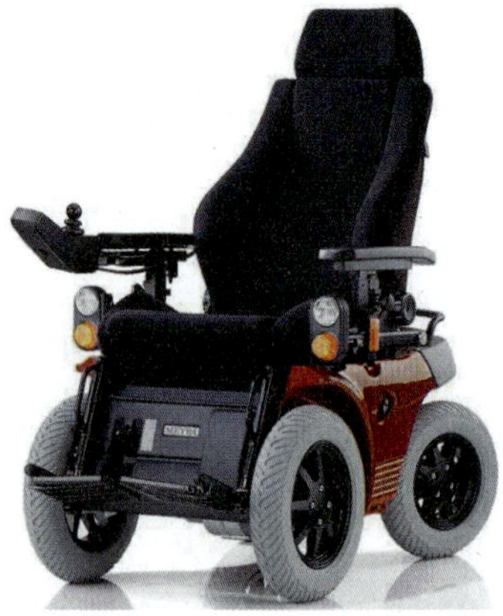
b

그림 6-33 전동 휠체어

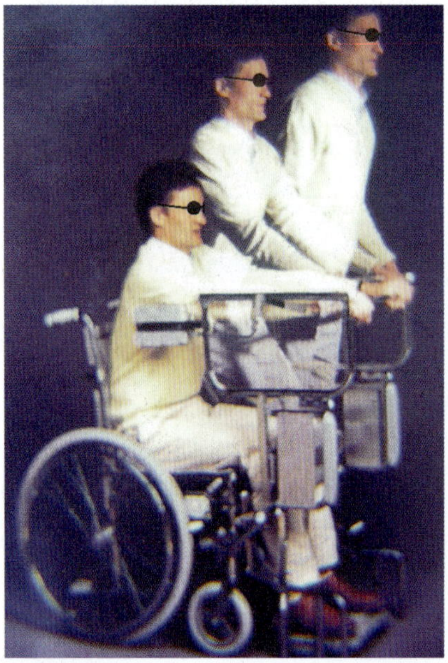
a

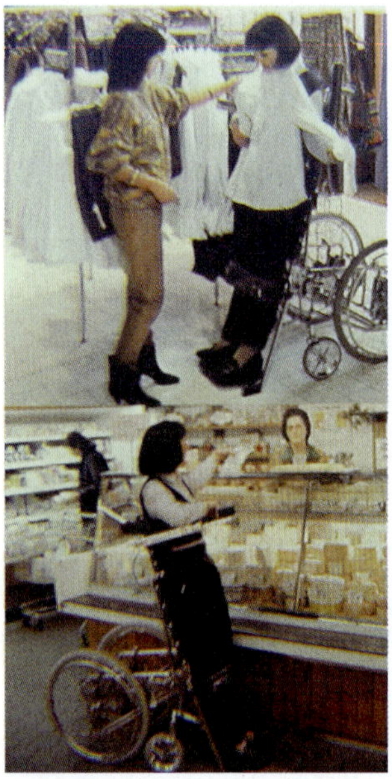
b

그림 6-34 스탠드업 휠체어
a. 휠체어에서 선자세로 기립할 수 있다.
b. 휠체어에서 선자세로 일도 할 수 있고 쇼핑을 즐길 수도 있다.

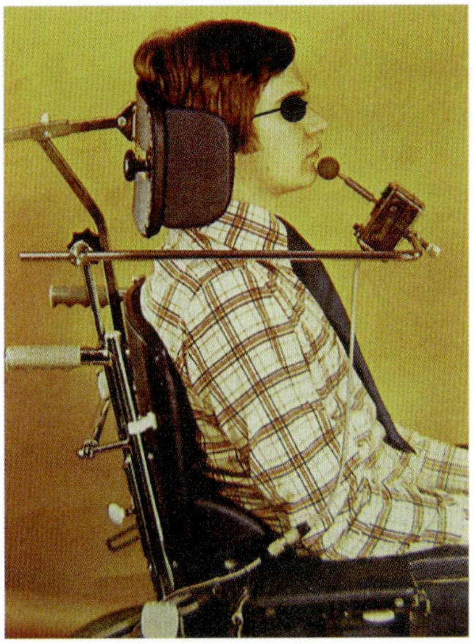

그림 6-35 음성으로 조절하는 전동장치

2) 스트레처(stretcher)

스트레처는 병원 내에서 주로 기동할 수 없는 환자를 누운 채로 이동할 때 사용되는 환자운반용 장비이다. 환자 자신이 밀고 다닐 수 있게 고안된 것도 있으나 거의 실용화되고 있지 않으며(그림 6-36) 대부분 보조자가 밀고 다니는 수동형 스트레처가 일반화되어 있다(그림 6-37). 임상에서 스트레처의 가장 조심할 점은 항상 사이드 레일을 올려 환자가 바닥으로 떨어지는 일이 없도록 해야 한다는 것이다. 특히 틸트테이블에 세우기 위하여 스트레처로 이송되어 앉을 때나 침상으로 이동할 때 바퀴를 고정하지 않은 채로 이동하면 낙상하기 쉬워 반드시 바퀴를 고정시키고 이동해야 한다.

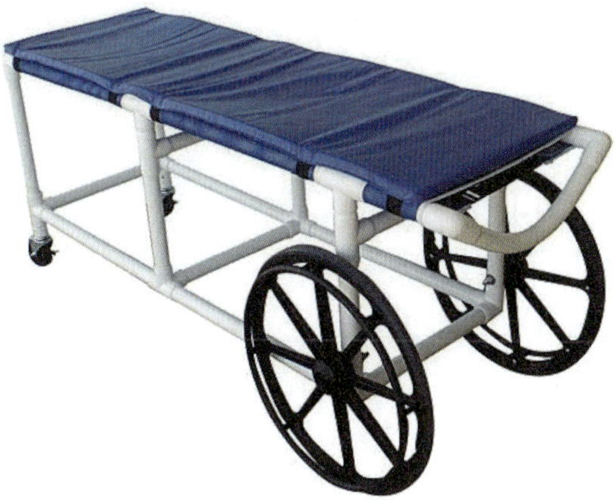

그림 6-36 엎드려 누워 휠체어처럼 양손으로 밀고 다닐 수 있는 스트레처

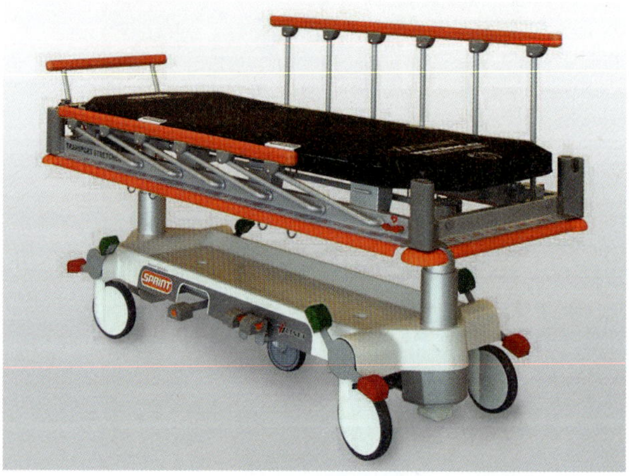

그림 6-37 일반용 스트레처

참고문헌 및 웹사이트

김진호, 한태륜 : 재활의학, 군자출판사, 2002.

대한정형외과학회 : 정형외과학, 최신의학사, 1990.

박래준 : 사운더스의 물리치료 매뉴얼, 대학서림, 2005.

보건복지부 국립재활원 : 의지 보조기 기사 연수교육 2.

American Academy of Orthopaedic Surgeons : Atlas of limb prosthesis : The CV. Mosby Co., St. Louis, 1986.

American Academy of Orthopaedic Surgeons : Atals of orthotics : The CV. Mosby Co., St. Louis, 1975.

Comparing the effectiveness of elastic bandages and shrinker socks for lower extremity amputees. Manella KL. 61;334-337, 1981.

Crutch modification for use with hip abduction appliances. (S/F) Sweigart JE. 52;946,1972

Customized ambulatory devices for the very young child-The VALAD system : Suggestion from the field. Short DL. 67;49-51, 1987.

Effect of altering handle position of a rolling walker on gait in children with CP. Levangie PK, Guihan MF, Meyer P, et al. 69;130-134, 1989.

Energy cost, exercise intensity, and gait efficiency of standard versus rocker- bottom axillary crutch walking. Nielsen DH, Harris JM, Minton YM. Motley NS, et al. 1990;70:487-493. (Crutch)

Functional electrical stimulation and lower extremity bracing for ambulation exercise of the spinal cord injured individual : A medically prescribed system. Phillips CA 69;842-8449, 1989.

Interclinic information bulletin : Volume II, No.7, New York. 1980.

Lower Limb Orthotics : NYU postraduate medical school prosthetics, New York. 1990.

Lower Limb Prosthetics : NYU postraduate medical school prosthetics, New York. 1990.

Management of an above-knee amputee with complex medical problems using the CAT-CAM prosthesis. Mitchell CA, Versluis TL. 1990;70;389-393. (General)

Management of an above-knee amputee with complex medical problems using the CAT-CAM prosthesis. Mitchell CA, Versluis TL. 1990, 70;389-393.

Mobility methods selected for use in home and community environment. York J. 69;736-747, 1989.

Orthopedic Etcetera, 2nd Ed. John B. Redford, Williams & Wilkins. Baltimore 1982.

Prosthetic management of children with limb deficiencies. Krebs DE, Edelstein JE, Thornby MA. 1991;71:920-934.

Prosthetic management of children with limb deficiencies. Krebs DE, Edelstein, JE, Thornby MA. 1991;71;920-934.

Rusk, H.A : Rehabilitation Medicine : The C.V. Mosby Co., St. Louis, 1992.

Spinal Orthotics : NYU postgraduate medical school prosthetics, New York. 1990.

Stanley Hoppenfeld : Orthopedic Dictionary, Lippincott-Raven, New York. 1995.

Trombly, C.A., Scott, A.D. : Occupational Therapy for physical dysfunction, The Willians & Wilkins Co., Baltimore. 2002.

Upper Limb Orthotics : NYU postgraduate medical school prosthetics, New York. 1990.

Upper Limb Prosthetics : NYU postgraduate medical school prosthetics, New York. 1990.

http://aalonline.com/about.htm

http://classes.kumc.edu/sah/phth760/foot_ankle_gait.htm

http://poc.e-bohun.or.kr/sup_list/walk04.php

http://supports4less.com/birdcronin/shouldersupports/

http://www.alcare.co.jp/top.html

http://www.ctoplp.com/products.html

http://www.durrettsoandp.com/Business/productsbusiness/productsbusiness.htm

http://www.isports.com/products/inside.htm

http://www.mgh.harvard.edu/ortho/Hip_Dysplasia.htmhttp://www.gentili.net/amputations/

http://www.netterimages.com/image/list.htm?s=%22Legg-Perthes%20Disease%22

http://www.opt-care.com/?i=y&t=PedLower&f=pclp25

http://www.orthomerica.com/products/lowext/laserlock.htm

http://www.ottobockus.com/assets/images/products/body_powered_12.jpg

http://www.prosthetics-orthotics.net/prod04.htm

http://www.sammonspreston.com/

http://www.sanomed.cz/english/bandaze_dk.html

http://www.scop.net/lcodes.htm

http://www.smworld.co.kr/

http://www.surgicalappliance.com/TRUFORMOTC/ue_spica.htm

http://www.univie.ac.at/cga/courses/be528/mobility/

http://www.wheelchairnet.org/WCN_WCU/SlideLectures/McKeough/

찾아보기·INDEX

ㅂ >

ㅈ 〉

ㅊ 〉

ㅋ 〉

ㅌ >

ㅍ >

D ›

E ›

F ›

G ›

H ›

I ›

J ›

K >

L >

M >

N ›

O ›

P ›

Q >

R >

S >

T >

보조기 · 의지학

2007년 3월 16일 초판 발행
2008년 8월 20일 개정판 발행
2009년 9월 11일 개정3판 발행
2011년 2월 15일 개정3판 2쇄 발행
2014년 7월 30일 개정3판 3쇄 발행
2015년 8월 30일 개정3판 4쇄 발행
2016년 8월 20일 개정3판 5쇄 발행
2018년 3월 2일 개정4판 발행
2022년 7월 30일 개정5판 발행
2023년 8월 20일 개정5판 2쇄 발행
2025년 8월 15일 개정5판 3쇄 발행

저 자 **보조기 의지학 편찬위원회**
정진우 · 오경환 · 강정일 · 고태성 · 권미지 · 권유정 · 김경태
김동훈 · 김명권 · 김세훈 · 김수한 · 김순화 · 김희수 · 남형천
박재영 · 박정서 · 배주한 · 이대희 · 이병준 · 이수경 · 이유빈
임상완 · 조현래 · 조현설 · 최진호

발행인 윤 진 영
발행소 도서출판 대학서림
주 소 : (03076) 서울시 종로구 혜화로2길 8
전 화 : 02) 744-2811, 763-1220
팩 스 : 02) 744-1210
등록번호 : 제1-88호

ISBN 978-89-6940-289-9 93510

값 35,000 원

저자와의 협의에 의해 인지를 생략합니다.